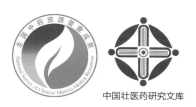

U0290012

YWCUENGH SENJBIEN

# 壮药选编

## 下　册

黄瑞松　主编

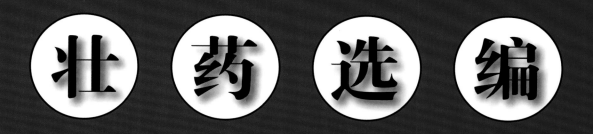

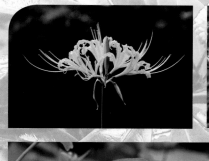
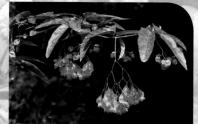
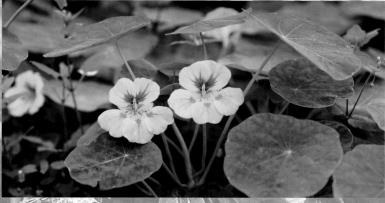
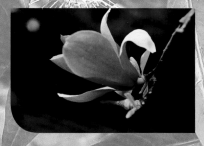
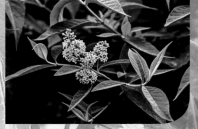

广西科学技术出版社

图书在版编目（CIP）数据

壮药选编. 下册 / 黄瑞松主编. —南宁：广西科
学技术出版社，2019.8
ISBN 978-7-5551-1248-8

Ⅰ.①壮… Ⅱ.①黄… Ⅲ.①壮族—民族医学—药物
学 Ⅳ.① R291.808

中国版本图书馆 CIP 数据核字（2019）第 221574 号

壮药选编　下册

ZHUANGYAO XUANBIAN XIACE

黄瑞松　主编

| | |
|---|---|
| 责任编辑：罗煜涛 | 责任校对：陈剑平 |
| 封面设计：潘　赞 | 责任印制：韦文印 |

| | |
|---|---|
| 出 版 人：卢培钊 | 出版发行：广西科学技术出版社 |
| 社　　址：广西南宁市东葛路 66 号 | 邮政编码：530023 |
| 网　　址：http://www.gxkjs.com | |

| | |
|---|---|
| 经　　销：全国各地新华书店 | |
| 印　　刷：广西民族印刷包装集团有限公司 | |
| 地　　址：南宁市高新三路 1 号 | 邮政编码：530007 |
| 字　　数：1185 千字 | |
| 开　　本：889 mm × 1194 mm　1/16 | 印　　张：42.5 |
| 版　　次：2019 年 8 月第 1 版 | 印　　次：2019 年 8 月第 1 次印刷 |
| 书　　号：978-7-5551-1248-8 | |
| 定　　价：380.00 元 | |

广西国际壮医医院（广西壮族自治区民族医药研究院）

# YWCUENGH SENJBIEN
# 壮 药 选 编
## 下 册

## 编 委 会

主 任 委 员：黄璐琦

副主任委员：覃裕旺　缪剑华　李典鹏

主　　　编：黄瑞松

副 主 编：朱意麟　吕惠珍　黄云峰　梁定仁　李　力　黄琳芸

学 术 顾 问：黄汉儒

编　　　委：陆峥琳　雷沛霖　谭劳喜　顾敬文　钟小清　谢贵生

　　　　　　容小翔　董青松　黄雪彦　马昌武　杨荣歆　胡琦敏

　　　　　　黄俞淞　李　嘉　刘　元　潘红平　宋志钊　张赟赟

　　　　　　何春欢　何艳春　云正忠　云　宇　甘日呈　谷颖乐

　　　　　　赵成坚　蒙艳英　龙　莉

摄　　　影：黄瑞松　吕惠珍　黄云峰　朱意麟

# 目 录

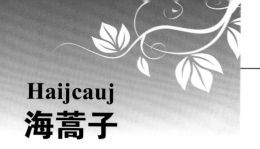

# Haijcauj
# 海蒿子

【药 材 名】海藻。

【别　　名】大叶海藻、乌菜、海藻菜。

【来　　源】马尾藻科植物海蒿子 *Sargassum pallidum*(Turn.) C. Ag.。

【形态特征】多年生海藻,高可达 60 cm。呈树枝状,鲜时暗棕色,干时发黑。主轴圆柱形,由基部分枝,分枝再作 1 次或 2 次二叉状分枝,小枝上有叶状突起,突起披针形、倒披针形、倒卵形或线形,有中肋,并有明显的毛窠斑点,突起腋部有球形或椭圆形气囊及囊状生殖器托;生殖器托上有细小孢子囊。初生叶披针形或倒卵形,长 5~7 cm,宽约 1 cm;次生叶条形或披针形。

【生境分布】生于沿海的岩石上。广西沿海各地均有分布,我国其他沿海省市也有分布。

【壮医药用】药用部位　藻体。

性味　苦、咸,寒。

功用　通调水道,利水消肿,消痰软坚。用于甲状腺功能亢进,呗奴(瘰疬),瘿瘤,咽喉癌,笨浮(水肿),脚气,脚肿。

附方　(1)甲状腺功能亢进:海藻、昆布各 20 g,夏枯草 30 g,黄药子 10 g,水煎服。

(2)咽喉癌:海藻、川贝母各 10 g,浙贝母、牛蒡子各 20 g,鱼腥草 30 g,水煎服。

(3)脚肿:海藻、紫苏叶各 10 g,土牛膝 15 g,生木瓜 250 g,水煎服。

(4)呗奴(瘰疬):海藻 30 g,水煎服。

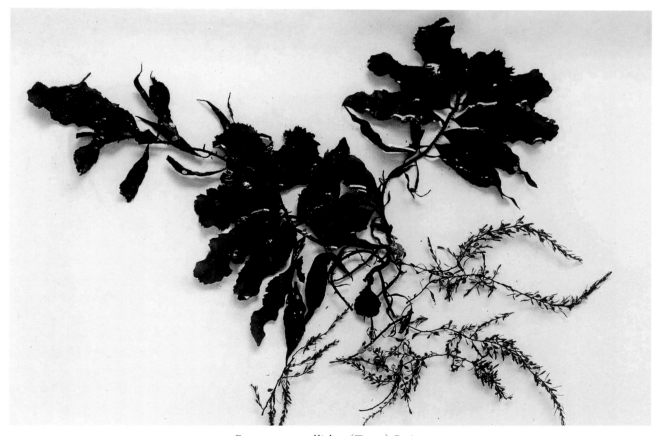

*Sargassum pallidum*(Turn.) C. Ag.

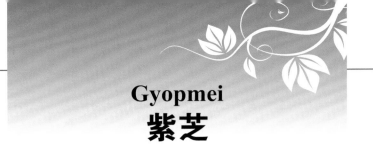

# Gyopmei
# 紫芝

**【药 材 名】**灵芝。

**【别 名】**木芝、灵芝草。

**【来 源】**多孔菌科真菌紫芝 *Ganoderma sinense* Zhao，Xu & Zhang。

**【形态特征】**菌盖木栓质，多呈半圆形或肾形，直径 10~20 cm，盖肉厚 1.5~2.0 cm，表面紫黑色至近褐黑色，具漆样光泽，有环状棱纹及辐射状皱纹。菌柄侧生，长 17~23 cm。菌肉和菌管均为锈褐色。孢子广卵形，内壁有显著小疣。

**【生境分布】**生于阔叶树或松属（*Pinus*）植物的树桩上，也有人工栽培。广西各地均有分布，我国浙江、江西、湖南、四川、福建、广东等省也有分布。

**【壮医药用】药用部位** 子实体。

**性味** 甜，平。

**功用** 益气血，安心神，健脾胃。用于虚劳，心头跳（心悸），年闹诺（失眠），头晕，神疲乏力，埃病（咳嗽），惹茸（耳鸣），墨病（气喘），冠心病，高脂血症，硅肺，肿瘤，体质虚弱。

**附方** （1）年闹诺（失眠）：灵芝、桑椹各 100 g，五味子 30 g，加白酒 700 ml 浸泡 30 天，取药酒内服，每次 20 ml。

（2）冠心病：灵芝 20 g，麦冬、龙骨各 30 g，水煎服。

（3）埃病（咳嗽）：灵芝 10 g，蜂蜜适量，以温开水冲服。

（4）惹茸（耳鸣）：灵芝 10 g，磨盘草 100 g，猪耳朵 1 只，水炖食。

（5）高脂血症：灵芝、丹参各 10 g，决明子、山楂叶各 15 g，荷叶 5 g，三七 2 g，水煎代茶饮。

（6）体质虚弱：灵芝 10 g，黄花倒水莲 15 g，黄芪 20 g，甘草 6 g，水煎服。

（7）肝血管瘤：灵芝 30 g，石瓜子草 20 g，放入已去囊的南瓜内，蒸熟食南瓜。

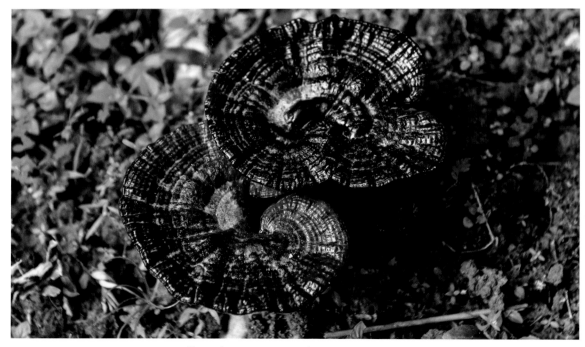

*Ganoderma sinense* Zhao，Xu & Zhang

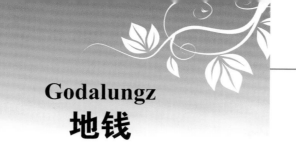

# Godalungz
# 地钱

【**药材名**】地钱。

【**别　　名**】地浮萍、脓痂草、米海苔、地梭罗、神偷草。

【**来　　源**】地钱科植物地钱 *Marchantia polymorpha* L.。

【**形态特征**】叶状体扁平，深绿色，长 3~10 cm，宽 7~15 mm；多回叉状分枝；气孔烟突型；上面鳞片 4~6 列；先端附片宽卵形或宽三角形，边缘具密集齿突；芽孢杯边缘粗齿上具多数齿突。雌雄异株，雄托圆盘形，7 浅裂或 8 浅裂，托柄长 1~3 cm；雌托 6~10 瓣深裂，裂瓣指状，托柄长 3~6 cm。孢子体基部着生于雌托，一端长成蒴，内生孢子；孢子表面具网纹。

【**生境分布**】生于山坡路边湿润具土岩面。广西主要分布于南宁、上林、大新、德保等地，我国黑龙江、吉林、陕西、甘肃、安徽、福建、湖北、贵州、四川、云南和西藏等省区也有分布。

【**壮医药用**】**药用部位**　全草。

**性味**　淡，凉。

**功用**　解毒，祛瘀，生肌。用于林得叮相（跌打损伤），夺扼（骨折），胆结石，渗裆相（烧烫伤），痂（癣），呗脓（痈肿），褥疮。

**附方**　（1）痂（癣）：鲜地钱适量，捣烂敷患处。

（2）褥疮：地钱、木耳各 15 g，水煎，药液调适量红糖内服。

（3）胆结石：地钱 20 g，搜山虎 9 g，水煎服。

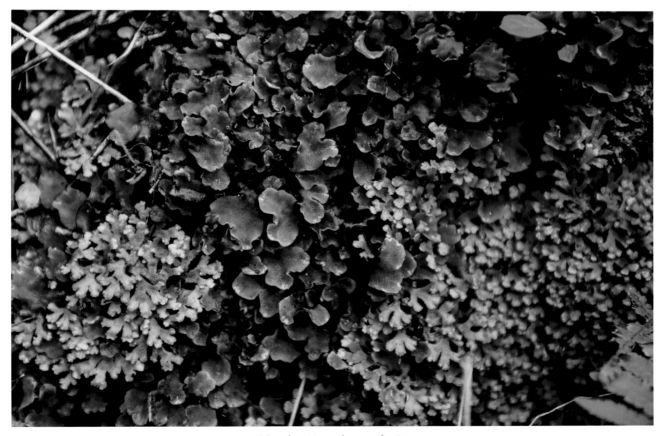

*Marchantia polymorpha* L.

# Gaeucoengzrin
# 藤石松

【药 材 名】灯笼草。

【别　　名】吊壁伸筋、石子藤、石子藤石松、舒筋草、伸筋草。

【来　　源】石松科植物藤石松 *Lycopodiastrum casuarinoides* (Spring) Holub。

【形态特征】藤状草本，长可达 10 m。地下茎长而匍匐；地上主茎木质藤状，圆柱形。枝柔软，能育枝红棕色，小枝扁平，多回二叉分枝；不育枝黄绿色，圆柱状，多回不等位二叉分枝。叶螺旋状排列，贴生，卵状披针形至钻形，长 1.5~3.0 mm，宽约 0.5 mm，基部突出，弧形，无柄，先端渐尖，膜质，早落。孢子囊穗生于多回二叉分枝的孢子枝顶端，排列成圆锥形；孢子叶阔卵形，覆瓦状排列，长 2~3 mm，宽约 1.5 mm，先端急尖，具膜质长芒，边缘具不规则钝齿；孢子囊生于孢子叶腋，内藏，圆肾形，黄色。

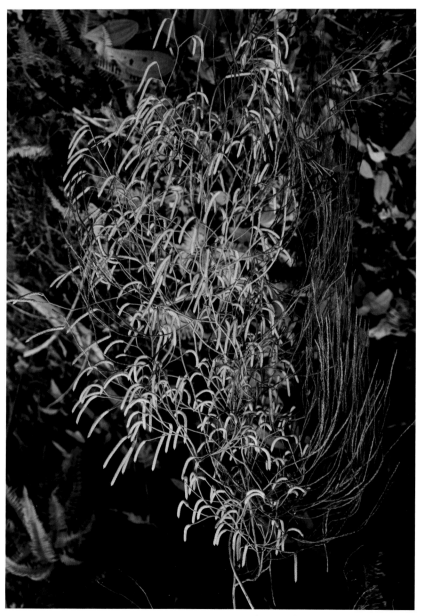

*Lycopodiastrum casuarinoides* (Spring) Holub

【生境分布】生于林下、林缘、灌丛下或沟边。广西主要分布于南宁、马山、上林、宾阳、融安、融水、桂林、灵川、全州、龙胜、藤县、蒙山、岑溪、上思、桂平、玉林、北流、百色、田阳、德保、靖西、凌云、乐业、田林、隆林、贺州、钟山、南丹、罗城、金秀、崇左、龙州等地，我国东部、南部、中部、西南部的大部分省区也有分布。

【壮医药用】药用部位　全草。

性味　微苦、涩，凉。

功用　舒筋络，祛风湿，清肝明目。用于发旺（痹病），林得叮相（跌打损伤），火眼（急性结膜炎），夜盲症，勒爷贫痧（小儿感冒），发得（发热），抽搐，勒爷优平（小儿盗汗），墨病（气喘），陈旧性扭挫伤。

附方　（1）发旺（痹病）：灯笼草、扁担藤、两面针各 15 g，大钻、小钻、四方藤各 10 g，毛算盘 20 g，水煎服；药渣再煎二次洗患处。

（2）陈旧性扭挫伤：灯笼草、毛算盘、桂枝、铁凉伞、九节风、麻骨风、枫树根、半枫荷各 30 g，水煎洗或浸泡患处。

（3）发得（发热），抽搐：灯笼草 20 g（小儿 10 g），水煎服。

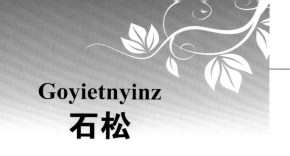

# Goyietnyinz
# 石松

【**药 材 名**】石松。

【**别　　名**】通伸草、盘龙草、宽筋草。

【**来　　源**】石松科植物石松 *Lycopodium japonicum* Thunb.。

【**形态特征**】多年生土生植物。匍匐茎地上生,横卧,二回或三回分叉,被稀疏的叶。侧枝直立,高达 40 cm,多回二叉分枝,稀疏,压扁状(幼枝圆柱状)。叶螺旋状排列,披针形或线状披针形,长 4~8 mm,宽 0.3~0.6 mm,薄而软。孢子囊穗 4~8 个集生于长达 30 cm 的总柄,总柄上苞片螺旋状稀疏着生;孢子囊穗不等位着生(即小柄不等长),圆柱形,长 2~8 cm,小柄长 1~5 cm;孢子叶阔卵形,长 2.5~3.5 mm,宽约 2 mm,先端急尖,具芒状长尖头,边缘膜质,啮蚀状;孢子囊生于孢子叶腋,圆肾形,黄色。

【**生境分布**】生于林下、灌丛下、草坡、路边或岩石上。广西主要分布于武鸣、上林、融水、阳朔、临桂、灵川、兴安、灌阳、龙胜、资源、恭城、上思、桂平、德保、那坡、凌云、田林、隆林、贺州、钟山、环江、象州、金秀等地,我国除东北部、北部以外的其他省区也有分布。

【**壮医药用**】**药用部位**　全草。

**性味**　苦、辣,平。

**功用**　舒筋络,祛风湿。用于发旺(痹病),麻抹(肢体麻木),关节疼痛、屈伸不利、癫痫。

**附方**　(1)发旺(痹病):石松、丝瓜络、七叶莲、松节、黄花倒水莲各 15 g,小钻 10 g,木瓜、当归藤、土党参各 20 g,水煎服;药渣再煎,药液加白酒适量调匀洗患处。

(2)麻抹(肢体麻木):石松、葛根、麻骨风各 15 g,当归藤、太子参、白芍各 20 g,血党、七叶莲各 10 g,水煎服。

(3)癫痫:石松 25 g,瓜子金 15 g,水煎服。

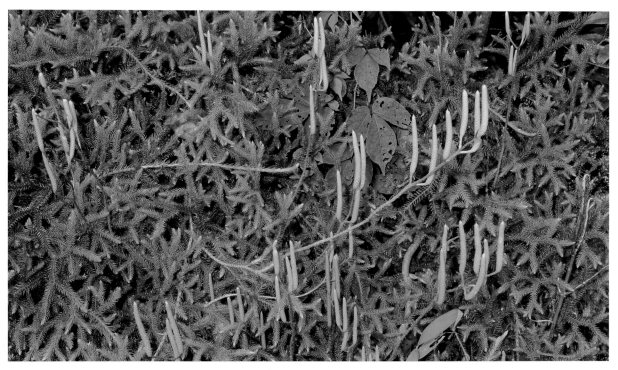

*Lycopodium japonicum* Thunb.

# Gaeulingz
# 垂穗石松

【药 材 名】铺地蜈蚣。

【别　　名】灯笼石松、收鸡草、鹿角草、伸筋草、松筋草、蜈蚣草、地松柏。

【来　　源】石松科植物垂穗石松 *Palhinhaea cernua*（L.）Vasc. et Franco。

【形态特征】多年生土生植物，高达 60 cm。须根白色。主茎圆柱形，光滑无毛，多回二叉分枝。叶全缘，无柄；主茎上的叶螺旋状排列，稀疏，钻形至线形，长约 4 mm，宽约 0.3 mm，先端渐尖，基部圆形，下延；侧枝叶密生，螺旋状排列，钻形至线形，长 3~5 mm，宽约 0.4 mm，先端渐尖，基部下延。孢子囊穗小，无柄，单生于小枝顶端，短圆柱形，长 3~20 mm，淡黄色，常下垂；孢子叶覆瓦状排列，阔卵形，顶端长渐尖，边缘有多数睫毛；孢子囊肾形，表面具网纹。

【生境分布】生于林下、林缘及灌木丛下。广西主要分布于南宁、上林、融安、平乐、苍梧、藤县、岑溪、贵港、平南、玉林、陆川、博白、百色、凌云、乐业、贺州、凤山、罗城、都安、金秀、龙州等地，我国长江以南各省区也有分布。

【壮医药用】药用部位　全草。

性味　甜、涩，平。

功用　祛风毒，除湿毒，舒筋络，止血生肌。用于发旺（痹病），林得叮相（跌打损伤），屙意咪（痢疾），渗裆相（烧烫伤），呗脓（痈肿），夜盲症，角膜薄翳，鹿勒（呕血），衄血，屙意勒（便血），隆芡（痛风），狠风（小儿惊风），喹疳（疳积），优平（盗汗），笨浮（水肿），外伤感染，白带过多。

附方　（1）林得叮相（跌打损伤）：铺地蜈蚣、千斤拔各 15 g，金果榄 10 g，救必应 30 g，水煎服。

（2）屙意咪（痢疾）：铺地蜈蚣 30 g，侧柏叶 10 g，车前草 15 g，水煎服。

（3）白带过多：铺地蜈蚣、翻白草、牛耳枫各 30 g，水煎外洗。

（4）外伤感染：鲜铺地蜈蚣、鲜赤小豆各适量，捣烂敷患处。

（5）隆芡（痛风）：铺地蜈蚣、车前子、山栀子、肿节风各 15 g，生石膏 20 g，水煎服。

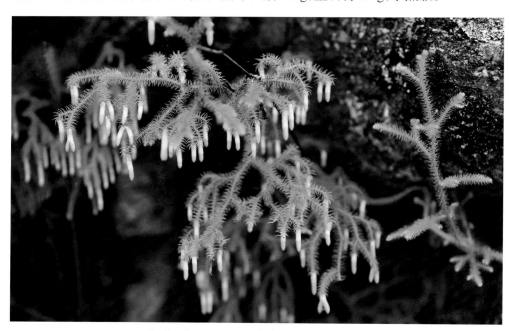

*Palhinhaea cernua*（L.）Vasc. et Franco

# Daebdoengziq
# 披散木贼

【**药 材 名**】问荆。

【**别　　名**】散生问荆、小笔筒草、蜜枝木贼、小木贼。

【**来　　源**】木贼科植物披散木贼 *Equisetum diffusum* D. Don。

【**形态特征**】中小型植物，高可达 70 cm。根茎黑棕色。枝节间长 1.5~6.0 cm，绿色，但下部 1~3 节节间黑棕色，分枝多。主枝有脊 4~10 条，脊的两侧隆起成棱，每棱各有一行小瘤伸达鞘齿，鞘筒狭长；鞘齿 5~10 枚，披针形，黑棕色，有一深纵沟贯穿整个鞘背。侧枝纤细，较硬，圆柱状，有脊 4~8 条，脊的两侧有棱及小瘤；鞘齿 4~6 枚，三角形。孢子囊穗圆柱状，长 1~9 cm，直径 4~8 mm；熟时柄伸长，柄长 1~3 cm。

【**生境分布**】生于坡林下阴湿处、河岸湿地、溪边、杂草地。广西主要分布于龙胜、百色、靖西、那坡、凌云、乐业、隆林、天峨、凤山等地，我国甘肃、上海、江苏、湖南、四川、重庆、贵州、云南、西藏等省（自治区、直辖市）也有分布。

【**壮医药用**】**药用部位**　全草。

**性味**　苦、甜，平。

**功用**　利尿通淋，舒筋活络。用于尿路结石，幽堆（前列腺炎），脑血栓，发旺（痹病），林得叮相（跌打损伤）。

**附方**　（1）尿路结石：问荆、赤芍各 30 g，桃仁 10 g，石韦 15 g，水煎，药液与琥珀粉 2 g 冲服。

（2）幽堆（前列腺炎）：问荆、野菠萝各 50 g，水煎服。

（3）脑血栓：问荆 40 g，水煎服。

（4）发旺（痹病）：问荆、路路通、红花寄生、仙鹤草、姜黄各 15 g，水煎服。

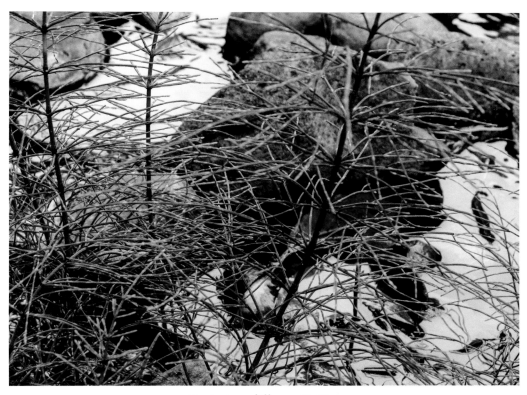

*Equisetum diffusum* D. Don

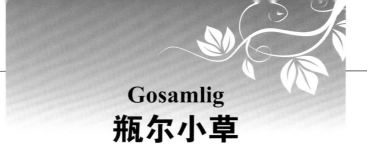

# Gosamlig
# 瓶尔小草

【药材名】一支箭。

【别　　名】一支枪、矛盾草、拨云草。

【来　　源】瓶尔小草科植物瓶尔小草 *Ophioglossum vulgatum* L.。

【形态特征】多年生直立草本，高可达 20 cm。根状茎短，根簇状，肉质。叶单生；总叶柄长 6~9 cm，深埋土中。营养叶着生于总叶柄上，卵状长圆形或狭卵形，长 4~6 cm，宽 1.5~2.4 cm，先端钝圆或急尖，基部短楔形，微肉质。孢子囊群穗状，由营养叶基部抽出，具柄，长 9~18 cm 或更长；孢子穗长 2.5~3.5 cm，先端尖；孢子囊 10~50 对，排列为 2 行，无柄，无盖，横裂。孢子球状四面体形。

【生境分布】生于山坡地潮湿草丛中、河岸、沟边或田边。广西主要分布于武鸣、柳州、融安、鹿寨、桂林、全州、永福、平乐、梧州、灵山、陆川、博白、靖西、凌云、凤山、都安、龙州等地，我国西南地区及安徽、江西、湖北、台湾、广东等省区也有分布。

【壮医药用】药用部位　全草。

性味　微甜、酸，凉。

功用　清热毒，止疼痛。用于热毒引起的胴尹（胃痛），钵农（肺痈），埃病（咳嗽），啉疳（疳积），肉扭（淋证），发旺（痹病），诺嚎尹（牙痛），呗脓（痈肿），呗（无名肿毒），额哈（毒蛇咬伤）。

附方　（1）钵农（肺痈）：一支箭、一点红各 30 g，黄根 20 g，水煎服。

（2）啉疳（疳积）：一支箭适量，研末备用。男性患儿加太子参 10 g、骨碎补 9 g，水煎，药液与一支箭粉 3 g 送服；女性患儿加麦冬 10 g、女贞子 6 g，水煎，药液与一支箭粉 3 g 送服。

（3）呗（无名肿毒）：鲜一支箭适量，水煎，取药液加虎杖茎粉末适量调匀，敷患处。

（4）诺嚎尹（牙痛）：鲜一支箭适量，捣烂塞于患处。

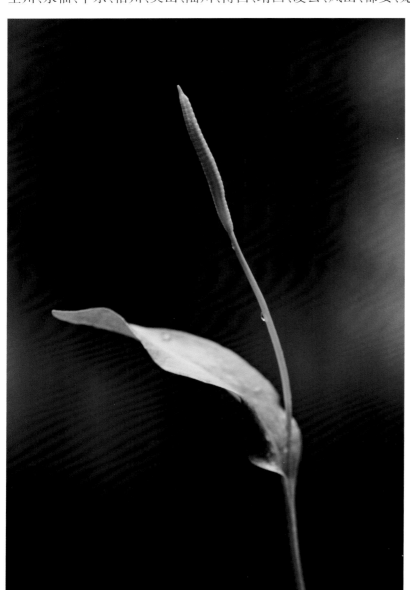

*Ophioglossum vulgatum* L.

# Gutseujouj
# 华南紫萁

**【药 材 名】**贯众。

**【别　　名】**大凤尾蕨。

**【来　　源】**紫萁科植物华南紫萁 *Osmunda vachellii* Hook.。

**【形态特征】**植株高达 1 m。根状茎直立,粗壮,成圆柱状主轴。叶簇生于主轴顶部,一型,但羽片二型;叶柄长 20~70 cm,棕禾秆色,坚硬;叶片长圆形,长 30~100 cm,宽 15~60 cm,奇数一回羽状;羽片 15~30 对,近对生,中部以上的羽片不育,小羽片有柄,边缘遍体全缘或上部略为浅波状,下部 3~4 (~8) 对羽片能育,羽片线形,宽 4 mm,中脉两侧密生圆形分开的孢子囊穗,深棕色。

**【生境分布】**生于沟谷溪边或原生植被破坏后的草坡。广西大部分地区有分布,我国广东、福建、贵州、云南、海南、香港等省区也有分布。

**【壮医药用】药用部位**　根茎。

**性味**　苦,凉。

**功用**　清热毒,驱虫。用于贫痧(感冒),屙意咪(痢疾),航靠谋(疟腮),麻抹(肢体麻木),呗脓(痈肿),胴西咪暖(肠道寄生虫病)。

**附方**　(1)贫痧(感冒):①贯众 15 g,三叉苦 30 g,三姐妹 15 g,水煎服。②贯众、艾绒、桂枝按 1：3：1 的比例制成药艾条,艾灸。

(2)胴西咪暖(肠道寄生虫病):贯众 15 g,雷丸、鸡内金各 10 g,水煎服。

(3)麻抹(肢体麻木):贯众 15 g,水田七 6 g,猪心 100 g,水炖,食肉喝汤。

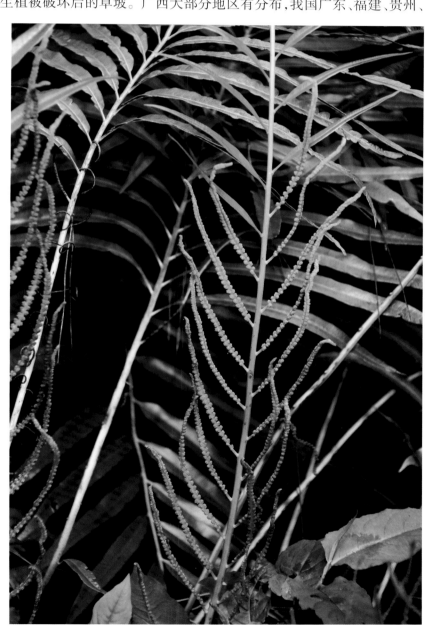

*Osmunda vachellii* Hook.

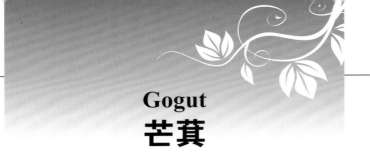

# Gogut
# 芒萁

**【药 材 名】**芒萁。

**【别　　名】**蕨萁、萌萁。

**【来　　源】**里白科植物芒萁 *Dicranopteris pedata*（Houtt.）Nakaike。

**【形态特征】**多年生草本，高可达 90 cm。根状茎横走，粗约 2 mm，密被暗锈色长毛。叶柄长 24~56 cm，棕禾秆色，光滑；叶轴一至二（三）回二叉分枝，各回分叉的腋间有 1 个休眠芽和 1 对叶状苞片，各回分叉处两侧均各有 1 对托叶状羽片，宽披针形；末回羽片长 16.0~23.5 cm，披针形或宽披针形，向顶端变狭，尾状，篦齿状深裂几达羽轴；裂片 35~50 对，线状披针形，长 1.5~2.9 cm，宽 3~4 mm，顶钝，背面灰白色。孢子囊群圆形，1 列，着生于基部上侧或上、下两侧小脉的弯弓处。

**【生境分布】**生于强酸性土的荒坡或林缘。广西各地均有分布，我国江苏、浙江、江西、安徽、湖北、湖南、贵州、四川、福建、台湾、广东、香港、云南等省区也有分布。

**【壮医药用】****药用部位**　根及根茎、嫩苗、茎心。

**性味**　苦、涩，平。

**功用**　清热毒，通水道，消肿痛，止血。根及根茎用于林得叮相（跌打损伤），狂犬咬伤，诺嚎尹（牙痛），屙泻（泄泻）；嫩苗用于外伤出血；茎心用于肉扭（淋证），兵淋勒（崩漏），隆白呆（带下）。

**附方**　（1）肉扭（淋证）：①芒萁茎心、黄柏各 10 g，水煎服。②芒萁茎心 25 g，水煎服。

（2）外伤出血：芒萁嫩苗适量，捣烂敷患处。

（3）屙泻（泄泻）：芒萁根 15 g，水煎服。

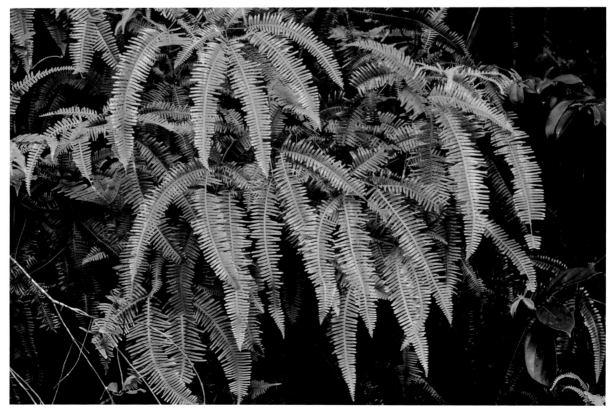

*Dicranopteris pedata*（Houtt.）Nakaike

# Gaeubingjluengj
# 海南海金沙

**【药 材 名】**海南海金沙。

**【别　　名】**海金沙。

**【来　　源】**海金沙科植物海南海金沙 *Lygodium conforme* C. Chr.。

**【形态特征】**植株高攀可达 6 m。羽片多数,二型,对生于叶轴的短距上;不育羽片生于叶轴下部,柄长 4.0~4.5 cm,掌状深裂几达基部,裂片 6 枚,披针形,长 17~22 cm,宽 1.8~2.5 cm 或稍宽,侧面各 1 枚常水平展开,其余指向上方,边缘全缘,有一条软骨质狭边。叶厚近革质,两面光滑,能育羽片常为二叉掌状深裂,裂片几达基部(偶有掌状深裂),每个掌状小羽片有长 5~17 mm 的柄,柄两侧有狭翅,无关节,深裂几达基部;末回裂片通常 3 枚,披针形,长 20~30 cm,宽 2.0~2.6 cm。孢子囊穗排列较紧密,长 2~5 mm,线形,褐棕色或绿褐色。

**【生境分布】**生于林中或溪边灌木丛中。广西主要分布于柳江、陆川、博白、百色、靖西、那坡、罗城、龙州、大新等地,我国广东、海南、贵州、云南等省也有分布。

**【壮医药用】药用部位**　全草。

**性味**　淡,寒。

**功用**　清热,利尿,通淋。用于尿路感染,外伤。

**附方**　(1)尿路感染:海南海金沙 30 g,石韦 20 g,淡竹叶 15 g,甘草 3 g,水煎服。

(2)外伤:鲜海南海金沙、鲜杉木二层皮各适量,共捣烂,敷患处。

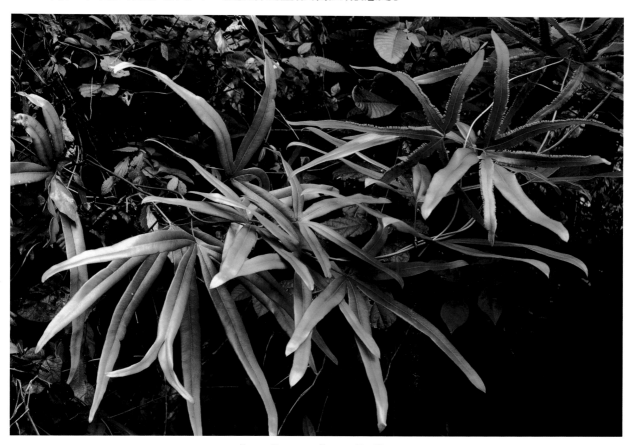

*Lygodium conforme* C. Chr.

# Gaeubingj
# 曲轴海金沙

**【药 材 名】**曲轴海金沙。

**【别　　　名】**海金沙。

**【来　　　源】**海金沙科植物曲轴海金沙 *Lygodium flexuosum* (L.) Sw.。

**【形态特征】**多年生草质藤本,攀高可达 7 m。叶三回羽状;羽片多数,对生于叶轴的短距上。羽片长圆三角形,长 16~25 cm,宽 15~20 cm,柄长约 2.5 cm。奇数二回羽状,一回小羽片 3~5 对,基部 1 对最大,长三角状披针形或戟形,长 9.0~10.5 cm,宽 5.0~9.5 cm,小柄长 3~7 cm;末回裂片 1~3 对,有短柄或无柄,基部 1 对三角状卵形或阔披针形,长 1.2~5.0 cm,宽 1.0~1.5 cm,顶端 1 枚特长,披针形,长 5~9 cm,宽 1.2~1.5 cm,自第 2 对或第 3 对的一回小羽片起不分裂,披针形,基部耳状。顶生的一回小羽片披针形,基部近圆形,钝头,长 6~10 cm,宽 1.5~3.0 cm。叶缘有细锯齿。小羽轴两侧有狭翅和棕色短毛,叶面沿中脉及小脉略被刚毛。孢子囊穗长 3~9 mm,线形,棕褐色,小羽片顶部不育。

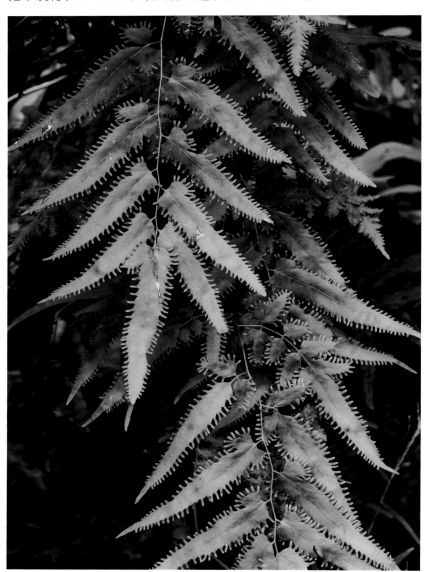

**【生境分布】**生于疏林中。 广西主要分布于南宁、隆安、上林、桂林、灵川、兴安、防城港、灵山、桂平、百色、那坡、宁明、龙州等地,我国广东、海南、贵州、云南等省也有分布。

**【壮医药用】药用部位**　全草。

**性味**　微甜、微苦,寒。

**功用**　清热利湿,止血。用于屙泻(泄泻),屙意咪(痢疾)。

**附方**　(1)屙泻(泄泻):曲轴海金沙 30 g,土牛膝、马鞭草、车前草各 20 g,水煎服。

(2)屙意咪(痢疾):曲轴海金沙 20 g,十大功劳 15 g,鸡内金、骨碎补各 10 g,一点红 30 g,水煎服。

*Lygodium flexuosum* (L.) Sw.

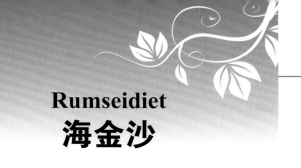

# Rumseidiet
# 海金沙

【药 材 名】海金沙。

【别　　名】金沙蕨。

【来　　源】海金沙科植物海金沙 *Lygodium japonicum*(Thunb.) Sw.

【形态特征】多年生攀援草本,长可达 5 m。根状茎横走,寄生黑褐色鳞片;根须状,黑褐色。叶多数,对生于叶轴的短距两侧,二型,连同叶轴和羽轴有疏短毛。不育羽片尖三角形,长宽均为 10~12 cm,柄长 1.5~1.8 cm,二回羽状;小羽片掌状或 3 裂,宽 3~8 mm,边缘有浅圆锯齿。能育羽片卵状三角形,长宽均为 10~20 cm,二回羽状,一回小羽片长圆状披针形,长 5~10 cm,基部宽 4~6 cm;二回小羽片卵状三角形,羽状深裂。孢子囊生于能育羽片的背面,在二回羽片的齿及裂片顶端呈穗状排列;孢子囊穗长 2~4 mm,棕褐色。孢子表面具小疣。

【生境分布】生于山坡草丛或灌木丛中。广西各地均有分布,我国东部、中南部、西南部及陕西、河南等省也有分布。

【壮医药用】药用部位　孢子、全草。

性味　甜,凉。

功用　清热、利水、通淋。孢子用于肉扭(淋证),尿路结石,尿路感染,肾炎笨浮(水肿);全草用于黄标(黄疸),肾结石,胆囊炎,屙意咪(痢疾),航靠谋(痄腮),贫痧(感冒),发得(发热),屙泻(泄泻),京尹(痛经),渗裆相(烧烫伤),蜂蜇伤,外伤出血。

附方　(1)尿路感染:海金沙孢子、一点红、银花、蒲公英、马鞭草、威灵仙、白茅根、玉米须各 20 g,木通 10 g,水煎服。

(2)黄标(黄疸):海金沙全草、田基黄、虎杖、人字草各 30 g,水煎服。

(3)肾结石:海金沙全草、金钱草各 30 g,鸡内金 15 g,水煎,药液冲琥珀粉 3 g 内服。

(4)胆囊炎:海金沙全草、血党、金钱草各 30 g,两面针、穿破石各 15 g,车前草 10 g,川楝子 6 g,水煎服。

(5)贫痧(感冒):海金沙全草 15 g,水八角 10 g,水煎服。

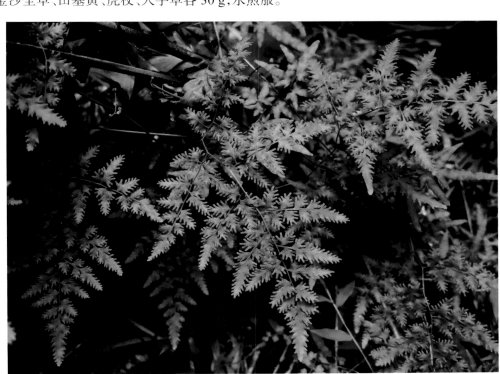

*Lygodium japonicum*(Thunb.) Sw.

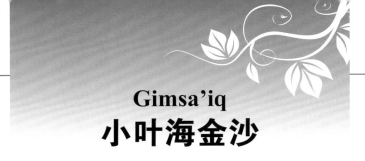

# Gimsa'iq
# 小叶海金沙

【药 材 名】小叶海金沙。

【别　　 名】海金沙。

【来　　 源】海金沙科植物小叶海金沙 *Lygodium scandens*（L.）Sw.。

【形态特征】多年生攀援草本,长可达 7 m。叶轴纤细如铜丝,二回羽状;羽片多数,对生于叶轴的距上。不育羽片生于叶轴下部,长圆形,长 7~8 cm,宽 4~7 cm,柄长 1.0~1.2 cm,奇数羽状,或顶生小羽片有时二叉状;小羽片 4 对,互生,有 2~4 mm 长的小柄,卵状三角形、阔披针形或长圆形,边缘有矮钝齿或锯齿不甚明显;能育羽片长圆形,长 8~10 cm,宽 4~6 cm,奇数羽状;小羽片 9~11 枚,互生,柄长 2~4 mm,三角形或卵状三角形,长 1.5~3.0 cm,宽 1.5~2.0 cm。孢子囊穗排列于叶缘,到达先端,5~8 对,线形,长 3~10 mm,黄褐色。

【生境分布】生于溪边灌木丛中。广西各地均有分布,我国福建、台湾、广东、香港、海南、云南等省区也有分布。

【壮医药用】**药用部位**　全草。

**性味**　甜,寒。

**功用**　止血,止痢,利尿。用于屙泻(泄泻),屙意勒(便血),肝硬化。

**附方**　(1)屙意勒(便血):小叶海金沙 20 g,槐米、小蓟各 15 g,大黄炭 5 g,水煎服。

(2)肝硬化:小叶海金沙 15 g,华泽兰 50 g,水煎服。

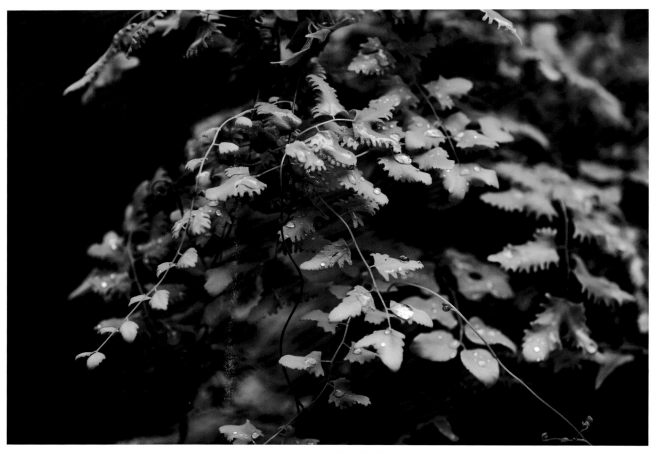

*Lygodium scandens*（L.）Sw.

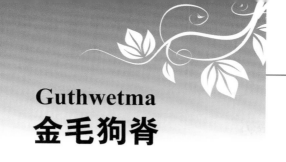

# Guthwetma
# 金毛狗脊

【药 材 名】金毛狗脊。

【别　　　名】黄狗头、金狗脊、金狗毛。

【来　　　源】蚌壳蕨科植物金毛狗 *Cibotium barometz* (L.) J. Sm.。

【形态特征】多年生树状蕨,高可达 3 m。根状茎卧生,粗大,木质。叶柄粗壮,其基部和根状茎均被金黄色长茸毛,有光泽,似黄狗毛;叶片长可达 2 m,广卵状三角形,三回羽状分裂,各羽片互生,下部羽片卵状披针形,上部羽片逐渐短小,至顶部呈窄卵尾状;小羽片条状披针形,渐尖,羽状深裂至全裂。孢子囊群生于边缘侧脉顶端,每裂片上有 1~5 对;囊群盖坚硬,棕褐色,两瓣状,形如蚌壳。

【生境分布】生于山脚沟边或林下荫处酸性土上。广西主要分布于南宁、三江、桂林、全州、兴安、龙胜、资源、靖西、金秀、平南、桂平、玉林、宁明、大新、百色等地,我国云南、贵州、四川、广东、福建、台湾、海南、浙江、江西、湖南等省也有分布。

【壮医药用】**药用部位**　根茎、茸毛。

**性味**　苦、甜,温。

**功用**　根茎:补肾,祛风毒,舒筋络。用于肾虚腰痛,腰膝酸软,腰肌劳损,麻邦(偏瘫),发旺(痹病),类风湿性脊椎炎,咪裆笨浮(妊娠水肿)。

茸毛:止血。用于外伤出血,渗裆相(烧烫伤)。

**附方**　(1)类风湿性脊椎炎:金毛狗脊根茎、战骨、续断、清风藤各 15 g,骨碎补 30 g,牛膝 20 g,水煎服并洗患处。

(2)咪裆笨浮(妊娠水肿):金毛狗脊根茎 10 g,当归 6 g,黄芪 30 g,水煎服。

(3)外伤出血:金毛狗脊茸毛适量,敷伤处。

(4)腰膝酸软:金毛狗脊根茎(砂炒去毛)、胡生姜(去毛酒制)、杜仲(盐制)各 10 g,水煎服。

(5)渗裆相(烧烫伤):金毛狗脊茸毛适量,烧煅存性,研末撒于患处。

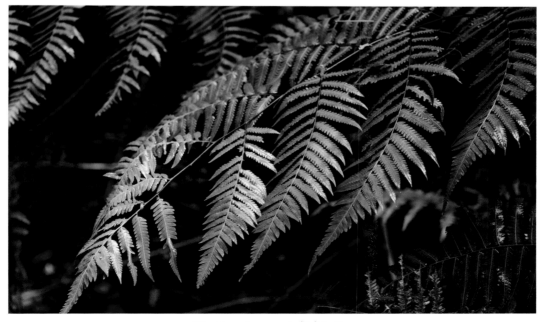

*Cibotium barometz* (L.) J. Sm.

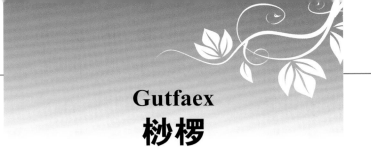

# Gutfaex
# 桫椤

**【药 材 名】**树蕨。

**【别 名】**人头蕨、龙骨风。

**【来 源】**桫椤科植物桫椤 *Alsophila spinulosa*（Wall. ex Hook.）R. M. Tryon。

**【形态特征】**多年生树状蕨，高可达 8 m，棕榈状。主干直立，外皮黑褐色，上部有残存的叶柄，向下密被交织的不定根。叶螺旋状排列于茎顶端，叶柄和叶轴均密被刺；叶片大，长矩圆形，三回羽状深裂；羽片17~20 对，互生，基部 1 对缩短，中部羽片长，长矩圆形，二回羽状深裂；小羽片 18~20 对，披针形，无柄或有短柄，羽状深裂；裂片 18~20 对，镰状披针形，边缘有锯齿；羽轴、小羽轴和中脉上面均被糙硬毛，下面被灰白色小鳞片。孢子囊群球形，生于侧脉分叉处。

**【生境分布】**生于山地溪旁或疏林中。广西主要分布于融水、三江、桂林、龙胜、苍梧、蒙山、平南、桂平、玉林、容县、博白、北流、南宁、扶绥、宁明、上思、浦北、百色、德保、靖西、那坡、隆林、东兰、罗城、天峨、金秀等地，我国福建、台湾、广东、海南、香港、贵州、云南、四川、重庆等省（自治区、直辖市）也有分布。

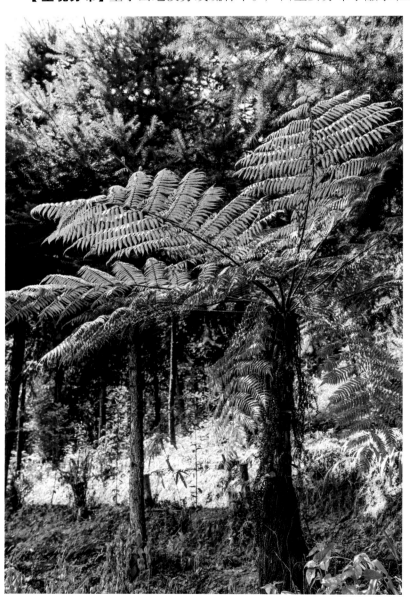

**【壮医药用】药用部位** 主干。

**性味** 微苦，平；有小毒。

**功用** 祛风湿，强筋骨。用于发旺（痹病），林得叮相（跌打损伤），预防流行性感冒、流行性脑脊髓膜炎。

**附方** （1）发旺（痹病）：树蕨、七叶莲、红杜仲各 15 g，两面针、千斤拔、牛大力各 20 g，水煎服。

（2）预防流行性感冒：树蕨、玉叶金花各 15 g，板蓝根、荆芥、连翘各 10 g，银花叶 20 g，水煎代茶饮。

*Alsophila spinulosa*（Wall. ex Hook.）R. M. Tryon

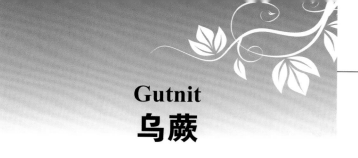

# Gutnit
# 乌蕨

【药材名】大金花草。

【别　　名】金花草、小金花草、乌韭蕨、乌韭、金鸡尾。

【来　　源】鳞齿蕨科植物乌蕨 *Odontosoria chinensis* (L.) J.Smith。

【形态特征】多年生草本,高可达 65 cm。根状茎短而横走,粗壮,密被赤褐色的钻状鳞片。叶近生;叶柄长达 25 cm,禾秆色至褐禾秆色;叶片披针形,长 20~40 cm,宽 5~12 cm,先端渐尖,基部不变狭,四回羽状;羽片 15~20 对,互生,下部羽片卵状披针形,末回小羽片矩圆形或披针形,先端截形且有齿牙,叶脉 1~2 条。孢子囊群边缘着生,每裂片上 1 个或 2 个;囊群盖半杯形,口部近全缘或多少啮蚀状,宿存。

【生境分布】生于路旁、溪边、山脚或草丛中的阴湿地。广西各地均有分布,我国浙江、福建、台湾、安徽、江西、广东、海南、香港、湖南、湖北、四川、贵州、云南等省区也有分布。

【壮医药用】药用部位　全草。

性味　微苦,寒。

功用　清热毒,除湿毒,止血。用于贫痧(感冒),埃病(咳嗽),黄标(黄疸),屙意咪(痢疾),航靠谋(痄腮),货烟妈(咽痛),隆白呆(带下),呗脓(痈肿),渗裆相(烧烫伤),外伤出血。

附方　(1)贫痧(感冒):大金花草 15 g,当归 5 g,黄芪 25 g,水煎服。

(2)渗裆相(烧烫伤):大金花草适量,烧灰,用蛇油适量浸泡涂患处。

(3)隆白呆(带下):大金花草、鸡冠花各 10 g,三白草 15 g,水煎服。

(4)黄标(黄疸):大金花草 20 g,水杨梅 30 g,水煎服。

(5)屙意咪(痢疾):大金花草 30 g,水煎服。

(6)外伤出血:大金花草、大叶紫珠各 25 g,共研末,撒敷患处。

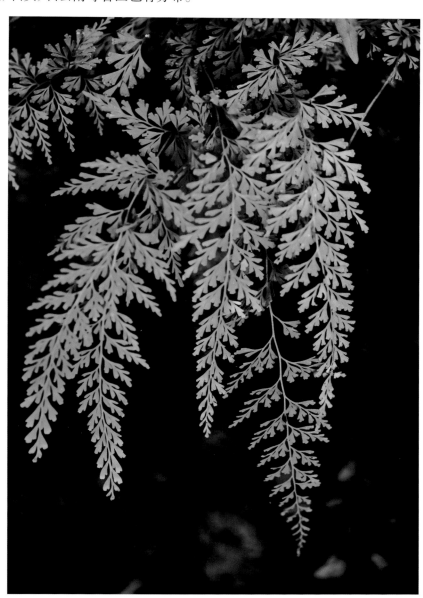

*Odontosoria chinensis* (L.) J.Smith

# Gutnyaujgeiq
# 剑叶凤尾蕨

**【药 材 名】**剑叶凤尾蕨。

**【别　　名】**凤冠草、井边茜。

**【来　　源】**凤尾蕨科植物剑叶凤尾蕨 *Pteris ensiformis* Burm.。

**【形态特征】**植株高可达 50 cm。根状茎短而直立。叶密生，二型；叶柄长 10~30 cm（不育叶的柄较短），禾秆色，光滑；叶片长圆状卵形，长 10~25 cm（不育叶远比能育叶短），宽 5~15 cm；羽片 3~6 对，对生，上部的无柄，下部的有短柄。不育叶的下部羽片相距 1.5~3.0 cm，三角形，尖头，长 2.5~8.0 cm，宽 1.5~4.0 cm；小羽片 2 对或 3 对，对生，无柄，长圆状倒卵形至阔披针形，上部及先端有尖齿。能育叶的羽片疏离（下部的相距 5~7 cm），通常为二叉或三叉，中央的分叉最长，顶生羽片基部不下延，下部 2 对羽片有时为羽状；小羽片 2 对或 3 对，狭线形，先端不育的叶缘有密尖齿，余均边缘全缘。

**【生境分布】**生于林下或溪边潮湿地。广西各地均有分布，我国浙江、江西、福建、台湾、广东、贵州、四川、云南等省也有分布。

**【壮医药用】药用部位**　根茎、全草。

**性味**　微苦，寒。

**功用**　清热毒，祛风毒，消肿痛。用于肠痈，呗脓（痈肿），发旺（痹病），林得叮相（跌打损伤），鹿（呕吐）。

**附方**　(1)肠痈：剑叶凤尾蕨根茎、蒲公英、大血藤各 30 g，水煎服。

(2)林得叮相（跌打损伤）：鲜剑叶凤尾蕨全草适量，捣烂敷患处。

(3)鹿（呕吐）：剑叶凤尾蕨全草 30 g，水煎服。

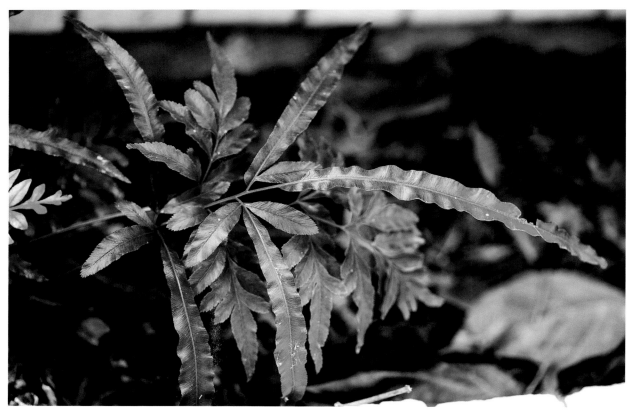

*Pteris ensiformis* Burm.

# Gutriengzfungh
# 井栏凤尾蕨

【药材名】凤尾草。

【别　　名】井口边草、井栏边草、井边茜、小凤尾草、九把连环剑、阉鸡尾、青蕨。

【来　　源】凤尾蕨科植物井栏凤尾蕨 *Pteris multifida* Poir.。

【形态特征】多年生草本,高可达 70 cm。根状茎质硬而短,先端被黑褐色鳞片。叶簇生,二型;叶柄长 30~45 cm(不育叶的柄较短),叶柄和叶轴均为禾秆色,表面平滑;不育叶的羽片 2~5 对或为掌状分裂,对生,卵状长圆形,长 10~24 cm,宽 1~2 cm,叶缘有锯齿;能育叶的羽片 3~8 对,狭线形,长 12~25 cm,宽 0.5~1.2 cm,顶生几对羽片的基部下延,在叶轴两侧形成狭翅。孢子囊群线形,沿叶缘连续着生。

【生境分布】生于墙上、路边、石缝中或悬崖上,在阴湿处较常见。广西各地均有分布,我国河南、陕西、湖北、江西、福建、浙江、湖南、广东、贵州、四川、云南、西藏等省区也有分布。

【壮医药用】药用部位　全草。

性味　淡,凉。

功用　清热毒,除湿毒,止血。用于屙泻(泄泻),屙意咪(痢疾),贫痧(感冒),发得(发热),肉扭(淋证),隆白呆(带下),货烟妈(咽痛),航靠谋(痄腮),呗叮(疔),埃病(咳嗽),鹿勒(呕血),兵嘿细勒(疝气),阴道炎,林得叮相(跌打损伤),外伤出血,呗嘻(乳痈),农药中毒。

附方　(1)屙泻(泄泻),屙意咪(痢疾):凤尾草 50 g,水煎服。

(2)肉扭(淋证):凤尾草 60 g,瘦猪肉 50 g,水炖,食肉喝汤。

(3)贫痧(感冒),发得(发热):凤尾草嫩叶 30 g,鸡蛋 1 个,水炖,食蛋喝汤。

(4)兵嘿细勒(疝气):凤尾草、过墙风各 15 g,水煎,药液兑米酒少量服。

(5)阴道炎:凤尾草、火炭母各 15 g,水煎服。

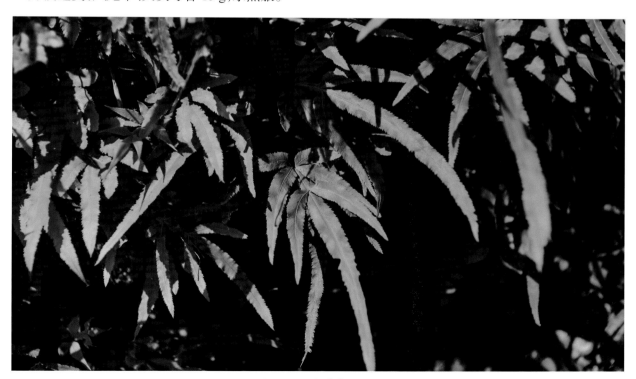

*Pteris multifida* Poir.

# Gutgaijdoeg
# 野雉尾金粉蕨

【药 材 名】小叶金花草。

【别　　　名】小金花草、野鸡尾、解毒蕨、解毒草、石孔雀尾、霍乱草。

【来　　　源】中国蕨科植物野雉尾金粉蕨 *Onychium japonicum* (Thunb.) Kunze。

【形态特征】多年生草本,株高25~60 cm。根状茎长而横走,被棕色或红棕色披针形鳞片。叶散生;叶柄长达30 cm,禾秆色或基部褐棕色;叶片卵状三角形或卵状披针形,长20~30 cm,宽6~15 cm,渐尖头,四回羽状分裂;小羽片及裂片多数,先端有短尖。孢子囊群线形,长3~6 mm,沿末回羽片背面的边缘着生;囊群盖线形或短长圆形,膜质,灰白色。

【生境分布】生于山坡路旁、灌木丛荫处、林下沟边或溪边石上。广西各地均有分布,我国长江以南各省区,向北达陕西、河南、河北,向西达甘肃也有分布。

【壮医药用】药用部位　全草。

性味　苦,寒。

功用　清热毒,除湿毒,止血。用于贫痧(感冒),成人劳累后发痧,埃病(咳嗽),货烟妈(咽痛),屙泻(泄泻),屙意咪(痢疾),肉扭(淋证),黄标(黄疸),鹿勒(呕血),陆裂(咳血),林得叮相(跌打损伤),呗嘻(乳痈),乳腺增生症,呗脓(痈肿),额哈(毒蛇咬伤),渗裆相(烧烫伤),农药中毒,砷中毒,木薯中毒。

附方　(1)成人劳累后发痧:小叶金花草30 g,水煎,于刮痧后内服。

(2)屙意咪(痢疾):小叶金花草20 g,蒲公英30 g,十大功劳15 g,水煎服。

(3)呗脓(痈肿):小叶金花草、人字草各15 g,猫须草10 g,水煎,药液调红糖适量内服。

(4)呗嘻(乳痈),乳腺增生症:小叶金花草、路路通各15 g,水煎服。

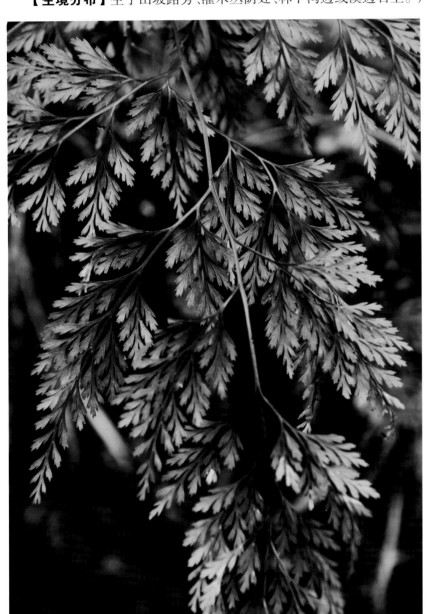

*Onychium japonicum* (Thunb.) Kunze

# Gutfeizraemx
# 渐尖毛蕨

【药　材　名】渐尖毛蕨。

【别　　　名】尖羽毛蕨、小水火蕨。

【来　　　源】金星蕨科植物渐尖毛蕨 *Cyclosorus acuminatus* (Houtt.) Nakai。

【形态特征】植株高可达 1.5 m。根茎横走,连同叶柄基部疏被棕色鳞片。叶柄长 30~60 cm,深禾秆色,向上略被柔毛或近无毛;叶片披针形,长 60~100 cm,宽 15~30 cm,二回羽裂;羽片 15~20 对,互生,无柄,线状披针形,长 8~15 cm,宽 1.0~1.8 cm,羽状浅裂至半裂;裂片 18~24 对,长圆形,宽 2~3 mm,先端锐尖,边缘全缘或有微齿,叶轴、羽轴和中脉下面均被刚毛;侧脉仅基部 1 对交接,第 2 对和第 3 对伸达缺刻下方。孢子囊群大,圆形,背生于侧脉上面近于边缘;囊群盖圆肾形,棕色,密生柔毛。

【生境分布】生于田边、路旁或林下溪谷边。广西各地均有分布,我国长江流域以南各省区,东至台湾,北至山西,西达秦岭南部也有分布。

【壮医药用】药用部位　根茎、全草。

性味　微苦,平。

功用　清热毒,除湿毒,利谷道。用于屙泻(泄泻),屙意咪(痢疾),货烟妈(咽痛),渗裆相(烧烫伤),蜈蚣咬伤。

附方　(1)屙泻(泄泻):渐尖毛蕨根茎 50 g,水煎服。

(2)屙意咪(痢疾):渐尖毛蕨根茎 15 g,黄连 3 g,草豆蔻、石榴皮各 6 g,水煎服。

(3)渗裆相(烧烫伤):渐尖毛蕨根茎 30 g,淡竹叶、石油菜、虎杖各 15 g,水煎服。

(4)蜈蚣咬伤:鲜渐尖毛蕨全草适量,捣烂敷患处。

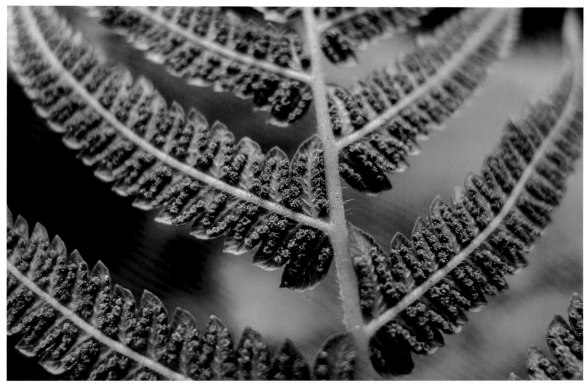

*Cyclosorus acuminatus* (Houtt.) Nakai

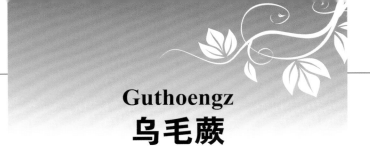

# Guthoengz
# 乌毛蕨

【药 材 名】贯众。

【别　　名】贯仲、管仲。

【来　　源】乌毛蕨科植物乌毛蕨 Blechnum orientale L.。

【形态特征】植株高可达 2 m。根状茎粗短，木质，黑褐色，先端及叶柄下部均密被狭披针形鳞片。叶簇生于根状茎顶端；叶柄坚硬，基部黑褐色，向上为棕禾秆色或棕绿色；叶片卵状披针形，长 50~120 cm，宽 25~40 cm，一回羽状；羽片多数，二型，互生，无柄，下部羽片不育，缩小为圆耳形，向上羽片突然伸长，疏离，能育，中部羽片 15~40 cm，宽 1~2 cm，线形或线状披针形，边缘全缘或呈微波状，叶脉上面明显，主脉两面均隆起。孢子囊群线形，在叶背沿主脉两侧着生；囊群盖线形。

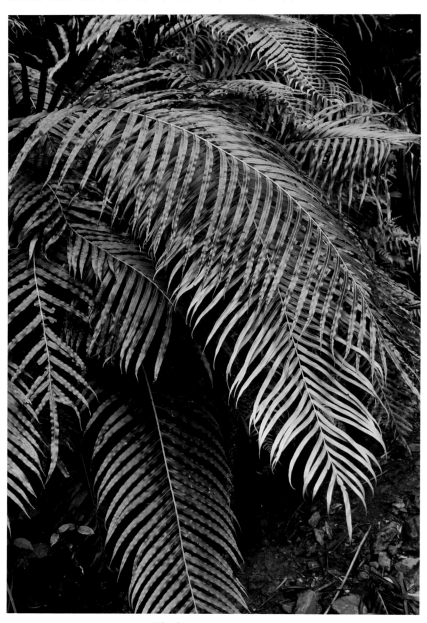

*Blechnum orientale* L.

【生境分布】生于较阴湿的水沟旁或灌木丛中。广西各地均有分布，我国广东、海南、台湾、福建、西藏、四川、重庆、云南、贵州、江西、浙江等省（自治区、直辖市）也有分布。

【壮医药用】药用部位　根茎。

性味　苦，凉；有小毒。

功用　清热解毒，除湿毒，止血，健脾胃。用于预防贫痧（感冒）、流行性脑脊髓膜炎、流行性乙型脑炎、笃麻（麻疹）、蛔虫病、钩虫病、兵淋勒（崩漏）、隆白呆（带下）、林得叮相（跌打损伤），外伤出血。

注：本品有小毒，孕妇慎服。

附方　（1）贫痧（感冒）：①贯众、薄荷、荆芥各 10 g，忍冬叶 20 g，连翘、板蓝根、毛算盘根各 15 g，水煎服。②贯众 20 g，水煎服。

（2）隆白呆（带下）：贯众 10 g，三白草、五指毛桃、白背桐各 20 g，土茯苓 30 g，土党参 15 g，水煎服。

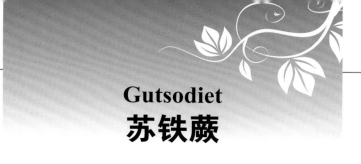

# Gutsodiet
# 苏铁蕨

**【药 材 名】**苏铁蕨。

**【别　　名】**贯众、三金。

**【来　　源】**乌毛蕨科植物苏铁蕨 *Brainea insignis*(Hook.) J. Sm.。

**【形态特征】**植株高可达 2 m，全株无毛。根茎粗短。主轴单一或有时分叉，木质，密被红棕色长钻形鳞片。叶簇生于主轴顶部；叶柄长 10~50 cm；叶片椭圆披针形，长 50~100 cm，宽 10~30 cm，一回羽状；羽片线状披针形至狭披针形，近无柄，边缘有锯齿；下部羽片略缩短，中部羽片最长，达 15 cm，宽 7~11 mm；能育叶与不育叶同形，仅羽片较短较狭，彼此较疏离。孢子囊群沿主脉两侧的小脉着生，最终布满能育羽片的下面。

**【生境分布】**生于山坡向阳处。广西主要分布于金秀、平南、上林、南宁、柳州、桂林、藤县、桂平、博白、北流、隆林、百色、靖西、扶绥等地，我国广东、海南、福建、台湾、云南等省也有分布。

**【壮医药用】药用部位**　根茎。

**性味**　微涩，凉。

**功用**　清热解毒，止血，驱虫。用于贫痧(感冒)，烧伤，外伤出血，蛔虫病。

**附方**　(1)外伤出血：苏铁蕨、棕榈根、大黄各 30 g，各炒炭存性，研末，混匀，取适量敷于伤口。

(2)烧伤：苏铁蕨、大黄、山栀子、地榆各 30 g，各炒炭存性，研末，混匀，取适量菜籽油调涂患处。

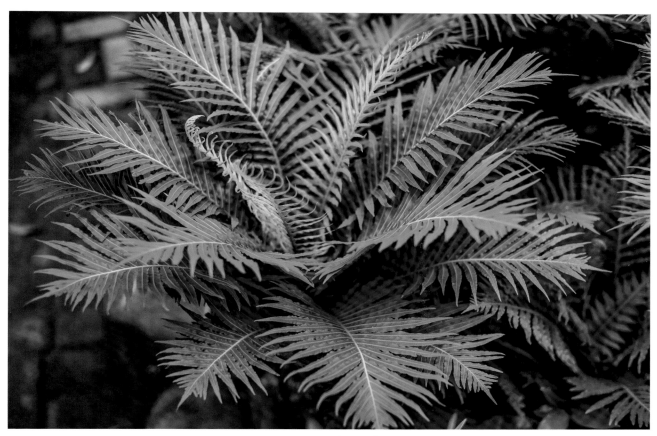

*Brainea insignis*(Hook.) J. Sm.

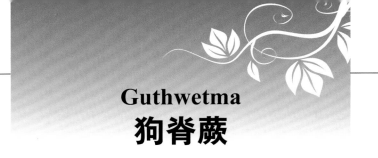

# Guthwetma
# 狗脊蕨

**【药材名】**贯众。

**【别　　名】**贯仲、管仲、黄狗蕨、狗脊。

**【来　　源】**乌毛蕨科狗脊蕨 *Woodwardia japonica*（L. f.）Sm.。

**【形态特征】**植株高可达 1.2 m。根状茎粗壮，暗褐色，与叶柄基部均密被鳞片；鳞片披针形或线状披针形，长约 1.5 cm，深棕色，老时逐渐脱落。叶近生；叶柄长 15~70 cm，下部密被鳞片；叶片长卵形，长 25~80 cm，下部宽 18~40 cm，二回羽裂；顶生羽片卵状披针形或长三角状披针形，侧生羽片 7~16 对，无柄或近无柄，下部羽片线状披针形，长 12~22 cm，宽 2.0~3.5 cm，羽状半裂；裂片 11~16 对，基部一对缩小，上侧一片亦较小，向上数对裂片较大，椭圆形或卵形，长 1.3~2.2 cm，宽 7~10 mm，尖头或急尖头，边缘有细密锯齿。孢子囊群线形，生于主脉两侧相对的网脉上；囊群盖线形，棕褐色，成熟时开向主脉或羽轴。

**【生境分布】**生于疏林下潮湿处、山谷中或河边荫处。广西各地均有分布，我国长江流域以南各省区也有分布。

**【壮医药用】药用部位**　根状茎。

**性味**　苦，微寒；有小毒。

**功用**　清热毒，祛风湿，止血。用于预防笃麻（麻疹），瘴病（疟疾），发旺（痹病），屙意勒（便血），额哈（毒蛇咬伤），兵淋勒（崩漏），子宫出血，呗脓（痈肿）。

**附方**　（1）预防瘴病（疟疾）：贯众、金银花、板蓝根、排钱草各 15 g，水煎服。

（2）发旺（痹病）：①贯众 15 g，苏木 10 g，穿破石 30 g，水煎服。②贯众、千斤拔、十八症各 15 g，黑老虎 12 g，水煎服。

（3）兵淋勒（崩漏）：贯众、墨旱莲各 15 g，仙鹤草、白及各 12 g，水煎服。

（4）屙意勒（便血）：贯众 12 g，大黄、荆芥各 10 g，槐花 25 g，水煎服。

（5）呗脓（痈肿）：贯众 12 g，一点红、千里光、赪桐各 15 g，水煎服。

（6）子宫出血：贯众、马鞭草各 15 g，仙鹤草、辣椒根各 20 g，大黄 6 g，水煎服。

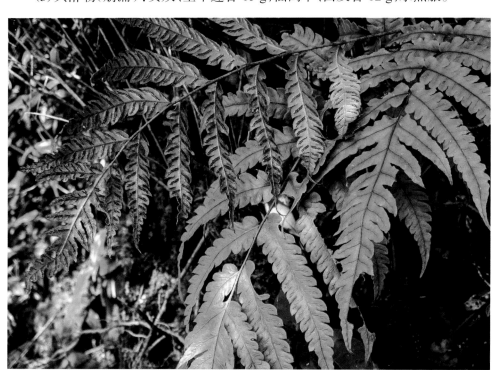

*Woodwardia japonica*（L. f.）Sm.

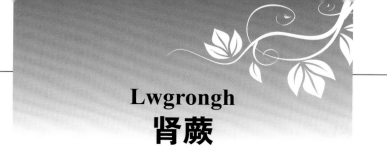

# Lwgrongh
# 肾蕨

**【药 材 名】**肾蕨。

**【别　　名】**凤凰蛋、天鹅抱蛋、圆蕨、落地珍珠、马骝卵。

**【来　　源】**肾蕨科植物肾蕨 *Nephrolepis cordifolia* (L.) C. Presl。

**【形态特征】**多年生草本,附生或土生,高达 70 cm。根状茎直立;匍匐茎从根状茎向四方生长,其上着生肉质的半透明的近球形块茎;根茎与块茎均被蓬松的淡棕色长钻形鳞片,匍匐茎、叶轴疏生钻形鳞片。叶簇生,草质,光滑,无毛;叶柄长 5~11 cm,暗褐色;叶片线状披针形或狭披针形,长 30~70 cm,宽 3~5 cm,一回羽状分裂;羽片 45~120 对,互生或密集排列呈覆瓦状,披针形或三角形,几无柄,以关节着生于叶轴,叶缘有疏钝锯齿,中部羽片通常长约 2 cm。孢子囊群沿中脉两侧各生 1 行;囊群盖肾形,棕褐色;孢子椭圆肾形。

**【生境分布】**生于林下、溪边、树干上或石缝中。广西各地均有分布,我国浙江、福建、台湾、湖南、广东、海南、贵州、云南和西藏等省区也有分布。

**【壮医药用】**药用部位　块茎、全草。

性味　甜、淡、凉。

功用　清热毒,除湿毒,补肺阴,止咳嗽,消肿毒。块茎用于贫痧(感冒),发得(发热),埃病(咳嗽),货咽妈(咽痛),黄标(黄疸),委哟(阳痿)早泄,肉扭(淋证),屙泻(泄泻),屙意咪(痢疾),唛嗍(疳积),呗嘻(乳痈),痂(癣);全草用于淋巴结炎。

附方　(1)埃病(咳嗽):肾蕨块茎、石斛、满江红各 15 g,水煎服。

(2)淋巴结炎:肾蕨全草 30 g,苦参、玄参各 15 g,重楼 6 g,水煎服。

(3)委哟(阳痿)早泄:肾蕨块茎、骨碎补、穿破石各 30 g,石菖蒲、太子参、金樱根各 10 g,水煎服。

(4)货烟妈(咽痛):鲜肾蕨块茎 5 个,捣烂冲开水服。

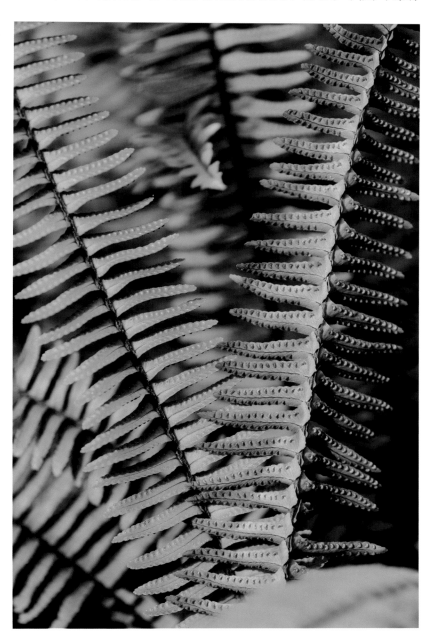

*Nephrolepis cordifolia* (L.) C. Presl

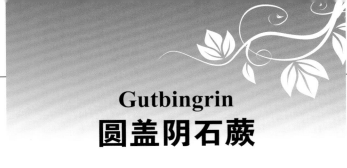

# Gutbingrin
# 圆盖阴石蕨

【药 材 名】白毛蛇。

【别　　名】石上蚂蝗、马骝尾。

【来　　源】骨碎补科植物圆盖阴石蕨 *Humata tyermannii* T. Moore。

【形态特征】植株高达 20 cm。根状茎长而横走，粗 4~5 mm，密被棕色至灰白色线状披针形鳞片，长约 7 mm。叶远生；叶柄长 6~8 cm，棕色或深禾秆色，光滑或仅基部被鳞片；叶片长三角状卵形，长宽几相等，10~15 cm，或长稍过于宽，三回或四回羽状深裂；羽片约 10 对，有短柄，近互生至互生，斜向上，基部 1 对最大，长 5.5~7.5 cm，宽 3~5 cm，长三角形，三回深羽裂；一回小羽片 6~8 对，基部下侧 1 枚最大，长 2.5~4.0 cm，宽 1.2~1.5 cm，椭圆状披针形或三角状卵形，有极短柄，二回羽裂；二回小羽片 5~7 对，长 5~8 mm，宽约 3 mm，椭圆形，深羽裂或波状浅裂；裂片近三角形，边缘全缘。孢子囊群生于小脉顶端；囊群盖近圆形，仅以狭基部着生。

【生境分布】生于林中树干上或石上。广西主要分布于武鸣、融水、三江、桂林、阳朔、全州、兴安、合浦、上思、桂平、容县、乐业、田林、贺州、罗城、金秀等地，我国东部、南部及湖南、贵州、云南等省区也有分布。

【壮医药用】药用部位　根茎。

性味　甜、淡、平。

功用　清热毒，除湿毒，通龙路火路，散瘀血。用于发旺(痹病)，坐骨神经痛，鹿勒(呕血)，屙意勒(便血)，肉扭(淋证)，隆白呆(带下)，麻邦(偏瘫)，唛疳(疳积)，腰肌劳损，林得叮相(跌打损伤)，夺扼(骨折)，呗脓(痈肿)，唪呗郎(带状疱疹)，诺嚎尹(牙痛)。

附方　(1)发旺(痹病)，坐骨神经痛：白毛蛇、过山龙、伸筋草各 20 g，鸡血藤 30 g，水煎服。

(2)林得叮相(跌打损伤)：鲜白毛蛇适量，捣烂敷患处。

(3)屙意勒(便血)：白毛蛇 30 g，侧柏叶 10 g，飞龙掌血 15 g，水煎服。

(4)唛疳(疳积)：白毛蛇 12 g，瘦猪肉 50 g，水炖，食肉喝汤。

(5)麻邦(偏瘫)：白毛蛇 30 g，加米醋 500 ml 浸泡 10 天，取醋液内服，每次 30 ml。

(6)唪呗郎(带状疱疹)：鲜白毛蛇适量，捣烂取汁涂患处。

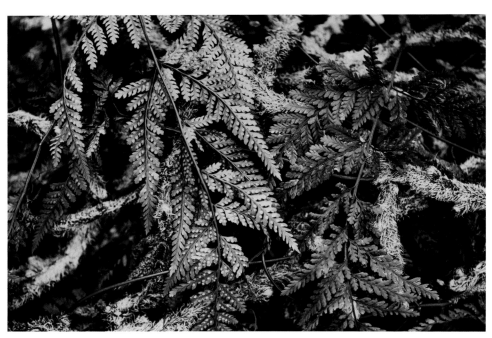

*Humata tyermannii* T. Moore

# Gutbetnyauj
# 中华双扇蕨

【药 材 名】半边藕。

【别　　名】八爪蕨。

【来　　源】双扇蕨科植物中华双扇蕨 *Dipteris chinensis* Christ。

【形态特征】多年生草本,高可达 90 cm。根状茎长而横走,木质,被黑色披针形鳞片。单叶,远生;叶柄长 30~60 cm,灰棕色或淡禾秆色;叶片纸质,下面沿主脉疏生灰棕色硬毛,长 20~30 cm,宽 30~60 cm,中部分裂成两部分相等的扇形,每扇 4 深裂或 5 深裂;裂片宽 5~8 cm,顶部再度浅裂,末回裂片短尖头,边缘有粗锯齿。孢子囊群小,近圆形,散生于网脉交结点上,被浅杯状的隔丝覆盖,无囊群盖。

【生境分布】生于灌木丛中。广西主要分布于南宁、马山、上林等地,我国云南、贵州等省也有分布。

【壮医药用】药用部位　根茎。

性味　微苦,寒。

功用　清热毒,通水道。用于笨浮(水肿),膀胱炎,肉扭(淋证),麦蛮(风疹)。

附方　(1)笨浮(水肿),膀胱炎:半边藕 15 g,黄柏、桑叶各 10 g,水煎服。

(2)肉扭(淋证):鲜半边藕 30 g,水煎服。

(3)麦蛮(风疹):半边藕适量,水煎洗患处。

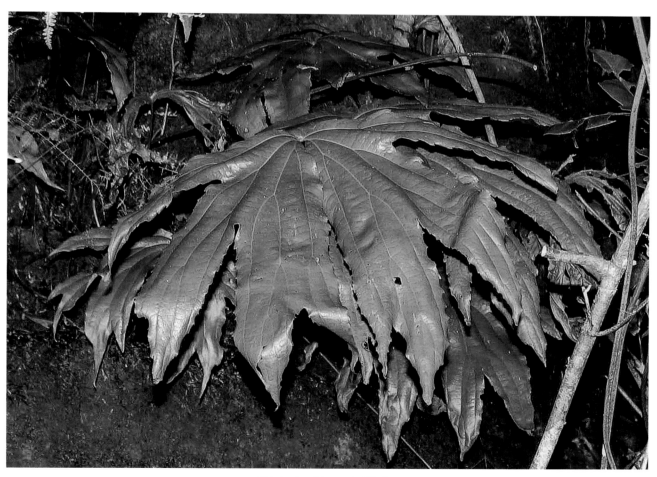

*Dipteris chinensis* Christ

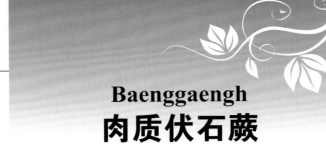

# Baenggaengh
# 肉质伏石蕨

【药 材 名】肉质伏石蕨。

【别　　名】棚梗、伏石蕨、瓜子草、山瓜子、抱树莲。

【来　　源】水龙骨科植物肉质伏石蕨 *Lemmaphyllum carnosum* (J. Sm. ex Hook.) C. Presl。

【形态特征】小型附生草本。根状茎细长，葡匐。叶二型；不育叶近圆形至阔卵状披针形，长达 10 cm，宽 2.5~3.8 cm，先端钝尖，基部楔形并下延，具柄或无柄；能育叶舌形或披针形，长 12~15 cm，宽约 0.4 cm，柄长达 8 cm。孢子囊群长线形，位于中脉两侧，有时断续成单个近椭圆形。

【生境分布】生于林下树干或岩石上。广西各地均有分布，我国四川、贵州、云南等省也有分布。

【壮医药用】药用部位　全草。

性味　甜、凉。

功用　调气道，清肺热，散瘀血，凉血。用于埃病（咳嗽）无痰，唉勒（咯血），林得叮相（跌打损伤），额哈（毒蛇咬伤）。

附方　(1)埃病（咳嗽）无痰：肉质伏石蕨、射干、一点红、鱼腥草各 15 g，水煎服。

(2)林得叮相（跌打损伤）：鲜肉质伏石蕨 60 g，鲜骨碎补 30 g，山螃蟹 1 只，共捣烂敷患处。

(3)唉勒（咯血）：肉质伏石蕨 20 g，水煎服。

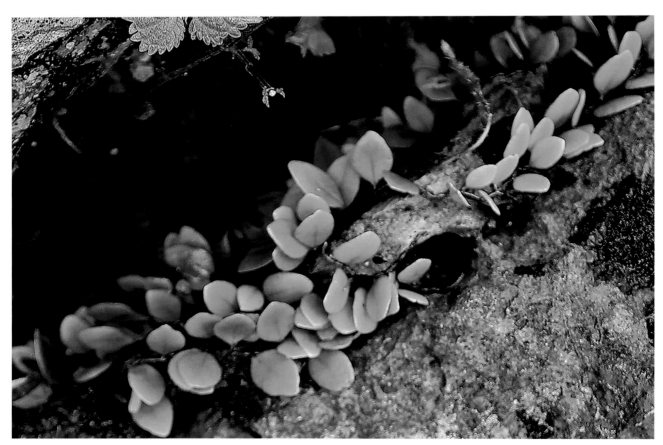

*Lemmaphyllum carnosum* (J. Sm. ex Hook.) C. Presl

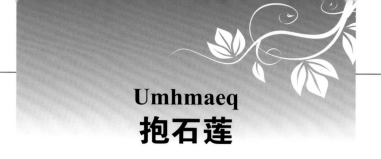

# Umhmaeq
# 抱石莲

【药 材 名】抱石莲。

【别　　名】瓜子莲、抱树莲、抱石蕨。

【来　　源】水龙骨科植物抱石莲 *Lepidogrammitis drymoglossoides* (Baker) Ching。

【形态特征】多年生草本。根状茎细长横走,被棕色披针形鳞片,具须根。叶远生,二型,肉质;不育叶长圆形至卵形似"鳖",长 1~2 cm,圆头或钝圆头,基部楔形,几无柄;能育叶舌状或倒披针形似"鱼",长 3~6 cm,宽不及 1 cm,几无柄或具短柄,有时与不育叶同形。孢子囊群黄褐色,圆形,沿中脉两侧各排成一行,位于主脉与叶边之间。

【生境分布】附生于阴湿树干或岩石上。广西主要分布于南宁、隆安、三江、桂林、阳朔、全州、上思、桂平、凌云、乐业、隆林、罗城等地,我国长江流域及福建、广东、贵州、陕西、甘肃等省区也有分布。

【壮医药用】**药用部位**　全草。

**性味**　甜、苦,寒。

**功用**　凉血解毒,止咳,利水,祛瘀。用于小儿高热,石淋,诺嚎尹(牙痛),虚劳埃病(咳嗽),吐血,屙意咪(痢疾),呗脓(痈肿),呗奴(瘰疬),林得叮相(跌打损伤),肺癌。

**附方**　(1)小儿高热:抱石莲、鱼腥草、白茅根各 10 g,野百合 30 g,水煎服。

(2)诺嚎尹(牙痛):抱石莲 30 g,野菊花、十大功劳各 15 g,两面针、金不换各 10 g,水煎服。

(3)呗奴(瘰疬):抱石莲、苦参、牛耳枫各 15 g,夏枯草、猫爪草各 10 g,水煎服。

(4)肺癌:抱石莲 20 g,牛儿草 50 g,水煎服。

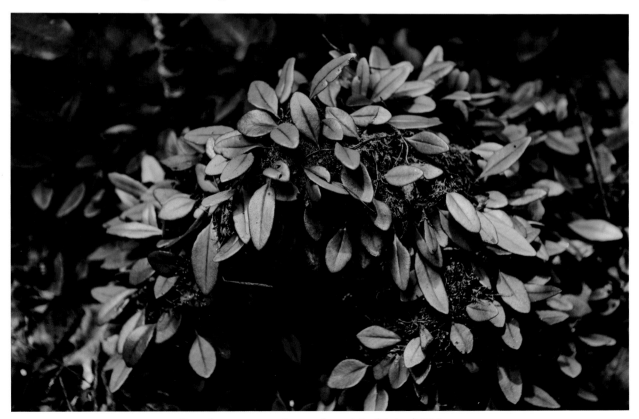

*Lepidogrammitis drymoglossoides* (Baker) Ching。

# Giemqcaetsing
# 江南星蕨

【药 材 名】七星剑。

【别　　　名】剑刀蕨、一包针。

【来　　　源】水龙骨科植物江南星蕨 *Microsorum fortunei*（T. Moore）Ching。

【形态特征】多年生草本，高可达 1 m。根状茎长而横走，顶部被棕褐色贴伏鳞片，卵状三角形。单叶远生；叶柄长 3~20 cm，禾秆色，基部疏被鳞片；叶片线状披针形至披针形，长 20~60 cm，宽 1.5~7.0 cm，下延，边缘全缘且具软骨质狭边，中脉在两面明显隆起，侧脉不明显。孢子囊群大，圆形，沿中脉两侧排列成 1 行或 2 行，无囊群盖。

【生境分布】多生于林下溪边岩石上或树干上。广西各地均有分布，我国长江以南其他省区及北至陕西省也有分布。

【壮医药用】药用部位　全草。

性味　淡、微苦、凉。

功用　通龙路火路，清热毒，祛湿毒，凉血止血，消肿止痛。用于胴尹（胃痛）、夺扼（骨折）、发旺（痹病），麻邦（偏瘫）、尿路感染、林得叮相（跌打损伤）、淋巴结炎、额哈（毒蛇咬伤）。

附方　（1）发旺（痹病），麻邦（偏瘫）：七星剑 5 g，麻骨风、黄花倒水莲、七叶莲各 15 g，伸筋草 10 g，水煎服。

（2）林得叮相（跌打损伤），夺扼（骨折）：七星剑、铜钻、山栀子、当归、雷公根各 20 g，红花 10 g，韭菜根 30 g，共研末，米酒炒热敷患处。

（3）尿路感染：七星剑 10 g，鬼针草、沙桑根各 20 g，水煎服。

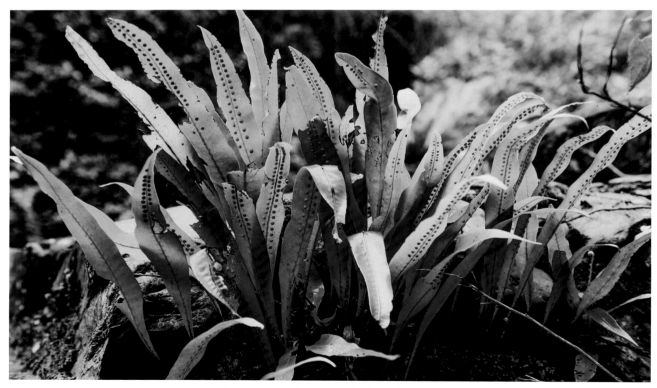

*Microsorum fortunei*（T. Moore）Ching

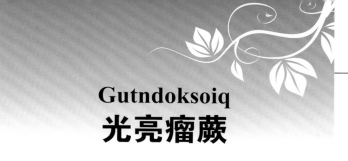

# Gutndoksoiq
# 光亮瘤蕨

【药 材 名】肉碎补。

【别　　　名】骨碎补。

【来　　　源】水龙骨科植物光亮瘤蕨 *Phymatosorus cuspidatus*(D. Don)Pic. Serm.。

【形态特征】石上附生植物,植株高可达 1 m。根状茎横走,粗约 2 cm,绿色或淡绿色,疏被鳞片;鳞片卵圆形,盾状着生,褐色。叶柄长 30~50 cm,禾秆色;叶片一回羽状,长 30~50 cm,宽 20~25 cm;羽片 8~15 对,披针形,长 15~20 cm,宽 2.0~3.5 cm,基部楔形,两面光滑无毛。孢子囊群在羽片中脉两侧各 1 列,位于中脉与边缘之间;孢子表面具很小的颗粒状纹饰。

【生境分布】生于石灰岩林缘石壁上。广西各地均有分布,我国云南、西藏、四川、贵州、广东、海南等省区也有分布。

【壮医药用】**药用部位**　根茎。

**性味**　苦,温。

**功用**　补肾,壮筋骨,散瘀血,止痛。用于早泄,腰腿痛,林得叮相(跌打损伤),前列腺增生。

**附方**　(1)早泄:肉碎补 30 g,苎麻根、石菖蒲各 10 g,威灵仙 9 g,细辛 3 g,水煎服。

(2)腰腿痛:肉碎补、牛大力各 30 g,过江龙、姜黄各 15 g,水煎服。

(3)林得叮相(跌打损伤):肉碎补 30 g,飞龙掌血、跌打草各 15 g,虎杖 10 g,水煎服。

(4)前列腺增生:肉碎补 15 g,紫茉莉根 20 g,水煎服。

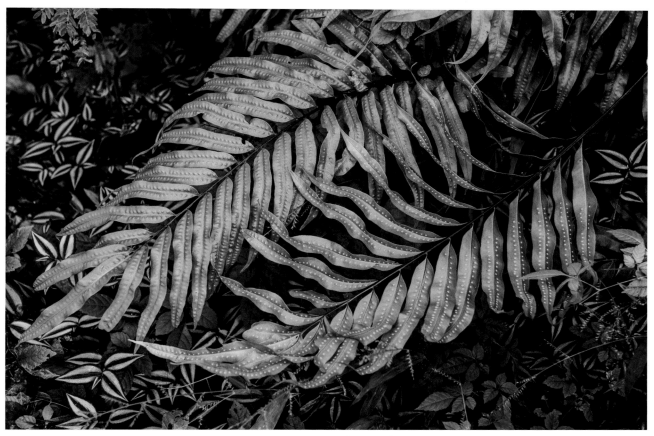

*Phymatosorus cuspidatus*(D. Don)Pic. Serm.

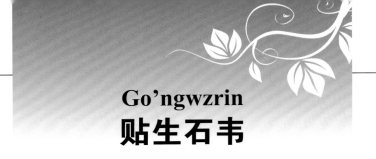

# Go'ngwzrin
# 贴生石韦

【药材名】贴生石韦。

【别　　名】上树咳、石头蛇、上树龟。

【来　　源】水龙骨科植物贴生石韦 *Pyrrosia adnascens* (Sw.) Ching。

【形态特征】植株高可达 12 cm。根状茎细长，攀援附生于树干或岩石上，密生鳞片；鳞片披针形，长渐尖头，边缘具睫毛，淡棕色或深棕色。叶远生，二型，肉质。不育叶柄长 1.0~1.5 cm，关节连接处被鳞片，向上被星状毛；叶片小，倒卵状椭圆形或椭圆形，长 2~4 cm，宽 8~10 mm，两面被星状毛，下面较密。能育叶条状至狭被针形，长 8~15 cm，宽 5~8 mm。孢子囊群着生于内藏小脉顶端，聚生于能育叶片中部以上，熟后扩散，无囊群盖，幼时被星状毛覆盖，淡棕色，熟时汇合，砖红色。

【生境分布】攀援附生于树干或岩石上。广西主要分布于苍梧、贵港、北流、玉林、博白、防城港、龙州、南宁、合浦、东兴、金秀、扶绥、宁明、龙州、田阳、凌云等地，我国台湾、福建、广东、海南、云南等省也有分布。

【壮医药用】药用部位　全草。

性味　淡、甜、微凉。

功用　调龙路火路，清热毒，消肿痛。用于航靠谋（疟腮）、呗奴（瘰疬）、额哈（毒蛇咬伤）、勒爷贫痧（小儿感冒）高热、诺嚎尹（牙痛）、货烟妈（咽痛）、吐血、埃病（咳嗽）、肾结石、林得叮相（跌打损伤）。

附方　（1）航靠谋（疟腮）：贴生石韦 20 g，六月雪 30 g，半夏、陈皮、生甘草各 10 g，茯苓 25 g，水煎服。

（2）呗奴（瘰疬）：贴生石韦 30 g，夏枯草、天花粉、土茯苓各 15 g，川贝 6 g，瓜蒌、茯苓、陈皮、桔梗各 10 g，水煎服。

（3）肾结石：贴生石韦 30 g，水煎服。

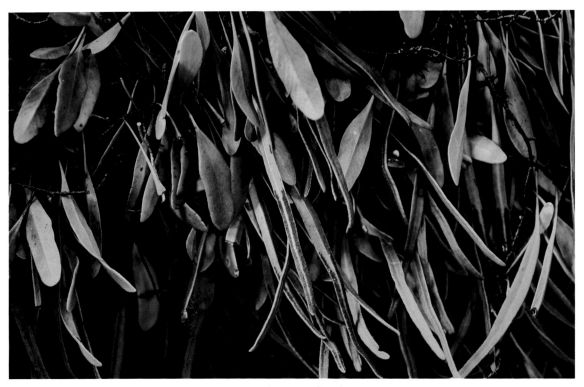

*Pyrrosia adnascens* (Sw.) Ching

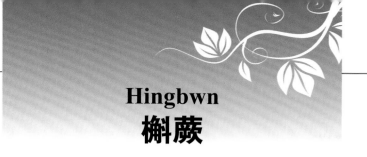

# Hingbwn

# 槲蕨

**【药 材 名】**骨碎补。

**【别 名】**猴掌姜、猴子姜、飞蛾草、大飞龙、马骝姜。

**【来 源】**槲蕨科植物槲蕨 *Drynaria roosii* Nakaike。

**【形态特征】**多年生草本,高可达 40 cm。根状茎粗壮,横走,肉质,密被鳞片。叶二型。不育叶革质,卵形,长 5~7 cm,边缘浅裂似槲树叶,下面有短毛,无柄。能育叶纸质,叶柄长 4~7 cm,具明显的狭翅,叶片长 14~18 cm,深羽裂;裂片 7~13 对,互生,披针形,长 6~10 cm,宽 2~3 cm,边缘有不明显的疏钝齿。孢子囊群圆形,沿裂片中肋两侧排列成 2 行或 3 行,无囊群盖。

**【生境分布】**附生于树干、石上或墙缝。广西各地均有分布,我国江苏、安徽、江西、浙江、福建、台湾、海南、湖北、湖南、广东、四川、重庆、贵州、云南等省市也有分布。

**【壮医药用】药用部位** 根茎。

**性味** 苦,温。

**功用** 祛风毒,除湿毒,补肝肾,强筋骨。用于勒爷顽瓦(小儿麻痹后遗症),腰肌劳损,发旺(痹病),林得叮相(跌打损伤),夺扼(骨折),核尹(腰痛),惹茸(耳鸣),久泻,喯疳(疳积),牙齿松动,渗裆相(烧烫伤)。

**附方** (1)喯疳(疳积):骨碎补 3 g,研末,调热粥服,或与瘦猪肉 50 g 蒸熟同食。

(2)夺扼(骨折):①鲜骨碎补、鲜大驳骨、鲜小驳骨、鲜大罗伞、鲜小罗伞、鲜七叶莲叶、鲜小蓟各适量,共捣烂,敷患处。②鲜骨碎补、鲜小驳骨、鲜韭菜根、鲜松树根二层皮各适量,共捣烂,用白酒炒热敷患处。

(3)核尹(腰痛),发旺(痹病):①骨碎补、九节风、海桐皮、川续断、川杜仲、枸杞子各 20 g,水煎服。②骨碎补、熟地、山萸肉、红杜仲、牛膝、小钻各 10 g,猪脚 1 只,水煲,食肉喝汤。

(4)牙齿松动:骨碎补 25 g,水煎含服。

(5)渗裆相(烧烫伤):鲜骨碎补适量,捣烂取汁涂患处。

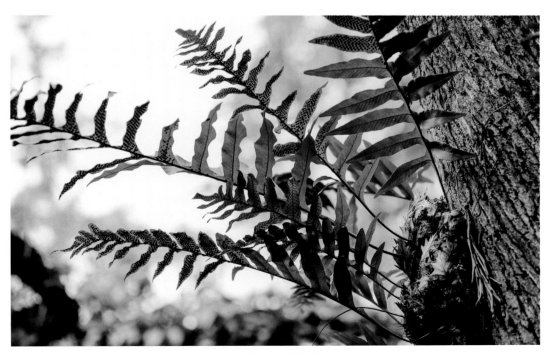

*Drynaria roosii* Nakaike

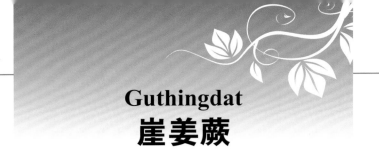

# Guthingdat
# 崖姜蕨

【药 材 名】崖姜。

【别　　名】马骝姜、玉麒麟、崖蕨。

【来　　源】槲蕨科植物崖姜蕨 *Pseudodrynaria coronans* (Wall. ex Mett.) Ching。

【形态特征】多年生附生大丛草本，高可超过 1 m。根状茎粗壮，密被棕色长线形鳞片。叶簇生，硬革质，有光泽，无柄；叶片长圆状倒披针形，长 80~140 cm，中部宽 15~25 cm，先端渐尖，向下部渐狭，但近基部又渐变阔而呈心形，中部以上深羽裂，向下浅裂呈波状；中部以上的裂片宽 2.0~3.5 cm，顶部渐尖；叶脉两面明显，下面粗凸，网状，网眼有单一或分叉的小脉。孢子囊群生于小脉的交叉处，每对侧脉之间有 1 行，近圆形或矩圆形，成熟时呈断线形，无囊群盖。

【生境分布】生于林中树干上或石上。广西主要分布于南宁、防城港、上思、东兴、桂平、玉林、容县、陆川、博白、北流、靖西、金秀、扶绥等地，我国南部、西南部及福建、台湾等省也有分布。

【壮医药用】药用部位　根茎。

性味　苦，温。

功用　祛风毒，除湿毒，调龙路火路，利气道谷道。用于发旺（痹病），林得叮相（跌打损伤），埃病（咳嗽），唉疳（疳积），诺嚎尹（牙痛），惹茸（耳鸣）。

附方　（1）埃病（咳嗽）：崖姜 20 g，红景天、射干、一点红各 10 g，水煎服。

（2）唉疳（疳积）：崖姜适量，研末。取粉末 6 g 与瘦猪肉 50 g 拌匀，蒸熟食用。

（3）诺嚎尹（牙痛）：崖姜、金不换各 10 g，水煎含服。

（4）惹茸（耳鸣）：崖姜 30 g，蝉蜕 6 g，僵蚕 12 g，水煎服。

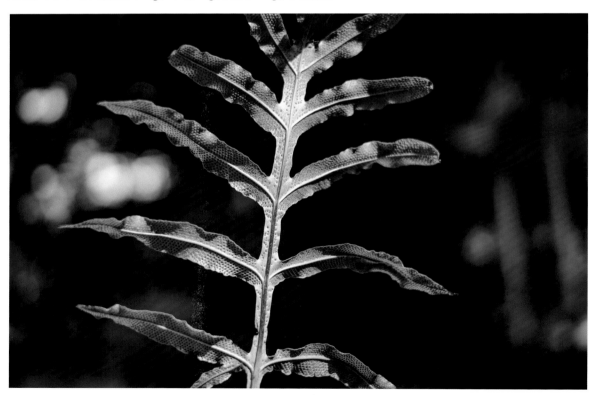

*Pseudodrynaria coronans* (Wall. ex Mett.) Ching

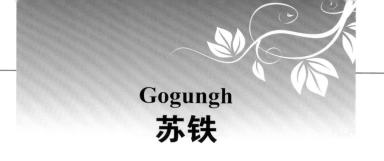

# Gogungh
# 苏铁

【**药 材 名**】苏铁。

【**别　　名**】凤尾蕉、凤尾草、大凤尾草、铁树。

【**来　　源**】苏铁科植物苏铁 *Cycas revoluta* Thunb.。

【**形态特征**】常绿灌木或小乔木,高可达 2 m,稀达 8 m 或更高。树干粗壮,圆柱形,有明显的叶柄残痕。羽状叶丛生于茎顶,长 75~200 cm,叶柄两侧有刺;羽状裂片在 100 对以上,条形,坚硬,长 9~18 cm,向上斜展微成"V"形,边缘背卷,先端有刺状尖头。花雌雄异株;雄球花圆柱形,长 30~70 cm,直径 8~15 cm,有短梗;小孢子叶顶端宽平,有急尖头;大孢子叶密生黄色茸毛,上部的顶片边缘羽状分裂,裂片条状钻形,先端有刺状尖头,胚珠 2~6 颗。种子倒卵形,稍扁,橙红色。花期 6~7 月,果期 7~10 月。

【**生境分布**】栽培。广西各地均有栽培,我国福建、台湾、广东等省也有栽培。

【**壮医药用**】**药用部位**　叶、花、种子。

**性味**　甜、淡,平;有小毒。

**功用**　叶:调龙路,止血,调谷道。用于屙意咪(痢疾),勒爷东郎(小儿食滞),隆白呆(带下),京瑟(闭经),外伤出血。

花、种子:调气机,固精,清肝火。用于胴尹(胃痛),漏精(遗精),京尹(痛经),隆白呆(带下),黄标(黄疸),血压嗓(高血压),巧尹(头痛)。

注:本品有小毒,不宜久服。

**附方**　(1)外伤出血:苏铁叶适量煅炭,研末,撒患处。

(2)隆白呆(带下):苏铁花 12 g,水煎服。

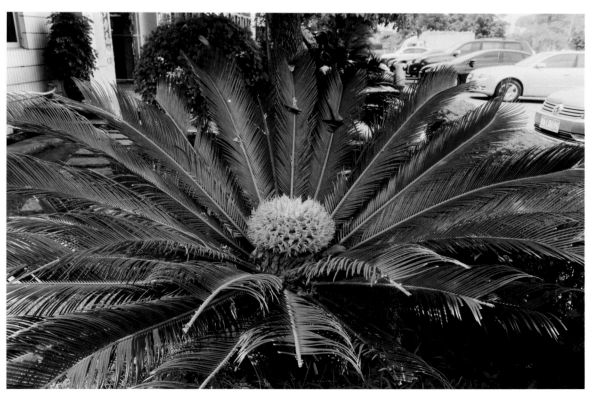

*Cycas revoluta* Thunb.

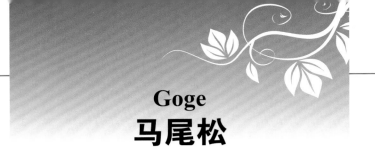

# Goge
# 马尾松

【药 材 名】松根、松树皮、松枝、松针、松花粉、松果、松香。

【别 名】松树、枞松。

【来 源】松科植物马尾松 *Pinus massoniana* Lamb.。

【形态特征】常绿大乔木，高可达 30 m。树皮红褐色，下部灰褐色，呈不规则块裂。小枝轮生，淡黄褐色；冬芽卵状圆柱形，褐色，顶端尖。针叶 2 针一束，长 12~20 cm，细柔，边缘有细锯齿。花单性，雌雄同株；雄球花淡红褐色，圆柱形，弯垂，长 1.0~1.5 cm，聚生于新枝下部苞腋，穗状，长 6~15 cm；雌球花单生或 2~4 个聚生于新枝近顶端，淡紫红色。球果卵圆形，由多数果鳞组成，长 4~7 cm，有短梗，成熟时栗褐色；每果鳞内有 2 粒种子；种子长卵圆形，顶端有薄翅，种仁有油脂香气。花期 4~5 月，果实至翌年 10~12 月成熟。

【生境分布】生于山地山坡、疏林、岩石缝中、路旁等地。广西各地均有分布，我国陕西、江苏、安徽、浙江、福建、台湾、河南、湖北、湖南、广东、四川、贵州、云南等省也有分布。

【壮医药用】药用部位 根（松根）、树皮（松树皮）、分枝节（松枝）、叶（松针）、花粉（松花粉）、树脂（松香）、精油（松节油）。

性味 苦、甜，温。

功用 松根：调水道，除湿毒。用于肉扭（淋证）。

松树皮：生肌止血。用于呗脓（痈肿）溃烂，渗裆相（烧烫伤）溃烂久不收口，外伤出血，啊肉甜（消渴），林得叮相（跌打损伤）。

松枝、松针：祛风毒，除湿毒。松枝用于发旺（痹病），关节不利，漏精（遗精）；松针用于发旺（痹病），兰喯（眩晕），笨浮（水肿），冻疮，药物中毒。

松花粉：祛湿毒，收敛，止血。用于胴尹（胃痛），外伤出血，黄水疮，能啥能累（湿疹）。

松香：祛风毒，除湿毒。用于麦蛮（风疹），痂（癣）。

松节油：舒筋络，消肿痛。用于肌肉痛，关节痛。

附方 (1)发旺（痹病）：松枝、威灵仙各 10 g，九节风、七叶莲、大钻、土茯苓、黄花倒水莲、半枫荷各 15 g，煲猪骨适量，食肉喝汤。

(2)林得叮相（跌打损伤）：松树二层皮、韭菜根、虎杖根各 50 g，山栀子 20 g，共研末，用白酒炒热敷患处。

(3)兰喯（眩晕）：松针、磨盘草、五指毛桃各 25 g，水煎服。

(4)断肠草中毒：松针、雷公根各 50 g，红糖适量，水煎服。

(5)肉扭（淋证）：松根、马鞭草、破碗金、铁扫帚各 10 g，水煎服。

(6)啊肉甜（消渴）：松树二层皮、桃寄生各 15 g，水煎服。

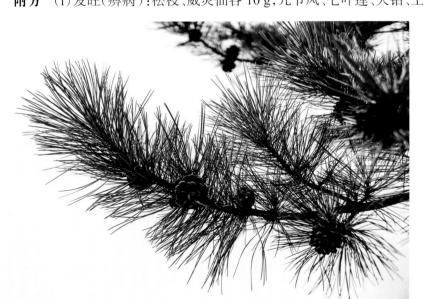

*Pinus massoniana* Lamb.

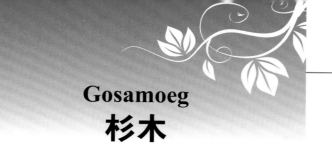

# Gosamoeg
# 杉木

【**药 材 名**】杉木。

【**别 名**】杉、杉树。

【**来 源**】杉科植物杉木 *Cunninghamia lanceolata*(Lamb.) Hook.。

【**形态特征**】常绿乔木,高达 30 m。树皮灰褐色,裂成长条片脱落,内皮淡红色。叶在主枝上辐射伸展,侧枝的叶基部扭转成二列状,披针形或条状披针形,坚硬,长 2~6 cm,宽 3~5 mm,边缘有细缺齿,上面无明显白粉,下面有 2 条白粉气孔带。花单性,雌雄同株;雄球花圆锥状,黄绿色,长 0.5~1.5 cm,有短梗,40 余个簇生于枝顶;雌球花单生或 2~4 个簇生于枝顶,球状,淡红色或紫红色。球果卵圆形,长 2.5~5.0 cm,直径 3~4 cm;成熟时苞鳞革质,棕黄色,先端有坚硬的刺状尖头;种子扁平,两侧边缘有窄翅。花期 4 月,果期 5~10 月。

【**生境分布**】生于温暖湿润的山地。广西各地均有分布,我国长江流域、秦岭以南地区也有分布。

【**壮医药用**】药用部位 根、树皮、茎枝、叶或全株。

性味 辣,微温。

功用 消肿痛,祛风毒,止血。根用于腊胴尹(腹痛),发旺(痹病),林得叮相(跌打损伤),兵嘿细勒(疝气);树皮或全株用于兵嘿细勒(疝气),脚气肿痛,漆疮,发旺(痹病),林得叮相(跌打损伤),外伤出血,渗裆相(烧烫伤),过敏性皮炎,阴道炎,隆白呆(带下),阴道滴虫,屙泄(泄泻),膀胱癌;茎枝用于慢性下肢溃疡,脚气肿痛,漆疮,渗裆相(烧烫伤);叶用于林得叮相(跌打损伤),腰椎间盘突出。

附方 (1)脚气肿痛,漆疮:杉木树皮适量,水煎洗患处。

(2)腰椎间盘突出:鲜杉木嫩叶、鲜松树嫩叶、鲜鹰不扑叶、鲜土牛膝叶各 50 g,共捣烂,敷患处。

(3)屙泻(泄泻):杉木树皮 30 g,水煎服。

(4)膀胱癌:杉木树二层皮 50 g,雪里见 10 g,水煎服。

(5)阴道炎,隆白呆(带下),阴道滴虫:杉木皮 20 g,水煎服。

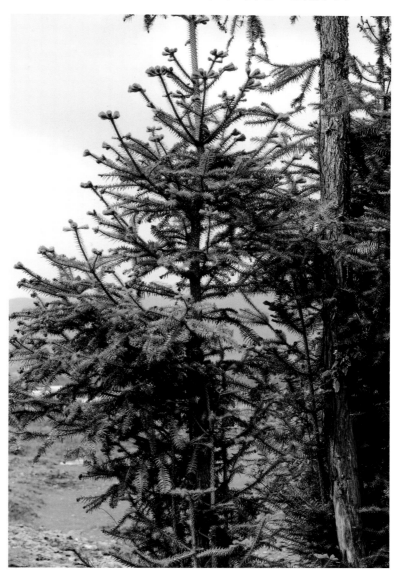

*Cunninghamia lanceolata*(Lamb.) Hook.

# Gocoengzraemx
# 水松

【药材名】水松。

【别　　名】水松柏。

【来　　源】杉科植物水松 *Glyptostrobus pensilis*(Staunton ex D. Don) K. Koch。

【形态特征】乔木,高可达 10 m。生于湿生环境者,树干基部膨大成柱槽状,并且有伸出土面或水面的呼吸根;树皮褐色,纵裂成长条片;枝条稀疏。叶多型;鳞形叶较厚或背腹隆起,螺旋状着生于主枝上;条形叶两侧扁平,薄,常排成 2 列,先端尖,基部渐窄;条状钻形叶两侧扁,背腹隆起,辐射伸展或 3 列状。球果倒卵圆形,长 2.0~2.5 cm,直径 1.3~1.5 cm;种鳞木质,扁平;苞鳞三角状,向外反曲;种子椭圆形,稍扁,褐色。花期 1~2 月,球果秋后成熟。

【生境分布】栽培。广西主要分布于桂林、梧州、合浦、防城港、浦北、陆川、天等、富川等地,我国广东、福建、江西、四川、云南等省也有分布。

【壮医药用】药用部位　树皮、叶。

性味　苦,平。

功用　清热毒,调气机,止疼痛,止痒。用于胴尹(胃痛),兵嘿细勒(疝气),发旺(痹病),膀胱结石,肾结石,血压嗓(高血压),呗脓(痈肿),渗裆相(烧烫伤),皮炎。

附方　(1)皮炎:水松叶、九里明、小飞扬各适量,水煎洗患处。

(2)渗裆相(烧烫伤):菜籽油 200 ml 加热至高温,加入水松树皮、虎杖、紫草各 20 g,炼制药油,放冷,取药油适量涂患处。

(3)发旺(痹病):水松叶 30 g,石菖蒲、荆芥各 15 g,水煎外洗。

(4)胴尹(胃痛):水松树皮、姜黄各 15 g,两面针 10 g,水煎服。

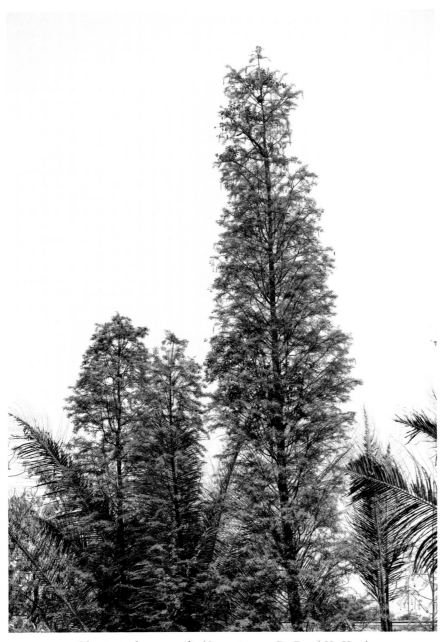

*Glyptostrobus pensilis*(Staunton ex D. Don) K. Koch

# Gosaraemx
# 水杉

【**药　材　名**】水杉叶。

【**别　　　名**】水桫。

【**来　　　源**】杉科植物水杉 *Metasequoia glyptostroboides* Hu et W. C. Cheng。

【**形态特征**】落叶乔木,高可达 35 m。树皮灰色、灰褐色或暗灰色,裂成薄片或长条状脱落。幼树树冠尖塔形,老树树冠广圆形。小枝下垂,侧生小枝排成羽状。叶条形,长 0.8~3.5 cm,宽 1.0~2.5 mm,沿中脉有 2 条较边带稍宽的淡黄色气孔带,叶在侧生小枝上排成 2 列,羽状。球果下垂,近四棱柱状球形或矩圆状球形,成熟时深褐色,长 1.8~2.5 cm,梗长 2~4 cm,其上有交互对生的条形叶;种鳞木质,盾形,11~12 对,能育种鳞有 5~9 粒种子;种子扁平,倒卵形或球形、矩圆形,周围有翅,先端有凹缺。花期 2 月下旬,果实 11 月成熟。

【**生境分布**】栽培。广西各地均有栽培,我国其他大部分省区均有栽培。

【**壮医药用**】药用部位叶。

**功用**　清热毒,消肿痛。用于呗脓(痈肿),麦蛮(风疹)。

**附方**　(1)呗脓(痈肿):水杉叶 20 g,黄蜀葵根皮 30 g,共捣烂,加食盐适量调敷患处。

(2)麦蛮(风疹):水杉叶 250 g,水煎洗浴。

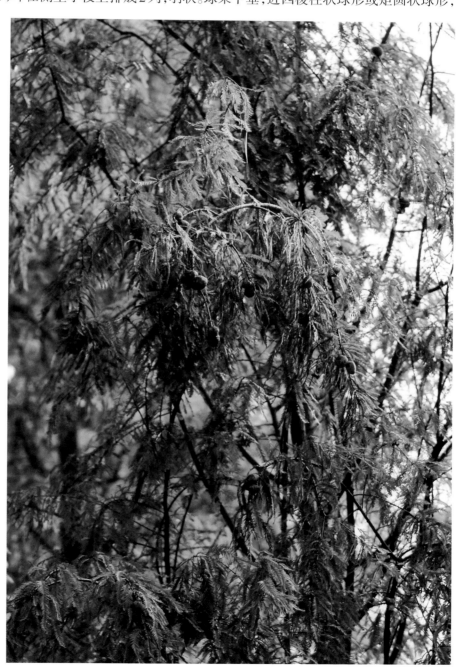

*Metasequoia glyptostroboides* Hu et W. C. Cheng

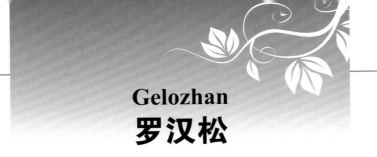

# Gelozhan
# 罗汉松

【药 材 名】罗汉松。

【别　　　名】罗汉杉。

【来　　　源】罗汉松科植物罗汉松 *Podocarpus macrophyllus* (Thunb.) D. Don。

【形态特征】常绿乔木,高可达 20 m。树皮灰色或灰褐色,片状脱落。小枝浓密斜展。叶条状披针形,长 7~12 cm,宽 7~10 mm,先端尖,基部楔形,有短柄。雄球花穗状腋生,3~5 个簇生,长 3~5 cm;雌球花单生或成对着生,有梗。种子卵圆形,直径约 1 cm,熟时肉质假种皮紫黑色,有白粉;种托肉质,圆柱形,红色或紫红色。花期 4~5 月,果期 9~10 月。

【生境分布】多为栽培。广西主要栽培于南宁、上林、宁明、柳州、融安、陆川、乐业、那坡、凌云、金秀、桂林、全州、龙胜、梧州、北海、上思、东兴等地,我国江苏、浙江、福建、安徽、江西、湖南、四川、云南、贵州、广东等省也有栽培。

【壮医药用】**药用部位**　根皮、叶、果。

**性味**　根皮:甜、微苦。叶:淡、平。果:甜,微温。

**功用**　根皮、叶:凉血止血。用于发旺(痹病),林得叮相(跌打损伤)。

果:调气机,止痛。用于心胃气痛,地中海贫血。

**附方**　(1)发旺(痹病):鲜罗汉松根皮、鲜韭菜根各 50 g,鲜马尾松嫩叶 100 g,共捣烂,加白酒适量炒热敷患处。

(2)心胃气痛:罗汉松果 1 个,茶叶 3 g,泡茶饮。

(3)地中海贫血:罗汉松果 20 g,香花崖豆藤根 30 g,水煎服。

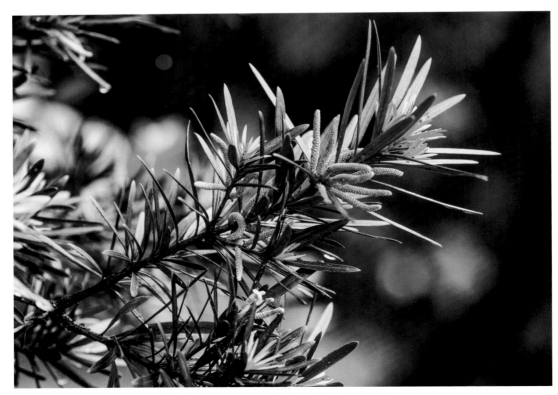

*Podocarpus macrophyllus* (Thunb.) D. Don

# Gelozhan'iq
# 短叶罗汉松

【药 材 名】小叶罗汉松。

【别 名】短叶土杉。

【来 源】罗汉松科植物短叶罗汉松 *Podocarpus macrophyllus* (Thunb.) Sweet var. *maki* Sieb. et Zucc.。

【形态特征】小乔木或灌木。枝、叶密生,枝条向上斜展。叶革质,具短柄;叶片长 2.5~7.0 cm,宽 3~7 mm,先端钝或圆,叶上面光绿色,叶下面淡绿色,中脉在两面均突起。花雌雄异株。种子卵形,长 0.8~1.2 cm,淡绿色或淡紫色,着生于紫色种托上。花期夏季,果期夏末季。

【生境分布】多为栽培。广西各地均有栽培,我国长江以南各省区均有栽培。

【壮医药用】**药用部位** 根皮、叶、果。

**性味** 微苦、辣,温。

**功用** 活血补血,舒筋络。根皮、叶用于发旺(痹病),林得叮相(跌打损伤);果用于月经过多,血虚面黄。

**附方** (1)发旺(痹病),林得叮相(跌打损伤):鲜小叶罗汉松根皮或叶适量,捣烂,加白酒适量炒热外敷。

(2)月经过多,血虚面黄:小叶罗汉松果 1 个,苏铁叶、茜草各 10 g,水煎服。

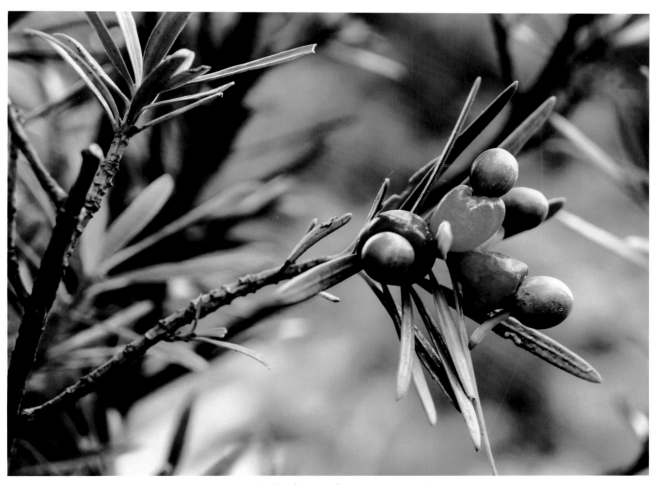

*Podocarpus macrophyllus* (Thunb.) Sweet var. *maki* Sieb. et Zucc.

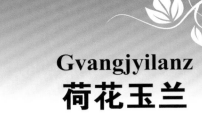

# Gvangjyilanz
# 荷花玉兰

【药 材 名】荷花玉兰。

【别　　名】广玉兰、洋玉兰。

【来　　源】木兰科植物荷花玉兰 *Magnolia grandiflora* L.。

【形态特征】常绿乔木,高可达 30 m。小枝、芽、叶下面、叶柄、果均密被短茸毛(幼叶下面无毛)。树皮薄鳞片状开裂。小枝具横隔的髓心。叶片厚革质,椭圆形、长圆状椭圆形或倒卵状椭圆形,长 10~20 cm,宽 4~10 cm,先端钝或短钝尖,基部楔形;叶柄长 1.5~4.0 cm。花白色,芳香,直径 15~20 cm;花被片 9~12 枚,倒卵形,长 6~10 cm;雄蕊长约 2 cm,花丝扁平,紫色;雌蕊群椭圆体形,密被长茸毛,花柱呈卷曲状。聚合果圆柱状长圆形或卵圆形,长 7~10 cm;蓇葖背裂,顶端外侧具长喙;种子卵形,红色。花期 5~6 月,果期 9~10 月。

【生境分布】栽培。广西主要栽培于南宁、柳州、桂林、梧州、靖西等地,我国长江流域及以南各省区也有栽培。

【壮医药用】药用部位　花蕾。

性味　辣,温。

功用　祛风毒,驱寒毒,调气机,止痛。用于贫痧(感冒),胴尹(胃痛),腊胴尹(腹痛),鹿(呕吐),屙泻(泄泻),血压嗓(高血压),偏头痛,巧尹(头痛)鼻塞。

附方　(1)胴尹(胃痛):荷花玉兰 3 g,木香、砂仁、陈皮、黄皮根各 10 g,水煎服。

(2)贫痧(感冒),巧尹(头痛)鼻塞:荷花玉兰 3 g,藿香、紫苏叶、川芎、秽草各 10 g,连翘 15 g,忍冬叶 20 g,水煎服。

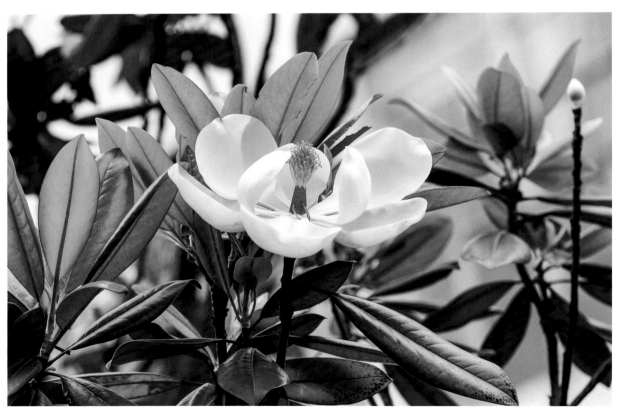

*Magnolia grandiflora* L.

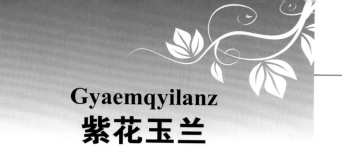

# Gyaemqyilanz
# 紫花玉兰

【**药材名**】辛夷花。

【**别　　名**】紫玉兰、木笔、望春花、应春花、满堂红。

【**来　　源**】木兰科植物紫花玉兰 *Magnolia liliiflora* (Desr.) D. C. Fu。

【**形态特征**】落叶灌木,高可达 5 m。单叶互生;叶片椭圆状倒卵形或倒卵形,长 8~18 cm,宽 3~10 cm,先端渐尖,基部楔形,上面密被短柔毛;叶柄长 8~20 mm。花蕾卵圆形,被淡黄色绢毛;花先于叶开放或同时开放,单生于枝顶,瓶形,直立,稍有香气,花梗被毛;花被片 9~12 枚,外轮 3 枚萼片状,紫绿色,披针形,长 2.0~3.5 cm,常早落,内 2 轮肉质,外面紫色或紫红色,内面带白色,花瓣状,椭圆状倒卵形,长 8~10 cm;雄蕊与心皮均多数,花柱 1 枚。聚合果长圆形,长 7~10 cm,深紫褐色或淡褐色。花期 3~4 月,果期 8~9 月。

【**生境分布**】栽培。广西部分地区有栽培,我国福建、湖北、四川、云南等省也有栽培。

【**壮医药用**】药用部位　花蕾。

性味　辣,温。

功用　祛风毒,散寒毒,通窍,止痛。用于鼻塞,楞涩(鼻炎),贫痧(感冒),巧尹(头痛)。

附方　(1)楞涩(鼻炎):辛夷花 5 g(包煎),金银花叶 20 g,连翘、鱼腥草、川芎、紫苏叶、黄皮根各 10 g,五指毛桃 15 g,水煎服。

(2)贫痧(感冒):辛夷花 3 g(包煎),荆芥、紫苏叶各 10 g,三叉苦、玉叶金花各 15 g,水煎服。

(3)巧尹(头痛):辛夷花、夏天无各 15 g,水煎服。

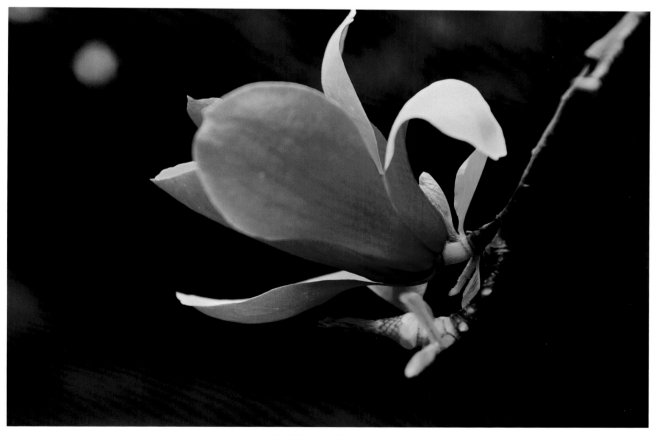

*Magnolia liliiflora* (Desr.) D. C. Fu

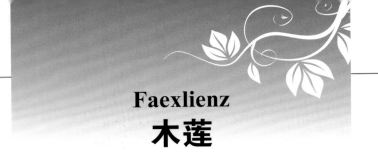

# Faexlienz
# 木莲

【**药 材 名**】木莲。

【**别　　名**】木莲果、山厚朴。

【**来　　源**】木兰科植物木莲 *Manglietia fordiana* Oliver。

【**形态特征**】常绿乔木,高可达 20 m。树皮灰色。嫩枝及芽均被红褐色短毛。叶互生,厚革质,长椭圆形或倒披针形,长 5~17 cm,宽 1.5~6.5 cm,先端短急尖,基部楔形;叶柄长 1~3 cm。花白色,单生于枝顶,花梗长 1~2 cm;花被片每轮 3 枚,外轮近革质,长圆状椭圆形,长 6~7 cm,内 2 轮肉质,倒卵形,长 5~6 cm;雄蕊长约 1 cm,花药长约 8 mm;雌蕊群长约 1.5 cm,具 23~30 枚心皮,花柱长约 1 mm;胚珠 8~10 颗,2 列。聚合果卵球形,褐色,长 2~5 cm,外面有瘤点,先端具短喙;种子红色。花期 5 月,果期 10 月。

【**生境分布**】生于酸性土上及常绿阔叶林和沟谷阔叶林中。广西主要分布于武鸣、融水、临桂、全州、灌阳、龙胜、苍梧、蒙山、上思、平南、玉林、德保、凌云、田林、西林、贺州、昭平、钟山、环江、金秀、龙州等地,我国安徽、浙江、湖南、江西、福建、广东、贵州、云南等省也有分布。

【**壮医药用**】**药用部位**　树皮、叶。

**性味**　辣,凉。

**功用**　树皮:消食积,通谷道。用于东郎(食滞),屙意囊(便秘)。

叶:调气道,化痰毒,止咳嗽。用于埃病(咳嗽),惹茸(耳鸣)。

**附方**　(1)屙意囊(便秘):①木莲树皮 30 g,水煎,药液调适量蜂蜜服。②木莲树皮 30 g,杏仁 9 g,水煎,药液调生姜红糖水适量服。

(2)埃病(咳嗽):木莲叶、龙脷叶、红景天各 10 g,水煎,药液调蜂蜜适量服。

(3)干咳:木莲叶、石斛各 10 g,红景天 15 g,水煎服。

(4)惹茸(耳鸣):木莲叶 10 g,猪耳朵 100 g,水煮,食肉喝汤。

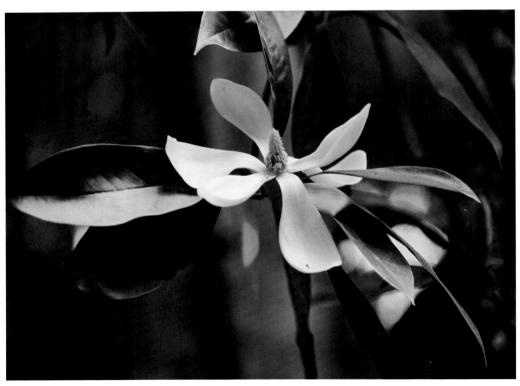

*Manglietia fordiana* Oliver

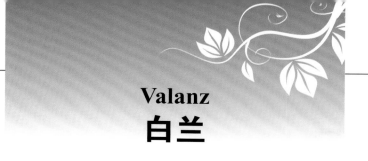

# Valanz
# 白兰

【药 材 名】白兰花。

【别　　名】白玉兰、缅桂花。

【来　　源】木兰科植物白兰 *Michelia alba* DC.。

【形态特征】常绿乔木,高可达 20 m。树皮灰色,揉枝叶有芳香气味。嫩枝及芽均被淡黄白色柔毛。叶互生,长椭圆形或披针状椭圆形,长 10~27 cm,宽 4.0~9.5 cm,先端渐尖,基部楔形,下面疏生微柔毛;叶柄长 1.5~2.0 cm,疏被微柔毛。花白色,极香;花被片 10 枚,条状,长 3~4 cm,宽 3~5 mm;雄蕊的药隔伸出成长尖头;雌蕊群被微柔毛,群柄长约 4 mm,心皮多数,成熟心皮形成蓇葖疏离的聚合果;蓇葖熟时鲜红色。花期 4~9月,通常不结实。

【生境分布】栽培。广西主要栽培于南宁、柳州、桂林、玉林、百色、龙州、天等、大新等地,我国广东、福建、云南等省也有栽培。

【壮医药用】药用部位　花。

性味　苦、辣,微温。

功用　调气道,化痰毒,除湿毒。用于埃病(咳嗽),幽堆(前列腺炎),隆白呆(带下),妇女不孕症。

附方　(1)埃病(咳嗽):白兰花、泽兰花各 10 g,白花菜 15 g,大尾摇 30 g,水煎服。

(2)幽堆(前列腺炎):白兰花 10 g,穿破石 30 g,夜交藤、透骨消、千斤拔各 15 g,水煎服。

(3)妇女不孕症:白兰花 5 g,山萸肉、熟地黄各 20 g,当归 10 g,白芍、赤芍各 15 g,水煎服。

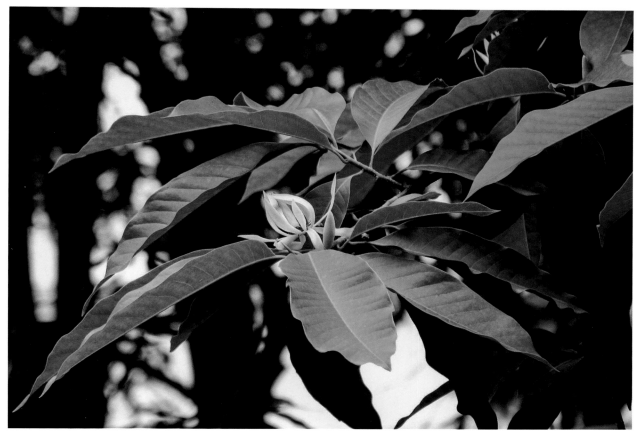

*Michelia alba* DC.

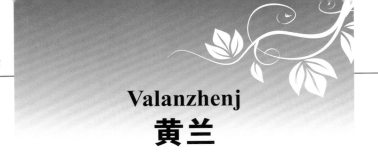

# Valanzhenj
# 黄兰

【**药 材 名**】黄兰。

【**别 名**】黄缅桂、大黄桂。

【**来 源**】木兰科植物黄兰 *Michelia champaca* L.。

【**形态特征**】常绿乔木,高可超过 10 m。嫩枝、嫩叶和叶柄均被淡黄色柔毛;枝斜上展。叶互生,披针状卵形或披针状长椭圆形,长 10~25 cm,宽 4.5~9.0 cm,先端长渐尖或近尾状,基部阔楔形或楔形,下面稍被微柔毛;叶柄长 2~4 cm。花黄色,极香;花被片 15~20 枚,条状,长 3~4 cm;雄蕊的药隔伸出成长尖头;雌蕊群具毛,柄长约 3 mm。聚合果长 7~15 cm;蓇葖倒卵状长圆形,长 1.0~1.5 cm,表面具疣状突起;具种子 2~4 粒。花期 6~7 月,果期 9~10 月。

【**生境分布**】栽培。广西主要栽培于南宁、柳州、桂林、百色、龙州、天等、大新等地,我国西藏、云南、福建、台湾、广东、海南等省区也有栽培。

【**壮医药用**】**药用部位** 根、果。

**性味** 苦,凉。

**功用** 根:祛风毒,除湿毒,利咽喉。用于发旺(痹病),货烟妈(咽痛)。

果:健脾胃,止痛。用于东郎(食滞),胴尹(胃痛)。

**附方** (1)货烟妈(咽痛):黄兰根 15 g,凤尾草、金不换各 10 g,水煎服。

(2)胴尹(胃痛):黄兰果、高良姜各 15 g,土三七 6 g,水煎服。

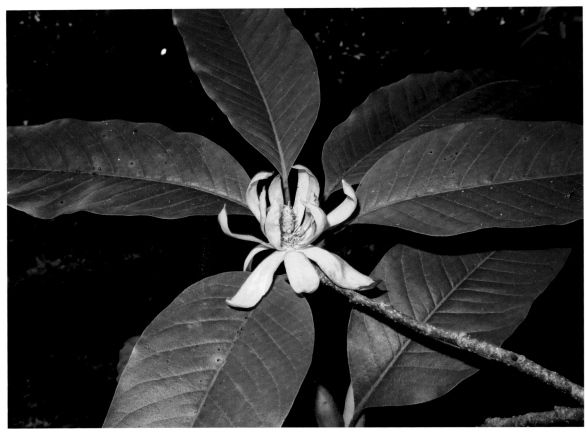

*Michelia champaca* L.

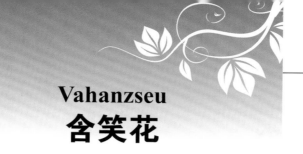

# Vahanzseu
# 含笑花

【药 材 名】含笑。

【别　　名】茶连木。

【来　　源】木兰科植物含笑花 *Michelia figo* (Lour.) Spreng.。

【形态特征】常绿灌木,高可达 3 m。树皮灰褐色,分枝繁密。芽、嫩枝、叶柄、花梗均密被茸毛。叶狭椭圆形或倒卵状椭圆形,长 4~10 cm,宽 1.8~4.5 cm,先端钝短尖,基部楔形,下面中脉上留有褐色平伏毛,余脱落无毛;叶柄长 2~4 mm。花直立,淡黄色而边缘有时红色或紫色,气芳香;花被片 6 枚,较肥厚,长椭圆形,长 12~20 mm;雄蕊长 7~8 mm;雌蕊群长约 7 mm,群柄长约 6 mm 且被淡黄色茸毛。聚合果长 2.0~3.5 cm;蓇葖卵圆形或球形,顶端有短尖的喙。花期 3~5 月,果期 7~8 月。

【生境分布】栽培。广西主要栽培于南宁、柳州、桂林、梧州、金秀等地,我国其他省区也有栽培。

【壮医药用】**药用部位**　叶、花蕾。

**性味**　涩,平。

**功用**　叶:化瘀血。用于林得叮相(跌打损伤)。

花蕾:调月经。用于约经乱(月经不调),隆白呆(带下)。

**附方**　(1)约经乱(月经不调):含笑花蕾、合欢花、玫瑰花各 10 g,水煎代茶饮。

(2)林得叮相(跌打损伤):含笑叶 15 g,苏木 10 g,飞龙掌血 30 g,水煎服。

(3)隆白呆(带下):含笑花蕾 15 g,五指毛桃 50 g,穿破石 30 g,水煎服。

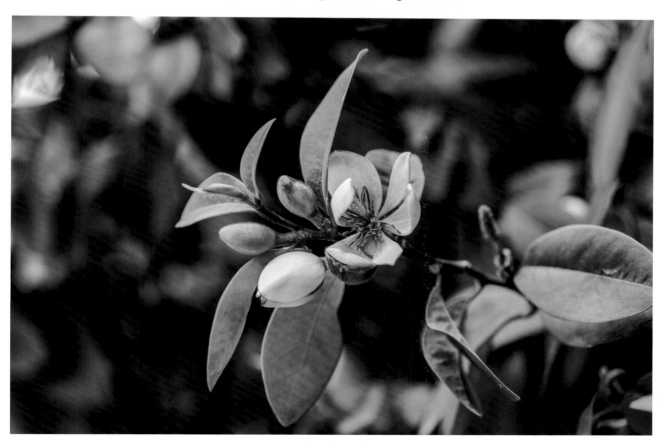

*Michelia figo* (Lour.) Spreng.

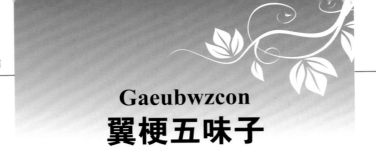

# Gaeubwzcon
# 翼梗五味子

【**药 材 名**】翼梗五味子。

【**别　　名**】滇五味子、罗裙子、棱枝五味子。

【**来　　源**】五味子科植物翼梗五味子 *Schisandra henryi* C. B. Clarke。

【**形态特征**】落叶木质藤本。小枝紫褐色,具翅棱,被白粉。叶宽卵形、长圆状卵形或近圆形,长 6~11 cm,宽 3~8 cm,先端短渐尖或短急尖,基部阔楔形或近圆形,上部边缘具浅锯齿或全缘;叶柄红色,长 2.5~5.0 cm,具叶基下延的薄翅。雄花花梗长 4~6 cm,花被片黄色,8~10 枚,近圆形,最大 1 枚直径 9~12 mm,最外与最内的 1 枚或 2 枚稍较小,雄蕊 30~40 枚;雌花花梗长 7~8 cm,花被片与雄花的相似,雌蕊约 50 枚,子房狭椭圆形。小浆果球形,红色,直径 4~5 mm,果梗长约 1 mm,顶端的花柱附属物白色;种子褐黄色,扁球形或扁长圆形。花期 5~7 月,果期 8~9 月。

【**生境分布**】生于沟谷边、山坡林下或灌丛中。广西主要分布于融水、桂林、全州、兴安、龙胜、资源、那坡、凌云、乐业、隆林、金秀等地,我国浙江、江西、福建、河南、湖北、湖南、广东、四川、贵州、云南等省也有分布。

【**壮医药用**】**药用部位**　地上部分。

**性味**　辣、涩、温。

**功用**　祛风毒,除湿毒,调龙路火路。用于发旺(痹病),荨麻疹,胴尹(胃痛),京瑟(闭经),约经乱(月经不调),骨痛(骨髓炎),林得叮相(跌打损伤),呗脓(痈肿)。

**附方**　(1)荨麻疹:翼梗五味子、钩藤、防风各 10 g,蝉蜕 6 g,土茯苓、僵蚕、石上柏各 30 g,玉竹 15 g,水煎服。

(2)约经乱(月经不调):翼梗五味子 10 g,金刚藤 30 g,四方藤 20 g,六月雪根、算盘木根各 15 g,水煎服。

(3)骨痛(骨髓炎):翼梗五味子、无莿根各 20 g,水煎服。

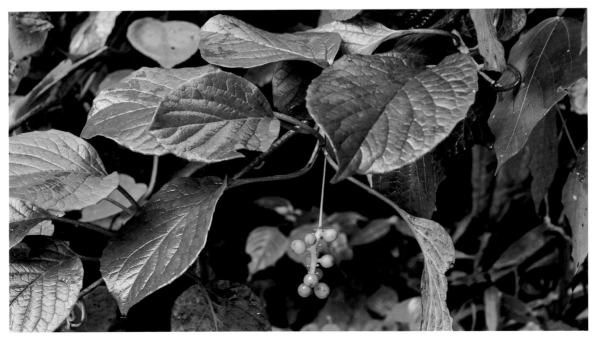

*Schisandra henryi* C. B. Clarke

# Gaeugyoilingz
# 瓜馥木

**【药 材 名】**瓜馥木。

**【别　　名】**铁钻、笼藤、毛瓜馥木、香藤风。

**【来　　源】**番荔枝科植物瓜馥木 *Fissistigma oldhamii* (Hemsl.) Merr.。

**【形态特征】**攀援灌木,长约8 m。小枝被黄褐色柔毛。叶倒卵状椭圆形或长圆形,长6.0~12.5 cm,宽2~5 cm,顶端圆形或微凹,有时急尖,基部阔楔形或圆形,叶背被短柔毛,老渐几无毛;叶柄长约1 cm,被短柔毛。花1~3朵排成密伞花序;总花梗长约2.5 cm;萼片阔三角形;外轮花瓣卵状长圆形,长约2.1 cm,宽约1.2 cm,内轮花瓣长约2.0 cm,宽约0.6 cm;雄蕊长约2 mm;心皮被柔毛,柱头顶端2裂,每心皮有胚珠约10颗,2排。果圆球状,直径约1.8 cm,密被黄棕色茸毛;果梗长不及2.5 cm;种子球形,直径约8 mm。花期4~9月,果期7月至翌年2月。

**【生境分布】**生于低海拔山谷水旁或灌木丛中。广西各地均有分布,我国浙江、江西、福建、台湾、湖南、广东、云南等省也有分布。

**【壮医药用】药用部位**　根。

**性味**　微辣,平。

**功用**　祛风毒,除湿毒,通龙路,止痛。用于发旺(痹病),核尹(腰痛),林得叮相(跌打损伤),血压嗓(高血压),肾结石,埃病(咳嗽)。

**附方**　(1)发旺(痹病):①瓜馥木、苏木各15 g,菝葜、土茯苓各30 g,水煎服。②瓜馥木、广防风、土牛膝、扛板归各30 g,艾叶、野菊花各60 g,水煎洗患处。

(2)核尹(腰痛):瓜馥木、牛大力、千斤拔、牛膝各20 g,杜仲10 g,续断15 g,猪尾巴250 g,水炖,食肉喝汤。

(3)血压嗓(高血压):瓜馥木15 g,水煎服。

(4)肾结石:瓜馥木20 g,水煎服。

(5)埃病(咳嗽):瓜馥木15 g,水煎服。

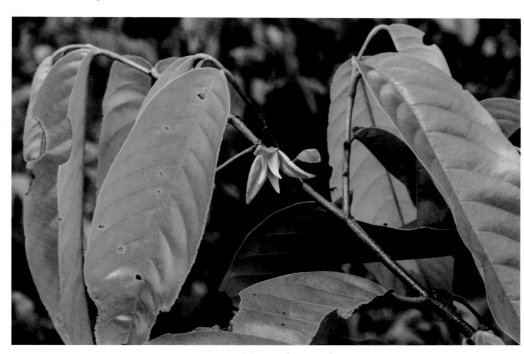

*Fissistigma oldhamii* (Hemsl.) Merr.

# Gaeurang
# 紫玉盘

【**药 材 名**】紫玉盘。

【**别 名**】酒饼木、酒饼叶、牛奶果。

【**来 源**】番荔枝科紫玉盘 *Uvaria macrophylla* Roxb.。

【**形态特征**】直立灌木,高可达 2 m。枝条蔓延性;幼枝、幼叶、叶柄、花梗、苞片、萼片、花瓣、心皮及果均被黄色星状柔毛,老渐无毛或几无毛。单叶互生,长倒卵形或长椭圆形,长 10~23 cm,宽 5~11 cm,顶端急尖或钝,基部近心形或圆形。花 1 朵或 2 朵与叶对生,暗紫红色或淡红褐色,直径 2.5~3.5 cm;花萼 3 枚,阔卵形;花瓣 6 片,排成 2 轮,卵圆形,长约 2 cm;雄蕊线形,长约 9 mm,最外面的雄蕊常退化为倒披针形的假雄蕊;心皮长圆形或线形,长约 5 mm,柱头马蹄形且顶端 2 裂而内卷。果卵圆形或短圆柱形,长 1~2 cm,直径约 1 cm,暗紫褐色,顶端有短尖头,多个聚生成头状。花期 3~8 月,果期 7 月至翌年 3 月。

【**生境分布**】生于低海拔灌木丛中或丘陵山地疏林中。广西主要分布于昭平、梧州、苍梧、藤县、岑溪、桂平、北流、博白、灵山、防城港、上思、横县、南宁、巴马、马山、鹿寨、东兴、北流、贺州等地,我国广东、台湾等省也有分布。

【**壮医药用**】**药用部位** 根、叶。

**性味** 根:辣、苦,平。叶:淡、涩,平。

**功用** 根:祛风湿,壮筋骨,调谷道。用于发旺(痹病),腰腿痛,东郎(食滞)。

叶:化瘀毒,消肿痛,调气道谷道。用于林得叮相(跌打损伤),埃病(咳嗽),东郎(食滞),胆结石。

注:孕妇慎服。

**附方** (1)腰腿痛:紫玉盘根、藤杜仲、独活各 15 g,牛大力、千斤拔、四方藤各 20 g,桑寄生 30 g,水煎服。

(2)埃病(咳嗽):紫玉盘叶、龙脷叶各 10 g,千斤拔 15 g,水煎服。

(3)胆结石:紫玉盘叶 15 g,桃胶 5 g,水煎服。

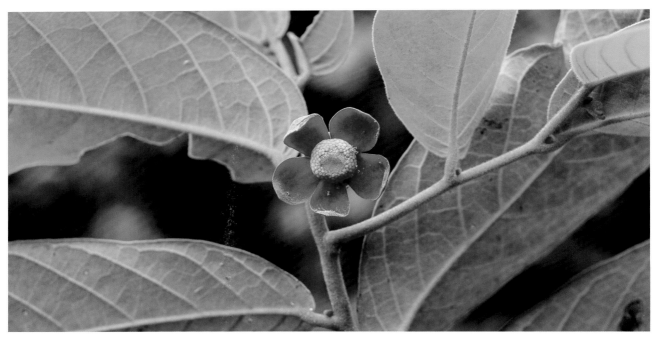

*Uvaria macrophylla* Roxb.

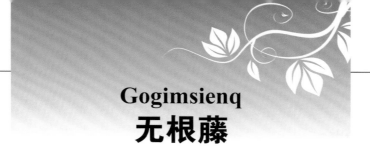

# Gogimsienq
# 无根藤

【**药 材 名**】无根藤。

【**别 名**】无头藤、无娘藤、飞天藤、雾水藤、露水藤。

【**来 源**】樟科植物无根藤 *Cassytha filiformis* L.。

【**形态特征**】寄生缠绕草本,借盘状吸根攀附于寄主植物上。茎线形,绿色或绿褐色,幼嫩部分被锈色短柔毛。叶退化为微小的鳞片。穗状花序长 2~5 cm,密被锈色短柔毛;花极小,白色,长不及 2 mm,无梗;花被裂片6枚;能育雄蕊9枚,排成3轮,子房卵珠形。果卵球形,直径约7 mm,包藏于肉质果托内;种子1粒,球形。花果期 5~12 月。

【**生境分布**】生于山坡灌木丛或疏林中。广西主要分布于玉林、容县、梧州、藤县、岑溪、平南、贵港、马山、上林、南宁、崇左、龙州等地,我国云南、贵州、广东、海南、湖南、江西、浙江、福建、台湾等省也有分布。

【**壮医药用**】药用部位 全草。

**性味** 淡,凉。

**功用** 清热毒,通水道,消肿痛。用于笨浮(水肿),黄标(黄疸),火眼(急性结膜炎),肉扭(淋证),唉勒(咯血),楞阿勒(鼻出血),腿痛,腰椎间盘突出,呗脓(痈肿),麦蛮(风疹),渗裆相(烧烫伤)。

**附方** (1)笨浮(水肿):无根藤、通草各 15 g,海金沙藤、白茅根各 20 g,水煎服。

(2)腿痛:无根藤、宽筋藤各 50 g,水煎洗患处。

(3)黄标(黄疸):无根藤、人字草、虎杖各 15 g,十大功劳、田基黄各 30 g,水煎服。

(4)呗脓(痈肿),麦蛮(风疹):无根藤适量,水煎洗患处。

(5)腰椎间盘突出:无根藤 15 g,地龙 10 g,青刺尖 30 g,水煎服。

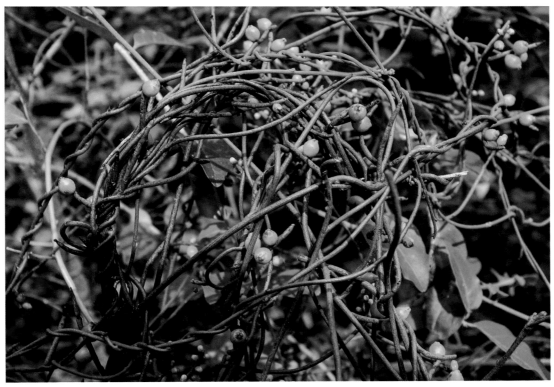

*Cassytha filiformis* L.

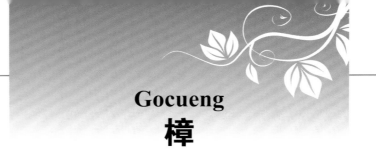

# Gocueng
# 樟

【药 材 名】樟树。

【别　　名】樟木、香樟、独脚樟。

【来　　源】樟科植物樟 *Cinnamomum camphora*(L.)Presl。

【形态特征】常绿大乔木,高可达 30 m。全株有樟脑气味。树皮有网状纵裂。单叶互生,卵状椭圆形,长 6~12 cm,宽 2.5~5.5 cm,先端急尖,基部宽楔形至近圆形;离基三出脉,侧脉脉腋有明显腺窝。圆锥花序腋生,长 3.5~7.0 cm;花绿白色或带黄色,长约 3 mm;花被片 6 枚,外面无毛或被微柔毛,内面密被短柔毛;能育雄蕊 9 枚,3 轮;退化雄蕊 3 枚。果卵球形或近球形,直径 6~8 mm,紫黑色;果托杯状。花期 4~5 月,果期 8~11 月。

【生境分布】生于山坡或沟谷中,常见栽培。广西除西部地区外各地均有分布,我国南部、西南部各省区也有分布。

【壮医药用】药用部位　根、树皮、枝、叶、果、樟油(枝叶经提炼加工、蒸馏而得)。

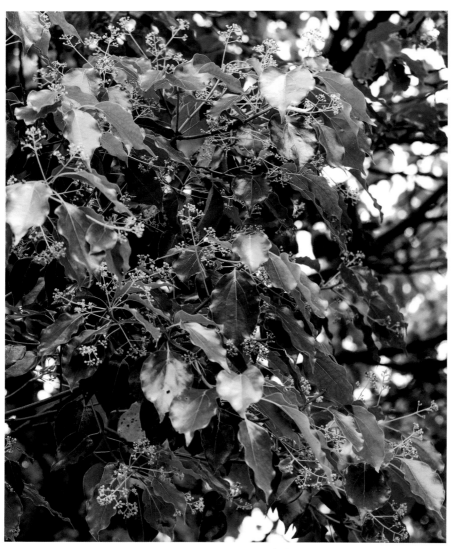

性味　辣,温。

功用　祛风毒,散寒毒,调气机,止疼痛。枝、叶用于贫痧(感冒),核尹(腰痛);根、树皮用于胴尹(胃痛)、腊胴尹(腹痛)、屙泻(泄泻)、京尹(痛经)、发旺(痹病)、林得叮相(跌打损伤)、痂(癣);叶、树皮用于麦蛮(风疹),荨麻疹;果用于腊胴尹(腹痛);樟油用于隆芡(痛风)。

注:孕妇慎服。

附方　(1)荨麻疹:樟树叶或树皮适量,水煎洗患处。

(2)急性胃肠炎:樟树根 40 g,水煎服。

(3)麦蛮(风疹):鲜樟树叶、山花椒叶、荆芥叶各 50 g,水煎外洗。

(4)林得叮相(跌打损伤):鲜樟树皮、鲜榕树嫩叶各适量,共捣烂,隔水蒸热敷患处。

(5)隆芡(痛风):樟油适量,搽患处。

*Cinnamomum camphora*(L.)Presl

# Faexcangbya
# 假柿木姜子

【药 材 名】假柿木姜子叶。

【别　　　名】柿叶木姜。

【来　　　源】樟科植物假柿木姜子 *Litsea monopetala* (Roxb.) Pers.。

【形态特征】常绿乔木，高达 18 m。小枝、幼叶上面沿中脉、叶下面、叶柄、花梗、退化雄蕊均被柔毛。树皮灰色或灰褐色。叶互生，宽卵形、倒卵形至卵状长圆形，长 8~20 cm，宽 4~12 cm，先端钝或圆，基部圆或急尖；叶柄长 1~3 cm。伞形花序簇生于叶腋，总梗极短；每一花序有花 4~6 朵或更多；花序总梗长 4~6 mm；花梗长 6~7 mm；雄花花被片 5 枚或 6 枚，披针形，长约 2.5 mm，黄白色，能育雄蕊 9 枚；雌花花被裂片长圆形，长约 1.5 mm，子房卵形。果长卵形，长约 7 mm；果托浅碟状；果梗长约 1 cm。花期 11 月至翌年 6 月，果期 6~7 月。

【生境分布】生于阳坡灌木丛或疏林中。广西主要分布于南宁、马山、上林、横县、靖西、那坡、隆林、河池、罗城、巴马、都安、龙州等地，我国广东、贵州、云南等省也有分布。

【壮医药用】药用部位　叶。

功用　调龙路火路，止疼痛。用于林得叮相(跌打损伤)，夺扼(骨折)，脱臼。

附方　(1)林得叮相(跌打损伤)：鲜假柿木姜子叶、鲜地钻各适量，共捣烂敷患处。

(2)脱臼：鲜假柿木姜子叶、鲜榕树叶各 60 g，共捣烂，于患处复位后敷。

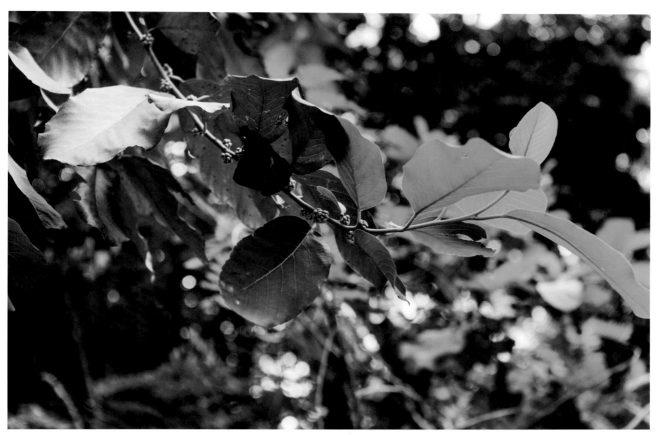

*Litsea monopetala* (Roxb.) Pers.

# Gaeuheuhung
# 宽药青藤

【药 材 名】大青藤。

【别　　名】土白芍、三根风、白吹风散。

【来　　源】青藤科植物宽药青藤 *Illigera celebica* Miq.。

【形态特征】藤本。茎具沟棱。幼枝无毛。指状复叶有 3 小叶；叶柄长 5~14 cm。小叶卵形至卵状椭圆形，长 6~15 cm，宽 3~7 cm，先端突然渐尖，基部圆形至近心形；小叶柄长 1~2 cm。聚伞花序组成的圆锥花序腋生，较疏松，长约 20 cm；花红色；萼筒顶端缢缩，花萼裂片 5 枚，椭圆状长圆形，被柔毛，具透明腺点；花瓣长约 5 mm；雄蕊 5 枚，长为花瓣的 2 倍以上，花丝下部宽 1.5~2.5 mm，被短柔毛。果直径 3.0~4.5 cm，具 4 翅。花期 4~10 月，果期 6~11 月。

【生境分布】生于疏林或密林中。广西主要分布于南宁、隆安、上林、宾阳、横县、防城港、容县、罗城、金秀、宁明、龙州等地，我国云南、广东等省也有分布。

【壮医药用】药用部位　根、茎。

功用　祛风毒，除湿毒。用于发旺（痹病），膝关节炎，夺扼（骨折）。

附方　（1）发旺（痹病）：大青藤根和茎、鸡血藤、清风藤、骨碎补、过江龙各 30 g，水煎。药液泡竹罐，拔罐治疗。

（2）膝关节炎：大青藤根和茎、透骨草、透骨消、伸筋藤、宽筋藤各 30 g，水煎洗患处。

（3）夺扼（骨折）：鲜大青藤根和茎适量，共捣烂敷患处。

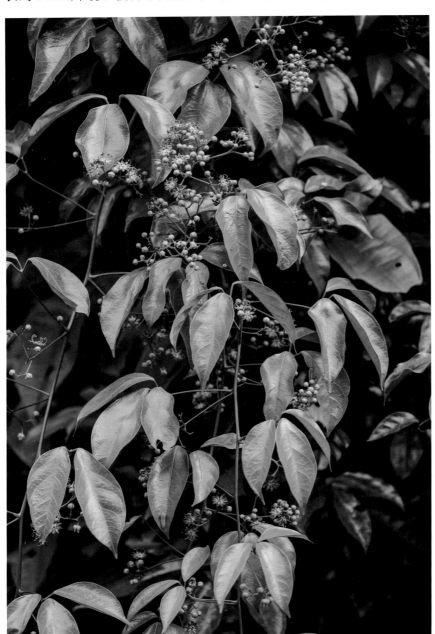

*Illigera celebica* Miq.

# Gaeunyangj
# 小木通

**【药 材 名】**山木通。

**【别　　名】**木通、土木通、三叶木通。

**【来　　源】**毛茛科植物小木通 *Clematis armandii* Franch.。

**【形态特征】**常绿攀援木质藤本,高可达 6 m。茎圆柱形,有纵条纹。小枝有棱,有毛或无毛。叶对生,三出复叶;小叶片革质,卵状披针形,长 4~16 cm,宽 2~8 cm,先端渐尖,基部心形;基出脉 3 条。聚伞花序或圆锥状聚伞花序腋生或顶生,腋生花序基部有多数鳞片;萼片 4 枚或 5 枚,白色,长约 2.5 cm,外面边缘有短茸毛;无花瓣;雄蕊多数,无毛。瘦果扁,卵形至椭圆形,长 4~7 mm,疏生柔毛;宿存花柱长达 5 cm,有白色长柔毛。花期 3~4 月,果期 4~7 月。

**【生境分布】**生于山坡、山谷、路边灌木丛中。广西主要分布于南宁、隆安、上林、融安、阳朔、靖西、那坡、隆林、崇左、扶绥等地,我国云南、贵州、四川、甘肃、陕西、湖北、湖南、广东、福建等省也有分布。

**【壮医药用】药用部位**　藤茎。

**性味**　淡、微苦,寒。

**功用**　通水道,清热毒,除湿毒,催乳。用于笨浮(水肿),肉扭(淋证),发旺(痹病),乳汁不通,足癣,黄标(黄疸)。

**附方**　(1)乳汁不通:山木通、通草各 10 g,路路通、王不留行各 15 g,五指毛桃 50 g,水煎服。

(2)肉扭(淋证):山木通、淡竹叶各 10 g,车前草、葫芦茶各 30 g,猪苓、桑白皮各 15 g,水煎代茶饮。

(3)足癣:山木通、艾叶、野菊花、香茅、鹅不食草各 30 g,水煎,药液泡足。

(4)黄标(黄疸):山木通 15 g,水煎服。

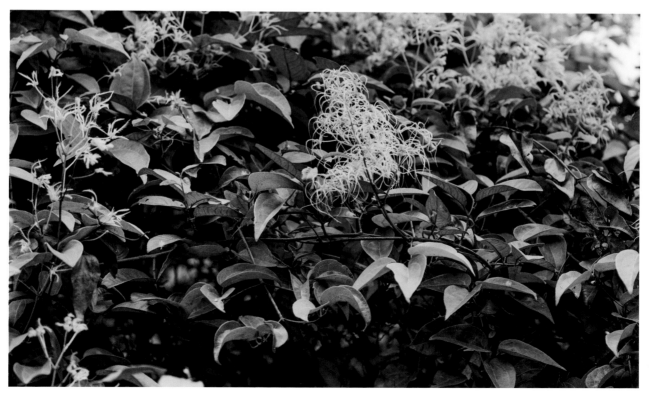

*Clematis armandii* Franch.

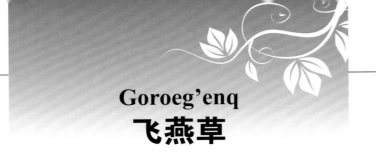

# Goroeg'enq
# 飞燕草

【药材名】飞燕草。

【来　　源】毛茛科植物飞燕草 *Consolida ajacis*（L.）Schur。

【形态特征】一年生草本,高可达 60 cm。茎与花序均被短柔毛,中部以上分枝。茎下部叶有长柄,在开花时多枯萎,中部以上叶具短柄;叶片长约 3 cm,掌状细裂,狭线形小裂片宽 0.4~1.0 mm,有短柔毛。总状花序顶生,花两性;下部苞片叶状,上部苞片小,不分裂;花梗长 0.7~2.8 cm;小苞片生于花梗中部,条形;萼片 5 枚,紫色、粉红色或白色,宽卵形,外面疏被短柔毛;花瓣片 3 裂,中裂片长约 5 mm,先端 2 浅裂。蓇葖长达 1.8 cm,密被短柔毛。花期 6~9 月,果期 7~10 月。

【生境分布】栽培。广西南宁、桂林等地有栽培,我国部分省区也有栽培。

【壮医药用】药用部位根、种子。

**性味**　辣、苦,温;有毒。

**功用**　通龙路,消肿痛。根外用于林得叮相(跌打损伤);种子外用于痂(癣)。

注:本品有毒,种子毒性最大,禁内服;孕妇禁用。

**附方**　(1)林得叮相(跌打损伤):鲜飞燕草根适量,捣烂敷患处。

(2)痂(癣):飞燕草种子适量,捣烂敷患处。

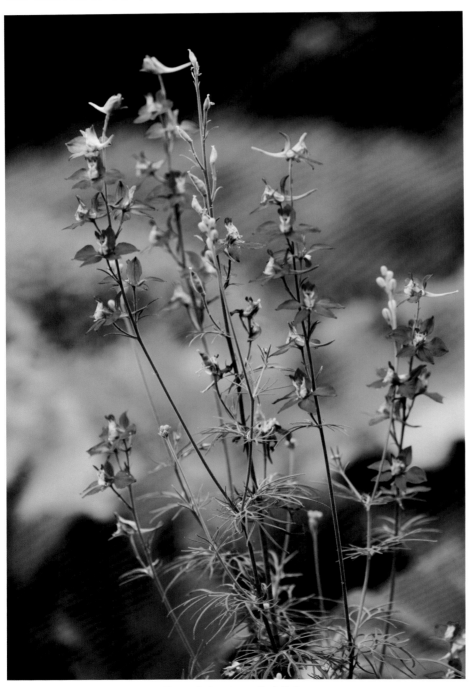

*Consolida ajacis*（L.）Schur

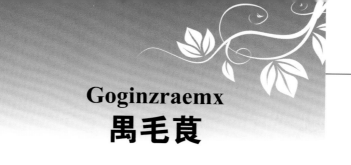

# Goginzraemx
# 禺毛茛

【药 材 名】禺毛茛。

【别　　　名】自扣草、小茴茴蒜、茴茴蒜、翳子草、自灸草、水芹菜、鸭掌草。

【来　　　源】毛茛科植物禺毛茛 *Ranunculus cantoniensis* DC.。

【形态特征】多年生草本，高可达 80 cm。须根伸长簇生。茎直立，上部有分枝，与叶柄均密生黄白色糙毛。三出复叶，基生叶和下部叶叶柄长达 15 cm；叶片宽卵形至肾圆形，长 3~6 cm，宽 3~9 cm。小叶卵形至宽卵形，宽 2~4 cm，2 中裂或 3 中裂，边缘密生锯齿或齿牙，两面贴生糙毛；小叶柄长 1~2 cm，侧生小叶柄较短，生糙毛。上部叶渐小，3 全裂，有短柄至无柄。花序有花较多，疏生；花梗长 2~5 cm，与萼片均生糙毛；萼片卵形，长约 3 mm，开展；花瓣 5 枚，黄色，椭圆形，长 5~6 mm。聚合果近球形，直径约 1 cm。花果期 4~7 月。

【生境分布】生于田边、沟旁水湿地。广西主要分布于南宁、隆安、宾阳、融安、融水、桂林、全州、兴安、灌阳、龙胜、平南、桂平、玉林、容县、北流、百色、平果、靖西、那坡、隆林、凤山、罗城、金秀、大新等地，我国云南、四川、贵州、广东、福建、台湾、浙江、江西、湖南、湖北、江苏等省也有分布。

【壮医药用】**药用部位**　全草。

**性味**　微苦、辣，温；有毒。

**功用**　明目，祛瘴毒，调气道。用于早期角膜白斑，瘴病（疟疾）、墨病（气喘）、偏头痛、黄标（黄疸）、淋巴癌、鸡眼。

注：本品有毒，一般不宜内服；孕妇和婴幼儿禁用。

**附方**　（1）墨病（气喘）：禺毛茛适量，捣烂取汁；针挑气喘反应点后，涂上药汁封穴位。

（2）偏头痛：禺毛茛叶 3 片，置百会穴上，以艾灸灸 20 分钟。

（3）黄标（黄疸）：禺毛茛 10 g，白术、苍术各 15 g，水煎，药液低位泡足。

（4）淋巴癌：禺毛茛 6 g，水煎服。

（5）鸡眼：鲜禺毛茛适量，捣烂敷患处（禁止接触患处以外的皮肤）。

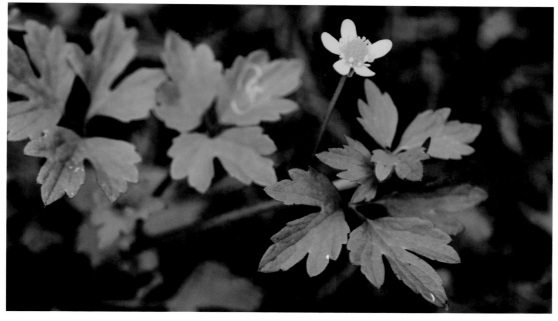

*Ranunculus cantoniensis* DC.

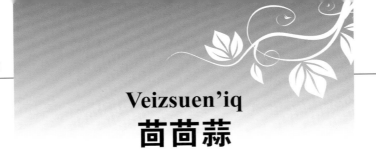

# Veizsuen'iq
# 茴茴蒜

【药 材 名】茴茴蒜。

【别    名】小茴茴蒜。

【来    源】毛茛科植物茴茴蒜 *Ranunculus chinensis* Bunge。

【形态特征】一年生草本,高可达 70 cm。茎、叶柄和小叶柄、叶片两面、花梗均被糙毛。茎直立粗壮,中空,有纵条纹,分枝多。基生叶与下部叶有长达 12 cm 的叶柄;三出复叶,叶片宽卵形至三角形,长 3~12 cm。小叶常深裂,裂片楔状条形,上部有粗齿或缺刻或 2 (3) 裂,顶端尖;小叶柄长 1~2 cm 或侧生小叶柄较短。上部叶较小,叶片 3 全裂,裂片有粗齿牙或再分裂。花序有较多疏生的花,花直径 6~12 mm;萼片狭卵形,平展,长 3~5 mm,外面生柔毛;花瓣 5 枚,宽卵圆形,与萼片近等长或稍长,黄色或上部白色,基部有短爪。聚合果长圆柱形,直径 6~10 mm;瘦果扁平,边缘有棱;喙极短,呈点状。花果期 5~9 月。

【生境分布】生于田边。广西主要分布于龙州、天等、那坡、隆林等地,我国西南部、西北部、东部、北部、东北部各省区也有分布。

【壮医药用】药用部位  全草。

性味  微苦、辣,温;有毒。

功用  明目,祛瘴毒,调气道。用于早期角膜薄翳,瘴病(疟疾),墨病(气喘),疥癣。

注:本品有毒,内服慎用;孕妇和婴幼儿禁用。

附方  参考本书第 57 页"禹毛茛"附方。

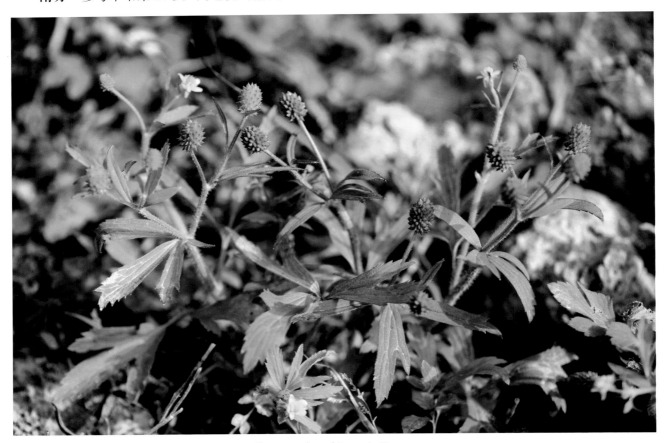

*Ranunculus chinensis* Bunge

# Byaekginzbya
# 石龙芮

【**药 材 名**】石龙芮。

【**别 名**】假芹菜。

【**来 源**】毛茛科植物石龙芮 *Ranunculus sceleratus* L.。

【**形态特征**】一年生草本,高可达 40 cm。须根簇生纤细。茎直立,上部多分枝。单叶;基生叶叶片肾状圆形,长 1~4 cm,宽 1.5~5.0 cm,3 深裂,裂片倒卵状楔形,顶端钝圆,有粗圆齿,叶柄长 3~15 cm。茎生下部叶与基生叶相似;上部叶较小,3 全裂,裂片披针形至线形,顶端钝圆,叶柄短或近无柄。聚伞花序有多数花;花小,直径 4~8 mm;花梗长 1~2 cm;萼片 5 枚,椭圆形,外面有短柔毛;花瓣 5 枚,黄色,倒卵形,与萼片等长或稍长于萼片;雄蕊 10 多枚;花托圆柱状,有毛。聚合果长圆柱形,长 7~12 mm;瘦果近百枚,紧密排列,表面有皱纹。花果期 5~8 月。

【**生境分布**】生于河沟边或平原湿地。广西主要分布于南宁、藤县、百色、凌云、天峨、龙州等地,我国其他省区也有分布。

【**壮医药用**】**药用部位** 全草。

**性味** 苦,凉;有毒。

**功用** 清热毒,消肿痛,祛瘴毒。外用于呗脓(痈肿),额哈(毒蛇咬伤),笨埃(甲状腺肿大),呗奴(瘰疬),发旺(痹病),诺嚎尹(牙痛),瘴病(疟疾)。

注:本品有毒,忌内服;孕妇禁用。

**附方** (1)笨埃(甲状腺肿大):石龙芮 20 g,蒲公英、猫头鹰骨头各 30 g,夏枯草、野芋头各 15 g,共捣烂敷患处。

(2)瘴病(疟疾):石龙芮、车前草 20 g,马鞭草 15 g,水煎服;药渣加热敷肚脐。

(3)发旺(痹病):石龙芮、侧柏叶、艾叶、野菊花各等量,共研末。药粉分装布袋,每袋约装 200 g,用时用米酒浸泡,置微波炉加热,取出敷患处 30 分钟。

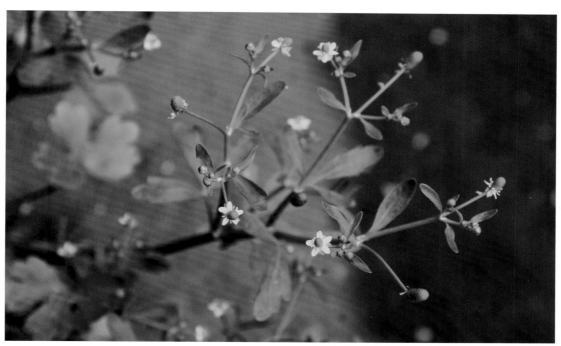

*Ranunculus sceleratus* L.

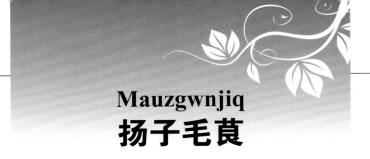

# Mauzgwnjiq
# 扬子毛茛

【药 材 名】毛茛。

【别 名】狮子球、半匍匐毛茛。

【来 源】毛茛科植物扬子毛茛 *Ranunculus sieboldii* Miq.。

【形态特征】多年生草本。茎铺散地上,长可达 30 cm,密被伸展的柔毛。三出复叶;叶片宽卵形,长 2.0~4.5 cm,宽 3~6 cm,下面疏被柔毛;中央小叶具长或短柄,宽卵形或菱状卵形,3 浅裂至深裂,裂片上部边缘疏生锯齿;侧生小叶具短柄,较小,不等侧 2 裂;叶柄长 2~5 cm。花对叶单生,具长梗;萼片 5 枚,反折,狭卵形,外面疏被柔毛;花瓣 5 枚,黄色,近椭圆形,长达 7 mm;雄蕊和心皮均多数。聚合果球形,直径约 1 cm;瘦果扁,长约 3.6 mm。

【生境分布】生于平原或丘陵水田边或河边。广西主要分布于那坡、靖西、凤山、天等、忻城、金秀、资源、桂林等地,我国长江中下游各地及台湾省也有分布。

【壮医药用】药用部位 全草。

性味 微苦、辣,温;有毒。

功用 明目,祛瘴毒,调气道。用于早期角膜薄翳,瘴病(疟疾),墨病(气喘)。

注:本品有毒,内服慎用;孕妇和婴幼儿禁用。

附方 参考本书第 57 页"禹毛茛"附方。

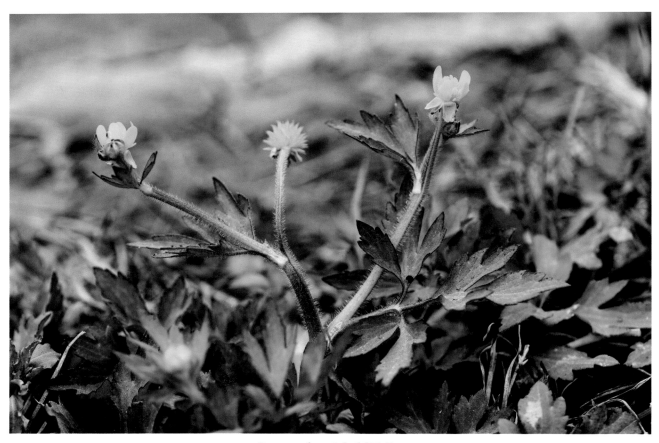

*Ranunculus sieboldii* Miq.

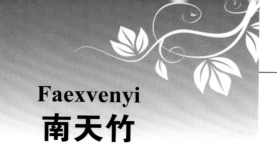

# Faexvenyi

# 南天竹

【药 材 名】南天竹。

【别　　名】土黄连、木黄连、天竹子、小铁树。

【来　　源】小檗科植物南天竹 *Nandina domestica* Thunb.。

【形态特征】常绿灌木,高约 2 m。茎直立,丛生。幼枝常为红色。叶互生,叶柄基部膨大呈鞘状;三回羽状复叶,长 30~50 cm,深绿色,冬季常变为红色;小叶椭圆形或椭圆状披针形,长 2~10 cm,宽 0.5~2.0 cm,先端渐尖,基部楔形,两面无毛。大型圆锥花序,长 13~35 cm;花白色,芳香,直径 6~7 mm;萼片多轮,每轮 3 枚,向内各轮渐大,最内轮萼片卵状长圆形,长 2~4 mm;花瓣长圆形,长约 4.2 mm;雄蕊 6 枚;子房 1 室,胚珠 1~3 颗。浆果球形,直径 5~8 mm,熟时鲜红色;种子扁圆形。花期 3~6 月,果期 5~11 月。

【生境分布】生于路边、林下、沟旁或灌丛中,也有栽培。广西主要分布于南宁、马山、龙州、田东、隆林、乐业、南丹、都安、柳州、永福、桂林等地,我国福建、浙江、山东、江苏、江西、安徽、湖南、湖北、广东、四川、云南、贵州、陕西、河南等省也有分布。

【壮医药用】**药用部位**　根、茎、叶、果。

**性味**　苦,平;有毒。

**功用**　根、茎、叶:清热毒,除湿毒,强筋骨。根和茎用于贫痧(感冒),发得(发热),埃病(咳嗽),黄标(黄疸),屙泻(泄泻),肉扭(淋证),发旺(痹病),坐骨神经痛,林得叮相(跌打损伤),水蛊(肝硬化腹水);叶用于坐骨神经痛,林得叮相(跌打损伤)。

果:补肺气,止咳嗽。用于墨病(气喘),唉百银(百日咳)。

注:本品有毒,以果尤甚,内服慎用,不宜过量;孕妇忌服。

**附方**　(1)坐骨神经痛:南天竹叶 10 g,走马胎、山霸王各 15 g,舒筋草 30 g,水煎服并洗患处。

(2)发旺(痹病):南天竹根、麻骨风各 10 g,千斤拔 30 g,水煎服。

(3)水蛊(肝硬化腹水):南天竹根、凤尾草各 15 g,了哥王根皮 1 g,石上柏 30 g,水煎服。

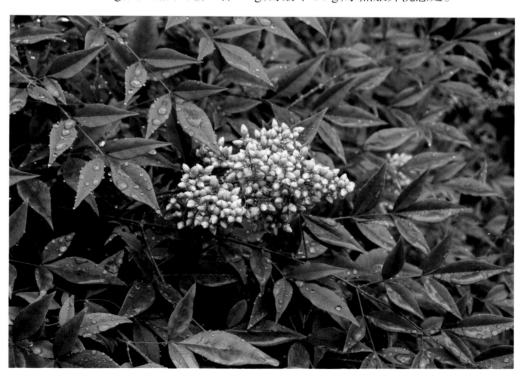

*Nandina domestica* Thunb.

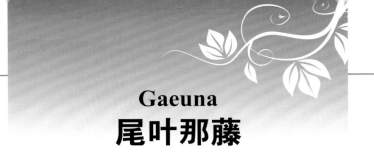

# Gaeuna
# 尾叶那藤

【药 材 名】五指那藤。

【别　　　名】牛藤、牛藤果、七姐妹藤、野木瓜。

【来　　　源】木通科植物尾叶那藤 *Stauntonia obovatifoliola* Hayata subsp. *urophylla*（Hand. -Mazz.）H. N. Qin。

【形态特征】木质藤本。茎、枝和叶柄均具细线纹。掌状复叶有小叶 5~7 片；叶柄长 3~8 cm。小叶倒卵形或阔匙形，长 4~10 cm，宽 2.0~4.5 cm，基部 1 片或 2 片小叶较小，先端为一狭而弯的长尾尖，基部狭圆或阔楔形；小叶柄长 1~3 cm。总状花序数个簇生于叶腋，每个花序有 3~5 朵淡黄绿色的花；雄花花梗长 1~2 cm；外轮萼片卵状披针形，长 10~12 mm，内轮萼片披针形；无花瓣；雄蕊花丝合生为管状，药室顶端具锥尖附属体。果长圆形或椭圆形，长 4~6 cm；种子三角形，压扁。花期 4 月，果期 6~7 月。

【生境分布】生于沟谷林中或山坡灌木丛中。广西主要分布于隆安、上林、融水、桂林、全州、兴安、永福、龙胜、上思、博白、贺州、昭平、罗城、象州、金秀等地，我国福建、广东、江西、湖南、浙江等省也有分布。

【壮医药用】药用部位　茎、叶。

性味　苦，凉。

功用　祛风毒，舒筋络，止疼痛，通水道。用于发旺（痹病），各种神经性疼痛，肉扭（淋证），笨浮（水肿）。

附方　（1）发旺（痹病）：五指那藤、钻地风、黑血藤、爬山虎各 15 g，水煎服。

（2）三叉神经痛：五指那藤、王不留行各 15 g，高良姜 30 g，水煎服。

（3）笨浮（水肿）：五指那藤、当归藤、香茅草各 60 g，水煎，泡足用。

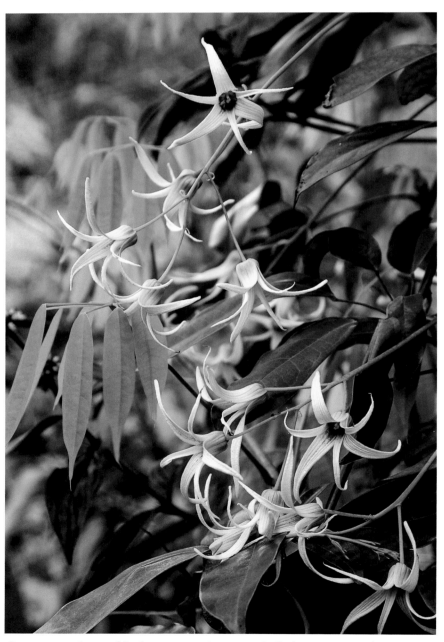

*Stauntonia obovatifoliola* Hayata subsp. *urophylla*（Hand. -Mazz.）H. N. Qin

# Gaeuhoengz

# 大血藤

【药 材 名】大血藤。

【别　　　名】红藤、大红藤、槟榔钻、大活血、血藤。

【来　　　源】大血藤科植物大血藤 *Sargentodoxa cuneata* (Oliv.) Rehd. et E. H. Wilson。

【形态特征】落叶木质大藤本,长可超过 10 m。藤径粗达 9 cm,折断时有红色液汁渗出;当年生枝条暗红色。三出复叶互生,或兼具单叶,稀全部为单叶;叶柄长 3~12 cm。顶生小叶近菱状倒卵圆形,长 4.0~12.5 cm,宽 3~9 cm,基部渐狭成 6~15 mm 的短柄;侧生小叶略大,斜卵形,两侧极不对称,叶脉红色,无小叶柄。总状花序腋生,长 6~12 cm,雄花与雌花同序或异序;萼片 6 枚,花瓣状,长圆形;花瓣 6 枚,圆形,长约 1 mm;雄花有雄蕊 6 枚,与花瓣对生;雌花有退化雄蕊 6 枚,心皮多数,螺旋排列。浆果近球形,直径约 1 cm,熟时黑蓝色,果梗长 0.6~1.2 cm;种子卵球形,黑色,光亮。花期 4~5 月,果期 6~9 月。

【生境分布】生于山坡灌木丛、疏林或林缘中。广西主要分布于西部、西北部、北部等地区,我国陕西、四川、贵州、湖北、湖南、云南、广东、海南、江西、浙江、安徽等省也有分布。

【壮医药用】**药用部位**　根、藤茎。

**性味**　苦、涩,平。

**功用**　祛风毒,除湿毒,通龙路火路,养气血。用于林得叮相(跌打损伤),发旺(痹病),筋骨疼痛,麻抹(肢体麻木),勒内(血虚),麦蛮(风疹),京瑟(闭经),腊胴尹(腹痛),兵西弓(阑尾炎)。

**附方**　(1)发旺(痹病):扛板归、四方藤、钻地风各 15 g,大血藤 30 g,水煎服。

(2)筋骨疼痛:大血藤、伸筋草各 30 g,走马胎 15 g,水煎服。

(3)京瑟(闭经):大血藤、金刚藤、土茯苓、蒲公英、五指毛桃各 30 g,益母草、飞龙掌血、小钻各 15 g,泽兰 10 g,水煎服。

(4)勒内(血虚):大血藤 20 g,水煎服。

(5)兵西弓(阑尾炎):大血藤 20 g,九节风 30 g,白花蛇舌草 15 g,水煎服。

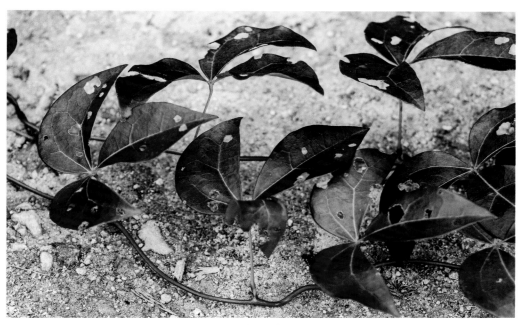

*Sargentodoxa cuneata* (Oliv.) Rehd. et E. H. Wilson

# Maeqgaujvaiz
# 樟叶木防己

【药 材 名】樟叶木防己。

【别　　名】木防己、山桂枝、铁面虎、牛十八。

【来　　源】防己科植物樟叶木防己 *Cocculus laurifolius* DC.。

【形态特征】直立灌木或小乔木,高可达 8 m。枝有条纹,嫩枝稍有棱角。单叶互生,薄革质,椭圆形、卵形或长椭圆形至披针状长椭圆形,光亮,掌状脉 3 条,侧生的一对几乎伸达叶片顶部,叶两面和叶柄均无毛;叶柄长不超过 1 cm。聚伞花序或聚伞圆锥花序腋生,长 1~5 cm;雄花萼片 6 枚,花瓣 6 枚,雄蕊 6 枚;雌花萼片和花瓣与雄花的相似,退化雄蕊 6 枚,心皮 3 枚。核果近圆球形,稍扁,长 6~7 mm;果核骨质。花期 4~5 月,果期 8~10 月。

【生境分布】生于灌木丛或疏林中。广西各地均有分布,我国南部其他省区也有分布。

【壮医药用】药用部位　全株。

性味　苦、辣,温。

功用　调气机,祛风毒,止疼痛。用于发旺(痹病),腊胴尹(腹痛),屙泻(泄泻),体弱骨痛,血压嗓(高血压)。

附方　(1)发旺(痹病):樟叶木防己 15 g,桑寄生 20 g,水煎服。

(2)屙泻(泄泻):樟叶木防己、车前草各 20 g,鬼针草 10 g,水煎服。

(3)体弱骨痛:樟叶木防己、牛大力各 20 g,五指毛桃 30 g,水煎服。

(4)血压嗓(高血压):樟叶木防己 10 g,白毛夏枯草 5 g,水煎服。

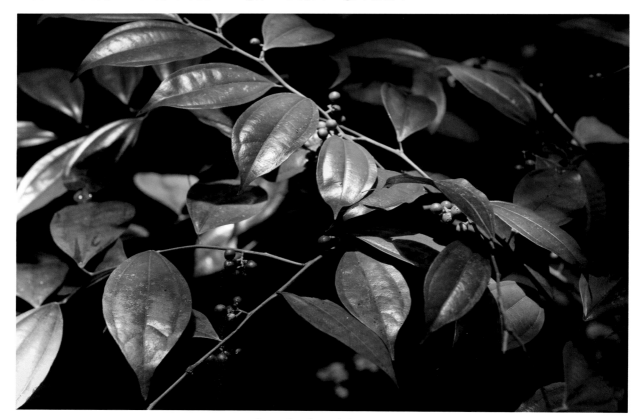

*Cocculus laurifolius* DC.

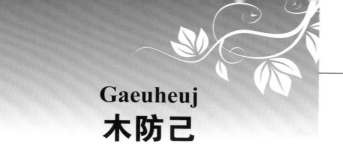

# Gaeuheuj
# 木防己

【药 材 名】木防己。

【别 名】金锁匙、银锁匙。

【来 源】防己科植物木防己 *Cocculus orbiculatus* (L.) DC.。

【形态特征】木质藤本。小枝被毛或无毛,有条纹。单叶互生,线状披针形、阔卵状近圆形、狭椭圆形至近圆形、倒披针形至倒心形,两面被密柔毛至疏柔毛,有时除下面中脉外两面近无毛,掌状脉3条,侧生的一对通常不达叶片中部;叶柄长1~3 cm,被柔毛。聚伞花序腋生,或排成多花,狭窄聚伞圆锥花序顶生或腋生,长可达10 cm或更长,被柔毛;雄花萼片、花瓣和雄蕊均6枚;雌花萼片和花瓣与雄花的相同,退化雄蕊和心皮均6枚。核果近球形,红色至紫红色,直径7~8 mm;果核骨质。花期4~5月,果期8~10月。

【生境分布】生于灌木丛、村旁、林缘等处。广西各地均有分布,我国长江流域中下游及其以南各省区也有分布。

【壮医药用】药用部位 根或全株。

性味 苦,寒。

功用 清热毒,祛风毒,除湿毒,消肿痛。用于发旺(痹病),货烟妈(咽痛),肉扭(淋证),笨浮(水肿),呗脓(痈肿),林得叮相(跌打损伤),额哈(毒蛇咬伤)。

附方 (1)额哈(毒蛇咬伤):鲜木防己根100 g,捣烂,取汁冲白酒适量服,药渣擦伤口处上部,从上往下擦(勿擦伤口)。

(2)发旺(痹病):木防己全株、番木瓜、牛膝、九节风各15 g,松节、蚕沙各20 g,忍冬藤50 g,水煎服。

(3)笨浮(水肿):木防己全株、木通各10 g,茯苓皮、冬瓜皮、泽泻、猪苓各20 g,车前子、赤小豆各30 g,水煎服。

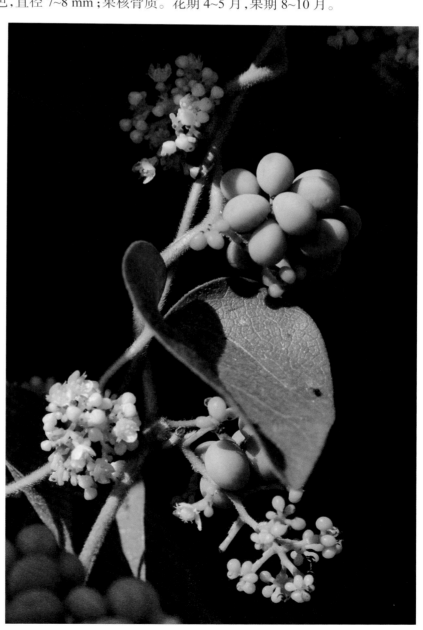

*Cocculus orbiculatus* (L.) DC.

# Gaeugihdaengz
# 粉叶轮环藤

【药材名】百解藤。

【别　名】金线风、银锁匙、独脚乌柏。

【来　源】防己科植物粉叶轮环藤 *Cyclea hypoglauca* (Schauer) Diels。

【形态特征】缠绕藤本。根状茎细长而稍弯曲,横走,外皮黑色或灰褐色,断面有放射状纹理。小枝纤细,除叶腋有簇毛外无毛。叶互生,纸质,阔卵状三角形至卵形,长 2.5~7.0 cm,宽 1.5~4.5 cm,顶端渐尖,基部截平至圆,边缘全缘而稍反卷,两面无毛或下面被稀疏而长的白毛,掌状脉 5~7 条;叶柄长 1.5~4.0 cm,明显盾状着生。花单性,雌雄异株,花序腋生;雄花序为间断的穗状花序状,雄花萼片 4 枚或 5 枚,倒卵形或倒卵状楔形,花冠合生成杯状,雄蕊聚药;雌花序排成总状,雌花萼片 2 枚,近圆形,花瓣 2 枚,子房无毛。核果近球形,红色。花期夏季。

【生境分布】生于林缘或山地灌木丛中。广西主要分布于天峨、都安、全州、富川、玉林、防城港、龙州、南宁等地,我国湖南、江西、福建、云南、广东、海南等省也有分布。

【壮医药用】药用部位　根、茎。

性味　苦,寒。

功用　清热毒,止疼痛,调谷道,止泻。用于贫痧(感冒),胴尹(胃痛),货烟妈(咽痛),诺嚎尹(牙痛),屙泻(泄泻),屙意咪(痢疾),肉扭(淋证),血压嗓(高血压),发旺(痹病),额哈(毒蛇咬伤),呗脓(痈肿)。

附方　(1)贫痧(感冒):百解藤根和茎、金银花、金莲花、连翘、麦冬各 10 g,薄荷、甘草各 6 g,水煎服。

(2)胴尹(胃痛):百解藤根 10 g,水煎服。

(3)货烟妈(咽痛):百解藤根、穿心莲各 10 g,岗梅根、土牛膝各 20 g,水煎服。

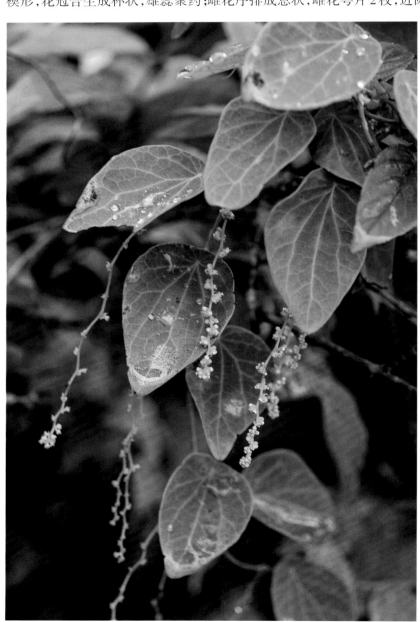

*Cyclea hypoglauca* (Schauer) Diels

# Gaeucaenghngaeu
# 苍白秤钩风

【药 材 名】秤钩风。

【别　　　名】穿墙风、土防己、蛇总管。

【来　　　源】防己科植物苍白秤钩风 *Diploclisia glaucescens* (Blume) Diels。

【形态特征】木质大藤本。茎长可超过 20 m，直径可达 10 cm；只有 1 个腋芽。叶片厚革质，下面常有白霜；叶柄自基生至明显盾状着生，通常比叶片长很多。圆锥花序狭而长，簇生于老茎和老枝上，长 10~30 cm 或更长；花淡黄色，微香；雄花萼片长 2.0~2.5 mm，外轮萼片椭圆形，内轮萼片阔椭圆形或阔椭圆状倒卵形，均有黑色网状斑纹，花瓣倒卵形或菱形，长 1.0~1.5 mm，顶端短尖或凹头，雄蕊长约 2 mm；雌花萼片和花瓣与雄花的相似，但花瓣顶端明显 2 裂，退化雄蕊线形；心皮长 1.5~2.0 mm。核果黄红色，长圆状狭倒卵圆形，长 1.3~2.0 cm。花期 4 月，果期 8 月。

【生境分布】生于山谷、山腰疏林下或灌木丛中。广西主要分布于南部、西部、西北部等地区，我国云南、广东等省也有分布。

【壮医药用】药用部位　根、茎、叶。

性味　微苦，寒。

功用　清热毒，除湿毒，消肿毒。用于发旺（痹病），胆囊炎，肉扭（淋证），额哈（毒蛇咬伤），尿路感染。

附方　(1) 胆囊炎：秤钩风叶 30 g，伸筋草、姜黄、鸡内金各 15 g，火炭母、金钱草各 20 g，水煎服。

(2) 尿路感染：秤钩风根、红藤菜各 30 g，水煎代茶饮。

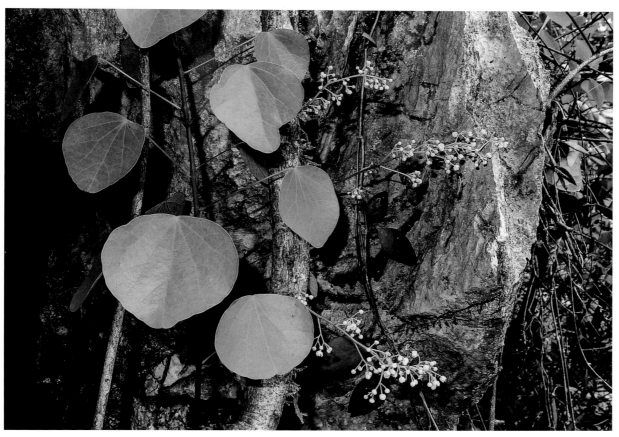

*Diploclisia glaucescens*（Blume）Diels

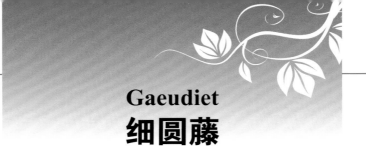

# Gaeudiet
# 细圆藤

【**药 材 名**】细圆藤。

【**别　　名**】铁线藤、青藤、黑风散、广藤。

【**来　　源**】防己科植物细圆藤 *Pericampylus glaucus* (Lam.) Merr.。

【**形态特征**】木质藤本,长可达 10 m 以上。小枝被灰黄色茸毛,有条纹,常长而下垂;老枝无毛。叶三角状卵形至三角状近圆形,长 3.5~8.0 cm,顶端钝或圆但有小凸尖,基部近截平至心形,边缘有圆齿或近全缘,两面被茸毛或上面疏被柔毛至近无毛;叶柄长 3~7 cm,被茸毛。聚伞花序伞房状,被茸毛;雄花萼片背面被毛,最外轮的狭,长约 0.5 mm,中轮的倒披针形,长 1.0~1.5 mm,内轮的稍阔,花瓣 6 枚,楔形或有时匙形,长 0.5~0.7 mm,雄蕊 6 枚;雌花萼片和花瓣与雄花的相似,退化雄蕊 6 枚,柱头 2 裂。核果红色或紫色,果核直径 5~6 mm。花期 4~6 月,果期 9~10 月。

【**生境分布**】生于林中、林缘或灌木丛中。广西各地均有分布,我国长江流域以南各地,东至台湾省,尤以广东、云南两省常见。

【**壮医药用**】**药用部位**　全株。

**性味**　苦、辣,凉。

**功用**　清热毒,祛风毒,除湿毒,止咳。用于呗脓(痈肿),发旺(痹病),林得叮相(跌打损伤),货烟妈(咽痛),埃病(咳嗽)。

**附方**　(1)发旺(痹病):细圆藤、清风藤、飞龙掌血各 15 g,水煎服。

(2)埃病(咳嗽):细圆藤 15 g,桔梗 20 g,甘草 6 g,水煎服。

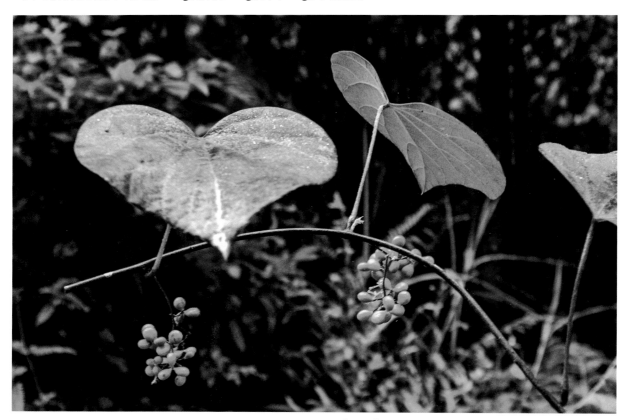

*Pericampylus glaucus* (Lam.) Merr.

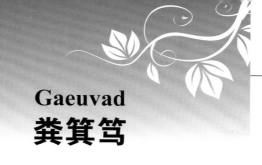

# Gaeuvad
# 粪箕笃

**【药 材 名】**粪箕笃。

**【别　　名】**犀斗藤、雷砵嘴、畚箕草、飞天雷公。

**【来　　源】**防己科植物粪箕笃 *Stephania longa* Lour.。

**【形态特征】**多年生常绿草质藤本,长可达 4 m。除花序外全株无毛。茎圆柱形。枝有条纹。叶互生,三角状卵形,长 3~9 cm,宽 2~6 cm,顶端钝但有小凸尖,基部近截平或微圆;主脉数条由叶柄着生处向周围放射;叶柄长 1.0~4.5 cm,盾状着生。花单性,雌雄异株,复伞形聚伞花序腋生,总梗长 1~4 cm;雄花序被短硬毛,花萼片 8 枚,排成 2 轮;花瓣 3 枚或 4 枚,绿黄色,近圆形,长约 0.4 mm;聚药雄蕊长约 0.6 mm;雌花萼片和花瓣均 4 枚,很少 3 枚,长约 0.6 mm;子房无毛,柱头裂片平叉。核果球形,红色,长 5~6 mm。花期春末夏初,果期秋季。

**【生境分布】**生于灌木丛中或林缘。广西各地均有分布,我国云南、广东、海南、福建、台湾等省也有分布。

**【壮医药用】药用部位**　全株。

**性味**　苦,寒。

**功用**　清热毒,通水道,祛风毒,通火路。用于笨浮(水肿),肉扭(淋证),屙泻(泄泻),呗嘻(乳痈),货烟妈(咽痛),额哈(毒蛇咬伤),发旺(痹病),腰肌劳损,坐骨神经痛,兵嘿细勒(疝气),尿路感染,隆芡(痛风)。

**附方**　(1)笨浮(水肿):粪箕笃、羊蹄草各 15 g,土黄连 3 g,野菊花、白茅根、车前草各 8 g,珍珠草 20 g,水煎服。

(2)兵嘿细勒(疝气):粪箕笃、肾蕨、仙鹤草各 15 g,与猪大肠共炖,食肉喝汤。

(3)呗嘻(乳痈):粪箕笃、人字草、桃金娘根、紫花地丁、鱼腥草各 15 g,蒲公英 30 g,水煎服;药渣敷患处(留脓点出口)。

(4)尿路感染:粪箕笃、玉米须各 20 g,金钱草、白茅根各 30 g,马鞭草、益母草各 15 g,木通 10 g,水煎服。

(5)隆芡(痛风):粪箕笃、鸡矢藤各 30 g,三七粉 6 g,水煎服。

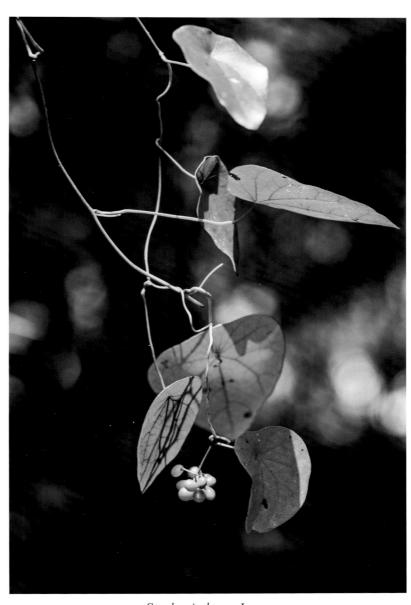

*Stephania longa* Lour.

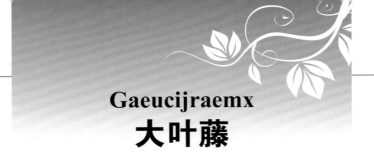

# Gaeucijraemx
# 大叶藤

**【药 材 名】**大叶藤。

**【别　　名】**奶汁藤、假黄藤、犸骝能、黄藤、藤黄连。

**【来　　源】**防己科植物大叶藤 *Tinomiscium petiolare* Miers ex Hook. f. et Thoms.。

**【形态特征】**木质藤本，有乳状液汁。茎具啮蚀状开裂的树皮。小枝和叶柄均有直线纹，折断均有胶丝相连，嫩枝被紫红色茸毛。叶互生，阔卵形，长 9~20 cm，宽 6~14 cm，先端短尖，基部圆形，边缘全缘或具不整齐细圆齿；叶柄长 5~12 cm。总状花序自老枝上生出，多个簇生，常下垂，被紫红色茸毛或柔毛；雄花外轮萼片微小，内轮萼片 6~8 枚，边缘被小乳突状缘毛；花瓣 6 枚，倒卵状椭圆形至椭圆形，先端深凹，长 2.0~3.5 mm；雄蕊 6 枚。核果长圆柱形，两侧甚扁，长达 4 cm，宽 1.7~2.0 cm，厚 1.3~1.5 cm。花期春夏季，果期秋季。

**【生境分布】**生于深山密林中。广西主要分布于南宁、靖西、扶绥、龙州等地，我国云南等省也有分布。

**【壮医药用】药用部位**　藤茎。

**性味**　辣、微苦、微温。

**功用**　祛风湿，壮筋骨，通龙路火路。用于发旺（痹病），核尹（腰痛），林得叮相（跌打损伤），夺扼（骨折），勒爷顽瓦（小儿麻痹后遗症），肥大性脊椎炎，火眼（急性结膜炎）。

**附方**　（1）核尹（腰痛）：大叶藤、千斤拔、土茯苓、丢了棒、海风藤、透骨草、透骨消各 30 g，水煎熏洗。

（2）肥大性脊椎炎：大叶藤、清风藤、战骨各 15 g，黄根 25 g，菝葜 20 g，水煎服；并用药渣外敷。

（3）火眼（急性结膜炎）：大叶藤、野菊花各 30 g，决明子 10 g，水煎服。

（4）夺扼（骨折）：大叶藤 15 g，接骨木 20 g，水煎服。

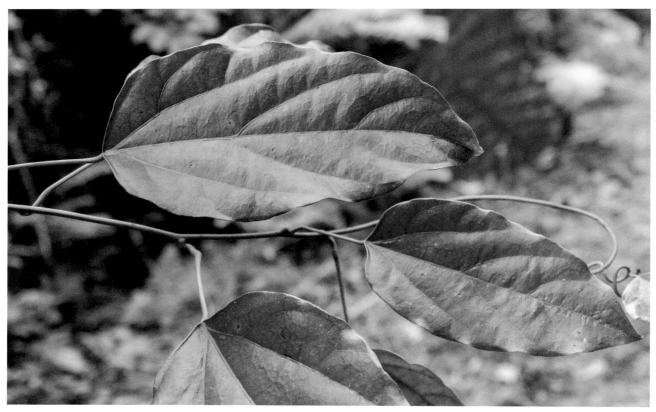

*Tinomiscium petiolare* Miers ex Hook. f. et Thoms.

# Gaeunginzsoeng
# 中华青牛胆

【药 材 名】宽筋藤。

【别　　名】松根藤、舒筋藤、软筋藤。

【来　　源】防己科植物中华青牛胆 *Tinospora sinensis*(Lour.) Merr.。

【形态特征】多年生木质缠绕藤本,长可超过 20 m。嫩枝有条纹,被柔毛;老枝肥壮,无毛;皮孔突起,通常 4 裂。单叶互生,纸质,阔卵状近圆形,长 7~14 cm,宽 5~13 cm,顶端骤尖,基部心形,两面被短柔毛,下面的甚密;叶柄长 6~13 cm,被短柔毛。总状花序先叶抽出,腋生,单性,雌雄异株;雄花序单生或几个簇生,雄花萼片 6 枚,排成 2 轮;花瓣 6 枚,近菱形,爪长约 1 mm,瓣片长约 2 mm;雄蕊 6 枚;雌花序单生,雌花萼片和花瓣均与雄花的相同;心皮 3 枚。核果红色,近球形;果核半卵球形,长达 10 mm,背面具棱脊和小疣状突起。花期 4 月,果期 5~6 月。

【生境分布】生于疏林下或河旁、村边灌木丛中,也有栽培。广西主要分布于南部地区,我国云南、广东等省也有分布。

【壮医药用】药用部位　藤茎、叶。

性味　微苦,凉。

功用　祛风毒,除湿毒,舒筋络。用于发旺(痹病),坐骨神经痛,腰肌劳损,林得叮相(跌打损伤),呗嘻(乳痈),呗脓(痈肿),胃溃疡。

附方　(1)发旺(痹病):宽筋藤、钻地风各 15 g,牛大力、千斤拔、四方藤各 20 g,过江龙 30 g,水煎服。

(2)呗嘻(乳痈):鲜宽筋藤、鲜一点红各 30 g,鲜薜荔果 1 个,共捣烂,敷患处。

(3)林得叮相(跌打损伤):鲜宽筋藤适量,捣烂,敷患处。

(4)胃溃疡:宽筋藤 20 g,水煎服。

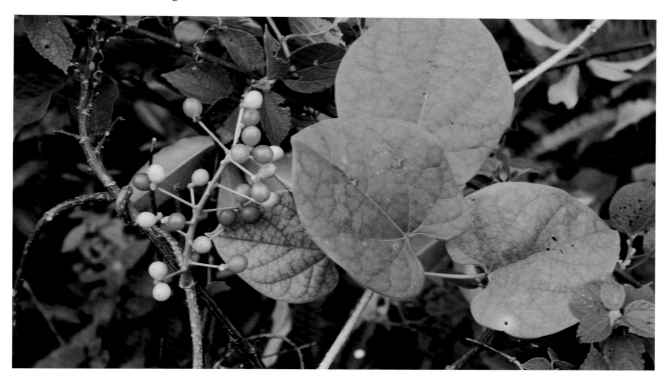

*Tinospora sinensis*(Lour.) Merr.

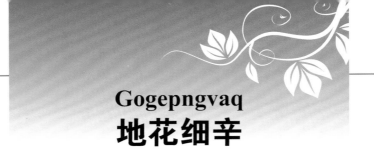

# Gogepngvaq
# 地花细辛

【药 材 名】大块瓦。

【别　　名】一块瓦、圆叶细辛、花叶细辛、土细辛、摘耳根。

【来　　源】马兜铃科植物地花细辛 *Asarum geophilum* Hemsl.。

【形态特征】多年生草本。全株散生柔毛。根状茎横走；不定根细长。叶互生，圆心形、卵状心形，直径 6~11 cm，先端钝或急尖，基部心形，叶上面散生短毛或无毛，叶下面初被柔毛，后渐脱落；叶柄长 3~15 cm，密被柔毛。花单生于叶腋，紫色，常下垂，有毛，花柄长约 1.2 cm；花被筒圆球状，花被裂片卵圆形，两面有毛；雄蕊 6 枚，花丝比花药稍短；子房下位，花柱合生，短于雄蕊，柱头向外下延成线形。果卵状，棕黄色，具宿存花被。花期 4~6 月。

【生境分布】生于密林下或山谷湿地。广西主要分布于都安、罗城、忻城、河池、南丹、凤山、东兰、凌云、百色、大新、那坡、宁明、崇左、龙州等地，我国广东、贵州等省也有分布。

【壮医药用】药用部位　根。

性味　辣，温。

功用　散风寒，调气道，止咳嗽，解蛇毒。用于小儿气管炎，风寒贫痧（感冒），鼻塞流涕，埃病（咳嗽），墨病（气喘），中风，发旺（痹病），额哈（毒蛇咬伤）。

附方　（1）小儿气管炎：大块瓦 2 g，水煎服。

（2）风寒贫痧（感冒），鼻塞流涕：大块瓦 3 g，桂枝、防风各 6 g，水煎服。

（3）发旺（痹病）：大块瓦、石菖蒲各 10 g，樟叶木防己 30 g，水煎洗患处。

（4）中风：大块瓦、苦石莲各 15 g，水煎服。

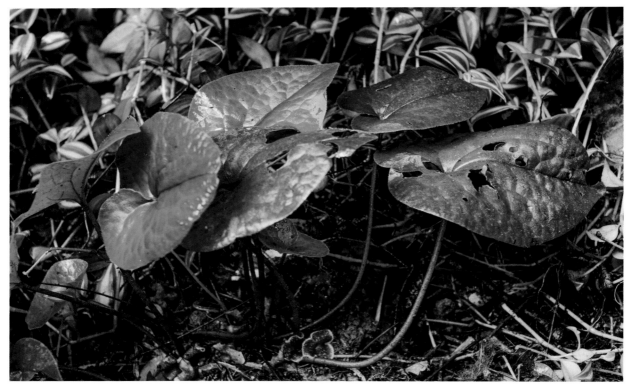

*Asarum geophilum* Hemsl.

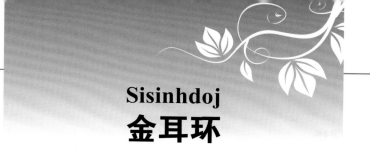

# Sisinhdoj
# 金耳环

【药 材 名】金耳环。

【别 　　名】土细辛、细辛、龙须草、马蹄细辛、一块瓦、小犁头。

【来 　　源】马兜铃科植物金耳环 *Asarum insigne* Diels。

【形态特征】多年生草本。根状茎粗短；不定根丛生，稍肉质，有浓烈的麻辣味。无明显地上茎。叶 2 片或 3 片，基生；长卵状心形，长 10~13 cm，宽 7.5~10.0 cm，先端渐尖，基部耳状深裂，叶上面中脉两旁有白色云斑，偶无，疏生短毛，叶下面可见细小颗粒状油点，脉上和叶缘均有柔毛；叶柄长 10~20 cm，有柔毛。花单生于叶腋，花梗长 2~5 cm；花被筒钟状，先端 3 裂，花被裂片宽三角形，紫红色，长 1.5~2.5 cm，宽 2.0~3.5 cm，中部至基部有一直径约 1 cm 的半圆形垫状斑块；雄蕊 12 枚；子房下位，外有 6 棱，花柱 6 枚，顶端 2 裂。蒴果。花期 3~4 月。

【生境分布】生于林下阴湿地或土石山坡上。广西主要分布于靖西、融水、融安、金秀、永福、灵川、兴安、龙胜、罗城等地，我国广东、江西等省也有分布。

【壮医药用】药用部位　全草。

性味　辣、微苦、温；有小毒。

功用　调气道，祛痰毒，止咳嗽，散瘀肿。用于埃病（咳嗽），贫痧（感冒），墨病（气喘），诺嚎尹（牙痛），惹脓（中耳炎），呗（无名肿毒），林得叮相（跌打损伤），额哈（毒蛇咬伤）。

附方　（1）埃病（咳嗽）：金耳环 6 g，鱼腥草、射干各 10 g，百合 30 g，甘草 6 g，水煎服。

（2）贫痧（感冒）：金耳环 3 g，水煎服。

（3）诺嚎尹（牙痛）：金耳环适量，研末，撒于患处。

（4）呗（无名肿毒）：金耳环 6 g，黄蜀葵 15 g，水煎服。

（5）惹脓（中耳炎）：鲜金耳环适量，捣烂取汁滴于患处。

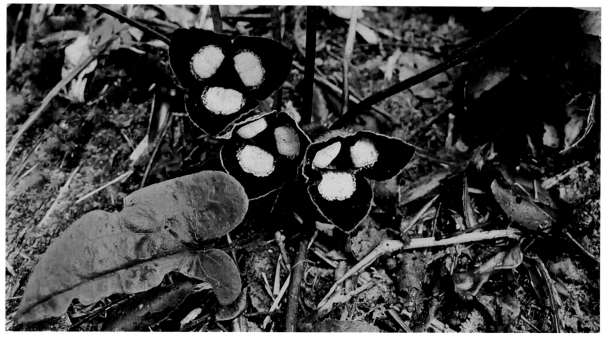

*Asarum insigne* Diels

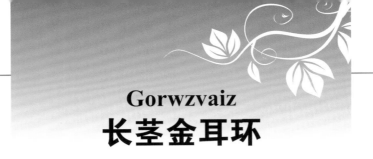

# Gorwzvaiz
# 长茎金耳环

**【药材名】**长茎金耳环。

**【别　　名】**金耳环、一块瓦。

**【来　　源】**马兜铃科植物长茎金耳环 *Asarum longerhizomatosum* C. F. Liang et C. S. Yang。

**【形态特征】**多年生草本。根状茎细长，节间长 6~12 cm；根通常纤细。叶 1 片或 2 片，基生；叶片长方状卵形或卵状椭圆形，长 8~14 cm，宽 5~8 cm，先端渐尖，基部耳形或近戟形，两侧裂片略成三角形，顶端圆形，叶上面具散生短毛；叶柄长 10~18 cm，无毛。每花枝常具 1 朵花，淡紫绿色，直径约 3 cm；花梗长约 1.5 cm；花被筒圆筒状，长约 1.5 cm，直径约 1 cm，花被裂片宽卵形，长宽各约 1.5 cm，顶部和边缘均淡紫绿色，中部紫色；药隔伸出呈舌状；花柱 6 枚，顶端 2 裂。花期 7~12 月。

**【生境分布】**生于林间空地或岩边阴湿地。广西主要分布于马山、上林、武鸣、宁明、防城港等地。

**【壮医药用】**药用部位　全草。

**性味**　辣、微苦，温；有小毒。

**功用**　散寒毒，祛痰毒，止咳嗽，散瘀肿，解蛇毒。用于埃病（咳嗽），墨病（气喘），发旺（痹病），林得叮相（跌打损伤），额哈（毒蛇咬伤），楞涩（鼻炎）。

**附方**　(1) 发旺（痹病），林得叮相（跌打损伤）：长茎金耳环、枳壳、红花各 10 g，飞龙掌血、两面针各 20 g，三钱三 5 g，加白酒 500 ml 浸泡 30 天。取药酒适量敷患处（禁内服）。

(2) 墨病（气喘）：长茎金耳环、含羞草各 10 g，姜黄、磨盘草各 15 g，水煎服。

(3) 楞涩（鼻炎）：长茎金耳环、鹅不食草、仙鹤草各 10 g，水煎服。

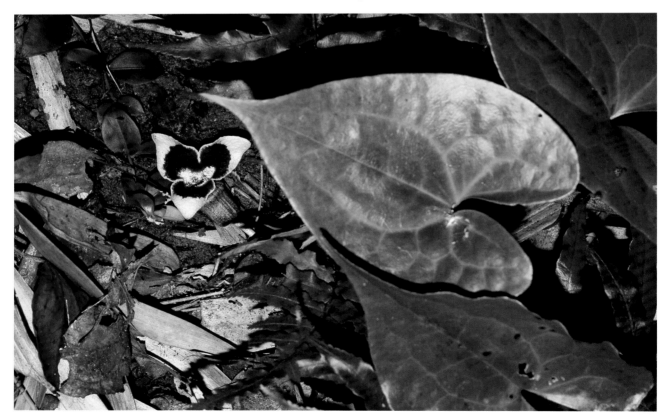

*Asarum longerhizomatosum* C. F. Liang et C. S. Yang

# Swzguhbya
# 慈姑叶细辛

【药 材 名】山慈菇。

【别 名】盘龙草。

【来 源】马兜铃科植物慈姑叶细辛 *Asarum sagittarioides* C. F. Liang。

【形态特征】多年生草本。根状茎短；根丛生，稍肉质。单叶基生、互生，长卵形、阔卵形或近三角状卵形，长 15~25 cm，宽 10~15 cm，先端渐尖，基部耳状心形或耳形，叶下面初被短毛，后渐脱落；叶柄长 15~25 cm。花单生，每花枝常具 2 朵花，紫绿色，花梗长约 1.5 cm；花被筒圆筒状，喉部缢缩，膜环宽约 2 mm，内壁有纵行脊皱，花被裂片卵状肾形；药隔伸出，锥尖或短舌状，花丝极短；花柱 6 枚，离生，顶端 2 裂，子房半下位。果卵圆状。花期 11 月至翌年 3 月。

【生境分布】生于山坡林下或溪边阴湿地。广西主要分布于玉林、桂平、藤县、金秀、蒙山、富川、恭城、灌阳、灵川、融水、融安、罗城等地。

【壮医药用】**药用部位** 全草。

**性味** 辣、微苦，温。

**功用** 散风寒，消瘀肿，解蛇毒。用于呗（无名肿毒），风寒贫痧（感冒），胴尹（胃痛），林得叮相（跌打损伤），额哈（毒蛇咬伤），乳腺增生。

**附方** （1）呗（无名肿毒）：鲜山慈菇 5 g，野芙蓉根皮 50 g，共捣烂敷患处。

（2）乳腺增生：山慈菇、白花蛇舌草、广西莪术各适量，研末，以食用醋适量调匀敷患处。

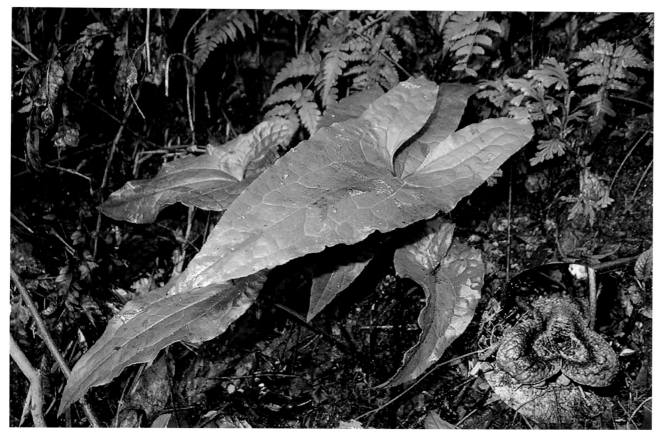

*Asarum sagittarioides* C. F. Liang

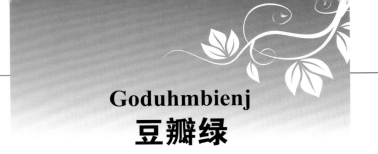

# Goduhmbienj
# 豆瓣绿

【药材名】豆瓣绿。

【别 名】三四叶、三花草、岩豆瓣。

【来 源】胡椒科植物豆瓣绿 *Peperomia tetraphylla* (G. Forst.) Hook. et Arn.。

【形态特征】多年生肉质草本,高可达 12 cm。茎基部匍匐,多分枝,下部节上生根。叶 3 片或 4 片轮生,阔椭圆形或近圆形,长 9~12 mm,宽 5~9 mm,有透明腺点;叶柄长 1~2 mm。穗状花序单个、顶生和腋生,长 2.0~4.5 cm,黄绿色,花细小;总花梗被疏毛或近无毛,花序轴密被毛;苞片近圆形,有短柄,盾状;花药近椭圆形,花丝短;柱头顶生,被短柔毛。浆果近卵形,长近 1 mm,顶端尖。花期 2~4 月及 9~12 月。

【生境分布】生于岩石上或石隙湿润处。广西主要分布于蒙山、平南、桂平、隆林、西林、那坡、南丹、象州等地,我国台湾、福建、广东、贵州、云南、四川、甘肃、西藏等省区也有分布。

【壮医药用】药用部位 全草。

性味 微辣,微平。

功用 通龙路火路,祛风毒,除湿毒,调气道,止咳嗽。用于林得叮相(跌打损伤),发旺(痹病),夺扼(骨折),喯疳(疳积),埃病(咳嗽),呗脓(痈肿)。

附方 (1)喯疳(疳积):豆瓣绿、鸡矢藤各 3 g,水煎服。

(2)埃病(咳嗽):豆瓣绿 12 g,土丁桂 15 g,山白芷 5 g,水煎服。

(3)呗脓(痈肿):鲜豆瓣绿、鲜木芙蓉各 20 g,共捣烂敷患处。

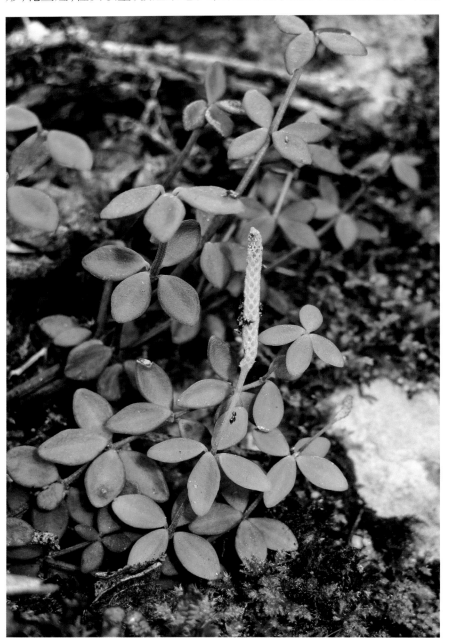

*Peperomia tetraphylla* (G. Forst.) Hook. et Arn.

# Gaeubengqlaeu
# 山蒟

【药 材 名】山蒟。

【别　　名】石蒟、辣椒姜。

【来　　源】胡椒科植物山蒟 *Piper hancei* Maxim.。

【形态特征】常绿木质藤本。除花序轴和苞片柄外,余均无毛;全株有香气。茎、枝具细纵纹,节上生根。叶互生,卵状披针形或椭圆形,长 6~12 cm,宽 2.5~4.5 cm,顶端短尖或渐尖,基部楔形,叶脉 5~7 条;叶柄长 5~12 mm。花雌雄异株,穗状花序与叶对生;雄花序长 6~10 cm,总花梗与叶柄等长或略长,花序轴被毛,苞片近圆形,近无柄或具短柄,盾状,雄蕊 2 枚;雌花序长约 3 cm,于果期延长,苞片与雄花序的相同但柄略长,子房近球形,离生,柱头 4 枚或 3 枚。浆果球形,黄色,直径 2.5~3 mm。花期 3~8 月。

【生境分布】生于林下沟谷中,常攀援于树上或石壁上。广西主要分布于临桂、容县、博白、昭平等地,我国浙江、福建、江西、湖南、广东、贵州(南部)、云南等省也有分布。

【壮医药用】药用部位　根、茎、全株。

性味　辣,温。

功用　祛风湿,强腰膝,调气道,止喘咳。用于发旺(痹病),腰膝无力,手足麻痹,肌肉萎缩,瘫痪,委哟(阳痿),胴尹(胃痛),腊胴尹(腹痛),埃病(咳嗽),风寒贫痧(感冒),额哈(毒蛇咬伤),肾结石疼痛。

附方　(1)肌肉萎缩:山蒟(全株)、黄根各 20 g,走马胎 15 g,扶芳藤 30 g,水煎服。

(2)发旺(痹病):鲜山蒟(全株)30 g,水煎,药液加米酒少许调服。

(3)胴尹(胃痛):山蒟根、高良姜各 30 g,香附 10 g,两面针 15 g,水煎服。

(4)腊胴尹(腹痛):山蒟全株 30 g,水煎服。

(5)肾结石疼痛:山蒟根和茎 20 g,水煎服。

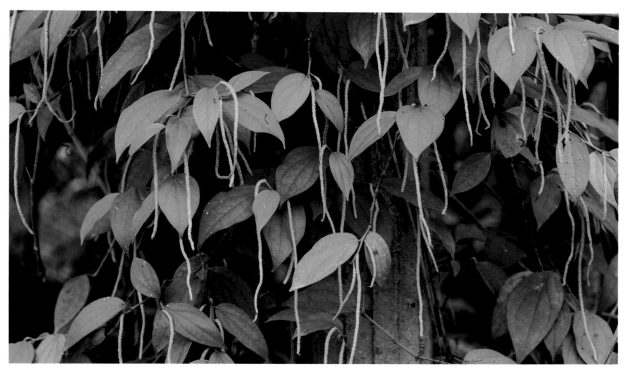

*Piper hancei* Maxim.

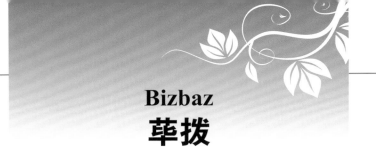

# Bizbaz
# 荜拔

**【药 材 名】**荜拔。

**【别　　名】**荜茇。

**【来　　源】**胡椒科植物荜拔 *Piper longum* L.。

**【形态特征】**多年生草质藤本。根状茎直立，多分枝。茎下部匍匐，枝幼时被柔毛。叶互生，有密细腺点，下部叶卵状心形，叶柄较长；上部的叶卵形至卵状长圆形，长 6~12 cm，宽 3~12 cm，叶柄较短，密被柔毛；顶叶无柄，基部抱茎，叶下面脉上被短柔毛，掌状脉 5~7 条。花单性，雌雄异株，穗状花序腋生；雄花序长 4~5 cm，直径约 3 mm，总花梗长 2~3 cm，被短柔毛，花直径 1.5 mm，雄蕊 2 枚；雌花序长 1.5~2.5 cm，直径约 4 mm，总花梗长 1.5 cm，密被柔毛，花直径不及 1 mm，柱头 3 枚。浆果卵形，下部嵌生于花序轴中并与其合生，顶端有脐状突起。花期 7~10 月。

**【生境分布】**栽培。广西各地均有栽培，我国云南、广东、福建等省也有栽培或分布。

**【壮医药用】**药用部位　果穗。

**性味**　辣，热。

**功用**　散寒毒，止痛，调谷道。用于脘腹冷痛，鹿（呕吐），屙泻（泄泻），寒凝气滞，巧尹（头痛），诺嚎尹（牙痛），核尹（腰痛），濑幽（遗尿）。

**附方**　（1）诺嚎尹（牙痛）：①荜拔 9 g，黄连、冰片各 3 g，花椒 6 g，细辛 2 g，共研末。取药粉和酒精各适量调成膏状，涂患处。②荜拔、金不换各 15 g，两面针根 30 g，加 50 度米酒 300 ml 浸泡 30 天。取药酒适量涂患处。③荜拔 20 g，水煎液含漱。

（2）核尹（腰痛）：荜拔、香附、厚朴、陈皮各 10 g，水煎服。

（3）濑幽（遗尿）：荜拔 3 g，每晚临睡时嚼服。

*Piper longum* L.

# Gohoenzdauq

# 裸蒴

【药 材 名】狗笠耳。

【别　　名】百步还魂、水百步还魂。

【来　　源】三白草科植物裸蒴 *Gymnotheca chinensis* Decne.。

【形态特征】多年生匍匐草本，长可达 65 cm。全株无毛，有腥味。茎纤细，肉质。单叶互生，肾状心形，长 3.0~6.5 cm，宽 4.0~7.5 cm，顶端阔短尖或圆，基部具 2 耳；叶脉 5~7 条，均自基部发出；叶柄与叶片近等长；托叶膜质，与叶柄边缘合生，长 1.5~2.0 cm，基部扩大抱茎。花序单生，长 3.5~6.5 cm；总花梗与花序等长或略短；花序基部无叶状大苞片；花药长圆柱形，纵裂；子房长倒卵形，花柱线形，外卷。花期 4~11 月。

【生境分布】生于水湿环境或林谷中。广西主要分布于凌云、乐业、隆林、东兰、环江等地，我国湖北、湖南、广东、云南、贵州、四川等省也有分布。

【壮医药用】药用部位　根、全草。

性味　辣，温。

功用　祛风毒，通龙路火路，消肿痛，利水道气道。用于口干，林得叮相（跌打损伤），发旺（痹病），屙意咪（痢疾），墨病（气喘），埃病（咳嗽），呗脓（痈肿），蜈蚣咬伤。

附方　（1）蜈蚣咬伤：鲜狗笠耳、鲜八角叶各适量，共捣烂，敷伤口周围（露伤口）。

（2）口干：狗笠耳根 50 g，水煎服。

（3）墨病（气喘），埃病（咳嗽）：狗笠耳 20 g，胡颓子、莱菔子、紫苏子、白芥子各 10 g，水煎服。

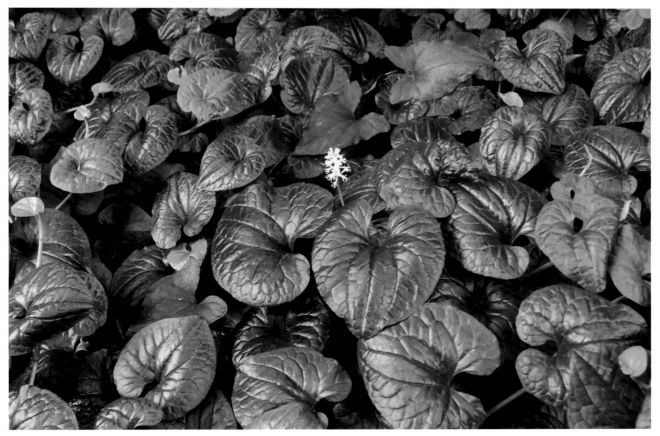

*Gymnotheca chinensis* Decne.

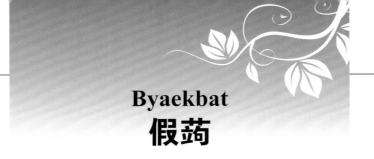

# Byaekbat
# 假蒟

【药 材 名】假蒌。

【别　　　名】蛤蚧蒟、蛤蒟、大柄蒌、狗肉香。

【来　　　源】胡椒科植物假蒟 *Piper sarmentosum* Roxb.。

【形态特征】多年生草本，揉之有香气。茎匍匐，逐节生根。小枝无毛或幼时被短柔毛。单叶互生，叶片有细腺点，阔卵形或近圆形，长 7~14 cm，宽 6~13 cm，顶端短尖，基部心形或稀有截平，基出脉 7 条；叶柄长 1~5 cm。花单性，雌雄异株；穗状花序与叶对生；雄花序长 1.5~2.0 cm，花序轴被毛，雄蕊 2 枚，花药近球形，2 裂；雌花序长 6~8 mm，于果期稍延长，花序轴无毛，柱头 3~5 枚。浆果近球形，具四角棱，直径 2.5~3.0 mm。花期 4~11 月。

【生境分布】生于林下或村旁湿地。广西各地均有分布，我国福建、广东、云南、贵州、西藏等省区也有分布。

【壮医药用】药用部位　根、果穗、全草。

性味　辣，温。

功用　祛风毒，祛寒毒，止疼痛，调谷道水道。用于贫痧（感冒），巧尹（头痛），诺嚎尹（牙痛），腊胴尹（腹痛），屙泻（泄泻），屙意咪（痢疾），笨浮（水肿），发旺（痹病），林得叮相（跌打损伤），仲嘿喯尹（痔疮），脚气。

附方　（1）脚气：假蒌全草 15 g，大尾摇、白花菜各 30 g，水煎内服并外洗。

（2）仲嘿喯尹（痔疮）：假蒌全草 15 g，大尾摇、鱼腥草、大叶紫珠各 30 g，水煎外洗。

（3）腊胴尹（腹痛），屙泻（泄泻）：假蒌全草、鬼针草、凤尾草各 15 g，鸡蛋 1 个，煮食。

（4）诺嚎尹（牙痛）：假蒌根或果穗 15 g，水煎含漱。

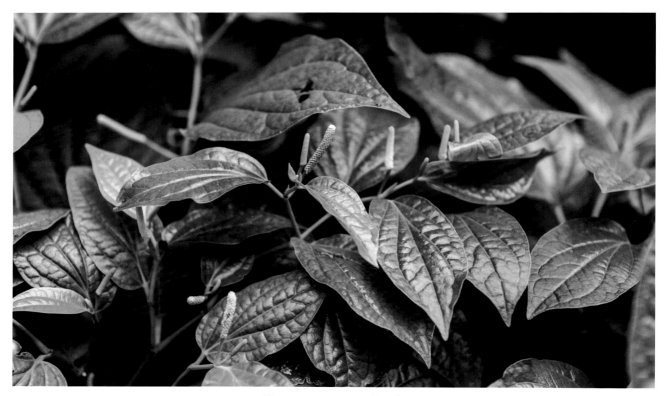

*Piper sarmentosum* Roxb.

# Jimseiqlanz
# 全缘金粟兰

【药材名】全缘金粟兰。

【别　　名】西南金粟兰。

【来　　源】金粟兰科植物全缘金粟兰 *Chloranthus holostegius*（Hand.-Mazz.）S. J. Pei et Shan。

【形态特征】多年生草本，高可达 0.5 m。根状茎生多数须根；茎直立，通常不分枝。叶对生，通常 4 片生于茎顶，呈轮生状，宽椭圆形或倒卵形，长 8~15 cm，宽 4~10 cm，顶端渐尖，边缘有锯齿，齿端有一腺体；叶柄长 0.5~1.5 cm。穗状花序顶生和腋生，通常 1~5 个聚生，连总花梗长 5~12 cm；苞片宽卵形或近半圆形，不分裂；花白色；雄蕊 3 枚，药隔伸长成线形，长 5~8 mm，药隔基部连合，着生于子房顶部柱头外侧；子房卵形。核果近球形或倒卵形，长 3~4 mm，绿色。花期 5~6 月，果期 7~8 月。

【生境分布】生于山坡、沟谷密林下或灌木丛中。广西主要分布于上林、德保、田阳、田林、西林、隆林、天峨等地，我国云南、四川、贵州等省也有分布。

【壮医药用】药用部位　全草。

性味　辣，温。

功用　祛风毒，除湿毒，消肿痛，利谷道。用于发旺（痹病），屙意咪（痢疾），瘀血肿痛，额哈（毒蛇咬伤）。

附方　（1）瘀血肿痛：全缘金粟兰、伸筋草、土鳖虫各 15 g，三角枫、苏木、虎杖各 10 g，水煎服。

（2）发旺（痹病）：鲜全缘金粟兰、鲜水菖蒲各 30 g，鲜活血丹 20 g，共捣烂敷患处。

（3）屙意咪（痢疾）：全缘金粟兰、地桃花、火炭母各 15 g，十大功劳 10 g，水煎服。

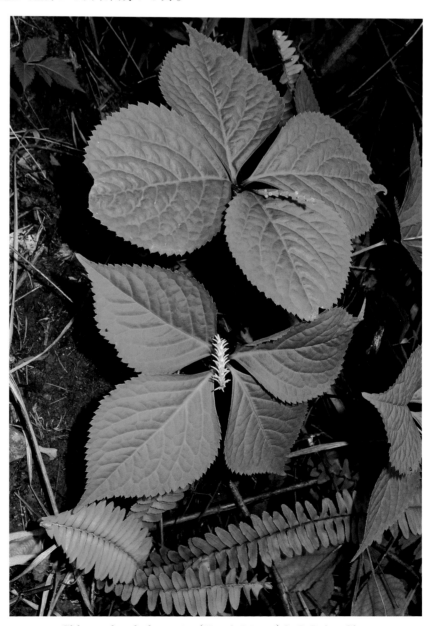

*Chloranthus holostegius*（Hand.-Mazz.）S. J. Pei et Shan

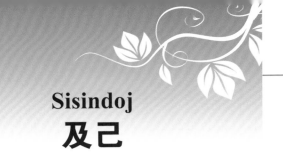

# Sisindoj
# 及己

【药 材 名】及己。

【别　　名】四块瓦、四大金刚、四叶对、土细辛。

【来　　源】金粟兰科植物及己 *Chloranthus serratus* (Thunb.) Roem. et Schult.。

【形态特征】多年生草本,高可达 50 cm。根状茎横生,粗短,生多数土黄色须根。茎直立,单生或数个丛生,具明显的节。叶对生,4~6 片生于茎上部,椭圆形、倒卵形或卵状披针形,长 7~15 cm,宽 3~6 cm,边缘具锐而密的锯齿,齿尖有一腺体;叶柄长 0.8~2.0 cm;鳞状叶膜质,三角形。穗状花序顶生,偶有腋生,单一或 2 (3) 分枝;总花梗长 1.0~3.5 cm;苞片三角形或近半圆形,通常顶端数齿裂;花白色;雄蕊 3 枚,药隔下部合生,着生于子房上部外侧,3 药隔相抱,药室在药隔中部或中部以上;子房卵形,无花柱,柱头粗短。核果近球形或梨形,绿色。花期 4~5 月,果期 6~8 月。

【生境分布】生于山地林下湿润处和山谷溪边草丛中。广西主要分布于南宁、上林、马山、柳州、鹿寨、龙胜、全州、恭城、平乐、贺州、昭平、玉林等地,我国安徽、江苏、浙江、江西、福建、广东、湖南、湖北、四川等省也有分布。

【壮医药用】药用部位　全草。

性味　辣,温;有毒。

功用　祛风毒,消肿痛。用于林得叮相(跌打损伤),夺扼(骨折),呗脓(痈肿),风寒埃病(咳嗽)。

注:本品有毒,内服慎用,不可过量;孕妇忌服。

附方　(1)林得叮相(跌打损伤),夺扼(骨折),呗脓(痈肿):鲜及己适量,捣烂敷患处。

(2)风寒埃病(咳嗽):及己 15 g,水煎服。

*Chloranthus serratus* (Thunb.) Roem. et Schult.

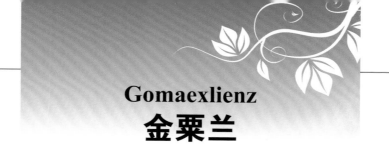

# Gomaexlienz
# 金粟兰

【**药　材　名**】金粟兰。

【**别　　　名**】大骨兰、米兰、珠兰、珍珠兰。

【**来　　　源**】金粟兰科植物金粟兰 *Chloranthus spicatus* (Thunb.) Makino。

【**形态特征**】半灌木,直立或稍平卧,高可达 60 cm。根须状。茎无毛,节膨大。单叶对生,椭圆形或倒卵状椭圆形,长 5~11 cm,宽 2.5~5.5 cm,顶端急尖或钝,基部楔形,边缘具圆齿状锯齿,齿端有一腺体;叶柄长 8~18 mm。穗状花序排列成圆锥花序状,通常顶生,少有腋生;苞片三角形;花小、无花被,黄绿色,极芳香;雄蕊 3 枚,药隔合生成一卵状体,上部 3 裂,中央裂片较大;子房上位,倒卵形。花期 4~7 月,果期 8~9 月。

【**生境分布**】生于山坡、沟谷密林下,现多为栽培。广西主要分布于南宁、桂林、龙州、天等、乐业等地,我国云南、四川、贵州、福建、广东等省也有分布。

【**壮医药用**】**药用部位**　全株。

**性味**　辣、甜、温。

**功用**　调龙路、化瘀毒、杀虫、止痒。用于发旺(痹病)、巧尹(头痛)、埃病(咳嗽)、胸闷、林得叮相(跌打损伤)、夺扼(骨折)、外伤出血、痂(癣)、呗叮(疔)。

**附方**　(1)林得叮相(跌打损伤)、夺扼(骨折)、痂(癣)、呗叮(疔):鲜金粟兰叶适量,捣烂敷患处。

(2)胸闷:金粟兰全株 10 g,三七 6 g,土人参、扶芳藤各 15 g,水煎服。

(3)巧尹(头痛):金粟兰全株 60 g,一块瓦 30 g,地花细辛 10 g,水煎洗头。

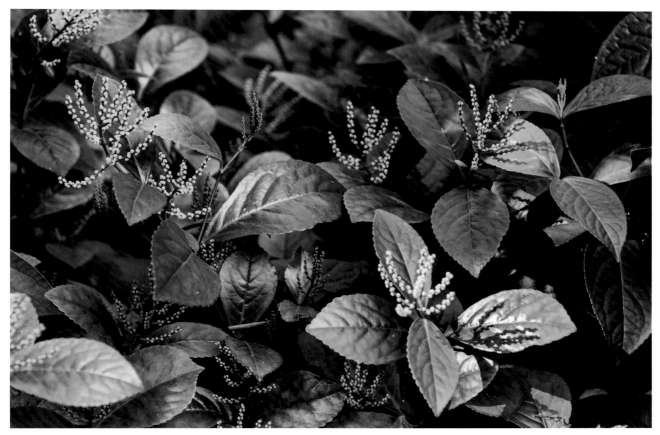

*Chloranthus spicatus* (Thunb.) Makino

# Gocenhluij

# 博落回

【药 材 名】博落回。

【别　　名】三钱三、号筒杆、号筒根、号筒草、菠萝葵。

【来　　源】罂粟科植物博落回 *Macleaya cordata*(Willd.)R. Br.。

【形态特征】多年生大型直立草本,高可达 4 m。基部木质化,具乳黄色浆汁。根状茎肥厚。茎绿色,光滑,多被白粉,中空,上部多分枝。单叶互生,宽卵形或近圆形,长 5~27 cm,宽 5~25 cm,掌状 5~7 (9)分裂,边缘为浅圆齿,基部心形,背面多白粉,被细绒毛;叶柄长 1~12 cm。大型圆锥花序顶生或腋生,长 15~40 cm;花梗长 2~7 mm;萼片倒卵状长圆形,舟状,黄白色;无花瓣;雄蕊 24~30 枚,花丝与花药近等长;柱头 2 裂至基部。蒴果狭倒卵形或倒披针形,长 1.3~3.0 cm,紫褐色;具种子 4~6 枚。花期 6~8 月,果期 7~10 月。

【生境分布】生于山坡及草丛中,也有栽培。广西主要分布于东部、东北部、中部地区,我国河北、陕西、甘肃、江苏、安徽、浙江、江西、福建、台湾、河南、湖北、湖南、广东、四川、贵州等省也有分布。

【壮医药用】药用部位　全草。

性味　苦、辣,温;有大毒。

功用　散瘀肿,祛风毒,止痛,杀虫。外用于林得叮相(跌打损伤),发旺(痹病),呗脓(痈肿),宫颈糜烂,麦蛮(风疹),痂(癣),蜈蚣咬伤,蜂蜇伤,黄癣(瘌痢头),能白(白癜风)。

注:本品有大毒,禁内服;孕妇禁用。

附方　(1)林得叮相(跌打损伤):鲜博落回 10 g,鲜透骨消、鲜落地生根、鲜小驳骨各 20 g,共捣烂敷患处。

(2)能白(白癜风):鲜博落回、鲜骨碎补各适量,共捣烂调酒精适量敷患处。

(3)麦蛮(风疹),痂(癣):博落回 15 g,加 75% 酒精 100 ml 浸泡 30 天。取药液适量搽患处。

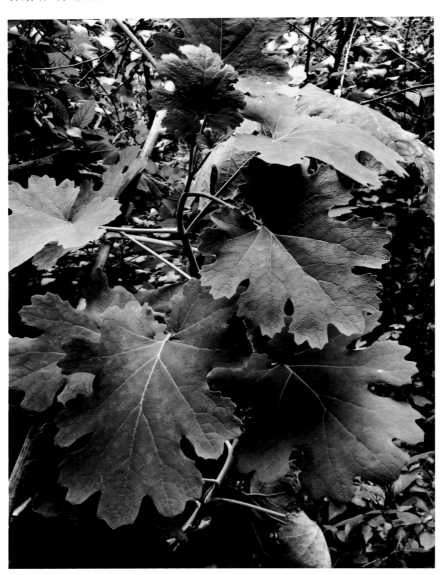

*Macleaya cordata*(Willd.)R. Br.

# Vuengzlienzraemx
# 北越紫堇

【药 材 名】北越紫堇。

【别 名】水黄连、中越紫堇。

【来 源】紫堇科植物北越紫堇 *Corydalis balansae* Prain。

【形态特征】丛生草本,高可达 50 cm。全株无毛,具主根。茎具棱,疏散分枝。叶常对生,基生叶早枯;下部茎生叶具长柄,叶片上面绿色、下面具白粉,长 7.5~15.0 cm,宽 6~10 cm,二回羽状全裂;一回羽片 3~5 对,具短柄;二回羽片常 1~2 对,近无柄,长 2.0~2.5 cm,宽 1.2~2.0 cm,卵圆形,约二回 3 裂至具 3~5 圆齿状裂片。总状花序多花而疏离,花黄色至黄白色;萼片卵圆形,边缘具小齿;外花瓣勺状,上花瓣长 1.5~2.0 cm,距呈短囊状,下花瓣长约 1.3 cm,内花瓣长约 1.2 cm,爪长于瓣片;雄蕊束披针形,具 3 条纵脉;柱头横向伸出 2 臂,各臂顶端具 3 乳突。蒴果线状长圆形,长约 3 cm,宽约 3 mm;具种子 1 列,黑亮,扁圆形。

【生境分布】生于山谷或沟边湿地。广西各地均有分布,我国云南、贵州、湖南、广东、香港、福建、台湾、湖北、江西、安徽、浙江、江苏、山东等省区也有分布。

【壮医药用】药用部位 全草。

性味 苦,凉。

功用 清热毒,除湿毒,杀虫。用于胆囊炎,淋巴炎,林得叮相(跌打损伤),呗脓(痈肿),皮肤顽癣。

附方 (1)淋巴炎:北越紫堇、金樱根、大力王各 10 g,七叶一枝花 6 g,金刚藤、鸡血藤各 15 g,水煎服;药渣复煎,药液洗患处。

(2)呗脓(痈肿),皮肤顽癣:北越紫堇适量,研末。药粉调醋适量涂患处。

(3)皮肤顽癣:北越紫堇 15 g,上柳下莲、百部、三白草各 10 g,水煎洗患处。

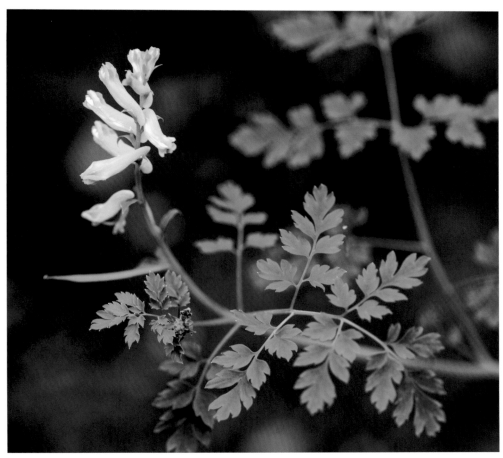

*Corydalis balansae* Prain

# Ngumxlienz
# 岩黄连

【药 材 名】岩黄连。

【别　　　名】石生黄堇、菊花黄连、土黄连。

【来　　　源】紫堇科植物岩黄连 *Corydalis saxicola* Bunting。

【形态特征】多年生草本,高可达 40 cm。主根粗大。茎分枝或不分枝,软弱;枝条与叶对生,花葶状。基生叶长 10~15 cm,具长柄;叶片约与叶柄等长,二回或一回羽状全裂,末回羽片楔形至倒卵形,2 (3)裂或边缘具粗圆齿。总状花序长 7~15 cm,多花;苞片长于花梗;花金黄色,平展,长 2.0~2.5 cm;萼片近三角形;外花瓣较宽展,鸡冠状突起仅限于龙骨状突起之上,不伸达顶端;雄蕊 6 枚,合生成 2 束;柱头二叉状分裂。蒴果线形,下弯,长约 2.5 cm;具种子 1 列。花期 3~4 月,果期 4~5 月。

【生境分布】生于石灰岩岩缝或岩洞中。广西主要分布于德保、靖西、东兰、巴马、凤山、都安等地,我国浙江、湖北、陕西、四川、云南、贵州等省也有分布。

【壮医药用】药用部位　全草。

性味　苦,寒。

功用　清热毒、除湿毒、止疼痛。用于黄标(黄疸),肝区疼痛,肺癌,肺炎,腊胴尹(腹痛),慢性结肠炎,贫痧(感冒)。

附方　(1)黄标(黄疸):岩黄连、三棵针各 15 g,水煎服。

(2)肺癌:岩黄连 6 g,石上柏 60 g,七叶一枝花 10 g,水煎服。

(3)肺炎:岩黄连 3 g,叶下珠、金钱草、鸡骨草各 15 g,水煎服。

(4)腊胴尹(腹痛):岩黄连 3 g,马尾千金草 10 g,黄花倒水莲 30 g,水煎服。

(5)慢性结肠炎:岩黄连 10 g,水煎服。

(6)贫痧(感冒):岩黄连 6 g,吴茱萸 3 g,水煎服。

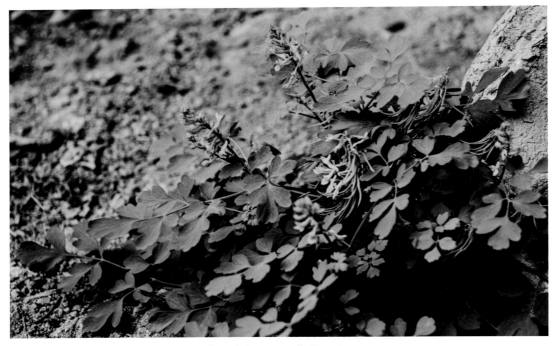

*Corydalis saxicola* Bunting

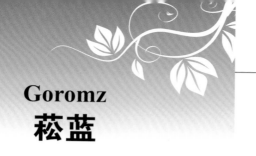

# Goromz
# 菘蓝

【**药材名**】板蓝根、大青叶。

【**别　　名**】板蓝根、茶蓝。

【**来　　源**】十字花科植物菘蓝 *Isatis indigotica* Fort.。

【**形态特征**】二年生草本,高可达 1 m。植株光滑无毛。茎直立,顶部多分枝,常被白粉霜。基生叶莲座状,具柄,叶片长圆形至宽倒披针形,长 5~15 cm,宽 1.5~4.0 cm,顶端钝或尖,基部渐狭,边缘全缘或稍具波状齿;茎顶部叶宽条形,全缘,无柄。总状花序顶生或腋生,在枝顶组成圆锥状;萼片 4 枚,宽卵形或宽披针形;花瓣 4 枚,黄白色,宽楔形,长 3~4 mm。短角果近长圆柱形,扁平,边缘有翅,顶端钝圆或全截形;果梗纤细。种子淡褐色。花期 4~5 月,果期 5~6 月。

【**生境分布**】栽培。广西部分地区有栽培,我国其他省区也有栽培。

【**壮医药用**】**药用部位**　根(板蓝根)、叶(大青叶)。

**性味**　苦、寒。

**功用**　清热毒,凉血。用于风热贫痧(感冒),高热神昏,发斑发疹,货烟妈(咽痛),肺炎,呗嘻(乳痈),流行性脑脊髓膜炎,流行性乙型脑炎,丹毒,呗脓(痈肿)。

**附方**　(1)高热神昏:板蓝根、淡竹叶、山芝麻、丹皮各 10 g,生地黄、玄参、麦冬、土黄连各 15 g,水牛角 30 g,水煎服。

(2)发斑发疹:大青叶、薄荷、野菊花、荆芥各 10 g,生地黄、玄参、秤星木各 15 g,水牛角 30 g,水煎服。

(3)呗嘻(乳痈):大青叶、竹叶柴胡各 10 g,犁头草、蒲公英、连翘、金银花各 15 g,狗肝菜 20 g,水煎服。

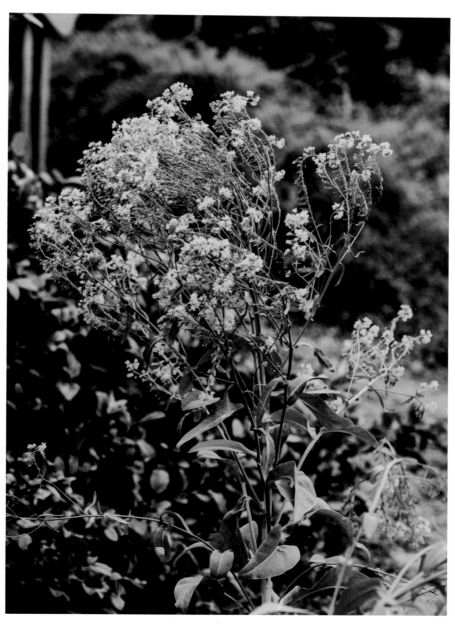

*Isatis indigotica* Fort.

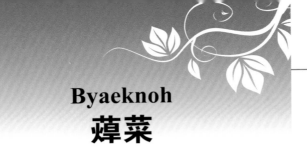

# Byaeknoh
# 薅菜

【药 材 名】薅菜。

【别　　　名】塘葛菜、鸡肉菜、假葶苈、青蓝菜。

【来　　　源】十字花科植物薅菜 *Rorippa indica* (L.) Hiern。

【形态特征】一年生或二年生直立草本,高可达 40 cm。植株较粗壮,无毛或具疏毛。茎单一或分枝。叶互生,基生叶及茎下部叶具长柄;叶片常常羽状分裂,长 4~10 cm,宽 1.5~2.5 cm,顶端裂片大,卵状披针形,边缘具牙齿,侧裂片 1~5 对;茎上部叶无柄,长圆形,边缘具疏齿。总状花序顶生或侧生,花小,具细花梗;萼片 4 枚,卵状长圆形,长 3~4 mm;花瓣 4 枚,黄色,匙形,与萼片近等长;雄蕊 6 枚,其中 2 枚稍短。长角果线状圆柱形,短而粗,长 1~2 cm,宽 1.0~1.5 mm;果梗长 3~5 mm。每室 2 行种子,多数;种子细小,卵圆形而扁。花期 4~6 月,果期 6~8 月。

【生境分布】生于园地、路旁、旷野。广西主要分布于南宁、临桂、梧州、北流、百色、平果、隆林、凤山等地,我国山东、河南、江苏、浙江、福建、台湾、湖南、江西、广东、陕西、甘肃、四川、云南等省也有分布。

【壮医药用】药用部位　全草。

性味　淡、微辣、凉。

功用　清热毒,利气道水道,调火路。用于贫痧发得(感冒发热),埃病(咳嗽),货烟妈(咽痛),小便不利,陆裂(咳血),诺嚎尹(牙痛),胴尹(胃痛),腊胴尹(腹痛),狂犬咬伤,渗裆相(烧烫伤)。

附方　(1)渗裆相(烧烫伤):鲜薅菜适量,捣烂取汁涂患处。

(2)埃病(咳嗽):鲜薅菜 60 g,鲜萝卜、百合、白果各 30 g,生姜 15 g,猪肺 250 g,水炖,食肉喝汤。

(3)腊胴尹(腹痛):鲜薅菜、猪粉肠各 250 g,调食盐和花椒各适量,油炸食用。

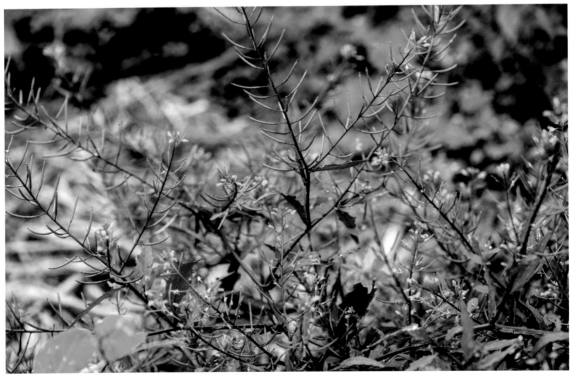

*Rorippa indica* (L.) Hiern

# Gobakcae
# 长萼堇菜

【**药 材 名**】犁头草。

【**别 名**】地丁草、毛堇菜、铧尖草。

【**来 源**】堇菜科植物长萼堇菜 *Viola inconspicua* Blume。

【**形态特征**】矮小草本。主根垂直粗厚，成束或单生。根状茎节密生，通常被残留托叶包被。叶基生，呈莲座状；叶片三角形、三角状卵形或戟形，长 1.5~7.0 cm，宽 2 cm 以上，先端渐尖或尖，基部宽心形，并沿叶柄延伸，边缘具圆锯齿，上面密生乳头状小白点或变成暗绿色；叶柄长 2~7 cm；托叶 3/4 与叶柄合生，分离部分披针形，长 3~5 mm，边缘疏生流苏状短齿，稀全缘。花由基部抽出，淡紫色，有暗色条纹；花梗稍长于叶片；萼片卵状披针形或披针形，末端具缺刻状浅齿；花瓣淡紫色，长圆状倒卵形，长 7~10 mm；距呈管状，长 2.5~3.0 mm。蒴果长圆柱形，长 8~10 mm。花果期 3~11 月。

【**生境分布**】生于林缘、山坡草地、田边及溪旁等处。广西主要分布于资源、灌阳、永福、柳州、象州、梧州、蒙山、藤县、桂平、贵港、北流、灵山、宁明、上林、凌云、东兰等地，我国陕西、甘肃、江苏、安徽、浙江、江西、福建、台湾、湖北、湖南、广东、海南、四川、贵州、云南等省也有分布。

【**壮医药用**】药用部位 全草。

性味 苦，微辣，寒。

功用 清热毒，消肿痛，除湿毒，解蛇毒。用于火眼（急性结膜炎），黄标（黄疸），呗嘻（乳痈），呗脓（痈肿），产呱腊胴尹（产后腹痛），货烟妈（咽痛），呗（无名肿毒），额哈（毒蛇咬伤），外伤出血，林得叮相（跌打损伤）。

附方 （1）呗嘻（乳痈）：鲜犁头草 100 g，捣烂敷患处。

（2）产呱腊胴尹（产后腹痛）：鲜犁头草、鲜透骨消各 60 g，鲜泽兰 30 g，共捣烂敷下腹部。

（3）货烟妈（咽痛）：鲜犁头草、鲜透骨消各 60 g，鲜射干 15 g，共捣烂敷喉结下方。

（4）呗（无名肿毒）：犁头草、生大黄、山栀子、野菊花、七叶一枝花各适量，共研末，调米醋适量敷患处。

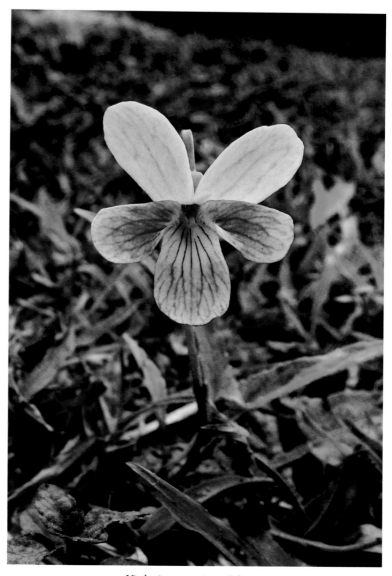

*Viola inconspicua* Blume

# Govemax
# 紫花地丁

【药 材 名】紫花地丁。

【别　　名】马蹄草、琉球堇菜、华南龙胆、辽堇菜、光瓣堇菜。

【来　　源】堇菜科植物紫花地丁 *Viola philippica* Sasaki。

【形态特征】矮小草本，高 4~20 cm。根状茎短，垂直，节密生，有数条淡褐色或近白色的细根。叶多数，基生，莲座状。下部叶片较小，三角状卵形或狭卵形，上部叶片较长，长圆形、狭卵状披针形或长圆状卵形，长 1.5~4.0 cm，宽 0.5~1.0 cm，先端圆钝，基部截形或楔形，边缘具浅圆齿，果期叶片增大，长可超过 10 cm，宽可达 4 cm；叶柄在花期通常长于叶片 1~2 倍，上部具翅，果期时长可超过 10 cm。花梗与叶片等长或高出于叶片；萼片卵状披针形或披针形；花瓣倒卵形或长圆状倒卵形，侧方花瓣长 1.0~1.2 cm，下方花瓣连距长 1.3~2.0 cm；紫堇色或淡紫色，喉部色较淡并带有紫色条纹；距呈细管状，长 4~8 mm。蒴果长圆柱形，长 5~12 mm。花果期 4~9 月。

【生境分布】生于田间、荒地、山坡草丛、林缘或灌木丛中。广西主要分布于南宁、隆安、隆林、东兰、乐业、罗城、忻城、柳江、龙州、灵川、龙胜、兴安、桂林、富川、昭平等地，我国其他大部分省区也有分布。

【壮医药用】药用部位　全草。

性味　苦，寒。

功用　清热毒，消肿痛，解蛇毒。用于屙意咪（痢疾），黄标（黄疸），额哈（毒蛇咬伤），呗脓（痈肿），丹毒、肾炎、埃病（咳嗽）。

附方　（1）呗脓（痈肿）：紫花地丁、玉叶金花各 30 g，水煎服。

（2）黄标（黄疸）：紫花地丁、十大功劳各 15 g，水煎服。

（3）丹毒：紫花地丁、金银花、丹皮各 15 g，葫芦茶、鸡矢藤、土茯苓各 30 g，水煎服。

（4）肾炎：紫花地丁 10 g，野菠萝 20~30 g，透骨消、绿竹根各 30 g，水煎服。

（5）埃病（咳嗽）：紫花地丁 15 g，水煎服。

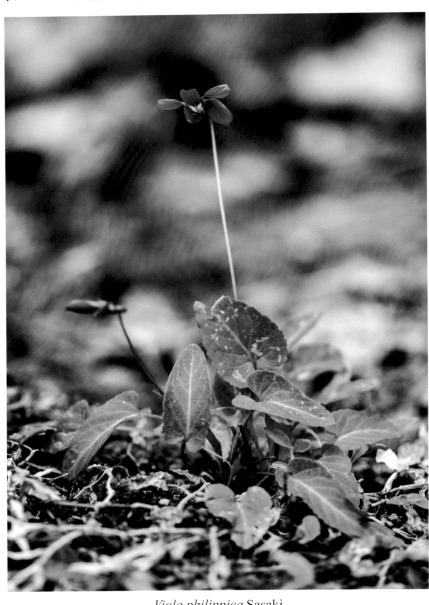

*Viola philippica* Sasaki

# Laeng'aeujbwn
# 长毛华南远志

【药 材 名】长毛华南远志。

【别　　名】金不换、银不换。

【来　　源】远志科植物长毛华南远志 *Polygala chinensis* L. var. *villosa*(C. Y. Wu & S. K. Chen) S. K. Chen & J. Parnell。

【形态特征】一年生直立草本,高可达 25 cm 或更高。根粗壮,外皮橘黄色。茎基部木质化,分枝圆柱形,密被柔毛。叶互生,线状披针形,长 2~4 cm,宽 4~6 mm,先端钝并具短尖头或渐尖,基部楔形,边缘全缘,两面密被柔毛;叶柄被柔毛。总状花序腋上生,稀腋生,花长约 4.5 mm;萼片 5 枚,具缘毛,外面 3 枚卵状披针形,先端渐尖,内面 2 枚花瓣状镰刀形;花瓣 3 枚,淡黄色或白带淡红色,基部合生,侧瓣较龙骨瓣短,基部内侧具一簇白色柔毛,龙骨瓣长约 4 mm,顶端具 2 束条裂鸡冠状附属物;雄蕊 8 枚;子房圆形,具缘毛,花柱顶端呈蹄铁状弯曲。蒴果球形,具狭翅及缘毛,顶端微凹。种子卵形,黑色,密被白色柔毛。花期 4~10 月,果期 5~11 月。

【生境分布】生于山坡向阳处草丛中。广西主要分布于南宁等地。

【壮医药用】药用部位　全草。

性味　辣、微甜,平。

功用　调谷道气道,祛疳积,消肿痛。用于喯疳(疳积),喯唉百银(百日咳),黄标(黄疸),林得叮相(跌打损伤)。

附方　(1)喯疳(疳积):长毛华南远志、骨碎补各 15 g,水煎服。

(2)喯唉百银(百日咳):长毛华南远志、郁金、百合各 15 g,露蜂房 10 g,水煎服。

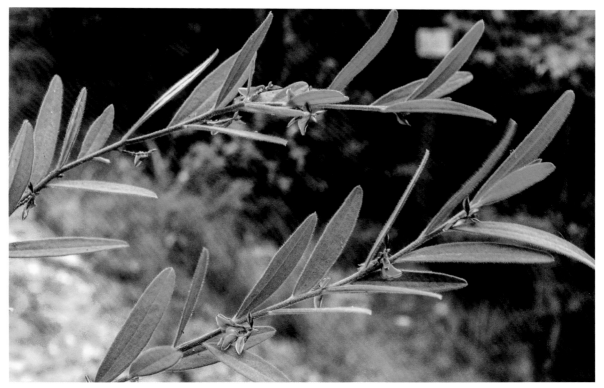

*Polygala chinensis* L. var. *villosa*(C. Y. Wu & S. K. Chen) S. K. Chen & J. Parnell

# Ngouxgvaqbyaj
# 齿果草

【**药 材 名**】一碗泡。

【**别　　名**】莎萝莽、吹云草、斩蛇剑、过山龙。

【**来　　源**】远志科植物齿果草 *Salomonia cantoniensis* Lour.。

【**形态特征**】一年生直立草本，高 5~25 cm。全株有香气。根纤细，芳香。茎多分枝，具狭翅。单叶互生，卵状心形或心形，长 5~16 mm，宽 5~12 mm，先端钝并具短尖头，基部心形，边缘全缘或微波状，基出脉 3 条；叶柄长 1.5~2.0 mm。穗状花序顶生，花极小，长 2~3 mm，无梗；萼片 5 枚，极小；花瓣 3 枚，淡红色，侧瓣长约 2.5 mm，龙骨瓣舟状，长约 3 mm；雄蕊 4 枚，花丝合生成鞘；子房 2 室，每室具 1 颗胚珠。蒴果肾形，长约 1 mm，宽约 2 mm，具三角状齿；种子 2 粒，亮黑色。花期 7~8 月，果期 8~10 月。

【**生境分布**】生于山坡林下、灌丛中或草地。广西主要分布于桂林、恭城、岑溪、上林、南宁、天等、靖西、凌云等地，我国东部、中部、南部和西南部等地也有分布。

【**壮医药用**】**药用部位**　全草。

**性味**　微辣，平。

**功用**　清热毒，消肿痛。用于呗脓（痈肿），林得叮相（跌打损伤），痧毒，额哈（毒蛇咬伤），货烟妈（咽痛）。

**附方**　（1）痧毒：一碗泡 60 g，水煎，于刮痧后服用。

（2）林得叮相（跌打损伤）：鲜一碗泡 60 g，捣烂敷患处。

（3）货烟妈（咽痛）：一碗泡、僵蚕、黄连、金银花、露蜂房（炒黄）、代赭石、生牡蛎各等份，玉蝴蝶、甘草各半份，共研末，取药粉 6 g，温开水冲服。

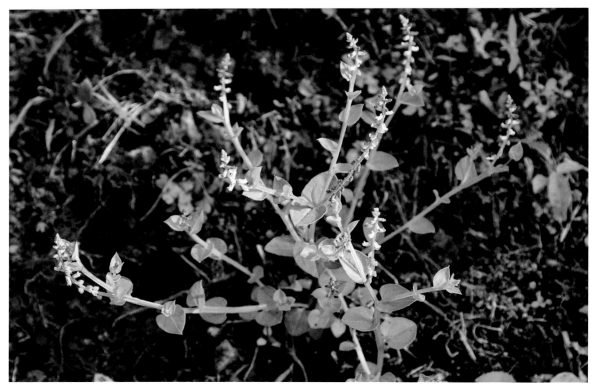

*Salomonia cantoniensis* Lour.

# Yiengzdiuqcung
# 羊吊钟

【药 材 名】羊吊钟。

【别　　名】玉吊钟。

【来　　源】景天科植物羊吊钟 *Kalanchoe verticillata* Elliot。

【形态特征】多年生肉质草本,高可达 1 m。全株光滑无毛。茎单生,直立。叶对生或轮生,长线形,近圆柱状,无柄,淡绿色,有紫褐色斑点,长 2.5~15.0 cm,先端常萌发小植株。聚伞花序顶生,橙红色至深红色,长约 2.5 cm,倒垂。花期冬季至翌年春季。

【生境分布】栽培。广西各地均有栽培。

【壮医药用】**药用部位**　全草。

**性味**　酸,凉。

**功用**　清热毒,止血。用于渗裆相(烧烫伤),外伤出血,呗嘻(乳痈),呗脓(痈肿),狠尹(疖肿),肺热埃病(咳嗽)。

**附方**　(1)渗裆相(烧烫伤),外伤出血:鲜羊吊钟适量,捣烂敷患处。

(2)呗嘻(乳痈):鲜羊吊钟30 g,鲜扶桑花 15 g,共捣烂敷患处。

(3)肺热埃病(咳嗽):鲜羊吊钟 100 g,鲜吴茱萸 6 g,共捣烂敷肚脐。

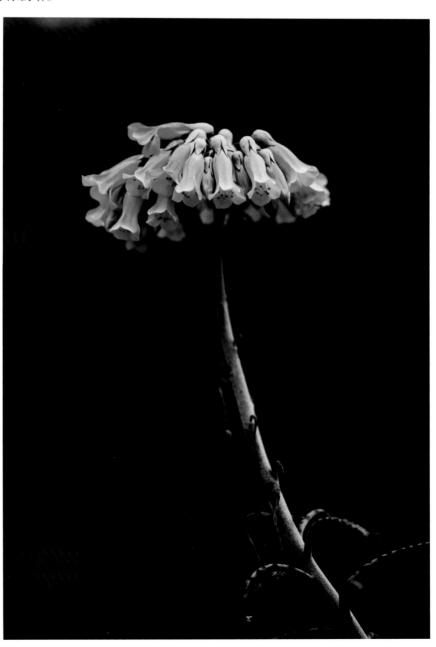

*Kalanchoe verticillata* Elliot

# Go'mboujrai
# 凹叶景天

【药 材 名】凹叶景天。

【别　　名】打不死、水辣椒。

【来　　源】景天科植物凹叶景天 Sedum emarginatum Migo。

【形态特征】多年生匍匐肉质草本，高可达 15 cm。茎下部平卧，上部直立，节上生不定根。单叶对生，匙状倒卵形至宽卵形，长 1~2 cm，宽 5~10 mm，先端圆有微凹，基部渐狭有短距。聚伞花序顶生，宽 3~6 mm，有 3 个分枝；花无梗；萼片 5 枚，披针形至狭长圆形；基部有短距；花瓣 5 枚，黄色，线状披针形至披针形，长 6~8 mm；鳞片和心皮均 5 枚，均长圆形。蓇葖略叉开，腹面有浅囊状隆起；种子褐色。花期 5~6 月，果期 6 月。

【生境分布】生于山坡阴湿处。广西主要分布于融水、桂林、龙胜等地，我国云南、四川、湖北、湖南、江西、安徽、浙江、江苏、甘肃、陕西等省也有分布。

【壮医药用】药用部位　全草。

性味　苦、酸、凉。

功用　调龙路火路，清热毒，除湿毒，止血。用于黄标（黄疸），喯呗郎（带状疱疹），呗奴（瘰疬），埃病（咳嗽），唉勒（咯血），鹿勒（呕血），楞阿勒（鼻出血），屙意勒（便血），屙意咪（痢疾），林得叮相（跌打损伤），呗脓（痈肿）。

附方　（1）黄标（黄疸）：凹叶景天 20 g，金钱草、叶下珠各 15 g，水煎服。

（2）呗奴（瘰疬）：鲜凹叶景天适量，捣烂敷患处。

（3）埃病（咳嗽）：凹叶景天、龙脷叶各 15 g，射干 10 g，水煎服。

（4）呗脓（痈肿）：鲜凹叶景天、鲜木芙蓉各 20 g，共捣烂敷患处。

（5）鹿勒（呕血）：凹叶景天、大蓟、五月艾各 15 g，水煎服。

（6）屙意咪（痢疾）：凹叶景天、人苋（鸟踏麻）、木棉花各 15 g，水煎服。

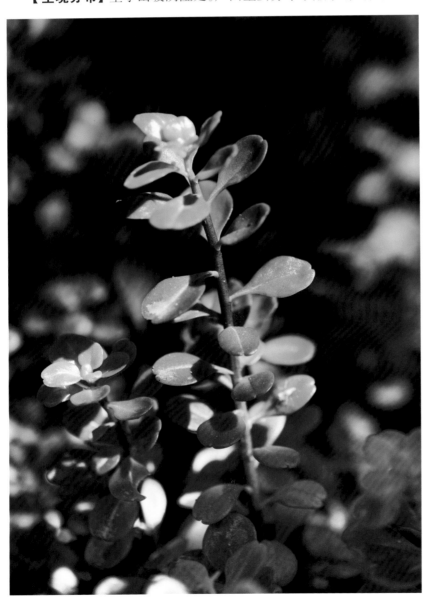

*Sedum emarginatum* Migo

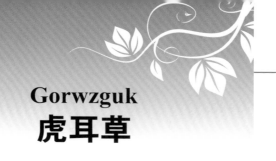

# Gorwzguk
# 虎耳草

【药材名】虎耳草。

【别　　名】老虎耳、铜钱草、石耳草、金线吊芙蓉。

【来　　源】虎耳草科植物虎耳草 *Saxifraga stolonifera* Curtis。

【形态特征】多年生常绿草本,高可达 45 cm。全株被毛。匍匐枝细长,红紫色。单叶,基部丛生,具长柄;叶片肾形至扁圆形,长 1.5~7.5 cm,宽 2~12 cm,边缘浅裂并具齿牙和腺睫毛,背面有突起的小瘤点。聚伞花序圆锥状,多分枝,每枝具花 2~5 朵;花梗长 0.5~1.6 cm,萼片卵形;花瓣 5 枚,白色,中上部具紫红色斑点,基部具黄色斑点,其中 3 枚较短,卵形,长 2.0~4.4 mm,另 2 枚较长,披针形至长圆形,长 6.2~14.5 mm;雄蕊 10 枚。花果期 4~11 月。

【生境分布】生于林下、灌木丛、草甸和阴湿岩隙中。广西主要分布于柳州、桂林、河池等地,我国河北、陕西、甘肃、江苏、安徽、浙江、江西、福建、台湾、河南、湖北、湖南、广东、四川、贵州、云南等省也有分布。

【壮医药用】药用部位　全草。

性味　苦、辣、寒;有小毒。

功用　清热毒,凉血止血,调气道。用于口疮(口腔溃疡),诺嚎尹(牙痛),失声,楞涩(鼻炎),麦蛮(风疹),呗脓(痈肿),惹脓(中耳炎),仲嘿喯尹(痔疮),兵淋勒(崩漏),埃病(咳嗽)。

附方　(1)惹脓(中耳炎):①鲜虎耳草适量,捣汁,取少许滴入患处。②虎耳草 20 g,磨盘草 60 g,透骨消 15 g,千斤拔 15 g,水煎服。

(2)失声:虎耳草、葫芦茶各 30 g,罗汉果 3 g,金银花 15 g,水煎代茶饮。

(3)楞涩(鼻炎):鲜虎耳草、鲜瓦松各 10 g,共捣烂取汁,加丝瓜苗折断流出的汁适量调匀,滴鼻。

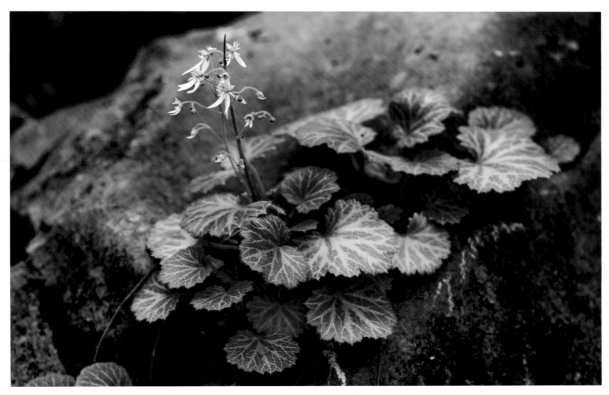

*Saxifraga stolonifera* Curtis

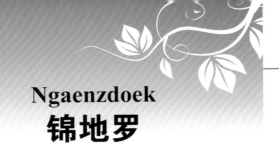

# Ngaenzdoek
# 锦地罗

【药 材 名】锦地罗。

【别　　名】金钱吊芙蓉、一朵芙蓉花、文钱红、地金钱。

【来　　源】茅膏菜科植物锦地罗 *Drosera burmanni* Vahl。

【形态特征】多年生草本。茎短，不具球茎。叶丛生辐射状排列，状如铜钱多层重叠呈扁球状；叶片匙形或倒卵状匙形，长 0.6~1.5 cm，近无柄，叶缘的头状黏腺毛长而粗，常紫红色，叶上面腺毛较细短，叶下面被柔毛或无毛。花序花葶状，1~3 枝，长 6~28 cm；花梗长 1~7 mm；花萼钟形，5 裂几达基部，背面被短腺毛和白腺点；花瓣 5 枚，倒卵形，长约 4 mm，白色或变浅红色至紫红色；雄蕊 5 枚；花柱 5 枚，每枚在顶部细裂。蒴果近球形，果瓣 5 个；种子多数，棕黑色。花果期全年。

【生境分布】生于潮湿草地上。广西主要分布于南宁、苍梧、防城港、东兴、钦州等地，我国云南、广东、福建、台湾等省也有分布。

【壮医药用】药用部位　全草。

性味　微苦，凉。

功用　清热毒，除湿毒。用于货烟妈（咽痛）、埃病（咳嗽）、唉勒（咯血）、屙意咪（痢疾）、屙泻（泄泻）、瘴病（疟疾）、林得叮相（跌打损伤）、疮疖溃疡、荨麻疹、麦蛮（风疹）、喯疳（疳积）。

附方　（1）疮疖溃疡：鲜锦地罗适量，水煎洗患处。

（2）喯疳（疳积）：锦地罗 15 g，瘦猪肉 50 g，水炖，调食盐适量，食肉喝汤。

（3）唉勒（咯血）：锦地罗、白芍各 15 g，白术 12 g，茯苓 10 g，仙鹤草 20 g，当归、白及、甘草各 6 g，水煎服。

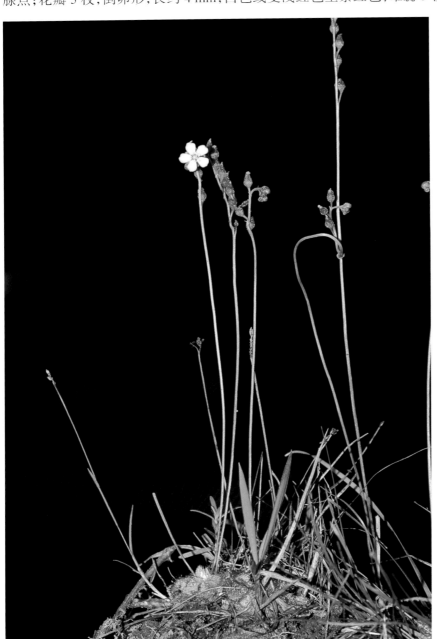

*Drosera burmanni* Vahl

# Byaekdanhyinz
# 短瓣花

**【药 材 名】**短瓣石竹。

**【别　　名】**抽筋草、生筋藤、土牛膝、土牛夕。

**【来　　源】**石竹科植物短瓣花 *Brachystemma calycinum* D. Don。

**【形态特征】**多年生草本。根数条丛生,较粗壮。茎有 4 棱,皮部易碎裂。叶对生,卵状披针形至披针形,长 3.0~7.5 cm,宽 4~18 mm,顶端渐尖,基部圆形,两面无毛或被疏柔毛;叶柄长 3~6 mm。聚伞状圆锥花序顶生或腋生,大型;花梗细;萼片 5 枚,狭卵形,近膜质;花瓣 5 枚,极小,白色,披针形,全缘;雄蕊 10 枚,不外露;子房球形,花柱 2 枚,线形。蒴果球形,4 瓣裂;种子 1 粒,肾状球形。花期 4~7 月,果期 8~12 月。

**【生境分布】**生于路旁疏林或山坡草地中。广西主要分布于靖西、那坡、百色、凌云、田林、隆林、天峨、东兰、凤山、河池、龙州等地,我国四川、贵州、云南、西藏等省区也有分布。

**【壮医药用】药用部位**　全草。

**性味**　甜,平。

**功用**　调龙路,清热毒,舒筋络。用于兵霜火豪(白喉),发旺(痹病),林得叮相(跌打损伤),隆白呆(带下),夺扭(骨折),约经乱(月经不调),产后虚弱,手足痉挛,热毒肿痛。

**附方**　(1)手足痉挛:短瓣石竹适量,水煎外洗。

(2)热毒肿痛:短瓣石竹 30 g,水煎代茶饮。

(3)产后虚弱:短瓣石竹 20 g,三七 6 g,鸡肉 250 g,水炖,调食盐适量,食肉喝汤。

(4)隆白呆(带下):短瓣石竹、山药、益母草、泽兰、三白草各 15 g,水煎服。

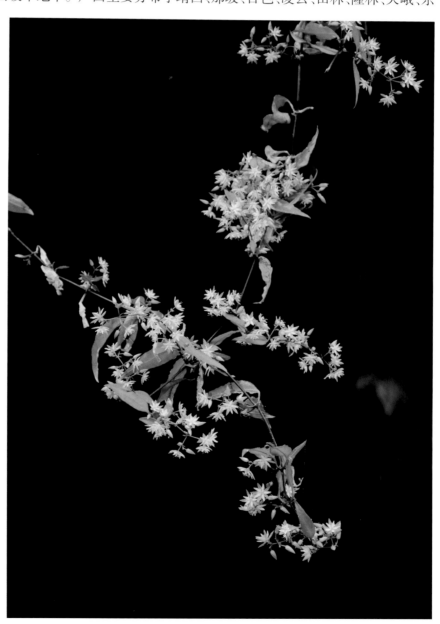

*Brachystemma calycinum* D. Don

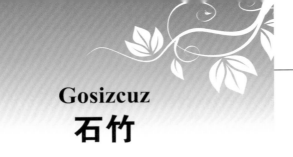

# Gosizcuz
# 石竹

**【药 材 名】**石竹。

**【别　　名】**青水红。

**【来　　源】**石竹科植物石竹 *Dianthus chinensis* L.。

**【形态特征】**多年生草本,高可达50 cm。茎直立,上部分枝。单叶对生,线状披针形,长3~5 cm,宽2~4 mm,边缘全缘或有细小齿。花单生或数朵排成聚伞花序;花梗长1~3 cm;花萼下方有小苞片4~6枚,披针形;花萼圆筒形,先端5裂,花萼裂片披针形,有缘毛;花瓣5枚,长16~18 mm,紫红色、粉红色、鲜红色或白色,顶缘有齿裂,喉部有斑纹,疏生髯毛;雄蕊10枚,花药蓝色;花柱线形。蒴果圆筒形,包于宿萼内,顶端4裂。种子黑色,扁圆形。花期5~6月,果期7~9月。

**【生境分布】**生于山地、田边及路旁,或栽培。广西主要分布于桂林、全州、北流、梧州等地,我国东北部、北部、西北部和长江流域各省区也有分布。

**【壮医药用】药用部位**　全草。

**性味**　苦,寒。

**功用**　通水道,通龙路,调月经,祛湿毒。用于笨浮(水肿),肉扭(淋证),尿路结石,肾结石,约经乱(月经不调),京瑟(闭经),呗脓(痈肿),能啥能累(湿疹),外阴糜烂。

**附方**　(1)能啥能累(湿疹),外阴糜烂:石竹50 g,水煎,熏洗患处;再用全草适量,研末,撒敷患处。

(2)肾结石:石竹、石韦、萹蓄、海金沙藤、土牛膝、穿破石各20 g,水煎服。

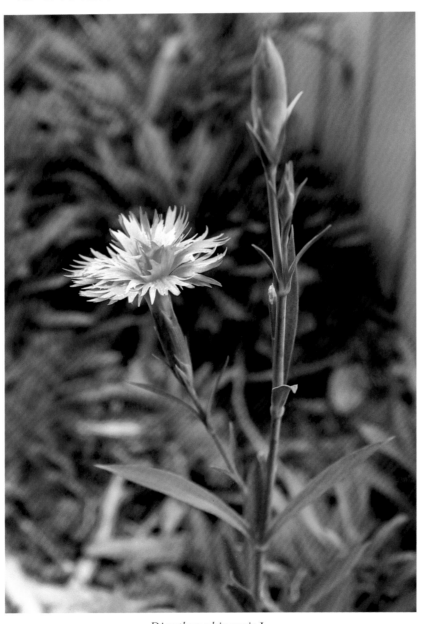

*Dianthus chinensis* L.

# Gohaeuxfiengj
# 粟米草

【药　材　名】粟米草。

【别　　　名】飞蛇草。

【来　　　源】粟米草科植物粟米草 *Mollugo stricta* L.。

【形态特征】一年生披散草本,高 10~30 cm。全株无毛。茎纤细,多分枝,有棱角。基生叶莲座状,长圆状倒卵形至匙形;茎生叶 2~5 片轮生或对生,披针形或线状披针形,长 1.5~4.0 cm,宽 2~7 mm;叶柄短或近无柄。疏松聚伞花序顶生或腋生,花极小;花梗长 1.5~6.0 mm;萼片 5 枚;无花瓣;雄蕊 3 枚;子房 3 室,花柱 3 枚。蒴果近球形,长约 2 mm,3 瓣裂;种子多数,肾形,栗色,表面具颗粒状突起。花期 6~8 月,果期 8~10 月。

【生境分布】生于空旷荒地、田边和海岸沙地。广西主要分布于柳州、融水、桂林、兴安、平乐、富川、来宾、苍梧、合浦、防城港、上思、龙州、南宁、天峨、南丹、隆林等地,我国秦岭、黄河以南,东南部至西南部各地也有分布。

【壮医药用】药用部位　全草。

性味　淡、涩、平。

功用　清热毒,调谷道,止泻。用于火眼(急性结膜炎),腊胴尹(腹痛),屙泻(泄泻),唪疳(疳积),呗脓(痈肿),渗裆相(烧烫伤),胃炎。

附方　(1)火眼(急性结膜炎):粟米草、千里光、九里明、夏枯草各 10 g,水煎服并洗双眼。

(2)胃炎:粟米草、姜黄、石菖蒲各 10 g,金不换 15 g,骨碎补 30 g,水煎服。

(3)呗脓(痈肿):粟米草、地耳草各 15 g,一支箭 6 g,水煎内服并洗患处。

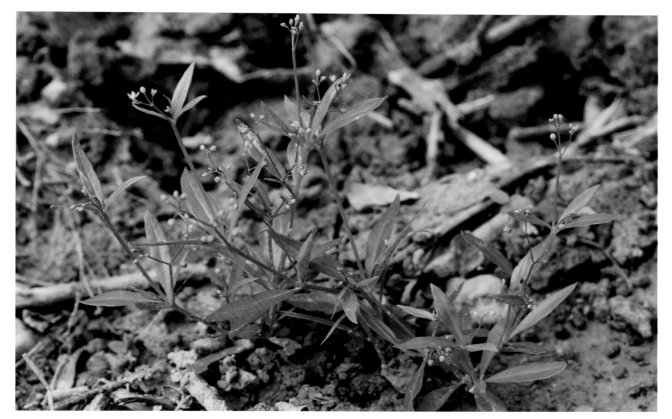

*Mollugo stricta* L.

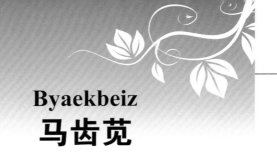

# Byaekbeiz
# 马齿苋

【药 材 名】马齿苋。

【别　　名】瓜子菜、蚂蚱菜。

【来　　源】马齿苋科植物马齿苋 *Portulaca oleracea* L.。

【形态特征】一年生草本,高可达 30 cm。全株肉质多汁,无毛。茎平卧或斜倚,伏地铺散,多分枝,淡绿色或带暗红色。叶互生,偶近对生;叶片扁平、肥厚、倒卵形,似马齿状,长 1~3 cm,宽 0.6~1.5 cm,顶端圆钝、平截或微凹,基部楔形,背面淡绿色或带暗红色;叶柄粗短。花直径 4~5 mm,无梗,常 3~5 朵簇生枝端;苞片 2~6 枚;萼片 2 枚,对生,盔形;花瓣 5 枚,黄色,倒卵形,长 3~5 mm;雄蕊 8~12 枚;柱头 4~6 裂,线形。蒴果卵球形,棕色,盖裂;种子多数,偏斜球形,黑褐色。花期 5~8 月,果期 6~9 月。

【生境分布】生于路旁湿地、沟边草丛中。广西各地均有分布,我国其他省区也有分布。

【壮医药用】药用部位　全草。

性味　酸,寒。

功用　通龙路火路,调谷道气道,清热毒,凉血,消肿痛。用于湿热屙泻(泄泻),屙意咪(痢疾),埃病(咳嗽),墨病(气喘),陆裂(咳血),肉扭(淋证),啊肉甜(消渴),仲嘿喯尹(痔疮),呗嘻(乳痈),航靠谋(痄腮),能啥能累(湿疹),呗脓(痈肿),渗裆相(烧烫伤),蜂蜇伤,下肢溃疡。

附方　(1)湿热屙泻(泄泻):马齿苋 6 g,黄芩、狗尾草各 10 g,十大功劳 20 g,水煎服。

(2)屙意咪(痢疾):鲜马齿苋 150 g,水煎服。

(3)能啥能累(湿疹):马齿苋、野菊花各 20 g,苦参、毛七公、忍冬叶各 30 g,水煎洗患处。

(4)埃病(咳嗽),墨病(气喘):鲜马齿苋 50 g,麦冬 15 g,何首乌 12 g,水煎服。

(5)啊肉甜(消渴):鲜马齿苋 30 g,水煎。取药液与米 50 g 煮粥食用。

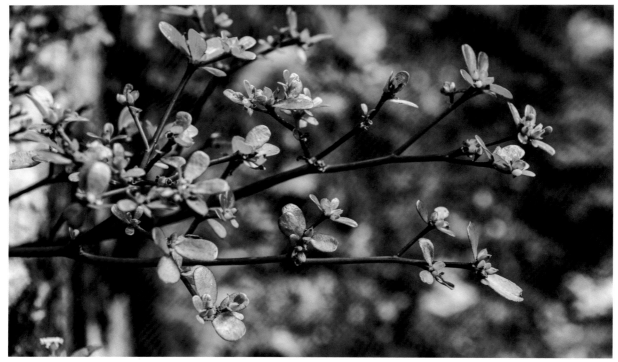

*Portulaca oleracea* L.

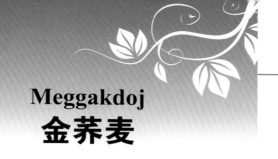

# Meggakdoj
# 金荞麦

【**药 材 名**】野荞麦。

【**别　　名**】苦荞麦、酸荞麦、赤地利。

【**来　　源**】蓼科植物金荞麦 *Fagopyrum dibotrys*（D. Don）H. Hara。

【**形态特征**】多年生草本，高可达 1 m。全株微被白色柔毛。根状茎木质化，黑褐色。茎直立，分枝，具纵棱。叶互生，三角形，长 4~12 cm，宽 3~11 cm，顶端渐尖，基部近戟形，两面具乳头状突起；叶柄长可达 10 cm；托叶鞘筒状，膜质，长 5~10 mm。伞房状花序顶生或腋生；花被 5 深裂，白色，花被裂片长椭圆形，长约 2.5 mm；雄蕊 8 枚；花柱 3 枚。瘦果宽卵形，长 6~8 mm，具 3 棱，黑褐色。花期 7~9 月，果期 8~10 月。

【**生境分布**】生于山谷湿地或山坡灌丛中。广西主要分布于南宁、临桂、兴安、龙胜、资源、平南、容县、凌云、金秀、恭城等地，我国东部、中部、南部、西南部等地，以及陕西省也有分布。

【**壮医药用**】**药用部位**　根、全草。

**性味**　甜、酸，平。

**功用**　调谷道，通龙路火路，清热毒，祛湿毒，消肿痛。用于东郎（食滞），屙意咪（痢疾），钵农（肺痈），肺炎，呗嘻（乳痈），呗脓（痈肿），林得叮相（跌打损伤），货烟妈（咽痛），额哈（毒蛇咬伤），埃病（咳嗽），蜈蚣咬伤，红斑狼疮。

**附方**　（1）货烟妈（咽痛）：野荞麦根 10 g，百解根、金银花、连翘各 15 g，水煎服。

（2）蜈蚣咬伤：鲜野荞麦根、鲜八角叶各适量，共捣烂敷伤口周围（留伤口）。

（3）埃病（咳嗽），痰多：野荞麦根 15 g，水煎服。

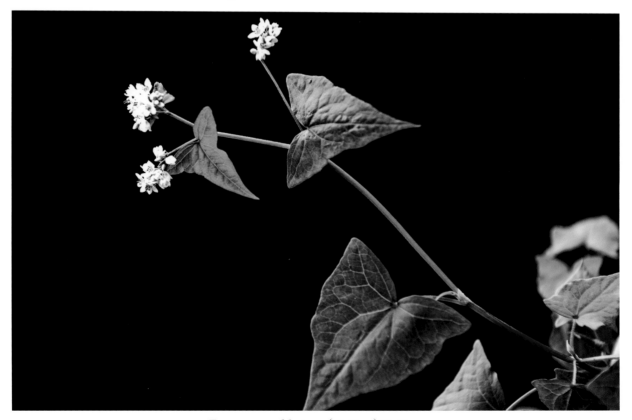

*Fagopyrum dibotrys*（D. Don）H. Hara

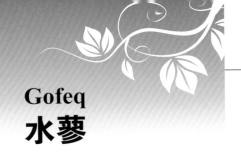

# Gofeq
# 水蓼

【药 材 名】红辣蓼。

【别　　名】水辣蓼、辣蓼。

【来　　源】蓼科植物水蓼 *Polygonum hydropiper* L.。

【形态特征】一年生草本,高可达 70 cm。鲜草嚼之有辣味。茎直立,多分枝,红褐色,节部膨大。叶披针形,长 4~8 cm,宽 0.5~2.5 cm,顶端渐尖,基部楔形,具缘毛,两面被褐色腺点;托叶鞘筒状,膜质,褐色,具短缘毛。穗状花序顶生或腋生,长 3~8 cm,花疏生,下部间断;苞片漏斗状,有缘毛,每苞片内具花 3~5 朵;花被 5 深裂,淡绿色或淡红色,花被裂片椭圆形,有腺点;雄蕊 6 枚;花柱 2 枚或 3 枚。瘦果卵形,双凸或具 3 棱,表面密被小点,黑褐色,包于宿存花被内。花期 5~9 月,果期 6~10 月。

【生境分布】生于河滩、水沟边、山谷湿地。广西各地均有分布,我国其他省区也有分布。

【壮医药用】药用部位　全草。

性味　辣,温;有小毒。

功用　通龙路,调谷道,祛风毒,除湿毒,止血。用于屙意咪(痢疾),屙泻(泄泻),东郎(食滞),功能性子宫出血,能啥能累(湿疹),呗脓(痈肿),发旺(痹病),林得叮相(跌打损伤)。

附方　(1)能啥能累(湿疹):红辣蓼、蚂蚱刺、千里光、山芝麻各 30 g,一点红 20 g,水煎洗患处

(2)屙泻(泄泻):红辣蓼 20 g,桃金娘根 30 g,水煎服。

(3)东郎(食滞):红辣蓼、葫芦草各 30 g,罗汉果 6 g,水煎代茶饮。

(4)功能性子宫出血:红辣蓼、仙鹤草、水蓼根、益母草、鸡血藤、大血藤各 15 g,水煎服。

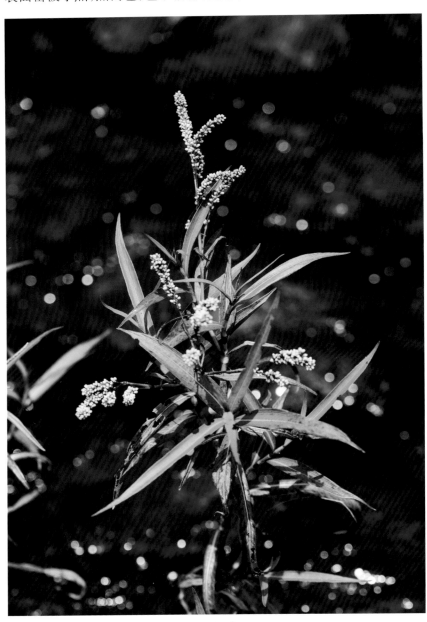

*Polygonum hydropiper* L.

# Gofeqbya
# 酸模叶蓼

【药 材 名】酸模叶蓼。

【别　　　名】绵毛酸模叶蓼、大马蓼、柳叶聊。

【来　　　源】蓼科植物酸模叶蓼 *Polygonum lapathifolium* L.。

【形态特征】一年生草本，高可达 90 cm。茎直立，具分枝，节部膨大。叶披针形或宽披针形，长 5~15 cm，宽 1~3 cm，上面常有一个黑褐色新月形大斑点，两面沿中脉被短硬伏毛，边缘具粗缘毛；叶柄短，具短硬伏毛；托叶鞘筒状，长 1.5~3.0 cm，稀具短缘毛。总状花序呈穗状，顶生或腋生，近直立，花紧密，通常由数个花穗再组成圆锥状；花序梗被腺体；苞片漏斗状；花被淡红色或白色，4 (5) 深裂，花被裂片椭圆形；雄蕊 6 枚。瘦果宽卵形，双凹，长 2~3 mm，黑褐色，包于宿存花被内。花期 6~8 月，果期 7~9 月。

【生境分布】生于田边、路旁、水边、荒地或沟边湿地。广西主要分布于桂林、阳朔、百色、那坡、凌云、隆林、钟山、天峨、东兰等地，我国其他省区也有分布。

【壮医药用】药用部位

茎、叶。

性味　辣、苦，微温。

功用　除湿毒，利谷道，消肿痛。用于呗脓（痈肿）、呗奴（瘰疬）、屙泻（泄泻）、屙意咪（痢疾）、能啥能累（湿疹）、喯疳（疳积）、约经乱（月经不调）、发旺（痹病）、林得叮相（跌打损伤）。

附方　(1) 呗奴（瘰疬）：酸模叶蓼 15 g，黄根、土人参各 30 g，苦参、丹参、沙参各 10 g，水煎服。

(2) 喯疳（疳积）：酸模叶蓼、骨碎补、女贞子各 10 g，金钱草、叶下珠各 15 g，水煎服。

(3) 约经乱（月经不调）：酸模叶蓼 15 g，辣椒根、茜草各 10 g，五指毛桃 30 g，水煎服。

(4) 林得叮相（跌打损伤）：鲜酸模叶蓼、鲜十大功劳、鲜飞龙掌血各 30 g，共捣烂，敷患处。

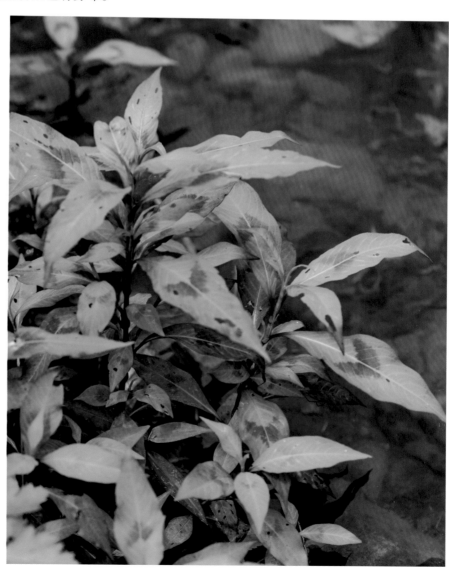

*Polygonum lapathifolium* L.

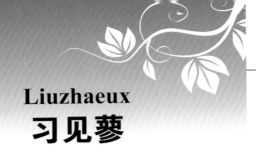

# Liuzhaeux
# 习见蓼

【**药 材 名**】小萹蓄。

【**别　　名**】萹蓄、地茜、米子蓼。

【**来　　源**】蓼科植物习见蓼 *Polygonum plebeium* R. Br.。

【**形态特征**】一年生草本，长可达 40 cm。茎平卧，自基部分枝，小枝的节间比叶片短。单叶互生，狭椭圆形或倒披针形，长 5~15 mm，宽 2~4 mm，顶端钝或急尖，基部狭楔形；叶柄极短或近无柄；托叶鞘膜质，白色，无脉纹。花 3~6 朵簇生于叶腋；花被 5 深裂，花被裂片长椭圆形，绿色，边缘白色或淡红色，长 1.0~1.5 mm；雄蕊 5 枚；花柱 3 枚。瘦果宽卵形，具 3 锐棱或双凸镜状，长 1.5~2.0 mm，黑褐色，有光泽，包于宿存花被内。花期 5~8 月，果期 6~9 月。

【**生境分布**】生于田边、路旁、水边湿地。广西各地均有分布，我国除西藏外，其他省区也有分布。

【**壮医药用**】**药用部位**　全草。

**性味**　苦，凉。

**功用**　通水道，清热毒，除湿毒，杀虫，止痒。用于肉扭（淋证），黄标（黄疸），屙意咪（痢疾），呗脓（痈肿），痂（癣），外阴湿痒，胴西咪暖（肠道寄生虫病）。

**附方**　（1）肉扭（淋证）：小萹蓄 15 g，葫芦茶、白茅根各 30 g，水煎服。

（2）蛔虫病：小萹蓄 20 g，水煎，药液加白醋适量调服。

（3）外阴湿痒：小萹蓄、火炭母、透骨消各 30 g，水煎洗患处。

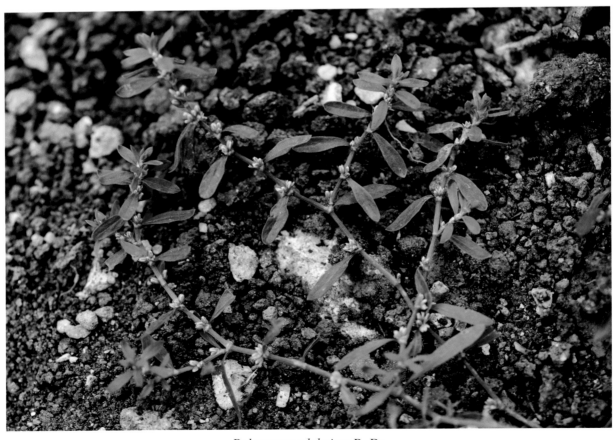

*Polygonum plebeium* R. Br.

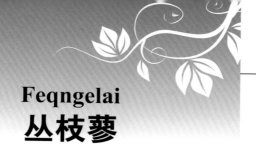

# Feqngelai
# 丛枝蓼

【药 材 名】丛枝蓼。

【别　　名】辣蓼、辣蓼草、红辣蓼。

【来　　源】蓼科植物丛枝蓼 *Polygonum posumbu* Buch.-Ham. ex D. Don。

【形态特征】一年生草本,高可达 70 cm。茎丛生,细弱,下部多分枝。单叶互生,叶卵状披针形或卵形,长 3~8 cm,宽 1~3 cm,顶端尾状渐尖,基部宽楔形,两面疏被短糙毛或近无毛,边缘具缘毛;叶柄长 5~7 mm,具硬伏毛;托叶鞘筒状,被疏糙伏毛。总状花序穗状,长 5~12 cm,下部间断,花稀疏;苞片漏斗状,有缘毛,每苞片内含 3 朵或 4 朵花;花梗短;花被 5 深裂,淡红色,花被裂片椭圆形,长 2.0~2.5 mm;雄蕊 8 枚;花柱 3 枚。瘦果卵形,长 2.0~2.5 mm,具 3 棱,黑褐色,有光泽,包于宿存花被内。花期 6~9 月,果期 7~10 月。

【生境分布】生于山坡林下、山谷水边。广西各地均有分布,我国东北部、东部、中部、南部、西南部等地,以及陕西、甘肃也有分布。

【壮医药用】药用部位　全草。

性味　辣,平。

功用　调谷道,祛风毒,除湿毒,消肿痛。用于屙泻(泄泻),屙意咪(痢疾),发旺(痹病),面神经麻痹,麻抹(肢体麻木),林得叮相(跌打损伤),能啥能累(湿疹),呗脓(痈肿),喯疳(疳积)。

附方　(1)麻抹(肢体麻木):丛枝蓼 60 g,水煎洗患处。

(2)面神经麻痹:丛枝蓼 15 g,制白附子 6 g,白僵蚕、全蝎各 10 g,水煎服。

(3)喯疳(疳积):丛枝蓼适量,研末。取药粉 6 g,拌瘦猪肉末 50 g,加食盐少许,蒸熟食用。

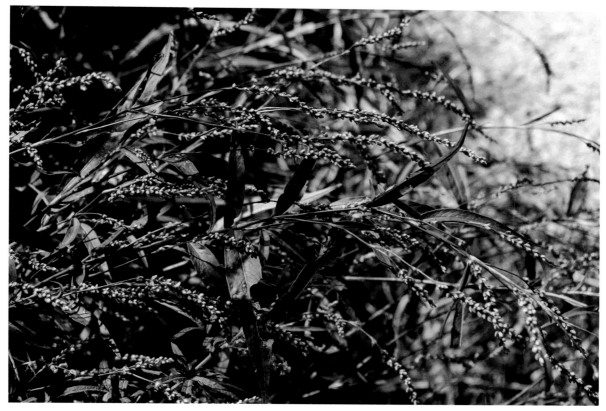

*Polygonum posumbu* Buch.-Ham. ex D. Don

# Liuzngoux
# 赤胫散

【药材名】赤胫散。

【别　　名】蛇头蓼、华赤胫散、桂千金子、花蝴蝶。

【来　　源】蓼科植物赤胫散 *Polygonum runcinatum* Buch.-Ham. ex D. Don var. *sinense* Hemsl.。

【形态特征】一年生草本,高可达 50 cm。根状茎横走,节明显,有时膨大成连珠状或块状,红褐色。茎近直立或上升,稍分枝,节部通常具倒生伏毛。叶互生;叶柄基部两侧扩大成抱茎垂片;叶片菱状卵形或三角卵形,长 5~9 cm,宽 3~5 cm,顶端渐尖,基部有一对长圆形叶耳或近于无耳,上面有"V"形紫纹,两面无毛或被柔毛;托叶鞘筒状,先端截平,具短缘毛或无毛。头状花序直径 5~10 mm,数个再集成圆锥状;花序梗具腺毛;花被裂片 5 枚,淡红色或白色;雄蕊 8 枚;花柱上部 3 深裂。瘦果卵形,具 3 棱,黑褐色,包于宿存花被内。花期 4~8 月,果期 6~10 月。

【生境分布】生于林下、水旁和沟边。广西主要分布于南宁、融水、金秀、兴安、灌阳、龙胜、恭城、凌云、凤山、罗城等地,我国台湾、湖北、湖南、四川、贵州、云南等省也有分布。

【壮医药用】药用部位根茎。

性味　微苦、涩,平。

功用　调龙路火路,清热毒,消肿痛。用于呗脓(痈肿),呗(无名肿毒),呗嘻(乳痈),唪呗郎(带状疱疹),林得叮相(跌打损伤)。

附方　(1)呗嘻(乳痈):赤胫散、蒲公英各适量,共捣烂,加适量酒糟拌匀,敷患处。

(2)唪呗郎(带状疱疹):赤胫散、龙血竭各适量,研末,药粉调适量茶油涂患处。

(3)呗(无名肿毒):赤胫散 10 g,三姐妹 15 g,救必应、金不换各 10 g,水田七 5 g,水煎服。

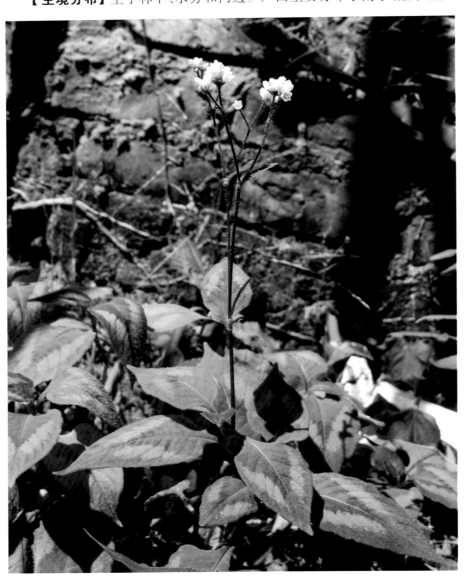

*Polygonum runcinatum* Buch.-Ham. ex D. Don var. *sinense* Hemsl.

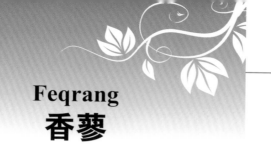

# Feqrang

# 香蓼

**【药材名】**香蓼。

**【别　　名】**粘毛蓼、水毛蓼。

**【来　　源】**蓼科植物香蓼 *Polygonum viscosum* Buch.-Ham. ex D. Don。

**【形态特征】**一年生草本,高可达90 cm。植株具香味;茎枝、托叶鞘、花序梗和苞片均被长糙硬毛及腺毛。茎直立或上升,多分枝。叶互生,卵状披针形或椭圆状披针形,长5~15 cm,宽2~4 cm,基部楔形,沿叶柄下延,两面被糙硬毛并密生短缘毛;托叶鞘膜质,筒状,具长缘毛。总状花序穗状,长2~4 cm,花紧密,数个花序再组成圆锥状;苞片漏斗状,边缘疏生长缘毛,每苞片内具花3~5朵;花被5深裂,淡红色,花被片椭圆形,长约3 mm;雄蕊8枚;花柱3枚。瘦果宽卵形,具3棱,黑褐色,包于宿存花被内。花期7~9月,果期8~10月。

**【生境分布】**生于路旁湿地、沟边草丛中。广西主要分布于南宁、马山、上林、扶绥、宁明等地,我国东北部、东部、中部、南部,以及陕西、四川、云南、贵州等省也有分布。

**【壮医药用】药用部位**　全草。

**性味**　辣,平。

**功用**　理气除湿,健胃消食。用于贫痧(感冒),胴尹(胃痛),屙泻(泄泻),东郎(食滞),啸疳(疳积),发旺(痹病)。

**附方**　(1)贫痧(感冒):香蓼、枫树叶、三叉苦各50 g,黄荆叶15 g,山银花叶100 g,水煎温浴。

(2)发旺(痹病):香蓼、大钻、七叶莲各50 g,小钻10 g,钩藤根100 g,水煎,用毛巾浸湿药水热敷患处。

(3)屙泻(泄泻):鲜香蓼15 g,切碎,加鸡蛋1个搅匀,调油盐适量,煎熟食用。

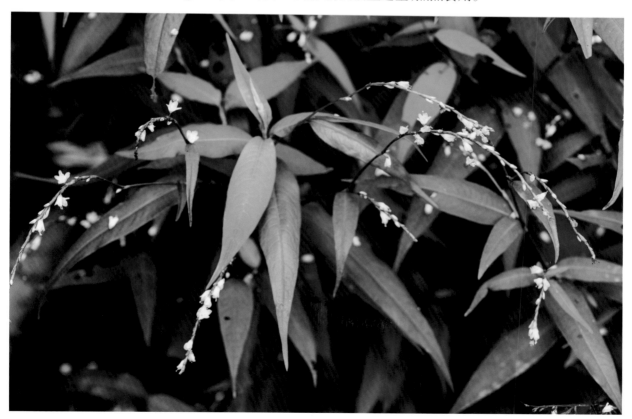

*Polygonum viscosum* Buch.-Ham. ex D. Don

# Byaeksoemjoen
# 刺酸模

**【药 材 名】**假菠菜。

**【别　　名】**假大黄、长刺酸模。

**【来　　源】**蓼科植物刺酸模 *Rumex maritimus* L.。

**【形态特征】**一年生草本，高可达 60 cm。茎直立粗壮，中下部分具深沟槽。茎下部叶披针形或披针状长圆形，长 4~20 cm，宽 1~4 cm，边缘微波状；叶柄长 1.0~2.5 cm；茎上部叶近无柄。圆锥状花序，花两性，多花轮生；外轮花被片椭圆形，长约 2 mm，内轮花被片果时增大，狭三角状卵形，长 2.5~3.0 mm，边缘具 2 对或 3 对针刺，全部具长圆形小瘤。瘦果椭圆形，两端尖，具 3 锐棱，黄褐色，长约 1.5 mm。花期 5~6 月，果期 6~7 月。

**【生境分布】**生于河边湿地、田边路旁。广西主要分布于南宁、那坡等地，我国东北部、北部，以及陕西、新疆等省区也有分布。

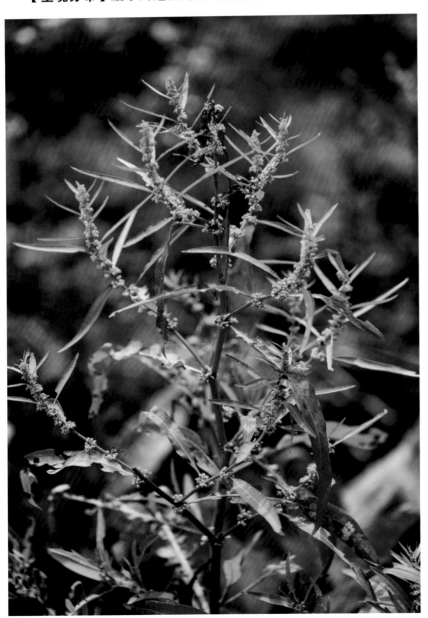

**【壮医药用】药用部位**　全草。

**性味**　酸、苦，凉。

**功用**　调龙路火路，清热毒，除湿毒，杀虫。用于钵痨（肺结核），唉勒（咯血），仲嘿喯尹（痔疮），能啥能累（湿疹），皮肤瘙痒，呗脓（痈肿），呗脓显（黄水疮），林得叮相（跌打损伤）。

**附方**　（1）钵痨（肺结核）：假菠菜、不出林、黄根、扶芳藤各 15 g，百合 30 g，水煎服。

（2）仲嘿喯尹（痔疮）：假菠菜 30 g，水煎服。

（3）能啥能累（湿疹）：假菠菜、大叶紫珠各 60 g，马缨丹 30 g，水煎洗患处。

（4）皮肤瘙痒：假菠菜适量，水煎洗患处。

*Rumex maritimus* L.

# Byaeksoemjhung
# 尼泊尔酸模

【药 材 名】牛耳大黄。

【别　　名】大叶酸模、土大黄。

【来　　源】蓼科植物尼泊尔酸模 *Rumex nepalensis* Spreng.。

【形态特征】多年生草本,高可达1 m。根粗壮。茎直立,具沟槽,上部分枝。基生叶长圆状卵形,长10~15 cm,宽4~8 cm,顶端急尖,基部心形,茎生叶卵状披针形;叶柄长3~10 cm;托叶鞘膜质,易破裂。圆锥状花序,花两性;花被裂片6枚,排成2轮,外轮的椭圆形,长约1.5 mm,内轮的果时增大,宽卵形,长5~6 cm,边缘每侧具7枚或8枚刺状齿,具小瘤。瘦果卵形,具3锐棱,顶端急尖,长约3 mm,褐色。花期4~5月,果期6~7月。

【生境分布】生于山坡路旁、山谷草地。广西主要分布于龙胜、隆林等地,我国陕西、甘肃、湖北、四川、贵州、云南、西藏等省区也有分布。

【壮医药用】药用部位　根、叶。

性味　苦、酸,寒。

功用　清热毒,通谷道,止血,杀虫。用于钵痨(肺结核),唉勒(咯血),黄标(黄疸),屙意囊(便秘),屙意勒(便血),兵淋勒(崩漏),痂(癣),呗脓(痈肿),哎唠北(冻疮),林得叮相(跌打损伤)。

附方　(1)痂(癣):牛耳大黄、百部各30 g,白花蛇舌草100 g,七叶一枝花10 g,水煎洗患处。

(2)唉勒(咯血):牛耳大黄20 g,白及10 g,大尾摇30 g,水煎服。

(3)哎唠北(冻疮):牛耳大黄叶3片,火烤热敷患处。

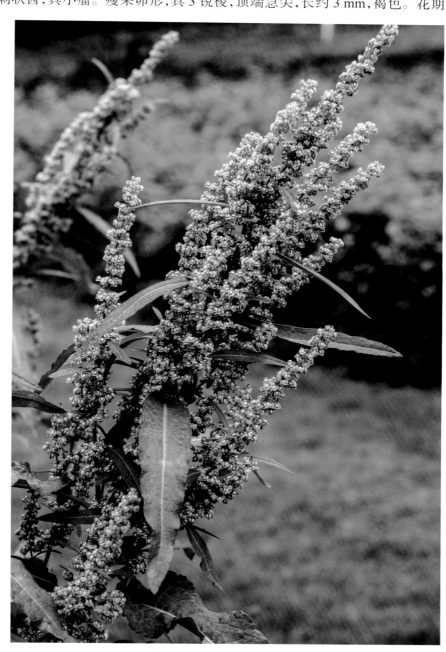

*Rumex nepalensis* Spreng.

# Gocanghluz
# 垂序商陆

【药 材 名】垂序商陆。

【别　　名】山萝卜。

【来　　源】商陆科植物垂序商陆 *Phytolacca americana* L.。

【形态特征】多年生草本,高可达 2 m。根粗壮,倒圆锥形。茎直立,圆柱形,有时带紫红色。叶片椭圆状卵形或卵状披针形,长 9~18 cm,宽 5~10 cm,顶端急尖,基部楔形;叶柄长 1~4 cm。总状花序顶生或侧生,长 5~20 cm,下垂;花梗长 6~8 mm;花白色,微带红晕,直径约 6 mm;花被裂片 5 枚;雄蕊、心皮及花柱通常均为 10 枚,心皮合生。果序下垂;浆果扁球形,熟时紫黑色。种子肾圆形。花期 6~8 月,果期 8~11 月。

【生境分布】生于山坡至平原的林缘、路旁灌木丛或草坡中。广西主要分布于南宁、马山、天等、鹿寨、资源、桂平、金秀、百色、德保、那坡、贺州、富川等地,我国河北、陕西、山东、江苏、浙江、江西、福建、河南、湖北、广东、四川、云南等省也有分布。

【壮医药用】药用部位　根。

性味　苦,寒;有毒。

功用　通水道,消水肿,通二便,散肿毒。用于肾炎笨浮(水肿),水蛊(肝硬化腹水),膝关节积水,二便不利,淋巴癌,呗脓(痈肿)。

注:本品有毒,内服慎用,不宜过量;儿童、孕妇和体质虚弱者忌服。

附方　(1)肾炎笨浮(水肿):垂序商陆 9 g,假蒌 15 g,水煎服。

(2)呗脓(痈肿):垂序商陆、食盐各适量,共捣烂,敷患处。

(3)淋巴癌:垂序商陆根、紫茉莉根各 15 g,野猕猴桃根、藤梨根各 20 g,水煎服。

(4)水蛊(肝硬化腹水):垂序商陆 15 g,水煎服。

(5)膝关节积水:垂序商陆适量,研末,调茶油适量,敷患处。

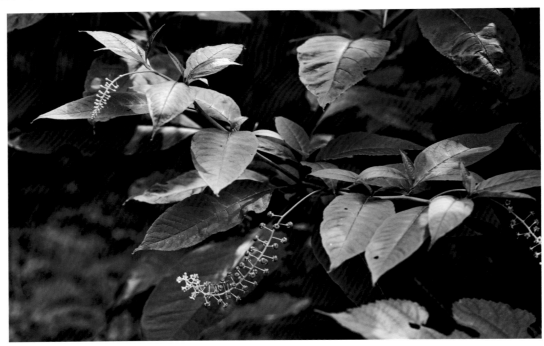

*Phytolacca americana* L.

# Go'byaekgyu
# 藜

【药 材 名】藜。

【别　　名】灰灰菜、盐菜。

【来　　源】藜科植物藜 *Chenopodium album* L.。

【形态特征】一年生草本,高可达 150 cm。全株被白粉。茎直立,具条棱及绿色或紫红色条纹,多分枝。单叶互生;叶片长 3~6 cm,宽 2.5~5.0 cm,下部叶卵形、三角形或卵状三角形,先端钝尖,基部楔形,边缘有齿;茎上部叶较小,狭披针形,尖锐,边缘有波状齿或全缘,叶上面绿色,叶下面灰白色;叶柄与叶片近等长或为叶片长度的 1/2。花小,两性,簇生于叶腋组成圆锥状花序;花被裂片 5 枚,宽卵形至椭圆形且被粉;雄蕊 5 枚,花药伸出花被;柱头 2 枚。果皮具皱纹。种子双凸镜状,黑色,光亮。花果期 5~10 月。

【生境分布】生于路旁、荒地及田间。广西各地均有分布,我国其他省区也有分布。

【壮医药用】药用部位茎、叶。

性味　甜、淡,凉。

功用　清热毒,祛湿毒。用于呗脓(痈肿),能啥能累(湿疹),小儿头疮,龋齿痛。

注:本品内服可出现过敏反应,故本品仅作外用,不宜内服。

附方　(1) 龋齿痛:藜叶 30 g,水煎含漱。

(2) 呗脓(痈肿):鲜藜叶适量,捣烂,调红糖适量,敷患处。

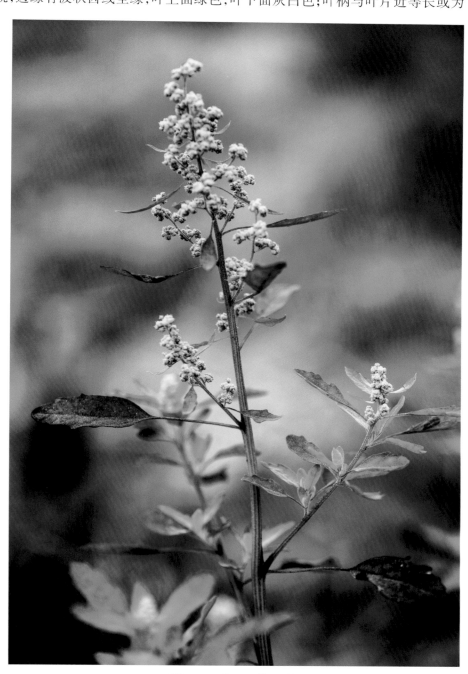

*Chenopodium album* L.

# Caebceuj
# 土荆芥

【药 材 名】土荆芥。

【别　　名】火油草、钩虫草、臭藜藿。

【来　　源】藜科植物土荆芥 *Dysphania ambrosioides* (L.) Mosyakin et Clemants。

【形态特征】一年生或多年生草本,高可达 80 cm。全株揉之有强烈刺鼻气味。茎直立,具棱,多分枝,被柔毛或近于无毛。单叶互生;茎下部叶长圆形至长圆状披针形,长可达 16 cm,宽达 5 cm,先端急尖或渐尖,边缘具大锯齿或呈波状,下面有散生油点并沿叶脉稍有毛;茎上部叶逐渐狭小而近全缘。花两性及雌性,穗状花序腋生,常 3~5 朵簇生于苞腋内;花被 5 裂,花被裂片三角状卵形;雄蕊 5 枚;柱头 3 枚。胞果扁球形,完全包于花被内;种子黑色或暗红色。花期 8~9 月,果期 9~10 月。

【生境分布】喜生于村旁、路边、河岸等处。广西各地均有分布,我国广东、福建、台湾、江苏、浙江、江西、湖南、四川等省也有分布。

【壮医药用】药用部位　全草。

性味　辣,温;有毒。

功用　祛风毒,除湿毒,杀虫,止痒。用于发旺(痹病),能啥能累(湿疹),妇女阴痒,胴西咪暖(肠道寄生虫病),呗脓(痈肿),呗脓显(黄水疮),外伤出血,毒虫咬伤。

注:本品有毒,内服慎用;孕妇及有心、肝、肾功能不良或贫血者忌服。

附方　(1)能啥能累(湿疹),呗脓显(黄水疮):鲜土荆芥适量,水煎洗患处。

(2)妇女阴痒:土荆芥 50 g,苦参、蛇床子各 30 g,水煎洗患处。

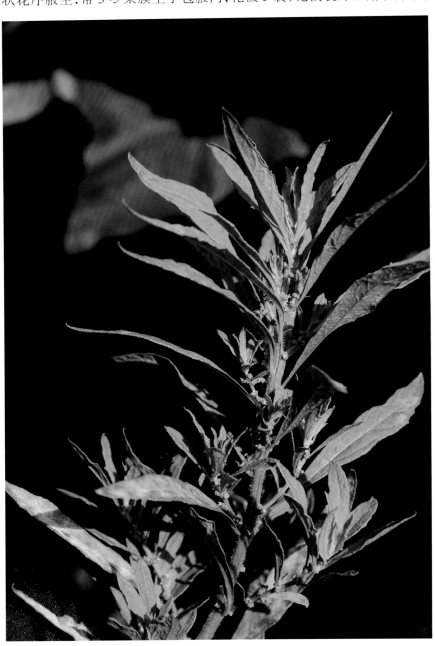

*Dysphania ambrosioides* (L.) Mosyakin et Clemants

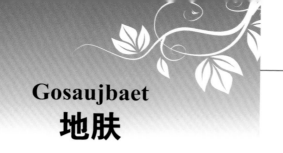

# Gosaujbaet
# 地肤

【药 材 名】地肤子。

【别　　名】西河柳。

【来　　源】藜科植物地肤 *Kochia scoparia* (L.) Schrad.。

【形态特征】一年生草本,高可达 1.5 m。茎直立,多分枝,被短柔毛。叶互生,无柄;叶片狭披针形或线状披针形,长 2~7 cm,宽 3~7 mm,先端短渐尖,基部楔形;主脉 3 条;茎上部叶较小。花小,两性或雌性,单生或 2 朵生于叶腋,排成稀疏的穗状花序;花下有时有锈色长柔毛;花被片 5 枚,黄绿色,近球形,基部合生,果期背部生三角状横突起或翅,有时近扇形;雄蕊 5 枚;柱头 2 枚,丝状。胞果扁球形,果皮与种子离生,包于花被内;种子 1 粒,扁球形,黑褐色。花期 6~9 月,果期 8~10 月。

【生境分布】生于荒野、田边、路旁,也有栽培。广西主要分布于贵港等地,我国其他省区也有分布。

【壮医药用】药用部位　果。

性味　甜、苦,寒。

功用　祛风毒,清热毒,除湿毒。用于荨麻疹,能啥能累(湿疹),麦蛮(风疹),隆白呆(带下),外阴炎,肉扭(淋证)。

附方　(1)能啥能累(湿疹),麦蛮(风疹):地肤子、苦参各 15 g,土茯苓、千里光各 30 g,萆薢、黄柏各 20 g,水煎洗患处。

(2)隆白呆(带下):地肤子、蛇床子各 15 g,土茯苓 30 g,萆薢、白背桐各 20 g,水煎服。

(3)荨麻疹:地肤子、大风艾各 25 g,东风桔 20 g,水煎洗患处。

(4)肉扭(淋证):地肤子、三白草各 15 g,水煎服。

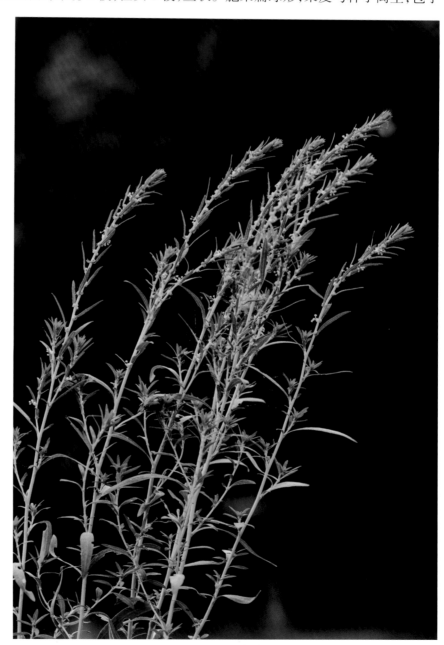

*Kochia scoparia* (L.) Schrad.

# Baihdoh
# 牛膝

【药 材 名】牛膝。

【别　　　名】淮牛漆。

【来　　　源】苋科植物牛膝 *Achyranthes bidentata* Blume。

【形态特征】多年生草本,高可达1.2 m。根圆柱形,丛生,外皮灰褐色,质柔软。茎直立,具棱角或四棱形,分枝对生。叶片椭圆形或椭圆状披针形,长4.5~12.0 cm,宽2.0~7.5 cm,顶端尾尖,两面具柔毛;叶柄具柔毛。穗状花序顶生及腋生,长3~5 cm,花期后反折;花多数,密生;花序轴密被柔毛;苞片宽卵形,具芒;小苞片刺状,基部两侧各有1枚卵形膜质小裂片;花被片5枚,披针形,长3~5 mm;雄蕊5枚;退化雄蕊舌状,顶端无缘毛,稍有缺刻状细锯齿。胞果矩圆形,黄褐色,长约2.5 mm;种子矩圆形,黄褐色。花期7~9月,果期9~10月。

【生境分布】生于山坡林下。广西各地均有分布,我国除东北部以外各省区也有分布。

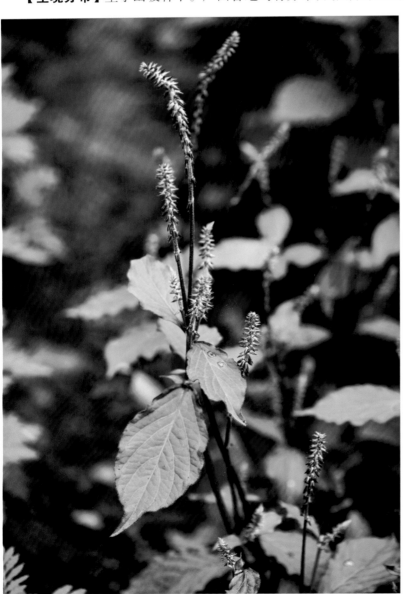

*Achyranthes bidentata* Blume

【壮医药用】药用部位　根。

性味　苦、酸,平。

功用　通龙路火路,补肝肾,强筋骨,活血通经。用于腰膝酸痛,下肢痿软,发旺(痹病),林得叮相(跌打损伤),扁桃体炎,京瑟(闭经),京尹(痛经),少乳,血压嗓(高血压),诺嚎尹(牙痛),吐血,肉裂(尿血),鼻衄,小便浑浊,骨鲠喉。

注:孕妇忌用。

附方　(1)腰膝酸痛,下肢痿软:牛膝、熟地、六谷米各20 g,山萸肉、茯苓、红杜仲各15 g,丹皮、泽兰各10 g,猪脚1个,水炖,加食盐少许调匀,食肉喝汤。

(2)京尹(痛经):牛膝12 g,当归藤、益母草各20 g,血党、香附、川芎各15 g,鸡血藤30 g,水煎于经前服。

(3)发旺(痹病):牛膝12 g,九节风、麻骨风、鸟不企、九龙藤、当归藤、两面针各15 g,水煎服。

(4)林得叮相(跌打损伤):牛膝、白芍各12 g,当归、川芎、水泽兰、枳壳各15 g,生地黄、两面针各20 g,赤芍、红花、血竭各10 g,共研末,调白酒适量敷患处。

# Dadungh
# 柳叶牛膝

【药　材　名】红牛膝。

【别　　　名】土牛七。

【来　　　源】苋科植物柳叶牛膝 *Achyranthes longifolia*（Makino）Makino。

【形态特征】多年生草本。植株形态与牛膝相近，但本种的植株叶片披针形或宽披针形，长 10~20 cm，宽 2~5 cm，顶端尾尖；小苞片针状，长约 3.5 mm，基部有 2 枚耳状薄片，仅有缘毛；退化雄蕊方形，顶端有不明显齿牙。花果期 9~11 月。

【生境分布】生于山坡。广西各地均有分布，我国广东、陕西、浙江、江西、湖南、湖北、四川、云南、贵州、台湾等省也有分布。

【壮医药用】**药用部位**　根、全株。

**性味**　苦、酸，平。

**功用**　通龙路火路，补肝肾，强筋骨，活血通经。用于脚痛，关节炎，腰膝酸痛，下肢痿软，发旺（痹病），林得叮相（跌打损伤），扁桃体炎，兵淋勒（崩漏），京瑟（闭经），京尹（痛经），少乳，血压嗓（高血压），诺嚎尹（牙痛），吐血，肉裂（尿血），鼻衄，小便浑浊，骨鲠喉。

注：孕妇忌用。

**附方**　（1）兵淋勒（崩漏）：红牛膝根、铁树叶各 10 g，茜草根 20 g，仙鹤草 30 g，水煎服。

（2）鱼骨鲠喉：红牛膝全株 50 g，水煎服；或取红牛膝鲜叶适量，嚼食咽下。

（3）脚痛，关节炎：红牛膝全株 50 g，水煎服。

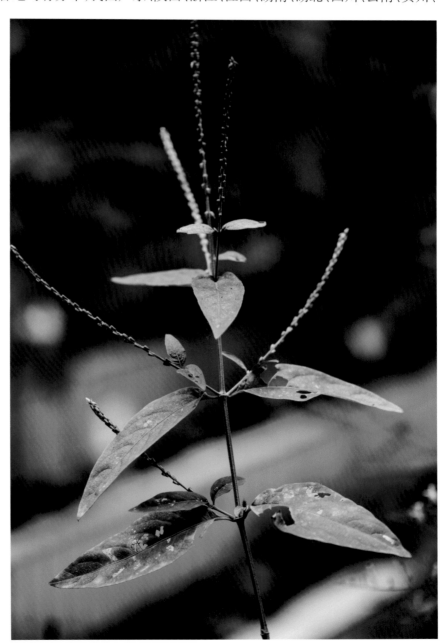

*Achyranthes longifolia*（Makino）Makino

# Gohohhoengz
# 锦绣苋

**【药 材 名】**锦绣苋。

**【别　　名】**红节节草。

**【来　　源】**苋科植物锦绣苋 *Alternanthera bettzickiana* (Regel) Nichols.。

**【形态特征】**多年生草本,高可达 50 cm。茎直立或基部匍匐,红色,多分枝,上部四棱柱形,下部圆柱形,在顶端及节部均有柔毛。叶片矩圆形、矩圆状倒卵形或匙形,长 1~6 cm,宽 0.5~2.0 cm,边缘皱波状,绿色或紫红色,或绿色杂以红色或黄色斑纹;叶柄长 1~4 cm,稍有柔毛。头状花序顶生及腋生,2~5 个簇生,长 5~10 mm,无总花梗;花被片卵状矩圆形,白色,凹形,被柔毛或无毛,外面 2 枚长 3~4 mm,中间 1 枚较短,内面 2 枚,稍短且较窄;雄蕊 5 枚;退化雄蕊带状,顶端裂成 3~5 枚窄条。果不发育。花期 8~9 月。

**【生境分布】**栽培。广西部分地区有栽培,我国其他省区也有栽培。

**【壮医药用】药用部位**　全草。

**性味**　甜、微酸,凉。

**功用**　调龙路火路,清热毒,凉血止血。用于吐血,陆裂(咳血),屙意勒(便血),林得叮相(跌打损伤),火眼(急性结膜炎),屙意咪(痢疾)。

**附方**　(1)火眼(急性结膜炎):锦绣苋、千里光、九里明各 10 g,夏枯草 15 g,决明子、苍术各 6 g,水煎服。

(2)屙意咪(痢疾):锦绣苋、厚朴各 15 g,鬼针草、蒲公英各 30 g,水煎服。

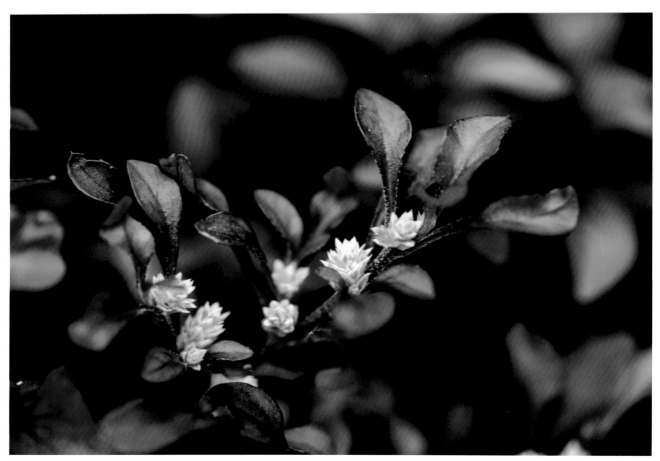

*Alternanthera bettzickiana* (Regel) Nichols.

# Byaekmbungjgyaj
# 喜旱莲子草

【药 材 名】空心苋。

【别　　名】空心莲子草、节节花、假蕹菜、过塘蛇。

【来　　源】苋科植物喜旱莲子草 *Alternanthera philoxeroides* (Mart.) Griseb.。

【形态特征】多年生草本。茎基部匍匐,上部斜升,中空,具分枝;幼茎和节部均具白色柔毛。叶对生,矩圆形、倒卵形或倒卵状披针形,长 3~5 cm,宽 1.0~1.8 cm,两面无毛或上面有贴生毛及缘毛,下面有颗粒状突起;叶柄长 3~10 mm。头状花序单生于叶腋,总花梗长 1~3 cm;苞片、小苞片均为干膜质,宿存;花被片矩圆形,白色;雄蕊 5 枚,花丝基部连合成管状;退化雄蕊顶端裂成窄条;子房倒卵形。花期 5~10 月。

【生境分布】生于水沟、池塘内。广西主要分布于南宁、上林、宾阳、玉林、桂林等地,我国广东、北京、江苏、浙江、江西、湖南、福建等省市也有分布。

【壮医药用】药用部位全草。

**性味**　苦、甜,寒。

**功用**　清热毒,除湿毒,利尿,凉血。用于贫痧(感冒),钵痨(肺结核)吐血,能啥能累(湿疹),呗脓(痈肿),呗叮(疗),唪呗郎(带状疱疹),额哈(毒蛇咬伤)。

**附方**　(1)能啥能累(湿疹):空心苋、蚂蚱刺、五色花、苦参、飞扬草各 30 g,水煎洗患处。

(2)呗脓(痈肿):鲜空心苋、鲜野芙蓉根皮各 30 g,共捣烂敷患处。

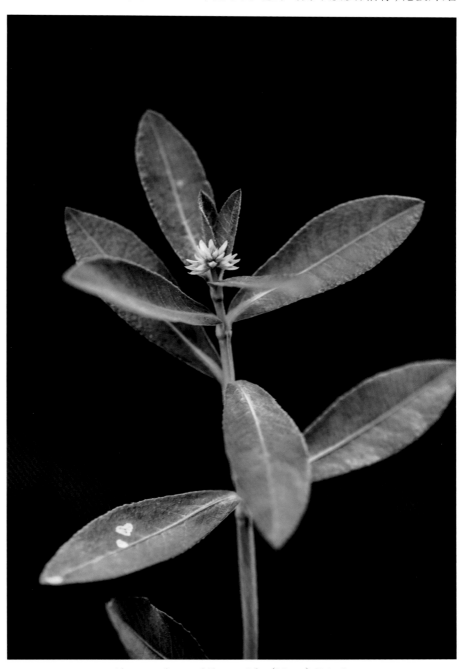

*Alternanthera philoxeroides* (Mart.) Griseb.

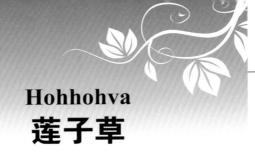

# Hohhohva
# 莲子草

【药 材 名】虾柑草。

【别 名】节节花、红丝线、白花仔。

【来 源】苋科植物莲子草 *Alternanthera sessilis* (L.) R. Br. ex DC.。

【形态特征】多年生草本,长可达 45 cm。根圆锥形。茎上升或匍匐,有 2 行纵列的柔毛。单叶对生,叶片条状披针形或倒卵状矩圆形,长 1~8 cm,宽 0.2~2.0 cm,全缘或有不显明锯齿;叶柄长 1~4 mm。头状花序 1~4 个腋生,球形或圆柱形,无总花梗;花密生,花轴密生白色柔毛;苞片、小苞片及花被片均白色;花被片卵形,大小相等,长 2~3 mm,顶端渐尖或急尖;雄蕊 3 枚,花丝基部连合成杯状;退化雄蕊三角状钻形;花柱极短,柱头短裂。胞果倒心形,长 2.0~2.5 mm,侧扁,翅状,深棕色,包在宿存花被片内;种子卵球形。花期 5~7 月,果期 7~9 月。

【生境分布】生于旷野路边、水边、田边或沼泽、海边潮湿处。广西各地均有分布,我国安徽、江苏、浙江、江西、湖南、湖北、四川、云南、贵州、福建、台湾、广东等省也有分布。

【壮医药用】药用部位 全草。

性味 淡,凉。

功用 利谷道,清热毒,通便,止血,止痒。用于屙意咪(痢疾),屙意囊(便秘),屙意勒(便血),诺嚎尹(牙痛),狠尹(疖肿),额哈(毒蛇咬伤),能啥能累(湿疹),皮炎,痂(癣)。

附方 (1)屙意囊(便秘):虾柑草、艾叶各 30 g,十大功劳、虎杖各 15 g,水煎洗浴。

(2)诺嚎尹(牙痛):虾柑草、白茅根各 30 g,两面针 15 g,川芎 10 g,水煎漱口。

(3)能啥能累(湿疹):虾柑草 100 g,白花蛇舌草、马齿苋、车前草各 30 g,水煎服。

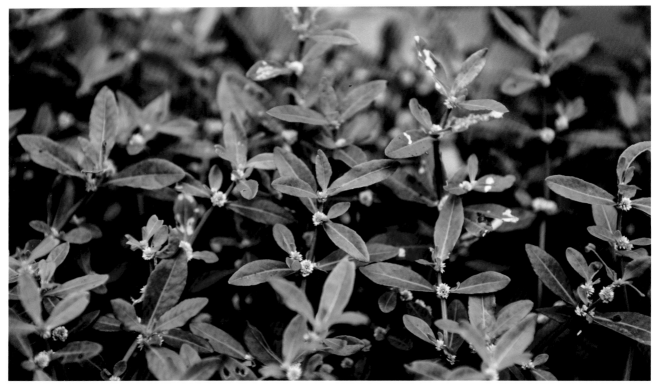

*Alternanthera sessilis* (L.) R. Br. ex DC.

# Gaeusamcaet
# 落葵薯

**【药 材 名】**藤三七。

**【别　　名】**藤七。

**【来　　源】**落葵科植物落葵薯 *Anredera cordifolia* (Ten.) Steenis。

**【形态特征】**缠绕藤本，长可达数米。根状茎粗壮。叶具短柄；叶片卵形至近圆形，长 2~6 cm，宽 1.5~5.5 cm，顶端急尖，基部圆形或心形，腋生小块茎（珠芽）。总状花序具多花，花序轴纤细，下垂；花梗长 2~3 mm，花托杯状；下面 1 对小苞片宿存，宽三角形，透明，上面 1 对小苞片缩存，宽三角形，不具龙骨状突起；花直径约 5 mm；花被片白色，渐变黑，卵形、长圆形至椭圆形，长约 3 mm；雄蕊白色，开花时伸出花外；花柱白色，分裂成 3 个柱头臂。花期 6~10 月。

**【生境分布】**栽培。广西各地均有栽培，我国广东、江苏、浙江、福建、四川、云南、北京等省市也有栽培。

**【壮医药用】药用部位**　珠芽、全株。

**性味**　微苦，温。

**功用**　补益肝肾，壮腰膝，散瘀肿。用于病后体弱，埃病（咳嗽），发旺（痹病），林得叮相（跌打损伤），仲嘿唥尹（痔疮），夺扼（骨折）。

**附方**　(1) 林得叮相（跌打损伤），夺扼（骨折）：鲜藤三七珠芽、鲜三月泡嫩叶、鲜水泽兰叶各 60 g，共捣烂，敷患处。

(2) 仲嘿唥尹（痔疮）：鲜藤三七珠芽适量，捣烂，加冰片适量调匀，敷患处。

(3) 病后体弱：藤三七 10 g，扶芳藤 15 g，土人参 10 g，水煎服。

(4) 发旺（痹病）：藤三七珠芽、土牛膝、侧柏叶各 15 g，豨莶草 10 g，水煎服。

(5) 夺扼（骨折）：藤三七珠芽、骨碎补各 30 g，自然铜 15 g，山螃蟹 1 只，共捣烂外敷患处。

(6) 埃病（咳嗽）：藤三七全株 30 g，水煎服。

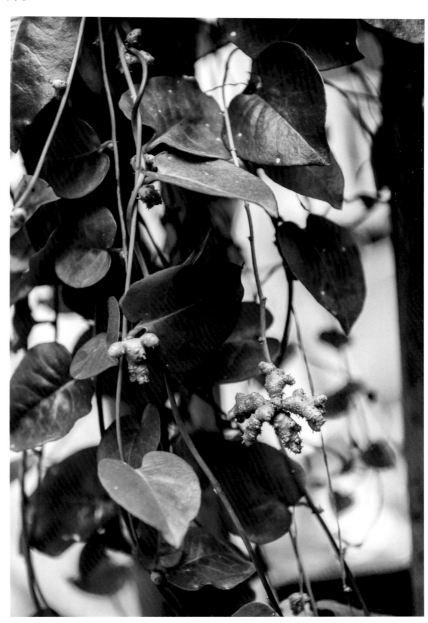

*Anredera cordifolia*（Ten.）Steenis。

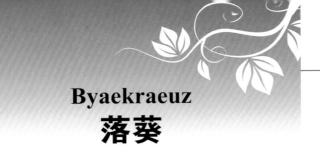

# Byaekraeuz
# 落葵

【药 材 名】落葵。

【别　　名】胭脂、红藤菜、藤菜子、藤罗菜、软筋菜。

【来　　源】落葵科植物落葵 *Basella alba* L.。

【形态特征】一年生缠绕草本,肉质,多汁,茎长可达数米。单叶对生;叶片卵形或近圆形,长 3~9 cm,宽 2~8 cm,顶端渐尖,基部微心形或圆形,下延成柄;叶柄长 1~3 cm。穗状花序腋生,长 3~20 cm;花被片淡红色或淡紫色,卵状长圆形,下部白色,连合成筒状,无花瓣;雄蕊 5 枚;柱头椭圆形。果球形,直径 5~6 mm,红色至深红色或黑色,多汁液。花期 3~11 月,果期 7~12 月。

【生境分布】栽培。广西主要栽培于南宁、陆川、北流、岑溪、藤县、苍梧、灌阳、贵港、宁明等地,我国其他省区多有栽培。

【壮医药用】药用部位　全草。

性味　淡,凉。

功用　清热毒,利尿,利谷道,通便。用于小儿胎毒,痘毒,乳头炎,屙意咪(痢疾),兵西弓(阑尾炎),血压嗓(高血压),膀胱炎,屙意囊(便秘),肉扭(淋证),呗脓(痈肿),林得叮相(跌打损伤),夺扼(骨折)。

附方　(1)骨伤引起的屙意囊(便秘):落葵 100 g,瘦猪肉 50 g,水炖,调食盐少许,食肉喝汤。

(2)血压嗓(高血压):落葵、车前草、一点红各 30 g,水煎服。

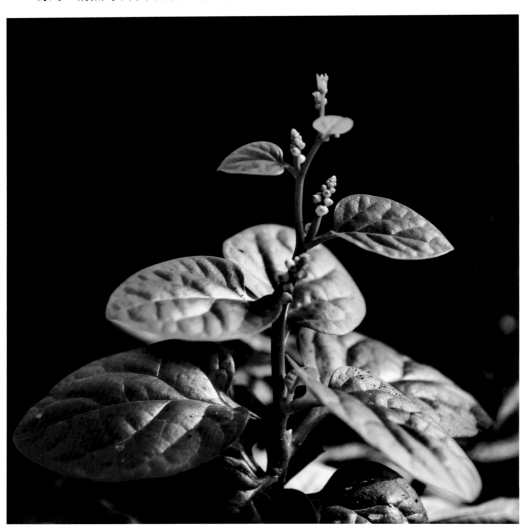

*Basella alba* L.

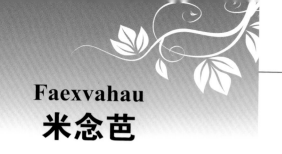

# Faexvahau
# 米念芭

**【药 材 名】**白花柴。

**【别　　名】**米念巴、白花木、白花树、翠容叶。

**【来　　源】**亚麻科植物米念芭 *Tirpitzia ovoidea* Chun et How ex W. L. Sha。

**【形态特征】**灌木或小乔木，高可达 4 m。树皮灰褐色，具灰白色椭圆形的皮孔。叶互生，革质，卵形、椭圆形或倒卵状椭圆形，长 2~8 cm，宽 1.2~4.2 cm，先端钝圆或急尖且中间微凹，基部宽楔形或近圆形；叶柄长 5~13 mm。聚伞花序在茎和分枝上部腋生；花梗长 2~3 mm；萼片 5 枚；花瓣 5 枚，白色，爪细，长 2.0~3.5 cm，旋转排列成管状，瓣片阔倒卵形，长 1.5~2.0 cm；雄蕊 5 枚，花丝基部合生成筒状；退化雄蕊 5 枚；子房 5 室，每室有胚珠 2 颗，花柱 5 枚。蒴果卵状椭圆形，直径 5~7 mm，5 瓣裂；每室有种子 2 枚或 1 枚。花期 5~10 月，果期 10~11 月。

**【生境分布】**多生于石山坡上。广西主要分布于南宁、柳州、柳城、梧州、藤县、百色、德保、靖西、河池、凤山、巴马、都安、龙州、大新等地。

**【壮医药用】药用部位**　茎枝、叶。

**性味**　微甜，平。

**功用**　通调龙路火路，舒筋络，化瘀毒，止疼痛。用于发旺（痹病），林得叮相（跌打损伤），夺扼（骨折），外伤出血，勒爷顽瓦（小儿麻痹后遗症），黄标（黄疸），呗脓（痈肿）。

**附方**　（1）发旺（痹病）：白花柴茎枝和叶、扛板归、大钻、水菖蒲、七叶莲各 10 g，薯莨 15 g，水煎服。

（2）勒爷顽瓦（小儿麻痹后遗症）：白花柴茎枝和叶 90 g，骨碎补 30 g，蜈蚣 1 条，水煎，熏腰背。

（3）黄标（黄疸）：白花柴、石上柏各 30 g，女贞子、墨旱莲各 15 g，水煎服。

（4）夺扼（骨折）：鲜白花柴叶、牛大力、金果榄各 15 g，猪尾巴 200 g，水炖，调食盐少许，食肉喝汤。

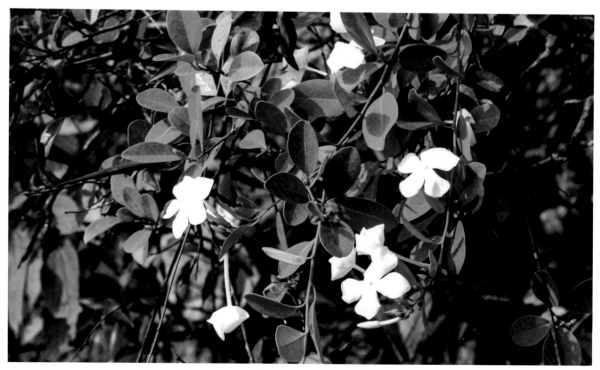

*Tirpitzia ovoidea* Chun et How ex W. L. Sha

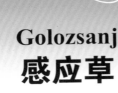

# Golozsanj
# 感应草

【药 材 名】感应草。

【别　　名】罗伞草、降落伞、一把伞。

【来　　源】酢浆草科植物感应草 *Biophytum sensitivum*（L.）DC.。

【形态特征】一年生草本，高可达 15 cm。茎单生，被短丝毛。叶多数，聚生于茎顶端；小叶 6~14 对，矩圆形或倒卵状矩圆形而稍弯斜，先端圆形具短尖头，基部截平，被短伏毛，边缘具糙直毛；小叶由叶轴下部向上渐大，无柄，触之下垂。花数朵聚于总花梗顶端呈伞形花序，被糙直毛；花梗长约 2 mm；萼片 5 枚，披针形，宿存，被疏直毛；花瓣 5 枚，黄色；雄蕊 10 枚；子房近球形，花柱 5 枚。蒴果椭圆状倒卵形，长 4~5 mm，具 5 条纹棱，被毛；种子具带状排列的小瘤体。花果期 7~12 月。

【生境分布】生于疏林或灌木丛下。广西主要分布于岑溪、藤县、靖西、德保、宁明、龙州、宾阳、田东等地，我国台湾、广东、贵州、云南等省也有分布。

【壮医药用】药用部位　全草。

性味　甜、微苦、平。

功用　利谷道，祛疳积，通水道，消水肿。用于喯疳（疳积），笨浮（水肿），额哈（毒蛇咬伤），不孕症。

附方　（1）喯疳（疳积）：感应草适量，研末。取药粉 1.5 g，瘦猪肉 50 g，调食盐少许，蒸熟食用。

（2）不孕症：感应草、大血藤各 30 g，麦冬 15 g，水煎服；或与猪尾巴 250 g 炖服。

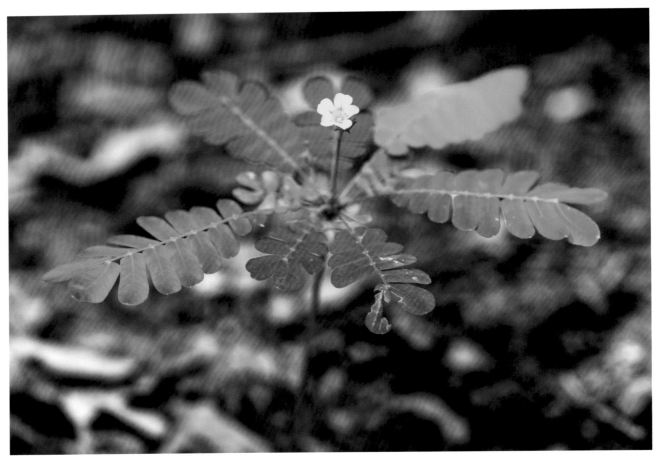

*Biophytum sensitivum*（L.）DC.

# Gosoemjmeiq
# 酢浆草

【药 材 名】酢浆草。

【别　　名】酸咪咪、酸米米、酸咪草、黄花酢浆草、酸味草、三叶酸、老鸦酸、斑鸠酸、酸酢草、崩沟酸、阿婆酸。

【来　　源】酢浆草科植物酢浆草 *Oxalis corniculata* L.。

【形态特征】多年生匍匐草本。全株有酸味,被柔毛。根状茎稍肥厚。茎多分枝,匍匐或斜升,匍匐茎节上生根。掌状复叶基生或茎上互生;叶柄长 1~13 cm;小叶 3 片,无柄,倒心形,长 4~16 mm,宽 4~22 mm,上面无紫色斑点。花单生或数朵集为伞形花序状,腋生;花梗长 4~15 mm,果后延伸;萼片 5 枚,披针形或长圆状披针形,宿存;花瓣 5 枚,黄色,长圆状倒卵形,长 6~8 mm;雄蕊 10 枚,基部合生;子房 5 室,花柱 5 枚。蒴果近圆柱状,长 1.0~2.5 cm,具 5 棱。种子长卵形,褐色或红棕色。花果期 2~9 月。

【生境分布】生于旷地、菜园地、田边等潮湿处。广西各地均有分布,我国其他省区也有分布。

【壮医药用】**药用部位**　全草。

**性味**　酸、甜,凉。

**功用**　通龙路火路,调谷道水道,清热毒,除湿毒,消肿痛。用于屙泻(泄泻),屙意咪(痢疾),黄标(黄疸),肉扭(淋证)、胆结石,隆白呆(带下),肉裂(尿血),笨浮(水肿),约经乱(月经不调),林得叮相(跌打损伤),货烟妈(咽痛),扁桃体炎,砒霜中毒,呗脓(痈肿),丹毒,能啥能累(湿疹),痂(癣),仲嘿喯尹(痔疮),额哈(毒蛇咬伤),骨鲠喉。

**附方**　(1)扁桃体炎:酢浆草、石油菜各 15 g,火炭母 30 g,土牛膝 10 g,水煎服;药渣敷颈下淋巴结处。

(2)能啥能累(湿疹):酢浆草、田基黄各 30 g,鱼腥草、一支箭各 15 g,水煎服并洗患处。

(3)林得叮相(跌打损伤):酢浆草、舒筋草、透骨草、犁头草各 30 g,共捣烂敷患处。

(4)胆结石:酢浆草 30 g,金沙牛 5 g,水煎服。

(5)骨鲠喉:鲜酢浆草 20 g,嚼汁慢咽。

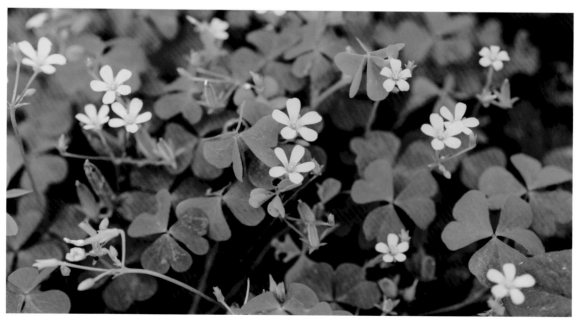

*Oxalis corniculata* L.

# Soemjmeiqhoengz
# 红花酢浆草

【药 材 名】红花酢浆草。

【别　　名】大叶酢浆草、地人参、铜锤草、大酸味草、酢浆草。

【来　　源】酢浆草科植物红花酢浆草 *Oxalis corymbosa* DC.。

【形态特征】多年生直立草本。植株近肉质，叶柄、小叶两面、总花梗、花梗、苞片、萼片、花丝、花柱均被毛。地下有多个球状小鳞茎。叶基生；叶柄长 5~30 cm 或更长；小叶 3 枚，阔倒心形，长 1~4 cm，宽 1.5~6.0 cm，有棕红色小腺体。二歧聚伞花序排列成伞形花序式，总花梗基生，长 10~40 cm 或更长；花梗长 5~25 mm，每花梗有披针形干膜质苞片 2 枚；萼片 5 枚，披针形，先端有暗红色小腺体 2 枚；花瓣 5 枚，倒心形，长 1.5~2.0 cm，淡紫色至紫红色；雄蕊 10 枚；子房 5 室，花柱 5 枚，柱头浅 2 裂。花果期 3~12 月。

【生境分布】生于山地、路旁、荒地或水田中。广西各地均有分布，我国东部、中部、南部等地区，以及河北、陕西、四川、云南等省也有分布。

【壮医药用】药用部位　全草、根。

性味　酸，寒。

功用　全草：清热毒，除湿毒，消肿痛。用于林得叮相（跌打损伤），狠风（小儿惊风），约经乱（月经不调），货烟妈（咽痛），屙意咪（痢疾），笨浮（水肿），隆白呆（带下），年闹诺（失眠），仲嘿喯尹（痔疮），呗脓（痈肿），渗裆相（烧烫伤）。

根：清热毒，定惊。用于狠风（小儿惊风）。

附方　（1）林得叮相（跌打损伤）：红花酢浆草、过江龙、麻骨风、飞龙掌血各 15 g，水煎服。

（2）狠风（小儿惊风）：红花酢浆草根、野菊花各 10 g，桑螵蛸 1 个，水煎服。

（3）年闹诺（失眠）：①红花酢浆草、骨碎补各 30 g，石菖蒲 15 g，水煎服。②红花酢浆草 30 g，女贞子、墨旱莲各 15 g，水煎服。

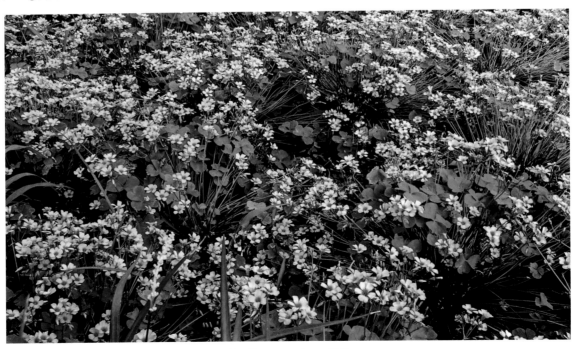

*Oxalis corymbosa* DC.

# Yokhanzlenz
# 旱金莲

**【药 材 名】**金莲花。

**【别　　名】**旱莲花、吐血丹。

**【来　　源】**金莲花科植物旱金莲 *Tropaeolum majus* L.。

**【形态特征】**一年生肉质蔓生草本。茎叶多汁。单叶互生,叶柄长 6~31 cm,盾状,着生于叶片的近中心处;叶片圆形,直径 3~10 cm,边缘为波浪形的浅缺刻;主脉 9 条,由叶柄着生处向四面放射。单花腋生,花梗长 6~13 cm;花黄色、紫色、橘红色或杂色,直径 2.5~6.0 cm;花托杯状;萼片 5 枚,长椭圆状披针形,基部合生,其中 1 枚延长成长距;花瓣 5 枚,圆形,上部 2 枚通常全缘,较大,长 2.5~5.0 cm,宽 1.0~1.8 cm,下部 3 枚较小,基部狭窄成爪,近爪处边缘具睫毛;雄蕊 8 枚;子房 3 室,花柱 1 枚。核果扁球形,熟时分裂成 3 个瘦果。花期 6~10 月,果期 7~11 月。

**【生境分布】**栽培,也有少数野生。广西各地均有栽培,我国河北、江苏、福建、江西、广东、云南、贵州、四川、西藏等省区也有栽培。

**【壮医药用】药用部位**　全草。

**性味**　辣、酸,凉。

**功用**　清热毒,止血。用于火眼(急性结膜炎),呗脓(痈肿),鹿勒(呕血),唉勒(咯血),声音嘶哑。

**附方**　(1)声音嘶哑:金莲花 10 g,罗汉果 1 个,金果榄 6 g,水煎代茶饮。

(2)火眼(急性结膜炎):金莲花、决明子、青葙子各 10 g,夏枯草、九里明各 15 g,车前草 30 g,水煎服。

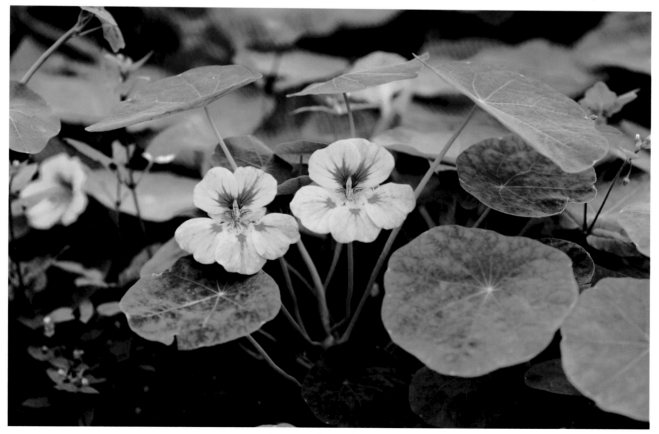

*Tropaeolum majus* L.

# Faexhaenz
# 紫薇

**【药材名】**紫薇。

**【别　　名】**痒痒树、紫金花、紫兰花。

**【来　　源】**千屈菜科植物紫薇 *Lagerstroemia indica* L.。

**【形态特征】**落叶灌木或小乔木,高可达 7 m。树皮平滑,灰色或灰褐色;枝干多扭曲,小枝具 4 棱。单叶互生或有时对生,椭圆形、阔矩圆形或倒卵形,长 2.5~7.0 cm,宽 1.5~4.0 cm,顶端短尖或钝形或有时微凹,基部阔楔形或近圆形;几无柄。圆锥花序顶生,花淡红色或紫色、白色;花梗长 3~15 mm,中轴及花梗均被柔毛;花萼和花瓣各 6 枚,花萼裂片三角形;花瓣长 12~20 mm,具长爪;雄蕊多数;子房 3~6 室。蒴果椭圆状球形或阔椭圆形,长 1.0~1.3 cm,绿色、黄色至紫黑色。种子有翅。花期 6~9 月,果期 9~12 月。

**【生境分布】**多为栽培。广西各地均有栽培,我国东部、中南部、西南部各省区也有栽培。

**【壮医药用】药用部位**　根、皮、叶、花。

**性味**　微苦,平。

**功用**　根:祛湿毒,散瘀毒,消肿痛。用于林得叮相(跌打损伤),能啥能累(湿疹)。

皮:调龙路,止血。用于吐血,屙意勒(便血),外伤出血。

叶、花:除湿毒,消肿痛。用于呗农(疮痈肿毒),小儿头疮。

**附方**　(1)能啥能累(湿疹):紫薇根 15 g,独角莲 10 g,苦参 15 g,龙胆草 30 g,水煎洗患处。

(2)外伤出血:鲜紫薇皮 10 g,鲜扶桑花 10 g,鲜水龙、鲜大叶紫珠各 15 g,共捣烂敷患处。

(3)屙意勒(便血):紫薇皮 15 g,扶桑花、槐花各 10 g,蒲公英 30 g,水煎服。

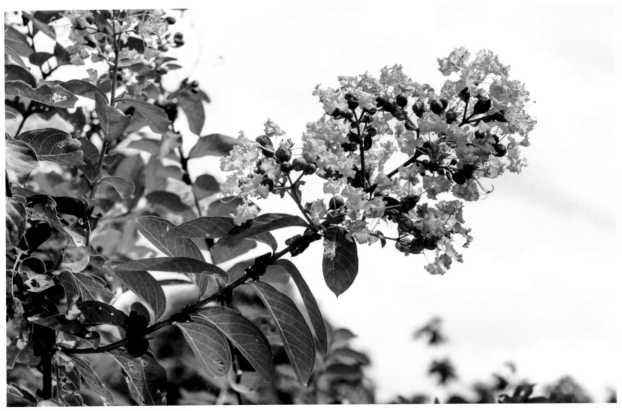

*Lagerstroemia indica* L.

# Golungzraemx
# 水龙

**【药材名】**水龙。

**【别　　名】**过塘蛇、鱼泡菜、假蕹菜。

**【来　　源】**柳叶菜科植物水龙 *Ludwigia adscendens* (L.) Hara。

**【形态特征】**多年水生匍匐草本。浮水茎的节上常簇生圆柱状或纺锤状白色海绵质贮气的根状浮器，具多数须状根；浮水茎长可达 3 m，直立茎高达 60 cm；生于旱生环境的枝上常被柔毛。叶倒卵形或倒卵状披针形，长 3.0~6.5 cm，宽 1.2~2.5 cm；叶柄长 3~15 mm。花单生于上部叶腋；花梗长 2.5~6.5 cm；萼片 5 枚，三角形至三角状披针形，被短柔毛；花瓣乳白色，基部淡黄色，倒卵形，长 8~14 mm；雄蕊 10 枚；花柱下部被毛，柱头 5 裂，子房被毛。蒴果圆柱状，淡褐色，具 10 条纵棱，长 2~3 cm，直径 3~4 mm，果皮开裂；果梗长 2.5~7.0 cm，被长柔毛或无毛。种子淡褐色。花期 5~8 月，果期 8~11 月。

**【生境分布】**生于水田、浅水塘。广西各地均有分布，我国福建、江西、湖南、广东、海南、香港、云南等省区也有分布。

**【壮医药用】药用部位**　全草。

**性味**　苦、微甜，寒。

**功用**　清热毒，利水道，利尿消肿。用于贫痧(感冒)，发得(发热)，燥热埃病(咳嗽)，肉扭(淋证)，笨浮(水肿)，货烟妈(咽痛)，口疮(口腔溃疡)，诺嚎尹(牙痛)，呗脓(痈肿)，白疱疮，渗裆相(烧烫伤)，林得叮相(跌打损伤)，毒蛇、狂犬咬伤。

**附方**　(1)贫痧(感冒)，发得(发热)：水龙 60 g，生姜、红糖适量，水煎服。

(2)笨浮(水肿)：水龙、葫芦茶各 30 g，石韦 20 g，水煎，饭前服。

(3)狂犬咬伤：水龙 100 g，石油菜、马鞭草各 30 g，水煎服并洗患处。

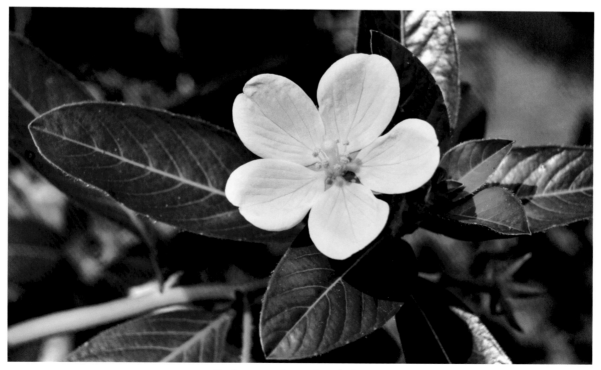

*Ludwigia adscendens* (L.) Hara

# Gvahgyabwn
# 毛草龙

【药材名】毛草龙。

【别　　名】扫锅草、锁匙筒、针筒草、水丁香蓼、水仙桃。

【来　　源】柳叶菜科植物毛草龙 *Ludwigia octovalvis* (Jacq.) P. H. Raven。

【形态特征】多年生草本,高可达 2 m。茎、叶两面、花萼、子房和果均被粗毛。茎多分枝,稍具纵棱。叶互生,披针形至线状披针形,长 4~12 cm,宽 0.5~2.5 cm,先端渐尖,基部渐狭;叶柄长至 5 mm 或无柄。花腋生;萼片 4 枚,卵形,基出 3 脉;花瓣黄色,倒卵状楔形,长 7~14 mm;雄蕊 8 枚;柱头近头状,浅 4 裂。蒴果圆柱状,具 8 条棱,绿色至紫红色,长 2.5~3.5 cm,直径 3~5 mm,熟时室背开裂;果梗长 3~10 mm;每室具多列种子,种子近球状或倒卵状。花期 6~8 月,果期 8~11 月。

【生境分布】生于田边、湖塘边、沟谷旁及开旷地湿润处。广西各地均有分布,我国江西、浙江、福建、台湾、广东、香港、海南、云南等省区也有分布。

【壮医药用】药用部位　地上部分。

性味　苦,寒。

功用　清热毒,祛湿毒,消肿痛,利谷道。用于货烟妈(咽痛),口疮(口腔溃疡),能唅能累(湿疹),呗脓(痈肿),额哈(毒蛇咬伤),唉疳(疳积)。

附方　(1)能唅能累(湿疹):毛草龙、扛板归、毛算盘叶、山芝麻各 50 g,水煎洗患处。

(2)呗脓(痈肿):鲜毛草龙 50 g,鲜黄花稔 30 g,共捣烂敷患处。

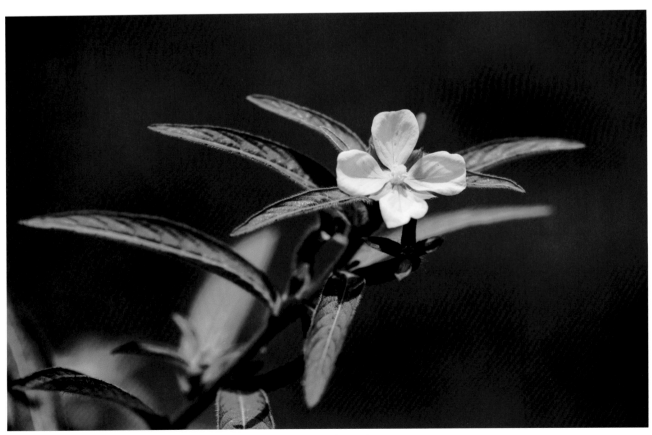

*Ludwigia octovalvis* (Jacq.) P. H. Raven

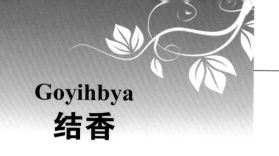

# Goyihbya
# 结香

【**药 材 名**】结香。

【**别　　名**】雪花皮、蒙雪花皮、蒙花、蒙花珠、梦花、三叉树。

【**来　　源**】瑞香科植物结香 *Edgeworthia chrysantha* Lindl.。

【**形态特征**】落叶灌木,高可达 2.5 m。全株被长柔毛或长硬毛,幼嫩时毛更密。枝条常作三叉分枝,柔韧,叶痕大。单叶互生,密生于枝顶;叶片长圆形、披针形至倒披针形,长 8~20 cm,宽 2.5~5.5 cm,两面均被绢状毛;叶柄短。头状花序顶生或侧生,花 30~50 朵成绒球状,总苞状苞片披针形;花序梗长 1~2 cm,被长硬毛;花芳香,无梗;花萼黄色,外面密被丝状毛,顶端 4 裂;雄蕊 8 枚,2 轮;子房顶端被丝状毛,花柱线形,柱头棒状,具乳突。果椭圆形,绿色,长约 8 mm,顶端被毛。花期冬末至翌年春季,果期春夏季。

【**生境分布**】栽培。广西主要栽培于融水、桂林、灵川、资源、金秀等地,我国河南、陕西及长江流域以南其他省区也有栽培。

【**壮医药用**】**药用部位**　根、茎、花或全株。

**性味**　甜,温。

**功用**　补肝肾,舒筋络。根和茎用于发旺(痹病),林得叮相(跌打损伤),小儿抽筋;花和全株用于约经乱(月经不调),产呱忍勒卟叮(产后恶露不尽),夜盲症,尊寸(脱肛),脱臼。

**附方**　(1)夜盲症:结香花 15 g,水煎服。

(2)发旺(痹病):结香根 100 g,加白酒 500 ml 浸泡 30 天,取药酒 50 ml 内服。

(3)尊寸(脱肛):结香花、鱼腥草、扶桑花各 15 g,水煎洗患处。

(4)脱臼:结香全株、藤杜仲各 100 g,水蛭 10 g,金钩莲根 20 g,水煎敷患处。

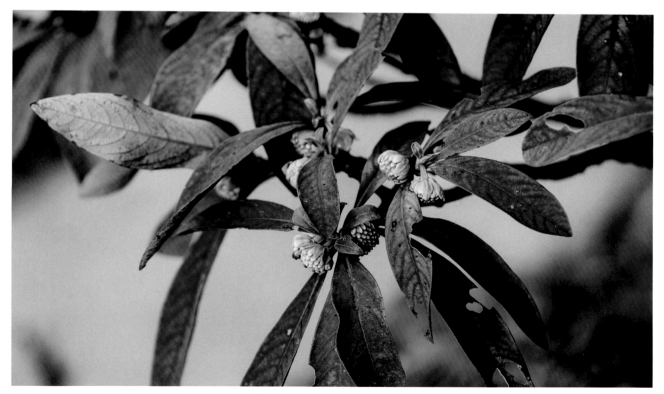

*Edgeworthia chrysantha* Lindl.

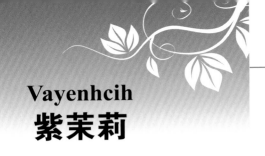

# Vayenhcih
# 紫茉莉

**【药 材 名】**紫茉莉。

**【别　　　名】**指甲花、胭脂花、早晚花、山枝花。

**【来　　　源】**紫茉莉科植物紫茉莉 *Mirabilis jalapa* L.。

**【形态特征】**多年生宿根草本,高可达 1 m。块根肥厚,倒圆锥形,肉质。茎直立,多分枝,节间稍膨大。单叶对生;叶片卵形或近心形,长 3~15 cm,宽 2~9 cm,顶端渐尖,基部截形或心形;叶柄长 1~4 cm,上部叶几无柄。花一朵至数朵生于萼状总苞内;总苞 5 裂,果时宿存;花被紫红色、黄色或杂色,高脚碟状,筒部长 2~6 cm,5 裂;花午后开放,有香气,翌日午前凋萎;雄蕊 5 枚或 6 枚;雌蕊 1 枚,子房上位,柱头头状。瘦果球形或卵形,长 5~8 mm,黑色,表面具皱纹。种子白色。花期 6~10 月,果期 8~11 月。

**【生境分布】**栽培,也有野生。广西各地均有栽培,我国其他大部分省区也有栽培。

**【壮医药用】药用部位**　根、全草。

**性味**　微甘,凉;有小毒。

**功用**　通龙路,调水道,清热毒,消肿痛。根用于肉扭(淋证),尿浊,笨浮(水肿),隆白呆(带下),宫颈炎;全草外用于发旺(痹病),呗脓(痈肿),呗嘻(乳痈),阴道炎,子宫肌瘤,林得叮相(跌打损伤)。

注:本品有小毒,根和种子均有泻下作用,内服慎用;孕妇忌服。

**附方**　(1)笨浮(水肿):紫茉莉根、商陆各 10 g,鹰不扑 30 g,水煎服。

(2)肉扭(淋证):紫茉莉根 15 g,碎米荠、车前草各 30 g,水煎服。

(3)隆白呆(带下):紫茉莉全草、土牛膝各 15 g,犁头草 30 g,鸡蛋 2 个,水煎。鸡蛋熟后去壳再煮 3 分钟,食蛋喝汤。

(4)阴道炎,子宫肌瘤:紫茉莉根、白粉藤各 30 g,藤梨根 20 g,水煎服。

(5)呗嘻(乳痈):鲜紫茉莉根、鲜元宝草各适量,共捣烂,调醋适量敷患处。

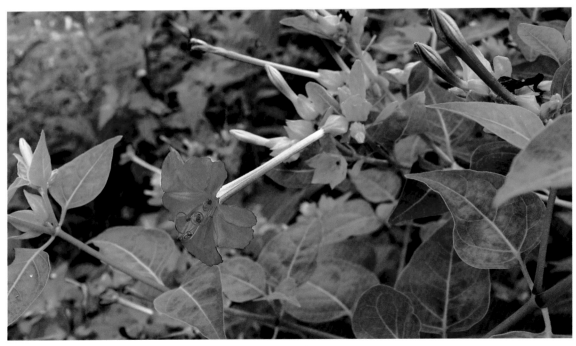

*Mirabilis jalapa* L.

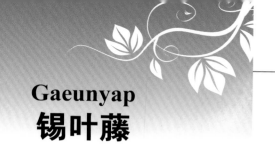

# Gaeunyap
# 锡叶藤

【药 材 名】锡叶藤。

【别　　名】水车藤、涩叶藤、擦锡藤、沙藤、涩沙藤、大涩沙、老糠藤。

【来　　源】五桠果科植物锡叶藤 *Tetracera sarmentosa* (L.) Vahl。

【形态特征】常绿木质藤本，长达 20 m 或更长。茎多分枝，小枝粗糙，被毛。单叶互生；叶片革质，极粗糙，矩圆形，长 3~15 cm，宽 2~6 cm，先端钝或略尖，基部阔楔形或近圆形，全缘或上部有锯齿，叶两面初时有刚毛，后脱落；叶柄长 1.0~1.5 cm，粗糙，有毛。圆锥花序顶生或腋生；花多数；萼片 5 枚，离生，广卵形，边缘有睫毛；花瓣 3 枚，白色，卵圆形，约与萼片等长；雄蕊多数；心皮 1 个，无毛，花柱突出雄蕊之外。蓇葖矩圆状卵形，长约 1 cm，表面光亮，成熟时黄红色；种子 1 颗，黑色。花期 4~5 月。

【生境分布】生于山坡、路旁灌木丛中。广西主要分布于南部地区，我国广东等省也有分布。

【壮医药用】药用部位　全株。

性味　涩，凉。

功用　收涩，消肿痛。用于屙泻（泄泻），屙意咪（痢疾），尊寸（脱肛），漏精（遗精），隆白呆（带下），兵寸（子宫脱垂），厌食，唉唉百银（百日咳），发旺（痹病），林得叮相（跌打损伤）。

附方　（1）发旺（痹病），林得叮相（跌打损伤）：鲜锡叶藤叶适量，水煎洗患处。

（2）漏精（遗精）：锡叶藤 30 g，诃子 10 g，水煎服。

（3）厌食：锡叶藤、大血藤、骨碎补各 15 g，鸡肉 150 g，水炖，食肉喝汤。

（4）唉唉百银（百日咳）：锡叶藤 9 g，扛板归 30 g，水煎服。

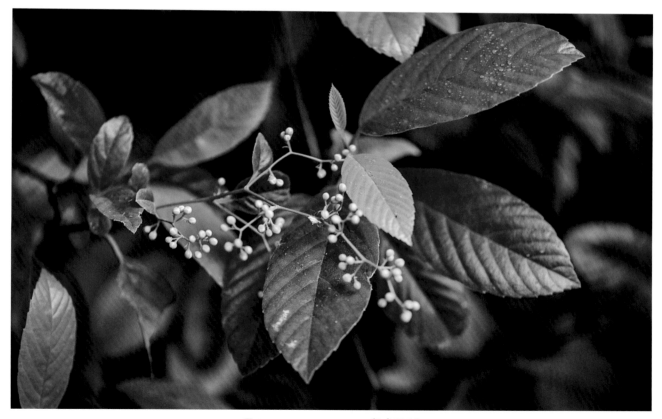

*Tetracera sarmentosa* （L.）Vahl

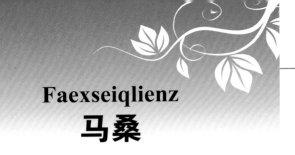

# Faexseiqlienz
# 马桑

**【药 材 名】**马桑。

**【别　　名】**黑果果、马桑泡、四联树。

**【来　　源】**马桑科植物马桑 *Coriaria nepalensis* Wall.。

**【形态特征】**灌木,高可达 2.5 m。分枝,呈水平开展,幼枝有棱。单叶对生;叶片椭圆形或阔椭圆形,长 2.5~8.0 cm,宽 1.5~4.0 cm,先端急尖,基部圆形,基出脉 3 条;叶柄长 2~3 mm,常紫色,疏被毛。总状花序生于二年生枝条上,花杂性;雄花序先叶开放,长 1.5~2.5 cm,萼片卵形,花瓣长约 0.3 mm,内面龙骨状,雄蕊 10 枚;雌花序与叶同出,长 4~6 cm,萼片与雄花的同,花瓣肉质并呈龙骨状,雄蕊较短。果球形,熟时由红色变紫黑色,直径 4~6 mm;种子卵状长圆形。花期夏季。

**【生境分布】**生于山坡、山沟和路旁向阳处。广西主要分布于平果、德保、靖西、那坡、凌云、乐业、田林、西林、隆林、河池、天峨、东兰、南丹、都安、大化等地,我国贵州等省也有分布。

**【壮医药用】药用部位**　根、茎、叶。

**性味**　苦、辣、凉;有毒。

**功用**　调火路,祛风毒,除湿毒,消肿痛。根用于诺嚎尹(牙痛),呗奴(瘰疬);茎、叶用于劳伤,腰腿痛;叶用于林得叮相(跌打损伤),呗脓(痈肿),渗裆相(烧烫伤),仲嘿唪尹(痔疮),能啥能累(湿疹)。

注:本品有毒,内服慎用,不可过量服用;孕妇、小儿和体虚者忌内服。

**附方**　(1)能啥能累(湿疹):马桑叶 10 g,百部 15 g,何首乌 20 g,水煎洗患处。

(2)诺嚎尹(牙痛):马桑根 2 g,水煎服。

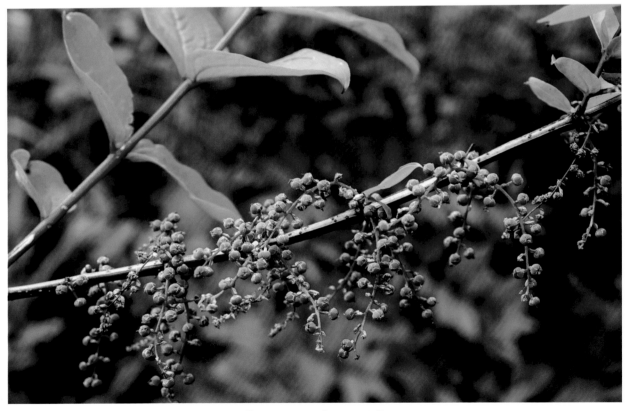

*Coriaria nepalensis* Wall.

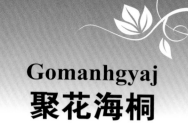

# Gomanhgyaj
# 聚花海桐

**【药 材 名】**聚花海桐。

**【别　　名】**山辣椒、假辣椒、山霸王。

**【来　　源】**海桐花科植物聚花海桐 *Pittosporum balansae* DC.。

**【形态特征】**常绿灌木。嫩枝被褐色柔毛。叶簇生于枝顶，呈对生或轮生状；叶片长圆形，长 6~11 cm，宽 2~4 cm，先端尖锐，基部楔形，下面初时被柔毛；叶柄长 5~15 mm，初时有柔毛。伞形花序单生或 2（3）个簇生于枝顶叶腋内，每个花序有花 3~9 朵；花序梗长 1.0~1.5 cm，被褐色柔毛，或有时缺花序梗；花梗长 2~5 mm，被柔毛；萼片披针形，被短柔毛；花瓣长约 8 mm，白色或淡黄色；雄蕊长 6 mm；子房被毛，心皮 2 个，胎座 2 个，每个胎座有胚珠 4 颗。蒴果扁椭圆形，长 1.4~1.7 cm，2 瓣裂开；种子 8 粒，近肾形，红色。花期 3~5 月，果期 6~12 月。

**【生境分布】**生于疏林下、林缘、路旁。广西主要分布于大新、宁明、南宁、上思、防城港、钦州、合浦、东兴等地，我国广东、海南等省也有分布。

**【壮医药用】药用部位**　根、叶。

**功用**　解毒散结，消肿止痛。用于呗奴（瘰疬），林得叮相（跌打损伤），额哈（毒蛇咬伤）。

**附方**　（1）呗奴（瘰疬）：鲜聚花海桐叶适量，捣烂敷患处。

（2）林得叮相（跌打损伤）：聚花海桐根、清风藤、假柿木姜子叶各 60 g，水煎浸洗患处。

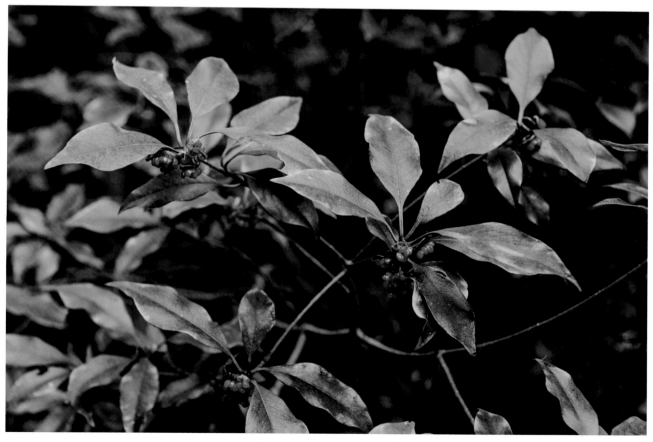

*Pittosporum balansae* DC.

# Makgyaeqgaeq

# 鸡蛋果

【药 材 名】鸡蛋果。

【别　　名】百香果。

【来　　源】西番莲科植物鸡蛋果 *Passiflora edulis* Sims。

【形态特征】多年生草质藤本，长约 6 m。全株无毛。茎具细条纹。叶互生；叶片掌状 3 深裂，长 6~13 cm，宽 8~13 cm，基部楔形或心形，裂片边缘有尖细锯齿。聚伞花序退化至仅存 1 朵花，与卷须对生；花芳香，直径约 4 cm；花梗长 4.0~4.5 cm；苞片绿色，宽卵形或菱形，边缘有细锯齿；萼片 5 枚，长 2.5~3.0 cm，外面顶端具 1 个角状附属器；花瓣 5 枚，披针形，与萼片等长；外副花冠裂片 4 轮或 5 轮，外 2 轮裂片丝状，基部淡绿色，中部紫色，顶部白色，内 3 轮裂片窄三角形；内副花冠裂片非褶状，顶端全缘或为不规则撕裂状；雄蕊 5 枚，花丝基部合生；子房倒卵球形，花柱 3 枚，扁棒状，柱头肾形。浆果卵球形，直径 3~4 cm，熟时紫色；种子多数，卵形。花期 6 月，果期 11 月。

【生境分布】栽培。广西南部地区有栽培，我国江苏、福建、台湾、湖南、广东、海南、贵州、云南等省也有栽培。

【壮医药用】**药用部位**　全株或果。

**性味**　甜、酸、平。

**功用**　清热毒，通气道。用于埃病（咳嗽），咽干，京尹（痛经）。

**附方**　（1）埃病（咳嗽）：鸡蛋果全株 30 g，生姜 10 g，鼠曲草 15 g，鱼腥草 20 g，水煎服。

（2）京尹（痛经）：鸡蛋果的果 1 个，三七、西洋参各 6 g，水煎服。

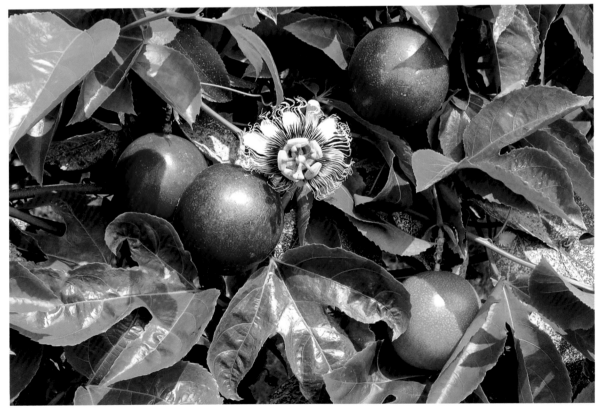

*Passiflora edulis* Sims

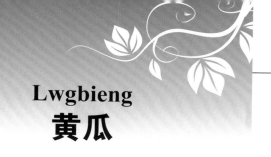

# Lwgbieng
# 黄瓜

【药　材　名】黄瓜。

【别　　　名】青瓜、王瓜。

【来　　　源】葫芦科植物黄瓜 *Cucumis sativus* L.。

【形态特征】一年生蔓生或攀援草本。茎、枝、叶柄和叶片两面均被糙硬毛。茎、枝具棱沟;卷须细,被白色柔毛。叶片宽卵状心形,长和宽均 7~20 cm,两面甚粗糙,具 3~5 个角或浅裂,裂片三角形,有齿;叶柄长 10~20 cm。花雌雄同株。雄花常数朵在叶腋簇生;花梗纤细,被微柔毛;萼筒狭钟状或近圆筒状,密被白色的长柔毛,花萼裂片钻形,与花萼筒近等长;花冠黄白色,长约 2 cm,花冠裂片长圆状披针形;雄蕊 3 枚。雌花单生或稀簇生,花梗粗壮,被柔毛;子房纺锤形,有小刺状突起。果长圆柱形或圆柱形,长 10~50 cm,绿色至黄绿色,表面具刺尖的瘤状突起。花果期夏季。

【生境分布】栽培。广西各地均有栽培,我国其他省区也有栽培。

【壮医药用】药用部位　茎、果。

性味　甜,凉。

功用　茎:利谷道水道,清热毒。用于屙意咪(痢疾),肉扭(淋证),呗脓显(黄水疮)。

果:清热毒。用于热病口渴,口腔异味,小便短赤,火眼(急性结膜炎),货烟妈(咽痛),渗裆相(烧烫伤)。

附方　(1)呗脓显(黄水疮):黄瓜茎、十大功劳、菝葜各 30 g,水煎代茶饮。

(2)美容:黄瓜茎、忍冬藤、扶芳藤各 30 g,五指毛桃 50 g,水煎服。

(3)口腔异味:鲜黄瓜适量,榨汁备用;雷公根、蒲公英各 30 g,水煎,药液加入黄瓜汁 60 ml 调匀,代茶饮。

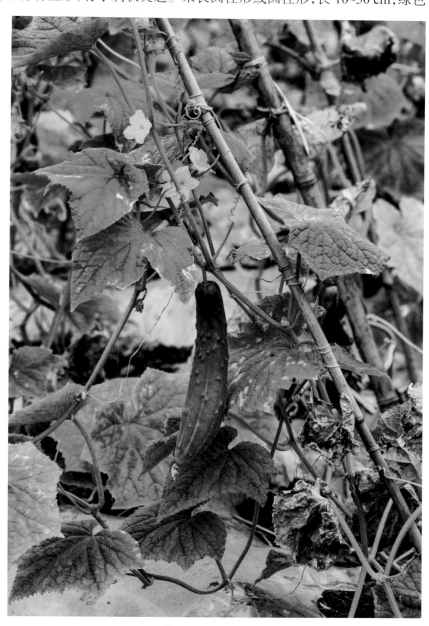

*Cucumis sativus* L.

# Gvesei
# 丝瓜

【药 材 名】丝瓜、丝瓜络、丝瓜子。

【别　　名】水瓜。

【来　　源】葫芦科植物丝瓜 *Luffa cylindrica* Roem.。

【形态特征】一年生攀援藤本。茎、枝、卷须均粗糙,被柔毛;茎、枝具棱沟;卷须 2~4 歧。叶柄长 10~12 cm;叶片三角形或近圆形,长、宽均 10~20 cm,掌状 5~7 裂,裂片三角形,边缘有锯齿,上面粗糙,下面有短柔毛。花雌雄同株。雄花总状花序,有花 15~20 朵,花序梗被柔毛;花梗长 1~2 cm,花萼筒宽钟形,被短柔毛,花萼裂片卵状披针形或近三角形;花冠黄色,开展时直径 5~9 cm,花冠裂片长圆形,长 2~4 cm,里面基部密被长柔毛;雄蕊 5 枚。雌花单生,花梗长 2~10 cm;子房长圆柱状。果圆柱状,长 15~30 cm,直径 5~8 cm,表面平滑,未熟时肉质,成熟后干燥且里面呈网状纤维;种子多数,黑色。花果期夏、秋季。

【生境分布】栽培。广西各地均有栽培,我国其他省区也有栽培。

【壮医药用】药用部位　果、果络(丝瓜络)、种子。

性味　甜,平。

功用　清热毒,活血通络,调水道,消水肿。用于胸胁胀闷,肢体酸痛,乳汁不通,笨浮(水肿),鼻衄,京瑟(闭经),烦渴,肉裂(尿血)。

附方　(1)鼻衄:鲜丝瓜 1 个,用菜叶包裹置火盆中煨至半熟,取出食用。

(2)肢体酸痛:丝瓜络、番木瓜、毛算盘各 20 g,黄荆柴根、黄花倒水莲、当归藤各 15 g,九节风 10 g,水煎服;药渣第 2 次水煎洗患处。

(3)乳汁不通:丝瓜络 15 g,五指毛桃 20 g,猪脚 1 只,水炖,食肉喝汤。

(4)肉裂(尿血):丝瓜、白茅根、仙鹤草、笔筒草各 15 g,墨旱莲 20 g,水煎代茶饮。

(5)京瑟(闭经):丝瓜络 50 g,水煎服。

(6)烦渴:丝瓜、竹叶、蒲公英各 10 g,生地黄、白点称各 15 g,水煎代茶饮。

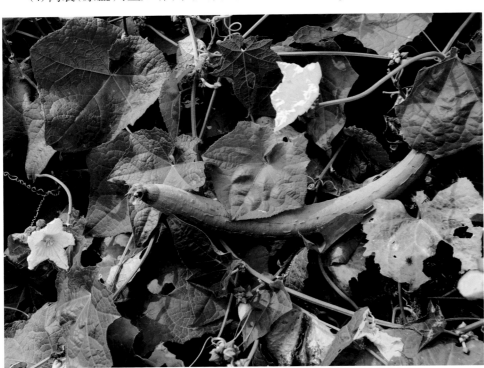

*Luffa cylindrica* Roem.

# Moegbiethung
# 凹萼木鳖

**【药 材 名】**野苦瓜。

**【别　　名】**山苦瓜、山水瓜。

**【来　　源】**葫芦科植物凹萼木鳖 *Momordica subangulata* Bl.。

**【形态特征】**纤细攀援草本。茎、枝具纵向沟纹，无毛或在节处具柔毛。卷须不分歧叶卵状心形或宽卵状心形，长 6~13 cm，宽 4~9 cm，边缘有小齿或有角，不分裂（稀 3~5 浅裂），先端急尖或渐尖，基部心形，弯缺近方形；叶柄长 3~7 cm，无腺体。雌雄异株，单生于叶腋，花梗纤细。雄花花梗长 5~10 cm，被短柔毛，顶端生 1 枚圆肾形的苞片；花萼裂片卵状长圆形，被柔毛，顶端钝微凹；花冠黄色，花冠裂片倒卵形，长约 2 cm，内面有疣状突起，具 5 脉；雄蕊 5 枚。雌花花梗长 5~6 cm，在基部有 1 枚小苞片。果梗长 4~5 cm；果实卵球形或卵状长圆形，长约 6 cm，外面密被柔软的长刺；种子灰色。花期 6~8 月，果期 8~10 月。

**【生境分布】**生于山坡、路旁荫处。广西主要分布于南宁、宁明、龙州、平果、凌云、田林、凤山、天峨、罗城、河池、南丹、都安、宜州、来宾、藤县等地，我国云南、贵州、广东等省也有分布。

**【壮医药用】药用部位**　全草。

**性味**　苦，凉。

**功用**　清热毒，调龙路火路。用于航靠谋（痄腮），货烟妈（咽痛），呗奴（瘰疬），火眼（急性结膜炎），呗脓（痈肿），血压嗓（高血压），啊肉甜（消渴），肿瘤。

**附方**　（1）血压嗓（高血压）：野苦瓜、多花勾儿茶各 10 g，鬼针草 15 g，水煎服。

（2）啊肉甜（消渴）：野苦瓜、拐枣子、葛根各 10 g，水煎服。

（3）航靠谋（痄腮），货烟妈（咽痛）：野苦瓜 15 g，水煎服。

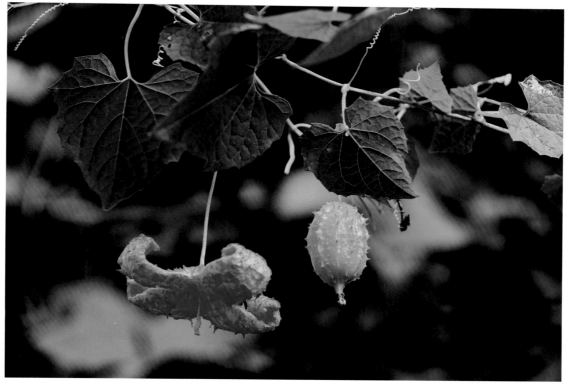

*Momordica subangulata* Bl.

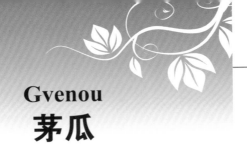

# Gvenou
# 茅瓜

**【药 材 名】**茅瓜根。

**【别 名】**老鼠拉冬瓜、金丝瓜、猪龙瓜、山天瓜。

**【来 源】**葫芦科植物茅瓜 *Solena amplexicaulis*（Lam.）Gandhi。

**【形态特征】**攀援草本。块根纺锤状。茎、枝柔弱。叶柄长 0.5~1.0 cm，被短柔毛或无毛；叶片卵形、长圆形、卵状三角形或戟形等，不分裂，3~5 浅裂至深裂，裂片长圆状披针形、披针形或三角形，长 8~12 cm，宽 1~5 cm，边缘全缘或有疏齿。花雌雄异株。雄花花序伞房状，有花 10~20 朵，花序梗 2~5 mm；花极小，花梗长 2~8 mm；花萼裂片近钻形；花冠黄色，外面被短柔毛，裂片三角形，长约 1.5 mm；雄蕊 3 枚，花药药室弧状弓曲。雌花单生于叶腋，花梗长 5~10 mm；柱头 3 枚。果红褐色，长圆柱形或近球形，长 2~6 cm；种子数枚，灰白色。花期 5~8 月，果期 8~11 月

**【生境分布】**生于山坡路旁、林下、杂木林中或灌木丛中。广西主要分布于南宁、上林、宾阳、横县、柳州、苍梧、玉林、容县、博白、百色、那坡、乐业、田林、隆林、钟山、天峨、凤山、巴马、都安、宁明、龙州、大新等地，我国台湾、福建、江西、广东、云南、贵州、四川、西藏等省区也有分布。

**【壮医药用】药用部位** 块根。

**性味** 甜、苦、微涩，寒。

**功用** 调龙路火路，清热毒，消肿结。用于航靠谋（痄腮），淋巴结炎，货烟妈（咽痛），火眼（急性结膜炎），屙意咪（痢疾），呗（无名肿毒），呗脓（痈肿）。

**附方** （1）淋巴结炎，货烟妈（咽痛）：茅瓜根 15 g，水煎服。

（2）呗（无名肿毒），呗脓（痈肿）：鲜茅瓜根、鲜七叶一枝花、鲜葛薯子、鲜皂角刺各适量，共捣烂敷患处。

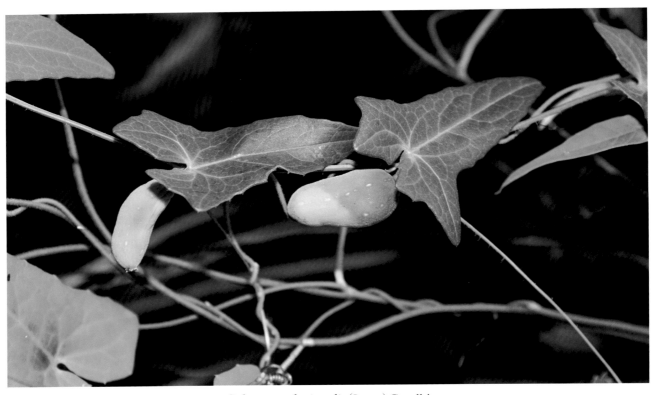

*Solena amplexicaulis*（Lam.）Gandhi

# Gomomj
# 昌感秋海棠

【**药 材 名**】昌感秋海棠。

【**别　　名**】盾叶秋海棠。

【**来　　源**】秋海棠科植物昌感秋海棠 *Begonia cavaleriei* H. Lév.。

【**形态特征**】多年生草本。根状茎匍匐，呈结节状或似念珠状，节明显，被鳞片，具纤维状根。无地上茎。叶盾状，基生，具长柄；叶片近圆形，长 8~22 cm，宽 5~19 cm，先端渐尖至长渐尖，基部略偏呈圆形，边缘全缘常带浅波状，自叶柄顶端放射状发出 6~8 条脉；叶柄与叶片等长，有棱。花葶高约 20 cm，花淡粉红色，呈聚伞状；雄花花被片 4 枚，雄蕊多数；雌花花被片 3 枚，子房 3 室，花柱 3 个，仅基部合生。蒴果下垂，长圆形，长约 2.9 mm，淡红色，具 3 翅；种子淡褐色。花期 5~7 月，果期 7 月开始。

【**生境分布**】生于山地、沟谷、石壁或密林下潮湿石岩上。广西主要分布于马山、龙州、东兰、南丹、靖西、德保、那坡等地，我国贵州、云南等省也有分布。

【**壮医药用**】**药用部位**　全草。

**性味**　酸、涩、凉。

**功用**　消瘀肿，止痛，利谷道。用于夺扼(骨折)，林得叮相(跌打损伤)，发旺(痹病)，埃病(咳嗽)，东郎(食滞)。

**附方**　(1)夺扼(骨折)：鲜昌感秋海棠适量，捣烂敷患处。

(2)东郎(食滞)：昌感秋海棠 30 g，瘦猪肉 50 g，水炖，调食盐少许，食肉喝汤。

(3)埃病(咳嗽)：昌感秋海棠、不出林各 30 g，牛大力 20 g，猪肺 200 g，水炖，调食盐少许，食肉喝汤。

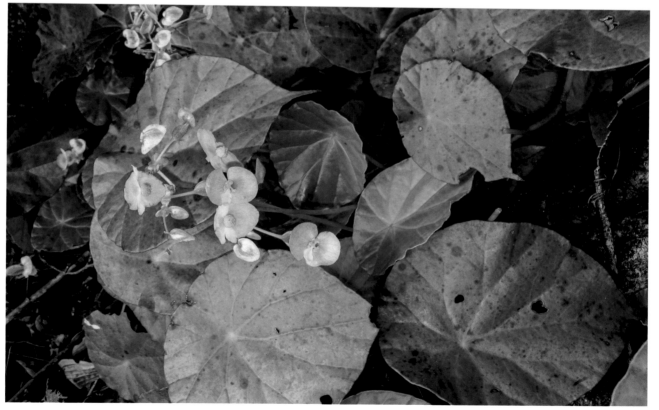

*Begonia cavaleriei* H. Lév.

# Gomomjgwn
# 食用秋海棠

【药 材 名】食用秋海棠。

【别 名】葡萄叶秋海棠、大叶半边莲。

【来 源】秋海棠科植物食用秋海棠 Begonia edulis H. Lév.。

【形态特征】多年生草本，高可达 60 cm。根状茎极短。茎粗壮，具沟纹和疣点。叶常对生（至少下部 1 对）；叶片如葡萄叶形状，近圆形或扁圆形，长 16~20 cm，宽 15~21 cm，先端渐尖，基部呈心形，边缘有齿，浅裂达 1/2 或略短于 1/3，两面无毛；掌状 6~8 条脉；叶柄长 15~25 cm。雄花花序呈二回或三回二歧聚伞状，花 4~6 朵，粉红色，花序梗长 4~10 cm；花梗长 1~2 cm，密被褐色绒毛，以后脱落减少；花被片 4 枚，外面被褐色毛，外面 2 枚卵状三角形，长约 1.9 cm，内面 2 枚长圆形，长约 1.4 cm；雄蕊多数。蒴果下垂，具 3 翅；果葶高 16~26 cm。花期 6~9 月，果期 8 月开始。

【生境分布】生于山坡水沟边岩石上、山谷潮湿处、混交林下岩石上和山坡沟边。广西主要分布于德保、凌云、上思、龙州、巴马、南丹、苍梧等地，我国贵州、云南、广东等省也有分布。

【壮医药用】药用部位 全草。

性味 酸、涩、寒。

功用 调龙路火路，清热毒，止血，消肿痛。用于呗脓（痈肿），屙意勒（便血），林得叮相（跌打损伤），骨质增生，腰椎间盘突出，额哈（毒蛇咬伤），黄标（黄疸）。

附方 （1）屙意勒（便血）：食用秋海棠 60 g，瘦猪肉 100 g，水炖，食肉喝汤。

（2）林得叮相（跌打损伤）：鲜食用秋海棠、鲜红藤菜各适量，加黄糖少许，共捣烂敷患处。

（3）额哈（毒蛇咬伤）：食用秋海棠、半边莲、鬼针草各 30 g，白花蛇舌草 60 g，水煎服。

（4）骨质增生，腰椎间盘突出，林得叮相（跌打损伤）：食用秋海棠 30 g，水煎服。

（5）黄标（黄疸）：食用秋海棠 50 g，水煎服。

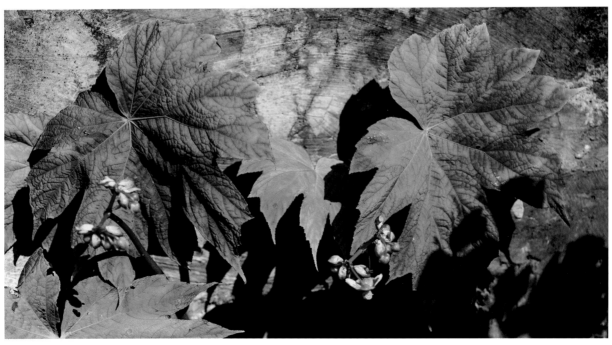

*Begonia edulis* H. Lév.

# Golaenghoengz
# 紫背天葵

【药材名】散血子。

【别　　名】红天葵、红水葵、夜渡红、一口血。

【来　　源】秋海棠科植物紫背天葵 *Begonia fimbristipula* Hance。

【形态特征】多年生无茎草本,高可达 12 cm。全株有酸味。根状茎球状,肉质,具多数纤维状根。基生叶 1 片,膜质,圆心形或卵状心形,直径 3.5~7.0 cm,先端渐尖,基部心形,边缘有重锯齿和缘毛,叶上面被粗毛,叶下面紫色,沿脉被毛;基出脉 7~9 条;叶柄长 2~6 cm。花单性同株;花葶无毛,红色;花粉红色,二回或三回二歧聚伞状花序;雄花萼片 2 枚,花被裂片 4 枚,红色,雄蕊多数;雌花花被裂片 3 枚,子房 3 室,花柱 3 枚。蒴果三角形,具 3 翅。种子极多数,淡褐色。花期 5 月,果期 6 月。

【生境分布】生于山坡、沟谷湿润的石壁上。广西各地均有分布,我国浙江、江西、湖南、福建、广东、海南、香港等省区也有分布。

【壮医药用】药用部位　根茎、全草。

性味　酸、微涩,凉。

功用　清热毒,凉血,调气道,止咳嗽,散瘀肿。用于发得(发热),暑热烦渴,鼻衄,钵痨(肺结核),唉勒(咯血),埃病(咳嗽),肺炎,货烟妈(咽痛),血压嗓(高血压),额哈(毒蛇咬伤),呗脓(痈肿),林得叮相(跌打损伤)。

附方　(1)钵痨(肺结核),唉勒(咯血):散血子、大贝母各 5 g,牛尾蕨 15 g,不出林 20 g,桑叶、鱼腥草各 10 g,水煎服。

(2)埃病(咳嗽):散血子 5 g,牛尾蕨、连翘、黄芩、百部、玉叶金花各 15 g,水煎服。

(3)血压嗓(高血压):鲜散血子根茎 1 g,嚼食。

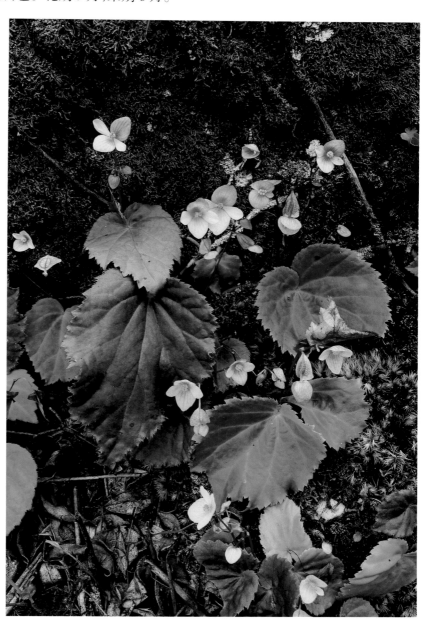

*Begonia fimbristipula* Hance

# Najbaenzyen
# 秋海棠

【药 材 名】秋海棠。

【别　　名】大叶半边莲、大破血子。

【来　　源】秋海棠科植物秋海棠 *Begonia grandis* Dryand.。

【形态特征】多年生草本,高可达 80 cm。根状茎近球形,具密集细长纤维状根。茎多分枝。茎生叶互生,叶片宽卵形至卵形,长 8~20 cm,宽 6~18 cm,先端渐尖至长渐尖,基部心形,偏斜,边缘具三角形浅齿,齿尖带短芒,并常呈波状或宽三角形的极浅齿,掌状脉 7~9 条,背面带紫红色;叶柄长 4.0~13.5 cm,带紫红色。花葶高 7~9 cm,花粉红色,直径 2.5~3.5 cm,三回或四回二歧聚伞状,花序梗长 4.5~7.0 cm;雄花花梗长约 8 mm,花被片 4 枚,雄蕊多数;雌花花梗长约 2.5 cm,花被片 3 枚,子房长圆柱形。蒴果长圆柱形,长 1.5~3.0 mm,具 3 翅;果梗长约 3.5 cm。花期 7 月开始,果期 8 月开始。

【生境分布】生于阴湿处。广西主要分布于柳城、凌云、乐业、都安等地,我国河北、河南、山东、陕西、四川、贵州、湖南、湖北、安徽、江西、浙江、福建等省也有分布。

【壮医药用】**药用部位**　全草。

**性味**　酸、涩、凉。

**功用**　通龙路火路,清热毒,消肿痛。用于货烟妈(咽痛),呗脓(痈肿),额哈(毒蛇咬伤),发旺(痹病),林得叮相(跌打损伤),痤疮。

**附方**　(1)货烟妈(咽痛):秋海棠 15 g,罗汉果 1 个,射干 10 g,水煎代茶饮。

(2)痤疮:秋海棠、红藤菜各 30 g,皂角刺 10 g,水煎服。

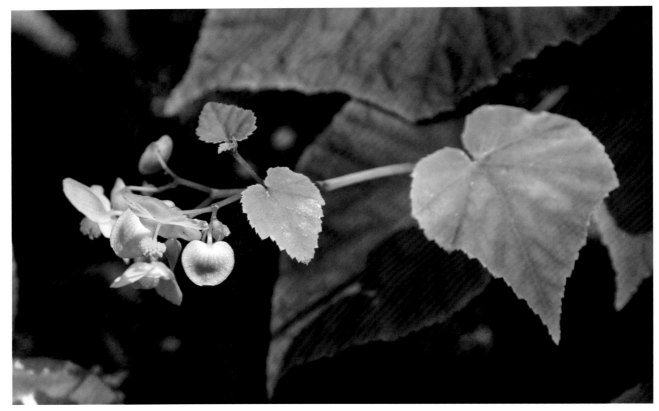

*Begonia grandis* Dryand.

# Golienzcuk
# 竹节秋海棠

【**药 材 名**】竹节秋海棠。

【**别　　名**】半边莲、竹节海棠。

【**来　　源**】秋海棠科植物竹节秋海棠 *Begonia maculata* Raddi。

【**形态特征**】直立或披散的半灌木,高可达 1.5 m。茎近木质,具明显竹节状的节。单叶互生;叶片厚肉质,斜长圆形或长圆状卵形,长 10~20 cm,宽 4~5 cm,先端尖,基部心形,边缘浅波状,叶上面深绿色,有多数圆形小白点,叶下面深红色;叶柄长 2.0~2.5 cm,紫红色。花淡玫瑰色或白色,聚伞花序腋生而下垂;总花梗短;雄花直径约 2.5 cm,花被片 4 枚;雌花花被片 5 枚,子房下位。蒴果大而有翅。花期夏、秋季,果期秋季。

【**生境分布**】栽培。广西部分地区有栽培,我国广东等省也有栽培。

【**壮医药用**】**药用部位**　全株。

　**性味**　苦,平。

　**功用**　散瘀解毒,利水。用于林得叮相(跌打损伤),货烟妈(咽痛),麻邦(偏瘫),肉扭(淋证),笨浮(水肿),额哈(毒蛇咬伤)。

　**附方**　(1)林得叮相(跌打损伤):竹节秋海棠、韭菜根各 30 g,一刺两嘴根皮 20 g,大黄 15 g,共捣烂,调白酒炒热敷患处。

　(2)麻邦(偏瘫):竹节秋海棠、半枫荷、七叶莲、九龙藤、当归藤、牛大力各 15 g,枫荷桂 10 g,水煎服;药渣再煎洗患处。

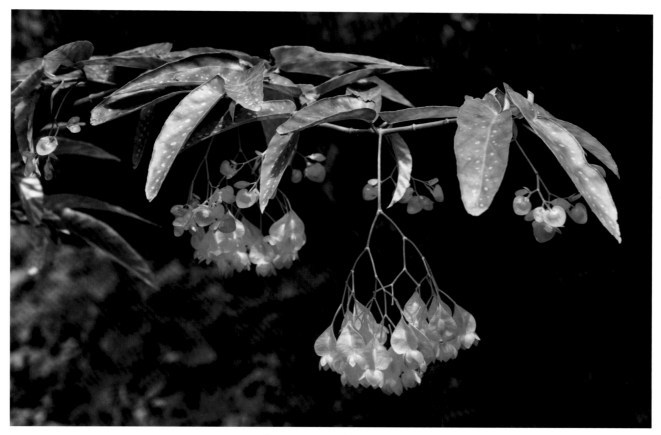

*Begonia maculata* Raddi

# Golienzrin
# 裂叶秋海棠

【药 材 名】裂叶秋海棠。

【别　　名】红半边莲、半边莲、石莲、八多酸。

【来　　源】秋海棠科植物裂叶秋海棠 *Begonia palmata* D. Don。

【形态特征】多年生具茎草本,高可达 60 cm。茎、叶两面、叶柄和花多少被绵状绒毛或柔毛。根状茎伸长,长圆柱状,匍匐。茎直立或披散状。单叶互生;叶片斜卵形或偏圆形,长 9~20 cm,宽 7~16 cm,先端渐尖至长渐尖,基部微心形至心形,3~7 裂,边缘有小锯齿和缘毛;掌状脉 5~7 条;叶柄长于叶片。聚伞状花序有花 3 朵或 4 朵,花单性同株,白色至粉红色,直径 1~2 cm;雄花萼片和花瓣各 2 枚,萼片大于花瓣,雄蕊多数;雌花萼片与花瓣 4 枚或 5 枚,斜卵形,花柱基部合生,柱头 2 裂且外向螺旋状扭曲呈环形。蒴果倒卵球形,长 1.0~1.5 cm,具 3 翅;种子多数。花期 8 月,果期 9 月开始。

【生境分布】生于深山密林溪谷石上潮湿处。广西各地均有分布,我国浙江、江西、福建、台湾、湖南、广东、四川、贵州、云南、西藏等省区也有分布。

【壮医药用】**药用部位**　全草。

**性味**　酸,寒。

**功用**　通气道,调龙路火路,清热毒,散瘀肿。用于肺炎、埃病(咳嗽)、货烟妈(咽痛)、腊胴尹(腹痛)、林得叮相(跌打损伤)、渗裆相(烧烫伤)、额哈(毒蛇咬伤)、呗脓(痈肿)。

**附方**　(1)埃病(咳嗽):裂叶秋海棠 15 g,水煎服。

(2)林得叮相(跌打损伤):鲜裂叶秋海棠 60 g,捣烂敷患处。

(3)渗裆相(烧烫伤):裂叶秋海棠 120 g,虎杖 100 g,十大功劳 60 g,煎膏。取药膏适量涂患处。

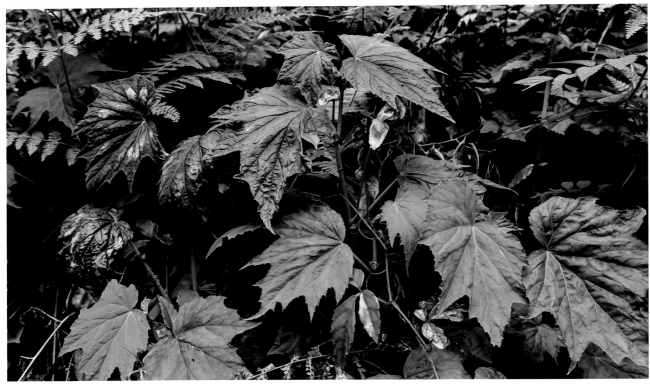

*Begonia palmata* D. Don

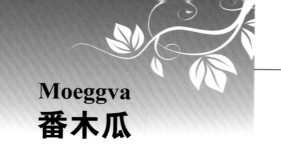

**Moeggva**

# 番木瓜

【**药材名**】番木瓜。

【**别　　名**】木瓜。

【**来　　源**】番木瓜科植物番木瓜 *Carica papaya* L.。

【**形态特征**】常绿软木质小乔木,高可达 8 m。植株具乳汁。茎不分枝,具螺旋状排列的托叶痕。叶大型,聚生于茎顶,近盾形,通常 5~9 深裂,每裂片再为羽状分裂;叶柄中空,长达 60~100 cm。花单性或两性。雄花排列成圆锥花序;无花梗;萼片基部连合;花冠乳黄色,花冠筒细管状,花冠裂片 5 枚;雄蕊 10 枚。雌花单生或由数朵排列成伞房花序,着生于叶腋;具短梗或近无梗;萼片 5 枚,花冠裂片 5 枚,分离,乳黄色或黄白色;子房卵球形,花柱 5 枚,柱头数裂,近流苏状。浆果肉质,矩圆形,长可达 30 cm,熟时橙黄色,果肉柔软多汁,味香甜;种子多数,黑色。花果期全年。

【**生境分布**】栽培。广西主要分布于南部地区,我国福建、台湾、广东、云南等省也有栽培。

【**壮医药用**】药用部位　根、叶、果。

**性味**　甜,平。

**功用**　根、叶:利湿通络。用于发旺(痹病),麻抹(肢体麻木),妇女哺乳期乳汁稀少,隆芡(痛风),屙意囊(便秘),外伤。

果:消食健胃,下乳。用于食欲不振,胃、十二指肠溃疡疼痛,乳汁稀少,核尹(腰痛),胴尹(胃痛),醉酒,足跟炎。

**附方**　(1)胴尹(胃痛):番木瓜果 20 g,太子参、五指毛桃、饿蚂蝗各 10 g,猪肚半只,水煲,食肉喝汤。

(2)发旺(痹病):番木瓜根、当归藤各 20 g,白芍、七叶莲各 15 g,麻骨风、威灵仙各 10 g,猪脚半只,水煲,食肉喝汤。

(3)乳汁稀少:番木瓜果 30 g,炮山甲 3 g,当归 15 g,党参 20 g,五指毛桃 10 g,猪脚半只,水煲,食肉喝汤。

(4)隆芡(痛风):番木瓜根、牛大力、千斤拔各 10 g,猪脚 200 g,水煲,食肉喝汤。

(5)屙意囊(便秘):番木瓜果实 15 g,杏仁、大枣、当归、太子参、虎杖各 10 g,土人参 20 g,水煎服。

(6)外伤:番木瓜根、王不留行各适量,共研末,敷患处。

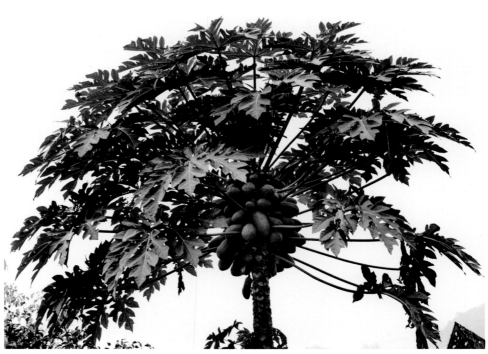

*Carica papaya* L.

# Godanzva
# 昙花

【药 材 名】昙花。

【别　　名】昙华。

【来　　源】仙人掌科植物昙花 *Epiphyllum oxypetalum*（DC.）Haw.。

【形态特征】附生肉质灌木，高可达 6 m。老茎圆柱状，木质化；分枝叶状扁平，披针形至长圆状披针形，长 15~100 cm，宽 5~12 cm，边缘波状或具深圆齿，中肋宽 2~6 mm，于两面突起；老株分枝产生气根；小窠排列于齿间凹陷处。花单生于枝侧的小窠，漏斗状，于夜间开放，芳香，长 25~30 cm，直径 10~12 cm；萼状花被片绿白色、淡琥珀色或带红晕，线形至倒披针形，瓣状花被片白色；雄蕊多数，排成 2 列；花柱长于雄蕊，柱头15~20 枚。浆果长球形，具纵棱脊，紫红色；种子多数，亮黑色。花期 6~10 月。

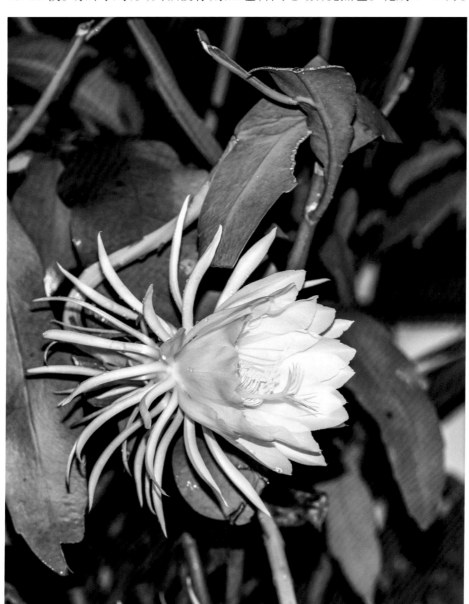

*Epiphyllum oxypetalum*（DC.）Haw.

【生境分布】栽培。广西各地均有栽培，我国其他省区也有栽培。

【壮医药用】药用部位花。

性味　甜，平。

功用　调气道，补肺阴，止咳嗽。用于埃病（咳嗽），鹿勒（呕血），钵痨（肺结核），呗奴（瘰疬），胸口痛，航靠谋（痄腮），年闹诺（失眠）。

附方　（1）钵痨（肺结核）：昙花 15 g，黄花倒水莲 20 g，水煎服。

（2）胸口痛：昙花 15 g，三七 6 g，鸡肉 250 g，水炖，调食盐少许，食肉喝汤。

（3）航靠谋（痄腮）：鲜昙花适量，捣烂敷患处。

（4）年闹诺（失眠）：昙花、忍冬藤各 15 g，虎杖 10 g，水煎服。

# Cazmbawrongh
# 亮叶杨桐

**【药 材 名】**石崖茶。

**【别 名】**亮叶黄瑞木。

**【来 源】**山茶科植物亮叶杨桐 *Adinandra nitida* Merr. ex H. L. Li。

**【形态特征】**灌木或乔木,高可达 20 m。全株除顶芽近顶端被柔毛外,其余均无毛。树皮灰色。叶互生;叶片厚革质,卵状长圆形至长圆状椭圆形,长 7~13 cm,宽 2.5~4.0 cm,边缘具疏细齿;叶柄长 1.0~1.5 cm。叶干后变深绿色或黑色,发亮。花单朵腋生;花梗长 1.0~1.3 cm;萼片 5 枚,卵形;花瓣 5 枚,白色,长圆状卵形,长 17~19 mm;雄蕊 25~30 枚,花丛中部以下连合,花药线状披针形;子房 3 室,无毛,每室有胚珠多数,花柱先端 3 裂。果球形或卵球形,成熟时橙黄色或黄色;种子褐色。花期 6~7 月,果期 9~10 月。

**【生境分布】**生于沟谷溪边、林缘、林中或岩石边。广西主要分布于龙胜、防城港、上思、上林、马山、环江、罗城、金秀、桂平等地,我国广东、贵州等省也有分布。

**【壮医药用】药用部位** 叶。

**性味** 甜、微苦,凉。

**功用** 通龙路火路,调谷道,清热毒,除湿毒。用于货烟妈(咽痛),黄标(黄疸),屙意咪(痢疾),伤口流脓不愈,血压嗓(高血压),高脂血症,渗裆相(烧烫伤)。

**附方** (1)货烟妈(咽痛):石崖茶 5 g,水煮,少量频服。

(2)渗裆相(烧烫伤),伤口流脓不愈:石崖茶 10 g,马鞭草、金银花各 20 g,水煎,药液清洗伤口。

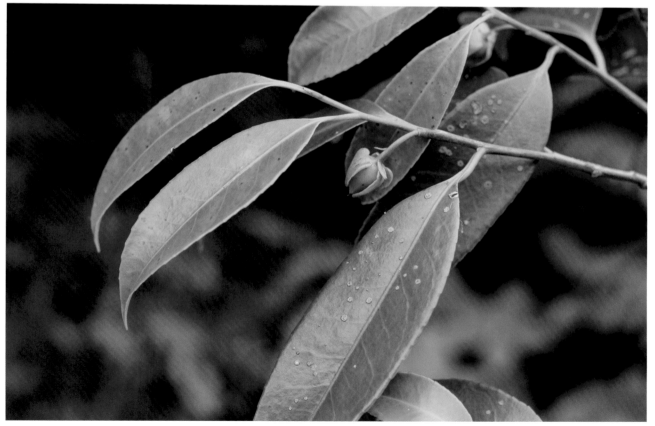

*Adinandra nitida* Merr. ex H. L. Li

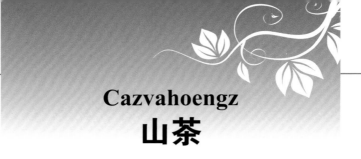

# Cazvahoengz
# 山茶

【药 材 名】山茶花。

【别　　名】红山茶、茶花。

【来　　源】山茶科植物山茶 *Camellia japonica* L.。

【形态特征】灌木或小乔木,高可达 15 m。树皮灰褐色;幼枝无毛。单叶互生;叶片倒卵形或椭圆形,长 5~10 cm,宽 2.5~6.0 cm,先端渐尖,基部楔形,边缘有细锯齿;叶柄长 8~15 mm。花两性,单生或对生于叶腋或枝顶;萼片 5 枚,宽卵圆形,外被柔毛;花瓣 5~7 枚或多重瓣,红色、淡红色或白色,近圆形,先端有凹缺,基部稍连合;雄蕊多数,外轮的花丝基部连合,内轮的离生;子房 3 室,花柱 3 裂。蒴果近球形,直径 2~3 cm;每室有种子 1 粒或 2 粒;种子近球形,暗褐色。花期 1~4 月,果期 9~10 月。

【生境分布】多为栽培。广西各地均有栽培,我国其他省区也有栽培。

【壮医药用】药用部位　花。

性味　苦、微辣,寒。

功用　通龙路火路,凉血止血,散瘀消肿。用于吐血,衄血,陆裂(咳血),屙意勒(便血),仲嘿唞尹(痔疮)出血,兵淋勒(崩漏),隆白呆(带下),渗裆相(烧烫伤),林得叮相(跌打损伤)。

附方　(1)屙意勒(便血):山茶花 5 g,茜草、地榆各 10 g,地苓 20 g,墨旱莲 30 g,一点红 15 g,水煎代茶饮。

(2)林得叮相(跌打损伤):山茶花 5 g,桔梗、枳壳、苎麻根各 10 g,水煎服。

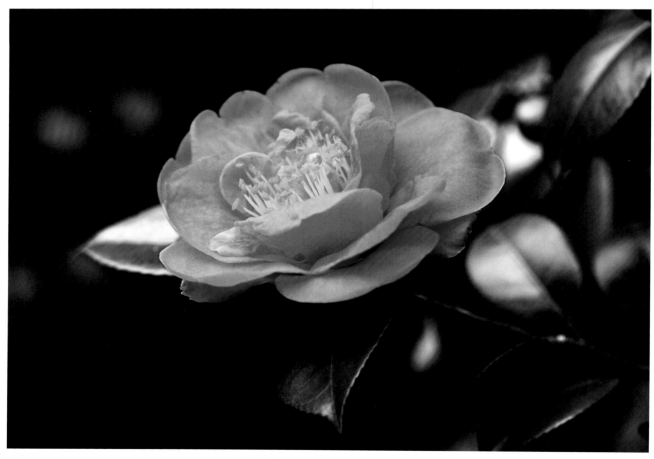

*Camellia japonica* L.

# Gaeuyiengzdoj
# 耳叶猕猴桃

**【药 材 名】**耳叶猕猴桃。

**【别　　名】**土羊角。

**【来　　源】**猕猴桃科植物耳叶猕猴桃 *Actinidia glaucophylla* F. Chun var. *asymmetrica* (F. Chun) C. F. Liang。

**【形态特征】**落叶或半落叶藤本。小枝干后黑褐色或黄灰色;髓白色,片层状。叶卵形至卵状披针形,不等侧且弯歪,基部耳形,两面无毛,背面霜粉易脱落。花序梗长 4~10 mm;花梗长 4~5 mm;花直径约 10 mm;子房完全无毛或顶部略被柔毛。果圆柱形或卵状圆柱形,灰绿色,长 15~18 mm;种子长约 1 mm。花期 4~5月,果期 11 月。

**【生境分布】**生于山林中。广西主要分布于南宁、上思、防城港、宾阳、横县、宁明、东兰、百色等地,我国广东等省也有分布。

**【壮医药用】药用部位**　茎。

**功用**　通龙路,舒筋络,调经止痛。用于林得叮相(跌打损伤),夺扼(骨折),京尹(痛经)。

**附方**　(1)京尹(痛经):耳叶猕猴桃 10 g,大血藤、枫荷桂各 15 g,水煎服。

(2)林得叮相(跌打损伤):耳叶猕猴桃、魔芋、万年青、小罗伞各 15 g,共捣烂敷患处。

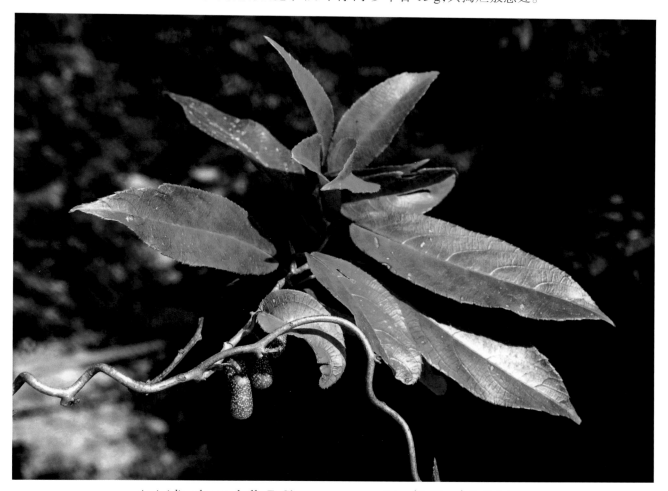

*Actinidia glaucophylla* F. Chun var. *asymmetrica* (F. Chun) C. F. Liang

# Bizbazraemx
# 尼泊尔水东哥

【药 材 名】铜皮。

【别 名】鼻涕果、山地水东哥。

【来 源】水东哥科植物尼泊尔水东哥 Saurauia napaulensis DC.。

【形态特征】乔木,高可达 20 m。小枝被爪甲状鳞片。叶狭矩圆形,长 18~36 cm,宽 7~15 cm,顶端渐尖至突尖,基部钝或圆,边缘具细锯齿,叶上面被薄层糠秕状短茸毛,中、侧脉上疏生鳞片,侧脉 30~46 对;叶柄长 2.5~5.0 cm,具鳞片和被短柔毛。圆锥花序单生于叶腋,长 12~33 cm,疏生鳞片,有短柔毛;花梗长 1.7~2.5 cm;苞片卵状披针形;花粉红色,直径 8~15 mm;萼片和花瓣均为 5 枚;花瓣矩圆形,长约 8 mm;雄蕊 70~80 枚;花柱 4 枚或 5 枚,中部以下合生。果扁球形或近球形,直径 7~11 mm,绿色或淡黄色,具 5 棱。

【生境分布】生于山地林中或林边路旁。广西主要分布于德保、靖西、那坡、凌云、田林、隆林等地,我国四川、贵州、云南等省也有分布。

【壮医药用】药用部位 树皮。

性味 甜、微辣、凉。

功用 消肿痛,止血,解毒。用于林得叮相(跌打损伤)、夺扼(骨折)、外伤出血,呗脓(痈肿),骨痛(骨髓炎),肉扭(淋证)。

附方 (1)骨痛(骨髓炎):铜皮 15 g,熟地 30 g,肉桂、生甘草各 3 g,桂枝、白芥子各 6 g,麻黄、姜炭各 2 g,鹿角胶 9 g,水煎服。

(2)呗脓(痈肿):铜皮 18 g,三七 2 g,姜黄 20 g,共研末。每日取药粉 10 g,伴瘦猪肉 100 g 或鸡蛋 2 个蒸熟食,分 3 次食用。

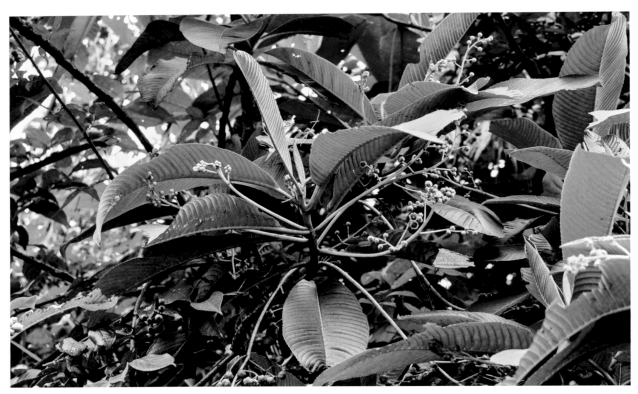

*Saurauia napaulensis* DC.

# Faexbizli
# 聚锥水东哥

【药 材 名】聚锥水东哥。

【别　　名】水枇杷、碧利木、鼻涕果。

【来　　源】水东哥科植物聚锥水东哥 Saurauia thyrsiflora C. F. Liang et Y. S. Wang。

【形态特征】小乔木或灌木，高可达 4 m。小枝被糠秕状绒毛和钻状鳞片。叶矩状椭圆形，长 14~26 cm，宽 5.5~11.0 cm，边缘具细锯齿且齿端具刺尖，侧脉 12~15 对，幼叶两面具星散短绒毛，老叶仅下面中、侧脉上疏生短柔毛，上面偶有侧脉间和下面仅中脉、侧脉上具偃伏刺毛；叶柄长 1.5 cm，被短柔毛和钻状鳞片。聚伞圆锥花序单生于叶腋，长 8~12 cm，被褐色短柔毛和钻状鳞片，有花 13 朵左右；花梗长 1.0~1.7 cm；花淡红色，直径 0.8~1.0 cm；萼片和花瓣均 5 枚；雄蕊 48~65 枚；子房近球形，花柱 3 枚或 4（5）枚。果绿色，近球形，直径 8~12 mm，具不明显的 5 棱。花果期 5~12 月。

【生境分布】生于丘陵、山地沟谷林下或灌木丛中。广西主要分布于南宁、马山、上林、浦北、百色、平果、德保、那坡、田林、隆林、西林、天峨、都安等地，我国贵州、云南等省也有分布。

【壮医药用】药用部位　根、叶。

功用　根用于勒爷笃麻（小儿麻疹）；叶用于渗裆相（烧烫伤）。

附方　（1）勒爷笃麻（小儿麻疹）：聚锥水东哥根、丢了棒各 15 g，桂枝、救必应各 10 g，磨盘草 30 g，水煎洗浴。

（2）渗裆相（烧烫伤）：聚锥水东哥叶、芦荟各 30 g，共捣烂敷患处。

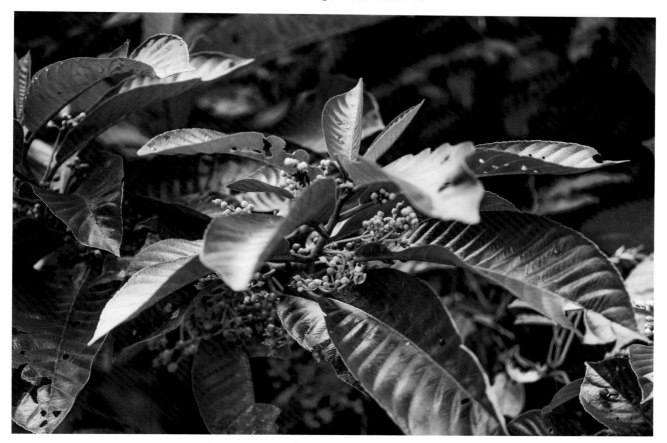

*Saurauia thyrsiflora* C. F. Liang et Y. S. Wang

# Faezlaux
# 望天树

【药 材 名】望天树叶。

【别　　名】擎天树、肥劳、咪劳。

【来　　源】龙脑香科植物望天树 *Parashorea chinensis* H. Wang。

【形态特征】大乔木,高可达 60 m。幼枝被鳞片状的茸毛,具圆形皮孔。叶椭圆形或椭圆状披针形,长 6~20 cm,宽 3~8 cm;侧脉羽状,在下面明显突起,网脉明显,被鳞片状毛或茸毛;叶柄长 1~3 cm,密被毛。圆锥花序腋生或顶生,密被鳞片状毛或茸毛;每个小花序分枝处具小苞片 1 对;每分枝有花 3~8 朵,每朵花的基部具 1 对宿存苞片;花萼裂片 5 枚,覆瓦状排列,两面均被鳞片状毛或茸毛;花瓣 5 枚,黄白色,芳香,长 6~11 mm,宽 3~7 mm,外面被鳞片状毛;雄蕊 12~15 枚;子房被毛,3 室,每室具胚珠 2 颗,柱头略 3 裂。果实长卵形,密被银灰色的绢状毛;果翅近等长或 3 长 2 短,长 6~8 cm,宽 0.6~1.0 cm,基部狭窄不包围果体。花期 5~6 月,果期 8~9 月。

【生境分布】生于沟谷、坡地、丘陵及石灰山密林中。广西主要分布于田阳、那坡、巴马、都安、龙州、大新等地,我国云南等省也有分布。

【壮医药用】药用部位　叶。

功用　祛湿毒。用于呗脓(痈肿)、狠尹(疖肿),能啥能累(湿疹)。

附方　(1)能啥能累(湿疹):望天树叶 60 g,水煎洗患处。

(2)狠尹(疖肿):望天树叶、荔枝草各 15 g,白花蛇舌草 60 g,水煎服。

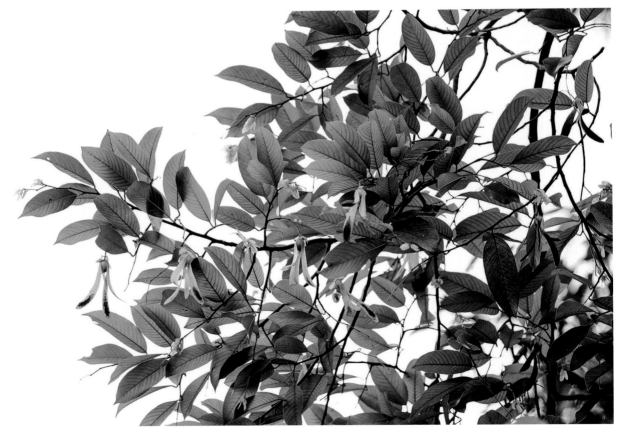

*Parashorea chinensis* H. Wang

# Golimzmungqnganh
# 柠檬桉

【**药 材 名**】柠檬桉叶。

【**来 源**】桃金娘科植物柠檬桉 *Eucalyptus citriodora* Hook. f.。

【**形态特征**】常绿大乔木,高可达 28 m。树干挺直,光滑,树皮灰白色、棕褐色等。叶有浓厚的柠檬气味;幼叶对生或互生,披针形,有腺毛,叶柄盾状着生;成熟叶互生,狭披针形,宽约 1 cm,长 10~15 cm,无毛,两面有黑腺点;过渡性叶阔披针形,宽 3~4 cm,长 15~18 cm,叶柄长 1.5~2.0 cm。圆锥花序腋生;花梗长 3~4 mm,具 2 棱;花蕾长倒卵形,长 6~7 mm;萼筒长约 5 mm;帽状体长约 1.5 mm,有 1 个小尖突;雄蕊排成 2 轮,花药椭圆形。蒴果壶形,长 1.0~1.2 cm,宽 0.8~1.0 cm;果瓣藏于萼筒内。花期 4~9 月。

【**生境分布**】栽培。广西各地均有栽培,我国广东、福建、江西、湖南、云南、浙江、四川等省也有栽培。

【**壮医药用**】药用部位　叶。

**性味**　苦,温。

**功用**　祛风毒,消肿痛,利谷道。用于贫痧(感冒),屙意咪(痢疾),胴尹(胃痛),东郎(食滞),呗脓(痈肿),能啥能累(湿疹),麦蛮(风疹),发旺(痹病)。

**附方**　(1)贫痧(感冒):柠檬桉叶 15 g,荆芥 10 g,水煎服。

(2)麦蛮(风疹):柠檬桉叶、荆芥、青蒿各适量,水煎洗患处。

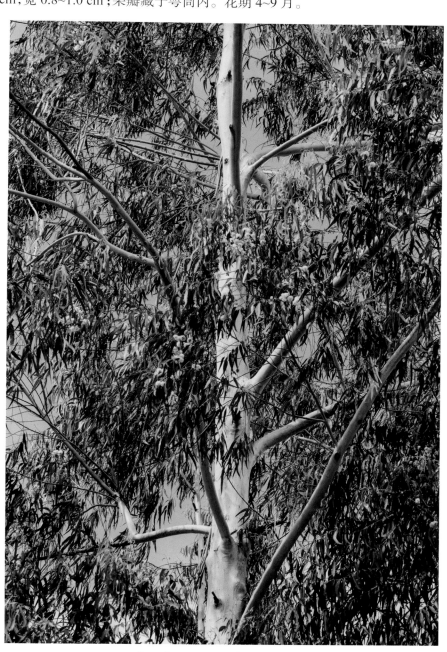

*Eucalyptus citriodora* Hook. f.

# Nganhmbawiq
# 窿缘桉

【药 材 名】窿缘桉叶。

【别　　名】细叶桉。

【来　　源】桃金娘科植物窿缘桉 *Eucalyptus exserta* F. V. Muell.。

【形态特征】常绿乔木,高可达 25 m。树皮粗糙,灰褐色;嫩枝具钝棱,纤细,常下垂。幼叶对生,叶片狭窄披针形,具短柄;成熟叶片狭披针形,长 8~15 cm,宽 1.0~1.5 cm,两面多微小黑腺点,叶柄长约 1.5 cm。伞状花序腋生,有花 3~8 朵,总梗长 6~12 cm;花梗长 3~4 mm;花蕾长卵形,长 8~10 mm;萼筒半球形;帽状体半球形或圆锥形,长 5~7 mm;雄蕊长 6~7 mm,花药卵形。蒴果近球形,直径 6~10 mm,果缘突出萼筒外,果瓣 4 枚。花期 5~9 月。

【生境分布】栽培。广西各地均有栽培,我国南方其他省区也有栽培。

【壮医药用】**药用部位**　叶。

**性味**　辣、苦,温。

**功用**　祛风毒,除湿毒,杀虫,止痒。用于发旺(痹病),能啥能累(湿疹),痂(癣),呗嘻(乳痈)。

**附方**　(1)能啥能累(湿疹):窿缘桉叶、飞扬草各适量,水煎洗患处。

(2)痂(癣):窿缘桉叶 60 g,车前草、五色花各 30 g,水煎洗患处。

(3)呗嘻(乳痈):窿缘桉叶、蒲公英各 60 g,水煎洗患处。

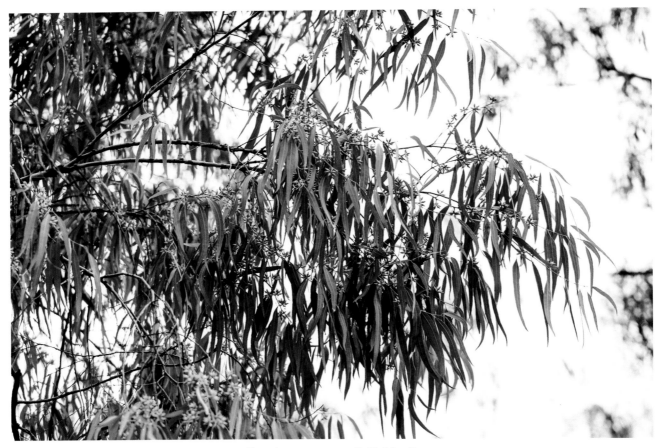

*Eucalyptus exserta* F. V. Muell.

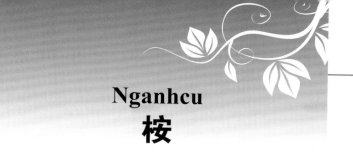

# Nganhcu

# 桉

【药　材　名】桉树。

【别　　　名】大叶桉、加里树。

【来　　　源】桃金娘科植物桉 *Eucalyptus robusta* Sm.。

【形态特征】常绿大乔木，高可达 20 m。树皮粗糙，灰棕色至深褐色，具斜裂沟；嫩枝具棱。单叶互生；叶片卵状披针形，厚革质，长 8~18 cm，宽 3.0~7.5 cm，先端渐尖，基部浑圆且稍不对称，两面均有腺点，揉之有香气；叶柄长 0.6~2.5 cm。伞形花序粗大，有花 4~8 朵，总梗长 2.5 cm 以内；花梗长不过 4 mm；花蕾长 1.4 ~2.0 cm；萼筒半球形或倒圆锥形，长 7~9 mm，无棱；帽状体约与萼筒等长；雄蕊长 1.0~1.2 cm，花药椭圆形，纵裂。蒴果卵状壶形，长 1.0~1.5 cm，直径 1.0~1.2 cm，果瓣内藏。花期 4~9 月。

【生境分布】栽培。广西各地均有栽培，我国南部、西南部各省区均有栽培。

【壮医药用】**药用部位**　叶、果。

**性味**　辣、苦，凉。

**功用**　清热毒，祛风毒，止疼痛，杀虫。叶用于瘴病（疟疾）和流行性脑脊髓膜炎预防，贫痧（感冒），屙泻（泄泻），屙意咪（痢疾），肉扭（淋证），呗脓（痈肿），能啥能累（湿疹），小儿头疮，渗裆相（烧烫伤），神经性皮炎，阴道炎；果用于屙意咪（痢疾），外伤伤口腐烂。

**附方**　（1）贫痧（感冒）：桉树叶 30 g，水煎服。

（2）外伤伤口腐烂：桉树叶适量，水煎洗患处。

（3）屙意咪（痢疾）：桉树果 10 g，古羊藤、桃金娘叶、飞扬草各 20 g，水煎服。

（4）屙泻（泄泻）：桉树叶 5 g，凤尾草 3 g，柠檬叶 2 g，共研末。每次取药粉 2 g 和蜂蜜适量，温开水冲服，每日 5 次。

（5）阴道炎：桉树叶适量，水煎，药液趁热坐浴。

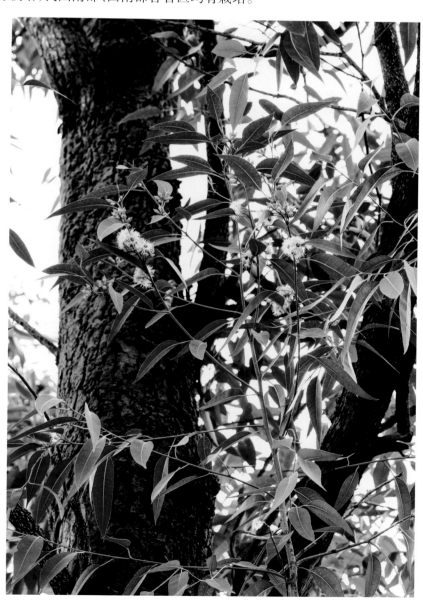

*Eucalyptus robusta* Sm.

# Nganhmbawliux
# 细叶桉

【药材名】细叶桉叶。

【别　　名】柳叶桉、小叶桉。

【来　　源】桃金娘科植物细叶桉 *Eucalyptus tereticornis* Sm.。

【形态特征】常绿大乔木,高可达 25 m。树皮平滑,灰白色,长片状脱落,干基有宿存的树皮;嫩枝纤细,下垂。成熟叶片狭披针形,长 10~25 cm,宽 1.5~2.0 cm,两面有细腺点;叶柄长 1.5~2.5 cm。伞形花序腋生,有花 5~8 朵,总梗长 1.0~1.5 cm;花梗长 3~6 mm;花蕾长卵形,长 1.0~1.3 mm 或更长;萼筒长 2.5~3.0 mm;帽状体长圆锥状,长 7~10 mm,渐尖;雄蕊多数,长 6~9 mm,花药长倒卵形,纵裂。蒴果近球形,宽 6~9 mm,果缘突出萼筒外。花期冬、春季。

【生境分布】栽培。广西各地均有栽培,我国广东、云南、四川、贵州、福建、湖南、浙江、江苏、陕西等省也有栽培。

【壮医药用】药用部位　叶。

性味　辣、微苦,温。

功用　祛风毒,除湿毒,杀虫。用于瘴病(疟疾)和流行性脑脊髓膜炎预防,贫痧(感冒),屙泻(泄泻),屙意咪(痢疾),蛔虫病绞痛,呗脓(痈肿),痂(癣),发旺(痹病),林得叮相(跌打损伤)。

附方　(1)屙泻(泄泻),屙意咪(痢疾):细叶桉叶 9 g,红糖适量,水煎服。

(2)贫痧(感冒):细叶桉叶、土牛膝各 15 g,水煎服。

(3)蛔虫病绞痛:细叶桉叶 12 g,苦楝 15 g,水煎服。

(4)发旺(痹病):细叶桉叶 12 g,马鞍藤 15 g,水煎服。

*Eucalyptus tereticornis* Sm.

# Faexhau
# 白千层

【药 材 名】白千层。

【别　　名】玉树、白树。

【来　　源】桃金娘科植物白千层 *Melaleuca cajuputi* Powell subsp. *cumingiana* (Turcz.) Barlow。

【形态特征】常绿乔木,高可达 18 m。树皮灰白色,厚而松软,呈薄层状剥落。单叶互生;叶片披针形或椭圆形,长 4~10 cm,宽 1~2 cm,两端尖,多油腺点,香气浓郁;基出脉 3~5 条;叶柄极短。穗状花序顶生,长达 15 cm,花序轴有短毛;花乳白色;萼筒卵形,有毛,萼齿 5 裂;花瓣 5 枚,卵形,长 2~3 mm;雄蕊多数,5~8 枚成束,长约 1 cm;花柱线形。蒴果半球形,直径 5~7 mm,顶端开裂。花期每年多次。

【生境分布】栽培。广西主要栽培于南宁、桂林、梧州等地,我国广东、台湾、福建等省也有栽培。

【壮医药用】药用部位　叶、树皮。

性味　叶:辣,微温。树皮:淡,平。

功用　叶:祛风毒,止痛。用于发旺(痹病),神经痛,屙泻(泄泻),过敏性皮炎,能啥能累(湿疹)。

树皮:安神镇静。用于神经衰弱,年闹诺(失眠)。

附方　(1)美容:白千层叶、白茯苓、白杨树、麦冬、桑白皮各 20 g,水煎洗脸。

(2)年闹诺(失眠):白千层树皮、合欢皮、含羞草、桑椹各 10 g,水煎服。

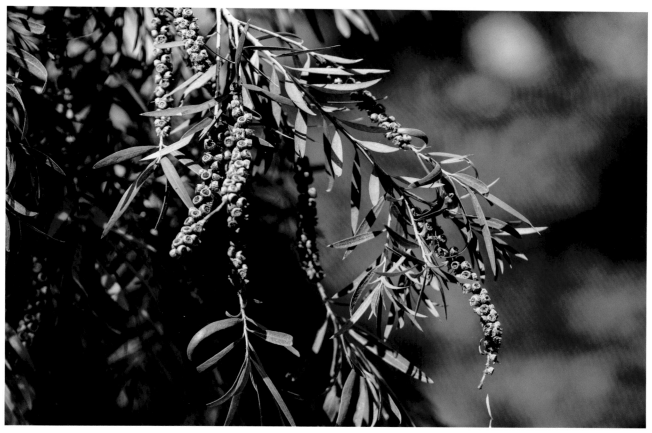

*Melaleuca cajuputi* Powell subsp. *cumingiana* (Turcz.) Barlow

# Maknimhenj
# 番石榴

【药 材 名】番石榴。

【别　　名】番桃、番桃树、番桃子、鸡矢果、鸡屎果。

【来　　源】桃金娘科植物番石榴 *Psidium guajava* L.。

【形态特征】乔木，高可达 10 m。树皮鳞片状剥落；嫩枝具棱，被毛。叶片革质，长圆形至卵形，长 7~13 cm，宽 2.5~7.0 cm，侧脉明显，整齐，上面稍粗糙，下面有毛；叶柄长约 5 mm。花芳香，单生或 2 (3) 朵排成聚伞花序；花梗和花萼均被毛；萼筒钟形，萼帽近圆形，裂开；花瓣 4 枚或 5 枚，长椭圆形，长 1.0~1.4 cm，白色；雄蕊极多，数轮排列，长 6~9 mm；花柱与雄蕊同长。浆果球形、卵圆形或梨形，长 2.5~8.0 cm，顶端有宿萼，熟时外皮淡黄色，果肉白色、黄色或淡红色；种子多数。花期 5~6 月，果期 7~8 月。

【生境分布】生于荒地或低丘陵，也有栽培。广西主要分布于南部、西部地区，我国海南、台湾、广东、湖南、四川等省也有分布。

【壮医药用】药用部位　树皮、叶。

性味　甜、涩、平。

功用　收涩止血，利谷道，止泻。树皮用于惹脓（中耳炎），能啥能累（湿疹），外伤出血；叶用于东郎（食滞），屙泻（泄泻），啊肉甜（消渴），牙龈肿痛，勒爷优平（小儿盗汗），能啥能累（湿疹），兵淋勒（崩漏），外伤出血。

注：大便秘结患者慎服。

附方　（1）屙泻（泄泻）：番石榴嫩叶、桃金娘叶各 10 g，糙米 30 g，共炒至米变黄色，水煎服。热证患者勿用。

（2）兵淋勒（崩漏）：番石榴叶（用米炒黄）、大叶紫珠各 10 g，卷柏、侧柏叶各 15 g，墨旱莲、仙鹤草各 20 g，水煎服。

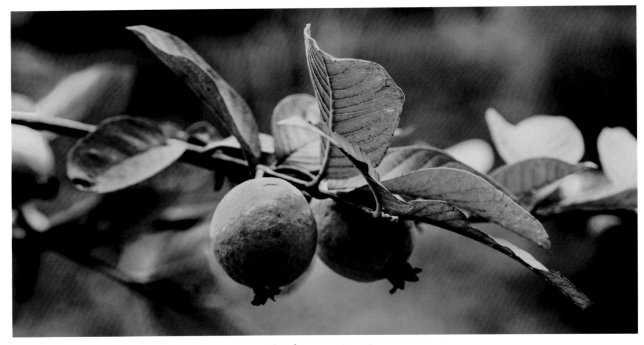

*Psidium guajava* L.

# Gorungzraemx
# 黑嘴蒲桃

【**药　材　名**】黑嘴蒲桃。

【**别　　　名**】水榕木。

【**来　　　源**】桃金娘科植物黑嘴蒲桃 *Syzygium bullockii* (Hance) Merr. et L. M. Perry。

【**形态特征**】灌木至小乔木，高可达 5 m。小枝圆柱形或稍压扁，干后灰白色。叶片革质，椭圆形至卵状椭圆形，长 4~12 cm，宽 2.5~5.5 cm，先端短尖或钝头，基部圆形或微心形；叶柄极短，近于无柄。圆锥花序顶生，长 2~4 cm，多分枝，多花，总梗长不及 1 cm；花梗长 1~2 mm，花小；萼筒倒圆锥形，长约 4 mm，萼齿波状；花瓣连成帽状体；花丝分离，长 4~6 mm；花柱与雄蕊同长。果椭圆形，长约 1 cm。花期 4~5 月，果期 10~11 月。

【**生境分布**】生于平地次生林。广西主要分布于灵山、防城港、北海、合浦、博白、北流等地，我国广东、海南等省也有分布。

【**壮医药用**】**药用部位**　根、果。

**性味**　根：苦，寒。

**功用**　根：通龙路，消肿痛。用于林得叮相（跌打损伤），渗裆相（烧烫伤）。

果：补阳气，祛寒毒，利谷道，调气道。用于脾肺阳虚，腊胴尹（腹痛），腹胀，屙泻（泄泻），埃病（咳嗽），墨病（气喘）。

**附方**　（1）林得叮相（跌打损伤）：黑嘴蒲桃根、两面针各 10 g，小驳骨 15 g，大血藤 30 g，水煎服。

（2）脾肺阳虚：黑嘴蒲桃果 5 个，广山药 15 g，百合 30 g，石斛 10 g，猪肺 1 副，水炖，食肉喝汤。

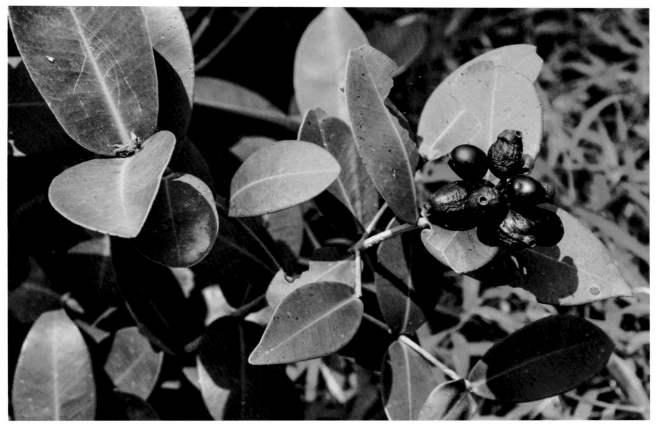

*Syzygium bullockii* (Hance) Merr. et L. M. Perry

# Goraqraemx
# 乌墨

【药 材 名】海南蒲桃。

【别　　名】楠木、厚皮木、羊屎果。

【来　　源】桃金娘科植物乌墨 *Syzygium cumini*（L.）Skeels。

【形态特征】小乔木，高可达 15 m。树皮粗糙，淡棕色；小枝圆柱形或压扁。单叶对生；叶片长椭圆形，长 8~11 cm，宽 3.5~5.0 cm，先端钝或凸渐尖，基部阔楔形且常略偏斜；侧脉密集；叶柄长 1~2 cm。聚伞状圆锥花序侧生或顶生，花多数；萼筒陀螺形，顶端截形；花冠白色，芳香，直径约 5 mm，花瓣 4 枚，近圆形；雄蕊多数，离生。浆果斜长圆柱形或近圆球形，长 1~2 cm，熟时暗红色；种子 1 粒。花期春季，果期 11~12 月。

【生境分布】生于低地森林中。广西主要分布于南部地区，我国福建、海南、云南等省也有分布。

【壮医药用】药用部位　树皮、叶、果。

性味　树皮：苦、涩、凉。果：甜、酸、平。

功用　树皮：清热毒，祛湿毒。用于屙泻（泄泻），屙意咪（痢疾）。

叶：杀虫止痒。用于稻田皮炎，小儿头疮。

果：调气道，止咳定喘。用于墨病（气喘），埃病（咳嗽），钵痨（肺结核）。

附方　（1）屙意咪（痢疾）：海南蒲桃树皮、槟榔各 15 g，艾叶 6 g，水煎服。

（2）小儿头疮：海南蒲桃叶适量，水煎洗患处。

（3）埃病（咳嗽）：海南蒲桃果 100 g，瘦猪肉 50 g，白糖适量，共炒香食用。

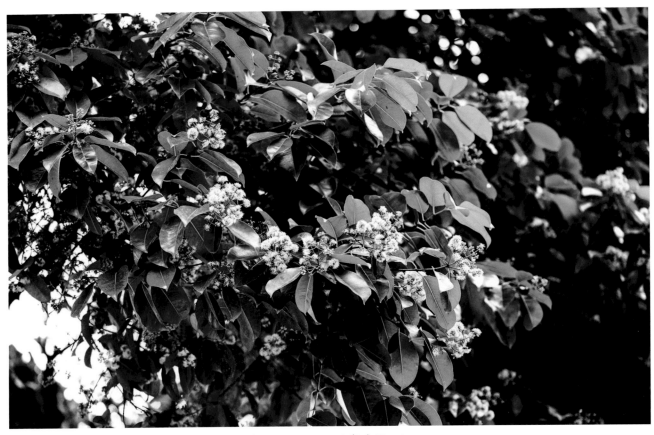

*Syzygium cumini*（L.）Skeels

# Buzdauzraemx
# 蒲桃

【药 材 名】蒲桃。

【别　　名】水蒲桃、水葡萄。

【来　　源】桃金娘科植物蒲桃 *Syzygium jambos* (L.) Alston。

【形态特征】常绿乔木,高可达 10 m。主干极短,广分枝;小枝压扁或略呈四棱状。叶对生;叶片革质,披针形或长圆形,长 10~25 cm,宽 2.5~5.0 (7.0) cm,先端渐尖,基部楔形,叶面具透明细小腺点;侧脉明显,在靠近边缘连结;叶柄长 6~8 mm。聚伞花序顶生,有花数朵,花梗长 1~2 cm,花白色,直径 3~4 cm;萼筒倒圆锥形,长 8~10 mm,萼齿 4 枚;花瓣分离,阔卵形,长约 14 mm;雄蕊长 2.0~2.8 cm,花药长约 1.5 mm;花柱与雄蕊等长。浆果球形或卵形,直径 2.5~4.0 cm,淡绿色或淡黄色。花期 3~4 月,果期 5~6 月。

【生境分布】栽培。广西主要栽培于百色、那坡、河池、天峨、金秀、上思、横县、南宁、隆安、大新、桂平、北流等地,我国台湾、福建、广东、贵州、云南等省也有栽培。

【壮医药用】药用部位　根或根皮、树皮、果。

性味　甜、涩、平。

功用　利谷道,止泻,止血。根或根皮、树皮、果用于屙泻(泄泻),屙意咪(痢疾);根皮还用于外伤出血;果还用于啊肉甜(消渴)。

附方　(1)屙泻(泄泻):蒲桃根 20 g,穿心莲 6 g,凤尾草 12 g,水煎服。

(2)啊肉甜(消渴):蒲桃果、金樱果、香茅草各 60 g,水煎,取温药液泡足。

(3)外伤出血:鲜蒲桃树皮 100 g,捣烂,加食盐少许调匀敷患处。

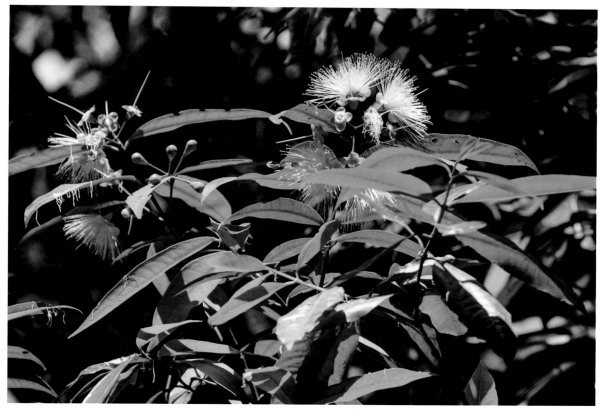

*Syzygium jambos* (L.) Alston

# Goraqraemx
# 水翁蒲桃

【药 材 名】土槿皮、土槿叶。

【别　　名】水榕、水榕木、水翁。

【来　　源】桃金娘科植物水翁蒲桃 *Syzygium nervosum* DC.。

【形态特征】常绿大乔木,高可达 15 m。树干多分枝,皮灰褐色。单叶对生;叶片长圆形至椭圆形,长 11~17 cm,宽 4.5~7.0 cm,先端急尖或渐尖,两面多透明腺点;侧脉 9~13 对;叶柄长 1~2 cm。聚伞状圆锥花序生于无叶的老枝上;花无梗,2 朵或 3 朵簇生,绿白色;花蕾卵形,长约 5 mm,宽约 3.5 mm;萼筒钟状,花萼裂片合生成帽状,顶端尖,有腺点;花瓣 4 枚,合生,帽状;雄蕊多数,长 5~8 mm;花柱长 3~5 mm。浆果阔卵圆形,长 1.0~1.2 cm,直径 1.0~1.4 cm,熟时紫黑色。花期 5~6 月。

【生境分布】喜生于水边、河岸。广西主要分布于东南部地区,我国广东、云南等省也有分布。

【壮医药用】药用部位　树皮、叶。

性味　苦、涩、凉;有小毒。

功用　调谷道,清热毒,除湿毒,杀虫止痒。树皮用于屙意咪(痢疾)、屙泻(泄泻)、贫痧(感冒)、发得(发热)、能啥能累(湿疹)、唪冉(疖疮)、痂(癣)、麦蛮(风疹)、渗裆相(烧烫伤);叶用于呗嘻(乳痈)、枪刀伤。

附方　(1)能啥能累(湿疹):土槿皮 30 g,水煎洗患处。

(2)呗嘻(乳痈):鲜土槿叶、鲜蒲公英、鲜扶桑花各 15 g,共捣烂敷患处。

(3)屙泻(泄泻):鲜土槿皮、鲜透骨消各 30 g,大蒜 15 g,共捣烂敷肚脐。

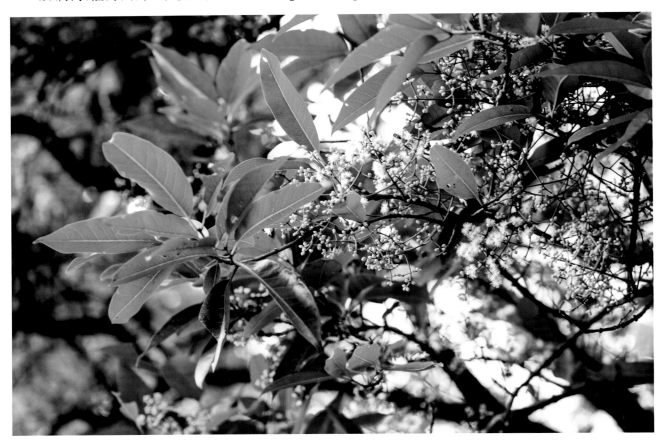

*Syzygium nervosum* DC.

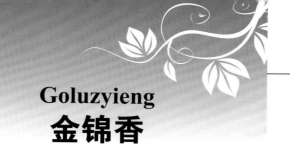

# Goluzyieng
# 金锦香

【**药 材 名**】金锦香。

【**别　　名**】天香炉、金香炉、仰天钟、细叶金香炉、细九尺。

【**来　　源**】野牡丹科植物金锦香 *Osbeckia chinensis* L.。

【**形态特征**】多年生直立草本或亚灌木，高可达 60 cm。茎四棱形，具紧贴的粗伏毛。单叶对生；叶片线形或线状披针形，长 2~5 cm，宽 3~15 mm，顶端急尖，基部钝或几圆形，两面被糙伏毛，基出脉 3~5 条；叶柄短或几无，被粗伏毛。头状花序顶生，有花 2~10 朵；无花梗；花萼 4 裂，花萼裂片三角状披针形，具粗毛，各裂片间外缘具 1 刺毛突起；花瓣 4 枚，淡紫红色或粉红色，倒卵形，长约 1 cm，具缘毛；雄蕊 8 枚，花药具长喙；子房顶端有刚毛 16 条。蒴果卵状球形，紫红色，4 纵裂，宿萼坛状，长约 6 mm。花期 7~9 月，果期 9~11 月。

【**生境分布**】生于荒山草坡、路旁、田地边或疏林下。广西各地均有分布，我国台湾、贵州、广东、福建、江西、四川等省也有分布。

【**壮医药用**】**药用部位**　根、全草。

**性味**　淡，微温。

**功用**　调气道谷道，通龙路火路，止咳喘，消肿痛。用于墨病（气喘），陆裂（咳血），屙意咪（痢疾），屙泻（泄泻），产呱腊胴尹（产后腹痛），月经过多，滴虫性阴道炎，口疮（口腔溃疡），嗨癗（疳积），林得叮相（跌打损伤），外伤出血，额哈（毒蛇咬伤），呗脓（痈肿）。

**附方**　（1）墨病（气喘）：金锦香 30 g，前胡、不出林各 15 g，黄芩 5 g，水煎服。

（2）屙意咪（痢疾）：金锦香 30 g，鸦胆子 2 粒，水煎服。

（3）滴虫性阴道炎：金锦香、马齿苋各 30 g，连翘、百部各 15 g，水煎洗患处。

（4）外伤出血：鲜金锦香适量，捣烂敷患处。

（5）月经过多：金锦香根 50 g，水煎服。

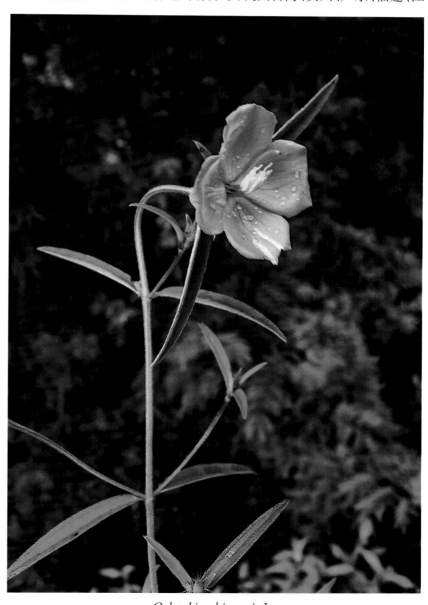

*Osbeckia chinensis* L.

# Natmbawhoengz
# 假朝天罐

**【药 材 名】**假朝天罐。

**【别　　名】**朝天罐、毛金炉、毛香炉、毛红叶酒罐子、仰天英、仰天钟。

**【来　　源】**野牡丹科植物假朝天罐 *Osbeckia crinita* Benth.。

**【形态特征】**灌木，高可达 2 m。根粗壮，紫红色。茎四棱形，被粗毛。叶对生；叶片坚纸质，长圆状披针形、卵状披针形至椭圆形，长 4~12 cm，宽 2.0~4.5 cm，顶端急尖至近渐尖，基部钝或近心形，具缘毛，两面被糙伏毛，纵脉 5 条；叶柄长 2~10 mm，密被糙伏毛。总状花序顶生或腋生；苞片卵形，被粗毛；花梗短或几无；花萼长约 2 cm，具多轮有柄星状粗毛，先端 4 裂；花瓣 4 枚，紫红色，倒卵形，长 1.5~2.5 cm，具小缘毛；雄蕊 8 枚。蒴果卵形，长 1.1~1.8 cm，直径 5~8 mm，花瓶状，外被星状粗毛。花期 8~11 月，果期 10~12 月。

**【生境分布】**生于河谷湿润处或山脚下、沟谷边。广西主要分布于融水、灌阳、龙胜、恭城、全州、富川、钟山、贺州、藤县、苍梧、防城港、田东、靖西、德保、凌云、隆林、乐业、河池、三江等地，我国湖北、湖南、四川、贵州、云南、西藏等省区也有分布。

**【壮医药用】****药用部位**　根、叶。

**性味**　酸、涩，微温。

**功用**　通龙路，调谷道气道，止血，止泻，止咳嗽。根用于屙意咪(痢疾)，屙泻(泄泻)，唛瘴(疳积)，埃病(咳嗽)，唉勒(咯血)，隆白呆(带下)，仲嘿喯尹(痔疮)，黄标(黄疸)，鼻咽癌，乳腺癌，京瑟(闭经)；叶用于外伤出血。

**附方**　(1)屙泻(泄泻)：假朝天罐根 15 g，过江龙、穿破石各 30 g，水煎服。

(2)京瑟(闭经)：假朝天罐根 15 g，水蛭 6 g，穿破石 30 g，水煎服。

(3)黄标(黄疸)：假朝天罐根、女贞子各 10 g，墨旱莲、金钱草、叶下珠各 15 g，水煎服。

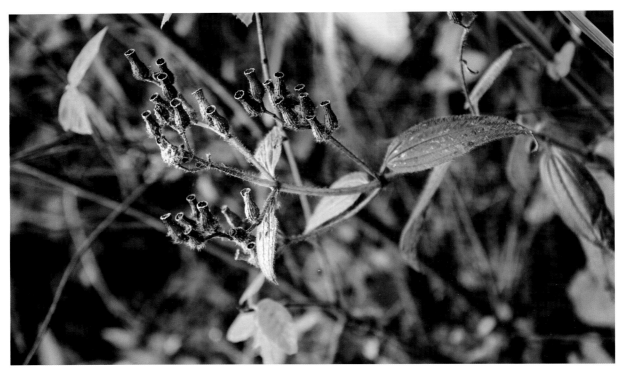

*Osbeckia crinita* Benth.

# Natdaengjmbwn
# 朝天罐

【**药 材 名**】朝天罐、倒罐子根。

【**别　　名**】仰天罐、公石榴、抗劳草。

【**来　　源**】野牡丹科植物朝天罐 *Osbeckia opipara* C. Y. Wu et C. Chen。

【**形态特征**】灌木,高可达 1.2 m。茎、叶两面、叶柄均被糙伏毛。茎四棱形或稀六棱形。叶对生或 3 片轮生;叶片卵形至卵状披针形,长 5.5~11.5 cm,宽 2.3~3.0 cm,具缘毛,两面被微柔毛及透明腺点;叶柄长 0.5~1.0 cm。稀疏的聚伞花序组成顶生圆锥花序;花萼外面被毛,花萼裂片 4 枚,长三角形或卵状三角形;花瓣深红色至紫色,卵形,长约 2 cm;雄蕊 8 枚;子房 4 室,顶端具一圈短刚毛,上半部被疏微柔毛。蒴果长卵形,为宿萼所包;宿萼长坛状,中部略上缢缩,长 1.4~2.0 cm,被有柄星状毛。花果期 7~9 月。

【**生境分布**】生于山坡、山谷、水边、路旁、疏林中或灌木丛中。广西主要分布于南丹、凌云、靖西、武鸣、上林、柳州、融水等地,我国长江流域以南省区也有分布。

【**壮医药用**】**药用部位**　根。

**性味**　甜、微苦,平。

**功用**　通龙路,调气道谷道,止咳嗽,止泻,止血。用于渗裆相(烧烫伤),埃病(咳嗽),唉勒(咯血),屙意咪(痢疾),仲嘿喯尹(痔疮),月经过多,啢疳(疳积),货烟妈(咽痛),外伤出血。

**附方**　(1)唉勒(咯血):朝天罐 15 g,牛大力 30 g,红景天 10 g,水煎服。

(2)月经过多:朝天罐 10 g,五指毛桃 30 g,大钻 15 g,水煎服。

(3)货烟妈(咽痛):朝天罐、罗汉果、金果榄各 6 g,水煎含服。

(4)渗裆相(烧烫伤):鲜朝天罐、鲜茶叶各适量,共捣烂敷患处。

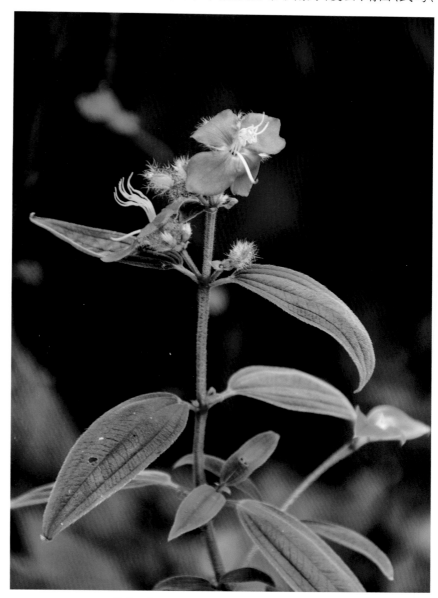

*Osbeckia opipara* C. Y. Wu et C. Chen

# Faexdinggo
# 尖子木

【药 材 名】尖子木。

【别　　名】朝天罐、顶锅树、野山红、果纳。

【来　　源】野牡丹科植物尖子木 *Oxyspora paniculata*（D. Don）DC.。

【形态特征】灌木，高可达 2 m。幼枝、叶背脉、叶柄和花序均被糠秕状星状毛。茎四棱形。叶片卵形或狭椭圆状卵形，长 12~24 cm，宽 4.6~11.0 cm，边缘具小齿，基出脉 7 条；叶柄长 1.0~7.5 cm。聚伞花序组成圆锥花序，顶生；花萼长约 8 mm，狭漏斗形，具 4 条钝棱，有纵脉 8 条，裂片扁三角状卵形，顶端具突起的小尖头；花瓣粉红色或深玫瑰红色，卵形，长约 7 mm；雄蕊紫色或黄色；子房下位。蒴果倒卵形，顶端具胎座轴，长约 8 mm，直径约 6 mm，宿萼漏斗形。花期 7~10 月，果期翌年 1~5 月。

【生境分布】生于山谷及山坡林下、阴湿处或溪边。广西主要分布于南宁、靖西、都安、河池等地，我国西藏、贵州、云南等省区也有分布。

【壮医药用】药用部位　叶、根、全株。

性味　甜、微涩、凉。

功用　通龙路，调气道谷道，清热毒，除湿毒。根用于埃病（咳嗽），唉勒（咯血），月经过多；全株用于屙意咪（痢疾），屙泻（泄泻），呗脓（痈肿）。

附方　（1）月经过多：尖子木根适量，研末。取药粉 10 g 与瘦猪肉 100 g 拌匀，蒸熟，分 2 次食用。

（2）呗脓（痈肿）：尖子木全株 50 g，水田七 6 g，水煎服，并用药渣敷患处。

（3）埃病（咳嗽）：尖子木根 15 g，丽春花的花 10 g，大尾摇 30 g，水煎服。

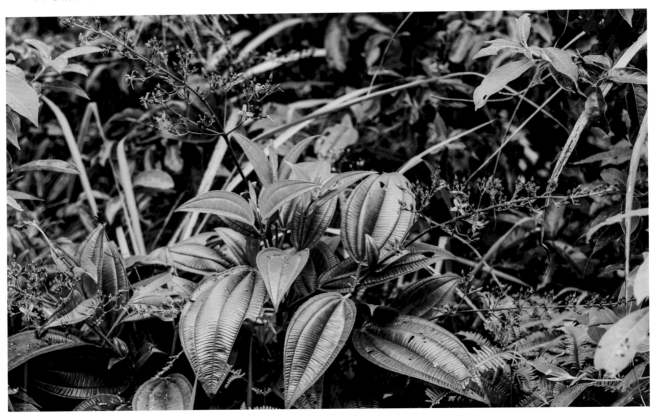

*Oxyspora paniculata*（D. Don）DC.

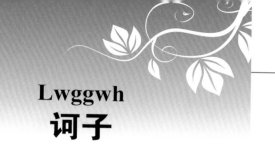

# Lwggwh
# 诃子

【药 材 名】诃子。

【别　　名】诃黎勒。

【来　　源】使君子科植物诃子 *Terminalia chebula* Retz.。

【形态特征】落叶大乔木,高可达 30 m。树皮棕黑色,纵裂。小枝、叶芽和幼叶多被棕色亮毛。叶互生或近对生;叶片卵形或椭圆形,长 7~20 cm,宽 3.0~8.5 cm,先端短尖,基部钝圆或楔形且偏斜;叶柄长 1.5~3.0 cm,顶端常有 2 个腺体。穗状花序腋生或顶生,有时又组成圆锥花序;花多数,两性,长约 8 mm;花萼杯状,顶端 5 齿裂,裂片三角形,内面被柔毛;无花瓣;雄蕊 10 枚;子房被毛,花柱长而粗。核果卵形或椭圆形,长 2.4~4.5 cm,直径 1.9~2.3 cm,青色或黑褐色,具 5 条钝棱。花期 5 月,果期 7~12 月。

【生境分布】栽培。广西主要栽培于南宁、钦州等地,我国云南、广东也有栽培。

【壮医药用】药用部位　果。

性味　苦、酸、涩、平。

功用　调谷道气道,止泻痢,止咳喘,利咽喉。用于屙泻(泄泻),尊寸(脱肛),隆白呆(带下),功能性子宫出血,兵淋勒(崩漏),屙意勒(便血),货烟妈(咽痛),钵痨(肺结核),埃病(咳嗽),墨病(气喘),漏精(遗精),优平(盗汗),久咳失声。

附方　(1)功能性子宫出血:诃子 15 g,大叶紫珠、海螵蛸、茜草各 20 g,水煎服。

(2)埃病(咳嗽):诃子、罗汉果、麦冬各 10 g,水煎代茶饮。

(3)优平(盗汗):诃子、麻黄根、太子参各 15 g,鸡肉 200 g,水炖,食肉喝汤。

(4)久咳失声:诃子、五味子、百部、前胡各 10 g,铁包金、不出林各 12 g,蝉蜕 6 g,水煎服。

(5)屙泻(泄泻),尊寸(脱肛):诃子、五倍子、五味子各 10 g,赤石脂、炒白术各 15 g,神曲 12 g,凤尾草 20 g,水煎服。

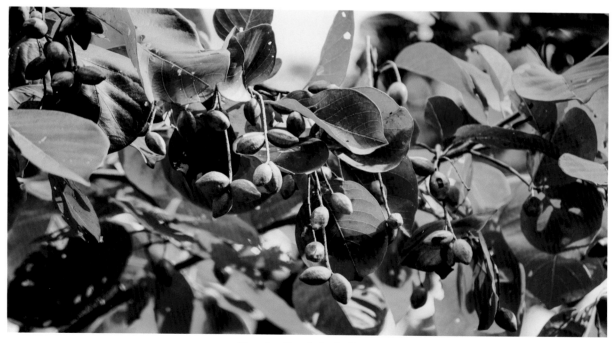

*Terminalia chebula* Retz.

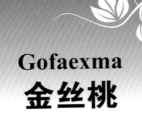

# Gofaexma
# 金丝桃

【药 材 名】金丝桃。

【别 名】山狗木。

【来 源】藤黄科植物金丝桃 *Hypericum monogynum* L.。

【形态特征】灌木,高可达 1.3 m,丛状。茎红色。叶对生,无柄或具短柄;叶片倒披针形或椭圆形至长圆形,长 2.0~11.2 cm,宽 1.0~4.1 cm。近伞房状花序,具花 1~15 朵,花星状;花蕾卵球形;萼片中脉分明;花瓣金黄色至柠檬黄色,开张,三角状倒卵形;雄蕊 5 束,每束有雄蕊 25~35 枚,花药黄色至暗橙色;花柱合生几达顶端然后向外弯。蒴果宽卵球形。种子深红褐色,圆柱形,具浅的线状网纹至线状蜂窝纹。花期 5~8 月,果期 8~9 月。

【生境分布】生于山坡、路旁或灌木丛中。广西主要分布于柳州、柳江、桂林、凌云、南丹、天峨、罗城、都安等地,我国河北、陕西、山东、江苏、安徽、浙江、江西、福建、台湾、河南、湖北、湖南、广东、四川、贵州等省也有分布。

【壮医药用】药用部位 全株。

性味 苦,凉。

功用 清热毒,化瘀毒,止疼痛。用于黄标(黄疸),货烟妈(咽痛),火眼(急性结膜炎),仲嘿喯尹(痔疮),肿瘤早期,年闹诺(失眠)。

附方 (1)黄标(黄疸):金丝桃、三棵针各 15 g,水煎服。

(2)肿瘤早期:金丝桃 30 g,水煎代茶饮。

(3)年闹诺(失眠):金丝桃 30 g,郁金 15 g,陈皮、制半夏各 10 g,水煎服。

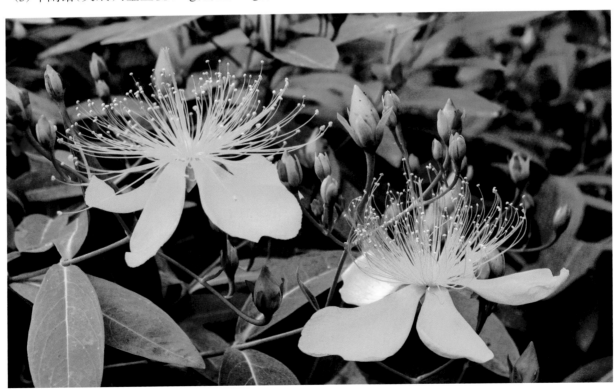

*Hypericum monogynum* L.

# Makmanxbyaj
# 薄叶红厚壳

【药材名】横经席。

【别　　名】薄叶胡桐、梳篦木、兵主齿、篦子王。

【来　　源】藤黄科植物薄叶红厚壳 *Calophyllum membranaceum* Gardn. et Champ.。

【形态特征】灌木至小乔木,高可达 5 m。幼枝四棱形,具明显狭翅。单叶对生;叶片薄革质,长圆形或长圆状披针形,长 6~12 cm,宽 1.5~3.5 cm,顶端渐尖、急尖或尾状渐尖,基部楔形;叶柄长 6~10 mm。聚伞花序腋生,长 2.5~3.0 cm,有花 1~5 朵;花梗无毛;花两性,白色略带浅红;花萼裂片 4 枚;花瓣 4 枚,倒卵形;雄蕊多数,花丝基部合生成 4 束;柱头钻状。核果卵状长圆柱形,长 1.5~2.0 cm,直径约 1 cm,具短尖头,熟时黄色。花期 3~5 月,果期 8~12 月。

【生境分布】生于山地疏林或密林中。广西主要分布于南宁、横县、梧州、柳江、桂平、玉林、陆川、博白、浦北、防城港、上思、昭平、金秀等地,我国广东、海南、云南等省也有分布。

【壮医药用】药用部位　根、叶。

性味　微苦,平。

功用　通调龙路火路,祛风毒,壮筋骨,消肿痛。用于产后风,林得叮相(跌打损伤),发旺(痹病),肾虚腰痛,约经乱(月经不调),京尹(痛经),黄标(黄疸),破伤风,外伤出血。

附方　(1)肾虚腰痛:横经席根 10 g,红杜仲(盐炒)、牛大力各 15 g,猴姜(盐炒)20 g,猪脚 250 g,水炖,食肉喝汤。

(2)发旺(痹病):横经席根、半枫荷、九节风各 10 g,七叶莲、九龙藤、两面针各 15 g,水煎服。

(3)约经乱(月经不调),京尹(痛经):横经席根、茜草、月季花根各 10 g,鸡血藤 20 g,香附、黄花倒水莲各 15 g,当归藤 30 g,水煎服。

(4)林得叮相(跌打损伤):横经席叶、苏木、泽兰各 20 g,红花、桃仁各 10 g,加白酒 500 ml 浸泡 20天,每天取药酒 20 ml 服用。

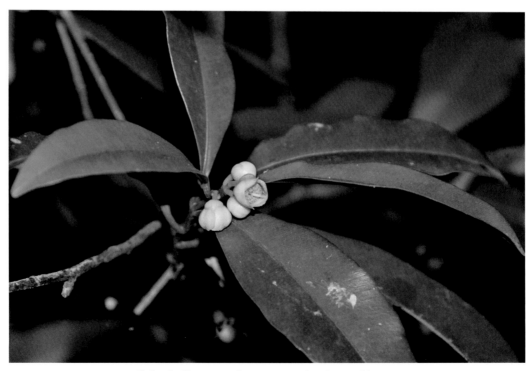

*Calophyllum membranaceum* Gardn. et Champ.

# Bizbazca
# 木竹子

【药 材 名】山竹子。

【别　　　名】多花山竹子、山枇杷、木竹子。

【来　　　源】藤黄科植物木竹子 *Garcinia multiflora* Champ. ex Benth.。

【形态特征】常绿乔木或大灌木，高可达 17 m。树皮粗糙。枝、叶均对生，有黄色乳汁。叶革质，卵形，长圆状卵形或长圆状倒卵形，长 7~20 cm，宽 3~8 cm；叶柄长 0.6~1.2 cm。花杂性，同株。雄花序成聚伞状圆锥花生或单生；萼片两大两小；花瓣橙黄色，倒卵形；花丝合生成 4 束，有退化雌蕊。雌花序有雌花 1~5 朵，子房长圆柱形，无花柱，柱头盾形。浆果卵圆形至倒卵圆形，长 3~5 cm，熟时黄绿色，味酸甜可食。花期 6~8 月，果期 11~12 月，偶有花果并存。

【生境分布】生于山坡疏林或密林中、沟谷边缘或次生林或灌木丛中。广西各地均有分布，我国台湾、福建、江西、湖南、广东、海南、贵州、云南等省也有分布。

【壮医药用】药用部位　树皮、叶、果、果核。

性味　树皮：酸、涩、微苦、凉；有小毒。果：甜、酸、凉；有小毒。

功用　除湿毒，消肿痛，生肌肉。树皮、果核用于能唅能累（湿疹），口疮（口腔溃疡），呗脓（痈肿），诺嚎尹（牙痛）；树皮、叶用于渗裆相（烧烫伤）；果用于诺嚎尹（牙痛）。

附方　（1）口疮（口腔溃疡）：山竹子树皮、细圆藤各 10 g，两面针 15 g，葫芦茶 30 g，水煎，药液漱口。

（2）诺嚎尹（牙痛）：山竹子树皮 6 g，花椒 3 g，水煎，药液漱口。

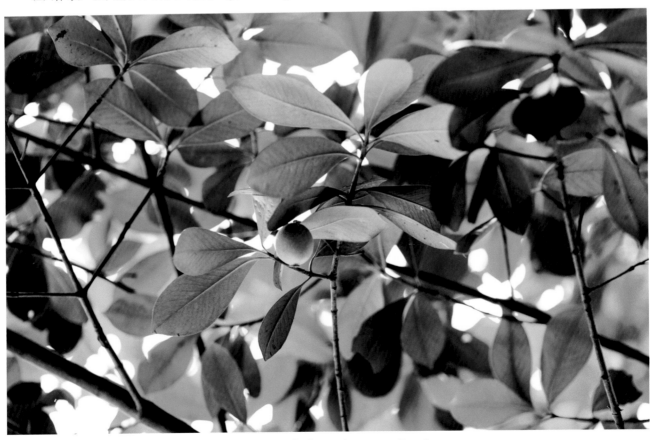

*Garcinia multiflora* Champ. ex Benth.

# Makfaexcuk
# 岭南山竹子

【药 材 名】岭南山竹子。

【别　　名】竹节果。

【来　　源】藤黄科植物岭南山竹子 *Garcinia oblongifolia* Champ. ex Benth.。

【形态特征】乔木或灌木,高可达 15 m。树皮深灰色;老枝通常具断环纹。叶对生;叶片长圆形、倒卵状长圆形至倒披针形,长 5~10 cm,宽 2.0~3.5 cm;叶柄长约 1 cm。花直径约 3 mm,单性、异株,单生或呈伞形状聚伞花序;花梗长 3~7 mm;雄花萼片近圆形,花瓣橙黄色或淡黄色,倒卵状长圆形,长 7~9 mm,雄蕊多数且合生成 1 束;雌花萼片、花瓣与雄花的相似,退化雄蕊合生成 4 束,短于雌蕊;子房 8~10 室,无花柱。浆果卵球形或圆球形,长 2~4 cm,基部萼片宿存,顶端承以隆起的柱头。花期 4~5 月,果期 10~12 月。

【生境分布】生于平地、丘陵、沟谷密林或疏林中。广西主要分布于南宁、桂林、苍梧、合浦、防城港、东兴、钦州、灵山、浦北、平南、容县、博白、北流、百色、金秀、扶绥、宁明、龙州、大新等地,我国广东、海南等省也有分布。

【壮医药用】药用部位　树皮、果。

性味　树皮:酸、微苦,凉。果:甜、酸,凉;有小毒。

功用　树皮:清热毒,祛湿毒,收敛生肌。用于消化性溃疡,屙泻(泄泻),口疮(口腔溃疡),诺嚎达(牙周炎),痈疮溃烂,能啥能累(湿疹),渗裆相(烧烫伤)。

果:生津止渴。用于胃热津伤,鹿(呕吐),口渴;果核还用于口疮(口腔溃疡),诺嚎达(牙周炎),痈疮溃烂,能啥能累(湿疹)。

附方　(1)诺嚎达(牙周炎):岭南山竹子树皮、十大功劳叶各 30 g,两面针 15 g,水煎。药液水蒸气熏口腔,每次 20 分钟。

(2)鹿(呕吐):鲜岭南山竹子果 1个,压榨取汁,取适量果汁润嘴唇。

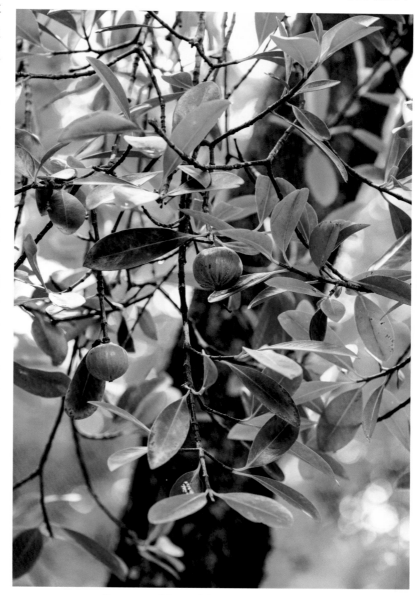

*Garcinia oblongifolia* Champ. ex Benth.

# Go'ndaijbya
# 甜麻

【药 材 名】野黄麻。

【别　　名】络麻、假黄麻、水丁香。

【来　　源】椴树科植物甜麻 Corchorus aestuans L.。

【形态特征】一年生草本,高约 1 m。茎红褐色,稍被柔毛。单叶互生;叶片卵形或阔卵形,长 2.0~6.5 cm,宽 1~4 cm,顶端渐尖,基部圆形,两面有疏长毛,边缘有锯齿,近基部 1 对锯齿常延伸成尾状的小裂片;叶柄长 0.9~1.6 cm,被长粗毛。花单生或数朵组成聚伞花序生于叶腋或腋外,花序梗和花梗均极短或几无;萼片 5 枚,狭窄长圆形,长约 5 mm,上部半凹陷如舟状;花瓣 5 枚,与萼片近等长,倒卵形,黄色;雄蕊多数;子房被柔毛,柱头 5 齿裂。蒴果长筒形,长约 2.5 cm,直径约 0.5 cm,具 6~8 条棱或翅,顶端有 3~4 个凸起的角,熟时 3 瓣裂或 4 瓣裂;种子多数。花期夏季。

【生境分布】生于荒地、旷野、村旁。广西各地均有分布,我国长江以南各省区也有分布。

【壮医药用】药用部位　全草。

性味　淡、寒。

功用　清热毒,除湿毒,消肿痛。用于发得(发热),屙意咪(痢疾),笃麻(麻疹),货烟妈(咽痛),巧尹(头痛),隆白呆(带下),嘚疳(疳积),勒爷腊胴尹(小儿腹痛),呗脓(痈肿)。

注:孕妇禁服。

附方　(1)发得(发热):野黄麻 10 g,生姜 15 g,红糖 30 g,水煎服(于刮痧后服)。

(2)嘚疳(疳积):野黄麻、一支箭各 6 g,瘦猪肉 50 g,水炖,食肉喝汤。

(3)呗脓(痈肿):鲜野黄麻适量,捣烂敷患处。

(4)勒爷腊胴尹(小儿腹痛):野黄麻 15 g,水煎服。

(5)笃麻(麻疹):野黄麻、前胡各 15 g,土茯苓 30 g,五色花、大叶桉叶各 10 g,水煎服。

(6)巧尹(头痛):野黄麻 30 g,鸡矢藤 60 g,香附 6 g,路路通、葫芦茶各 15 g,水煎服。

(7)隆白呆(带下):野黄麻、山药各 20 g,三白草 15 g,水煎服。

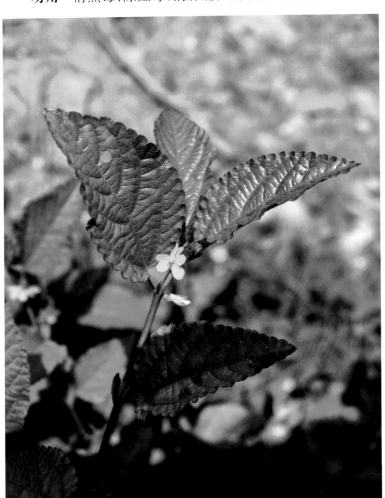

*Corchorus aestuans* L.

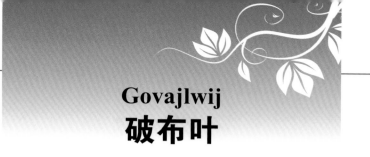

# Govajlwij
# 破布叶

【药 材 名】破布叶。

【别　　　名】布渣叶。

【来　　　源】椴树科植物破布叶 *Microcos paniculata* L.。

【形态特征】灌木或小乔木,高可达 12 m。树皮粗糙,嫩枝有毛。单叶互生;叶片卵状长圆形,长 8~18 cm,宽 4~8 cm,先端渐尖,基部圆形,初时叶两面有极稀疏柔毛,老叶无毛或变秃净,三出脉,边缘有细钝齿;叶柄长 1.0~1.5 cm,被毛。顶生圆锥花序长 4~10 cm,被星状柔毛;花梗短小;萼片长圆形,外面有毛;花瓣长圆形,长 3~4 mm,下半部有毛;雄蕊多数,比萼片短;子房球形,无毛。核果近球形或倒卵形,长约 1 cm。花期 6~7 月。

【生境分布】生于荒山、路边、田埂上。广西主要分布于南宁、横县、苍梧、北海、防城港、上思、东兴、钦州、灵山、浦北、贵港、玉林、容县、陆川、博白、百色、那坡、凌云、西林、都安、扶绥、龙州、大新等地,我国广东、云南等省也有分布。

【壮医药用】**药用部位**　叶。

**性味**　淡、微酸,平。

**功用**　清热毒,祛湿毒,利谷道。用于感冒风热,食欲不振,东郎(食滞),黄标(黄疸),脂肪肝。

**附方**　(1)东郎(食滞):破布叶、山药、麦芽、砂仁、神曲各 20 g,水煎服。

(2)黄标(黄疸):①破布叶、茵陈蒿、田基黄各 20 g,水煎服。②破布叶、葫芦茶、鸡骨草各 15 g,水煎代茶饮。

(3)脂肪肝:破布叶、泽泻、葛根各 20 g,水煎代茶饮。

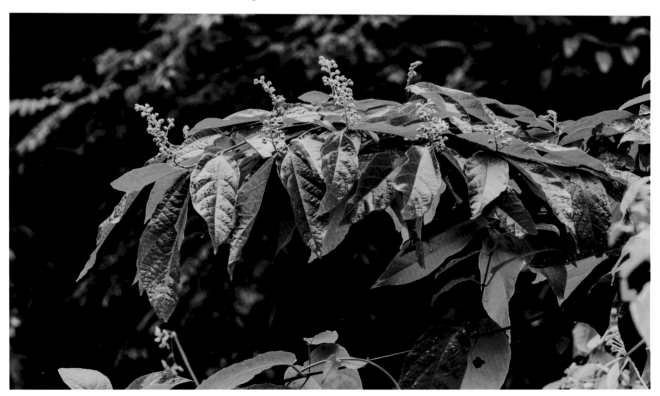

*Microcos paniculata* L.

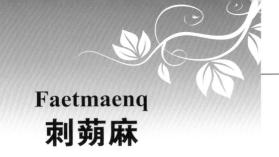

# Faetmaenq
# 刺蒴麻

【药 材 名】黄花地桃花。

【别　　名】千打槌、地桃花、粘头婆。

【来　　源】椴树科植物刺蒴麻 *Triumfetta rhomboidea* Jacquem。

【形态特征】直立分枝小灌木，高约 1 m。枝条被毛。单叶互生，叶柄长 0.5~5.0 cm；茎下部的叶阔卵圆形，长 3~8 cm，宽 2~6 cm，先端常 3 裂，基部圆形；上部的叶长圆形，较小，两面均被毛，边缘有粗锯齿。聚伞花序数个腋生；花序梗及花梗均极短；萼片狭长圆形，长约 5 mm，顶端有角，被长毛；花瓣比萼片略短，黄色；雄蕊 10 枚；子房外面有刺毛。蒴果球形，不开裂，被灰黄色柔毛，具钩状长刺，长 2~3 mm。花期夏、秋季。

【生境分布】多见于荒坡、路边和村旁灌木丛中。广西主要分布于天峨、南宁、龙州、上思、博白等地，我国云南、广东、福建、台湾等省也有分布。

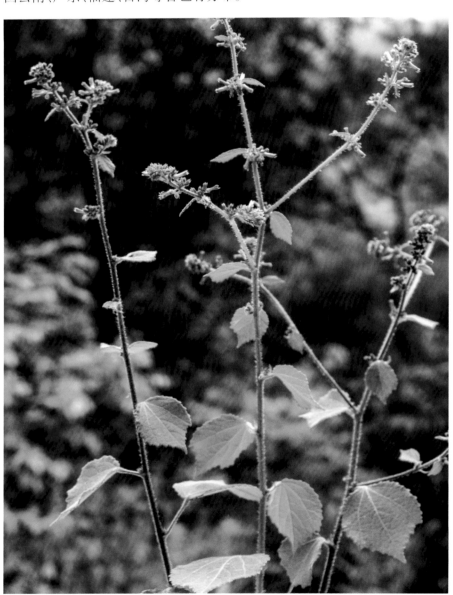

*Triumfetta rhomboidea* Jacquem

【壮医药用】药用部位
全株。

**性味**　甜、淡，平。

**功用**　祛风毒，利水道，清热毒，除湿毒。用于贫疹（感冒），发得（发热），肾结石，尿路结石，胆结石，屙意咪（痢疾），呗脓（痈肿）。

**附方**　（1）尿路结石：黄花地桃花、石韦各 15 g，透骨消 30 g，水煎服。

（2）胆结石：黄花地桃花、郁金各 15 g，姜黄 20 g，水煎服。

（3）贫疹（感冒），发得（发热）：黄花地桃花、白茅根各 15 g，田字草 30 g，水煎服。

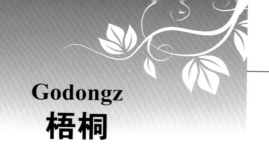

# Godongz
# 梧桐

【药 材 名】梧桐。

【别　　名】桐麻。

【来　　源】梧桐科植物梧桐 *Firmiana simplex* (L.) W. Wight。

【形态特征】落叶大乔木,高可达 16 m。树皮青绿色,平滑。叶心形,掌状 3~5 裂,直径 15~30 cm,嫩叶被淡黄白色毛,基出脉 7 条;叶柄与叶片等长。圆锥花序顶生,被短绒毛;花单性,淡黄绿色,无花瓣;花梗与花几等长;花萼 5 深裂,花萼裂片条形;雄花的雌雄蕊柄与花萼裂片等长,花药约 15 个;雌花子房圆球形,被毛。蓇葖果膜质,有柄,成熟前开裂成叶状,长 6~11 cm,宽 1.5~2.5 cm,每蓇葖果有种子 2~4 粒。花期 6 月,果熟期秋季。

【生境分布】栽培。广西各地均有栽培,我国河北、山西、山东、江西、江苏、福建、台湾、湖北、湖南、广东、四川、贵州、云南等省也有栽培。

【壮医药用】药用部位　根、茎皮、叶、花、种子。

性味　根、茎皮、叶:苦,凉。花、种子:甜,平。

功用　根、茎皮、叶:祛风毒,除湿毒,清热毒。根、叶用于贫痧(感冒),发得(发热),发旺(痹病),钵痨(肺结核),陆裂(咳血),呗脓(痈肿);根还用于航靠谋(痄腮),幽堆(前列腺炎),隆白呆(带下),血丝虫病,夺扼(骨折);茎皮用于仲嘿喯尹(痔疮),尊寸(脱肛)。

花、种子:利谷道,补肾,乌须发。花用于笨浮(水肿),渗裆相(烧烫伤);种子用于胴尹(胃痛),口疮(口腔溃疡),白发。

附方　(1)贫痧(感冒),发得(发热):梧桐叶、百解根、钩藤各 15 g,桑叶 10 g,水煎服。

(2)幽堆(前列腺炎):梧桐根、百解根各 20 g,水煎服。

(3)夺扼(骨折):鲜梧桐根、鲜木贼、鲜猪殃殃、鲜泽兰各适量,共捣烂敷患处。

(4)仲嘿喯尹(痔疮),尊寸(脱肛):梧桐茎皮 15 g,水煎服。

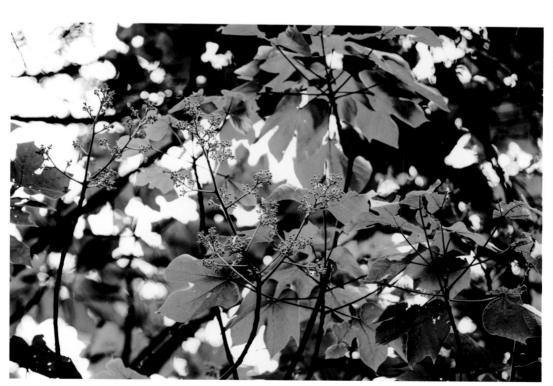

*Firmiana simplex* (L.) W. Wight

# Mbawfanbieg
# 翻白叶树

【药 材 名】半枫荷。

【别　　名】鹅掌枫、枫荷桂、阴阳叶、异叶翅子木、米新。

【来　　源】梧桐科植物翻白叶树 *Pterospermum heterophyllum* Hance。

【形态特征】常绿乔木，高可达 20 m。树皮灰色或灰褐色。小枝、叶柄、叶背面、萼片和果均被毛。叶互生，二型，幼树的叶盾形，直径约 15 cm，掌状 3~5 裂，叶柄长 12 cm，被毛；老树的叶矩圆形至卵状矩圆形，长 7~15 cm，宽 3~10 cm，顶端短渐尖，基部钝或截形，叶柄长 1~2 cm，被毛。花单生或 2~4 朵组成腋生的聚伞花序；花梗长 5~15 mm；花青白色；萼片 5 枚，条形，长 2.5~2.8 cm，宽约 4 mm；花瓣 5 枚，倒披针形，长 5~15 mm；雄蕊 15 枚，退化雄蕊 5 枚；子房 5 室。蒴果木质，矩圆状卵形，长约 6 cm；果柄长 1.0~1.5 cm；种子具膜质翅。花期秋季。

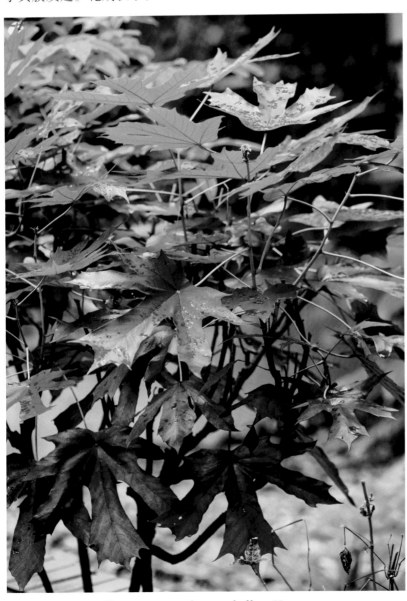

*Pterospermum heterophyllum* Hance

【生境分布】生于山地林中、林缘，也有栽培。广西主要分布于南宁、龙州、百色、平果、都安、桂林、平乐、恭城、梧州、苍梧、藤县、昭平、贺州、平南、玉林、陆川、博白等地，我国广东、海南、福建等省也有分布。

【壮医药用】药用部位　根、枝、叶。

性味　根：辣、甜、微温。枝、叶：甜、淡、微温。

功用　根：祛风毒，除湿毒，活血通络。用于发旺（痹痛），麻抹（肢体麻木），林得叮相（跌打损伤），风瘫，隆芡（痛风），麻邦（偏瘫）。

枝、叶：止血。用于外伤出血。

附方　（1）发旺（痹痛）：①半枫荷、九节风、大钻、四方钻各 15 g，九龙藤 12 g，油松节 10 g，水煎服。②半枫荷、红牛膝、丹参、爬山虎各 20 g，当归藤 30 g，四方钻、路路通各 15 g，水煎服。

（2）风瘫：半枫荷 100 g，猫毛草、七叶莲各 50 g，水煎外洗。

（3）隆芡（痛风）：半枫荷 50 g，桂枝 12 g，当归藤 30 g，七叶莲 20 g，水煎服。

（4）麻邦（偏瘫）：半枫荷 30 g，水煎服。

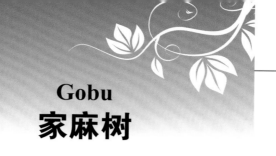

# Gobu

# 家麻树

【药 材 名】家麻树皮。

【别　　名】绵毛萍婆、九层皮、哥波。

【来　　源】梧桐科植物家麻树 *Sterculia pexa* Pierre。

【形态特征】乔木。叶背、托叶、花萼外面、雌花子房、果均被毛。叶为掌状复叶，有小叶 7~9 片；小叶倒卵状披针形或长椭圆形，长 9~23 cm，宽 4~6 cm，顶端渐尖，基部楔形；侧脉 22~40 对；叶柄长 20~23 cm。总状花序或圆锥花序生于小枝顶端；花萼白色，钟形，裂片 5枚，裂片三角形，顶端渐尖并互相粘合，与钟状萼筒等长；雄花花药 10~20 个集生成头状；雌花子房 5 室，柱头 5 裂。蓇葖果红褐色，矩圆状椭圆形并略呈镰刀形，长 4~9 cm，宽 2~4 cm，外面密被短茸毛和刚毛，内面也有短星状毛，边缘有浓缘毛，每果内有种子 3 粒；种子矩圆形，黑色。花期 10 月。

【生境分布】栽培于村边、路旁。广西主要栽培于南宁、上林、扶绥、龙州、百色、田阳、靖西、德保、龙州、百色等地，我国云南等省也有栽培。

【壮医药用】药用部位树皮。

性味　苦，平。

功用　舒筋络，接骨，消肿痛。用于筋伤，夺扼（骨折），林得叮相（跌打损伤）。

附方　筋伤，夺扼（骨折），林得叮相（跌打损伤）：鲜家麻树皮适量，捣烂敷患处。

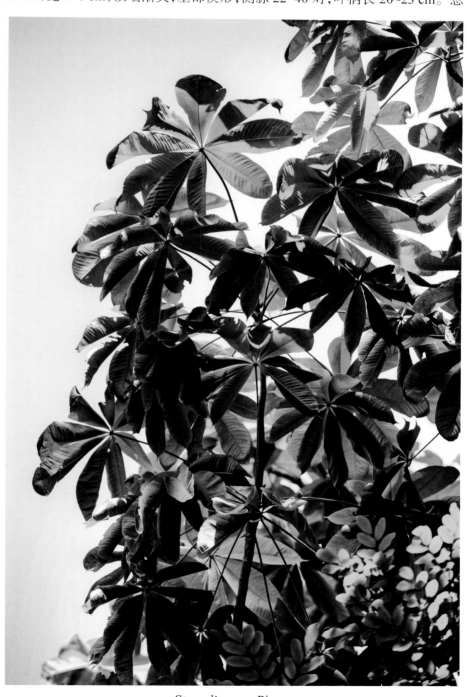

*Sterculia pexa* Pierre

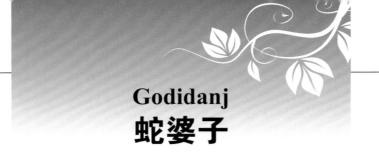

# Godidanj
# 蛇婆子

【药 材 名】蛇婆子。

【别　　名】大古弼。

【来　　源】梧桐科蛇婆子 *Waltheria indica* L.。

【形态特征】半灌木,长达 1 m。多分枝,小枝密被短柔毛。叶卵形或长椭圆状卵形,长 2.5~4.5 cm,宽 1.5~3.0 cm,顶端钝,基部圆形或浅心形,边缘有小齿,两面均密被柔毛;叶柄长 0.5~1.0 cm。聚伞花序腋生,头状;小苞片狭披针形;萼筒 5 裂,长 3~4 mm,裂片三角形,远比萼筒长;花瓣 5 枚,淡黄色,匙形,顶端截形,比萼略长;雄蕊 5 枚,花丝合生成筒状,包围着雌蕊;子房无柄,被短柔毛,柱头流苏状。蒴果二瓣裂,倒卵形,长约 3 mm,被毛,为宿萼所包围;种子 1 粒。花期夏、秋季。

【生境分布】生于山野间向阳草坡上。广西主要分布于隆安、龙州、岑溪、梧州、田阳等地,我国台湾、福建、广东、云南等省也有分布。

【壮医药用】药用部位根、叶。

性味　辣、微甜,微寒。

功用　祛风毒,除湿毒,清热毒。用于发旺(痹病),呗脓(痈肿),呗奴(瘰疬),呗嘻(乳痈),奔寸(子宫脱垂)。

附方　(1)发旺(痹病):蛇婆子根、枫荷桂、爬山虎各 15 g,水煎服。

(2)奔寸(子宫脱垂):蛇婆子根 20 g,黄花倒水莲、五指毛桃各 30 g,瘦猪肉 50 g,水炖,食肉喝汤。

(3)呗嘻(乳痈):蛇婆子根 6 g,蒲公英 60 g,麦芽、山楂各 30 g,水煎服。

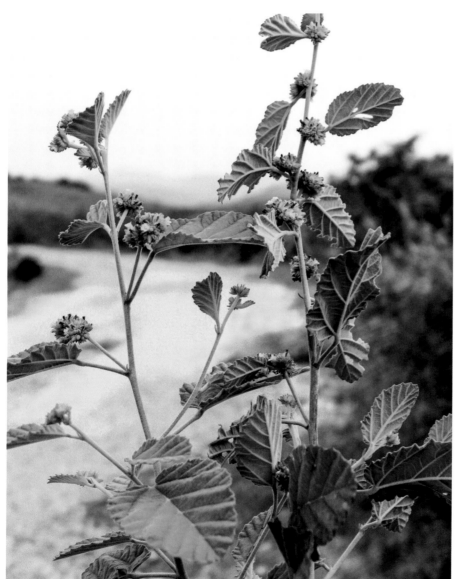

*Waltheria indica* L.

# Gofaiqndoeng
# 黄蜀葵

**【药 材 名】**黄蜀葵。

**【别 名】**野棉花、假阳桃、水芙蓉、野芙蓉。

**【来 源】**锦葵科植物黄蜀葵 *Abelmoschus manihot* (L.) Medik.。

**【形态特征】**多年生草本,高可达 2 m。全株被粗毛。茎直立。单叶互生;叶掌状 5~9 深裂,长 8~18 cm,宽 1~6 cm,边缘具粗钝锯齿;叶柄长 6~18 cm。花单生于枝顶及叶腋;小苞片 4 枚或 5 枚,卵状披针形,长 1.5~2.5 cm,宽 4~5 mm,疏被长硬毛;花萼佛焰苞状,5 裂,果时脱落;花冠黄色,内面基部紫色,直径约 15 cm,花瓣 5 枚,三角状宽倒卵形,边缘浅波状;雄蕊柱状;柱头紫黑色,匙状盘形。蒴果卵状椭圆形,长 4~5 cm,直径 2.5~3.0 cm,被硬毛。种子多数,肾形。花期 8~10 月。

**【生境分布】**生于山谷草丛、田边或沟旁灌丛中。广西各地均有分布,我国广东、福建、湖北、湖南、四川、贵州、云南、河北、山东、河南和陕西等省也有分布。

**【壮医药用】药用部位** 全株、根皮、花、种子。

**性味** 甜,寒。

**功用** 清热毒,消肿痛,利水道,滑肠通便。全株用于呗脓(痈肿),航靠谋(痄腮),夺扼(骨折),刀伤;根皮用于呗(无名肿毒),航靠谋(痄腮),林得叮相(跌打损伤),夺扼(骨折);种子用于屙意囊(便秘),肉扭(淋证),笨浮(水肿),尿路结石;花外用于渗裆相(烧烫伤)。

**附方** (1)呗(无名肿毒):鲜黄蜀葵根皮 50 g,黄花稔叶 30 g,共捣烂敷患处。

(2)航靠谋(痄腮):鲜黄蜀葵根二层皮 50 g,捣烂榨取药汁涂患处。

(3)林得叮相(跌打损伤),夺扼(骨折):鲜黄蜀葵根皮、鲜水兰泽叶、鲜三角泡嫩叶、鲜榕树叶各 50 g,共捣烂敷患处。

(4)渗裆相(烧烫伤):黄蜀葵花适量,研末。药粉调生茶油搽患处。

(5)呗脓(痈肿):鲜黄蜀葵根皮适量,捣烂敷患处。

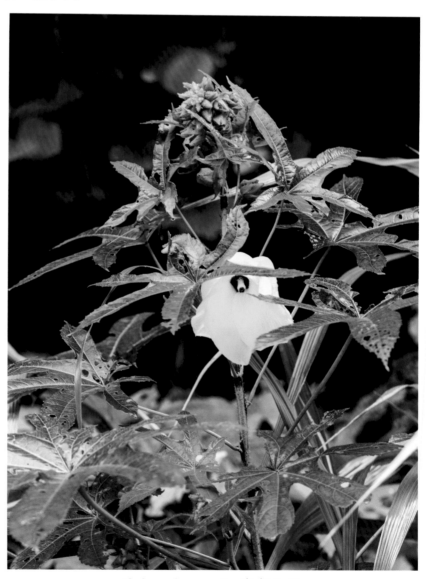

*Abelmoschus manihot* (L.) Medik.

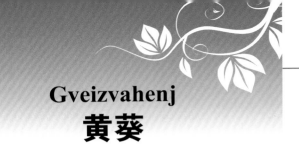

# Gveizvahenj
# 黄葵

【药 材 名】黄葵。

【别　　名】水芙蓉、假芙蓉、假棉花、野棉、麝香秋葵。

【来　　源】锦葵科植物黄葵 *Abelmoschus moschatus*（L.）Medic.。

【形态特征】一年生或二年生草本,高可达2 m。植株被粗毛。叶掌状5~7深裂,直径6~15 cm,裂片披针形至三角形,边缘具锯齿,两面均疏被硬毛;叶柄长7~15 cm,疏被硬毛。花单生于叶腋间,花梗长2~3 cm,被倒硬毛;小苞片8~10枚,线形,长1.0~1.3 cm;花萼佛焰苞状,5裂,常早落;花瓣黄色,内面基部暗紫色,花冠直径7~12 cm;雄蕊柱长约2.5 cm;花柱5枚。蒴果长圆柱形,长5~6 cm,顶端尖,被黄色长硬毛;种子肾形,具腺状脉纹,具香味。花期6~10月。

【生境分布】生于路边、耕地、山坡草丛中。广西主要分布于南宁、阳朔、兴安、梧州、苍梧、岑溪、灵山、贵港、平南、桂平、博白、隆林、贺州、昭平、钟山、都安、金秀、龙州等地,我国台湾、广东、江西、湖南、云南等省也有分布。

【壮医药用】药用部位　根、叶、花或全草。

性味　甜,寒。

功用　清热毒,滑肠通便,通乳。用于高热不退,肺热埃病(咳嗽),子宫肌瘤,产后乳汁不通,屙意囊(便秘),呗嘻(乳痈),呗脓(痈肿),呗(无名肿毒),夺扼(骨折),渗裆相(烧烫伤)。

附方　(1)呗脓(痈肿),呗(无名肿毒),夺扼(骨折),呗嘻(乳痈):鲜黄葵叶适量,捣烂敷患处。

(2)肺热埃病(咳嗽):黄葵根、石菖蒲、香茅草、金银花各10 g,水煎服。

(3)屙意囊(便秘):黄葵根12 g,水煎服。

(4)子宫肌瘤:黄葵花6 g,六月雪10 g,三姐妹15 g,穿破石、石上柏各30 g,水煎服。

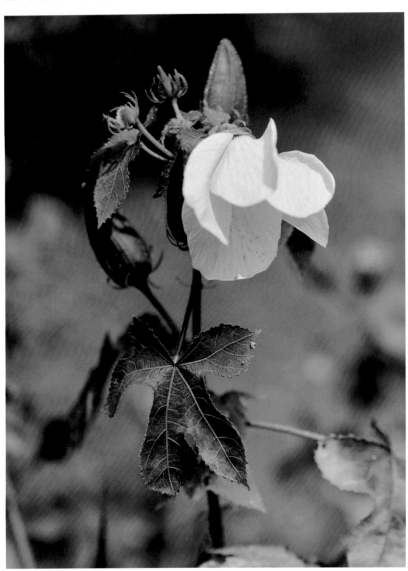

*Abelmoschus moschatus*（L.）Medic.

# Govahoengz
# 朱槿

【药 材 名】扶桑。

【别　　名】大红花、紫花兰。

【来　　源】锦葵科植物朱槿 *Hibiscus rosa-sinensis* L.。

【形态特征】常绿灌木,高可达 3 m。小枝圆柱形,疏被星状柔毛。单叶互生;叶片阔卵形或狭卵形,长 4~10 cm,宽 2~6 cm,先端渐尖,基部圆形或楔形,边缘具粗齿;叶柄长 5~20 mm。花单生于上部叶腋间,常下垂,花梗长 3~7 cm;小苞片 6 枚或 7 枚,线形,基部合生;花萼钟形,5 裂,裂片卵形至披针形;花冠漏斗形,直径 6~10 cm,玫瑰红色、淡红色或淡黄色,花瓣倒卵形,先端圆;雄蕊柱长 4~8 cm。蒴果卵形,长约 2.5 cm,具喙。花期全年。

【生境分布】栽培。广西主要栽培于南宁、柳城、桂林、梧州、合浦、防城港、上思、灵山、金秀、宁明、龙州等地,我国广东、云南、台湾、福建、四川等省也有栽培。

【壮医药用】药用部位　根、叶、花或全株。

性味　甜,平。

功用　调龙路火路,通水道,清热毒。根用于航靠谋(痄腮),火眼(急性结膜炎),肉扭(淋证),白浊,隆白呆(带下),约经乱(月经不调),屙意咪(痢疾),黄标(黄疸);叶用于附件炎,呗脓(痈肿),汗斑。

附方　(1)附件炎:扶桑叶 10 g,香附、百解根各 15 g,水煎服。

(2)航靠谋(痄腮),火眼(急性结膜炎):扶桑根、山栀子各 10 g,三棵针 15 g,水煎服。

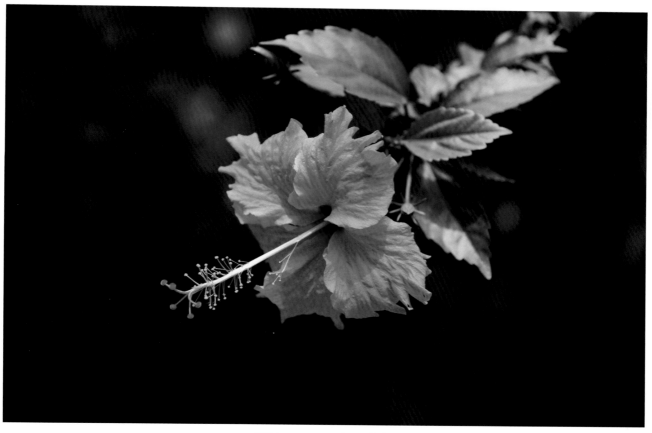

*Hibiscus rosa-sinensis* L.

# Vadaengloengz
# 吊灯扶桑

【药 材 名】吊灯花根、吊灯花叶。

【别　　名】红花、南洋红花。

【来　　源】锦葵科植物吊灯扶桑 *Hibiscus schizopetalus* (Mast.) Hook. f.。

【形态特征】常绿直立灌木,高达 3 m。小枝细瘦,常下垂。叶椭圆形或长圆形,长 4~7 cm,宽 1.5~4.0 cm,先端短尖或短渐尖,基部钝或宽楔形,边缘具齿缺;叶柄长 1~2 cm,上面被星状柔毛。花单生于枝端叶腋,花梗细瘦,下垂,长 8~14 cm;小苞片 5 枚,极小,披针形;花萼筒状,具 5 浅齿裂,常单侧开裂;花瓣 5 枚,红色,长约 5 cm,深细裂作流苏状,向上反曲;雄蕊柱下垂,长 9~10 cm;花柱支 5 枚。蒴果长圆柱形,长约 4 cm,直径约 1 cm。花期全年。

【生境分布】栽培。广西主要栽培于南宁、桂林、合浦、玉林、博白、北流等地,我国台湾、福建、广东、云南等省也有栽培。

【壮医药用】药用部位　根、叶。

性味　辣,凉。

功用　根:利谷道,消食滞。用于东郎(食滞)。

叶:化疮毒,生肌肉。用于呗脓(痈肿),东郎(食滞),痂(癣),兵西弓(阑尾炎)。

附方　(1)东郎(食滞):吊灯花根、山楂各 15 g,水煎服。

(2)呗脓(痈肿):鲜吊灯花叶、鲜枇杷树皮各适量,共捣烂敷患处。

(3)痂(癣):吊灯花叶、黄花蒿各 25 g,水煎洗患处。

(4)兵西弓(阑尾炎):吊灯花叶 50 g,水煎服。

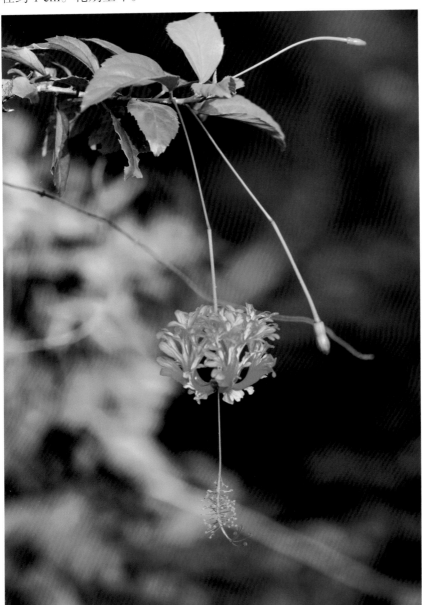

*Hibiscus schizopetalus* (Mast.) Hook. f.

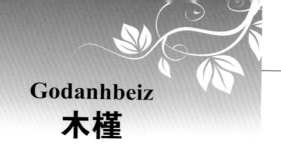

# Godanhbeiz
# 木槿

【药材名】木槿。

【别　　名】枝槿、牡丹皮、朝开暮落花、盖碗花。

【来　　源】锦葵科植物木槿 *Hibiscus syriacus* L.。

【形态特征】落叶灌木，高可达 6 m。小枝、叶柄、花梗、小苞片、花萼、花瓣外面、果均被星状绒毛。茎分枝多。单叶互生或 2(3) 片簇生；叶片菱形至三角状卵形，长 3~10 cm，宽 2~4 cm，先端 3 裂或不裂，基部楔形，边缘具齿缺；叶柄长 5~25 mm。花单生于枝端叶腋，花梗长 4~14 mm；小苞片 6~8 枚，线形，长 6~15 mm；花萼钟状，5 裂；花冠钟形，粉红色或白色，直径 5~8 cm，花瓣倒卵形，长 3.5~4.5 cm；雄蕊柱长约 3 cm。蒴果矩圆形，直径约 1.2 cm；种子多数，肾形，黑色，背部被长柔毛。花期 7~10 月。

【生境分布】栽培。广西主要栽培于南宁、宾阳、马山、融水、桂林、全州、兴安、永福、龙胜、资源、平乐、恭城、梧州、平南、桂平、岑溪、田东、乐业、天峨、百色、凌云、昭平、钟山、凤山、罗城、象州、都安、金秀、宁明、龙州等地，我国台湾、福建、广东、云南、贵州、四川、湖南、湖北、安徽、江西、浙江、江苏、山东、河北、河南、陕西等省也有栽培。

【壮医药用】药用部位　根皮或根、茎皮、花。

性味　甜，凉

功用　利谷道，清热毒，祛湿毒，杀虫止痒。根皮、茎皮、花用于屙意咪（痢疾）、隆白呆（带下）；根皮、茎皮还用于能啥能累（湿疹），痂（癣），尊寸（脱肛）；根用于肾结石；花还用于屙泻（泄泻），呗脓（痈肿），呗嘻（乳痈）。

附方　（1）能啥能累（湿疹）：鲜木槿根皮适量，捣烂取汁，调食用醋适量外擦。

（2）隆白呆（带下）：木槿花 15 g，木棉花 10 g，水煎代茶饮。

（3）呗嘻（乳痈）：鲜木槿花 30 g，捣烂敷患处。

（4）屙意咪（痢疾）：木槿花 20 g，水煎，调红糖适量服。

（5）肾结石：木槿根 50 g，水煎服。

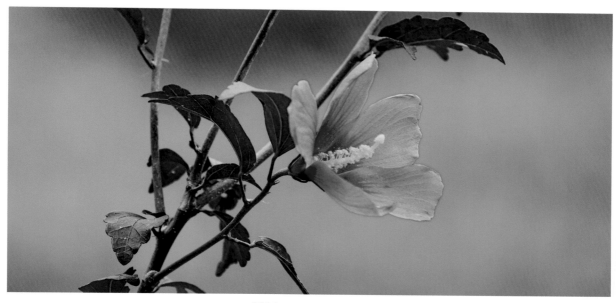

*Hibiscus syriacus* L.

# Maklaeq
# 石栗

【药 材 名】石栗。

【别　　名】油果、铁桐。

【来　　源】大戟科植物石栗 *Aleurites moluccana* (L.) Willd.。

【形态特征】常绿乔木,高可达 18 m。树皮暗灰色,浅纵裂至近光滑;嫩枝密被星状柔毛。叶卵形至椭圆状披针形,长 14~20 cm,宽 7~17 cm,边缘全缘或 1~5 浅裂,嫩叶两面被微柔毛,成长叶上面无毛,下面疏生柔毛或几无毛;叶柄长 6~12 cm,密被柔毛,顶端有 2 枚腺体。花雌雄同株,同序或异序,花序长 15~20 cm;花萼在开花时 2 裂或 3 裂,密被柔毛;花瓣长圆形,长约 6 mm,乳白色至乳黄色;雄蕊 15~20 枚,排成 3~4 轮,被毛;雌花子房密被微柔毛,2 室或 3 室,花柱 2 枚且 2 深裂。核果近球形,直径 5~6 cm;种子 1 粒或 2 粒,扁圆球形。花期 4~10 月。

【生境分布】栽培。广西主要栽培于南宁、梧州、玉林、百色、靖西、桂平、容县等地,我国福建、台湾、广东、海南、云南等省也有栽培。

【壮医药用】药用部位　叶、种子。

性味　微苦,寒。

功用　叶:止血。用于外伤出血,月经延后。

种子:清热毒。用于呗脓(痈肿),白浊。

附方　(1)月经延后:石栗叶 20 g,益母草 30 g,生姜 10 g,水煎,调红糖适量服。

(2)白浊:石栗子 10 g,荔枝核 15 g,土茯苓 30 g,水煎服。

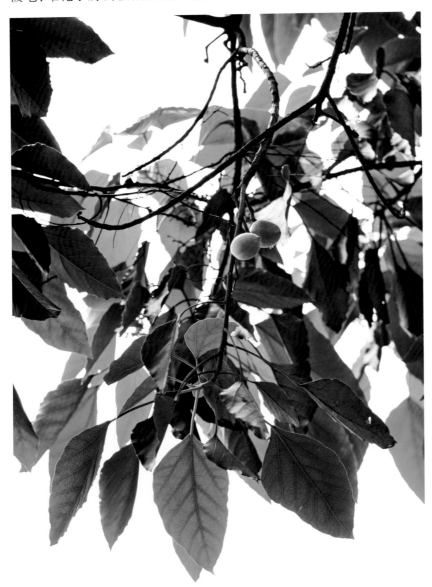

*Aleurites moluccana* (L.) Willd.

# Golwgsoemj

# 酸味子

【药 材 名】酸味子叶。

【别　　　名】禾串果、苦绿竹。

【来　　　源】大戟科植物日本五月茶 *Antidesma japonicum* Sieb. et Zucc.。

【形态特征】乔木或灌木，高可达 8 m。小枝初时被短柔毛。叶片椭圆形、长椭圆形至长圆状披针形，长 3.5~13.0 cm，宽 1.5~4.0 cm，顶端尾状渐尖且有小尖头，基部楔形、钝或圆，叶脉上被短柔毛；叶柄长 5~10 mm，被短柔毛或无毛。总状花序顶生，长达 10 cm。雄花花梗长约 0.5 mm，被疏微毛或无毛；花萼钟状，3~5 裂，裂片卵状三角形，外面被疏短柔毛或无毛；雄蕊 2~5 枚，伸出花萼之外；花盘垫状。雌花花梗极短，花萼与雄花的相似，但较小；花盘垫状，内面有时具 1 枚或 2 枚退化雄蕊，柱头 2 裂或 3 裂。核果椭圆形，长 5~6 mm。花期 4~6 月，果期 6~9 月。

【生境分布】生于山地疏林中或山谷湿润处。广西各地均有分布，我国长江以南其他省区也有分布。

【壮医药用】药用部位　叶。

性味　酸，温。

功用　止渴，消痈肿。用于津液缺乏，胴尹（胃痛），呗脓（痈肿），肠炎。

附方　（1）胴尹（胃痛）：酸味子叶、水田七各 6 g，姜黄 25 g，水煎服。

（2）呗脓（痈肿）：鲜酸味子叶 10 g，鲜鱼腥草 15 g，共捣烂敷患处。

（3）肠炎：酸味子叶 10 g，马齿苋 15 g，大血藤 30 g，水煎服。

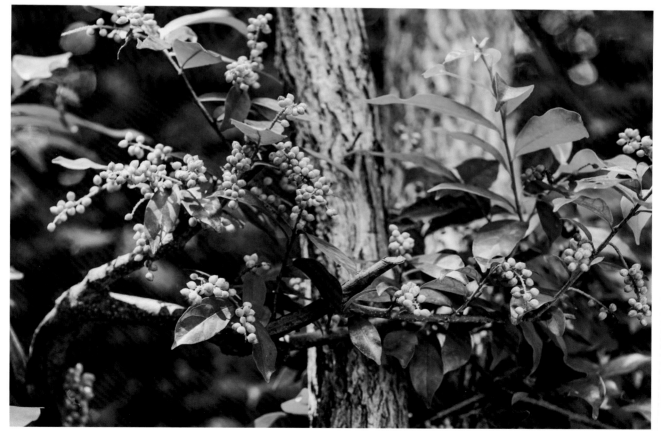

*Antidesma japonicum* Sieb. et Zucc.

# Maexgyaeuqvaiz
# 白桐树

【药 材 名】丢了棒。

【别　　名】大叶大青。

【来　　源】大戟科植物白桐树 *Claoxylon indicum* (Reinw. ex Bl.) Hassk.。

【形态特征】小乔木或灌木,高可达 12 m。嫩枝被短绒毛,有明显皮孔。单叶互生;叶片卵形或卵圆形,长 10~22 cm,宽 6~13 cm,顶端钝或急尖,基部楔形或圆钝或稍偏斜,两面均被疏毛,边缘具小齿或锯齿;叶柄长 5~15 cm,顶部具 2 枚腺体。花单性,雌雄异株,花序各部均被绒毛;雄花序长 10~30 cm,雄花 3~7 朵簇生于苞腋,花萼裂片 3~4 枚,雄蕊 15~25 枚;雌花序长 5~20 cm,雌花 1 朵生于苞腋,萼片 3 枚,花柱 3 枚。蒴果球形,直径 7~8 mm,具 3 个分果瓣,有棱,被毛。花果期 3~12 月。

【生境分布】生于山谷、河谷的疏林中或林缘。广西主要分布于梧州、扶绥、宁明、龙州、大新等地,我国广东、海南、云南等省也有分布。

【壮医药用】药用部位　根、叶、全株。

性味　苦、辣,平;有小毒。

功用　调龙路火路,通水道,祛风毒,除湿毒,消肿痛。用于发旺(痹病),林得叮相(跌打损伤),外伤出血,笨浮(水肿)。

注:本品有小毒,体弱患者和孕妇忌服。

附方　(1)外伤出血:鲜丢了棒叶适量,捣烂敷患处。

(2)发旺(痹病):①丢了棒根、海风藤、清风藤、过山龙各 20 g,水煎服。②丢了棒根 20 g,半枫荷、五指枫根、一刺两嘴、两面针各 30 g,麻骨风 50 g,白酒 100 ml,水煎洗患处。

(3)林得叮相(跌打损伤):丢了棒根全株、山栀子各 20 g,两面针 30 g,水泽兰 15 g,加米酒 500 ml 浸泡 30 天,取药酒适量擦患处。

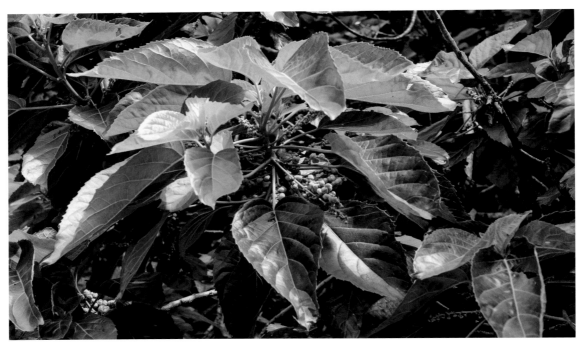

*Claoxylon indicum* (Reinw. ex Bl.) Hassk.

# Makmanzdouz
# 馒头果

【药　材　名】馒头果根、馒头果叶。

【别　　　名】馒头闭花木、野茶叶。

【来　　　源】大戟科植物馒头果 *Cleistanthus tonkinensis* Jabl.。

【形态特征】小乔木或灌木,高可达 3 m。小枝具皮孔。叶片长圆形或长椭圆形,长 7~13 cm,宽 2~5 cm;叶柄长 4~8 mm。穗状团伞花序腋生,长 1.5~4.0 cm;苞片卵状三角形,具缘毛和外面被短柔毛;花蕾顶端尖。雄花长约 5 mm;萼片披针形;花瓣匙形,长约 1 mm,边缘有小齿或缺刻;花盘杯状;雄蕊 5 枚,花丝合生成圆筒状,包围退化雌蕊;退化雌蕊卵状三角形,有乳头状突起。雌花花梗极短或几乎无;萼片卵状三角形;花瓣菱形或斜方形,长和宽均约 2 mm;花盘环状;花柱 3 枚。蒴果三棱形,长约 1 cm,无毛,成熟时开裂成 3 个分果瓣;果梗极短或几乎无。

【生境分布】生于石山疏林中。广西主要分布于钦州、上思、大新等地,我国广东、云南等省也有分布。

【壮医药用】药用部位　根、叶。

功用　根:祛湿毒,止痛,调经。用于发旺(痹病),胴尹(胃痛),约经乱(月经不调)。

叶:通气道。用于埃病(咳嗽)。

附方　(1)胴尹(胃痛):馒头果根 15 g,大豆 60 g,猪肚 1 副,水炖,食肉喝汤。

(2)约经乱(月经不调):馒头果根、牛大力、鸡血藤、大血藤各 15 g,千年健 10 g,水煎服。

(3)埃病(咳嗽):馒头果叶、龙脷叶各 10 g,甘草 6 g,水煎服。

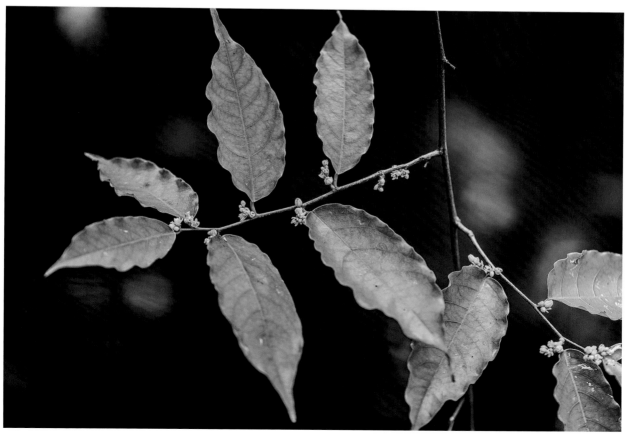

*Cleistanthus tonkinensis* Jabl.

# Betbaklig

# 巴豆

**【药 材 名】**巴豆。

**【别　　名】**八百力、巴菽、大叶双眼龙、九龙川。

**【来　　源】**大戟科植物巴豆 *Croton tiglium* L.。

**【形态特征】**灌木或小乔木,高可达 6 m。树皮深灰色;嫩枝被稀疏毛。单叶互生;叶片卵形或椭圆状卵形,长 7~17 cm,宽 3~7 cm,无毛或近无毛;基出脉 3 (5) 条;基部两侧叶缘上各有 1 枚盘状腺体;叶柄长 2.5~5.0 cm。总状花序顶生,长 8~20 cm,花单性,雌雄同株;雄花花蕾近球形,疏生毛或几无毛;雌花子房密被柔毛,花柱 2 深裂。蒴果椭圆状,长约 2 cm,被疏生短毛或近无毛;种子椭圆状。花期 4~6 月,果期 5~11 月。

**【生境分布】**生于村旁或山地疏林中。广西各地均有分布,我国浙江、福建、江西、湖南、广东、海南、贵州、四川、云南等省也有分布。

**【壮医药用】****药用部位**　根皮、叶、种子、巴豆霜(种子经研碎如泥,微热,压榨除去大部分油脂后形成的松散粉末)。

**性味**　辣、热;有大毒。

**功用**　根皮、叶:通龙路火路,祛风毒,消肿痛。外用于发旺(痹病),林得叮相(跌打损伤),额哈(毒蛇咬伤),喯呗郎(带状疱疹)。

种子:祛寒毒,通水道,消肿痛,杀虫。用于笨浮(水肿),屙意囊(便秘),腹胀,腊胴尹(腹痛),发旺(痹病),林得叮相(跌打损伤),痂(癣),陈旧内伤。

巴豆霜:祛寒毒,通水道,杀虫。用于兵霜火豪(白喉),屙意囊(便秘),腹水,呗脓(痈肿),痂(癣)。

注:本品有大毒,孕妇禁用;不宜与牵牛子同用。

**附方**　(1)喯呗郎(带状疱疹):鲜巴豆叶 7 片,捣烂,调洗米水涂患处。

(2)屙意囊(便秘),腹水:巴豆霜 0.3 g,开水冲服。

(3)陈旧内伤:桑寄生、续断、独活、羌活各 10 g,牛大力、千斤拔各 20 g,过江龙、赤芍各 15 g,白芍 12 g,甘草 3 g,水煎。取药液与巴豆霜 0.1 g 冲服。

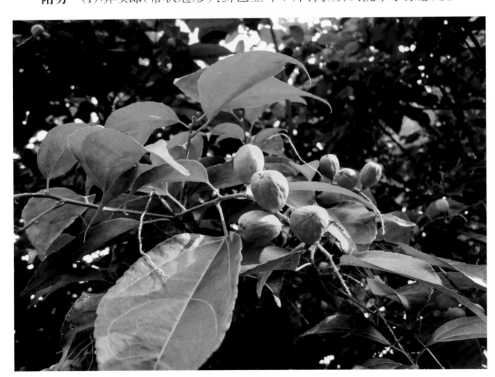

*Croton tiglium* L.

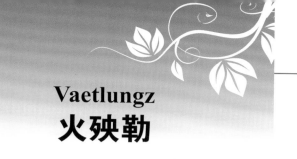

# Vaetlungz
# 火殃勒

【药 材 名】火殃勒。

【别　　名】霸王鞭、龙骨树、羊不挨、火秧簕、火秧簕蕊。

【来　　源】大戟科植物火殃勒 *Euphorbia antiquorum* L.。

【形态特征】分枝灌木，高可达 5 m。植株有白色乳汁。茎常三棱状，偶有四棱状并存，上部多分枝，棱脊 3 条，棱缘具明显三角状齿。叶常互生于嫩枝顶部，倒卵形或倒卵状长圆形，长 2~5 cm，宽 1~2 cm，顶端圆，基部渐狭；叶柄极短；托叶坚硬刺状，成对宿存。花序单生于叶腋；总苞阔钟状，5 裂，具腺体 5 枚；雄花多数；雌花 1 枚，花梗常伸出总苞之外；子房柄基部具 3 枚退化的花被片，花柱 3 枚，柱头 2 浅裂。蒴果三棱状扁球形，成熟时分裂为 3 个分果瓣。花果期全年。

【生境分布】生于村舍附近或园地，多为栽培。广西主要栽培于南部地区，我国广东、四川、贵州、云南等省也有栽培。

【壮医药用】药用部位　茎、叶。

性味　苦，寒；有毒。

功用　调龙路，清热毒，消肿痛。外用于痂（癣），呗（无名肿毒），呗脓（痈肿），石哽症（足跟炎）。

注：本品有毒，忌内服。若皮肤与本品液汁接触，可引起发炎，起水泡；若液汁入眼，可致失明。误食小量引起剧烈下泻。误食量较大可刺激口腔黏膜，发生鹿（呕吐）、兰喯（眩晕）、昏迷等。

附方　（1）呗（无名肿毒），呗脓（痈肿）：鲜火殃勒适量，捣烂，加酒糟适量炒热敷患处。

（2）石哽症（足跟炎）：火殃勒、透骨草、透骨消、飞龙掌血、大钻、血竭、白术、苍术各 15 g，细辛 10 g，水煎泡足。

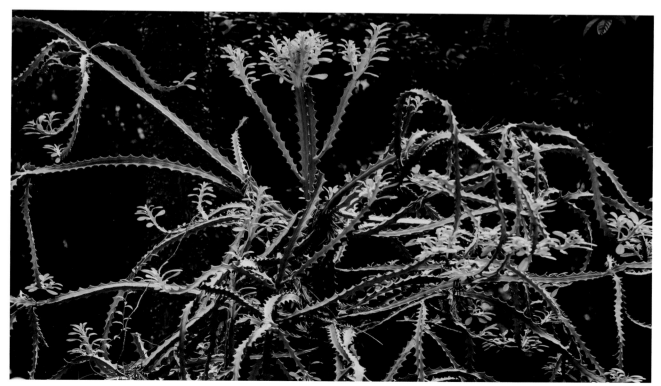

*Euphorbia antiquorum* L.

# Go'gyakndoq
# 通奶草

【药 材 名】通奶草。

【别　　名】光叶飞扬。

【来　　源】大戟科植物通奶草 *Euphorbia hypericifolia* L.。

【形态特征】一年生草本,高可达 30 cm。根纤细,长 10~15 cm,常不分枝。茎直立。叶对生;叶片狭长圆形或倒卵形,长 1.0~2.5 cm,宽 4~8 mm,先端钝或圆,基部圆形偏斜,两面被稀疏的柔毛或上面的毛早脱落;叶柄长 1~2 mm。花序数个簇生于叶腋或枝顶;总苞陀螺状,边缘 5 裂;腺体 4 枚,边缘具白色或淡粉色附属物;雄花数枚,微伸出总苞外;雌花 1 枚,子房三棱状,花柱 3 枚,柱头 2 浅裂。蒴果三棱状,成熟时分裂为 3 个分果瓣;种子卵棱状。花果期 8~12 月。

【生境分布】生于旷野荒地、路旁、灌木丛及田间。广西各地均有分布,我国江西、台湾、湖南、广东、海南、四川、贵州、云南等省也有分布。

【壮医药用】药用部位　全草。

性味　微酸、涩,微寒。

功用　清热毒,除湿毒,止痒。用于屙泻(泄泻),屙意咪(痢疾),肉扭(淋证),产后乳汁少,乳汁不通,鱼鳞痣,呗脓显(黄水疮),能啥能累(湿疹),麦蛮(风疹)。

附方　(1)屙泻(泄泻):通奶草、铁苋菜各 15 g,凤尾草 10 g,水煎服。

(2)肉扭(淋证):通奶草 5 g,淡竹叶、苦参各 10 g,牛膝 12 g,草薢 15 g,金钱草 20 g,水煎服。

(3)产后乳汁少,乳汁不通:通奶草 5 g,牛大力 20 g,黄花倒水莲、五指毛桃各 15 g,当归 10 g,猪脚 1 只,水炖,食肉喝汤。

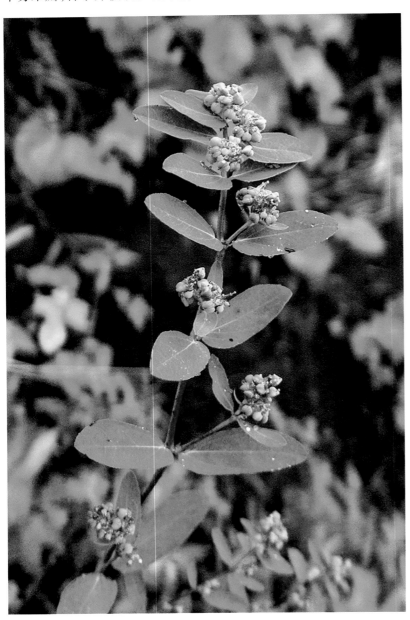

*Euphorbia hypericifolia* L.

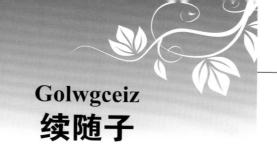

# Golwgceiz
# 续随子

【药 材 名】千金子、千金子草。

【别　　名】千两金。

【来　　源】大戟科植物续随子 *Euphorbia lathyris* L.。

【形态特征】二年生草本，高可达 1 m。全株微被白粉，有白色乳汁。根圆锥状，侧根多而细。茎直立，基部单一，顶部二歧分枝。叶交互对生；叶片线状披针形，长 6~12 cm，宽 0.4~1.5 cm，先端渐尖或尖，基部半抱茎；无柄。花序单生，近钟状，边缘 5 裂；腺体 4 枚，新月形，两端具短角；雄花多数，伸出总苞边缘；雌花 1 枚，花柱 3 枚，柱头 2 裂。蒴果三棱状球形，直径约 1 cm，光滑无毛，成熟时表面具黑褐相间的斑纹；种子柱状至卵球状，褐色或灰褐色，具黑褐色斑点。花期 4~7 月，果期 6~9 月。

【生境分布】生于山坡向阳处，多为栽培。广西主要分布于那坡、凌云、乐业、南丹、田林、融水、桂林等地，我国吉林、辽宁、内蒙古、河北、陕西、甘肃、新疆、山东、江苏、安徽、浙江、江西、福建、河南、湖北、湖南、四川、贵州、云南、西藏等省区也有分布。

【壮医药用】药用部位　种子（千金子）、全草（千金子草）。

性味　辣，温；有毒。

功用　利水道谷道，消肿，解毒。用于笨浮（水肿），大小便不利，京瑟（闭经），顽癣，疣赘，食物中毒，额哈（毒蛇咬伤），毒虫咬伤，嘇呗郎（带状疱疹）。

注：本品有毒，体弱、婴幼儿童和孕妇忌服。

附方　（1）笨浮（水肿）：千金子 3 g，猪苓、茯苓各 15 g，泽泻 20 g，白术 12 g，桂枝 9 g，水煎服。

（2）额哈（毒蛇咬伤）：鲜千金子草适量，折断，将流出的白汁滴于伤口周围，每 5~10 分钟滴 1 次；另用鲜千金子草适量，捣烂敷伤口周围（留伤口）。

（3）蜈蚣咬伤：鲜千金子全草适量，捣烂，调蜂蜜适量，涂患处周围（留伤口）。

（4）顽癣：千金子 2 g，当归、苦参各 20 g，鸡血藤 30 g，牛耳枫 15 g，水煎服。

（5）嘇呗郎（带状疱疹）：千金子适量，研末，调茶油适量敷患处。

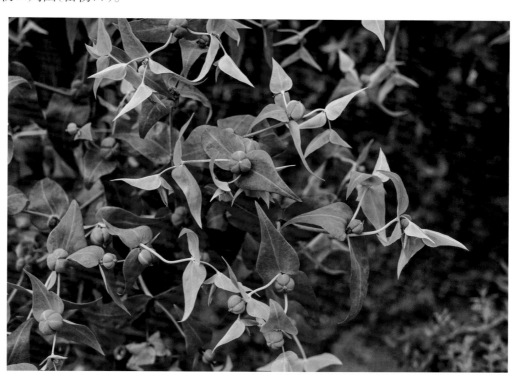

*Euphorbia lathyris* L.

# Gogimgang

# 金刚纂

【药 材 名】金刚纂。

【别　　 名】霸王鞭、五楞金刚。

【来　　 源】大戟科植物金刚纂 *Euphorbia neriifolia* L.。

【形态特征】直立肉质灌木或小乔木,高可达 7 m。植株含白色乳汁。茎圆柱状,上部多分枝,具不明显 5 条隆起且呈螺旋状旋转排列的脊。单叶互生;叶片肉质,倒卵形、倒卵状长圆形至匙形,长 4.5~12.0 cm,宽 1.3~4.0 cm;叶柄长 2~4 mm。花序二歧状腋生;总苞阔钟状,高约 4 mm,直径 5~6 mm,边缘 5 裂,裂片半圆形, 且具缘毛;腺体 5 枚,肉质;雄花多枚;雌花 1 枚,栽培时常不育,成熟者未见。花期 6~9 月。

【生境分布】生于村舍附近或园边,多栽培。广西各地均有分布,我国广东、云南、贵州、福建等省也有分布。

【壮医药用】**药用部位**　根、茎、叶。

**性味**　苦、微涩、凉;有小毒。

**功用**　根:解蛇毒,通水道。用于额哈(毒蛇咬伤),笨浮(水肿)。

茎:清热毒,止痒。用于麦蛮(风疹),兵花留(梅毒),小儿头疮,肾结石,胴尹(胃痛)。

叶:通水道,清热毒,消肿毒。用于笨浮(水肿),呗脓(痈肿)。

**附方**　(1)胴尹(胃痛):金刚纂茎 60 g(去刺削皮),猪大肠 200 g,水炖烂,食肉喝汤。

(2)笨浮(水肿):金刚纂叶、大钻各 15 g,飞龙掌血 30 g,水煎服。

(3)肾结石:金刚纂茎(去刺削皮)15 g,水煎服。

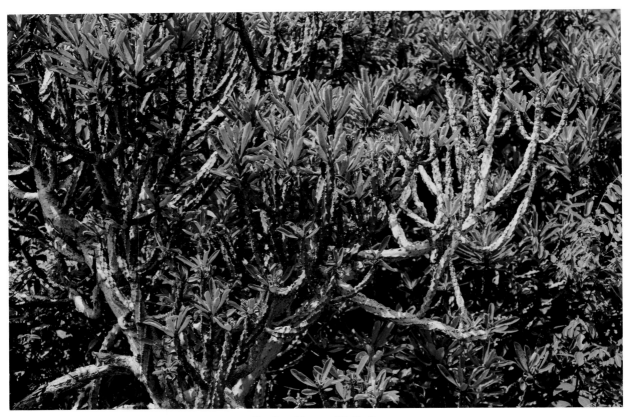

*Euphorbia neriifolia* L.

# Bienbawangz
# 霸王鞭

【药材名】霸王鞭。

【别　　名】刺金刚、金刚纂。

【来　　源】大戟科植物霸王鞭 *Euphorbia royleana* Boiss.。

【形态特征】肉质灌木,高可达 7 m。植株含乳汁。上部具数个分枝;茎与分枝均具 5~7 棱,每棱均有微隆起的棱脊,脊上具波状齿。叶互生,密集于分枝顶端;叶片倒披针形至匙形,长 5~15 cm,宽 1~4 cm,肉质;托叶刺状,长 3~5 mm,成对着生于叶痕两侧,宿存。花序二歧聚伞状着生于枝顶部节间凹陷处;花序梗长约 5 mm;总苞杯状,高与直径均约 2.5 mm,黄色;腺体 5 枚,横圆形,暗黄色。蒴果三棱状,直径约 1.5 cm,长 1.0~1.2 cm,灰褐色;种子圆柱状,褐色。花果期 5~7 月。

【生境分布】生于山野石隙,也有栽培。广西主要分布于西部地区,我国四川、云南等省也有分布。

【壮医药用】药用部位　全株。

性味　苦、涩、平;有毒。

功用　清热毒,除湿毒。外用于呗脓(痈肿)、痂(癣)。

注:本品有剧毒,忌内服;孕妇禁用。

附方　(1)痂(癣):霸王鞭 100 g,皂角刺 15 g,百部 30 g,水煎洗患处。

(2)呗脓(痈肿):鲜霸王鞭 60 g,鲜扶桑花 10 g,共捣烂敷患处。

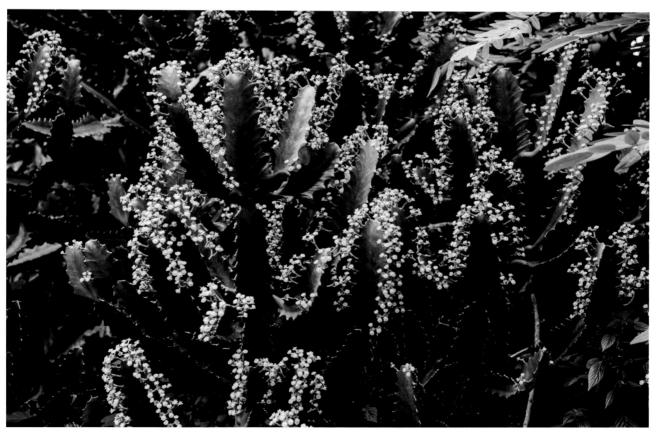

*Euphorbia royleana* Boiss.

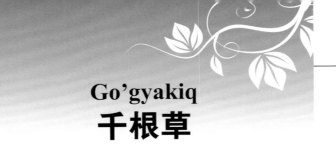

# Go'gyakiq
# 千根草

【药 材 名】小飞扬。

【别　　名】地锦、小飞扬草、小乳汁草。

【来　　源】大戟科植物千根草 *Euphorbia thymifolia* L.。

【形态特征】一年生草本，长可达 20 cm。植株折断有白色乳汁。根和茎均纤细；茎匍匐，多分枝，被稀疏柔毛。叶对生；叶片椭圆形至矩圆形，长 4~8 mm，宽 2~5 mm，两面被稀疏柔毛；叶柄极短。花序单生或数个簇生于叶腋；总苞陀螺状，外被柔毛，顶端 5 裂；腺体 4 枚，漏斗状，被白色附属物；雄花少数，微伸出总苞边缘；雌花 1 枚，子房柄极短，花柱 3 枚，柱头 2 裂。蒴果卵状三棱形，成熟时分裂为 3 个分果瓣，具短柔毛。花果期 6~11 月。

【生境分布】生于路旁、屋旁或较湿润的草地上。广西主要分布于南宁、桂林、梧州、钦州、天峨、凌云、陆川、桂平、平南、岑溪、钟山等地，我国湖南、江苏、浙江、台湾、江西、福建、广东、海南和云南等省也有分布。

【壮医药用】药用部位　全草。

性味　微酸、涩、微寒。

功用　清热毒，止泻痢，止痒。用于屙意咪（痢疾），屙泻（泄泻），胴尹（胃痛），漏精（遗精），口疮（口腔溃疡），喯呗郎（带状疱疹），能唅能累（湿疹），麦蛮（风疹），呗脓（痈肿），呗嘻（乳痈）。

附方　（1）能唅能累（湿疹），麦蛮（风疹）：小飞扬、九里明各适量，水煎洗患处。

（2）呗嘻（乳痈）：鲜小飞扬、鲜野麻根各适量，共捣烂敷患处。

（3）蛇串疮（带状疱疹）：鲜小飞扬、鲜南板蓝全草各适量，共捣烂敷患处。

（4）屙意咪（痢疾）：小飞扬、狗尾草各 10 g，凤尾草 15 g，水煎服。

（5）胴尹（胃痛）：小飞扬 15 g，水煎服。

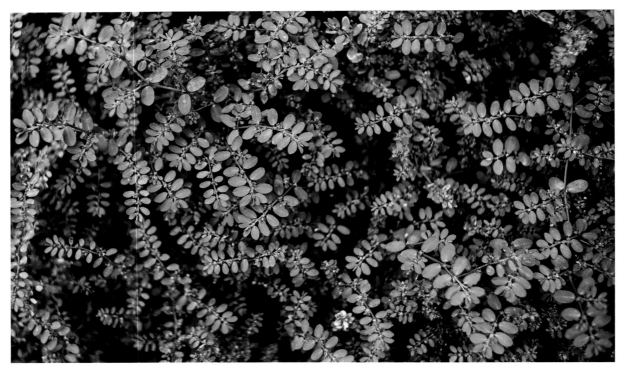

*Euphorbia thymifolia* L.

# Suenqbuenzna

# 厚叶算盘子

【**药 材 名**】厚叶算盘子。

【**别　　名**】水泡木、大云药、大叶水榕、大洋算盘、毛叶算盘子、朱口沙。

【**来　　源**】大戟科植物厚叶算盘子 *Glochidion hirsutum* (Roxb.) Voigt。

【**形态特征**】常绿灌木或小乔木,高可达 8 m。小枝、叶两面、叶柄、萼片外面、子房、果均被柔毛。单叶互生,革质,卵形、长卵形或长圆形,长 7~15 cm,宽 4~7 cm,顶端钝或急尖,基部浅心形或圆形且稍偏斜;叶柄长 5~7 mm。花数朵簇生于叶腋,总花梗长 5~7 mm 或短缩;萼片 6 枚;雄花梗长 6~10 mm,萼片长圆形或倒卵形,雄蕊 5~8 枚;雌花梗长 2~3 mm,萼片卵形或阔卵形,子房圆球状,花柱圆锥状。果序有蒴果数个;蒴果扁球形,直径 0.8~1.0 cm。花果期几乎全年。

【**生境分布**】生于山谷、河边或林下湿润的地方。广西主要分布于柳州、梧州、藤县、合浦、横县、上林、龙州、平果、凌云、乐业等地,我国福建、台湾、广东、海南、云南、西藏等省区也有分布。

【**壮医药用**】**药用部位**　根、叶。

**性味**　涩、微甜,平。

**功用**　祛风毒,消肿痛,收敛,调谷道。用于发旺(痹病)、林得叮相(跌打损伤)、奔寸(子宫脱垂)、尊寸(脱肛)、隆白呆(带下)、屙泄(泄泻)、黄标(黄疸)、诺嚎尹(牙痛)。

**附方**　(1)发旺(痹病):厚叶算盘子根、黄根、车前子、磨盘草各 30 g,水煎服。

(2)隆白呆(带下):厚叶算盘子根 30 g,三白草 15 g,水煎服。

(3)奔寸(子宫脱垂):厚叶算盘子根、牛大力、黄花倒水莲、五指毛桃各 20 g,麦冬、王不留行各 10 g,六月雪 30 g,水煎服。

(4)诺嚎尹(牙痛):厚叶算盘子叶适量,水煎含漱。

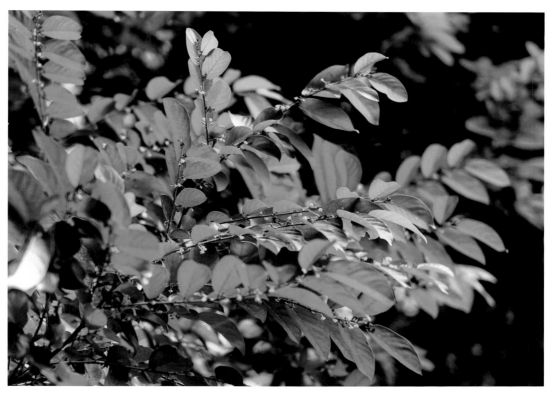

*Glochidion hirsutum* (Roxb.) Voigt

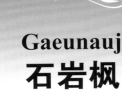

# Gaeunauj
# 石岩枫

【药 材 名】石岩枫。

【别　　名】青勾藤、山龙眼、闹钩。

【来　　源】大戟科植物石岩枫 *Mallotus repandus* (Willd.) Muell. Arg.。

【形态特征】攀援状灌木。嫩枝、嫩叶、叶柄、花序和花梗均密生柔毛；老枝常具皮孔。叶互生；叶片卵形或椭圆状卵形，长 3.5~8.0 cm，宽 2.5~5.0 cm，顶端急尖或渐尖，基部楔形或圆形，边缘全缘或波状，成长叶仅下面叶脉腋部被毛及散生颗粒状腺体；叶柄长 2~6 cm。花雌雄异株，总状花序或下部有分枝；雄花序顶生，苞腋有雄花 2~5 朵，花梗长约 4 mm，花萼 3 裂或 4 裂，雄蕊 40~75 枚；雌花序顶生，花梗长约 3 mm，花萼 5 裂，花柱 2 枚或 3 枚。蒴果具 2 个或 3 个分果瓣，直径约 1 cm，密生黄色粉末状毛及具颗粒状腺体；种子卵形，黑色。花期 3~5 月，果期 8~9 月。

【生境分布】生于山地疏林中或林缘。广西各地区均有分布，我国广东、海南、台湾等省也有分布。

【壮医药用】药用部位　根、茎。

性味　微辣，温。

功用　通龙路，祛风毒，舒筋络。用于发旺（痹病），腰肌劳损，林得叮相（跌打损伤）。

附方　（1）腰肌劳损：石岩枫根和茎 20 g，石菖蒲 6 g，骨碎补 30 g，牛大力、千斤拔、续断、杜仲各 15 g，姜黄 25 g，水煎服。

（2）发旺（痹病）：石岩枫根和茎适量，水煎洗患处。

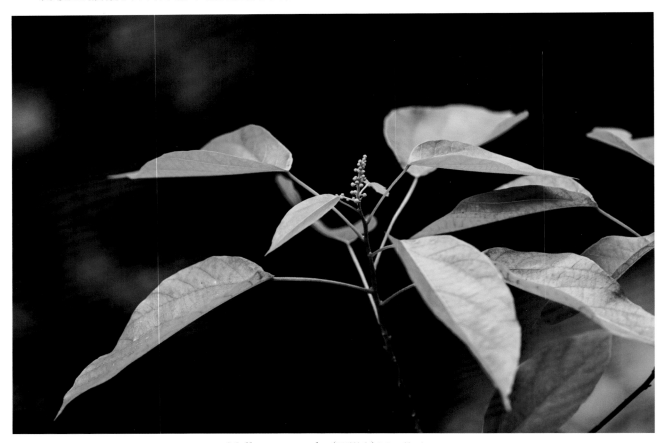

*Mallotus repandus* (Willd.) Muell. Arg.

# Nya'gvanjdouj
# 叶下珠

【药 材 名】叶下珠。

【别　　　名】鱼蛋草、夜关门、叶后珠、珍珠草。

【来　　　源】大戟科植物叶下珠 *Phyllanthus urinaria* L.。

【形态特征】一年生草本，高可达 60 cm。茎直立，基部多分枝，有棱。单叶互生，排成 2 列；叶片长圆形或倒卵形，长 4~10 mm，宽 2~5 mm，先端有小尖头，背面近边缘处有毛；叶柄极短。花小，单性，雌雄同株。雄花 2~4 朵簇生于叶腋，萼片 6 枚，倒卵形；雄蕊 3 枚，花丝全部合生成柱状；花盘腺体 6 枚，分离。雌花单生于叶腋，萼片 6 枚，卵状披针形；花盘圆盘状；花柱顶端 2 裂。蒴果扁球状，排列于叶下，近无柄，表面具小凸点。花期 4~6 月，果期 7~11 月。

【生境分布】生于山坡草地、旷野平地、旱田、山地路旁或林缘。广西各地均有分布，我国东部、中部、南部、西南部各省区，以及河北、山西、陕西等省也有分布。

【壮医药用】药用部位　全草。

性味　微苦、甜，凉。

功用　清肝明目，利谷道，通水道，祛湿毒。用于黄标（黄疸），喯疳（疳积），笨浮（水肿），尿路感染，贫痧（感冒），发得（发热），屙泻（泄泻），屙意咪（痢疾），目赤肿痛，夜盲，额哈（毒蛇咬伤），呗脓（痈肿），痂（癣）。

附方　（1）痂（癣）：叶下珠、苦参、木槿叶各 30 g，白鲜皮 20 g，水煎，取温药液泡足。

（2）黄标（黄疸）：叶下珠、太子参、白马骨各 15 g，板蓝根 10 g，水煎代茶饮。

（3）笨浮（水肿）：叶下珠、白花蛇舌草各 10 g，紫珠草、石韦各 25 g，水煎服。

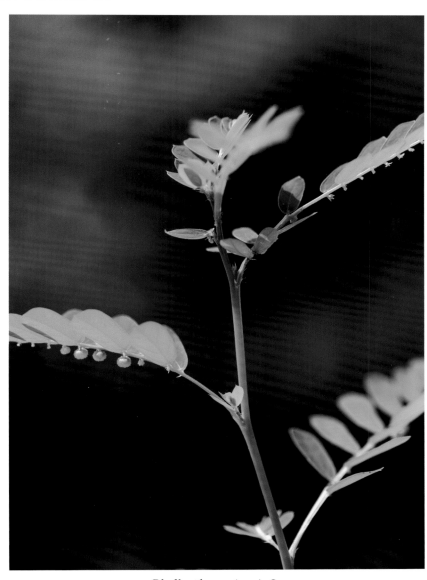

*Phyllanthus urinaria* L.

# Nya'ndukgyaj
# 黄珠子草

【药材名】黄珠子草。

【别　　名】乳痈根、珍珠草、鱼骨草、日开夜合、蚊蝇叶。

【来　　源】大戟科植物黄珠子草 *Phyllanthus virgatus* G. Forst.。

【形态特征】一年生草本,高达 60 cm。全株无毛。茎自下部分枝,主茎不明显。单叶互生;叶片线状披针形或狭椭圆形,长 5~25 mm,宽 2~7 mm,顶端有小尖头,基部圆而稍偏斜;几无叶柄。花小、单性、雌雄同株,通常 2~4 朵雄花和 1 朵雌花同簇生于叶腋。雄花萼片 6 枚,宽卵形或近圆形;雄蕊 3 枚,花盘腺体 6 枚。雌花花萼深 6 裂,裂片卵状长圆形,紫红色,外折;花盘圆盘状,不分裂;子房 3 室,花柱 2 深裂。蒴果扁球形,紫红色,有鳞片状突起;萼片宿存。花期 4~5 月,果期 6~11 月。

【生境分布】生于山坡至平原的山地草坡、沟边草丛或路旁灌丛中。广西各地均有分布,我国东部、中部、西部和西南部各省区,以及河北、山西、陕西等省也有分布。

【壮医药用】药用部位全草。

性味　甜、苦,平。

功用　利谷道,清热毒。用于喯疳(疳积),黄标(黄疸),呗嘻(乳痈),尿路感染,麦蛮(风疹)。

附方　(1)麦蛮(风疹):黄珠子草 20 g,扛板归、忍冬叶各 30 g,水煎洗患处。

(2)呗嘻(乳痈):黄珠子草 30 g,路路通、六月雪、算盘子根、王不留行各 15 g,郁金 10 g,水煎服。

(3)喯疳(疳积):黄珠子草 15 g,瘦猪肉 50 g,水炖,调食盐少许,食肉喝汤。

*Phyllanthus virgatus* G. Forst.

# Gogouxhoengz
# 山乌桕

**【药 材 名】**山乌桕。

**【别 名】**红乌桕。

**【来 源】**大戟科植物山乌桕 *Sapium discolor* (Champ. ex Benth.) Müll. Arg.。

**【形态特征】**落叶乔木或灌木，高 3~12 m。植株各部均无毛。小枝灰褐色，具皮孔。单叶互生；叶片椭圆形或长卵形，长 4~10 cm，宽 2.5~5.0 cm；叶柄长 2.0~7.5 cm，顶端具 2 枚腺体。花单性，雌雄同株，总状花序顶生，雌花生于花序轴下部，雄花生于上部或有时整个花序全为雄花，无花瓣及花盘。雄花花梗丝状，长 1~3 mm，花萼杯状，具不整齐的裂齿；雄蕊 2~3 枚。雌花花梗粗壮，长约 5 mm，花萼 3 深裂，子房 3 室，柱头上部 3 深裂。蒴果球形，黑色，直径 1~1.5 cm，具 3 棱；种子近球形，外被蜡层。花期 4~6 月。

**【生境分布】**生于山谷或山坡杂木林中。广西各地均有分布，我国云南、四川、贵州、湖南、广东、江西、安徽、福建、浙江、台湾等省也有分布。

**【壮医药用】药用部位** 根、根皮、叶、山乌桕寄生。

**性味** 苦、涩、寒；有小毒。

**功用** 调龙路，消肿痛，解蛇毒，通水道，止痒。根用于林得叮相（跌打损伤），额哈（毒蛇咬伤），能啥能累（湿疹），屙意囊（便秘），水蛊（肝硬化腹水）；叶用于过敏性皮炎，能啥能累（湿疹），唛呗郎（带状疱疹），额哈（毒蛇咬伤）；山乌桕寄生用于钵痨（肺结核），呗脓（痈肿）。

注：本品有小毒；孕妇和体弱者忌服。

**附方** （1）水蛊（肝硬化腹水）：山乌桕根、凤尾草各 15 g，三姐妹、鹰不扑各 30 g，水煎服。

（2）笨浮（水肿）：山乌桕根皮、大黄各 10 g，益母草、黄芪、茯苓皮、葫芦茶各 30 g，石韦 20 g，肿节风 15 g，淡竹叶 6 g，水煎服。

（3）过敏性皮炎：山乌桕叶 60 g，仙鹤草、牛耳枫各 30 g，水煎洗患处。

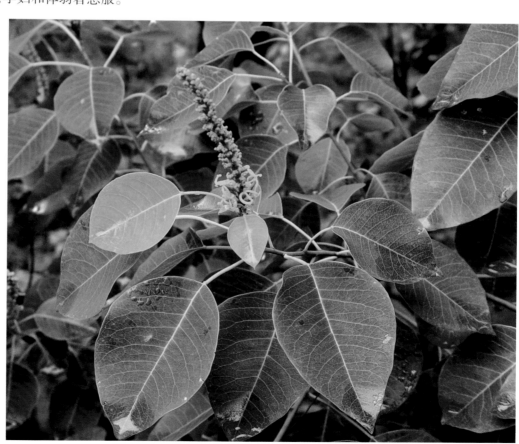

*Sapium discolor* (Champ. ex Benth.) Müll. Arg.

# Gouxmbawnduen
# 圆叶乌桕

【药材名】圆叶乌桕。

【别　　名】雁来红、红叶树、大叶乌桕。

【来　　源】大戟科植物圆叶乌桕 *Sapium rotundifolium* Hemsl.。

【形态特征】灌木或乔木，高可达 12 m。全株无毛。小枝粗壮而节间甚短，幼枝常呈红色。叶互生；叶片近革质，近圆形，长 5~12 cm，宽 5~11 cm，两端浑圆或先端微凹；叶柄长 3~7 cm，顶端具 2 腺体。花单性，雌雄同株，总状花序顶生，雌花生于花序轴下部，雄花生于上部或有时整个花序全为雄花。雄花花梗圆柱形，长 1~3 mm，每一苞片内有 3~6 朵花；花萼杯状，3 浅裂；雄蕊 1~3 枚。雌花花梗比雄花的粗壮，长约 2 mm，每一苞片内仅有 1 朵花；花萼 3 深裂；子房卵形。蒴果近球形，直径约 1.5 cm；种子扁球形，外面被蜡层。花期 4~6 月。

【生境分布】生于阳光充足的石灰岩山地。广西主要分布于柳州、融水、桂林、全州、兴安、平乐、容县、田阳、平果、靖西、德保、隆林、凌云、田林、贺州、富川、河池、南丹、天峨、罗城、都安、龙州、大新等地，我国云南、贵州、广东、湖南等省也有分布。

【壮医药用】药用部位　叶。

性味　辣、苦，凉。

功用　清热毒，消肿痛，杀虫。外用于呗脓（痈肿）、痂（癣）、能啥能累（湿疹）、额哈（毒蛇咬伤）。

附方　（1）痂（癣）：圆叶乌桕、南板蓝、人字草、地胆草各 15 g，火炭母 30 g，水煎服。

（2）能啥能累（湿疹）：圆叶乌桕 10 g，九龙藤、黄根各 15 g，十大功劳 30 g，水煎洗患处。

（3）额哈（毒蛇咬伤）：圆叶乌桕、土牛膝、马鞭草、半边莲各 15 g，水煎服（宜在紧急排毒处置后用）。

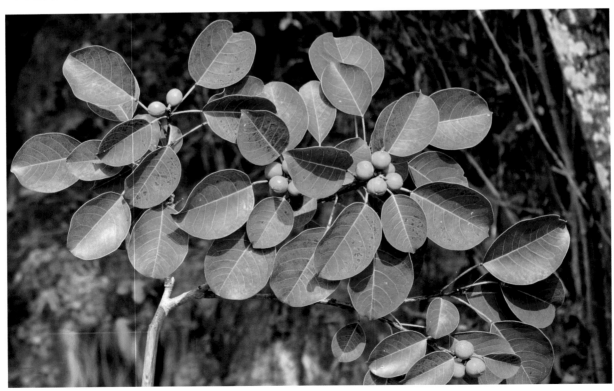

*Sapium rotundifolium* Hemsl.

# Mbawlinxlungz
# 龙脷叶

【药 材 名】龙脷叶。

【别　　名】龙利叶、龙舌叶、龙味叶、牛耳叶。

【来　　源】大戟科植物龙脷叶 *Sauropus spatulifolius* Beille。

【形态特征】常绿小灌木,高可达 50 cm。茎枝条圆柱状,蜿蜒状弯曲,幼时被柔毛,老渐无毛。叶通常聚生于小枝上部;鲜时近肉质,匙形、倒卵状长圆形或卵形,长 4.5~16.5 cm,宽 2.5~6.3 cm,无毛或幼时有微毛,上面近叶脉处有白斑;叶柄长 2~5 mm。花红色或紫红色,雌雄同株,2~5 朵簇生于落叶的枝条中部或下部,或茎花;花序梗短而粗壮,着生有许多披针形的苞片。雄花花梗长 3~5 mm;萼片 6 枚,2 轮;花盘腺体 6 枚,与萼片对生;雄蕊 3 枚。雌花花梗长 2~3 mm;萼片与雄花的相同;无花盘;子房 3 室,花柱 3 枚,顶端 2 裂。蒴果有短梗,为宿存萼筒所包藏。花期 2~10 月。

【生境分布】栽培。广西主要栽培于南宁、桂林、梧州、贵港等地,我国福建、广东等省也有栽培。

【壮医药用】药用部位　全株。

性味　甜,平。

功用　调气道,补肺阴,化痰毒,止咳喘。用于埃病(咳嗽),哮唉百银(百日咳),墨病(气喘),钵痨(肺结核)。

附方　(1)埃病(咳嗽):龙脷叶、红景天各 15 g,扶芳藤 30 g,罗汉果 1 个,水煎服。

(2)哮唉百银(百日咳):龙脷叶 60 g,山药、冰糖各 15 g,鸭脚板 10 g,瘦猪肉 50 g,水炖,食肉喝汤。

(3)墨病(气喘):龙脷叶 20 g,生姜、红糖适量,水煎代茶饮。

(4)钵痨(肺结核):龙脷叶、九龙藤各 10 g,川贝、麦冬各 6 g,十大功劳、不出林各 15 g,猪肺 250 g,水炖,食肉喝汤。

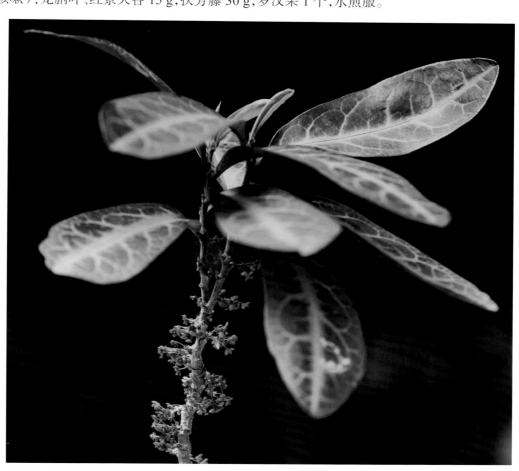

*Sauropus spatulifolius* Beille

# Makgyaeuq
# 油桐

【药 材 名】油桐、桐油。

【别　　名】三年桐、光桐、桐油树、桐子树。

【来　　源】大戟科植物油桐 *Vernicia fordii* (Hemsl.) Airy Shaw。

【形态特征】落叶乔木,高达 10 m。树皮灰色;枝条具明显皮孔。单叶互生,初被毛,后渐脱落;叶片卵圆形,长 8~18 cm,宽 6~15 cm,边缘全缘,稀 1~3 浅裂;叶柄与叶片近等长,顶端有 2 枚扁球形腺体。花雌雄同株,先叶或与叶同时开放;花萼 2 裂或 3 裂,外面密被微柔毛;花瓣白色,有淡红色脉纹,倒卵形,长 2~3 cm;雄蕊 8~12 枚,2 轮,外轮离生,内轮花丝中部以下合生;雌花子房密被柔毛,3~8 室,每室有胚珠 1 颗,花柱与子房室同数,2 裂。核果近球形,直径 4~6 cm,无棱光滑;种子具厚壳状种皮。花期 3~4 月,果期 8~9 月。

【生境分布】生于丘陵山地,多为栽培。广西各地均有栽培,我国陕西、河南、江苏、安徽、浙江、江西、福建、湖南、湖北、广东、海南、四川、贵州、云南等省也有栽培。

【壮医药用】药用部位　根、叶、果或果壳、桐油(种子榨的油)。

性味　甜、微辣,寒;有毒。

功用　消肿毒,通谷道水道。根、叶外用于呗脓(痈肿)、痂(癣),能啥能累(湿疹);叶、果壳外用于丹毒;果外用于呗脓显(黄水疮),鸡眼;桐油外用于勒爷贫痧(小儿感冒),贫痧(感冒),腊胴尹(腹痛),兵西弓(阑尾炎),渗裆相(烧烫伤)。

注:本品有毒(种子毒性最大),多为外用,内服慎用;孕妇和婴幼儿禁用。

附方　(1)贫痧(感冒):桐油煎煮后备用。按刮痧技法操作规范用桐油刮痧。

(2)兵西弓(阑尾炎):桐油适量,大黄粉 30 g,调匀敷痛处。

(3)呗脓(痈肿)、痂(癣):鲜油桐根皮适量,捣烂敷患处。

(4)鸡眼:果切开,取断面流出的汁适量搽患处。

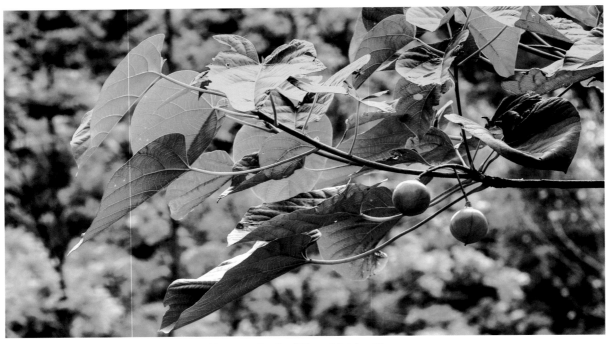

*Vernicia fordii*（Hemsl.）Airy Shaw

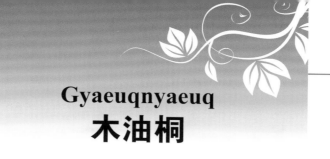

# Gyaeuqnyaeuq
# 木油桐

【药 材 名】木油桐。

【别　　名】千年桐、皱桐、皱果桐、山桐。

【来　　源】大戟科植物木油桐 *Vernicia montana* Lour.。

【形态特征】落叶乔木,高达 20 m。枝条具突起皮孔。叶阔卵形,长 8~20 cm,宽 6~18 cm,边缘全缘或 2~5 裂,裂缺处常有杯状腺体,两面初被柔毛,后渐脱落;叶柄长 7~17 cm,顶端有 2 枚杯状腺体。花序生于当年生已发叶的枝条上,雌雄异株或同株异序;花萼 2 裂或 3 裂;花瓣白色或基部紫红色且有紫红色脉纹,倒卵形,长 2~3 cm;雄蕊 8~10 枚,花丝被毛,外轮的离生,内轮的下半部合生;雌花子房密被棕褐色柔毛,3 室,花柱 3 枚,2 深裂。核果卵球状,直径 3~5 cm,具 3 条纵棱,棱间有网状皱纹;种子扁球状,具疣突。花期 4~5 月。

【生境分布】生于疏林中,多为栽培。广西各地有栽培,我国浙江、江西、福建、台湾、湖南、广东、海南、贵州、云南等省也有栽培。

【壮医药用】**药用部位**　根、叶、果。

**性味**　甜、微辣,寒;有毒。

**功用**　清热毒,祛湿毒,杀虫,止痒。外用于呗脓(痈肿),能啥能累(湿疹),梅核气,久咳不止,急性软组织炎。

注:本品有毒(种子毒性最大),多为外用,内服慎用;孕妇忌用。

**附方**　(1)梅核气:木油桐根 6 g,水煎服或含服。

(2)久咳不止:木油桐根 3 g,高良姜 15 g,香附 6 g,水煎服。

(3)急性软组织炎:木油桐根适量,研末,加适量白醋调匀,敷患处。

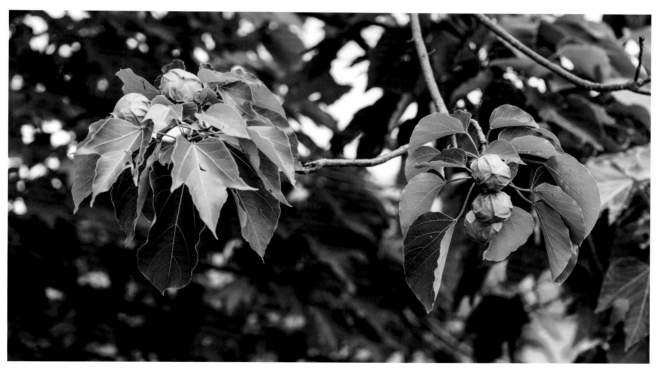

*Vernicia montana* Lour.

# Maexcihmbe
# 牛耳枫

【药材名】牛耳枫。

【别　　名】牛耳树、猪肚木、土鸦胆子、假鸦胆子、南岭虎皮楠。

【来　　源】虎皮楠科植物牛耳枫 *Daphniphyllum calycinum* Benth.。

【形态特征】常绿灌木，高可达 4 m。小枝具稀疏皮孔。单叶互生；叶片阔椭圆形或倒卵形，长 12~16 cm，宽 4~9 cm，先端钝或圆形并具短尖头，叶下面被白粉并具细小乳突体，侧脉清晰，8~11 对；叶柄长 4~8 cm。总状花序腋生，长 2~3 cm；雄花花萼盘状，3（4）浅裂，雄蕊 9~10 枚；雌花萼片 3 枚或 4 枚，柱头 2 枚。果序长 4~5 cm，密集排列；果卵圆形，长约 7 mm，被白粉，具小疣状突起，基部具宿萼。花期 4~6 月，果期 8~11 月。

【生境分布】生于丘陵或山地疏林及灌木丛中。广西主要分布于东南部、南部、东北部各地，我国广东、海南、香港、福建、江西等省区也有分布。

【壮医药用】药用部位　根、叶或全株。

性味　苦、涩、凉；有毒。

功用　调龙路火路，祛风毒，除寒毒，解蛇毒，消肿痛。外用于发旺（痹病），林得叮相（跌打损伤），呗脓（痈肿），额哈（毒蛇咬伤），渗裆相（烧烫伤）。

注：本品有毒，忌内服；孕妇禁用。

附方　（1）呗脓（痈肿）：鲜牛耳枫叶适量，水煎洗患处，并用鲜叶捣烂敷患处。

（2）额哈（毒蛇咬伤），渗裆相（烧烫伤）：牛耳枫根和叶适量，水煎洗患处；另用鲜牛耳枫根和叶适量，捣烂敷患处（蛇伤敷伤口周围）。

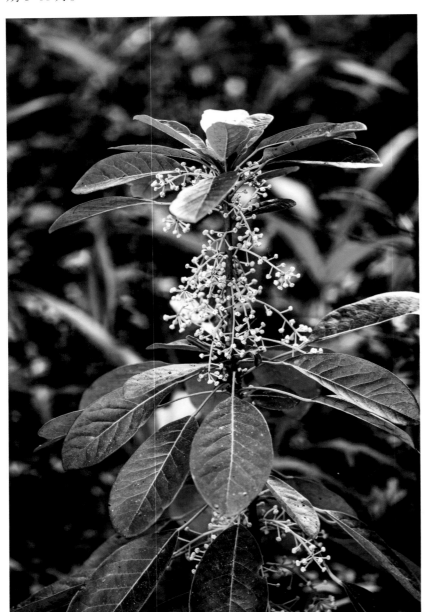

*Daphniphyllum calycinum* Benth.

# Conhcouhcuh
# 四川溲疏

【**药 材 名**】川溲疏。

【**别　　　名**】长齿溲疏。

【**来　　　源**】绣球花科植物四川溲疏 *Deutzia setchuenensis* Franch.。

【**形态特征**】灌木,高约 2 m。老枝表皮常片状脱落。叶两面、叶柄、花枝、花序梗、花萼均被星状毛。叶对生;叶片卵形、卵状长圆形或卵状披针形,长 2.0~9.5 cm,宽 1~3 cm,先端渐尖或尾尖,边缘具细锯齿;叶柄长 1~2 mm。伞房状聚伞花序;花梗长 3~10 mm;萼筒杯状,裂片阔三角形;花瓣 5 枚,白色,卵状长圆形,长约 7 mm;花蕾时内向镊合状排列;雄蕊 10 枚,外轮的长 5~6 mm 且花丝先端具 2 齿,内轮的较短且花丝先端 2 浅裂;花柱 3 枚。蒴果球形,直径 4~5 mm;宿存萼裂片内弯。花期 4~7 月,果期 6~9 月。

【**生境分布**】生于山地灌木丛中。广西主要分布于南宁、上林、上思、南丹等地,我国江西、福建、湖北、湖南、广东、贵州、四川、云南等省也有分布。

【**壮医药用**】药用部位　枝叶、果。

性味　苦,微寒。

功用　清热毒,除湿毒,调水道谷道。用于外感暑热,身热烦渴,肉扭(淋证),喯疳(疳积),发旺(痹病),呗脓(痈肿),额哈(毒蛇咬伤)。

附方　(1)肉扭(淋证):川溲疏、白茅根、土牛膝各 15 g,水煎服。

(2)发旺(痹病):川溲疏 15 g,活血丹 10 g,姜黄 20 g,骨碎补 30 g,水田七 6 g,水煎服。

(3)喯疳(疳积):川溲疏、麦冬、石斛各 10 g,水煎代茶饮。

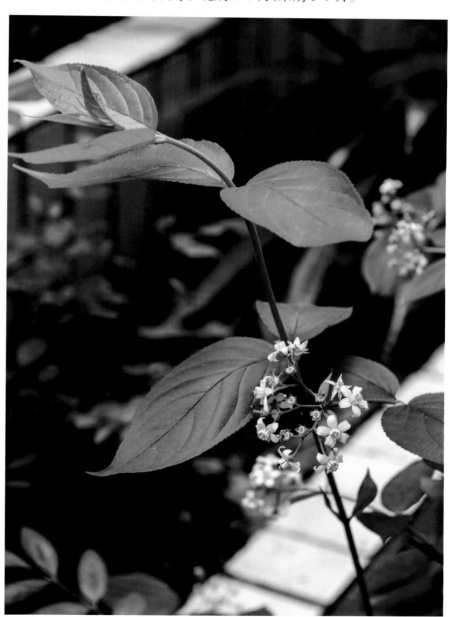

*Deutzia setchuenensis* Franch.

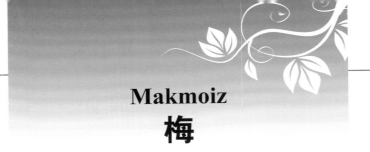

# Makmoiz
# 梅

【药 材 名】乌梅。

【别　　名】酸梅。

【来　　源】蔷薇科植物梅 Armeniaca mume Sieb.。

【形态特征】小乔木或稀灌木,高可达 10 m。树皮平滑,一年生枝绿色。叶片卵形或椭圆形,长 4~8 cm,宽 2.5~5.0 cm,先端尾尖,基部宽楔形至圆形,边缘具小锯齿,两面被短柔毛或无毛;叶柄长 1~2 cm。花单生或有时 2 朵同生于一芽内,直径 2.0~2.5 cm,香味浓,先于叶开放;花梗长 1~3 mm;萼筒宽钟形,萼片卵形或近圆形;花瓣倒卵形,白色至粉红色;雄蕊短或稍长于花瓣;子房密被柔毛,花柱短或稍长于雄蕊。果实球形,直径 2~3 cm,黄色或绿白色,被柔毛,味酸;具短梗或几无梗;果核表面具蜂窝状孔穴。花期冬季至翌年春季,果期翌年夏季。

【生境分布】多为栽培。广西各地均有栽培,我国陕西、甘肃、新疆、江苏、安徽、浙江、江西、福建、台湾、广东、四川、贵州、云南等省也有栽培。

【壮医药用】药用部位　花、果。

性味　酸、涩,平。

功用　花:补肺虚,止咳嗽,利谷道,止泻,止血。用于肺虚久咳,屙意咪(痢疾),屙泻(泄泻),肉裂(尿血),兵淋勒(崩漏),虚热烦渴。

果:补肺虚,止咳嗽,生津液,止泻痢,驱蛔虫。用于肺虚久咳,屙意咪(痢疾),屙泻(泄泻),月经过多,口渴,胆道蛔虫,鸡眼,心绞痛。

附方　(1)肺虚久咳:乌梅 3 枚,麦冬 10 g,党参 20 g,射干、前胡各 15 g,水煎服。

(2)月经过多:乌梅 5 枚,六月雪 20 g,鸡冠花 10 g,水煎服。

(3)心绞痛:乌梅 1 枚,大枣 2 枚,杏仁 7 粒,郁金、丹参各 10 g,水煎服。

(4)鸡眼:乌梅适量,研末,调米醋和食盐各适量,敷患处。

(5)胆道蛔虫:乌梅 5 枚,雷丸 10 g,姜黄 15 g,水煎服。

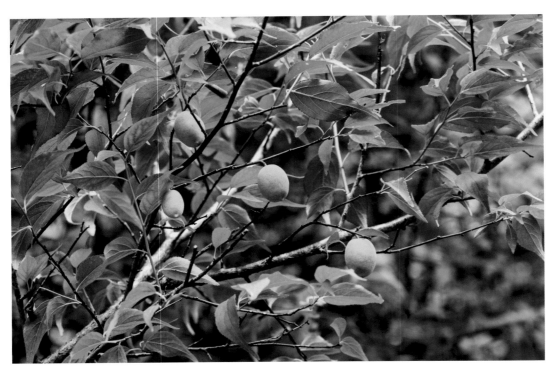

*Armeniaca mume* Sieb.

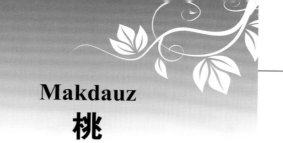

# Makdauz
# 桃

【药 材 名】桃干、桃叶、桃仁。

【别　　名】毛桃、桃子树。

【来　　源】蔷薇科植物桃 *Amygdalus persica* L.。

【形态特征】落叶小乔木，高可达 8 m。树皮暗红褐色，老时粗糙呈鳞片状，小枝细长，具大量小皮孔。单叶互生，在小枝上密集呈簇生状；叶片椭圆状披针形，长 8~15 cm，边缘具锯齿；叶柄长约 1 cm，具腺体。花单生，先于叶开放，1 朵腋生，花梗极短或几无梗；花萼被短柔毛，萼筒钟形；花瓣 5 片，倒卵状椭圆形，粉红色；雄蕊多数，离生，花药绯红色；子房被短柔毛。核果卵形、宽椭圆形或扁圆形，直径 5~7 cm，外面密被短柔毛，成熟时米黄色或黄红色，腹缝明显；核坚木质，具网状凹纹；种子扁卵状心形，长约 1 cm。花期 3~4 月，果期 8~9 月。

【生境分布】栽培。原产于我国。广西各地均有栽培，我国其他省区广泛栽培。

【壮医药用】药用部位　桃叶、桃干（未成熟的果晒干）、桃仁（种仁）。

性味　桃叶：微苦，凉。桃干：苦、涩，平。桃仁：甜、苦，平。

功用　桃叶：祛风毒，除湿毒。用于风热贫痧（感冒），发旺（痹病），脚癣。

桃干：敛汗止血。用于勒爷优平（小儿盗汗），钵痨（肺结核），唉勒（咯血）。

桃仁：调龙路，祛瘀血，通便。用于京瑟（闭经），京尹（痛经），产呱腊胴尹（产后腹痛），兵西弓（阑尾炎），屙意囊（便秘），狂犬咬伤。

注：桃仁孕妇慎用。

附方　（1）京尹（痛经）：桃仁、艾叶、桂枝、当归各 10 g，红花 6 g，白芍、益母草各 20 g，元胡、两面针各 15 g，水煎服。

（2）产呱腊胴尹（产后腹痛）：桃仁、炙甘草、当归、川芎、香附各 10 g，炮姜 4 g，益母草 15 g，红花 6 g，水煎服。

（3）发旺（痹病）：桃叶、九节风、毛算盘根、黄荆树根、松节各 30 g，水煎，药液调白酒适量，先热敷后泡患处。

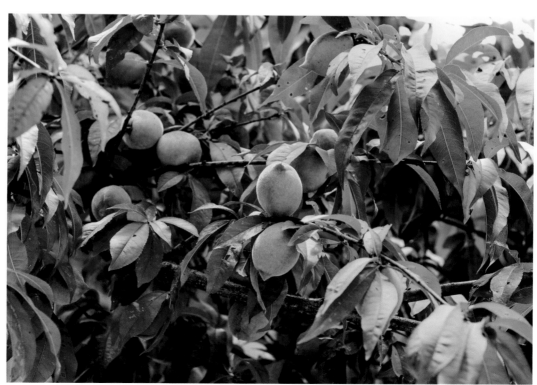

*Amygdalus persica* L.

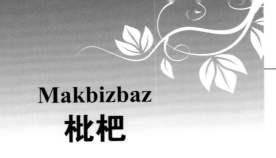

# Makbizbaz
# 枇杷

【药 材 名】枇杷。

【别　　名】白花木、杷叶。

【来　　源】蔷薇科植物枇杷 Eriobotrya japonica (Thunb.) Lindl.。

【形态特征】常绿小乔木,高可达 10 m。小枝、叶下面、总花梗、花梗、花萼、花瓣和果实均被锈色绒毛。小枝粗壮。单叶互生;叶片倒卵状披针形或矩状椭圆形,长 12~30 cm,宽 3~9 cm,先端急尖或渐尖,基部楔形或渐狭成叶柄,上部边缘有疏锯齿。圆锥花序顶生,长 10~19 cm,花密集;花直径 1.2~2.0 cm;萼筒浅杯状,萼片三角卵形;花瓣白色,长圆形或卵形;雄蕊 20 枚;花柱 5 枚,柱头头状。梨果球形或长圆形,直径 2~5 cm,黄色或橘黄色;种子 1~5 颗,褐色。花期 10~12 月,果期 5~6 月。

【生境分布】栽培。广西各地均有栽培,我国甘肃、陕西、河南、江苏、安徽、浙江、江西、湖北、湖南、四川、云南、贵州、广东、福建、台湾等省也有栽培或野生。

【壮医药用】药用部位　叶、树皮。

性味　叶:苦,微寒。树皮:苦,平。

功用　叶:调气道,清热毒,止咳嗽。用于埃病(咳嗽),鹿(呕吐),乳腺癌。

树皮:消肿毒。用于呗嘻(乳痈),褥疮。

附方　(1)肺燥埃病(咳嗽):枇杷叶(去毛)、桑叶各 9 g,白茅根 15 g,水煎服。

(2)乳腺癌:枇杷叶 30 g,川贝母、天冬、七叶一枝花各 10 g,浙贝母、麦冬、王不留行各 20 g,水煎服。

(3)褥疮:鲜枇杷树皮、鲜蒲公英、鲜银花、鲜紫花地丁各适量,共捣烂敷患处。

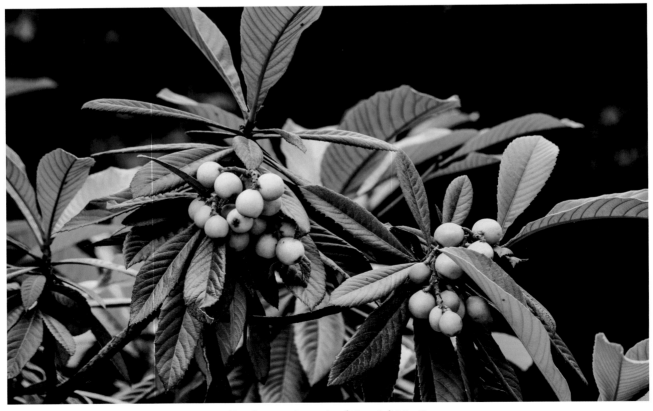

*Eriobotrya japonica* (Thunb.) Lindl.

# Gobopngwz
# 蛇含委陵菜

【药　材　名】蛇含。

【别　　　名】五爪风、小叶五爪龙、蛇泡、五皮风。

【来　　　源】蔷薇科植物蛇含委陵菜 *Potentilla kleiniana* Wight et Arn.。

【形态特征】多年生宿根草本，高可达 50 cm。须根多。茎多分枝，具匍匐茎，被柔毛。基生掌状复叶具 5 片小叶，连叶柄长 3~20 cm，叶柄被柔毛；小叶几无柄或稀有短柄，小叶片倒卵形或长圆倒卵形，长 0.5~4.0 cm，宽 0.4~2.0 cm，边缘有尖锯齿，两面被柔毛，有时上面脱落或下面沿脉密被柔毛；下部茎生叶有 5 片小叶，上部茎生叶有 3 片小叶。聚伞花序密集枝顶如假伞形；花梗密被柔毛，花直径 0.8~1.0 cm；花萼 5 裂，萼裂片三角卵圆形，其外有线状副萼片；花瓣 5 枚，黄色，倒卵形，顶端微凹；雄蕊多数。瘦果近球形，直径约 0.5 mm，具皱纹，熟时红色，多汁。花果期 4~9 月。

【生境分布】生于路边、水旁、草甸及山坡草地。广西主要分布于上林、横县、兴安、龙胜、那坡、凌云、隆林、龙州等地，我国东北部、北部、东部、中南部、西南部等地区，以及陕西省也有分布。

【壮医药用】药用部位　全草。

性味　苦，微寒。

功用　调龙路火路，清热毒，解蛇毒，消肿痛。用于货烟妈（咽痛），贫痧（感冒），发得（发热），埃病（咳嗽），唉唉百银（百日咳），产呱腊胴尹（产后腹痛），兵西弓（阑尾炎），林得叮相（跌打损伤），夺扼（骨折），唉呗郎（带状疱疹），呗脓（痈肿），仲嘿喏尹（痔疮），毒蛇、蜈蚣、狂犬咬伤。

附方　（1）仲嘿喏尹（痔疮）：蛇含适量，水煎，取药液趁热先熏后洗。

（2）货烟妈（咽痛）：蛇含、两面针各 10 g，金果榄 6 g，扛板归 30 g，水煎服。

（3）兵西弓（阑尾炎）：蛇含 15 g，威灵仙、细辛各 10 g，芒硝 60 g，大蒜 20 g，共捣烂外敷痛处。

（4）蜈蚣咬伤：蛇含 15 g，红薯叶 30 g，两面针 10 g，水煎，药液调 5 滴公鸡鸡冠处的鲜血，外涂患处。

（5）唉呗郎（带状疱疹）：蛇含、三叶委陵菜各 10 g，水煎服。

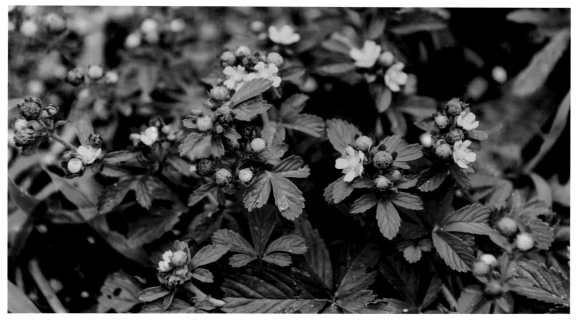

*Potentilla kleiniana* Wight et Arn.

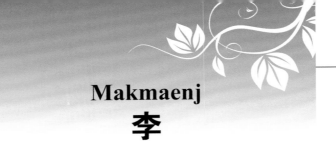

# Makmaenj

# 李

**【药 材 名】**李。

**【别 名】**李子、山李子。

**【来 源】**蔷薇科植物李 *Prunus salicina* Lindl.。

**【形态特征】**落叶乔木,高可达 12 m。树皮灰褐色,粗糙。叶互生;叶片长圆倒卵形、长椭圆形,长 6~12 cm,宽 3~5 cm,边缘有锯齿或重锯齿,两面无毛或下面脉腋间有毛;叶柄长 1.0~1.5 cm,顶端有 2 个腺体或无。花通常 3 朵并生,花梗长 1~2 cm,花直径 1.5~2.2 cm;萼筒钟状,花萼片 5 枚,长圆卵形;花瓣 5 枚,白色,长圆状倒卵形,有明显带紫色脉纹;雄蕊多数;雌蕊 1 枚。核果卵球形或近圆锥形,直径 3.5~7.0 cm,黄色、红色、绿色或紫色,被蜡粉;核有皱纹。花期 4 月,果期 7~8 月。

**【生境分布】**栽培。广西各地均有栽培,我国陕西、甘肃、四川、云南、贵州、湖南、湖北、江苏、浙江、江西、福建、广东、台湾等省也有栽培。

**【壮医药用】药用部位** 根、叶、种子。

**性味** 根:苦,寒。种子:苦,平。

**功用** 根:清热毒,祛湿毒,止痛。用于屙意咪(痢疾),隆白呆(带下)。

种子:利谷道水道,通便,消水肿,祛瘀血。用于屙意囊(便秘),笨浮(水肿),林得叮相(跌打损伤),能啥能累(湿疹)。

**附方** (1)林得叮相(跌打损伤):李根、飞龙掌血、小驳骨各 20 g,红花、枳壳、华佗豆各 15 g,血竭、土鳖虫各 10 g,加白酒 1000 ml 浸泡,外用或浸湿外敷。

(2)能啥能累(湿疹):鲜李树叶 100 g,扛板归、忍冬叶各 50 g,水煎洗患处。

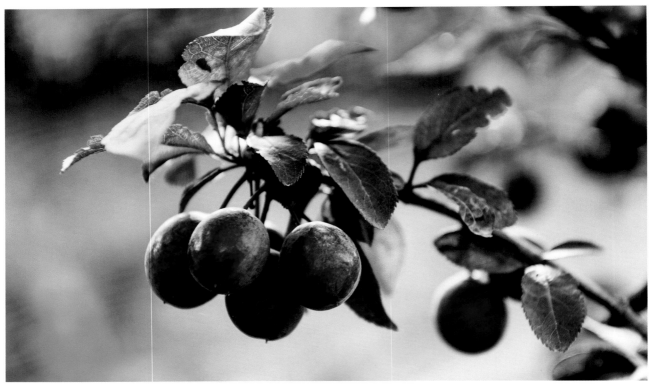

*Prunus salicina* Lindl.

# Makfeizhung
# 全缘火棘

【药 材 名】救军粮。

【别　　名】枸骨刺。

【来　　源】蔷薇科植物全缘火棘 *Pyracantha atalantioides* (Hance) Stapf。

【形态特征】常绿灌木或小乔木,高可达 6 m。嫩枝、嫩叶、花梗和花萼外被柔毛。通常有枝刺。叶互生;叶片椭圆形或长圆形,长 1.5~4.0 cm,宽 1.0~1.6 cm,先端微尖或圆钝,有时具刺尖头,叶边通常全缘或有时具细锯齿,中部或近中部最宽;叶柄长 2~5 mm。复伞房花序直径 3~4 cm;花梗长 5~10 mm,花直径 7~9 mm;萼筒钟状,萼片浅裂,广卵形;花瓣白色,卵形,长 4~5 mm;雄蕊 20 枚;花柱 5 枚。梨果扁球形,直径 4~6 mm,亮红色。花期 4~5 月,果期 9~11 月。

【生境分布】生于山坡或谷地灌木丛疏林中。广西主要分布于柳州、融水、桂林、全州、阳朔、灌阳、龙胜、平乐、贺州、富川、金秀等地,我国广东、贵州、湖南、湖北、陕西等省也有分布。

【壮医药用】**药用部位**　根、叶或全株。

**性味**　酸,凉。

**功用**　根:止泻,消肿痛。用于屙泻(泄泻),林得叮相(跌打损伤)。

叶:止血。用于外伤出血。

全株:消肿痛。用于林得叮相(跌打损伤),笨浮(水肿)。

**附方**　(1)屙泻(泄泻):救军粮根、姜黄 各 10 g,骨碎补、赭石各 30 g,水田七 5 g,水煎服。

(2)笨浮(水肿):救军粮全株、薏苡仁各 30 g,玉米头 150 g,煮粥食用。

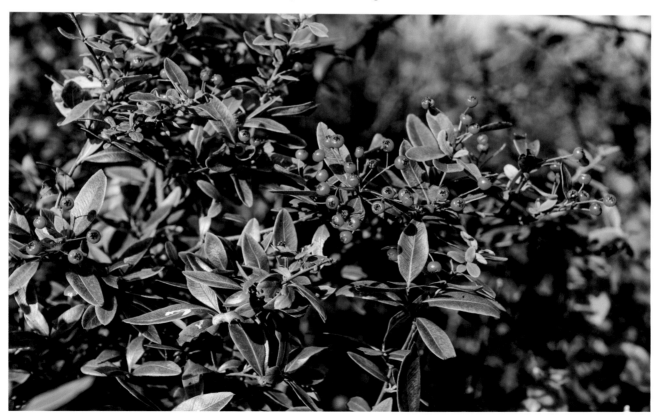

*Pyracantha atalantioides* (Hance) Stapf

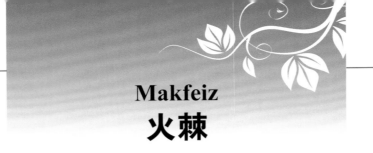

# Makfeiz

# 火棘

【药 材 名】火把果。

【别　　名】救兵粮、救荒粮。

【来　　源】蔷薇科植物火棘 *Pyracantha fortuneana* (Maxim.) H. L. Li。

【形态特征】常绿灌木,高可达 3 m。根皮黑黄色,质地坚硬。侧枝短,先端成刺状,嫩枝外被柔毛。单叶互生;叶片倒卵形或倒卵状长圆形,长 1.5~6.0 cm,宽 0.5~2.0 cm,先端圆钝或微凹,有时具短尖头,基部楔形,下延连于叶柄,边缘有钝锯齿,近基部全缘,中部以上最宽,两面皆无毛;叶柄短。复伞房花序直径 3~4 cm,花梗和总花梗近于无毛;花直径约 1 cm;萼筒钟状,无毛,萼片三角卵形;花瓣白色,近圆形;雄蕊 20 枚;花柱 5 枚,离生,与雄蕊等长。果实近球形,直径约 5 mm,橘红色或深红色。花期 3~5 月,果期 8~11 月。

【生境分布】生于山地、丘陵阳坡灌丛、草地及河谷旁。广西主要分布于桂林、兴安、凌云、隆林、南丹、天峨等地,我国贵州、云南、四川、西藏、湖南、湖北、福建、浙江、江苏、陕西等省区也有分布。

【壮医药用】药用部位　根、果。

性味　酸、涩、平。

功用　调谷道,消食积,祛瘀血,止血。用于痞块,东郎(食滞),屙泻(泄泻),屙意咪(痢疾),兵淋勒(崩漏),产呱腊胴尹(产后腹痛)。

附方　(1)痞块:火把果、穿破石各 30 g,苏木 10 g,水煎服。

(2)兵淋勒(崩漏):火把果、马鞭草、仙鹤草各 30 g,辣椒根 10 g,水煎服。

(3)东郎(食滞):火把果 30 g,炒大米 10 g,水煎服。

(4)产呱腊胴尹(产后腹痛):火把果根、黄根各 15 g,五指毛桃 30 g,水煎服。

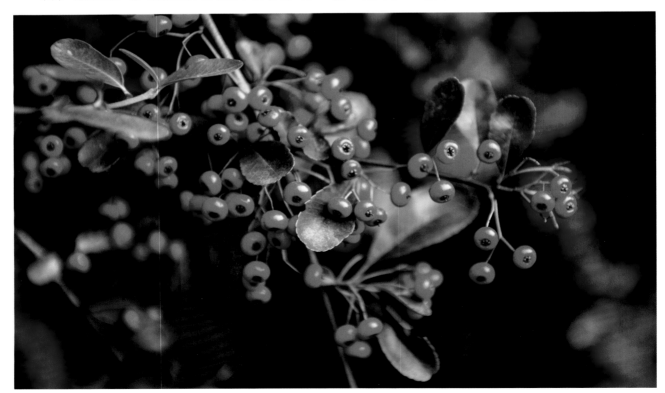

*Pyracantha fortuneana* (Maxim.) H. L. Li

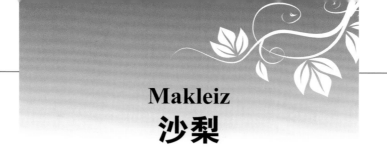

# Makleiz
# 沙梨

【药 材 名】沙梨。

【别　　名】梨树。

【来　　源】蔷薇科植物沙梨 *Pyrus pyrifolia*（Burm. f.）Nakai。

【形态特征】乔木,高可达 15 m。嫩枝、嫩叶柄及花序梗和花梗幼时、苞片边缘、萼片内面均被柔毛或绒毛。叶片卵状椭圆形或卵形,长 7~12 cm,宽 4.0~6.5 cm,先端长尖,基部圆形或近心形,边缘有刺芒锯齿;叶柄长 3.0~4.5 cm。伞形总状花序,具花 6~9 朵,直径 5~7 cm;花梗长 3.5~5.0 cm;花直径 2.5~3.5 cm;萼片三角卵形;花瓣卵形,长 15~17 mm,先端啮齿状,基部具短爪,白色;雄蕊 20 枚;花柱 5 枚。果实近球形,浅褐色,有浅色斑点,先端微向下陷;种子卵形,深褐色。花期 4 月,果期 8 月。

【生境分布】栽培。广西各地均有栽培,我国东部、中南部和西南部各省区也有分布。

【壮医药用】药用部位　叶、果。

性味　叶:辣、涩、微苦,平。果:甜、微酸,凉。

功用　叶:解毒,止痒。用于毒蕈中毒,漆过敏,麦蛮(风疹)。

果:清热毒,化痰毒,生津液。用于热病烦渴,肺热埃病(咳嗽),大便燥结。

附方　(1)肺热埃病(咳嗽):沙梨 1 个(切开去心),加冰糖适量,隔水蒸服。

(2)热病烦渴:沙梨 1 个(切开去心),麦冬、淡竹叶各 10 g,加黄糖适量,水煎代茶饮。

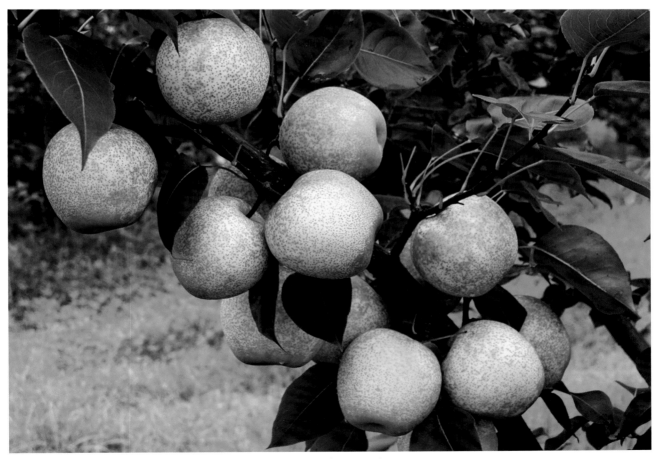

*Pyrus pyrifolia*（Burm. f.）Nakai

# Govaoen
# 野蔷薇

【药 材 名】野蔷薇。

【别　　名】营实、墙蘼、刺花。

【来　　源】蔷薇科植物野蔷薇 *Rosa multiflora* Thunb.。

【形态特征】攀援灌木,高约 2 m。小枝圆柱形,具倒钩刺。单数羽状复叶互生,小叶 5~9 枚,连叶柄长 5~10 cm;小叶片倒卵形、长圆形或卵形,长 1.5~5.0 cm,宽 8~28 mm,先端急尖或圆钝,基部近圆形或楔形,边缘有锯齿,上面无毛,下面有柔毛。圆锥状花序顶生,花多朵;花梗长 1.5~2.5 cm,无毛或有腺毛;花直径 1.5~2.0 cm;萼片披针形;花瓣白色,宽倒卵形,先端微凹;雄蕊多数。蔷薇果近球形,直径 6~8 mm,红褐色或紫褐色。花期初夏季。

【生境分布】生于村边、路旁及山坡草丛中。广西主要分布于南宁、梧州、平南等地,我国江苏、山东、河南等省也有分布。

【壮医药用】药用部位　根、叶、花、果。

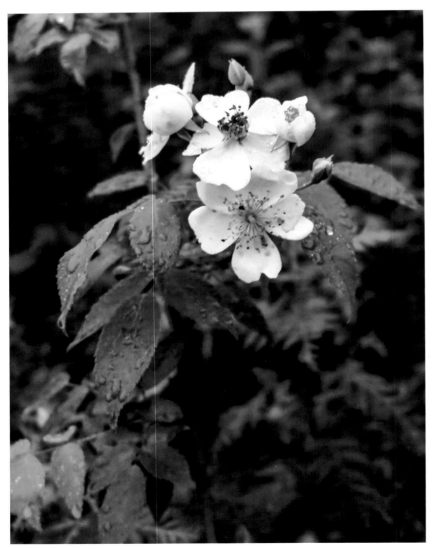

性味　根:苦、涩、凉。叶、枝:甜,凉。花:苦、涩、凉。果:酸,凉。

功用　根:调龙路火路,祛风毒,除湿毒。用于发旺(痹病),林得叮相(跌打损伤),外伤出血,渗裆相(烧烫伤),约经乱(月经不调),濑幽(遗尿)。

叶:清热毒。用于呗脓(痈肿)。

花:清暑毒,止渴。用于暑热烦渴,胃脘胀闷,鹿勒(呕血),楞阿勒(鼻出血),口疮(口腔溃疡)。

果:祛风毒,除湿毒,通水道。用于发旺(痹病),笨浮(水肿),屙意囊(便秘)。

附方　(1)约经乱(月经不调):野蔷薇根 30 g,马鞭草、仙鹤草、茜草各 20 g,苏木 10 g,水煎服。

(2)屙意囊(便秘):野蔷薇果 30 g,加蜂蜜适量调服。

(3)口疮(口腔溃疡):野蔷薇花 6 g,金银花 10 g,泡茶喝。

*Rosa multiflora* Thunb.

# Vameizgveiq
# 玫瑰

【药材名】玫瑰花。

【别　　名】刺玫花。

【来　　源】蔷薇科植物玫瑰 *Rosa rugosa* Thunb.。

【形态特征】直立灌木,高可达 2 m。茎粗壮,丛生;小枝、叶片下面、叶柄和叶轴及花梗均密被绒毛和腺毛,小枝有针刺和皮刺。单数羽状复叶互生,小叶 5~9 枚;小叶片卵状椭圆形,长 1.5~5.0 cm,宽 1.0~2.5 cm,边缘有锯齿;托叶大部贴生于叶柄,离生部分卵形,边缘有带腺锯齿,下面被绒毛。花单生于叶腋或数朵簇生;花梗长 5.0~22.5 mm,密被绒毛和腺毛;萼片 5 枚,卵状披针形;花瓣重瓣至半重瓣,倒卵形,先端凹缺,芳香,紫红色至白色;雄蕊和雌蕊均多数。蔷薇果扁球形,直径 2.0~2.5 cm,红色,萼片宿存。花期 5~6 月,果期 8~9 月。

【生境分布】栽培。广西部分地区有栽培,我国其他省区也有栽培。

【壮医药用】药用部位　花。

性味　甜、微苦,温。

功用　通龙路火路,调气机,化瘀毒。用于胴尹(胃痛),发旺(痹病),鹿勒(呕血),唉勒(咯血),约经乱(月经不调),隆白呆(带下),屙意咪(痢疾),卟很裆(不孕症),呗嘻(乳痈),产后抑郁症。

附方　(1)约经乱(月经不调):①玫瑰花、月月红、鸡冠花各 15 g,益母草、红糖各 30 g,水煎服。②玫瑰花、月季花、马鞭草各 15 g,益母草、鸡血藤各 20 g,当归藤 30 g,水煎服。

(2)卟很裆(不孕症):玫瑰花、郁金花、合欢花、红花、木棉花、玉兰花、菖蒲花各 6 g,水煎代茶饮。

(3)胴尹(胃痛):玫瑰花、白芍、川楝子各 9 g,香附 12 g,水煎服。

(4)产后抑郁症:玫瑰花、香茅、藤当归各 15 g,丹皮、桂枝各 10 g,水煎,药液调牛奶 50 ml 泡澡。

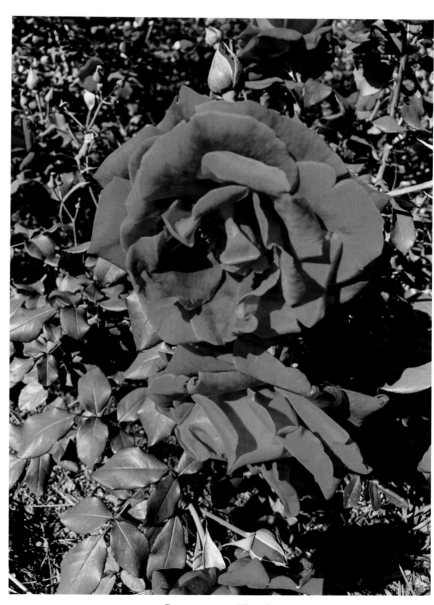

*Rosa rugosa* Thunb.

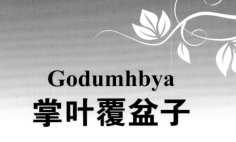

# Godumhbya
# 掌叶覆盆子

【药 材 名】覆盆子。

【别　　名】小托盘、山泡。

【来　　源】蔷薇科植物掌叶覆盆子 *Rubus chingii* Hu。

【形态特征】藤状灌木,高可达 3 m。茎直立,枝细,具皮刺。单叶互生;叶片近圆形,直径 4~9 cm,两面仅沿叶脉有柔毛或几无毛,基部心形,掌状 5 深裂,稀 3 裂或 7 裂;裂片椭圆形或菱状卵形,顶端渐尖,边缘具重锯齿;基出脉 5 条;叶柄长 2~4 cm,疏生小皮刺。单花腋生,直径 2.5~4.0 cm;花梗长 2~4 cm;萼片卵形或卵状长圆形,外面密被短柔毛;花瓣 5 枚,卵圆形,白色,长 1.0~1.5 cm;雄蕊和雌蕊均多数,雌蕊具柔毛。聚合果近球形,红色,直径 1.5~2.0 cm,密被灰白色柔毛;核有槽纹。花期 3~4 月,果期 5~6 月。

【生境分布】生于山坡、路边阳处或阴处灌木丛中。广西主要分布于蒙山、桂平、金秀等地,我国江苏、安徽、浙江、江西、福建、贵州等省也有分布。

【壮医药用】药用部位　根、叶、果。

性味　根:苦,平。叶:微酸、咸,平。果:甜、酸,微温。

功用　根:祛风毒,退目翳,止呕。用于诺嚎尹(牙痛),发旺(痹病),目翳,鹿(呕吐),委哟(阳痿)。

叶:清热毒,明目,敛疮。用于火眼(急性结膜炎),诺嚎尹(牙痛),呗脓(痈肿)。

果:补肝肾,固精。用于委哟(阳痿),早泄、漏精(遗精),卟很裆(不孕症),少白发,弱精子症。

附方　(1)卟很裆(不孕症):覆盆子果、淫羊藿、紫石英各 30 g,水煎,药液配合艾附暖宫丸服。

(2)弱精子症:覆盆子果、菟丝子、枸杞子、五味子、车前子、王不留行、扶芳藤、血党各 10 g,黄花倒水莲 20 g,牛大力、五指毛桃各 15 g,水煎服。

(3)委哟(阳痿):覆盆子根 50 g,水煎服。

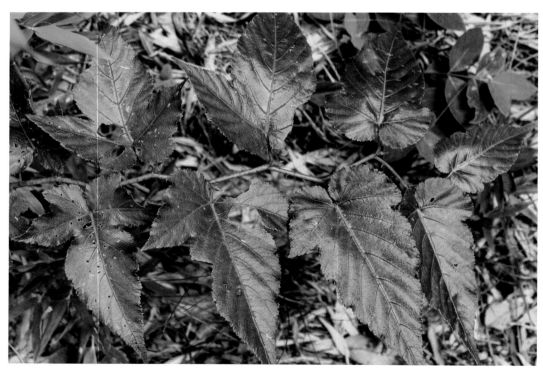

*Rubus chingii* Hu

# Go'ngwzbauq
# 蛇泡筋

【药　材　名】蛇泡筋。

【别　　　名】越南山泡、鸡足刺、猫枚筋、五爪风、五月泡、五叶泡、假五加皮。

【来　　　源】蔷薇科植物蛇泡筋 *Rubus cochinchinensis* Tratt.。

【形态特征】攀援灌木。枝、叶柄和叶片下面中脉上及花序均疏生弯曲小皮刺。嫩枝有毛,老茎无毛。掌状复叶常具 3 枚或 5 枚小叶;小叶片椭圆形、倒卵状椭圆形或椭圆状披针形,长 5~15 cm,宽 2~5 cm,顶生小叶比侧生者稍宽大,下面密被褐黄色绒毛,边缘有锯齿;叶柄长 4~5 cm,小叶柄长 3~6 mm。顶生圆锥花序或腋生近总状花序,也常数朵花簇生于叶腋;总花序梗、花梗和花萼均密被黄色绒毛;花梗长 4~10 mm;花直径 8~12 mm;花萼钟状,萼片卵圆形,外萼片顶端 3 浅裂;花瓣近圆形,白色,短于萼片;雄蕊多数;雌蕊 30~40 枚。浆果球形,红色或黑色。花期 3~5 月,果期 7~8 月。

【生境分布】生于山坡、园地、路边、荒地上的草丛和灌木丛中。广西主要分布于南宁、马山等地,我国广东省也有分布。

【壮医药用】**药用部位**　根、叶。

**性味**　微涩,平。

**功用**　根:调龙路火路,祛风毒,除湿毒,止疼痛。用于发旺(痹病),林得叮相(跌打损伤),核尹(腰痛),屙意咪(痢疾),脂肪瘤。

叶:祛风毒,除湿毒,止血。用于发旺(痹病),外伤出血。

**附方**　(1)发旺(痹病):蛇泡筋根 30 g,水茄 12 g,水煎服。

(2)林得叮相(跌打损伤):蛇泡筋根 30 g,红背桂 15 g,水煎服。

(3)屙意咪(痢疾):蛇泡筋根 15 g,大血藤、鬼针草各 30 g,水煎服。

(4)脂肪瘤:蛇泡筋根 60 g,猪牙皂 30 g,夏枯草 10 g,水煎代茶饮。

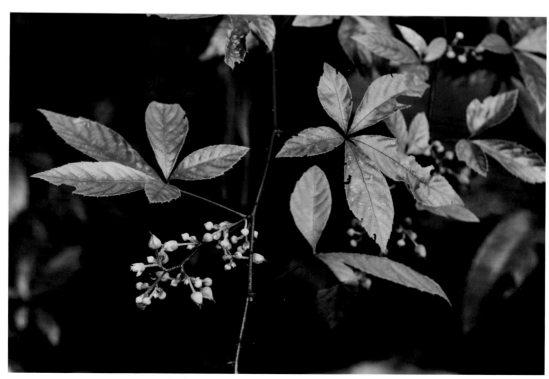

*Rubus cochinchinensis* Tratt.

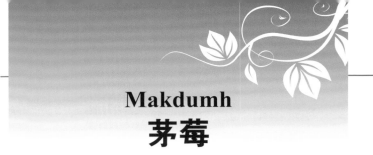

# Makdumh
# 茅莓

【药 材 名】茅莓。

【别　　名】小叶悬钩子、猫泡刺、红梅消、三月泡、拦路蛇、铺地蛇。

【来　　源】蔷薇科植物茅莓 *Rubus parvifolius* L.。

【形态特征】灌木，高可达 2 m，卧地或攀于他物上。枝、叶柄及花梗均有毛和小钩刺。小叶 3 (5) 枚；小叶片菱状圆形或倒卵形，长 2.5~6.0 cm，宽 2~6 cm，顶端圆钝或急尖，基部圆形或宽楔形，上面伏生疏柔毛，下面密被灰白色绒毛，边缘有粗锯齿或缺刻，常具浅裂片；叶柄长 2.5~5.0 cm，顶生小叶柄长 1~2 cm。伞房花序顶生或腋生，具花数朵至多朵，被柔毛和细刺；花梗长 0.5~1.5 cm；花直径约 1 cm；花萼外面密被柔毛和针刺；花萼 5 深裂，萼裂片卵状披针形或披针形；花瓣卵圆形或长圆形，粉红色至紫红色，基部具爪；雄蕊花丝白色；子房具柔毛。果实卵球形，直径 1.0~1.5 cm，红色。花期 5~6 月，果期 7~8 月。

【生境分布】生于山坡杂木林下、向阳山谷、路旁或荒野。广西各地均有分布，我国其他省区也有分布。

【壮医药用】**药用部位**　根、地上部分。

**性味**　根：苦，平。地上部分：淡、涩，凉。

**功用**　通龙路火路、祛风毒、除湿毒、清热毒。用于产呱腊胴尹（产后腹痛）、胴尹（胃痛）、肾结石、尿路结石、林得叮相（跌打损伤）、发旺（痹病）、仲嘿喯尹（痔疮）、贫痧（感冒）、埃病（咳嗽）、肉扭（淋证）、结膜炎、诺嚎尹（牙痛）、黄标（黄疸）、屙意咪（痢疾）、呗脓（痈肿）、麦蛮（风疹）、能啥能累（湿疹）。

**附方**　(1) 仲嘿喯尹（痔疮）：茅莓根 20 g，僵蚕 10 g，蜈蚣 1 条，水煎服。

(2) 肾结石：①茅莓茎叶、火炭母、灯盏细辛各 30 g，桃仁 10 g，水煎服。②茅莓地上部分、淡竹叶各 15 g，鸡内金 30 g，水煎服。

(3) 麦蛮（风疹）：茅莓茎叶、艾叶各适量，水煎外洗。

(4) 尿路结石：茅莓根、金钱草、白茅根、鸡内金各 15 g，海金沙 10 g，水煎服。

(5) 黄标（黄疸）：茅莓茎叶、贯众、人字草、露兜簕、田基黄各 15 g，水煎服。

(6) 肉扭（淋证）：茅莓根、车前草、马蹄金、三白草、石韦各 15 g，水煎服。

(7) 发旺（痹病）：茅莓根 30 g，九里香、金不换、杜仲藤、买麻藤各 15 g，水煎服。

(8) 胴尹（胃痛）：茅莓根 30 g，水煎服。

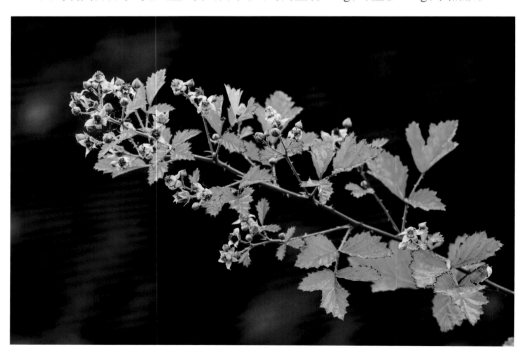

*Rubus parvifolius* L.

# Dizhizndengx

# 地榆

【药 材 名】地榆。

【别　　　名】血箭草、马连鞍。

【来　　　源】蔷薇科植物地榆 *Sanguisorba officinalis* L.。

【形态特征】多年生草本，高可达 120 cm。根粗壮，多呈纺锤形，表面棕褐色或紫褐色，有纵皱及横裂纹。茎直立，有棱。基生叶为羽状复叶；小叶 4~6 对，叶柄长约 6.5 cm，无毛或基部有稀疏腺毛，卵形或长圆状卵形，长 1~7 cm，宽 0.5~3.0 cm，顶端圆钝稀急尖，基部心形至浅心形，边缘有锯齿；茎生叶较少，叶柄较短，小叶片有短柄或几无柄，长圆形至长圆状披针形，狭长。穗状花序椭圆形、圆柱形或卵球形，从花序顶端向下开放；花被 4 裂，紫红色，瓣状，长约 3 mm；雄蕊 4 枚；花柱比雄蕊短。瘦果包藏在宿存萼筒内，外面有斗棱。花果期 7~10 月。

【生境分布】生于山坡草地、林缘灌丛及田边等处。广西主要分布于武鸣、贵港、昭平、灌阳等地，我国其他省区也有分布。

【壮医药用】药用部位　根。

性味　苦、涩、微寒。

功用　调龙路火路，清热毒，止血，止泻。用于咳勒（咯血），鹿勒（呕血），屙意勒（便血），肉裂（尿血），兵淋勒（崩漏），屙泻（泄泻），胴尹（胃痛），肝脓肿，仲嘿喯尹（痔疮），渗裆相（烧烫伤），呗脓（痈肿），小儿癫痫。

附方　（1）屙意勒（便血）：地榆、麦冬、大叶紫珠各 10 g，牛膝 15 g，知母 6 g，水煎服。

（2）屙泻（泄泻）：地榆、石榴皮、地锦草、桃金娘根各 20 g，火炭母 10 g，水煎服。

（3）仲嘿喯尹（痔疮），胴尹（腹痛）：地榆、虎杖、丹皮、赤芍、木香各 10 g，鱼腥草 15 g，仙鹤草 20 g，水煎内服并外敷。

（4）渗裆相（烧烫伤）：地榆 12 g，虎杖 10 g，香油煎炸后共研末，取油与药末调匀，涂患处。

（5）胴尹（胃痛），鹿勒（呕血）：地榆、虎杖、九里香各 10 g，白芷 12 g，土黄连 20 g，饿蚂蝗、白及各 15 g，水煎服。

（6）肝脓肿：地榆、白头翁各 15 g，水煎服。

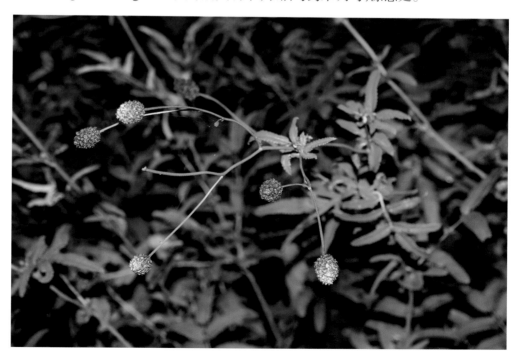

*Sanguisorba officinalis* L.

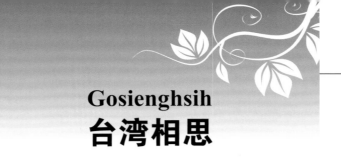

# Gosienghsih
# 台湾相思

【**药 材 名**】台湾相思。

【**别    名**】相思树。

【**来    源**】含羞草科植物台湾相思 *Acacia confusa* Merr.。

【**形态特征**】常绿乔木,高可达 15 m。枝灰色或褐色。苗期第 1 片真叶为羽状复叶,长大后小叶退化,叶柄变为叶状柄,叶状柄革质,披针形,长 6~10 cm,宽 5~13 mm,两面无毛。头状花序球形,单生或 2 (3) 个簇生于叶腋;总花序梗长 8~10 mm;花金黄色,有微香;花萼长约为花冠之半;花瓣淡绿色,长约 2 mm;雄蕊多数,明显超出花冠之外;子房被黄褐色柔毛。荚果扁平,长 4~12 cm,宽 0.7~1.0 cm,有光泽,于种子间微缢缩。种子 2~8 粒,椭圆形,压扁。花期 3~10 月,果期 8~12 月。

【**生境分布**】栽培。广西桂林、柳州及南部等地有栽培,我国广东、台湾、福建、云南等省也有分布。

【**壮医药用**】**药用部位**　枝、叶。

**性味**　甜、淡、平。

**功用**　去腐生肌。用于疮疡溃烂,林得叮相(跌打损伤)。

**附方**　林得叮相(跌打损伤):鲜台湾相思枝叶适量,捣烂敷患处。

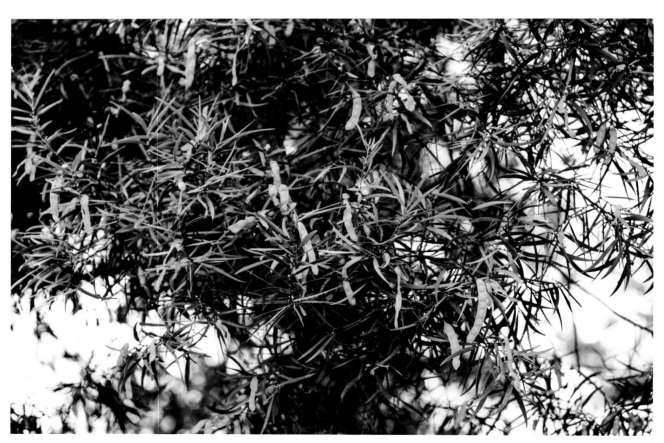

*Acacia confusa* Merr.

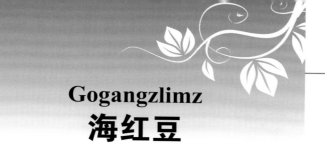

# Gogangzlimz
# 海红豆

**【药 材 名】**海红豆。

**【别　　名】**小籽海红豆、孔雀豆。

**【来　　源】**含羞草亚科植物海红豆 *Adenanthera microsperma* Teijsm. & Binn.。

**【形态特征】**落叶乔木，高可达 20 m。嫩枝、叶柄、叶轴、小叶片两面均被微柔毛。二回羽状复叶，羽片 3~5 对；小叶 4~7 对，互生，长圆形或卵形，长 2.5~3.5 cm，宽 1.5~2.5 cm，两端圆钝；具短柄。总状花序单生于叶腋或在枝顶组成圆锥花序，花序、花梗、花萼和子房均被柔毛；花小，白色或黄色，有香味，具短梗；花瓣披针形，长 2.5~3.0 mm，基部稍合生；雄蕊 10 枚；子房几无柄，花柱丝状，柱头小。荚果狭长圆柱形，盘旋，长 10~20 cm，宽 1.2~1.4 cm，开裂后果瓣旋卷；种子近球形至椭圆形，鲜红色，有光泽。花期 4~7 月，果期 7~10 月。

**【生境分布】**生于山沟、溪边、林中或栽培于庭园。广西主要分布于南宁、永福、梧州、北流、百色、凌云、乐业、大化、河池、龙州等地，我国广东、福建、台湾、云南、贵州等省也有分布。

**【壮医药用】药用部位**　种子。

**性味**　微苦、辣、微寒；有小毒。

**功用**　祛风毒，除湿毒，止痒，润肤。用于面部黑斑，痤疮，皶鼻，花斑癣。

**附方**　(1)面部黑斑：海红豆、白及、珍珠、白芷、泽泻、茯苓、桑白皮各等份，共研末，取药粉 10 g，加鸡蛋清适量调匀，敷患处。

(2)花斑癣：海红豆、上莲下柳各 10 g，水松、聚花海桐叶各 30 g，水煎洗患处。

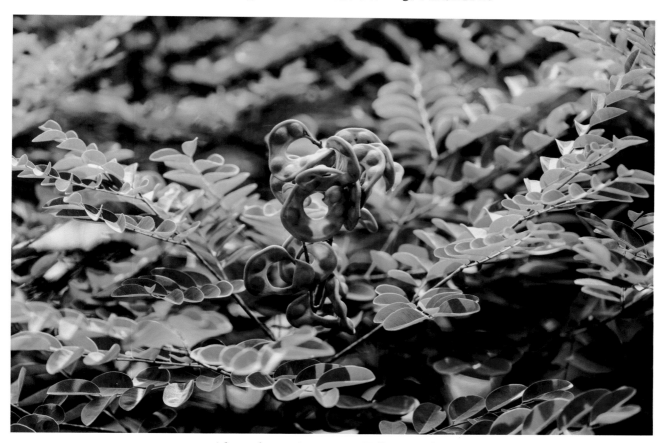

*Adenanthera microsperma* Teijsm. & Binn.

# Oencaujmwn
# 云实

【**药 材 名**】云实。

【**别　　名**】猫爪刺、鸡爪刺。

【**来　　源**】苏木科植物云实 *Caesalpinia decapetala*（Roth）Alston。

【**形态特征**】攀援灌木，长可达 4 m。枝、叶轴和花序均被柔毛和钩刺。树皮暗红色。二回羽状复叶，长 20~30 cm；羽片 3~10 对，对生，具柄，基部有刺 1 对；小叶 8~12 对，矩圆形，长 1.0~2.5 cm，宽 6~11 mm，两端近圆钝，两面均被短柔毛，老时渐无毛。总状花序顶生，直立，长 15~20 cm；总花梗多刺；花梗长约 3 cm，被毛，在花萼下具关节；萼片 5 枚，长圆形，被短柔毛；花瓣 5 枚，黄色，圆形或倒卵形；雄蕊 10 枚。荚果长圆状舌形，栗褐色，长 6~8 cm，沿腹缝线膨胀成狭翅；种子椭圆状，棕色。花果期 4~10 月。

【**生境分布**】生于山坡灌丛中及平原、丘陵、河旁等地。广西各地均有分布，我国东部、中南部、西南部及河南、河北、陕西、甘肃等省也有分布。

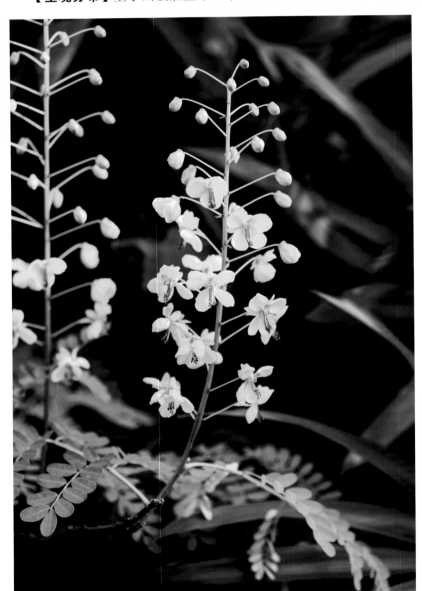

*Caesalpinia decapetala*（Roth）Alston

【**壮医药用**】**药用部位**　根、种子。

**性味**　根：苦、涩，平。种子：辣，温。

**功用**　通龙路，调谷道，祛风毒瘴毒，活血通经。根用于发旺（痹病），瘴病（疟疾），屙泻（腹泻），兵嘿细勒（疝气），钵痨（肺结核），京尹（痛经）；种子用于贫痧（感冒），鹿（呕吐），京瑟（闭经），屙意咪（痢疾），麻疹不透。

**附方**　（1）发旺（痹病）：云实根、小钻各 10 g，半枫荷、寻骨风、麻骨风各 15 g，水煎服；药渣再煎，药液加白酒适量调匀洗患处。

（2）京尹（痛经）：云实根、砂仁、艾叶、川芎、枫香果各 10 g，香附 15 g，益母草 20 g，水煎服。

# Golabciengz
# 腊肠树

【药 材 名】腊肠树。

【别　　名】婆罗门皂荚。

【来　　源】苏木科植物腊肠树 *Cassia fistula* L.。

【形态特征】落叶乔木,高可达 15 m。树皮幼时光滑,灰色,老时粗糙,暗褐色。叶长 30~40 cm,有小叶 3~4 对;小叶对生,阔卵形或长圆形,长 8~13 cm,宽 3.5~7.0 cm,幼嫩时两面被微柔毛,老时无毛;叶柄短。总状花序疏散,下垂,花与叶同时开放;花梗长 3~5 cm;萼片长卵形;花瓣黄色,倒卵形,长 2.0~2.5 cm,具明显的脉;雄蕊 10 枚,其中 3 枚具长而弯曲的花丝且高出于花瓣,4 枚短而直且具阔大的花药,其余 3 枚很小且不育。荚果圆柱形,长 30~60 cm,黑褐色,有 3 条槽纹;种子 40~100 颗。花期 6~8 月,果期 10 月。

【生境分布】栽培。广西南宁、桂林等地有栽培,我国南部、西南部其他地区也有栽培。

【壮医药用】药用部位　叶、果。

性味　苦,寒;有小毒。

功用　利谷道,清热毒,通便,化滞止痛。用于屙意囊(便秘),东郎(食滞),腹胀,胴尹(胃痛),喯疳(疳积),黄标(黄疸)。

附方　(1)屙意囊(便秘):鲜腊肠树叶 60 g,捣烂外敷肚脐。

(2)东郎(食滞):腊肠树果、蒲公英、金线草各 30 g,鸡内金 10 g,水煎服。

(3)胴尹(胃痛):腊肠树果、姜黄、郁金各 10 g,车前子 15 g,水煎服。

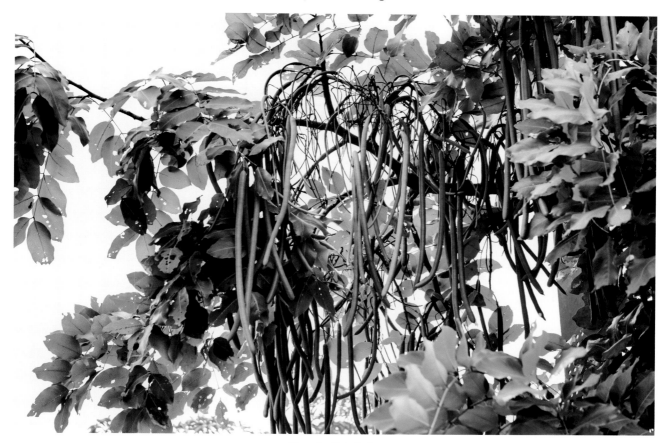

*Cassia fistula* L.

# Goceugoeg
# 皂荚

【药 材 名】皂荚刺、大皂角。

【别　　名】猪牙皂、小牙皂、牙皂。

【来　　源】蝶形花科植物皂荚 *Gleditsia sinensis* Lam.。

【形态特征】落叶乔木或小乔木，高可达 30 m。树干有分枝的粗刺，呈圆锥状，长达 16 cm。一回羽状复叶，长 10~26 cm；小叶 2~9 对，卵状披针形至长圆形，长 2.0~12.5 cm，宽 1~6 cm，先端圆钝，顶有细尖，边缘具细锯齿，网脉明显，两面均被毛；小叶柄长 1~5 mm。花杂性，黄白色；花序腋生或顶生。雄花直径 9~10 mm；萼片 4 枚，三角状披针形；花瓣 4 枚，长圆形，长 4~5 mm；雄蕊 8 (6) 枚。两性花直径 10~12 mm；萼片、花瓣与雄花的均相似，萼片长 4~5 mm，花瓣长 5~6 mm，雄蕊 8 枚。荚果带状，长 12~37 cm，或荚果短小，多少呈柱形，长 5~13 cm，弯曲呈新月形，褐棕色或红褐色，常被白色粉霜。花期 3~5 月，果期 5~12 月。

【生境分布】生于山坡林中或谷地、路旁，常栽培于庭院或宅旁。广西主要分布于融安、桂林、龙胜、恭城、平南、博白、北流、那坡、富川、龙州等地，我国河北、山东、河南、甘肃、江苏、安徽、湖南、福建、广东、四川、贵州、云南等省也有分布。

【壮医药用】药用部位　枝、叶、刺(皂荚刺)、果(大皂角)。

性味　辣，温；有小毒。

功用　枝、叶、刺(皂荚刺)：消肿痛，排脓，杀虫。用于痰涎壅盛，痂(癣)，呗脓(痈肿)，喯呗郎(带状疱疹)。

果(大皂角)：开窍，祛痰，调气道。用于痰多，墨病(气喘)，中风口眼歪斜，癫痫，痂(癣)，屙意咪(痢疾)。

注：本品有小毒，孕妇忌服。

附方　(1)呗脓(痈肿)：鲜皂荚刺、鲜枇杷皮各适量，捣烂敷患处。

(2)痰涎壅盛：皂荚刺、半夏各 10 g，铁落 15 g，竹茹 1 g，水煎服。

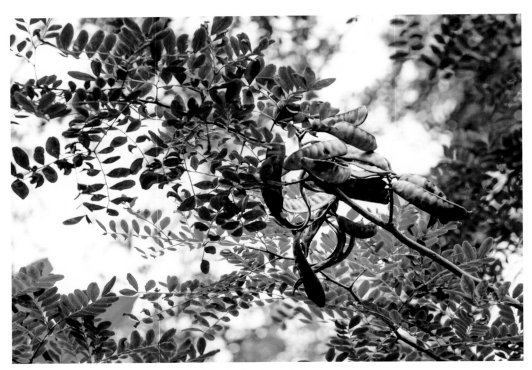

(3)中风口眼歪斜：大皂角、钩藤各 15 g，胆南星、制半夏、天麻各 10 g，红丝线 12 g，水煎服。

(4)屙意咪(痢疾)：大皂角 6 g，鱼腥草、丹皮、水六谷各 10 g，茵陈 12 g，白头翁 15 g，凤尾草 20 g，水煎服。

(5)喯呗郎(带状疱疹)：皂荚枝和叶适量，水煎液敷患处。

*Gleditsia sinensis* Lam.

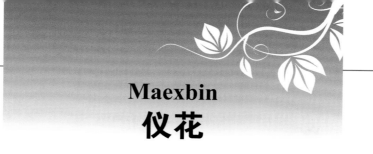

# Maexbin
# 仪花

【药 材 名】铁罗伞。

【别　　名】单刀根、广檀木、麻籸木。

【来　　源】苏木科植物仪花 *Lysidice rhodostegia* Hance。

【形态特征】常绿灌木或乔木，高可达 20 m。根圆柱形，淡红色。叶互生，偶数羽状复叶；小叶 3~5 对，小叶片长椭圆形或卵状披针形，长 5~16 cm，宽 2.0~6.5 cm，小叶柄长 2~3 mm。圆锥花序长 20~40 cm，总轴、苞片、小苞片均被短疏柔毛；苞片、小苞片粉红色，卵状长圆形或椭圆形；花萼管状，萼筒长 1.2~1.5 cm，裂片 4 枚，暗紫红色；花瓣 5 枚，紫红色，阔倒卵形，连梗长约 1.2 cm；能育雄蕊 2 枚，退化雄蕊 4 枚，钻状；子房被毛，胚珠 6~9 颗。荚果长矩圆形，扁平，长 12~20 cm，顶部有喙；种子 2~7 粒，褐红色，种皮薄，内面无胶质层。花期 6~8 月，果期 9~11 月。

【生境分布】生于河边或杂木林中。广西主要分布于容县、百色、乐业、田林、隆林、都安、龙州等地，我国台湾、广东、贵州、云南等省也有分布。

【壮医药用】药用部位　根、叶。

性味　苦、辣，温；有小毒。

功用　调龙路火路，散瘀血，消肿痛。用于林得叮相(跌打损伤)，发旺(痹病)，外伤出血，陈旧内伤。

附方　(1)发旺(痹病)：铁罗伞 30 g，水煎服。

(2)外伤出血：鲜铁罗伞叶 15 g，鲜昌感秋海棠 30 g，共捣烂敷患处。

(3)陈旧内伤：铁罗伞根、苏木各 10 g，三七 6 g，虎杖 15 g，土人参 20 g，水煎服。

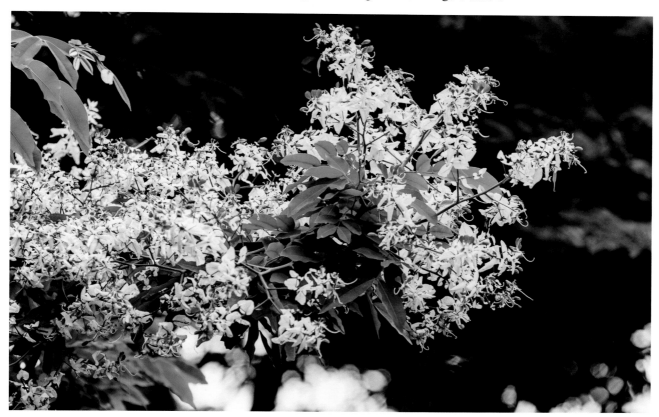

*Lysidice rhodostegia* Hance

# Caekgoekmbe
# 槐叶决明

【药材名】茳芒决明。

【别　　名】头晕菜。

【来　　源】苏木科植物槐叶决明 *Senna occidentalis*(L.) Link var. *sophera*(L.) X. Y. Zhu。

【形态特征】亚灌木或灌木，高 1~2 m。茎无毛。一回偶数羽状复叶，互生；叶柄近基部有 1 枚腺体；小叶 5~10 对，小叶片椭圆状披针形，长 1.7~4.2 cm，宽 0.7~2.0 cm，顶端急尖或短渐尖；托叶卵状披针形，早落。花数朵组成腋生和顶生伞房状总状花序；花瓣 5 枚，黄色；雄蕊 10 枚，其中 7 枚发育、3 枚退化。荚果近圆筒形，长 5~10 cm。花期 7~9 月，果期 10~12 月。

【生境分布】生于山坡和路旁。广西主要分布于龙州、贵港、靖西、东兰、梧州、柳州、临桂等地，我国中部、东南部、南部和西南部其他地区也有分布。

【壮医药用】药用部位根、叶、种子。

性味　根、叶：苦，寒。种子：甜、苦，平。

功用　根、叶：清热毒。用于兰喯（眩晕），巧尹（头痛），货烟妈（咽痛）。

种子：清肝热，明目。用于眼睛疼痛，货烟妈（咽痛）。

附方　（1）货烟妈（咽痛）：①茳芒决明子 10 g，百解根 20 g，水煎服。②茳芒决明根、三叉苦、桔梗各 15 g，甘草 6 g，水煎服。

（2）兰喯（眩晕）：茳芒决明根、三姐妹、山栀根各 15 g，天麻 6 g，水煎服。

*Senna occidentalis*(L.) Link var. *sophera*(L.) X. Y. Zhu

# Govaizhenj
# 黄槐决明

【**药 材 名**】黄槐。

【**别　　名**】凤凰花。

【**来　　源**】苏木科植物黄槐决明 *Senna surattensis* Burm.。

【**形态特征**】灌木或小乔木,高可达 7 m。嫩枝、叶轴、叶柄和叶片下面被柔毛。分枝多,树皮灰褐色。叶长 10~15 cm;叶轴及叶柄呈扁四棱形,在叶轴上面最下 2 对或 3 对小叶之间和叶柄上部有 2 枚或 3 枚棍棒状腺体;小叶 7~9 对,小叶片长椭圆形或卵形,长 2~5 cm,宽 1.0~1.5 cm,小叶柄长 1.0~1.5 mm。总状花序生于枝条上部的叶腋内;萼片卵圆形;花瓣鲜黄至深黄色,卵形至倒卵形,长 1.5~2.0 cm;雄蕊 10 枚;子房线形,被毛。荚果扁平,带状,开裂,长 7~10 cm,宽 0.8~1.2 cm,顶端具细长的喙,果梗明显。种子 10~12 粒。花果期几乎全年。

【**生境分布**】栽培。广西主要栽培于南宁、桂林、梧州、百色、田东、宁明等地,我国广东、福建、台湾等省也有栽培。

【**壮医药用**】**药用部位**　花、果。

**性味**　苦,寒;有小毒。

**功用**　清热毒,通谷道。用于屙意囊(便秘),仲嘿唭尹(痔疮),肛门出血。

注:本品有小毒;孕妇慎用。

**附方**　(1)屙意囊(便秘):鲜黄槐果、鲜决明子各 50 g,鲜地桃花 30 g,共捣烂外敷下腹部。

(2)仲嘿唭尹(痔疮):鲜黄槐花、鲜黄荆叶各 50 g,鲜小驳骨 30 g,共捣烂热敷腰部。

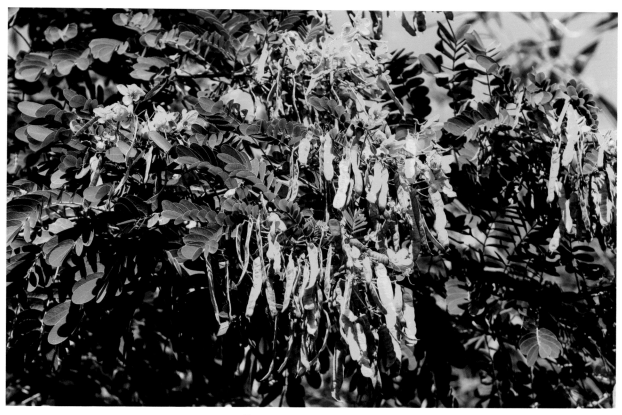

*Senna surattensis* Burm.

# Ceugoegnaz
# 合萌

【药材名】合萌。

【别　　名】田皂角、水皂角、磨地牛甘。

【来　　源】蝶形花科植物合萌 *Aeschynomene indica* L.。

【形态特征】一年生亚灌木状草本，高可达 1 m，通体无毛。茎直立，基部木质化，多分枝，中空。偶数羽状复叶互生，小叶 20~30 对；小叶近无柄，薄纸质，线状矩圆形，长 5~10 mm，宽 1~3 mm，先端钝圆或微凹且具细刺尖头。总状花序腋生，有花 1~4 朵；总花梗长 8~12 mm；花梗长约 1 cm；花萼二唇形；蝶形花冠淡黄色，具紫纹，易脱落，长约 1 cm，旗瓣近圆形，翼瓣呈篦状，龙骨瓣比旗瓣稍短、比翼瓣稍长或近相等。荚果线状长圆形，长 3~4 cm，具 4~8 荚节，每节有种子 1 粒。种子黑棕色，肾形。花期 7~8 月，果期 8~10 月。

【生境分布】生于较湿润的田边、地头和村旁。广西主要分布于南宁、宾阳、横县、柳州、三江、桂林、灵川、全州、兴安、贵港、玉林、昭平、钟山、富川、凤山、南丹、都安、凌云、乐业等地，我国其他省区的林区及其边缘也有分布。

【壮医药用】药用部位全草。

性味　苦、涩，寒。

功用　解热毒，利谷道水道。用于尿路感染，肉扭（淋证），屙泻（泄泻），笨浮（水肿），胆囊炎，唪痄（疳积），狠尹（疖肿），呗脓（痈肿），皮肤瘙痒，林得叮相（跌打损伤）。

附方　（1）笨浮（水肿）：合萌 40 g，水煎服。

（2）林得叮相（跌打损伤）：合萌 30 g，香樟子 5 g，水煎服。

（3）皮肤瘙痒：鲜合萌适量，水煎外洗。

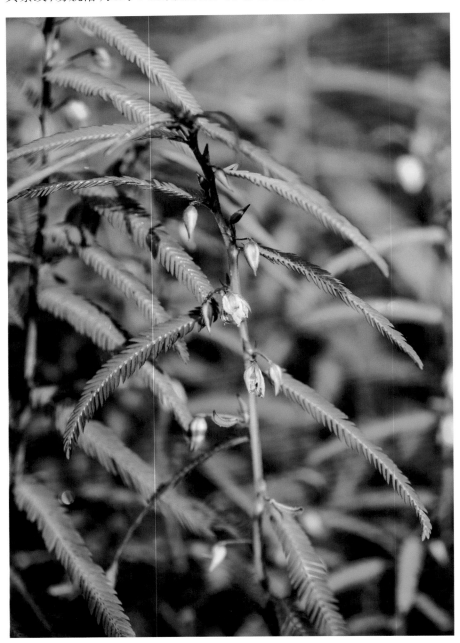

*Aeschynomene indica* L.

# Duhmakmou
# 猪腰豆

【**药 材 名**】猪腰豆。

【**别　　名**】鸡血藤、猪腰子、小血藤。

【**来　　源**】蝶形花科植物猪腰豆 *Afgekia filipes* (Dunn) R. Geesink。

【**形态特征**】大型攀援灌木,长超过 20 m。嫩茎圆柱形,密被毛,外皮赭黄色,折断时有红色液汁溢出,老茎树皮条裂,灰褐色。羽状复叶长 25~35 cm;叶柄长 5~8 cm;小叶 8~9 对,近对生;小叶片纸质,长圆形,长 6~10 cm,宽 2.0~3.5 cm,先端钝,渐尖至尾尖,基部圆钝。总状花序侧生,先花后叶,长 8~15 cm,花长约 2.5 cm;花萼浅杯状;花冠淡红色,旗瓣圆形,翼瓣和龙骨瓣狭镰状长圆形;胚珠 2 颗。荚果纺锤状长圆柱形,长约 17 cm,表面具明显斜向脊棱,果瓣木质,果梗甚粗壮。种子 1 粒,猪肾状,长约 8 cm,熟后暗褐色,光滑。花期 7~8 月,果期 9~11 月。

【**生境分布**】生于山谷疏林中。广西主要分布于马山、田阳、德保、靖西、那坡、凌云、天峨、都安、金秀、龙州等地,我国云南等省也有分布。

【**壮医药用**】**药用部位**　藤茎。

**性味**　甜、微辣,凉。

**功用**　调龙路火路,清热毒,祛风毒,补血。用于呗脓(痈肿),发旺(痹病),林得叮相(跌打损伤),贫血,约经乱(月经不调)。

**附方**　(1)呗脓(痈肿):猪腰豆、救必应各 15 g,解毒草 30 g,水煎服。

(2)贫血:猪腰豆、鸡血藤、大血藤各 15 g,猪尾巴 100 g,水煲,食肉喝汤。

(3)约经乱(月经不调):①猪腰豆 30 g,三七 6 g,大力王 15 g,水煎服,或炖鸡服。②猪腰豆、当归藤各 15 g,黄花倒水莲 20 g,水煎服。

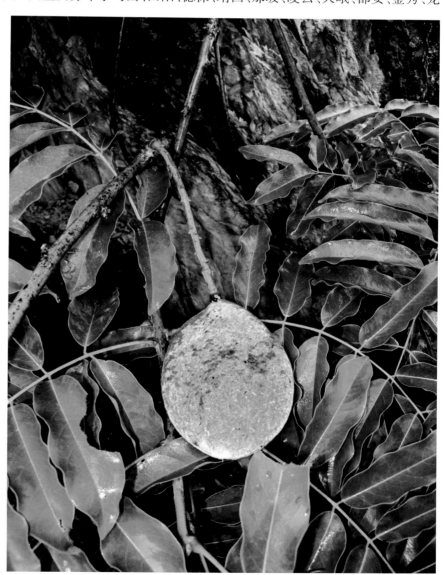

*Afgekia filipes* (Dunn) R. Geesink

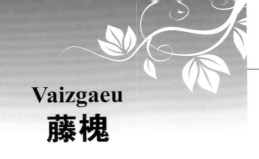

# Vaizgaeu

# 藤槐

【药材名】藤槐。

【别　　名】石崖风、两头槌。

【来　　源】蝶形花科植物藤槐 *Bowringia callicarpa* Champ. ex Benth.。

【形态特征】攀援灌木。单叶互生;叶片长圆形或卵状长圆形,长 6~13 cm,宽 2~6 cm,先端渐尖,基部圆形;叶柄两端稍膨大,长 1~3 cm。总状花序或排成伞房状;花疏生,与花梗近等长;花梗纤细;花萼杯状,萼齿极小;花冠白色,旗瓣近圆形或长圆形,长 6~8 mm,柄长 1~2 mm;雄蕊 10 枚,分离;子房被短柔毛。荚果卵形或卵球形,长 2.5~3.0 cm,先端具喙,沿缝线开裂,表面具明显凸起的网纹。种子椭圆形,稍扁,深褐色至黑色。花期 4~6 月,果期 7~9 月。

【生境分布】生于低海拔山谷林缘或河溪旁,常攀援于其他植物上。广西主要分布于南宁、上林、横县、灵川、梧州、岑溪、苍梧、贺州、昭平、上思、浦北、宁明、灵山、平南、博白、金秀等地,我国福建、广东、海南等省也有分布。

【壮医药用】药用部位　根、叶。

性味　苦,寒。

功用　清热毒,凉血止血。用于林得叮相(跌打损伤),吐血,衄血。

附方　(1)衄血:藤槐叶、鼠曲草、木棉花各 15 g,水煎服。

(2)林得叮相(跌打损伤):藤槐根、丢了棒各 15 g,了哥王根 20 g,金不换 10 g,水煎服。

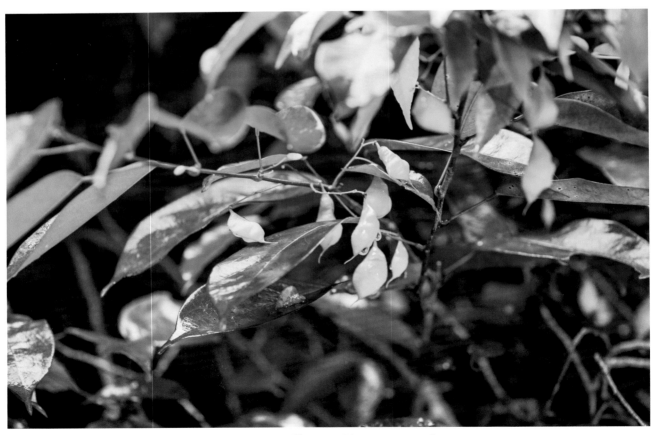

*Bowringia callicarpa* Champ. ex Benth.

# Gaeumong
# 美丽崖豆藤

**【药材名】**牛大力。

**【别　　名】**牛大力藤、山莲藕。

**【来　　源】**蝶形花科植物美丽崖豆藤 *Callerya speciosa*（Champ. ex Benth.）Schot。

**【形态特征】**攀援藤本，长可达 3 m。小枝、叶轴、花序和果实均密被长柔毛。根粗大，横走，粉质，外皮灰黄色。树皮褐色。奇数羽状复叶互生，小叶 7~17 片；小叶片长圆状披针形，长 4~9 cm，宽 1~3 cm，下面被锈色柔毛或无毛；小叶柄短。圆锥花序顶生或腋生，花 1 朵或 2 朵并生或单生密集于花序轴上部呈长尾状；花大，有香气；花萼钟状被毛；花冠白色，带有黄色晕，长约 2.5 cm；雄蕊二体。荚果线状，长 9~15 cm。种子 4~6 粒，卵形。花期 7~10 月，果期翌年 2 月。

**【生境分布】**生于灌丛、疏林和旷野。广西主要分布于南宁、梧州、钦州、贵港、玉林、百色、河池等地，我国福建、湖南、广东、海南、贵州、云南等省也有分布。

**【壮医药用】药用部位**　根。

**性味**　甜，平。

**功用**　通龙路，调气道，补气养血，强筋活络。用于病后体虚，嘘内（气虚），勒内（血虚），肺虚埃病（咳嗽），阴虚，手脚冰冷，发旺（痹病），腰腿痛，肾炎，黄标（黄疸），漏精（遗精），隆白呆（带下）。

**附方**　（1）病后体虚：牛大力 20 g，土人参 15 g，五指毛桃、狐狸尾各 10 g，猪脚 250 g，水炖，吃肉喝汤。

（2）嘘内（气虚）：牛大力、黄花倒水莲、千斤拔各 15 g，水煎服。

（3）勒内（血虚）：牛大力、杜仲、黄花倒水莲、熟地黄各 10 g，水煎服。

（4）黄标（黄疸）：牛大力、狗肝菜各 20 g，白马骨、板蓝根、半枝莲、六月香各 15 g，水煎服。

（5）发旺（痹病）：牛大力、黄花倒水莲各 20 g，千斤拔、五指毛桃 10 g，水煎服。

（6）阳虚，手脚冰冷：牛大力根 50 g，炖鸡汤，食肉喝汤。

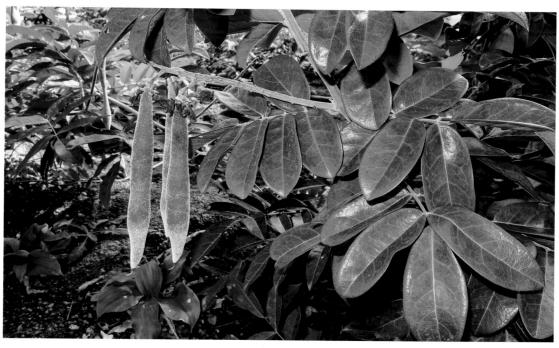

*Callerya speciosa*（Champ. ex Benth.）Schot

# Duhcaz

# 刀豆

【药 材 名】刀豆。

【别 名】刀豆角。

【来 源】蝶形花科植物刀豆 *Canavalia gladiata* (Jacq.) DC.。

【形态特征】缠绕草本,长达数米。茎无毛或稍被毛。叶为三出复叶互生,叶柄长 8~15 cm,小叶柄长约 1 cm;小叶卵形,长 8~20 cm,宽 5~16 cm,先端渐尖,侧生小叶偏斜,两面被微柔毛或近无毛。总状花序腋生,花着生于花序轴隆起的节上;花萼稍被毛,上唇大且 2 裂,下唇 3 裂;花冠白色或粉红色,旗瓣近圆形,大于其余各瓣;雄蕊 10 枚,二体;子房线形,被毛。荚果带状,略弯曲,长 15~35 cm,宽 3.5 cm 以上,边缘有明显突出的龙脊。种子椭圆形或长椭圆形,红色或褐色,长约 3.5 cm。花期 7~9 月,果期 10 月。

【生境分布】栽培。广西南部地区有栽培,我国长江以南其他省区也有栽培。

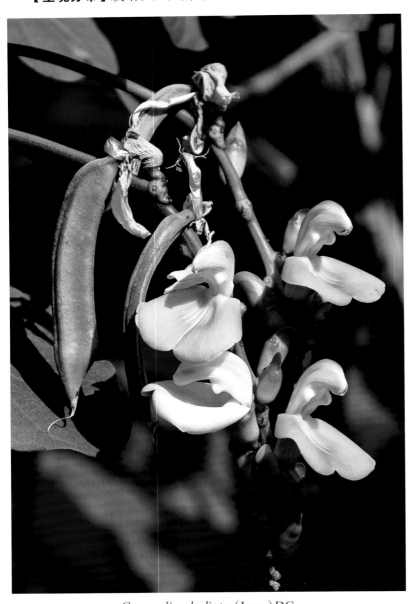

【壮医药用】药用部位 果壳、种子。

性味 甜,温。

功用 果壳:通龙路,利谷道,止泻。用于核尹(腰痛),屙意咪(痢疾),京瑟(闭经)。

种子:温脾胃,止吐泻,益肾。用于胃寒呃逆,鹿(呕吐),屙泻(泄泻),核尹(腰痛)。

附方 (1)肾虚核尹(腰痛):刀豆、红杜仲、牛大力各 15 g,猪脚 250 g,水炖,食肉喝汤。

(2)屙泻(泄泻):炒刀豆 15 g,山苍根 10 g,阳春砂 6 g,肉桂 9 g,猪脚 250 g,水炖,食肉喝汤。

*Canavalia gladiata* (Jacq.) DC.

# Gofouxhung
# 圆叶舞草

【**药 材 名**】圆叶舞草。

【**别　　名**】土金钱草、木豆。

【**来　　源**】蝶形花科植物圆叶舞草 *Codariocalyx gyroides*(Roxb. ex Link) Z. Y. Zhu。

【**形态特征**】直立灌木,高可达 2 m。嫩枝被长柔毛,老时渐变无毛。叶为三出复叶;顶生小叶倒卵形或椭圆形,长 3.5~5.0 cm,宽 2.5~3.0 cm,侧生小叶长 1.5~2.0 cm,宽 8~10 mm,上面被稀疏柔毛,下面毛被较密。总状花序顶生或腋生,长 6~9 cm;花梗密被黄色柔毛;花萼宽钟形,上方裂片 2 枚;花冠紫色,长约 1 cm;雄蕊二体;子房线形,被毛。荚果呈镰刀状弯曲,长 2.5~5.0 cm,宽 4~6 mm,成熟时沿背缝线开裂,密被黄色短钩状毛和长柔毛,有荚节 5~9 个。花期 9~10 月,果期 10~11 月。

【**生境分布**】生于平原、河边草地及山坡疏林中。广西主要分布于隆安、桂林、荔浦、苍梧、容县、昭平、河池、巴马、都安、宁明、龙州及西部地区,我国广东、海南、云南等省也有分布。

【**壮医药用**】**药用部位**　全草。

**功用**　清热毒,利谷道水道。用于喯疳(疳积),口疮(口腔溃疡),笨浮(水肿),肾结石,肉扭(淋证)。

**附方**　肾结石:圆叶舞草、鸡内金、穿破石各 15 g,萹蓄、瞿麦各 10 g,水煎服。

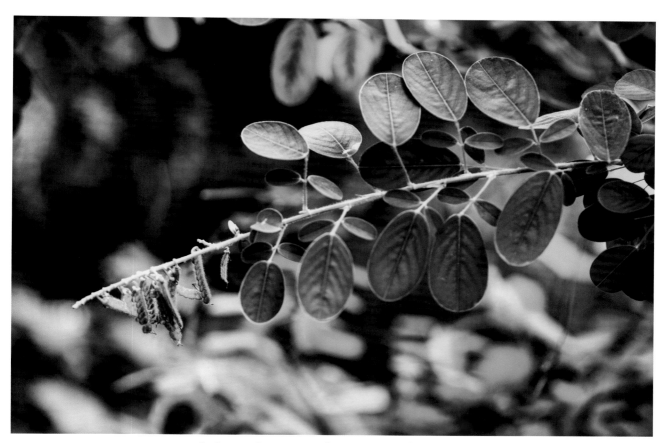

*Codariocalyx gyroides*(Roxb. ex Link) Z. Y. Zhu

# Duhlingzringh
# 响铃豆

【药 材 名】响铃豆草。

【别　　名】马口铃、假花生、黄疸草。

【来　　源】蝶形花科植物响铃豆 *Crotalaria albida* Heyne ex Roth。

【形态特征】多年生直立草本，株高 80 cm。全株被柔毛。植株多分枝，通常细弱。单叶互生；叶片倒卵形、长圆状椭圆形或倒披针形，长 1.0~2.5 cm，宽 0.5~1.2 cm，两面被柔毛；叶柄近无。总状花序顶生或腋生，有花 20~30 朵，花序长达 20 cm；苞片丝状，长约 1 mm；花梗长 3~5 mm；花萼二唇形，上唇 2 齿，下唇 3 齿，均有短毛；花冠淡黄色，旗瓣椭圆形且长 6~8 mm，冀瓣长圆形且约与旗瓣等长，龙骨瓣弯曲几达 90° 角；雄蕊 10 枚，花丝下部合生。荚果短圆柱形，长约 1 cm，无毛；种子 6~12 粒。花果期 5~12 月。

【生境分布】生于荒地路旁及山坡疏林下。广西各地均有分布，我国安徽、江西、福建、湖南、贵州、广东、海南、四川、云南等省也有分布。

【壮医药用】药用部位　全草。

性味　微苦，平。

功用　清热毒，祛湿毒，消肿痛，杀虫止痒。用于黄标（黄疸），中暑发得（发热），耳鸣耳聋，喯疳（疳积），屙泻（泄泻），屙意咪（痢疾），年闹诺（失眠），呗嘻（乳痈），惹脓（中耳炎），呗脓（痈肿），目赤肿痛。

附方　（1）耳鸣耳聋：响铃豆草 12 g，石菖蒲 10 g，水煎服。

（2）年闹诺（失眠）：响铃豆草 15 g，制半夏 10 g，水煎服。

（3）惹脓（中耳炎）：响铃豆草、葫芦茶各 15 g，磨盘草、三叉苦各 30 g，水煎服。

（4）黄标（黄疸）：①响铃豆草、香茅草、叶下珠、金钱草、石菖蒲各 30 g，水煎泡澡。②鲜响铃豆草 70 g，水煎，冲红糖适量服。

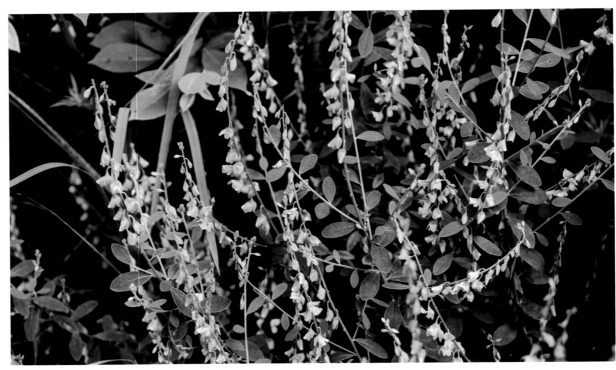

*Crotalaria albida* Heyne ex Roth

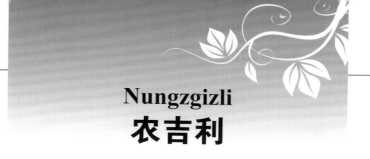

# Nungzgizli
# 农吉利

【药 材 名】农吉利。

【别　　名】狗铃豆、小响铃。

【来　　源】蝶形花科植物农吉利 *Crotalaria sessiliflora* L.。

【形态特征】一年生草本,高可达 1 m。全株除叶上面和荚果外其余均被紧贴粗糙柔毛。单株或茎上分枝。单叶互生,叶片线形或线状披针形,长 3~11 cm,宽 0.5~1.0 cm,下面柔毛多而长;叶柄近无。总状花序顶生或腋生,花多朵紧密排列;花梗长约 2 mm;花萼二唇形,长 10~15 mm,密被棕褐色长柔毛,萼齿阔披针形;花冠蓝色或紫蓝色,包被萼内,旗瓣长圆形且长 7~10 mm,翼瓣长圆形或披针状长圆形且约与旗瓣等长,龙骨瓣中部以上形成长喙。荚果短圆柱形,长约 1 cm,苞被萼内,熟时暗紫褐色;种子 10 余粒。花果期 5 月至翌年 2 月。

【生境分布】生于荒坡路旁及山谷草地。广西各地均有分布,我国东北部、东部、中南部、西南部各省区也有分布。

【壮医药用】药用部位　全草。

性味　苦、淡、平。

功用　解毒,散积,消肿,利谷道。用于狠尹(疖肿),呗脓(痈肿),呗叮(疔),能啥能累(湿疹),额哈(毒蛇咬伤),皮肤腺状上皮癌,肝癌,黄标(黄疸),头昏目眩,耳怒(耳聋),耳茸(耳鸣),神经衰弱,屙意咪(痢疾),屙泻(泄泻)。

附方　(1)狠尹(疖肿),呗脓(痈肿),呗叮(疔),能啥能累(湿疹),皮肤腺状上皮癌:鲜农吉利适量,捣烂,敷患处。

(2)肝癌:农吉利、柴胡、垂盆草、黄芩、法半夏、延胡索、姜黄、夏枯草各 10 g,水煎服。

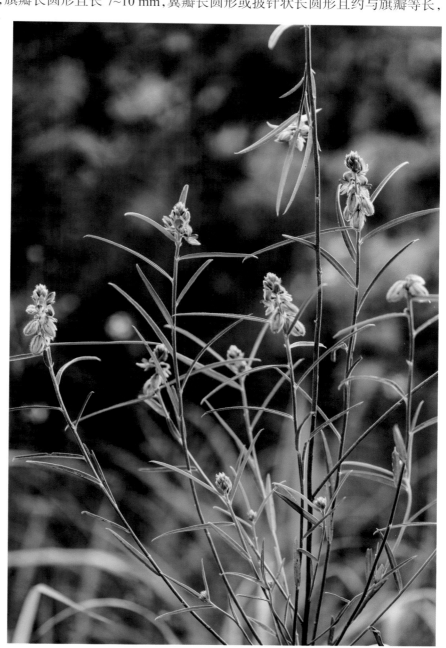

*Crotalaria sessiliflora* L.

# Duhhenjfaex
# 假木豆

【药 材 名】假木豆。

【别　　名】假绿豆、白毛千斤拔、野蚂蝗。

【来　　源】蝶形花科植物假木豆 *Dendrolobium triangulare* (Retz.) Schindl.。

【形态特征】灌木，高可达 2 m。嫩枝、叶柄、叶背、小叶柄及花萼和果实均被丝状毛。嫩枝三棱形。叶为三出羽状复叶；叶柄长 1.0~2.5 cm；顶生小叶倒卵状长椭圆形，长 7~15 cm，宽 3~6 cm，先端渐尖，基部钝圆或宽楔形，侧生小叶略小且基部略偏斜，侧脉每边 10~17 条；小叶柄长 0.5~1.5 cm。伞形花序腋生，有花 20~30 朵；花萼长 5~9 mm，萼筒长 1.8~3.0 mm；花冠白色或淡黄色，长约 9 mm，旗瓣宽椭圆形，冀瓣和龙骨瓣长圆形；雄蕊长 8~12 mm；雌蕊长 7~14 mm，花柱长 7~12 mm。荚果长 2.0~2.5 cm，稍弯曲，有荚节 3~6 个。种子椭圆形。花期 8~10 月，果期 10~12 月。

【生境分布】生于沟边荒草地或山坡灌木丛中。广西主要分布于南宁、柳州、梧州、岑溪、贵港、百色、田东、那坡、田林、隆林、河池、南丹、天峨、东兰、巴马、都安、宁明、龙州、大新等地，我国广东、海南、贵州、云南等省也有分布。

【壮医药用】药用部位　根、叶或全株。

性味　辣、甜、寒。

功用　清热毒，舒筋络，除湿毒，补脾胃。根、叶用于货烟妈（咽痛），鹿勒（呕血），林得叮相（跌打损伤），内伤吐血，夺扼（骨折），发旺（痹病），屙泻（泄泻），啳疳（疳积）；全株用于角膜白斑。

附方　（1）货烟妈（咽痛）：假木豆根、马蹄金各 15 g，木蝴蝶 5 g，水煎服。

（2）内伤吐血：假木豆根、赤小豆、飞龙掌血、金不换各 15 g，水煎服。

（3）啳疳（疳积）：假木豆全株、牛大力各 10 g，黄花倒水莲 6 g，猪龙骨 250 g，水炖，食肉喝汤。

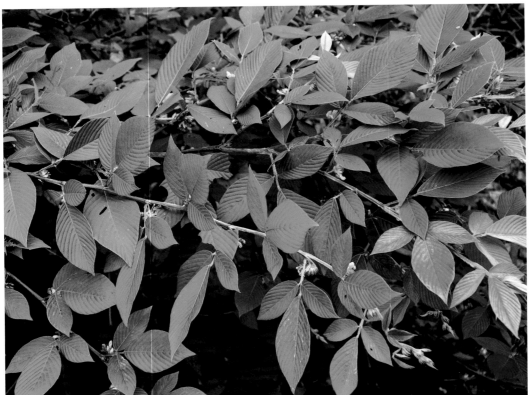

*Dendrolobium triangulare* (Retz.) Schindl.

# Nyadaijhung
# 大叶拿身草

【药材名】大叶拿身草。

【别　　名】羊带归、白花饿蚂蟥。

【来　　源】蝶形花科植物大叶拿身草 *Desmodium laxiflorum* DC.。

【形态特征】灌木或亚灌木，高可达 1.2 m。茎被贴伏毛和小钩状毛。羽状三出复叶；顶生小叶卵形或椭圆形，长 4.5~10.0 cm，宽 3~6 cm，侧生小叶略小，上面散生贴伏毛或近无毛，下面密被丝状毛；叶柄长 1.5~4.0 cm。总状花序腋生或顶生，顶生者具少数分枝呈圆锥状，长达 28 cm；总轴被柔毛和小钩状毛；花 2~7 朵簇生于每一节上；花萼漏斗形；花冠紫堇色或白色，长 4~7 mm；雄蕊 10 枚，二体；子房疏生柔毛。荚果线形，长 2~6 cm，有荚节 4~12 个，密被钩状小毛。花期 8~10 月，果期 10~11 月。

【生境分布】生于次生林林缘、灌丛或草坡上。广西主要分布于岑溪、防城、平南、百色、凌云、隆林、贺州、昭平等地，我国江西、湖北、湖南、广东、四川、贵州、云南、台湾等省也有分布。

【壮医药用】药用部位　根、全株。

性味　甜，平。

功用　除湿毒，通龙路，利谷道。用于黄标（黄疸），屙泻（泄泻），屙意咪（痢疾），林得叮相（跌打损伤）。

附方　（1）黄标（黄疸）：大叶拿身草全株 10 g，山栀子、三棵针各 15 g，煎水服。

（2）屙泻（泄泻）：大叶拿身草全株、鬼针草、车前草各 15 g，水煎服。

（3）林得叮相（跌打损伤）：鲜大叶拿身草全株 30 g，鲜白花丹 15 g，共捣烂敷患处。

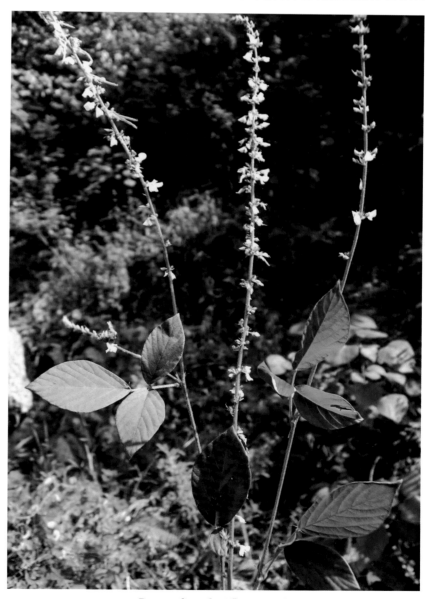

*Desmodium laxiflorum* DC.

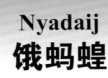

# Nyadaij
# 饿蚂蝗

【药 材 名】饿蚂蝗。

【别 名】红掌草、吊马花、大山蚂蝗、粘身草。

【来 源】蝶形花科植物饿蚂蝗 *Desmodium multiflorum* DC.。

【形态特征】直立灌木,高可达 2 m。茎多分枝,幼枝具棱,密被柔毛。羽状三出复叶;小叶椭圆形或倒卵形,顶生小叶长 5~10 cm,宽 3~6 cm,侧生小叶较小,先端钝或急尖,具硬细尖,下面被丝状毛。花序顶生或腋生,顶生者多为圆锥花序,腋生者为总状花序;总花梗密被丝状毛和小钩状毛;花常 2 朵生于每节上;花萼裂片三角形;花冠紫色,长约 1 cm;雄蕊单体;子房被柔毛。荚果长 15~24 mm,有荚节 4~7 个,密被丝状毛。花期 7~9 月,果期 8~10 月。

【生境分布】生于山坡草地或林缘。广西主要分布于融水、桂林、阳朔、全州、兴安、永福、灌阳、龙胜、德保、贺州、富川、金秀等地,我国浙江(南部)、福建、江西、湖北、湖南、广东(北部)、四川、贵州、云南、西藏、台湾等省区也有分布。

【壮医药用】药用部位　根或全株。

性味　甜,平。

功用　调谷道,解蛇毒。根用于胴尹(胃痛),核尹(腰痛),喯疳(疳积);全株用于额哈(毒蛇咬伤),胆囊炎。

附方　(1)额哈(毒蛇咬伤):饿蚂蝗全株 30 g,水煎服;另取鲜叶适量,捣烂敷伤口周围。

(2)胴尹(胃痛):饿蚂蝗根、两面针、九龙藤、七叶莲、水田七、九里香各 20 g,水煎服。

(3)喯疳(疳积):饿蚂蝗根、田基黄、人字草、金钱草、鸡内金各 10 g,水煎服。

(4)胆囊炎:饿蚂蝗全株 20 g,虎杖 10 g,葫芦茶 30 g,土黄连 15 g,水煎服。

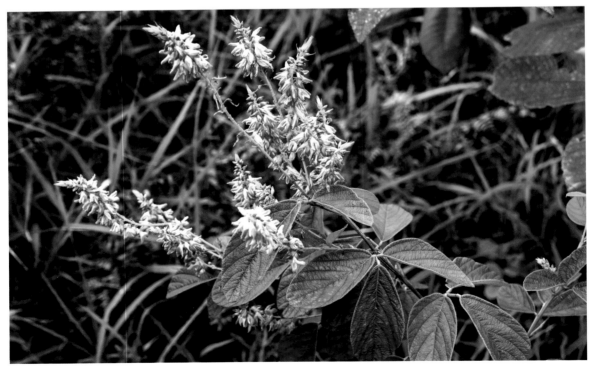

*Desmodium multiflorum* DC.

# Nyadaijraez
# 长波叶山蚂蝗

【药 材 名】长波叶山蚂蝗。

【别　　　名】饿蚂蝗、瓦子草、牛巴嘴、波叶山蚂蝗。

【来　　　源】蝶形花科植物长波叶山蚂蝗 *Desmodium sequax* Wall.。

【形态特征】直立灌木,高可达 2 m。茎多分枝。幼枝和叶柄被柔毛或混有小钩状毛。叶为羽状三出复叶;叶柄长 2.0~3.5 cm;小叶卵状椭圆形或圆菱形,顶生小叶长 4~10 cm,宽 4~6 cm,边缘自中部以上呈波状,上面密被柔毛或渐无毛,下面被柔毛和小钩状毛;小叶柄长约 2 mm,被柔毛和小钩状毛。总状花序顶生和腋生,顶生者通常分枝成圆锥花序,长达 12 cm;总花梗密被硬毛和小绒毛;花通常 2 朵生于每节上;花梗长 3~5 mm,结果时稍增长,密被柔毛;花萼裂片三角形,与萼筒等长;花冠紫色,长约 8 mm;雄蕊单体;雌蕊长 7~10 mm。荚果腹背缝线缢缩呈念珠状,长 3.0~4.5 cm,宽约 3 mm,有荚节 6~10 个,密被小钩状毛。花期 7~9 月,果期 9~11 月。

【生境分布】生于海拔 1000~2800 m 的山地草坡或林缘。广西主要分布于灵川、兴安、龙胜、恭城、苍梧、岑溪、靖西、那坡、凌云、隆林、昭平、南丹、凤山、环江、河池、天等、金秀等地,我国湖北、湖南、广东、四川、贵州、云南、西藏、台湾等省区也有分布。

【壮医药用】药用部位　地上部分。

性味　微苦、涩,平。

功用　利谷道,除湿毒,消肿痛。用于喯疳(疳积),东郎(食滞),黄标(黄疸),呗脓(痈肿)。

附方　(1)喯疳(疳积):长波叶山蚂蝗约 10 g,研末,与瘦猪肉末 50 g 拌匀,蒸熟食用。

(2)黄标(黄疸):长波叶山蚂蝗、郁金各 15 g,水菖蒲 10 g,水煎服。

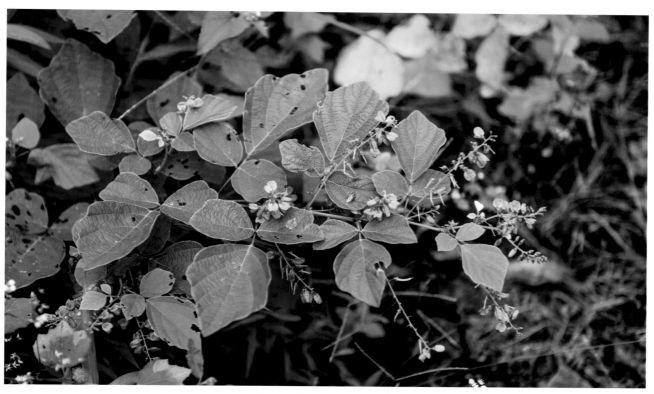

*Desmodium sequax* Wall.

# Nyadaijdan
# 单叶拿身草

【药 材 名】单叶拿身草。

【别　　　名】山槐树、长荚山绿豆、单叶饿蚂蝗。

【来　　　源】蝶形花科植物单叶拿身草 *Desmodium zonatum* Miq.。

【形态特征】直立小灌木,高可达 0.8 m。茎幼时被小钩状毛和贴伏毛,后渐变无毛。小叶 1 片,卵形、卵状椭圆形或披针形,长 5~12 cm,宽 2~5 cm,先端渐尖或急尖,下面密被柔毛。总状花序顶生,长 10~25 cm；总花梗被小钩状毛和直长毛；花 2 朵或 3 朵簇生于每节上；花萼裂片比萼筒长,上部裂片先端微 2 裂；花冠白色或粉红色,长约 7 mm；雄蕊二体；子房被小柔毛。荚果线形,长 8~12 cm,有荚节 6~8 个,密被小钩状毛。花期 7~8 月,果期 8~9 月。

【生境分布】生于山地密林中或林缘。广西主要分布于龙州、宁明、环江、融安等地,我国海南、贵州、云南、台湾等省也有分布。

【壮医药用】药用部位　根、叶。

性味　苦,平。

功用　利谷道,消食。用于胴尹(胃痛),喯疳(疳积),屙泻(泄泻),腰腿痛,外伤出血。

附方　(1)喯疳(疳积):单叶拿身草根 5 g,金钥匙 3 g,瘦猪肉 50 g,调食盐适量蒸食。

(2)外伤出血:鲜单叶拿身草叶适量,捣烂敷患处。

(3)腰腿痛:单叶拿身草根 50 g,加白酒 200 ml 浸泡 30 天,取药酒内服,每次 30 ml。

(4)屙泻(泄泻):单叶拿身草根 50 g,水煎服。

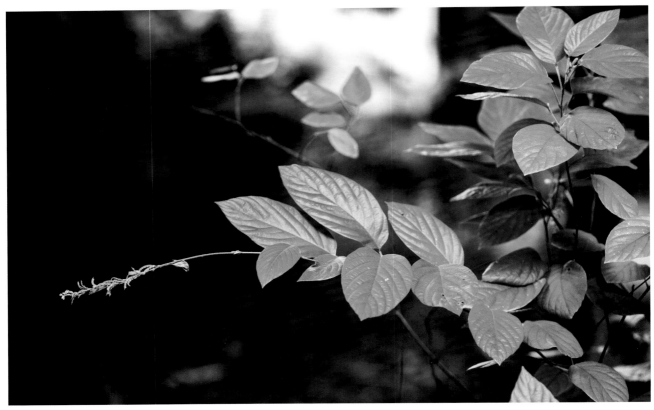

*Desmodium zonatum* Miq.

# Gorag'ae
# 球穗千斤拔

【药 材 名】球穗千斤拔。

【别 名】咳嗽草、大苞千斤拔、半灌木千斤拔。

【来 源】蝶形花科植物球穗千斤拔 *Flemingia strobilifera* (L.) R. Br.。

【形态特征】直立或近蔓延状灌木,高可达 3 m。小枝、叶柄及花序轴均被柔毛。小枝具棱。单叶互生;叶片卵形、卵状椭圆形或长圆形,长 6~15 cm,宽 3~7 cm,先端渐尖、钝或急尖,基部圆形或微心形;叶柄长 0.3~1.5 cm。小聚伞花序包藏于贝壳状苞片内,再组成总状或复总状花序,花序长 5~11 cm;苞片贝壳状,纸质至近膜质,先端截形或圆形,微凹或有细尖;花小,花梗长 1.5~3.0 mm;花冠伸出花萼外。荚果椭圆形;种子 2 粒,近球形,黑褐色。花期春、夏季,果期秋、冬季。

【生境分布】常生于山坡草丛或灌丛中。广西主要分布于柳州、阳朔、恭城、苍梧、藤县、平南、桂平、百色、平果、隆林、昭平、天峨、东兰、都安、忻城、宁明等地,我国云南、贵州、广东、海南、福建、台湾等省也有分布。

【壮医药用】药用部位 根或全株。

性味 苦、甜,凉。

功用 通气道,止咳喘,清热毒,除湿毒,补气虚,壮筋骨。用于埃病(咳嗽),墨病(气喘),黄标(黄疸),虚劳病,发旺(痹病),喯疳(疳积),喯唉百银(百日咳),发得(发热)。

附方 (1)虚劳病:球穗千斤拔、黄花倒水莲各 15 g,五指毛桃根 20 g,水煎服。

(2)黄标(黄疸):球穗千斤拔、三棵针各 15 g,水煎服。

(3)发得(发热):球穗千斤拔、淡竹叶、茵陈、山栀各 10 g,薏苡仁 20 g,生地黄 15 g,水煎服。

(4)埃病(咳嗽),痰多黄稠:球穗千斤拔、鱼腥草、七叶一枝花、白花蛇舌草各 10 g,黄糖适量,水煎服。

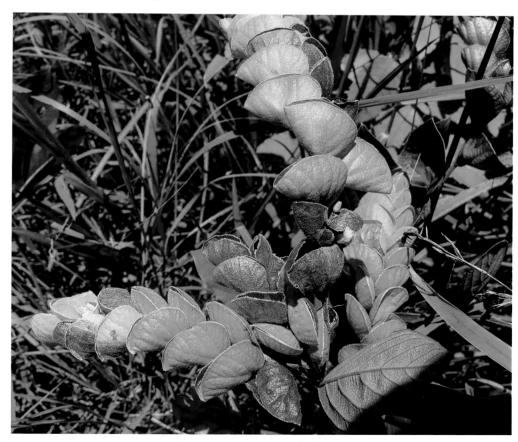

*Flemingia strobilifera* (L.) R. Br.

# Godagaeq
# 鸡眼草

【药 材 名】鸡眼草。

【别 名】三叶人字草、人字草、苍蝇翼、苍蝇草。

【来 源】蝶形花科植物鸡眼草 *Kummerowia striata* (Thunb.) Schindl.。

【形态特征】一年生草本,高可达 45 cm。披散或平卧,多分枝。茎枝、叶两面中脉及边缘、花萼外面及边缘、果实表面均被毛。老茎常红褐色,茎和枝上的白色细毛向下。托叶膜质,卵状长圆形,被长缘毛;叶柄极短;小叶 3 片,倒卵形或长圆形,长 6~22 mm,宽 3~8 mm,先端常圆形,侧脉呈明显"人"字形。花小,单生或 2 (3) 朵簇生于叶腋;花梗下端具 2 枚苞片,萼基部具 4 枚小苞片;花萼钟状,5 裂;花冠粉红色或紫色,长 5~6 mm,较萼约长 1 倍。荚果球形或倒卵形,长 3.5~5.0 mm,先端短尖;种子 1 粒,黑色。花期 7~9 月,果期 8~10 月。

【生境分布】生于荒坡、田边、地头、草坪上或溪旁。广西各地均有分布,我国东北部、北部、东部、中南部、西南部等省区也有分布。

【壮医药用】药用部位 全草。

性味 苦,寒。

功用 解热毒,祛湿毒,利谷道,排脓生肌。用于黄标(黄疸),屙意咪(痢疾),尿血,慢性肠炎,唪瘴(疳积),贫痧(感冒),夜盲,诺嚎尹(牙痛),狠尹(疖肿),呗脓(痈肿),呗嘻(乳痈),额哈(毒蛇咬伤)。

附方 (1)贫痧(感冒):鲜鸡眼草 60 g,生姜 10 g,水煎代茶饮。

(2)诺嚎尹(牙痛):鸡眼草 30 g,金不换 15 g,两面针 10 g,细辛 3 g,水煎含服。

(3)狠尹(疖肿),呗脓(痈肿),乳痈:鲜鸡眼草、红糖各适量,共捣烂敷患处。

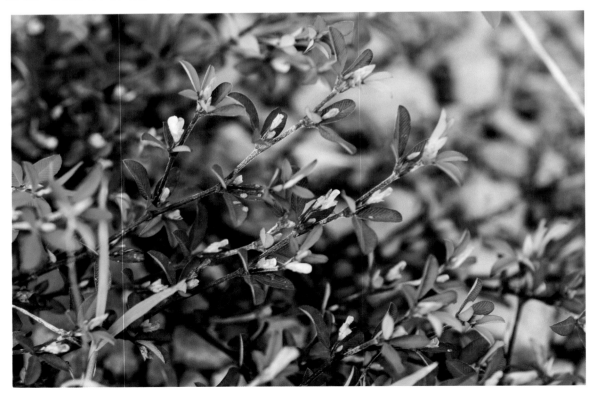

*Kummerowia striata* (Thunb.) Schindl.

# Godaengjmbwn
# 美丽胡枝子

【药 材 名】把天门。

【别　　名】火烧豆、马扫帚、假蓝根、夜关门、三姝木。

【来　　源】蝶形花科植物美丽胡枝子 *Lespedeza formosa*（Vogel）Koehne。

【形态特征】直立灌木，高可达 2 m。分枝、叶柄、叶片下面、总花梗、花梗、花萼裂片外面、果均被毛。茎多分枝。叶柄长 1~5 cm；小叶 3 片，椭圆形、长圆状椭圆形或卵形，两端稍尖或稍钝，长 2.5~6.0 cm，宽 1~3 cm。总状花序腋生或圆锥花序顶生；总花梗长可达 10 cm；花梗短；花萼钟状，5 深裂，裂片长圆状披针形；花冠红紫色，长 10~15 mm，基部具耳和瓣柄，旗瓣近圆形或稍长，翼瓣倒卵状长圆形且短于旗瓣和龙骨瓣，龙骨瓣稍长或明显长于旗瓣。荚果倒卵形或倒卵状长圆柱形，长约 8 mm，宽约 4 mm，表面具网纹。花期 7~9 月，果期 9~10 月。

【生境分布】生于山坡、路旁及林缘灌木丛中。广西主要分布于南宁、柳城、桂林、龙胜、梧州、苍梧、灵山、博白、贺州、钟山、富川、象州、金秀、宁明等地，我国河北、陕西、甘肃、山东、江苏、安徽、浙江、江西、福建、河南、湖北、湖南、广东、四川、云南等省也有分布。

【壮医药用】药用部位　全株。

性味　微辣，温。

功用　通龙路火路，止血，散瘀肿，止疼痛。用于钵农（肺痈），肺热陆裂（咳血），屙意勒（便血），肉裂（尿血），核尹（腰痛），发旺（痹病），林得叮相（跌打损伤），外伤出血。

附方　（1）钵农（肺痈）：把天门、一点红各 15 g，天门冬、麦门冬、冬瓜仁各 10 g，大尾摇 30 g，鱼腥草 20 g，水煎服。

（2）屙意勒（便血）：把天门、僵蚕各 15 g，蒲公英 30 g，大叶紫珠 10 g，水煎服。

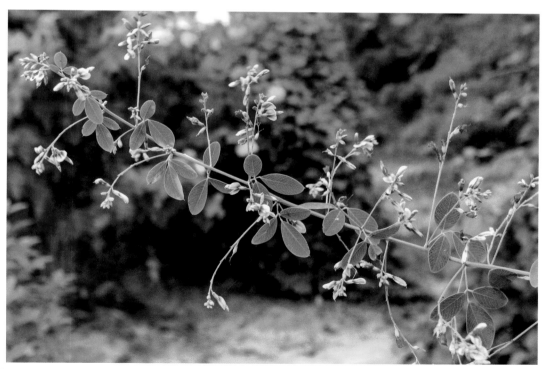

*Lespedeza formosa*（Vogel）Koehne

# Bangjdunh
# 疏叶崖豆

【药 材 名】玉郎伞。

【别　　名】单刀根、小牛力、土甘草。

【来　　源】蝶形花科植物疏叶崖豆 *Milletia pulchra*（Benth.）Kurz var. *laxior*（Dunn）Z. Wei。

【形态特征】灌木或小乔木，高可达 8 m。枝、叶轴、叶柄及花序、果实均被柔毛，后渐脱落。羽状复叶长 8~20 cm；叶柄长 3~4 cm；小叶 6~9 对，排列较稀疏；小叶片披针状椭圆形，长 3.5~10.0 cm，宽 1.5~4.0 cm，下面被平伏柔毛；侧脉每边 7~10 条；小叶柄长约 2 mm。总状圆锥花序散布在枝上；花长约 1 cm；花萼钟状，萼齿三角形；花冠淡红色至紫红色；雄蕊单体。荚果线形，长 5~10 cm。花期 4~8 月，果期 6~10 月。

【生境分布】生于山地、旷野或杂木林缘。广西主要分布于柳州、桂林、兴安、永福、东兰等地，我国江西、福建、湖南、海南、贵州、云南等省也有分布。

【壮医药用】药用部位　根。

性味　甜、微辣、平。

功用　调龙路火路，散瘀消肿，通气道，益智。用于产后体虚，林得叮相（跌打损伤），发旺（痹病），呗脓（痈肿），麦蛮（风疹），慢性肝炎，漏精（遗精），隆白呆（带下），埃病（咳嗽），钵痨（肺结核），弱智。

附方　（1）产后体虚：玉郎伞、牛大力、黄花倒水莲各 15 g，西洋参 10 g，水煎服。

（2）漏精（遗精）：玉郎伞、黄根、伸筋草、益智仁各 15 g，水煎服。

（3）弱智：玉郎伞 20 g，三七 3 g，远志 10 g，石菖蒲 6 g，骨碎补、益智仁、核桃仁各 15 g，水煎服。

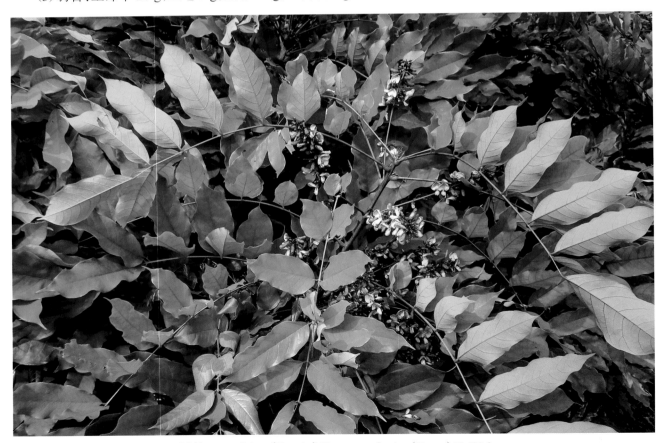

*Milletia pulchra*（Benth.）Kurz var. *laxior*（Dunn）Z. Wei

# Gaeundeixbyaj
# 白花油麻藤

【药 材 名】白花油麻藤。

【别 名】大兰布麻、鸡血藤、鹰嘴花。

【来 源】蝶形花科植物白花油麻藤 *Mucuna birdwoodiana* Tutcher。

【形态特征】常绿大型木质藤本。老茎断面淡红褐色，有 3 个或 4 个偏心的同心圆圈，断面先流白汁、后有血红色汁液形成。羽状复叶具 3 片小叶；顶生小叶椭圆形或卵形，长 9~16 cm，宽 2~6 cm，先端渐尖，侧生小叶偏斜；叶柄长 8~20 cm；小叶柄长 4~8 mm，具稀疏短毛。总状花序生于老枝上，有花 20~30 朵，花大；花萼两面密被伏贴毛，外面被脱落的粗刺毛；花冠白色或绿白色，旗瓣长 3.5~4.5 cm，翼瓣长 6.2~7.1 cm，龙骨瓣长 7.5~8.7 cm，密被短毛。荚果木质，带形，长 30~45 cm，近念珠状，密被红褐色短绒毛，沿背缝线、腹缝线各具 1 对木质翅。花期 4~6 月，果期 6~11 月。

【生境分布】生于山地阳处、路旁、溪边，常攀援在乔木或灌木上。广西各地均有分布，我国江西、福建、广东、贵州、四川等省也有分布。

【壮医药用】药用部位　藤茎。

性味　苦、甜，平。

功用　通调龙路，补血活血，通经活络。用于发旺（痹病），白细胞减少症，贫血，约经乱（月经不调），产呱忍勒卟叮（产后恶露不尽），麻邦（偏瘫），腰腿酸痛。

附方　（1）贫血：白花油麻藤 10 g，鸡冠花 6 g，水煎服。

（2）白细胞减少症：白花油麻藤、鸡血藤、大血藤各 30 g，黄根 20 g，过江龙 15 g，水煎服。

（3）约经乱（月经不调）：白花油麻藤、飞龙掌血各 30 g，大钻、四方藤各 15 g，水煎服。

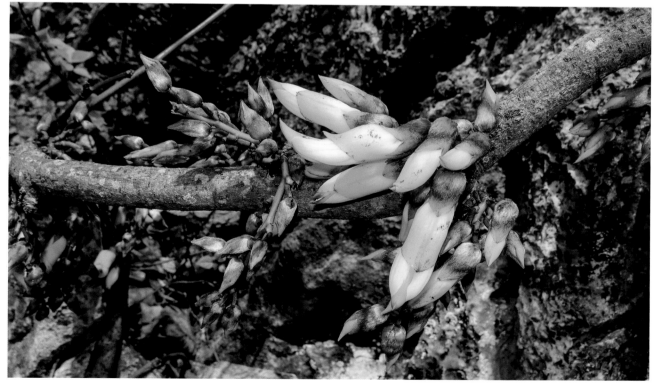

*Mucuna birdwoodiana* Tutcher

# Goduhfangz
# 鹿藿

【药 材 名】鹿藿。

【别　　名】鬼豆根、藤黄豆、山黑豆、假棉花、老鼠眼。

【来　　源】蝶形花科植物鹿藿 *Rhynchosia volubilis* Lour.。

【形态特征】草质缠绕藤本。全株各部多少被柔毛。茎略具棱。三出复叶互生；叶柄长 2.0~5.5 cm；小叶纸质，顶生小叶菱形或倒卵状菱形，长 3~8 cm，宽 3.0~5.5 cm，先端钝或急尖，常有小凸尖，基部圆形或阔楔形，两面密被柔毛；基出脉 3 条；小叶柄长 2~4 mm；侧生小叶较小。总状花序 1~3 个同生于一个叶腋内，花长约 1 cm；花萼钟状，裂片披针形，外面被短柔毛及腺点；花冠黄色，旗瓣近圆形且有宽而内弯的耳，翼瓣倒卵状长圆形且基部一侧具长耳，龙骨瓣具喙；雄蕊二体；子房被毛及密集的小腺点。荚果长圆形，极扁平，红紫色，长 1.0~1.5 cm，先端有小喙；种子通常 2 粒，黑色，光亮。花期 5~8 月，果期 9~12 月。

【生境分布】生于山坡路旁草丛中。广西各地均有分布，我国江苏、安徽、江西、福建、台湾、湖北、湖南、广东、四川、云南等省也有分布。

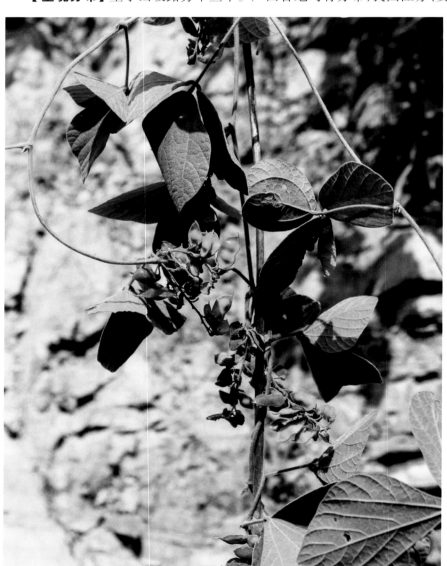

【壮医药用】药用部位根、叶。

性味　苦，平。

功用　舒筋络，消肿痛，通气道。根用于发旺（痹病），腰肌劳损，产后血虚，埃病（咳嗽），狠尹（疖肿）；叶用于呗脓（痈肿），呗嘻（乳痈），角膜白斑。

附方　（1）狠尹（疖肿）：鹿藿根、算盘子根各 30 g，了哥王根皮 1 g，水煎服。

（2）腰肌劳损：鹿藿根、桃榔各 15 g，牛大力 20 g，黄花倒水莲 30 g，猪尾巴 200 g，水炖，食肉喝汤。

（3）产后血虚：鹿藿根、益母草各 15 g，当归 20 g，生姜 10 g，三七 5 g，大枣 30 g，鸡肉 100 g，水炖，食肉喝汤。

*Rhynchosia volubilis* Lour.

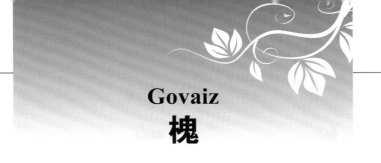

# Govaiz
# 槐

【药 材 名】槐花、槐米、槐角。

【别　　名】槐树、白槐、金槐。

【来　　源】蝶形花科植物槐 *Sophora japonica* L.。

【形态特征】乔木,高达 25 m。树皮灰褐色。羽状复叶长达 25 cm;小叶 4~7 对,对生或近互生;小叶片卵状披针形或卵状长圆形,长 2.5~7.5 cm,宽 1.5~3.0 cm,下面灰白色;小托叶 2 枚,钻状。圆锥花序顶生,常呈金字塔形,长达 30 cm;花梗比花萼短;花萼浅钟状,具 5 枚小齿,疏被毛;花冠白色或淡黄色,旗瓣宽心形,长和宽约 1.1 cm,具短柄,有紫色脉纹,翼瓣卵状长圆形,长约 10 mm,龙骨瓣阔卵状长圆形且与翼瓣等长;雄蕊 10 枚。荚果肉质,串珠状,长 2~6 cm。种子 1~6 粒,卵球形。花期 7~8 月,果期 8~10 月。

【生境分布】多为栽培。广西主要栽培于南宁、百色、河池、北流、藤县、桂林、全州等地,我国其他省区也有栽培。

【壮医药用】药用部位　花蕾(槐米)、花(槐花)、果实(槐角)。

性味　苦,寒。

功用　调龙路,清热毒,凉血,止血。槐米、槐花、槐角用于屙意勒(便血),肉裂(尿血),埃勒(咯血),鼻衄,仲嘿喯尹(痔疮)出血,兵淋勒(崩漏),目赤肿痛,巧尹(头痛),屙意咪(痢疾);槐米还用于淋巴结结核。

附方　(1)仲嘿喯尹(痔疮)出血:槐角 50 g,大米(炒黄)30 g,煮粥食用。

(2)发得巧尹(发热头痛):槐花 6 g,生姜 10 g,红糖 15 g,水煎服。

(3)淋巴结结核:槐米 30 g,丹参 20 g,苦参、玄参、沙参各 15 g,猫须草、夏枯草、路路通各 10 g,水煎服。

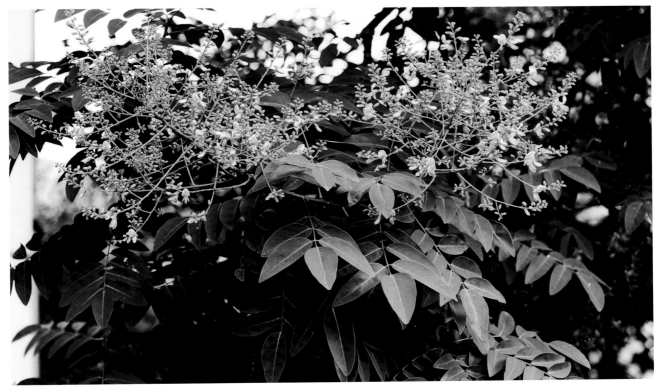

*Sophora japonica* L.

# Goriengmeuz
# 猫尾草

【药 材 名】猫尾草。

【别　　名】猫尾射、虎尾轮、狐狸尾、长穗猫尾草。

【来　　源】蝶形花科植物猫尾草 *Uraria crinita* (L.) Desv. ex DC. 。

【形态特征】直立小灌木,高可达 1.5 m。根分支,淡黄白色。茎枝被灰色短毛,有槽纹,节明显。奇数羽状复叶,小叶常 5~7 片;叶柄长 5.5~15.0 cm,被短柔毛;小叶片长椭圆形、卵状披针形,顶生小叶长 6~15 cm,宽 3~8 cm,侧生小叶略小,叶背被短柔毛;小叶柄长 1~3 mm,密被柔毛。总状花序顶生,长 15~30 cm 或更长,密被长硬毛;苞片卵形或披针形,具条纹,被白色并展缘毛;花梗长 4~15 mm,被白色长毛;花萼浅杯状,被白色长硬毛,5 裂;花冠紫色,长约 6 mm。荚果略被短柔毛,具 2~4 个荚节,椭圆形,具网脉。花果期 4~9 月。

【生境分布】生于山坡、荒地、灌木林边或杂草丛中。广西主要分布于南宁、桂林、贵港、平南、桂平、容县、百色、那坡、凌云、昭平、河池、东兰等地,我国福建、云南等省也有分布。

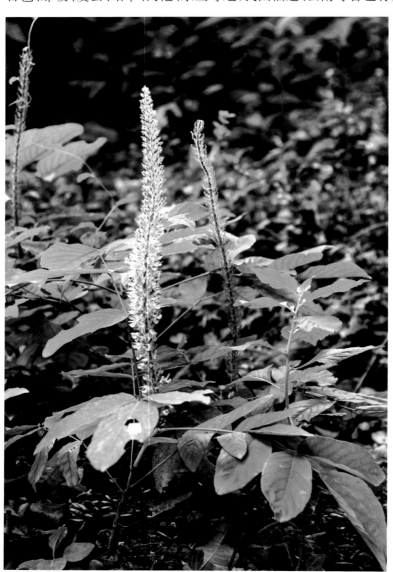

*Uraria crinita* (L.) Desv. ex DC.

【壮医药用】药用部位　全株。

性味　淡,凉。

功用　调龙路,凉血止血,清肺热,止咳嗽。用于鹿勒(呕血),唉勒(咯血),肉裂(尿血),埃病(咳嗽),奔寸(子宫脱垂),尊寸(脱肛),唪疳(疳积),肉扭(淋证),额哈(毒蛇咬伤),肺炎,肠炎。

注:孕妇慎服。

附方　(1)奔寸(子宫脱垂),尊寸(脱肛):猫尾草、金樱根各 15 g,鱼腥草 20 g,大血藤、一点红各 30 g,水煎,内服并外洗。

(2)肉裂(尿血):猫尾草 30 g,连翘 10 g,茜草 15 g,水煎服。

(3)唪疳(疳积):猫尾草 30 g,适量,水煎,调白糖适量服。

(4)肺炎,肠炎:猫尾草 30 g,水煎服。

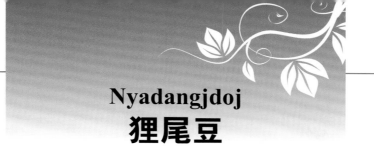

# Nyadangjdoj
# 狸尾豆

【**药　材　名**】狸尾草。

【**别　　　名**】龙狗尾、龙狗草、狐狸尾、兔尾草、大叶兔尾草。

【**来　　　源**】蝶形花科植物狸尾豆 *Uraria lagopodioides* (L.) Desv. ex DC.。

【**形态特征**】平卧或开展草本,高可达 60 cm。枝、托叶、叶柄、小叶柄、小叶下面均被柔毛。茎多分枝。叶柄长 1~2 cm;小叶 3 (1) 片,顶生小叶近圆形或椭圆形至卵形,长 2~7 cm,宽 1.5~3.0 cm,侧脉每边 4~7 条,侧生小叶较小;小叶柄长约 2 mm。总状花序顶生,圆柱形或椭圆形,状如狸尾,长 3~6 cm,直径 1.5~2.0 cm;花萼 5 裂,其中上部 2 枚裂片三角形,下部 3 枚裂片刺毛状,较上部裂片长 3 倍以上,被长柔毛;花冠长约 6 mm,淡紫色,旗瓣倒卵形;雄蕊二体。荚果小,包藏于宿萼内,有 1 个或 2 个荚节。花果期 8~10 月。

【**生境分布**】生于旷野坡地灌丛中。广西各地均有分布,我国福建、江西、湖南、广东、海南、贵州、云南、台湾等省也有分布。

【**壮医药用**】**药用部位**　叶或全草。

**性味**　甜、淡,平。

**功用**　清热毒,消肿痛,解蛇毒。用于呗脓(痈肿)、呗奴(瘰疬)、呗(无名肿毒)、额哈(毒蛇咬伤)。

**附方**　(1) 呗脓(痈肿):狸尾草全株、山栀根、猫尾草各 10 g,金刚藤、扛板归各 30 g,水煎服。

(2) 呗奴(瘰疬):鲜狸尾草全株适量,捣烂敷患处。

(3) 呗(无名肿毒):狸尾草全株、三姐妹、扛板归、救必应、樟叶木防己各 15 g,水煎服。

(4) 额哈(毒蛇咬伤):鲜狸尾草嫩枝叶 25 g,嚼烂,以米酒适量送服。

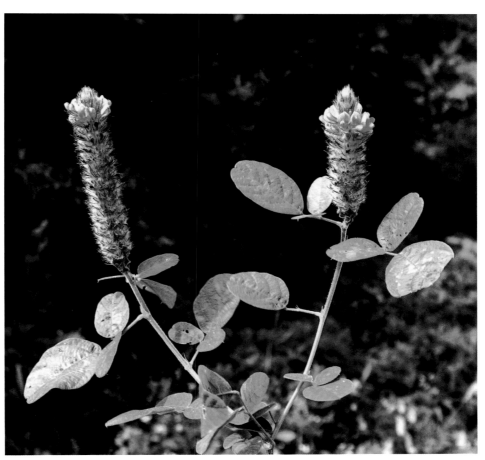

*Uraria lagopodioides* (L.) Desv. ex DC.

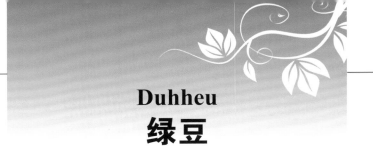

# Duhheu

# 绿豆

【药 材 名】绿豆。

【别　　名】青小豆。

【来　　源】蝶形花科植物绿豆 *Vigna radiata* (L.) R. Wilczek。

【形态特征】一年生直立草本,高可达 60 cm。茎、叶片两面、小叶柄及果实均被长毛。茎直立,有时顶部缠绕状。三出复叶互生;托叶盾状着生;小叶卵形,长 5~16 cm,宽 3~12 cm;基出脉 3 条明显;叶柄长 5~21 cm;叶轴长 1.5~4.0 cm;小叶柄长 3~6 mm。总状花序腋生,仅顶端具花数朵;花萼裂片狭三角形,具缘毛,上方的一对合生成 1 枚先端 2 裂的裂片;旗瓣近方形,长约 1.2 cm,外面黄绿色,内面有时粉红;翼瓣卵形,黄色;龙骨瓣镰刀状,绿色而染粉红,右侧有显著的囊。荚果线状圆柱形,长 4~9 cm,宽 5~6 mm;种子 8~14 粒,淡绿色或黄褐色,短圆柱形,长 2.5~4.0 mm。花期初夏,果期 6~8 月。

【生境分布】多为栽培。广西各地均有栽培,我国其他省区也有栽培。

【壮医药用】**药用部位**　种子。

**性味**　甜,寒。

**功用**　清热毒,利水道,解毒。用于暑热烦渴,巧尹(头痛),口疮(口腔溃疡),笨浮(水肿),尿少,呗脓(痈肿),啊肉甜(消渴),隆芡(痛风),药物及食物中毒。

**附方**　(1)隆芡(痛风):绿豆 30 g,玉米 45 g,大米 15 g,水煮粥食用(长期食用)。

(2)暑热烦渴:绿豆 30 g,绿茶 3 g,水煎代茶饮。

(3)啊肉甜(消渴):绿豆种皮 10 g,石膏、葛根各 30 g,青蒿、淡竹叶根各 15 g,水煎服。

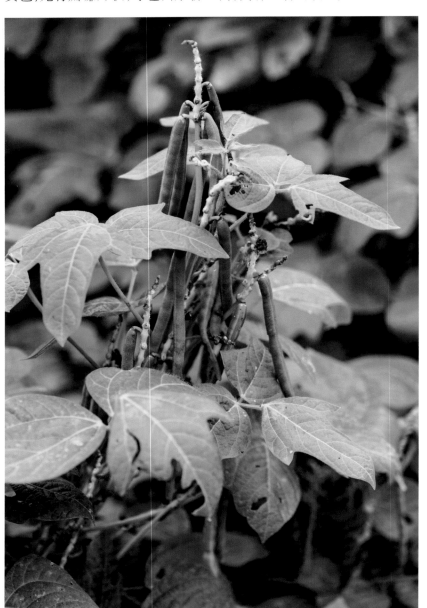

*Vigna radiata* (L.) R. Wilczek

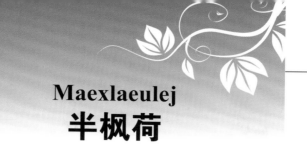

# Maexlaeulej
# 半枫荷

【**药 材 名**】金缕半枫荷。

【**别　　名**】小叶半枫荷。

【**来　　源**】金缕梅科植物半枫荷 *Semiliquidambar cathayensis* H. T. Chang。

【**形态特征**】常绿或半常绿乔木,高可达 20 m。树皮灰褐色。叶簇生于枝顶;叶片革质,异型,不分裂的叶片卵状椭圆形,长 8~13 cm,宽 3.5~6.0 cm,先端渐尖,基部阔楔形或近圆形;或为掌状 3 裂,中央裂片长 3~5 cm,两侧裂片卵状三角形,长 2.0~2.5 cm,有时为单侧叉状分裂;边缘均具腺锯齿;叶柄长 3~4 cm。花单性同株;雄花头状花序多个排成总状,花被全缺,雄蕊多数;雌花头状花序单生,花序梗长约 4.5 cm,萼齿针形,有短柔毛,花柱长 6~8 mm,先端卷曲。头状果序近球形,直径约 2.5 cm,表面棕褐色,密生软刺。花期春季。

【**生境分布**】生于低山的杂木林中。广西主要分布于北部、东北部地区,我国江西、贵州、广东、海南等省也有分布。

【**壮医药用**】**药用部位**　根、树皮、叶。

**性味**　涩,微温。

**功用**　通龙路火路,祛风毒,除湿毒。用于发旺(痹病),核尹(腰痛),林得叮相(跌打损伤),巧尹(头痛),产后风瘫,产呱发旺(产后痹病)。

**附方**　(1)发旺(痹病):金缕半枫荷树皮、清风藤、五加皮各 30 g,水煎洗患处。

(2)巧尹(头痛):金缕半枫荷树皮 15 g,白芷 12 g,川芎 6 g,加白酒 250 ml 浸泡 30 天,取药酒 25 ml 饮用。

(3)产后风瘫:金缕半枫荷根、千斤拔、牛大力各 30 g,猪蹄 300 g,水煲,食肉喝汤。

(4)核尹(腰痛):金缕半枫荷树皮、山霸王各 10 g,清风藤、麻骨风各 15 g,水煎服。

(5)林得叮相(跌打损伤):鲜金缕半枫荷叶适量,捣烂,调白酒适量炒热外敷。

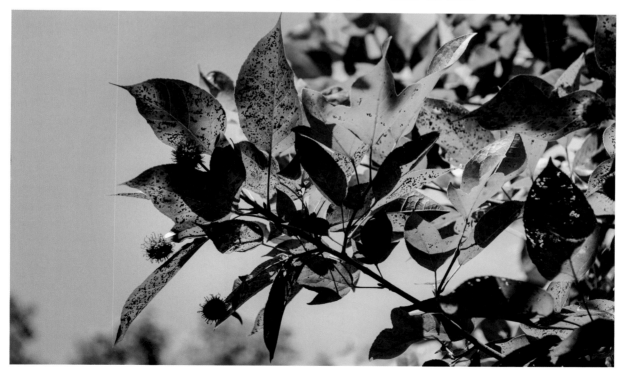

*Semiliquidambar cathayensis* H. T. Chang

# Goducung
# 杜仲

【药 材 名】杜仲。

【别 名】川杜仲。

【来 源】杜仲科植物杜仲 *Eucommia ulmoides* Oliver。

【形态特征】落叶乔木,高可达 20 m。树皮、小枝或叶片折断拉开均有弹性的白胶丝。树皮灰褐色,粗糙。嫩枝有黄褐色毛,老枝有明显的皮孔。单叶互生;叶片椭圆形、卵形或长圆形,长 6~15 cm,宽 3.5~6.5 cm,边缘具锯齿;叶柄长 1~2 cm,散生长毛。花单性,雌雄异株,生于当年枝的基部;雄花簇生,花梗长约 3 mm,雄蕊 5~10 枚,无花被,无退化雌蕊;雌花单生,花梗长约 8 mm,子房扁而长,先端 2 裂。翅果长椭圆形,扁平,长 2.5~3.7 cm,宽约 1 cm,先端 2 裂,周围具薄翅;坚果位于中央;种子 1 粒。花期春夏季,果期秋季。

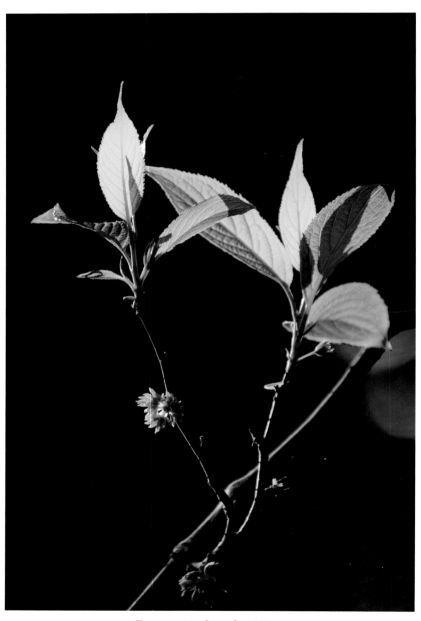

*Eucommia ulmoides* Oliver

【生境分布】生于低山谷地或低坡的疏林中,多为栽培。广西栽培于融水、桂林、乐业、隆林、凤山等地,我国陕西、甘肃、河南、湖北、四川、云南、贵州、湖南、浙江等省也有分布。

【壮医药用】药用部位 树皮。

性味 甜、微辣,温。

功用 调龙路,补肝肾,强筋骨,安胎。用于核尹(腰痛),腰膝无力,发旺(痹病),夺扼(骨折),胎动不安,先兆流产,血压嗓(高血压),渗裆相(烧烫伤)。

附方 (1)核尹(腰痛):杜仲 15 g,水煎服。

(2)发旺(痹病):杜仲、续断、枸杞子、鸡血藤、海桐皮、海风藤、清风藤、络石藤各 20 g,千年健 15 g,水煎服。

(3)血压嗓(高血压):杜仲 15 g,泽泻 25 g,三七粉 5 g,茯苓 12 g,丹皮 10 g,桑寄生 30 g,水煎服。

(4)渗裆相(烧烫伤):杜仲皮适量,烧存性,撒敷患处。

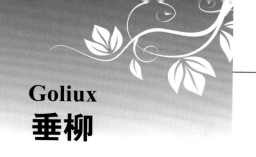

# Goliux

# 垂柳

**【药 材 名】**垂柳。

**【别　　名】**柳树、杨柳、水杨柳。

**【来　　源】**杨柳科植物垂柳 *Salix babylonica* L.。

**【形态特征】**乔木,高达 18 m。树皮灰黑色,开裂。小枝直而下垂。叶片狭披针形或线状披针形,长 9~16 cm,宽 0.5~1.5 cm,先端长渐尖,基部楔形,背面带白色,边缘具锯齿;叶柄长 3~10 mm,有短柔毛。花序先叶开放或与叶同时开放,花单性,雌雄异株;雄花序长 1.5~3.0 cm,雄蕊 2 枚,腺体 2 个;雌花序长达 2~5 cm,基部有小叶 3 片或 4 片,子房椭圆形,柱头 2~4 深裂,腺体 1 个。蒴果长 3~4 mm,带绿黄褐色。花期 3~4 月,果期 4~5 月。

**【生境分布】**生于水边,常栽培。广西各地均有栽培,我国其他省区也有栽培。

**【壮医药用】药用部位**　根皮、树皮、枝、叶、柳絮(春季果将成熟时的花蕊)。

**性味**　苦,凉。

**功用**　清热毒,祛风毒,消肿痛,凉血止血。根皮用于渗裆相(烧烫伤);树皮用于隆白呆(带下);枝用于诺嚎尹(牙痛),发旺(痹病),肉扭(淋证),呗脓(痈肿),黄标(黄疸);枝叶用于呗脓显(黄水疮),漆疮、麦蛮(风疹),阴痒;叶用于笨埃(甲状腺肿大),狠风(小儿惊风),呗脓(痈肿);柳絮用于鹿勒(呕血),唉勒(咯血),外伤出血。

**附方**　(1)阴痒:垂柳树皮、三白草、菝葜、牛耳枫、黄柏各 30 g,水煎洗患处。

(2)发旺(痹病):垂柳枝、桑枝、松枝、豆豉姜、山姜树根、桃树根各适量,水煎洗患处。

(3)鹿勒(呕血),唉勒(咯血):垂柳絮(焙干)4 g,研末,以米汤适量送服。

(4)呗脓(痈肿):鲜垂柳叶适量,红糖适量,共捣烂,敷患处。

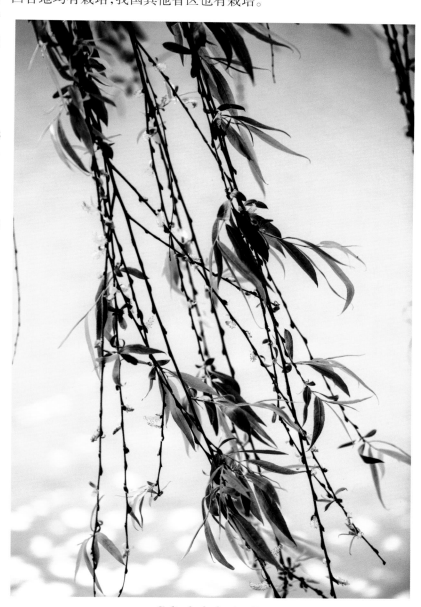

*Salix babylonica* L.

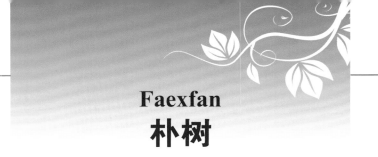

# Faexfan
# 朴树

【药 材 名】朴树。

【别　　名】牛尾树、费范。

【来　　源】榆科植物朴树 *Celtis sinensis* Pers.。

【形态特征】落叶乔木,高可达 30 m。一年生枝密被毛,后渐脱落。叶互生;叶片卵形或卵状椭圆形,长 3~10 cm,宽 1.5~4.0 cm,先端急尖至渐尖,基部几乎不偏斜或稍偏斜,中部以上边缘具浅锯齿,下面沿脉及脉腋疏被毛;基出脉 3 条;叶柄长 3~10 mm。花杂性,同株,生于当年枝的叶腋,黄绿色;花被片 4 枚,被毛;雄蕊 4 枚;柱头 2 个。核果单生或 2 个并生,近球形,直径 5~7 mm,熟时红褐色;果梗与叶柄近等长;果核有凹陷和棱脊。花期 3~4 月,果期 9~10 月。

【生境分布】多生于路旁、山坡、林缘中。广西主要分布于桂林、灵川、龙胜、钟山、柳州、融安、来宾、都安、横县、扶绥、龙州、北海、博白等地,我国山东、河南、江苏、安徽、浙江、福建、江西、湖南、湖北、四川、贵州、广东、台湾等省也有分布。

【壮医药用】药用部位　根皮、果。

性味　苦、涩,平。

功用　根皮:调龙路,消肿痛,利谷道,止泻。用于林得叮相(跌打损伤),仲嘿喯尹(痔疮),东郎(食滞),屙泻(泄泻),屙意咪(痢疾)。

果:通气道,清热毒。用于贫痧(感冒),埃病(咳嗽)。

注:孕妇忌服。

附方　(1)贫痧(感冒),埃病(咳嗽):朴树果、鱼腥草各 15 g,水煎服。

(2)林得叮相(跌打损伤):鲜朴树根皮适量,捣烂敷患处。

(3)屙泻(泄泻),屙意咪(痢疾):朴树根皮 30 g,水煎,调姜汁少许服。

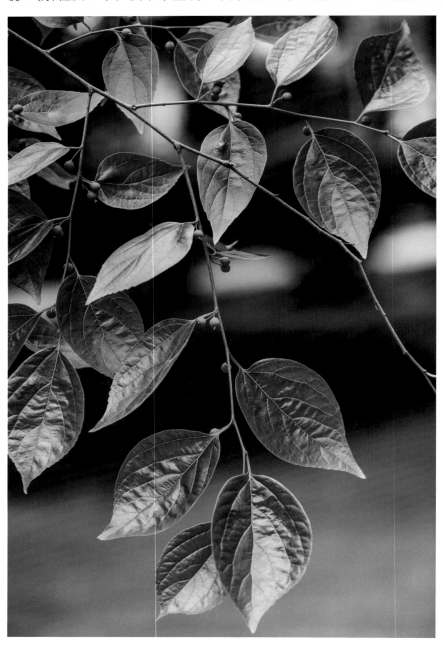

*Celtis sinensis* Pers.

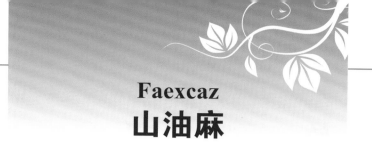

# Faexcaz
# 山油麻

【药 材 名】山油麻。

【别　　名】榔草、山脚麻。

【来　　源】榆科植物山油麻 *Trema cannabina* Lour. var. *dielsiana*（Hand.-Mazz.）C. J. Chen。

【形态特征】灌木或小乔木。小枝密被粗毛。单叶互生；叶片纸质，卵形、卵状披针形或椭圆状披针形，长 1.5~10.0 cm，叶上面被糙毛、粗糙，下面密被柔毛，在脉上有粗毛，边缘具细锯齿；具三出脉；叶柄长 3~9 mm，被粗毛。花单性，雌雄同株，或雌雄同序，聚伞花序稍长于叶柄；雄花被片卵形，外面被细糙毛和紫色斑点。果近球形或阔卵圆形，微压扁状，直径 2~3 mm，橘红色。花期 3~6 月，果期 9~10 月。

【生境分布】生于河边、旷野或山坡疏林、灌木丛中较向阳的湿润土地。广西主要分布于贺州等地，我国浙江、江西、福建、台湾、湖南、贵州、广东、海南、四川等省也有分布。

【壮医药用】药用部位　根、嫩叶。

性味　甜、微苦、微寒。

功用　清热毒，消肿痛，止血。用于呗脓（痈肿），外伤出血，贫痧（感冒），巧尹（头痛），月经过多。

附方　（1）贫痧（感冒），巧尹（头痛）：山油麻嫩叶、三叉苦、葫芦茶各 15 g，水煎服。

（2）月经过多：山油麻根 10 g，五指毛桃 50 g，水煎服。

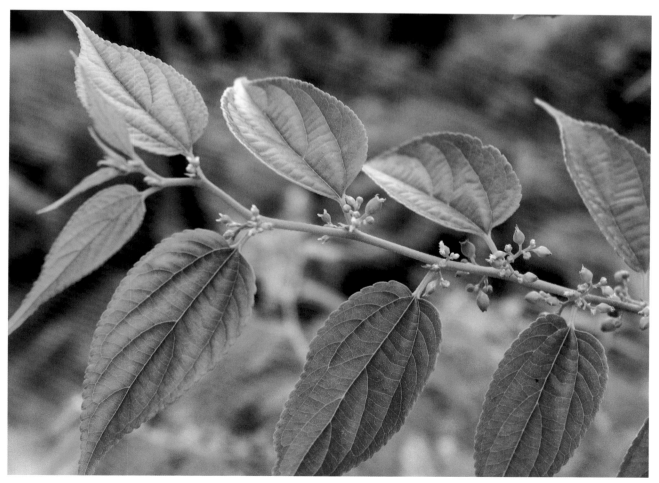

*Trema cannabina* Lour. var. *dielsiana*（Hand.-Mazz.）C. J. Chen

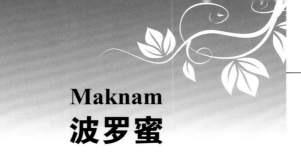

# Maknam
# 波罗蜜

【药 材 名】波罗蜜。

【别　　名】木波罗、树波罗。

【来　　源】桑科植物波罗蜜 *Artocarpus heterophyllus* Lam.。

【形态特征】常绿乔木,高可达 15 m,全株含乳汁。老树常有板状根。树皮厚,黑褐色,有明显环纹。叶革质,螺旋状排列,椭圆形或倒卵形,长 7~25 cm,宽 3~12 cm,边缘全缘或 1~3 裂。花雌雄同株,花序生于老茎或短枝上,雄花序有时着生于枝端叶腋或短枝叶腋,花多数;雄花花被管状,被微柔毛,雄蕊 1 枚,无退化雌蕊;雌花花被管状,顶部齿裂,基部陷于肉质球形花序轴内。聚花果椭圆形至球形或不规则形状,长 30~100 cm,直径 25~50 cm,成熟时黄褐色,表面有六角形瘤状凸体和粗毛,内有黄色、芳香果肉;核果长椭圆形,长约 3 cm。花期 2~3 月。

【生境分布】栽培。广西主要栽培于钦州、防城港、北海、龙州、南宁、梧州、玉林等地,我国广东、海南、云南等省也有栽培。

【壮医药用】**药用部位**　树液、果仁。

**性味**　树液:淡、涩。果仁:甜、平。

**功用**　树液:散结肿。用于狠尹(疖肿),淋巴结炎。

果仁:调气机,通乳。用于产后乳少,乳汁不通。

**附方**　(1)产后乳少,乳汁不通:波罗蜜果仁 100 g,当归、五指毛桃各 10 g,路路通 5 g,猪脚 1 只,水煲,食肉喝汤。

(2)淋巴结炎:波罗蜜树液、茶油各等份,局部刮痧。

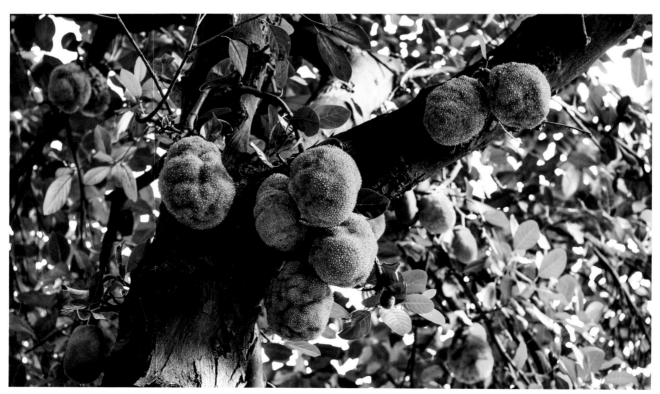

*Artocarpus heterophyllus* Lam.

# Gosa
# 构树

【药材名】构树根皮、构树枝叶、楮实子、构树浆。

【别　　名】纱纸树、猪沙皮树、肥猪树、木沙树、沙树木。

【来　　源】桑科植物构树 *Broussonetia papyrifera* (L.) L' Her. ex Vent.。

【形态特征】乔木,高可达 16 m。树皮暗灰色。小枝密生柔毛。单叶互生;叶片广卵形至长椭圆状卵形,长 7~20 cm,宽 6~15 cm,先端渐尖,基部心形,两侧常不相等,边缘具粗锯齿,不分裂或 3~5 裂,背面密被细毛;叶柄长 2.5~8.0 cm,密被糙毛。花雌雄异株;雄花序为葇荑花序,长 6~8 cm,花被裂片 4 枚,裂片三角状卵形,被毛,雄蕊 4 枚,退化雌蕊小;雌花序球形,直径 1.2~1.8 cm,花被管状,柱头线形,被毛。聚花果,直径约 1.5~3.0 cm,成熟时红色,肉质。花期 4~5 月,果期 6~7 月。

【生境分布】生于村旁或杂树林中,也有栽培。广西各地均有分布,我国其他省区也有分布。

【壮医药用】药用部位　根皮、枝叶、种子(楮实子)、树浆。

性味　根皮、叶:涩,平。种子:甜,寒。

功用　根皮、枝叶:通水道气道,敛肺止咳。根皮用于笨浮(水肿),黄标(黄疸),慢性气管炎;叶用于屙意咪(痢疾),屙泻(泄泻),外伤出血。

种子:滋肾,壮筋,利水道。用于腰膝酸软,虚劳,笨浮(水肿),黄标(黄疸)。

树浆:杀虫止痒。用于痂(癣),疥疮,能啥能累(湿疹),神经性皮炎。

附方　(1)腰膝酸软,虚劳:构树种子、千斤拔、红杜仲根皮(盐炒)各 15 g,牛大力 20 g,猪脚 1 只,水煲,食肉喝汤。

(2)笨浮(水肿):构树根皮、海金沙、鸟不站各 20 g,木贼、大腹皮各 15 g,三白草 30 g,桂枝 6 g,水煎服。

(3)疥疮,能啥能累(湿疹),神经性皮炎:构树浆适量,外涂患处。

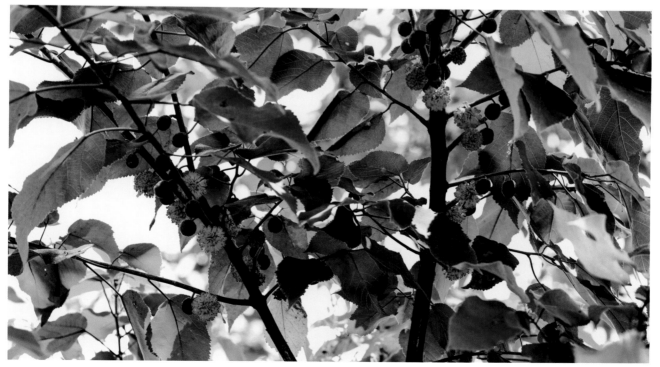

*Broussonetia papyrifera* (L.) L' Her. ex Vent.

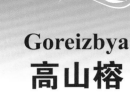

# Goreizbya
# 高山榕

【药材名】高山榕。

【别　　名】石榕树。

【来　　源】桑科植物高山榕 *Ficus altissima* Blume。

【形态特征】大乔木,高可达 30 m,胸径 40~90 cm。树皮灰色,平滑。叶片厚革质,阔椭圆形至阔卵状椭圆形,长 10~19 cm,宽 8~11 cm;侧脉 5~7 对;叶柄长 2~5 cm。雄花、瘿花和雌花的花被片均为 4 枚,花柱近顶生。榕果成对腋生,椭圆状卵球形,直径 1.7~2.8 cm,熟时红色或带黄色,顶部脐状凸起,基生苞片短宽而钝,脱落后环状;瘦果表面有瘤状凸体。花期 3~4 月,果期 5~7 月。

【生境分布】生于山地或平原。广西主要分布于防城港、百色、那坡、龙州、大新等地,我国海南、云南、四川等省也有分布。

【壮医药用】**药用部位**　叶、气根。

**功用**　叶:化瘀毒,消肿痛。用于林得叮相(跌打损伤)。

气根:清热毒,化瘀毒,消肿痛。用于发得(发热),货烟妈(咽痛),发旺(痹病),林得叮相(跌打损伤)。

**附方**　(1)发旺(痹病):①高山榕气根、鸡矢藤、龙骨风各 15 g,水煎服。②高山榕气根 15 g,水煎服。

(2)林得叮相(跌打损伤):鲜高山榕气根 100 g,山螃蟹 1 只,共捣烂敷患处。

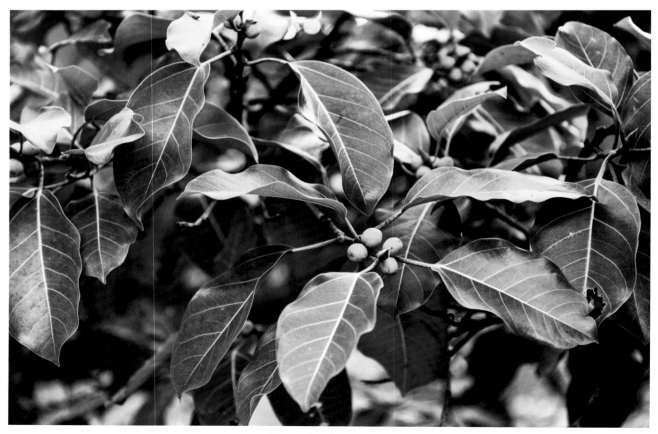

*Ficus altissima* Blume

# Reizmakhung
# 大果榕

【药材名】大果榕子。

【别　　名】馒头果、大无花果。

【来　　源】桑科植物大果榕 *Ficus auriculata* Lour.。

【形态特征】乔木或小乔木,高可达 10 m。树皮灰褐色,粗糙。叶互生;叶片厚纸质,广卵状心形,长 15~55 cm,宽 13~27 cm,先端钝或短渐尖,基部心形,边缘具细锯齿;叶柄长 5~8 cm。榕果簇生于树干基部或老茎短枝上,梨形或扁球形至陀螺形,直径 3~5 cm,具明显的纵棱 8~12 条,红褐色,幼果被短柔毛,顶生苞片 4 轮或 5 轮排列或莲座状;总花梗长 4~6 cm;雄花无梗,花被 3 枚,雄蕊 2 枚或 3 枚;雌花生于另一植株榕果内,有或无梗,花被 3 裂;瘦果有黏液。花期 8 月至翌年 3 月,果期 5~8 月。

【生境分布】生于低山沟谷潮湿雨林中。广西主要分布于隆安、靖西、那坡、凤山、都安、龙州、大新等地,我国海南、云南、贵州、四川等省也有分布。

【壮医药用】药用部位　种子。

性味　甜,平。

功用　利谷道,补阴液。用于东郎(食滞),尊寸(脱肛),渗裆相(烧烫伤),外伤。

附方　(1)东郎(食滞):大果榕子、葛根各 15 g,百合 20 g,水煎服。

(2)渗裆相(烧烫伤),外伤:大果榕子 3 个,捣烂敷患处。

(3)尊寸(脱肛):大果榕子 3 个,鱼腥草、大血藤各 30 g,水煎洗患处。

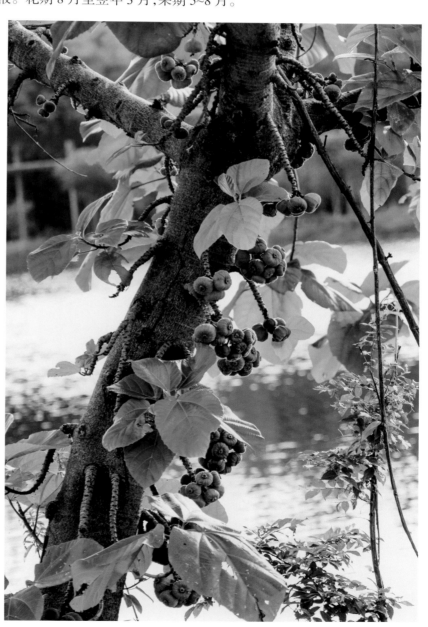

*Ficus auriculata* Lour.

# Reizbwnhenj
# 黄毛榕

【药 材 名】黄毛榕。

【别　　名】外婆藤。

【来　　源】桑科植物黄毛榕 *Ficus esquiroliana* H. Lév.。

【形态特征】小乔木或灌木,高可达 10 m。幼枝中空。树皮灰褐色。幼枝、叶片两面、叶缘齿端、叶柄、榕果均被长毛。叶互生;叶片纸质,广卵形,长 17~27 cm,宽 12~20 cm,先端渐尖,尖尾长约 1 cm,基部浅心形,分裂或不分裂,边缘具细锯齿;叶柄长 5~11 cm。榕果腋生,圆锥状椭圆形,直径 2~3 cm,顶部脐状突起,基生苞片卵状披针形;雄花生于榕果内壁口部,花被片 4 枚,雄蕊 2 枚;瘿花花被同雄花,子房球形;雌花花被 4 枚。瘦果斜卵圆形,表面有瘤体。花期 5~7 月,果期 7 月。

【生境分布】生于沟谷阔叶林中。广西主要分布于南宁、上林、上思、博白、北流、凌云、贺州、宁明等地,我国西藏、四川、贵州、云南、广东、海南、台湾等省区也有分布。

【壮医药用】药用部位　根、根皮、树皮。

性味　甜,平。

功用　补气,调谷道,祛风毒,除湿毒。用于气血虚,体弱食少,哺乳期乳汁不足,发旺(痹病)。

附方　(1)气血虚:黄毛榕根、大血藤各 15 g,五指毛桃 20 g,水煎服。

(2)发旺(痹病):黄毛榕根 15 g,了哥王根 3 g,水煎服。

(3)体弱食少:黄毛榕根 15 g,骨碎补 30 g,水煎服。

(4)哺乳期乳汁不足:黄毛榕树皮 50 g,鸡肉 200 g,水炖,食肉喝汤。

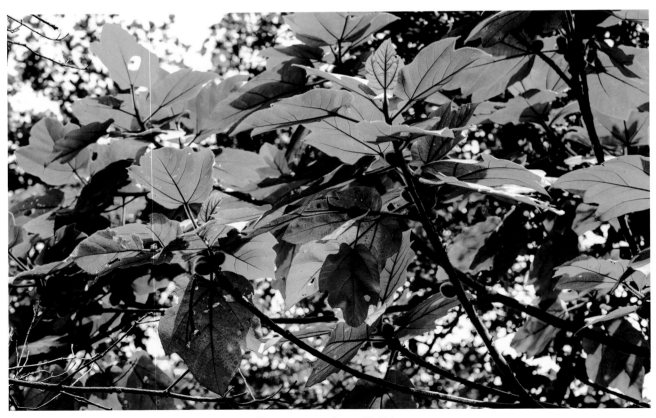

*Ficus esquiroliana* H. Lév.

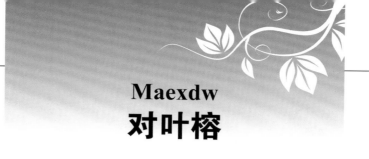

# Maexdw
# 对叶榕

**【药 材 名】**牛奶树。

**【别 名】**大叶牛奶、牛奶子。

**【来 源】**桑科植物对叶榕 *Ficus hispida* L. f.。

**【形态特征】**灌木或小乔木。叶对生;叶片卵状长椭圆形或倒卵状矩圆形,长 10~25 cm,宽 5~10 cm,顶端急尖或短尖,基部圆形或近楔形,上面被短粗毛;叶柄长 1~4 cm。榕果生于落叶枝上或老茎发出的下垂枝上,陀螺形,成熟时黄色,直径 1.5~2.5 cm,雄花多数,花被裂片 3 枚,薄膜状,雄蕊 1 枚;瘿花和雌花均无花被,雌花柱头侧生,被毛。花果期 6~7 月。

**【生境分布】**生于沟谷潮湿地带。广西各地均有分布,我国广东、海南、云南、贵州等省也有分布。

**【壮医药用】**药用部位 根、树皮、叶。

性味 甜、微苦,凉。

功用 清热毒,祛风毒,除湿毒,化瘀毒,调气道谷道。用于贫痧(感冒),发得(发热),埃病(咳嗽),东郎(食滞),屙意咪(痢疾),林得叮相(跌打损伤),发旺(痹病)。

注:花序托有毒。

附方 (1)贫痧(感冒),发得(发热):牛奶树根、钩藤各 15 g,桑叶、大叶桉叶各 10 g,水煎服。

(2)林得叮相(跌打损伤):牛奶树根、金不换各 15 g,麻骨风 10 g,水煎服。

(3)发旺(痹病):鲜牛奶树叶 30 g,鲜宽筋藤、鲜透骨草各 15 g,鲜大果榕子 3 个,共捣烂敷患处。

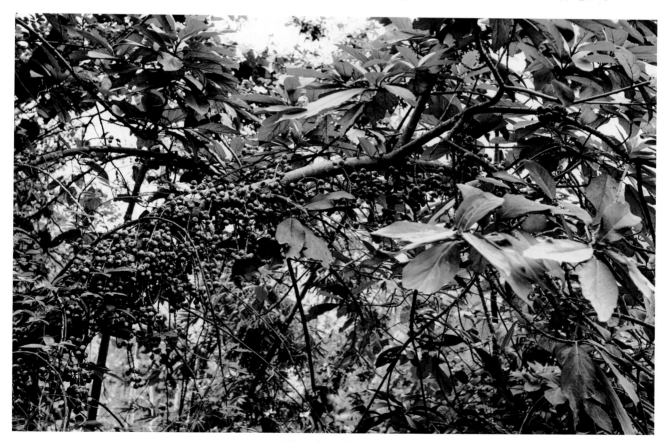

*Ficus hispida* L. f.

# Reizmbawndoq
# 光叶榕

【药 材 名】光叶榕。

【别　　名】大疳积藤。

【来　　源】桑科植物光叶榕 *Ficus laevis* Blume。

【形态特征】攀援藤状灌木或附生。叶 2 列或螺旋状排列;叶片圆形至卵状椭圆形,长 10~20 cm,宽 8~15 cm,先端钝或具短尖,基部圆形至浅心形,两面无毛或背面微被柔毛;叶柄长 3.5~7.0 cm。榕果单生或成对腋生,球形,直径 1.5~2.5 cm,成熟时紫色,顶生苞片突起。总花梗长 2~3 cm;雄花生于榕果内壁近口部,花被片狭披针形,雄蕊 2 枚;瘿花的子房球形,柱头膨大;雌花生于另一植株榕果内。瘦果椭圆形,有龙骨。花果期 4~6 月。

【生境分布】生于山地雨林中。广西主要分布于那坡、靖西、龙州、宁明、上思、防城港、浦北、岑溪、苍梧、蒙山、金秀等地,我国海南、贵州、四川、云南等省也有分布。

【壮医药用】药用部位　全株。

功用　利谷道,补血。用于喯疳(疳积),产后贫血。

附方　(1)喯疳(疳积):光叶榕 10 g,独脚金 5 g,蒸瘦猪肉食。

(2)产后贫血:光叶榕、黄花倒水莲、大血藤各 15 g,水煎服。

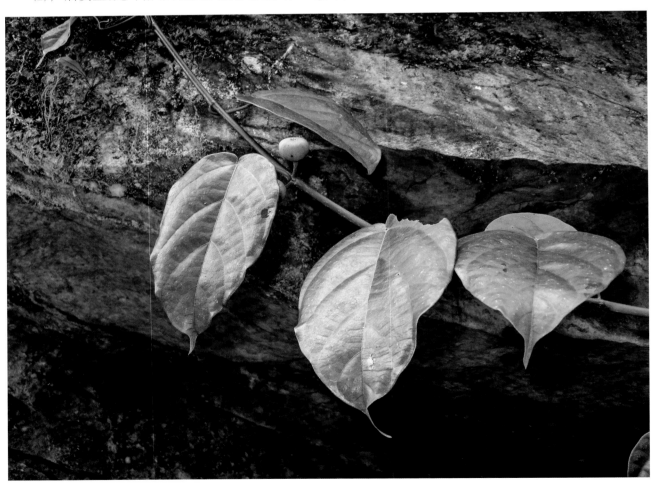

*Ficus laevis* Blume

# Reizmbawgimz
# 琴叶榕

【**药 材 名**】琴叶榕。

【**别　　名**】羊奶果、水枯稔、猫奶木。

【**来　　源**】桑科植物琴叶榕 *Ficus pandurata* Hance。

【**形态特征**】落叶小灌木,高可达 2 m。全株含乳汁。小枝和叶柄幼时均被短柔毛。叶互生;叶片倒提琴形或倒卵形,长 4~8 cm,先端急尖或渐尖,基部圆形至宽楔形,下面叶脉有疏毛和小瘤点,侧脉 3~5 对;叶柄长 3~5 mm。榕果单生于叶腋,椭圆形或球形,直径 6~10 mm,总梗长 4~5 mm。雄花有梗,花被片 4 枚,线形,雄蕊 3 枚;瘿花花被片 3 (4) 枚,倒披针形至线形;雌花花被片 3 (4) 枚,椭圆形,花柱侧生,柱头漏斗形。花期 6~8 月。

【**生境分布**】生于山地、旷野或灌木丛中。广西主要分布于横县、南宁、东兰、天峨、桂林、博白、金秀等地,我国广东、海南、福建、湖南、湖北、江西、安徽、浙江等省也有分布。

【**壮医药用**】**药用部位**　根、叶。

**性味**　涩、微辣,平。

**功用**　祛风毒,除湿毒,消肿痛,通龙路。用于发旺(痹病),核尹(腰痛),胴尹(胃痛),黄标(黄疸),乳汁不通,呗嘻(乳痈),京尹(痛经),京瑟(闭经)。

**附方**　(1)发旺(痹病):琴叶榕根、半边枫、鸡血藤各 15 g,五指毛桃 20 g,水煎服。

(2)乳汁不通,呗嘻(乳痈):琴叶榕根 15 g,桃仁 9 g,水煎服。

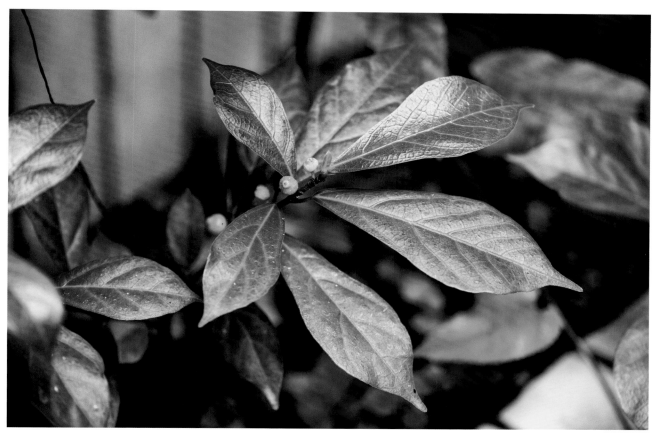

*Ficus pandurata* Hance

# Lagdih
# 地果

【药 材 名】霜坡虎。

【别　　名】铺地牛奶、爬地牛奶、爬地风、钻地龙、地枇杷、地瓜果、地瓜榕。

【来　　源】桑科植物地果 *Ficus tikoua* Bureau。

【形态特征】匍匐木质藤本。全株含乳汁。茎上生细长不定根,节膨大。单叶互生;叶片倒卵状椭圆形,长 2~8 cm,宽 1.5~4.0 cm,先端急尖,基部圆形至浅心形,边缘具波状疏浅圆锯齿,上面被短刺毛;叶柄长 1~2 cm。榕果生于匍匐茎上,常埋于土中,球形至卵圆形,直径 1~2 cm,成熟时深红色,表面多圆形瘤点。雄花无梗,花被片 2~6 枚,雄蕊 1~3 枚;雌花有短梗,无花被。花期 5~6 月,果期 7 月。

【生境分布】生于荒地、草坡或岩石缝中。广西主要分布于马山、柳城、融水、贵港、百色、乐业、东兰等地,我国湖南、湖北、贵州、云南、西藏、四川、甘肃、陕西等省区也有分布。

【壮医药用】药用部位　全株。

性味　苦,平。

功用　利谷道水道,通调龙路火路,除湿毒,消肿痛。用于东郎(食滞)、黄标(黄疸)、埃病(咳嗽)、屙意咪(痢疾)、笨浮(水肿)、发旺(痹病)、林得叮相(跌打损伤)、外伤出血、京瑟(闭经)、隆白呆(带下)、仲嘿唞尹(痔疮)、呗脓(痈肿)。

附方　(1)埃病(咳嗽):霜坡虎、钩藤各 15 g,十大功劳 10 g,水煎服。

(2)发旺(痹病),腿软:鲜霜坡虎 100 g,伸筋草 50 g,猪骨头 500 g,水煲,调食盐少许,食肉喝汤。

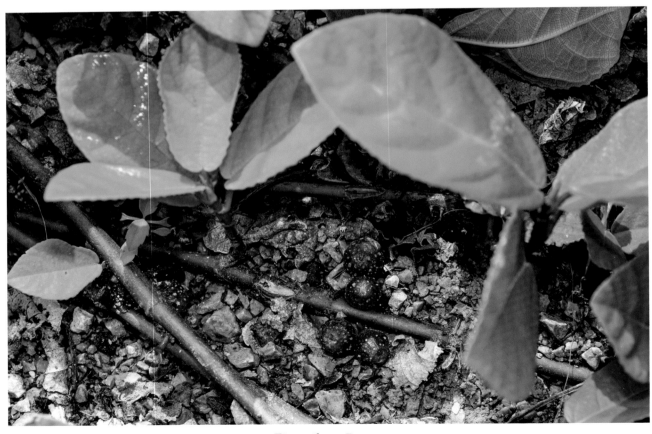

*Ficus tikoua* Bureau

# Reizmbawcaq
# 斜叶榕

【药材名】斜叶榕。

【别　　名】石榕树、石壁榕、山榕、剑叶榕、半边刀。

【来　　源】桑科植物斜叶榕 *Ficus tinctoria* G. Forst. subsp. *gibbosa*(Blume)Corner。

【形态特征】常绿小乔木或附生。树皮微粗糙。叶排为两列；叶片椭圆形至卵状椭圆形，长 8~13 cm，宽 4~6 cm，顶端钝或急尖，基部偏斜呈楔形，边缘全缘或具角齿；叶柄长 8~10 mm。榕果球形或球状梨形，单生或成对腋生，直径约 1 cm，疏生小瘤体，顶端脐状，基部收缩成柄。雄花花被片 4~6 枚，雄蕊 1 枚；瘿花与雄花花被相似，子房斜卵形，花柱侧生；雌花生于另一植株榕果内，花被 4 片。瘦果椭圆形，具龙骨，表面有瘤体。花果期为冬季至翌年夏季。

【生境分布】生于山地林中。广西各地均有分布，我国海南、台湾等省也有分布。

【壮医药用】药用部位　根、叶或全株。

性味　微苦、涩，平。

功用　根：通气道，清热毒，止咳嗽。用于埃病(咳嗽)，贫痧(感冒)，发得(发热)。

叶：通气道，止咳嗽，祛风毒，消肿痛。用于埃病(咳嗽)，发旺(痹病)，林得叮相(跌打损伤)。

全株：消肿痛。用于林得叮相(跌打损伤)，夺扼(骨折)。

附方　(1)发旺(痹病)：斜叶榕叶、鸡血藤、爬墙虎各 15 g，水煎服。

(2)埃病(咳嗽)：鲜斜叶榕叶 50 g，水煎，取药液调冰糖适量服。

(3)林得叮相(跌打损伤)：斜叶榕全株、七叶莲根、石南藤老茎各 15 g，水煎服。

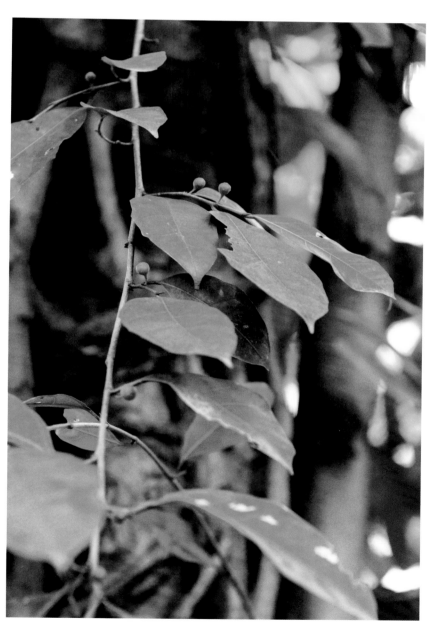

*Ficus tinctoria* G. Forst. subsp. *gibbosa*(Blume)Corner

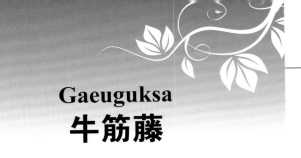

# Gaeuguksa
# 牛筋藤

【药 材 名】牛筋藤。

【别　　名】蛙皮藤、谷沙藤、鹊鸪藤。

【来　　源】桑科植物牛筋藤 *Malaisia scandens*（Lour.）Planch.。

【形态特征】攀援灌木。幼枝被毛。叶互生；叶片纸质，长椭圆形或椭圆状倒卵形，长 5~12 cm，宽 2.0~4.5 cm，先端急尖，具短尖，基部圆形至浅心形，两侧不对称，边缘全缘或疏生浅锯齿；叶柄长约 3 mm。雄花序长 3~6 cm，总花梗长 2~4 cm；苞片短，被毛，基部连合；雄花无梗，花被裂片 3 枚或 4 枚，裂片三角形，被柔毛，雄蕊与花被裂片同数而对生，花丝长约为花被裂片长的 2 倍，退化雌蕊小；雌花序近球形，密被柔毛，直径约 6 mm，总花梗长约 10 mm，被毛，雌花花被壶形，花柱 2 裂，丝状，长 10~13 mm，浅红色至深红色。核果卵圆形，长 6~8 mm，红色，无梗。花期春夏季。

【生境分布】生于丘陵地区灌木丛中。广西主要分布于南宁、陆川、北流、田阳、隆林、罗城、宁明、龙州等地，我国云南、台湾、广东等省也有分布。

【壮医药用】药用部位　根。

功用　根：祛风毒，除湿毒。用于发旺（痹病），屙泻（泄泻），委哟（阳痿）。

附方　（1）发旺（痹病）：牛筋藤、牛大力、四方藤、大血藤各 30 g，水煎服并外洗。

（2）屙泻（泄泻）：牛筋藤、大血藤、姜黄、救必应各 15 g，水煎服。

（3）委哟（阳痿）：牛筋藤、金樱根各 30 g，蜈蚣 1 条，黄花倒水莲 15 g，水煎，取药液加适量米酒调服。

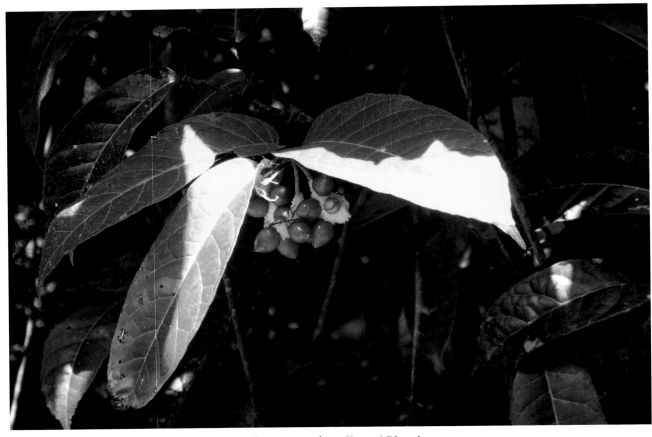

*Malaisia scandens*（Lour.）Planch.

# Nengznuengxgaeq
# 鸡桑

【药 材 名】鸡桑。

【别　　名】小叶桑。

【来　　源】桑科植物鸡桑 *Morus australis* Poir.。

【形态特征】灌木或小乔木。树皮灰褐色。叶片卵形,长 5~14 cm,宽 3.5~12.0 cm,先端急尖或尾状,基部楔形或心形,边缘具粗锯齿,不分裂或 3~5 裂,上面粗糙,密生短刺毛,背面疏被粗毛;叶柄长 1.0~1.5 cm,被毛。雄花序长 1.0~1.5 cm,被柔毛,雄花绿色,具短梗,花被片卵形,花药黄色;雌花序球形,长约 1 cm,密被白色柔毛,雌花花被片长圆形,暗绿色,花柱很长,柱头 2 裂。聚花果短椭圆形,长约 1 cm,熟时红色或暗紫色。花期 3~4 月,果期 4~5 月。

【生境分布】生于石灰岩山地、林缘或荒地。广西各地均有分布,我国辽宁、河北、陕西、甘肃、山东、安徽、浙江、江西、福建、台湾、河南、湖北、湖南、广东、四川、贵州、云南、西藏等省区也有分布。

【壮医药用】药用部位　根皮、茎枝、叶。

性味　根皮:苦,凉。叶:甜、微苦,凉。

功用　根皮:清热毒,调气道,止咳嗽。用于肺热埃病(咳嗽),尿路感染,唭嗽百银(百日咳),呗奴(瘰疬)。

茎枝:用于血压嗓(高血压)。

叶:清热毒,祛风毒,调气道,止咳嗽。用于贫痧(感冒),肺热埃病(咳嗽),巧尹(头痛),货烟妈(咽痛)。

附方　(1)尿路感染:鸡桑根皮 50 g,马鞭草 20 g,白茅根 30 g,水煎服。

(2)肺热埃病(咳嗽):鸡桑根皮 30 g,水煎,取药液加蜂蜜适量调服。

(3)血压嗓(高血压):鸡桑茎枝 50 g,水煎服。

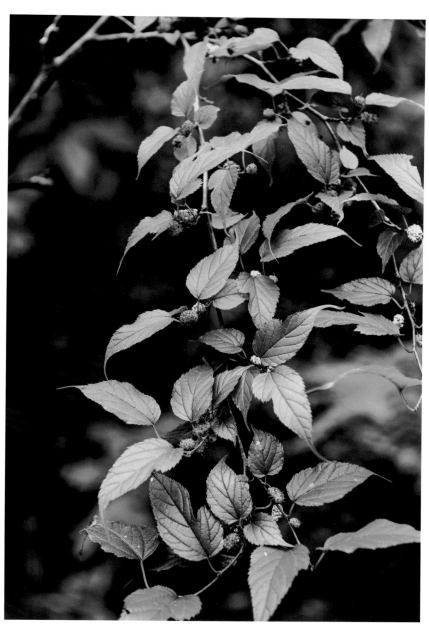

*Morus australis* Poir.

# Gobanh
# 苎麻

【药 材 名】苎麻。

【别　　名】家麻、青麻、白麻。

【来　　源】荨麻科植物苎麻 *Boehmeria nivea* (L.) Gaudich.。

【形态特征】亚灌木，高可达 2 m。全株有毛。根粗壮，横走。茎直立，中空。叶互生；叶片卵形，长 6~15 cm，宽 6~12 cm，上面稍粗糙，疏被短伏毛，下面密被雪白色毡毛，边缘具粗锯齿；叶柄长 2.5~9.5 cm。花单性，雌雄同株或同一植株的全为雌性，圆锥花序腋生，柔弱下垂；雄花花被片 4 枚，狭椭圆形，外面有疏柔毛，雄蕊 4 枚，退化雌蕊狭倒卵圆形；雌花花被椭圆形，顶端有 2 个或 3 个小齿，外面有短柔毛，果期菱状倒披针形。瘦果椭圆形，密生短毛，宿存柱头丝状。花期 8~10 月。

【生境分布】生于山谷林边或草坡。广西各地区均有分布，我国云南、贵州、广东、福建、江西、台湾、浙江、湖北、四川、甘肃、陕西、河南等省也有分布。

【壮医药用】药用部位　根、叶。

性味　微苦、甜，寒。

功用　清热毒，利尿止血，安胎。根用于急性膀胱炎，肉裂（尿血），麻疹高热，胎动不安，呗脓（痈肿）；叶用于外伤出血，呗脓（痈肿），奔寸（子宫脱垂）。

附方　(1)急性膀胱炎：苎麻根、枳壳、连翘各 15 g，金银花、金钱草、构树根、海金沙藤各 30 g，木贼 20 g，甘草 10 g，水煎服。

(2)胎动不安：苎麻根、黄芩、白术（炒）各 10 g，太子参 15 g，水煎服。

(3)呗脓（痈肿）：鲜苎麻叶、鲜地桃花根皮、鲜野芙蓉根皮各 30 g，共捣烂敷患处。

(4)奔寸（子宫脱垂）：苎麻叶 50 g，艾叶、榆树皮、毛七公各 30 g，升麻 10 g，水煎先熏后洗。

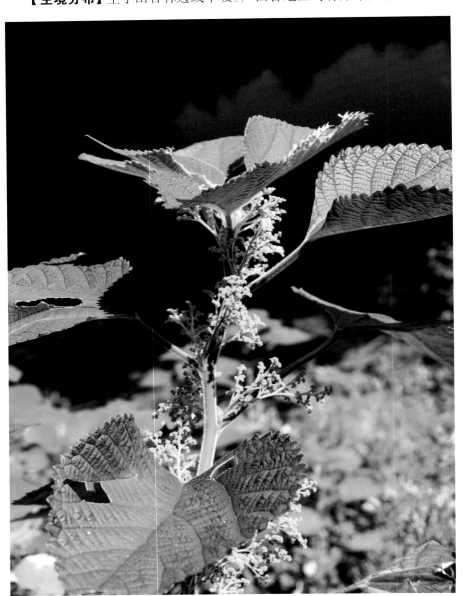

*Boehmeria nivea* (L.) Gaudich.

# Gobanhreiz
# 长叶苎麻

【药 材 名】长叶苎麻。

【别　　名】鸽子枕头。

【来　　源】荨麻科植物长叶苎麻 *Boehmeria penduliflora* Wedd. ex Long。

【形态特征】灌木,高可达 4.5 m。小枝近方柱形,多少密被短伏毛。叶对生;叶片厚纸质,披针形或条状披针形,长 8~29 cm,宽 1.5~5.0 cm,顶端长渐尖或尾状,基部钝圆,边缘具小钝牙齿,腹面粗糙,脉网下陷,下面沿隆起的脉网有短毛;叶柄长 0.6~3.0 cm。穗状花序长达 8 cm,雌雄异株或同株;雄团伞花序直径 1~2 mm,有少数雄花;雌团伞花序直径 2.5~6.5 mm,有极多数密集的雌花;雄花花被片 4 枚,椭圆形,雄蕊 4 枚,退化雌蕊椭球形;雌花花被倒披针形,柱头短。瘦果椭圆形或卵圆形,周围具翅。花期 7~10 月。

【生境分布】生于丘陵及山谷林中、灌木丛中、林边或溪边。广西主要分布于西南部地区,我国西藏、四川、云南、贵州等省区也有分布。

【壮医药用】药用部位　根。

性味　辣,平。

功用　利谷道,解毒。用于唉疳(疳积),小儿头疮,惹脓(中耳炎)。

附方　(1)唉疳(疳积):长叶苎麻根、三叉苦各 15 g,水煎服。

(2)小儿头疮:长叶苎麻根、火炭母、玉叶金花各适量,水煎洗头部。

(3)惹脓(中耳炎):长叶苎麻根 30 g,磨盘草 60 g,解毒草 15 g,水煎服。

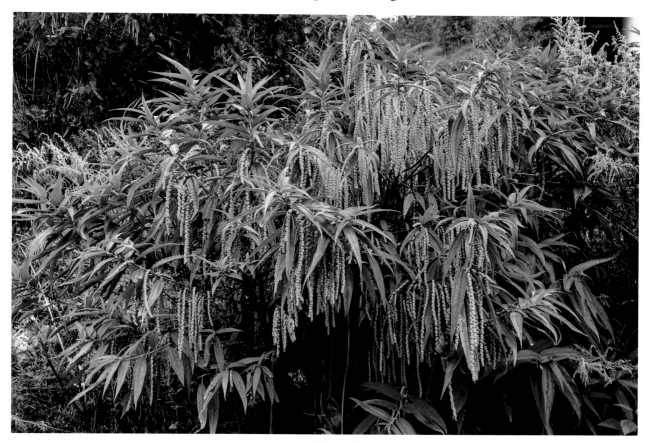

*Boehmeria penduliflora* Wedd. ex Long

# Go'ienhoengz
# 水麻

【药材名】水麻。

【别　　名】红烟、水麻叶。

【来　　源】荨麻科植物水麻 *Debregeasia orientalis* C. J. Chen。

【形态特征】灌木，高可达 4 m。小枝暗红色，常被白色短柔毛。单叶互生；叶片纸质或薄纸质，长圆状狭披针形或条状披针形，长 5~18 cm，宽 1.0~2.5 cm，边缘具细锯齿或细牙齿，上面常有泡状隆起，疏生短糙毛，钟乳体点状，下面被白色或灰绿色毡毛；基出脉 3 条；叶柄长 3~10 mm，被毛。花雌雄异株，仅生于上一年的生枝与老枝上，二回二歧分枝或二叉分枝，具短梗或无梗；雄花花被下部合生、上部 4 裂，雄蕊 4 枚；雌花几无梗，花被薄膜质，顶端有 4 齿，柱头呈画笔头状。瘦果浆果状，倒卵形，长约 1 mm，鲜时橙黄色；宿存花被肉质，紧密贴生于果体。花期 3~4 月，果期 5~7 月。

【生境分布】生于溪边或林缘。广西主要分布于柳州、德保、那坡、隆林等地，我国西藏、云南、贵州、四川、甘肃、陕西、湖北、湖南、台湾等省区也有分布。

【壮医药用】**药用部位**　根、叶。

**性味**　辣、微苦，凉。

**功用**　清热毒，除湿毒。用于屙泻（泄泻），发旺（痹病），呗脓（痈肿）。

**附方**　（1）屙泻（泄泻）：水麻根 10 g，黑墨菜 15 g，水煎服。

（2）呗脓（痈肿）：鲜水麻叶、鲜辣椒叶、鲜红薯叶各适量，共捣烂敷患处。

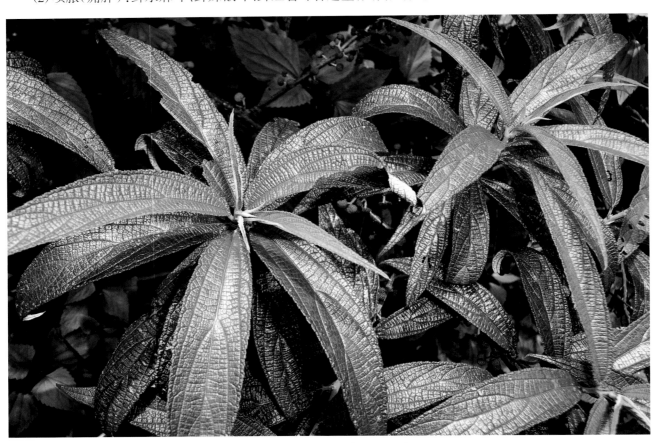

*Debregeasia orientalis* C. J. Chen

# Go'mbawraiz
# 花叶冷水花

【药材名】花叶冷水花。

【别　　名】白斑叶冷水花。

【来　　源】荨麻科植物花叶冷水花 *Pilea cadierei* Gagnep. et Guill.。

【形态特征】多年生草本或半灌木,高可达 40 cm。全株无毛。根状茎匍匐。茎肉质,下部多少木质化。叶片多汁,倒卵形,长 2.5~6.0 cm,宽 1.5~3.0 cm,先端骤凸,基部楔形或钝圆,边缘具浅牙齿或啮蚀状,上面深绿色,中央有 2 条间断的白斑,下面淡绿色;钟乳体梭形,在两面明显。花雌雄异株;雄花序头状且常成对生于叶腋,雄花倒梨形且长约 2.5 mm,花被合生至中部且顶部 4 裂,外面密布钟乳体,雄蕊 4 枚;雌花长约 1 mm,花被片 4 枚。花期 9~11 月。

【生境分布】栽培。广西部分地区有栽培,我国其他省区也有栽培。

【壮医药用】药用部位　全草。

性味　淡,凉。

功用　清热毒,利水道。用于呗脓(痈肿),肉扭(淋证)。

附方　(1)呗脓(痈肿):花叶冷水花、葛根、狗肝菜、解毒草各 30 g,水煎服。

(2)肉扭(淋证):花叶冷水花、葫芦茶各 30 g,水煎服。

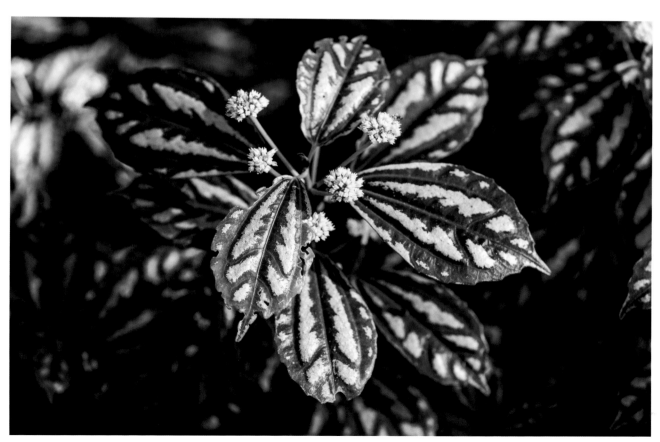

*Pilea cadierei* Gagnep. et Guill.

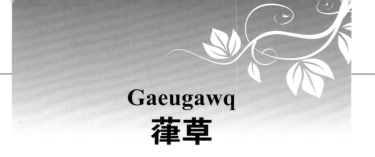

# Gaeugawq
# 葎草

【药 材 名】葎草。

【别　　名】拉拉秧、锯藤。

【来　　源】大麻科植物葎草 *Humulus scandens* (Lour.) Merr.。

【形态特征】多年生缠绕草本,长达 4 m 或更长。茎、枝、叶柄均具倒钩刺。叶对生;叶片纸质,肾状五角形,掌状 5~7 深裂,稀为 3 裂,长、宽均约 7~10 cm,基部心形,上面粗糙,疏生糙伏毛,下面有柔毛和黄色腺体;裂片卵状三角形,边缘具锯齿;叶柄长 5~10 cm。雄花小,黄绿色,圆锥花序,长约 15~25 cm,花被 5 片,披针形,雄蕊 5 枚;雌花序球果状,腋生,直径约 5 mm,三角形,具白色绒毛,子房为苞片包围,柱头 2 枚且伸出苞片外。果穗长 0.5~1.5 cm。瘦果卵形,成熟时露出苞片外,长约 5 mm。花期春夏季,果期秋季。

【生境分布】常生于沟边、荒地、废墟、林缘边。广西主要分布于南宁、马山、桂林、恭城、百色、凌云、乐业、隆林、贺州、天峨、凤山、忻城、金秀、扶绥、龙州等地,我国除新疆、青海外,其余省区也有分布。

【壮医药用】药用部位　全草或花。

性味　苦,寒。

功用　利谷道水道,清热毒,调气道,止咳。用于屙意咪(痢疾)、肉裂(尿血)、肉扭(淋证)、埃病(咳嗽)、钵农(肺痈)、笨浮(水肿)、呗奴(瘰疬)、呗脓(痈肿)、麦蛮(风疹)、额哈(毒蛇咬伤)。

附方　(1)笨浮(水肿):葎草、黄柏各 15 g,荆芥 6 g,水煎服。

(2)呗脓(痈肿):鲜葎草适量,捣烂敷患处。

(3)屙意咪(痢疾)、肉裂(尿血)、肉扭(淋证):葎草 50 g,水煎服。

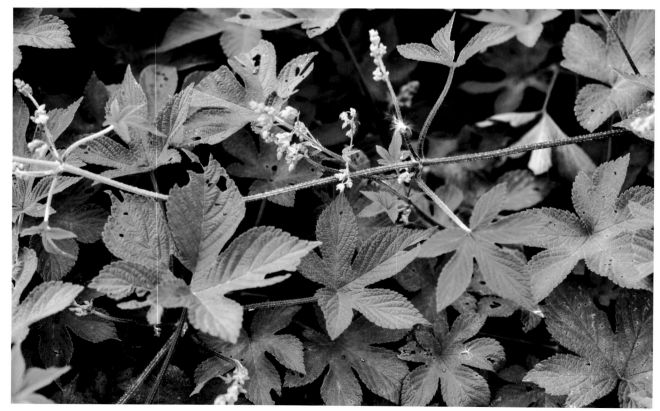

*Humulus scandens* (Lour.) Merr.

# Laekcaengh
# 梅叶冬青

【药材名】岗梅。

【别　　名】秤星树、白点秤、天星木、土甘草、百解树、满天星、相星根。

【来　　源】冬青科植物梅叶冬青 *Ilex asprella* (Hook. et Arn.) Champ. ex Benth.。

【形态特征】落叶灌木,高可达 3 m。根粗壮,黄白色。枝条紫褐色,有细毛和明显的白色皮孔。单叶互生或 1~4 枚簇生于枝顶;叶片卵形、卵状椭圆形或椭圆状披针形,长 4~6 cm,宽 2.0~3.5 cm,先端尾状渐尖,基部钝,边缘具锯齿。花单性异株;雄花序 2 朵或 3 朵呈束状或单生,花 4 或 5 基数,花冠白色,辐状;雌花序单生,花 4~6 基数,花冠辐状。浆果球形,熟时黑色,具纵条纹及宿萼;分核 4~6 个,倒卵状椭圆形;果梗长 1.2~3.0 cm。花期 3 月,果期 4~10 月。

【生境分布】生于山地疏林中或路旁灌木丛中。广西主要分布于南宁、横县、桂林、苍梧、贵港等地,我国浙江、江西、福建、台湾、湖南、广东、香港等省区也有分布。

【壮医药用】药用部位　根、叶。

性味　苦、甜,凉。

功用　清热毒,补阴液,止渴。根用于贫痧(感冒),热病口渴,急性肝炎,急性扁桃体炎,货烟妈(咽痛),口疮(口腔溃疡),预防中暑;叶用于呗脓(痈肿)。

附方　(1)急性肝炎:岗梅、玉叶金花、三棵针各 15 g,水煎服。

(2)货烟妈(咽痛):岗梅、金银花、六月雪、灯笼草、一枝黄花各 20 g,连翘、金果榄各 10 g,水煎服。

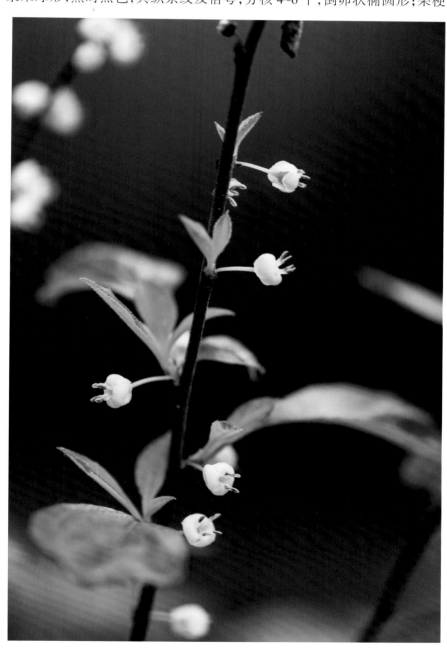

*Ilex asprella* (Hook. et Arn.) Champ. ex Benth.

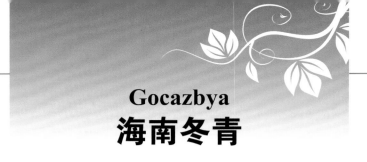

# Gocazbya
# 海南冬青

【药 材 名】山绿茶。

【别　　名】胶树、小叶熊胆。

【来　　源】冬青科植物海南冬青 *Ilex hainanensis* Merr.。

【形态特征】常绿乔木,高可达 8 m。小枝、叶柄和花序均疏被微柔毛。当年生小枝具纵深的沟及棱,二年生至三年生枝近四棱形,多皱,无毛。叶生于一年生或二年生的枝上,椭圆形或倒卵状或卵状长圆形,长5~9 cm,宽 2.5~5.0 cm,全缘;叶柄长 5~10 mm。聚伞花序簇生或假圆锥花序生于二年生枝的叶腋内。雄花单个聚伞花序具 1~5 朵花,近伞形花序状,花 5 或 6 基数,淡紫色;花萼盘状,5 或 6 深裂,花冠辐状,花瓣卵形,长约 2 mm。雌花序簇的单个分枝为具 1~3 朵花的聚伞花序,花萼与花瓣同雄花。果近球状椭圆形,长约 4 mm,幼时绿色,宿萼平展,裂片三角形,宿存柱头头状或厚盘形;分核 5 个或 6 个,背部具 1 条纵沟。花期 4~5 月,果期 7~10 月。

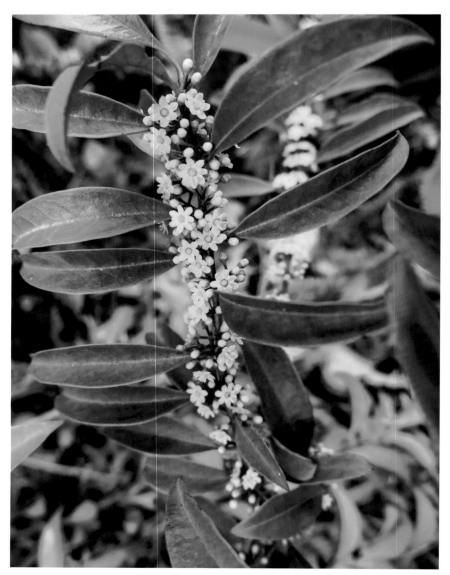

【生境分布】生于山坡密林或疏林中。广西主要分布于南宁、上林、马山、宾阳、隆安、宁明、上思、金秀、桂平、融水、灵山等地,我国广东、海南、贵州、云南等省也有分布。

【壮医药用】药用部位　叶。

性味　苦、甜,平。

功用　调龙路火路,清热毒,消肿痛。用于兰喯(眩晕),货烟妈(咽痛),林得叮相(跌打损伤),狠尹(疖肿)。

附方　(1)货烟妈(咽痛):山绿茶 15 g,穿心莲 10 g,木蝴蝶、甘草各 6 g,水煎服。

(2)林得叮相(跌打损伤):鲜山绿茶、鲜千里光、鲜白花丹、鲜万年青各 15 g,共捣烂敷患处。

*Ilex hainanensis* Merr.

# Ywhozdoeg
# 毛冬青

【药材名】毛冬青。

【别　　名】米碎木、火烙木、乌尾丁、酸味木、喉毒药、三钱根。

【来　　源】冬青科植物毛冬青 *Ilex pubescens* Hook. et Arn.。

【形态特征】常绿灌木或小乔木，高可达 4 m。小枝、叶片两面、叶柄、花序及果梗均密被长硬毛。小枝近四棱形。叶片椭圆形或长卵形，长 2~6 cm，宽 1~3 cm，先端渐尖，边缘具细锯齿或近全缘；叶柄长 2.5~5.0 mm。雌雄异株，花序簇生于叶腋内或雌花序为假圆锥花序状，雌花较雄花稍大，花瓣 5 枚或 6 枚，花粉红色或白色，长约 2 mm，仅于基部合生。果簇生，球形，直径约 4 mm，熟后红色；果梗长约 4 mm；宿萼平展，外面被毛，宿存柱头厚盘状或头状；分核 5~7 个，背部有条纹而无沟槽。花期 4~5 月，果期 8~11 月。

【生境分布】生于山坡、山脚或沟谷旁。广西主要分布于金秀、龙胜、兴安、桂林、平乐、苍梧、贺州、田林等地，我国安徽、浙江、江西、福建、台湾、广东、香港等省区也有分布。

【壮医药用】**药用部位**　全株。

**性味**　苦、涩、凉。

**功用**　调龙路火路，清热毒，凉血，消肿痛。用于血栓鼻塞性脉管炎，脑梗死，血压嗓（高血压），高脂血症，麻邦（偏瘫），林得叮相（跌打损伤），肺热埃病（咳嗽），墨病（气喘），风热贫痧（感冒），预防流行性脑脊髓膜炎，胴尹（胃痛），腊胴尹（腹痛），货烟妈（咽痛），扁桃体炎，渗裆相（烧烫伤）。

**附方**　(1) 脑梗死：毛冬青根 30 g，全蝎、地龙各 12 g，路路通 20 g，水煎服。

(2) 高脂血症：毛冬青根 25 g，山楂 30 g，黑豆 50 g，水煎服。

(3) 林得叮相（跌打损伤）：毛冬青根、大黄各适量，共研末敷患处。

(4) 渗裆相（烧烫伤）：毛冬青叶适量，研末，取药粉调茶油适量涂患处。

(5) 血压嗓（高血压）：毛冬青根 30 g，杜仲 15 g，杉木寄生 20 g，水煎服。

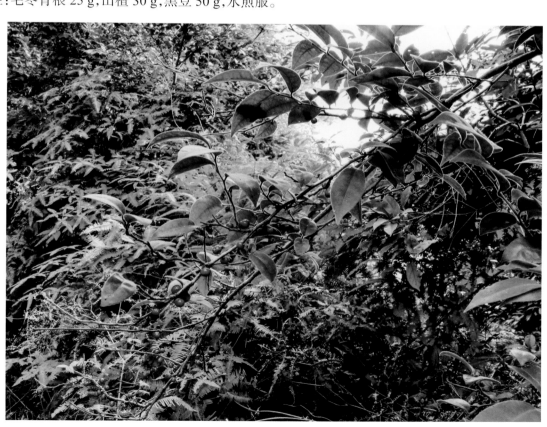

*Ilex pubescens* Hook. et Arn.

# Gaeundaux
# 扶芳藤

【药 材 名】扶芳藤。

【别　　名】爬行卫矛、常春卫矛、爬墙虎。

【来　　源】卫矛科植物扶芳藤 Euonymus fortunei（Turcz.）Hand.-Mazz.。

【形态特征】常绿藤状灌木，高可达数米。枝上有气生根。单叶对生；叶片薄革质，椭圆形、长椭圆形或长倒卵形，长 3.5~8.0 cm，宽 1.5~4.0 cm，先端钝或急尖，基部楔形，边缘具浅锯齿；叶柄长 3~6 mm。聚伞花序腋生，2~4 次分枝，花序梗长 1.5~3.0 cm；小聚伞花序密集，有花 4~7 朵，花梗长约 5 mm；花白绿色或黄绿色，4 基数，直径 5~7 mm；子房三角锥状，粗壮明显。蒴果近球状，直径 6~12 mm，粉红色；果序梗长 2.0~3.5 cm；果梗长 5~8 mm。种子具鲜红色假种皮。花期 6 月，果期 10 月。

【生境分布】生于山坡丛林中。广西主要分布于融水、桂林、龙胜、资源、永福、兴安、恭城、蒙山、容县、那坡、凌云、乐业、宁明、上林、罗城、金秀等地，我国江苏、浙江、安徽、江西、湖北、湖南、四川、陕西等省也有分布。

【壮医药用】药用部位　地上部分。

性味　辣、苦，温。

功用　通龙路火路，益气血，祛风毒，舒筋络，止血。用于勒内（血虚）、嘘内（气虚）、核尹（腰痛）、发旺（痹病）、林得叮相（跌打损伤）、创伤出血、唉勒（咯血）、奔寸（子宫脱垂）、约经乱（月经不调）、兵淋勒（崩漏）。

附方　（1）奔寸（子宫脱垂）：①扶芳藤 120 g，水煎，取药液加黄酒、红糖各适量调服。②扶芳藤 100 g，水煎，取药液加黄酒、红糖各适量服。

（2）发旺（痹病）：扶芳藤、虎杖、忍冬藤、九节风、宽筋藤各 20 g，水煎服。

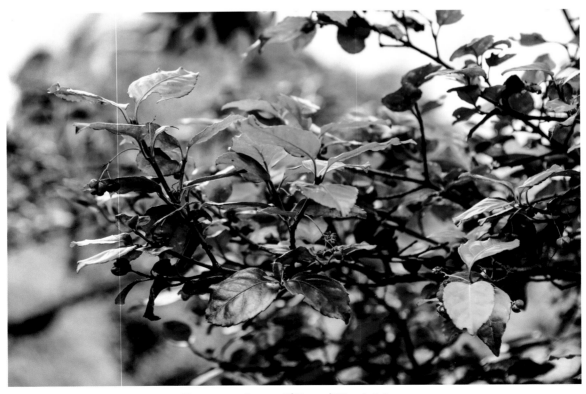

*Euonymus fortunei*（Turcz.）Hand.-Mazz.

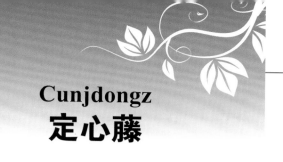

# Cunjdongz
# 定心藤

【药 材 名】铜钻。

【别　　名】藤蛇总管、黄九牛、甜果藤、假丁公藤。

【来　　源】茶茱萸科植物定心藤 *Mappianthus iodoides* Hand.-Mazz.。

【形态特征】木质藤本，卷须粗壮，幼枝、叶柄、花序、花萼外面、花瓣外面、果均被糙伏毛，花瓣内面被短绒毛。幼枝具棱，老茎具皮孔，断面橙黄色，密布小孔和放射状条纹。单叶对生或近对生；叶片长椭圆形至长圆形，长 8~17 cm，宽 3~7 cm，背面略被毛；叶柄长 6~14 mm。花序腋生，花芳香。雄花花梗长 1~2 mm；花萼微 5 裂；花冠黄色，长 4~6 mm；裂片 5 枚且呈卵形；雄蕊 5 枚，雌蕊不发育。雌花花梗长 2~10 mm；花萼浅杯状，5 裂；花瓣 5 枚，长圆形，长 3~4 mm；退化雄蕊 5 枚，子房密被硬伏毛，柱头 5 圆裂。核果橄榄状椭圆形，红黄色，长 2.0~3.7 cm，宽 1.0~1.7 cm，味甜。种子 1 粒。花期 4~8 月，果期 6~12 月。

【生境分布】生于疏林、灌木丛及沟谷林中。广西主要分布于南宁、上林、融水、桂林、兴安、龙胜、藤县、蒙山、上思、东兴、平南、容县、那坡、凌云、贺州、钟山、罗城、金秀等地，我国云南、福建、广东、湖南、贵州等省也有分布。

【壮医药用】药用部位　根、茎。

性味　微苦、涩，平。

功用　调龙路，利水道，祛风毒，除湿毒，消肿痛。用于发旺（痹病），林得叮相（跌打损伤），额哈（毒蛇咬伤），肝病水肿。

附方　（1）发旺（痹病）：铜钻 25 g，麻骨风、九节风、半枫荷、黄花倒水莲各 10 g，五指毛桃 15 g，水煎服；药渣加水煎第二次，取药液洗患处。

（2）林得叮相（跌打损伤）：铜钻、飞龙掌血、虎杖各 25 g，枳壳、山栀子各 15 g，共研末，药粉用白酒炒热敷患处。

（3）肝病水肿：铜钻、三姐妹、丹参、生地黄、玄参、泽泻各 10 g，牛大力、苍术各 15 g，猪苓 12 g，水煎服。

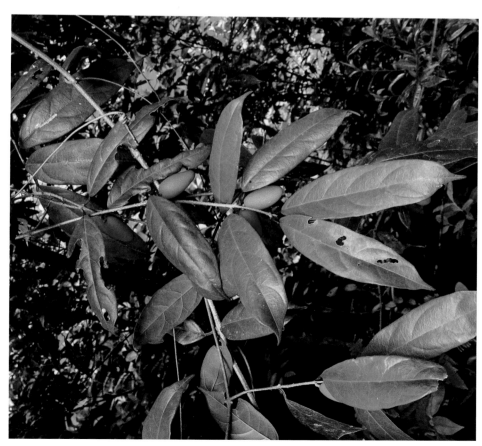

*Mappianthus iodoides* Hand.-Mazz.

# Gosiengzdoengz
# 离瓣寄生

【药 材 名】离瓣寄生。

【别　　名】油桐寄生。

【来　　源】桑寄生科植物离瓣寄生 Helixanthera parasitica Lour.。

【形态特征】灌木，高可达 1.5 m。枝和叶均无毛。小枝披散状，平滑。叶对生；叶片纸质或薄革质，卵形至卵状披针形，长 5~12 cm，宽 3.0~4.5 cm；干后为暗黑色；叶柄长 0.5~1.5 cm。总状花序，1 个或 2 个腋生或生于小枝已落叶腋部，长 5~10 cm，具花 40~60 朵；花梗长 1~2 mm；花红色、淡红色或淡黄色，被乳头状毛；花托倒卵形；副萼环状，全缘或具 5 浅齿；花蕾时花冠基部具 5 条拱起的棱，花瓣 5 枚，长 4~8 mm；花丝长 1.0~2.5 mm；花柱具 5 棱，柱头头状。果椭长圆柱形，熟时红色，长约 6 mm，被乳头状毛。花期 1~7 月，果期 5~8 月。

【生境分布】生于平原或山地常绿阔叶林中，寄生于锥属植物、柯属植物、樟属植物、榕属植物及荷树、油桐、苦楝等多种植物上。广西各地均有分布，我国西藏、云南、贵州、广东、福建等省区也有分布。

【壮医药用】药用部位　全株。

性味　苦、甜，平。

功用　祛风毒，除湿毒，化痰毒。用于屙意咪（痢疾），发旺（痹病），隆白呆（带下），钵痨（肺结核），角膜炎。

附方　（1）钵痨（肺结核）：离瓣寄生、罗汉果各 15 g，黄花倒水莲 30 g，绞股蓝、夏枯草各 10 g，水煎服。

（2）隆白呆（带下）：离瓣寄生、五指毛桃各 30 g，桃金娘根、火炭母各 15 g，水煎服。

（3）角膜炎：离瓣寄生、土茯苓各 30 g，大青叶、金银花、决明子、千里光各 10 g，水煎服。

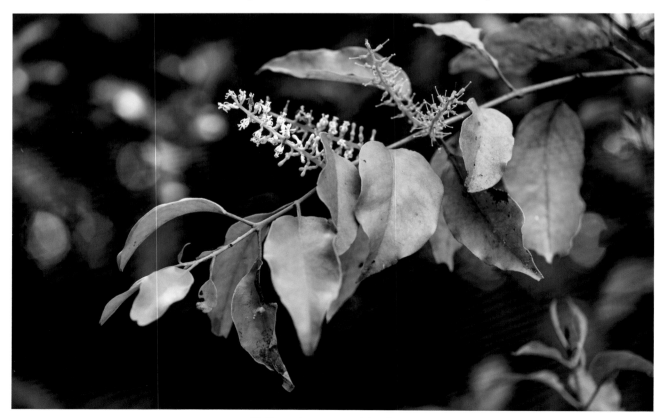

*Helixanthera parasitica* Lour.

# Gosiengzcueng
# 鞘花

【药 材 名】鞘花。

【别　　名】杉寄生、白银寄生、龙眼寄生、樟木寄生。

【来　　源】桑寄生科植物鞘花 *Macrosolen cochinchinensis* (Lour.) Tiegh.。

【形态特征】灌木,高可达 1.3 m。全株无毛。小枝灰色。叶片革质,阔椭圆形至披针形,长 5~10 cm,宽 2.5~6.0 cm,顶端急尖或渐尖;叶柄长 0.5~1.0 cm。总状花序 1~3 个腋生或生于小枝已落叶腋部,花序梗长 1.5~2.0 cm,具花 4~8 朵;花梗长 4~6 mm;苞片阔卵形,长 1~2 mm;小苞片 2 枚,三角形,基部合生;花冠橙色,长 1.0~1.5 cm,花冠筒具 6 棱,裂片 6 枚,披针形,长约 4 mm,反折;柱头头状。果近球形,长约 8 mm,橙色,果皮平滑。花期 2~6 月,果期 5~8 月。

【生境分布】生于山地常绿阔叶林,常寄生于壳斗科、山茶科、桑科等多种植物上。广西各地均有分布,我国四川、贵州、广东、福建等省也有分布。

【壮医药用】药用部位　全株。

性味　甜、苦,平。

功用　通龙路,调气道,祛风毒,除湿毒,止咳。用于发旺(痹病),林得叮相(跌打损伤),头昏目眩,贫痧(感冒),热病烦渴,陆裂(咳血),埃病(咳嗽)。

附方　(1) 发旺(痹病):鞘花 10 g,大钻、九节风、麻骨风各 15 g,薏苡仁 30 g,红牛膝 12 g,水煎服。

(2) 热病烦渴:鞘花 30 g,玉叶金花 20 g,水煎代茶饮。

(3) 埃病(咳嗽):鞘花、桑叶各 10 g,百部、前胡、铁包金各 15 g,水煎服。

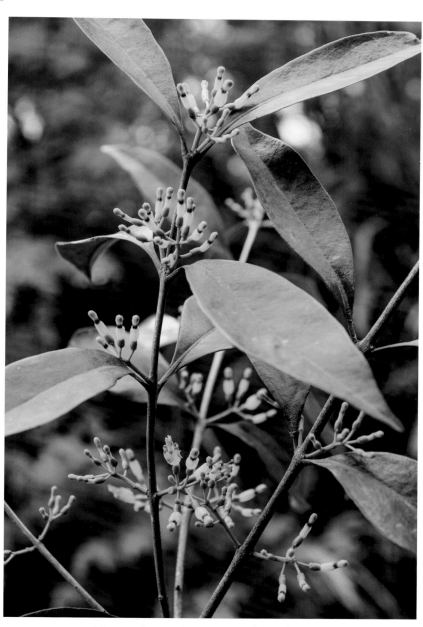

*Macrosolen cochinchinensis* (Lour.) Tiegh.

# Gosiengzhoengz
# 红花寄生

【药 材 名】红花寄生。

【别　　名】桃树寄生、小叶寄生、金樱寄生。

【来　　源】桑寄生科植物红花寄生 *Scurrula parasitica* L.。

【形态特征】灌木,高可达 1 m。嫩枝、幼叶密被锈色星状毛,稍后毛脱落。叶对生或近对生;叶片卵形至长卵形,长 5~8 cm,宽 2~4 cm;叶柄长 5~6 mm。总状花序 1 个或 2 个腋生或生于小枝已落叶腋部,各部分均被褐色毛,具花 3~5 朵,花红色,密集;花梗长 2~3 mm;花托陀螺状;副萼环状,全缘;花冠花蕾时管状,长 2.0~2.5 cm,下半部膨胀,顶部椭圆状,开花时顶部 4 裂,裂片披针形,长 5~8 mm,反折;花丝长 2~3 mm,花药长 1.5~2.0 mm;花柱线状,柱头头状。果梨形,长约 1 cm,直径约 3 mm,下半部骤狭呈长柄状,红黄色。花果期 10 月至翌年 1 月。

【生境分布】生于沿海平原或山地常绿阔叶林中,多寄生于柚树、柑橘树、柠檬树、黄皮树、桃树、梨树或山茶科、大戟科、夹竹桃科、榆科、无患子科等植物上。广西各地均有分布,我国云南、四川、贵州、广东、湖南、江西、福建、台湾等省也有分布。

【壮医药用】药用部位　全株。

性味　辣、苦,平。

功用　祛风湿,强筋骨,散瘀血,止痛。用于发旺(痹病),腰膝酸痛,林得叮相(跌打损伤),胴尹(胃痛),兵嘿细勒(疝气痛),哺乳期乳汁少。

附方　(1)兵嘿细勒(疝气痛):红花寄生、透骨草、透骨消各 30 g,土牛膝、荔枝核各 15 g,水煎洗患处并按摩。

(2)哺乳期乳汁少:红花寄生 30 g,五指毛桃 50 g,当归 20 g,续断 15 g,通草 10 g,羊肉 250 g,水炖,食肉喝汤。

(3)腰膝酸痛:红花寄生 30 g,血竭 6 g,骨碎补 15 g,水煎服。

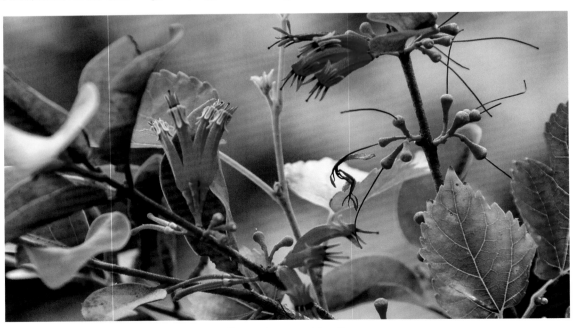

*Scurrula parasitica* L.

# Gosiengzraeu
# 枫香槲寄生

**【药　材　名】**枫寄生。

**【别　　　名】**无叶枫寄生。

**【来　　　源】**桑寄生科植物枫香槲寄生 *Viscum liquidambaricolum* Hayata。

**【形态特征】**灌木,高可达 70 cm。茎基部近圆柱状,枝扁平;枝交叉对生或二歧分枝,节间长 2~4 cm,宽 4~6(8)mm,干后边缘肥厚,纵肋 5~7 条,边缘肥厚。叶退化呈鳞片状。聚伞花序腋生,总花梗几无,总苞舟形,具花 1~3 朵,通常仅具 1 朵雌花或雄花,或中央 1 朵为雌花,侧生的为雄花;雄花花蕾卵形,长约 1.5 mm,萼片 4 枚,花药球形;雌花花蕾长圆柱状且长 2.0~2.5 mm,萼片 4 枚且三角形,柱头乳头状。果近球形,直径 4~6 mm,基部骤狭呈柄状,成熟时橙红色或黄色。花果期 4~12 月。

**【生境分布】**寄生于果树及枫香树、桐树、栗树和栎树上。广西各地均有分布,我国西藏、云南、四川、甘肃、陕西、湖北、贵州、广东、湖南、江西、福建、浙江、台湾等省区也有分布。

**【壮医药用】药用部位**　全株。

**性味**　微苦,平。

**功用**　祛风毒,除湿毒,化痰毒,通气道。用于发旺(痹病),胴尹(胃痛),狠风(小儿惊风),钵痨(肺结核),埃病(咳嗽),血压嗓(高血压),麻邦(偏瘫),林得叮相(跌打损伤)。

注:孕妇忌服。

**附方**　(1)发旺(痹病):枫寄生、飞龙掌血各 15 g,独活、羌活、大钻、小钻各 10 g,水煎服。

(2)钵痨(肺结核):枫寄生、不出林各 30 g,十大功劳 15 g,土人参 20 g。水煎服。

(3)血压嗓(高血压):枫寄生 30 g,车前子 20 g,水煎服。

(4)胴尹(胃痛):枫寄生、两面针各 15 g,金不换 10 g,水煎服。

(5)麻邦(偏瘫):枫寄生、地锦、二色波罗蜜根各 20 g,水煎,取药液加米酒少许送服。

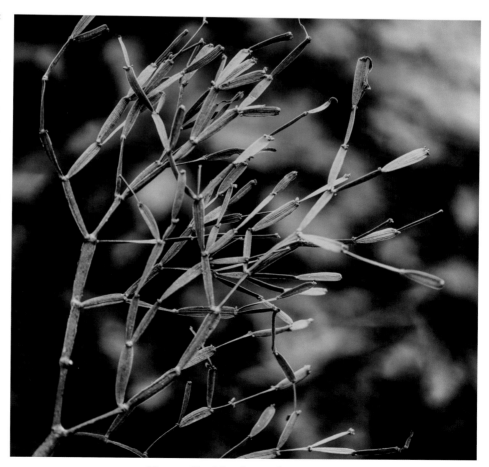

*Viscum liquidambaricolum* Hayata

# Gosiengzbug
# 瘤果槲寄生

【药 材 名】瘤果槲寄生。

【别　　名】檀香叶寄生、柚寄生。

【来　　源】桑寄生科植物瘤果槲寄生 *Viscum ovalifolium* DC.。

【形态特征】灌木，高约 0.5 m。茎枝圆柱状，节间长 1.5~3.0 cm。叶对生；叶片革质，倒卵形或长椭圆形，长 3.0~8.5 cm，宽 1.5~3.5 cm，顶端圆钝，基部骤狭或渐狭；基出脉 3~5 条；叶柄长 2~4 mm。聚伞花序常多个簇生于叶腋；总苞舟形，具花 3 朵，中央 1 朵为雌花，侧生的 2 朵为雄花或仅具 1 朵雌花；雄花花蕾卵球形，长约 1.5 mm，萼片 4 枚，花药椭圆形；雌花花蕾椭圆状，长 2.5~3.0 mm，花托卵圆形，萼片 4 枚，柱头乳头状。果近球形，直径 4~6 mm，基部骤狭呈柄状，果皮具小瘤体，熟时淡黄色。花果期几乎全年。

【生境分布】生于沿海红树林中或平原、盆地、山地亚热带季雨林中，寄生于柚树、黄皮树、柿树、无患子、柞木、板栗或海桑、海莲等多种植物上。广西主要分布于罗城、隆安、天等、龙州、南宁、北流、容县、梧州等地，我国云南、广东等省也有分布。

【壮医药用】药用部位　全株。

性味　苦、辣、凉。

功用　通龙路，调谷道气道，祛风毒，除湿毒，止疼痛，止咳嗽。用于发旺（痹病），林得叮相（跌打损伤），诺嚎尹（牙痛），啸疳（疳积），屙意咪（痢疾），埃病（咳嗽），笃麻（麻疹）。

附方　（1）发旺（痹病）：瘤果槲寄生、七叶莲、滇白珠各 30 g，水煎服。

（2）诺嚎尹（牙痛）：瘤果槲寄生 30 g，扛板归 15 g，了哥王根 3 g，水煎，药液漱口。

（3）笃麻（麻疹）：瘤果槲寄生适量，水煎洗患处。

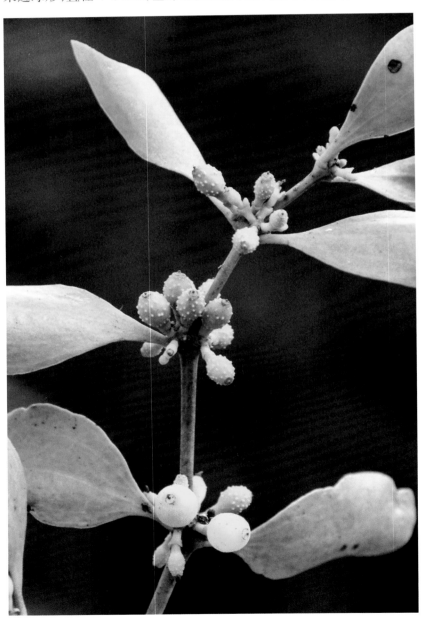

*Viscum ovalifolium* DC.

# Gaeuguenyaem
# 寄生藤

【药 材 名】寄生藤。

【别 名】藤香、观音藤、左扭香。

【来 源】檀香科植物寄生藤 *Dendrotrophe varians* (Blume) Miq.。

【形态特征】木质藤本,常呈灌木状。枝长可达 8 m,深灰黑色,嫩时黄绿色,扭曲。叶片厚,倒卵形至阔椭圆形,长 3~7 cm,宽 2.0~4.5 cm,顶端圆钝,有短尖,基部收狭而下延成叶柄;基出脉 3 条;叶柄长 0.5~1.0 cm。花单性,雌雄异株;雄花球形,长约 2 mm,5 朵或 6 朵聚生成聚伞花序,花梗长约 1.5 mm,花被 5 裂,裂片三角形,花药球形,花盘 5 裂;雌花或两性花通常单生,雌花短圆柱状,花柱短小,柱头不分裂,锥尖形;两性花卵形。核果卵形或卵圆形,长 1.0~1.2 cm,顶端有宿存花被,成熟时棕黄色至红褐色。花期 1~3 月,果期 6~8 月。

【生境分布】生于山地灌木丛中,常攀援于树上。广西主要分布于南宁、苍梧、合浦、上思、钦州、贵港、陆川、博白、北流、德保、那坡等地,我国云南、广东、福建、海南等省也有分布。

【壮医药用】药用部位 全株。

性味 微甜、苦、涩、平。

功用 调龙路火路,消肿痛,止血。用于林得叮相(跌打损伤),隆芡(痛风),荨麻疹,外伤出血。

附方 (1)荨麻疹:寄生藤、无花果、三角泡各 30 g,水煎洗患处。

(2)林得叮相(跌打损伤):寄生藤 30 g,大罗伞、小罗伞、大钻、小钻、细叶榕、大叶榕各 15 g,小螃蟹 1 只,共捣烂,敷患处。

(3)隆芡(痛风):寄生藤、土茯苓、忍冬藤各 15 g,磨盘草、鸡矢藤各 60 g,田七粉 5 g,水煎服。

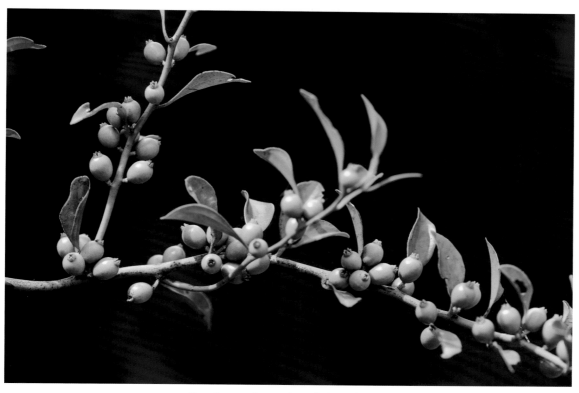

*Dendrotrophe varians* (Blume) Miq.

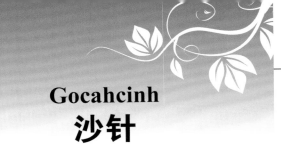

# Gocahcinh
# 沙针

【**药 材 名**】沙针。

【**别　　名**】干檀香。

【**来　　源**】檀香科植物沙针 *Osyris quadripartita* Salzm.ex Decne.。

【**形态特征**】灌木或小乔木,高可达5 m。枝细长,嫩时呈三棱形。单叶互生;叶片薄革质,椭圆状披针形或椭圆状倒卵形,长2.5~6.0 cm,宽0.6~2.0 cm,顶端有短尖头,近无柄。花小;雄花2~4朵集成小聚伞花序,花梗长4~8 mm,花被3裂,雄蕊3枚,花丝很短;雌花单生,偶4朵或3朵聚生,苞片2枚,花盘、雄蕊同雄花,但雄蕊不育;两性花具发育的雄蕊,胚珠3颗,柱头3裂。核果近球形,成熟时橙黄色至红色,直径8~10 mm。花期4~6月,果期10月。

【**生境分布**】生于砾石较多的坡地草丛中。广西主要分布于南宁、隆安、靖西、龙州、大新、凭祥等地,我国西藏、四川、云南等省区也有分布。

【**壮医药用**】**药用部位**　根、叶。

**性味**　涩、微苦,凉。

**功用**　清热毒,消肿痛,调气道。根用于肝肿大,埃病(咳嗽);根和叶均用于呗脓(痈肿),痂(癣),夺扼(骨折),刀伤。

**附方**　(1)呗脓(痈肿):鲜沙针叶适量,捣烂敷患处。

(2)肝肿大:沙针根、石上柏各30 g,岩黄连3 g,鸡骨草10 g,夏枯草15 g,水煎服。

(3)埃病(咳嗽):沙针叶、三姐妹、救必应各30 g,姜黄10 g,含羞草3 g,水煎服。

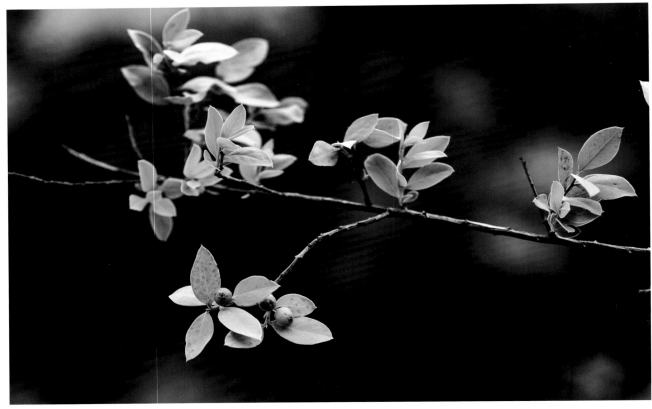

*Osyris quadripartita* Salzm.ex Decne.

# Lwggingx
# 枳椇

【药 材 名】枳椇。

【别 名】万寿果、鸡爪树、鸡距子。

【来 源】鼠李科植物枳椇 *Hovenia acerba* Lindl.。

【形态特征】高大乔木,高可达 25 m。叶面、花萼、果实均无毛。小枝有明显的皮孔。叶互生;叶片宽卵形、椭圆状卵形或心形,长 8~17 cm,宽 6~12 cm,顶端渐尖,基部截形或心形,边缘常具细锯齿,背面沿脉或脉腋常被短柔毛;叶柄长 2~5 cm。二歧式聚伞圆锥花序顶生和腋生,被棕色短柔毛;花两性,直径 5.0~6.5 mm;萼片具网状脉或纵条纹;花瓣椭圆状匙形,具短爪;花柱半裂。浆果状核果近球形,成熟时黄褐色或棕褐色,果序轴明显膨大;种子暗褐色或黑紫色。花期 5~7 月,果期 8~10 月。

【生境分布】生于开阔地、山坡林缘或疏林中;庭院宅旁常有栽培。广西各地均有分布,我国甘肃、陕西、浙江、江西、福建、广东、湖北、四川、云南、贵州等省也有分布。

【壮医药用】药用部位 茎枝、树皮、果。

性味 甜、涩,平。

功用 茎枝、树皮:祛风毒,舒筋络。用于发旺(痹病),产后胎盘不下,手足抽搐。

果:补阴液,止渴,解酒毒。用于口渴,醉酒,腹胀,二便不利,麻邦(偏瘫)。

附方 (1)醉酒:枳椇果、葛根花各 15 g,水煎服。

(2)腹胀:鲜枳椇果 50 g,莱菔子、大腹皮各 20 g,水煎服。

(3)麻邦(偏瘫):枳椇果 15 g,水煎服。

(4)手足抽搐:枳椇树皮 15 g,水煎服。

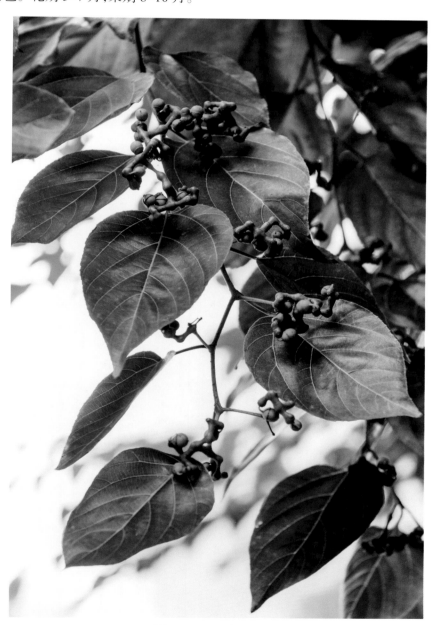

*Hovenia acerba* Lindl.

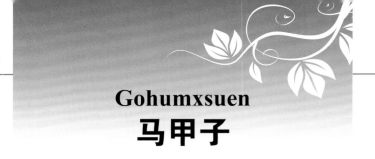

# Gohumxsuen
# 马甲子

【药材名】马甲子。

【别　　名】侧姑勒、仙姑簕、狗骨簕、围园刺。

【来　　源】鼠李科植物马甲子 *Paliurus ramosissimus* (Lour.) Poir.。

【形态特征】落叶灌木,高达 6 m。全株有刺。小枝褐色,被短柔毛,稀近无毛。单叶互生;叶片宽卵形、卵状椭圆形或近圆形,长 2~7 cm,宽 2.2~5.0 cm,边缘具细锯齿,幼叶下面密生细柔毛;基出脉 3 条;叶柄长 5~9 mm,被毛,基部常有 2 枚针刺。聚伞花序腋生,被棕褐色绒毛;花小,黄绿色;萼片、花瓣和雄蕊均为 5 枚。核果盘状,木质,被绒毛,周围具 3 裂的窄翅,直径 1.0~1.7 cm,长 7~8 mm;种子紫红色或红褐色,扁球形。花期 5~8 月,果期 9~10 月。

【生境分布】栽培,也有野生。广西各地均有栽培,我国江西、广东、四川、贵州、云南等省也有栽培。

【壮医药用】药用部位　根、茎、叶、花。

性味　苦、涩,平。

功用　调龙路火路,清热毒,除湿毒,消肿痛。根用于货烟妈(咽痛),巧尹(头痛),痤疮,发旺(痹病),腊胴尹(腹痛),林得叮相(跌打损伤),肝硬化,贫痧(感冒);茎用于肉扭(淋证);叶、花用于呗脓(痈肿),呗(无名肿毒)。

附方　(1)巧尹(头痛):马甲子根、香薷各 10 g,伸筋草、七叶莲各 15 g,山芝麻 30 g,水煎服。

(2)痤疮:马甲子叶、六月雪各 15 g,三姐妹 20 g,五指毛桃 30 g,水煎服。

(3)呗脓(痈肿),呗(无名肿毒):鲜马甲子叶(或花)适量,红糖少许,共捣烂敷患处。

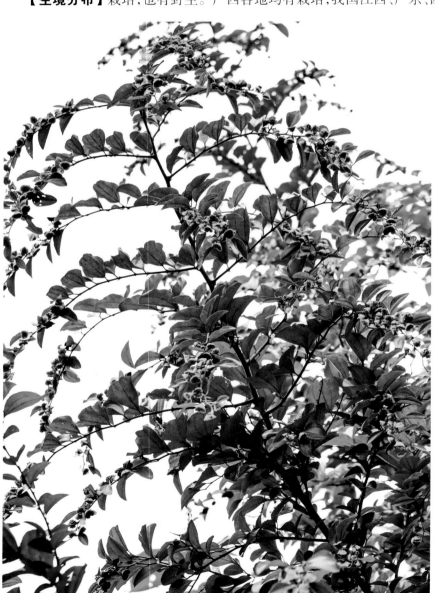

*Paliurus ramosissimus* (Lour.) Poir.

# Makcaenghbwn
# 毛叶雀梅藤

【**药材名**】雀梅藤。

【**别　　名**】米碎木、酸味、酸铜子、酸色子、酸梅箖。

【**来　　源**】鼠李科植物毛叶雀梅藤 *Sageretia thea* (Osbeck) Johnst. var. *tomentosa* (Schneid.) Y. L. Chen et P. K. Chou。

【**形态特征**】藤状或直立灌木。小枝具刺,被短柔毛。叶片卵形、矩圆形或卵状椭圆形,长 1.0~4.5 cm,宽 0.7~2.5 cm,边缘具细锯齿,下面被灰白色绒毛,后逐渐脱落;叶柄长 2~7 mm,被短柔毛。花无梗,黄色,芳香,通常 2 朵至数朵簇生排成顶生或腋生疏散穗状或圆锥状穗状花序;花序轴长 2~5 cm,被毛;花萼外面被疏柔毛,萼片三角形或三角状卵形;花瓣匙形,顶端 2 浅裂,常内卷;柱头 3 浅裂,子房 3 室。核果近球形,直径约 5 mm,成熟时黑色或紫黑色,具 1~3 个分核,味酸。花期 7~11 月,果期翌年 3~5 月。

【**生境分布**】生于丘陵、山地林下或灌木丛中。广西主要分布于南宁、龙州、宁明、防城港、北海、玉林、贵港、兴安等地,我国甘肃、安徽、江苏、浙江、江西、福建、台湾、广东、云南、四川等省也有分布。

【**壮医药用**】**药用部位**　根、叶。

**性味**　甜、淡,平。

**功用**　通气道,化痰毒,祛风毒,除湿毒。根用于贫痧(感冒),埃病(咳嗽),墨病(气喘),子宫肌瘤,黄标(黄疸);叶用于林得叮相(跌打损伤)。

**附方**　(1)墨病(气喘):雀梅藤根、磨盘草各等量,共研末,取药粉 10 g,与鸡蛋 1 个调匀,煎食。

(2)黄标(黄疸):雀梅藤根、十大功劳根各 30 g,石菖蒲花 6 g,水煎服。

(3)子宫肌瘤:雀梅藤根、穿破石、石上柏、飞龙掌血各 30 g,小钻 15 g,水煎服。

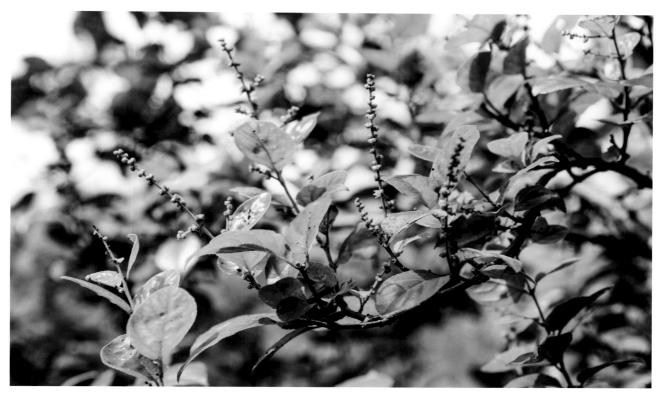

*Sageretia thea* (Osbeck) Johnst. var. *tomentosa* (Schneid.) Y. L. Chen et P. K. Chou

# Gaeungaenzsa
# 蔓胡颓子

【药 材 名】蔓胡颓子。

【别　　名】痧银藤、羊奶果、白面将军、抱君子、藤胡颓子、耳环果。

【来　　源】胡颓子科植物蔓胡颓子 *Elaeagnus glabra* Thunb.。

【形态特征】常绿蔓生或攀援灌木，高达 5 m。植株无刺。幼枝密被锈色鳞片，老枝鳞片脱落。单叶互生；叶片卵形或卵状椭圆形，长 3~12 cm，宽 2~5 cm，上面初具褐色鳞片，后脱落，具光泽，下面被褐色鳞片；叶柄长 5~8 mm。花淡白色，下垂，单生或 3~7 朵密生于叶腋短小枝上排成伞形总状花序；花梗锈色，长 2~4 mm；萼筒漏斗形，长 4.5~5.5 mm，裂片长 2.5~3.0 mm，内面具白色星状柔毛；雄蕊的花丝长不超过 1 mm。核果椭圆形，长 14~19 mm，被锈色鳞片，成熟时红色。花期 9~11 月，果期翌年 4~5 月。

【生境分布】生于山坡、路旁、灌木丛中，也有栽培。广西主要分布于南宁、柳州、融水、三江、桂林、阳朔、龙胜、恭城、蒙山、容县、那坡、凌云、昭平、富川、河池、罗城、金秀等地，我国江苏、浙江、福建、台湾、安徽、江西、湖北、湖南、四川、贵州、广东等省也有分布。

【壮医药用】**药用部位**　根、叶、果。

**性味**　酸，平。

**功用**　根：通水道，消肿痛。用于尿路结石，林得叮相（跌打损伤），鹿勒（呕血）。

叶：调气道，止咳喘。用于墨病（气喘），埃病（咳嗽），贫痧（感冒），骨鲠喉。

果：止泻。用于屙泻（泄泻）。

**附方**　（1）埃病（咳嗽）：蔓胡颓子叶、吉祥草、不出林、鱼腥草、枇杷叶各 20 g，水煎服。

（2）尿路结石：蔓胡颓子根、算盘子木、鹰不扑各 30 g，灯盏细辛 15 g，水煎服。

（3）骨鲠喉：蔓胡颓子叶 30 g，威灵仙 15 g，水煎含服。

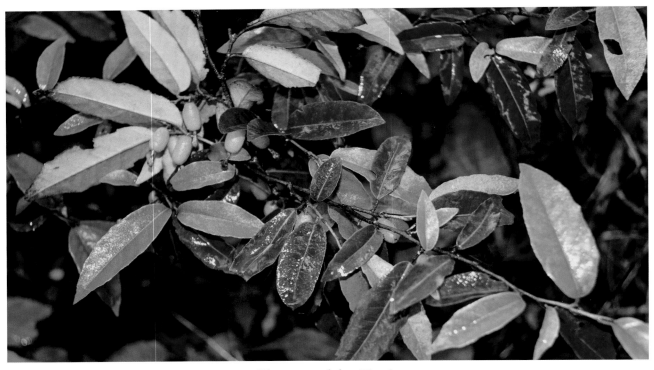

*Elaeagnus glabra* Thunb.

# Makcijvaiz
# 胡颓子

【**药 材 名**】胡颓子。

【**别　　名**】牛奶子、牛奶果。

【**来　　源**】胡颓子科植物胡颓子 *Elaeagnus pungens* Thunb.。

【**形态特征**】常绿直立灌木,高可达 4 m。植株具顶生或腋生的刺,刺长可达 4 cm。根黄白色。幼枝微扁棱形,密被锈色鳞片,老枝无鳞片,黑色,具光泽。单叶互生;叶片椭圆形或阔椭圆形,长 5~10 cm,宽 1.8~5.0 cm,两面钝或基部圆形,上面幼时具鳞片,成熟后脱落,下面密被鳞片;叶柄长 5~8 mm。花白色或淡白色,1~4 朵簇生于叶腋,下垂,芳香;花梗长 3~5 mm;萼筒圆筒形或漏斗状圆筒形,裂片三角形,内面疏生短柔毛;雄蕊 4 枚,花丝极短;花柱超过雄蕊。果浆果状,长椭圆形,长 1.2~1.4 cm,幼时被褐色鳞片,成熟时红色,味酸甜;果梗长 4~6 mm。花期 9~12 月,果期翌年 4~6 月。

【**生境分布**】生于向阳山坡或路旁。广西主要分布于柳州、三江、桂林、全州、兴安、平乐、富川、龙州、钟山等地,我国江苏、浙江、福建、安徽、江西、湖北、湖南、贵州、广东等省也有分布。

【**壮医药用**】**药用部位**　根、叶、果。

**性味**　根:苦,平。叶:微苦,平。果:甜、酸,平。

**功用**　根:祛风毒,除湿毒,散瘀血,止血。用于黄标(黄疸),喯疳(疳积),发旺(痹病),咳勒(咯血),吐血,屙意勒(便血),兵淋勒(崩漏),隆白呆(带下),林得叮相(跌打损伤)。

叶:通气道,止咳喘。用于埃病(咳嗽),墨病(气喘)。

果:利谷道,健脾胃,止泻痢。用于食欲不振,屙泻(泄泻),屙意咪(痢疾)。

**附方**　(1)黄标(黄疸):胡颓子根、六月雪、叶下珠各 15 g,鸡骨草 20 g,田基黄 10 g,水煎服。

(2)埃病(咳嗽):①胡颓子叶、龙脷叶、牛大力各 15 g,红景天 10 g,水煎服。②胡颓子叶、千日红各 15 g,七叶一枝花 30 g,枇杷叶 10 g,水煎服。

(3)食欲不振:胡颓子 3 g,加食醋适量浸泡 30 分钟后服用。

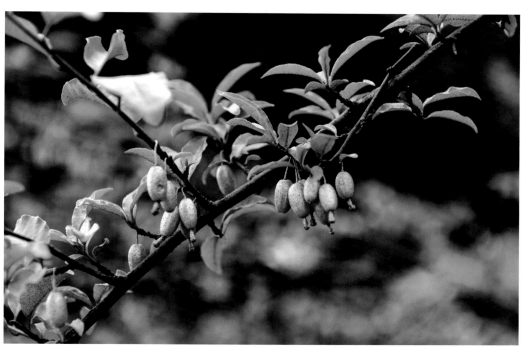

*Elaeagnus pungens* Thunb.

# Gaeumoumeh
# 乌蔹莓

【药 材 名】乌蔹莓。

【别　　名】母猪藤、红母猪藤、五叶藤。

【来　　源】葡萄科植物乌蔹莓 *Cayratia japonica* (Thunb.) Gagnep.。

【形态特征】多年生草质藤本。块根粗壮，球形。茎绿色或浅红色，有纵棱纹。卷须与叶对生，被柔毛。掌状复叶互生；小叶 5 片，长 1~7 cm，宽 0.5~4.5 cm，中央小叶较大且长椭圆形或椭圆状披针形，侧生小叶较小且椭圆形或长椭圆形，边缘具粗锯齿；叶柄长 1.5~10.0 cm，中央小叶柄长 0.5~2.5 cm，侧生小叶无柄或有短柄，侧生小叶总柄长 0.5~1.5 cm。聚伞花序腋生或假腋生，直径 6~15 cm，具长梗；花萼碟形；花瓣和雄蕊均为 4 枚，花瓣三角状卵圆形，高 1.0~1.5 mm，外面被乳突状毛。果近球形，直径约 1 cm；种子 2~4 粒。花期 3~8 月，果期 8~11 月。

【生境分布】生于山谷林中或山坡灌木丛中，常攀附于他物上。广西主要分布于南宁、隆安、马山、龙州、凭祥、平果、德保、那坡、乐业、隆林、桂平等地，我国陕西、河南、山东、安徽、江苏、浙江、湖北、湖南、福建、台湾、广东、海南、四川、贵州、云南等省也有分布。

【壮医药用】药用部位　全草。

性味　苦、酸、寒。

功用　调龙路火路，清热毒，除湿毒，消肿痛。用于钵农(肺痈)、肉裂(尿血)、发旺(痹病)、林得叮相(跌打损伤)、呗脓(痈肿)、呗(无名肿毒)、航靠谋(痄腮)。

附方　(1)呗(无名肿毒)、航靠谋(痄腮)：鲜乌蔹莓适量，捣烂，调蜂蜜适量敷患处。

(2)钵农(肺痈)：乌蔹莓 30 g，百解根 20 g，水煎服。

(3)肉裂(尿血)：乌蔹莓 60 g，水煎服。

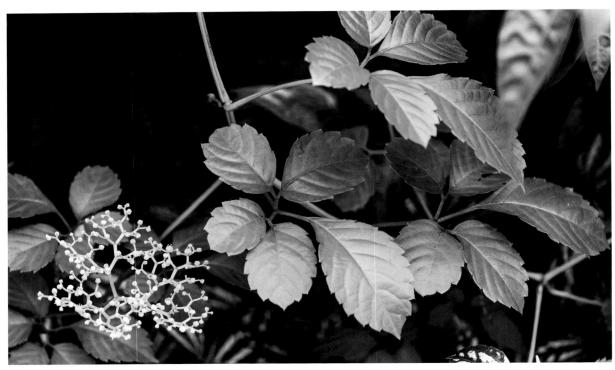

*Cayratia japonica* (Thunb.) Gagnep.

# Gaeuroeklimq
# 翅茎白粉藤

【**药 材 名**】六方藤。

【**别   名**】细茎白粉藤。

【**来   源**】葡萄科植物翅茎白粉藤 *Cissus hexangularis* Thorel ex Planch.。

【**形态特征**】木质藤本。茎光滑,六棱形,棱上有窄翅。卷须不分枝,与叶对生。单叶互生;叶片卵状三角形,长 6~10 cm,宽 4~8 cm,顶端骤尾尖,基部截形或近截形,边缘具疏小锯齿,基出脉 3 条;叶柄长 1.5~5.0 cm。复二歧聚伞花序顶生或与叶对生;花序梗长 2.0~4.5 cm,无毛;花瓣 4 枚;雄蕊 4 枚;花盘 4 浅裂;子房下部与花盘合生,柱头略微扩大。果近球形,直径 0.8~1.0 cm,有种子 1 粒或 2 粒;种子近倒卵圆形,表面无突出棱纹。花期 9~11 月,果期 12 月至翌年 2 月。

【**生境分布**】生于溪边林中。广西主要分布于南宁、桂林、博白、贺州等地,我国福建、广东等省也有分布。

【**壮医药用**】**药用部位**  全株。

**性味**  辣、微苦,凉。

**功用**  调龙路火路,祛风毒,除湿毒,舒筋络。用于发旺(痹病),林得叮相(跌打损伤),呗脓(痈肿)。

**附方**  (1)林得叮相(跌打损伤):六方藤适量,水煎洗患处;或取六方藤适量,捣烂敷患处。

(2)发旺(痹病):六方藤、千斤拔、石楠藤、鸡血藤、海桐皮各 20 g,水煎服。

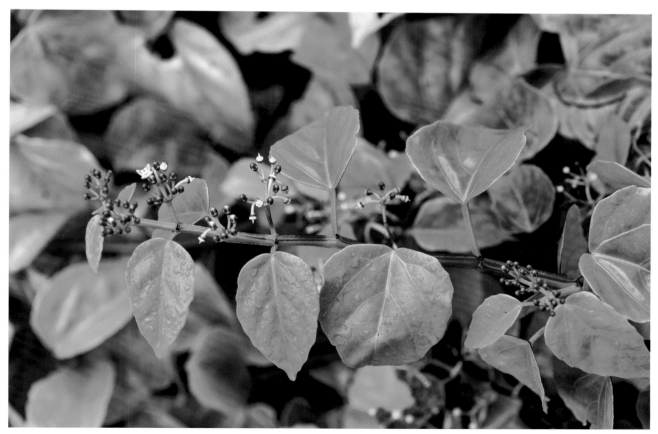

*Cissus hexangularis* Thorel ex Planch.

# Gaeuseiqfueng
# 翼茎白粉藤

【药 材 名】四方藤。

【别　　名】红四方藤、戟叶白粉藤、翼枝白粉藤。

【来　　源】葡萄科植物翼茎白粉藤 *Cissus pteroclada* Hayata。

【形态特征】常绿藤本。小枝四棱形,棱有翅。卷须二叉分枝,相隔 2 节间断与叶对生。单叶互生;叶片卵圆形或长卵圆形,长 5~12 cm,宽 4~9 cm,顶端短尖或急尖,基部心形,边缘有疏小锯齿;基出脉 5 条;叶柄长 2~7 cm。伞形花序顶生或与叶对生;花序梗长 1~2 cm,被短柔毛;花瓣 4 枚;花盘明显,4 裂;子房下部与花盘合生,花柱短。果倒卵状椭圆形,长 1.0~1.5 cm,宽 0.8~1.4 cm,熟时紫黑色,有种子 1 粒或 2 粒;种子呈倒圆锥形,表面有突出的尖锐纵棱及横肋。花期 6~8 月,果期 8~12 月。

【生境分布】生于山谷疏林或灌木丛中。广西主要分布于隆安、上林、桂林、岑溪、东兴、博白、贺州、龙州等地,我国台湾、福建、广东、海南、云南等省也有分布。

【壮医药用】药用部位　全株。

性味　微酸、涩、平。

功用　调龙路火路,祛风毒,除湿毒,舒筋络。用于发旺(痹病),关节胀痛,筋络拘急,林得叮相(跌打损伤),呗脓(痈肿),委哟(阳痿)。

附方　(1)发旺(痹病),关节胀痛,筋络拘急:①四方藤 30 g,水煎服。②四方藤 100 g,加白酒 500 ml 浸泡,每次取药酒 25 ml 内服,并取药酒适量外搽患处。

(2)呗脓(痈肿):四方藤 30 g,山银花、扶桑花各 10 g,救必应 15 g,水煎服。

(3)委哟(阳痿):四方藤、扶芳藤各 30 g,淫羊藿 10 g,牛大力、千斤拔各 20 g,水煎服。

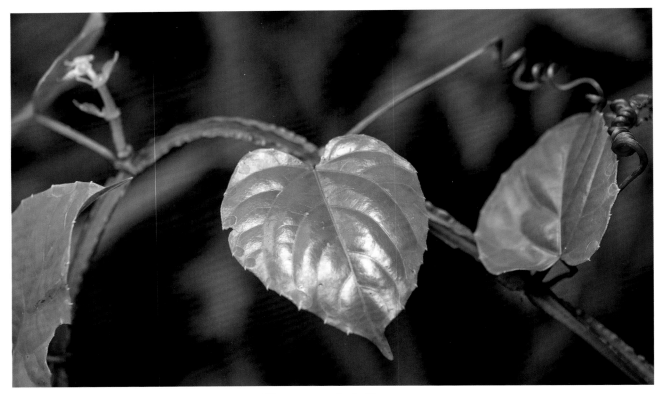

*Cissus pteroclada* Hayata

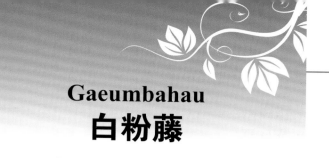

# Gaeumbahau
# 白粉藤

【**药 材 名**】白粉藤。

【**别　　名**】白薯藤、伸筋藤、石灰藤。

【**来　　源**】葡萄科植物白粉藤 *Cissus repens* Lamk.。

【**形态特征**】草质藤本。小枝圆柱形,常被白粉。卷须二叉分枝,相隔 2 节间断与叶对生。单叶互生;叶片三角形或心状卵圆形,长 5~13 cm,宽 4~9 cm,顶端急尖或渐尖,基部心形,边缘具疏小锯齿;基出脉 3~5 条;叶柄长 2.5~7.0 cm。花序顶生或与叶对生,二级分枝 4~5 聚生成伞形;花序梗长 1~3 cm,无毛;花瓣和雄蕊均 4 枚;子房下部与花盘合生。果倒卵圆形,长 0.8~1.2 cm,宽 0.4~0.8 cm,淡紫色,有种子 1 粒。花期 7~10 月,果期 11 月至翌年 5 月。

【**生境分布**】生于山谷疏林或山坡灌丛。广西主要分布于南宁、龙胜、田东、那坡、天峨、东兰、宁明、龙州等地,我国广东、贵州、云南等省也有分布。

【**壮医药用**】**药用部位**　根、茎、叶。

**性味**　根:淡、微辣,凉。茎、叶:苦,寒;有小毒。

**功用**　根:调龙路火路,清热毒,解蛇毒,消肿痛。用于呗奴(瘰疬),手指、颈椎活动不利,呗脓(痈肿),额哈(毒蛇咬伤),发旺(痹病),腿抽筋。

茎、叶:清热毒,消肿痛,调水道谷道。用于呗奴(瘰疬),呗脓(痈肿),额哈(毒蛇咬伤),笨浮(水肿),屙意咪(痢疾)。

**附方**　(1)呗奴(瘰疬)、呗脓(痈肿)、额哈(毒蛇咬伤):白粉藤根 15 g,水煎服;并用鲜茎叶适量,捣烂外敷(留伤口)。

(2)手指、颈椎活动不利:白粉藤根 50 g,水煎洗患处。

(3)腿抽筋:白粉藤根 100 g,水煎服。

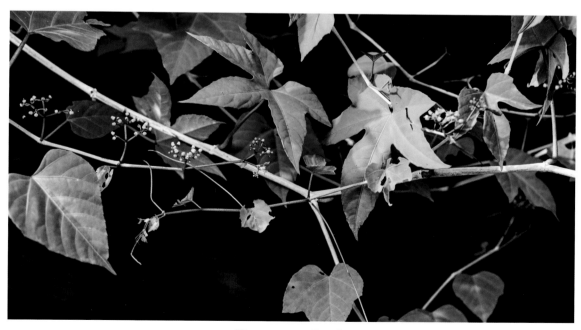

*Cissus repens* Lamk.

# Go'mbokfeiz
# 火筒树

【药 材 名】火筒树。

【别　　名】红吹风。

【来　　源】葡萄科植物火筒树 *Leea indica*（Burm. f.）Merr.。

【形态特征】直立灌木。小枝纵棱纹钝。二回或三回羽状复叶,叶轴长 14~30 cm;小叶椭圆形、长椭圆形或长椭圆状披针形,长 6~32 cm,宽 2.5~8.0 cm,边缘具锯齿;叶柄长 13~23 cm,中央小叶柄长 2~5 cm,侧生小叶柄长 0.2~0.5 cm。花序疏散,与叶对生,复二歧聚伞花序或二级分枝聚生成伞形,花淡绿白色;总花梗长 1~2 mm,被褐色柔毛;花梗长 1~2 mm,被褐色短柔毛;花蕾扁球形,高 1.5~2.0 mm;萼筒坛状,萼裂片三角形;花冠裂片椭圆形,长 1.8~2.5 mm;雄蕊 5 枚;子房近球形。果实扁球形,高 0.8~1.0 mm,具种子 4~6 粒。花期 4~7 月,果期 8~12 月。

【生境分布】生于山坡、溪边林下或灌木丛中。广西主要分布于防城港、宁明、龙州、隆安、那坡、隆林、凌云、天峨等地,我国广东、海南、贵州、云南等省也有分布。

【壮医药用】药用部位　根、叶。

性味　辣,凉。

功用　祛风毒,除湿毒,清热毒。根用于贫痧(感冒),发得(发热),发旺(痹病);叶用于呗脓(痈肿)。

附方　(1)贫痧(感冒),发得(发热):火筒树叶、扛板归、马鞭草各 30 g,桂枝 15 g,水煎洗浴。

(2)发旺(痹病):火筒树根、郁金、黑心姜各 15 g,鲜水菖蒲 20 g,水煎服。

(3)呗脓(痈肿):火筒树根、算盘子根各 15 g,六月雪 30 g,麦冬 10 g,水煎服。

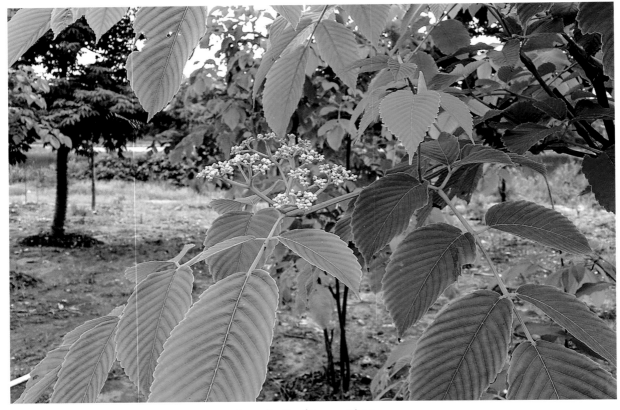

*Leea indica*（Burm. f.）Merr.

# Gaeubinzciengz
# 异叶地锦

【**药 材 名**】异叶爬山虎。

【**别    名**】爬山虎、上树蜈蚣、上竹龙、单吊根。

【**来    源**】葡萄科植物异叶地锦 *Parthenocissus dalzielii* Gagnep.。

【**形态特征**】木质攀援藤本。卷须5~8分枝。叶二型,幼枝上为单叶,叶片卵圆形,不分裂,较小,长3~7 cm,宽2~5 cm,边缘具疏锯齿;老枝或花枝上的叶为三出复叶,叶柄长5~20 cm;中间小叶长椭圆形,长6~21 cm,宽3~8 cm,顶端渐尖,基部楔形,侧生小叶斜卵形,长5.5~19.0 cm,宽3.0~7.5 cm。聚伞花序顶生或与叶对生,花蕾长2~3 mm;花5基数或4基数;花萼碟形;花瓣倒卵状椭圆形。浆果近球形,熟时紫黑色,直径0.8~1.0 cm;种子1~4粒,倒卵形。花期5~7月,果期7~11月。

【**生境分布**】生于石山上、园边坡地,爬在岩石上或树上,现多有栽培。广西南宁、横县、上林、龙州、融水、桂林、全州、兴安、灌阳、龙胜、资源、苍梧、上思、贵港、桂平、容县、田林、隆林、天峨、金秀等地有分布,我国大部分省区也有分布。

【**壮医药用**】**药用部位**  根、叶。

**性味**  酸,温。

**功用**  清热毒,解蛇毒,收敛生肌。用于额哈(毒蛇咬伤),呗脓(痈肿),夺扼(骨折),产呱腊胴尹(产后腹痛)。

**附方**  (1)夺扼(骨折):异叶爬山虎叶、飞龙掌血各15 g,金不换10 g,骨碎补、红藤草各30 g,水煎服。

(2)产呱腊胴尹(产后腹痛):异叶爬山虎根15 g,三七5 g,黄花倒水莲30 g,土鸡半只,水炖,食肉喝汤。

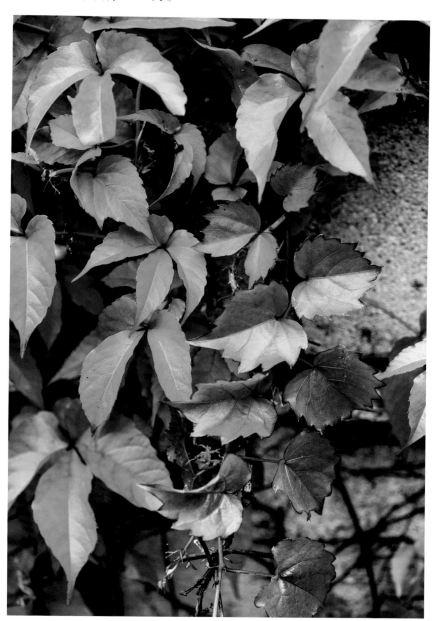

*Parthenocissus dalzielii* Gagnep.

# Gaeubenzciengz
# 地锦

【药材名】爬山虎。

【别　名】红风藤、爬树龙、爬墙虎、单吊根、假葡萄藤。

【来　　源】葡萄科植物地锦 *Parthenocissus tricuspidata* (Sieb. et Zucc.) Planch.。

【形态特征】木质攀援落叶藤本。卷须与叶对生,短而分枝,有吸盘。茎多分枝。单叶或三出复叶;叶片倒卵圆形,长 4.5~17.0 cm,宽 4~16 cm,顶端裂片急尖,基部心形,边缘具粗锯齿;基出脉 5 条;叶柄长 4~12 cm。聚伞花序着生于短枝上;花序梗长 1.0~3.5 cm;花梗长 2~3 mm;花蕾倒卵形,长 2~3 mm;花 5 基数;花萼碟形;花瓣绿色;子房椭圆形。浆果球形,熟时蓝紫色或蓝黑色,直径 1.0~1.5 cm。花期 5~8 月,果期 9~10 月。

【生境分布】生于沟边、村旁或山脚林中,攀附于石上或树上,现多为栽培。广西主要分布于乐业、天峨、南丹、罗城、平南、资源等地,我国吉林、辽宁、河北、河南、山东、安徽、江苏、浙江、福建、台湾等省也有分布。

【壮医药用】药用部位　全株。

性味　酸、涩,平。

功用　通龙路,清热毒,祛风毒,生肌。用于发旺(痹病),呗脓(痈肿),皮肤溃烂,呗嘻(乳痈),隆白呆(带下)。

附方　(1)呗脓(痈肿),皮肤溃烂:爬山虎、虎杖各 10 g,毛冬青、一支箭、红糖各 15 g,木耳 20 g,水煎代茶饮。

(2)发旺(痹病):爬山虎、侧柏叶各 10 g,豨莶草、土牛七各 15 g,水煎服。

(3)隆白呆(带下):爬山虎、三白草、白花蛇舌草各 15 g,石上柏 30 g,水煎服。

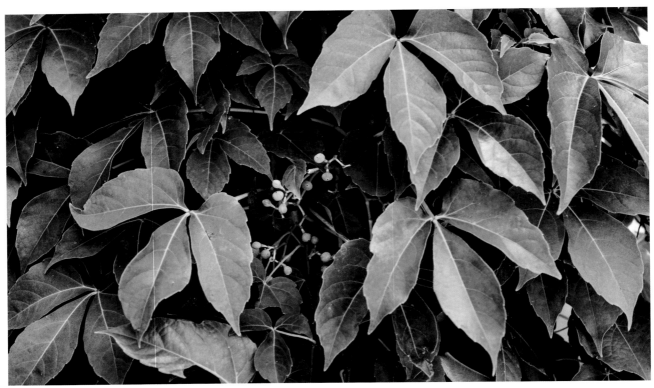

*Parthenocissus tricuspidata* (Sieb. et Zucc.) Planch.

# Gaeuyah
# 茎花崖爬藤

【**药 材 名**】茎花崖爬藤。

【**别　　名**】爬崖藤。

【**来　　源**】葡萄科植物茎花崖爬藤 *Tetrastigma cauliflorum* Merr.。

【**形态特征**】木质大藤本。茎扁压状，灰褐色。卷须不分枝，相隔 2 节间断与叶对生。叶为掌状 5 小叶；小叶长椭圆形、椭圆状披针形或倒卵状长椭圆形，长 8~18 cm，宽 3.5~9.0 cm，顶端短尾尖，基部阔楔形或近圆形，边缘具粗大锯齿；叶柄长 10~15 cm，小叶柄长 1~4 cm。花序着生于老茎上，花数朵呈小伞形聚生于末级分枝顶端；花梗长 2~8 mm，被短柔毛；花萼碟形，被短柔毛；花瓣 4 枚，卵圆形，高 0.8~2.5 mm，顶端呈头盔状，外面被乳突状毛；雄蕊 4 枚；雌蕊在雄花内退化，在雌花内花柱不明显，柱头浅 4 裂。果椭圆形或卵球形，长 1.5~2.0 cm；种子 1~4 粒。花期 4 月，果期 6~12 月。

【**生境分布**】生于山谷林中。广西主要分布于那坡、都安、扶绥、龙州、大新、隆安等地，我国广东、海南、云南等省也有分布。

【**壮医药用**】**药用部位**　藤茎。

**性味**　辣，平。

**功用**　祛风毒，除湿毒，舒筋络。用于发旺（痹病），鹤膝风。

**附方**　（1）发旺（痹病）：茎花崖爬藤、清风藤、鸡血藤、桑寄生各 30 g，水煎洗患处。

（2）鹤膝风：茎花崖爬藤 50 g，水菖蒲 10 g，了哥王根皮 1 g，水煎，取药液调白酒少许服。

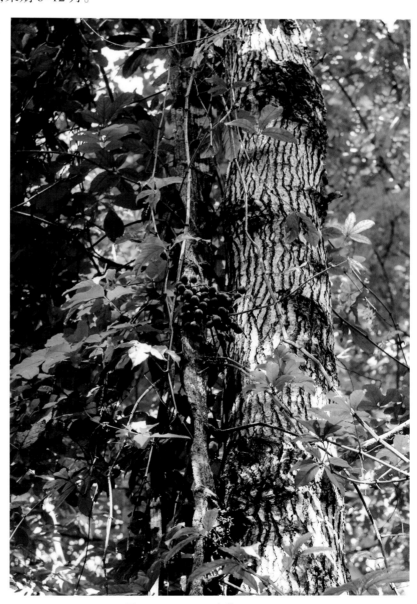

*Tetrastigma cauliflorum* Merr.

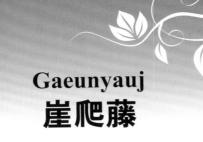

# Gaeunyauj
# 崖爬藤

【药 材 名】崖爬藤。

【别　　　名】走游草、五爪龙。

【来　　　源】葡萄科植物崖爬藤 *Tetrastigma obtectum*（Wall. ex Lawson）Planch. ex Franch.。

【形态特征】攀援木质藤本。根肉质肥大成串连状。小枝具短柔毛。卷须与叶对生,分枝。叶为掌状5小叶;小叶菱状椭圆形或椭圆状披针形,长 1~4 cm,宽 0.5~2.0 cm,顶端渐尖、急尖或钝,边缘具小锯齿;叶柄长 1~4 cm,小叶柄极短或几无柄。伞形花序,花小,绿白色;花萼浅碟形,边缘呈波状浅裂;花瓣 4 枚,长椭圆形,长 1.3~2.7 mm;雄蕊 4 枚,雌花雄蕊短而败育;花盘 4 浅裂,在雌花中不发达;柱头扩大呈碟形,边缘分裂。果球形,直径 0.5~1.0 cm;种子 1 粒。花期 4~6 月,果期 8~11 月。

【生境分布】生于山谷沟边或村边,攀附于石壁上或树上。广西主要分布于百色、河池、柳州、桂林、梧州等地,我国甘肃、湖南、福建、台湾、四川、贵州、云南等省也有分布。

【壮医药用】药用部位　全株。

性味　辣、酸、涩、平;有小毒。

功用　祛风毒,除湿毒,消肿痛。用于发旺(痹病),林得叮相(跌打损伤),腰肌劳损,呗脓(痈肿),额哈(毒蛇咬伤)。

注:本品有小毒,孕妇忌服。

附方　(1)发旺(痹病):①崖爬藤、威灵仙各 30 g,通城虎、十大功劳各 15 g,加米酒 600 ml 浸泡 30 天,每次取药酒 30 ml 饮用。②崖爬藤、一朵云各 12 g,水煎服。

(2)林得叮相(跌打损伤):崖爬藤、大麻骨风、五加皮各 10 g,桑寄生 30 g,水煎服;药渣敷患处。

(3)腰肌劳损:崖爬藤、马鞍藤各 12 g,水煎服。

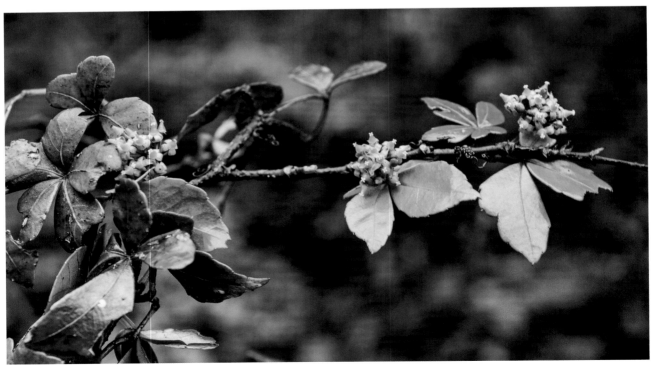

*Tetrastigma obtectum*（Wall. ex Lawson）Planch. ex Franch.

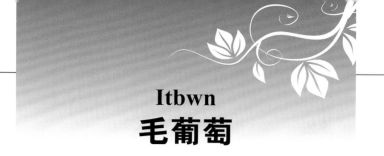

# Itbwn

# 毛葡萄

【药 材 名】毛葡萄。

【别　　名】山野葡萄。

【来　　源】葡萄科植物毛葡萄 *Vitis heyneana* Roem. et Schult.。

【形态特征】木质藤本。小枝、卷须、叶片下面、叶柄及花序梗均被绒毛。小枝具纵棱纹。卷须与叶对生。叶片卵圆形或五角状卵形，长 4~12 cm，宽 3~8 cm，先端急尖或短渐尖，基部宽心形或截状心形，边缘具尖锐锯齿，基出脉 3~5 条；叶柄长 2.5~6.0 cm。花杂性异株；圆锥花序疏散，与叶对生；花序梗长 1~2 cm；花梗长 1~3 mm，无毛；花蕾倒卵圆形或椭圆形；花萼碟形；花瓣 5 枚，呈帽状黏合脱落；雄蕊 5 枚；花盘 5 裂；雌蕊 1 枚。浆果球形，成熟时紫黑色，直径 1.0~1.3 cm。花期 4~6 月，果期 6~10 月。

【生境分布】生于山坡、沟谷灌木丛中、林缘或林中。广西主要分布于隆林、乐业、那坡、融水、龙胜、天峨、都安、象州等地，我国山西、陕西、甘肃、山东、河南、安徽、江西、浙江、福建、广东、湖北、湖南、四川、贵州、云南、西藏等省区也有分布。

【壮医药用】**药用部位**　根皮、叶。

**性味**　微苦、酸，平。

**功用**　根皮：调龙路，舒筋络，消肿痛。用于约经乱（月经不调），隆白呆（带下），林得叮相（跌打损伤），外伤出血。

叶：止血。用于外伤出血。

**附方**　（1）隆白呆（带下）：毛葡萄根皮、六月雪、四方藤各 15 g，鸡血藤 30 g，水煎服。

（2）约经乱（月经不调）：毛葡萄根皮、益母草各 15 g，黄花倒水莲 30 g，水煎服。

（3）外伤出血：毛葡萄叶、艾叶、大叶紫珠各等份，研末，取药粉 10 g 敷患处。

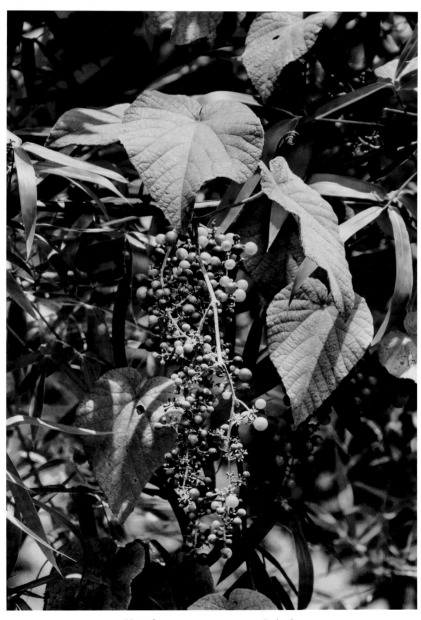

*Vitis heyneana* Roem. et Schult.

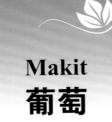

# Makit
# 葡萄

【药 材 名】葡萄。

【别　　名】草龙珠、山葫芦。

【来　　源】葡萄科植物葡萄 *Vitis vinifera* L.。

【形态特征】木质藤本。小枝圆柱形，具纵棱纹，无毛或被稀疏柔毛。卷须二叉分枝，每隔 2 节间断。单叶互生；叶片卵圆形，3~5 浅裂或中裂，长 7~18 cm，宽 6~16 cm，基部心形，背部疏被短柔毛，边缘具锯齿；基出脉 5 条；叶柄长 4~9 cm，几无毛。圆锥花序与叶对生，多花，长 10~20 cm，花序梗长 2~4 cm；花梗长 1.5~2.5 mm；花蕾倒卵球形；花萼浅碟形，边缘波状；花瓣 5 枚，呈帽状黏合脱落；雄蕊 5 枚；花盘 5 浅裂；雌蕊 1 枚，在雄花中完全退化。浆果球形或椭圆形，成熟时紫黑色或红而带青色，直径 1.5~2.0 cm。花期 4~5 月，果期 8~9 月。

【生境分布】栽培。广西各地均有栽培，我国其他省区有栽培。

【壮医药用】药用部位　根、茎、果。

性味　甜，平。

功用　根、茎：祛风毒，除湿毒，止呕吐，安胎。用于发旺（痹病），咪裆鹿（妊娠呕吐），胎动不安，啊肉甜（消渴）。

果：散风毒，利水道。用于笃麻（麻疹）不透，肉扭（淋证）。

附方　（1）胎动不安：葡萄根、苎麻根各 15 g，桑寄生 30 g，水煎服。

（2）啊肉甜（消渴）：葡萄根 15 g，葛根、赤芍各 30 g，白芍、黄花倒水莲各 20 g，水煎服。

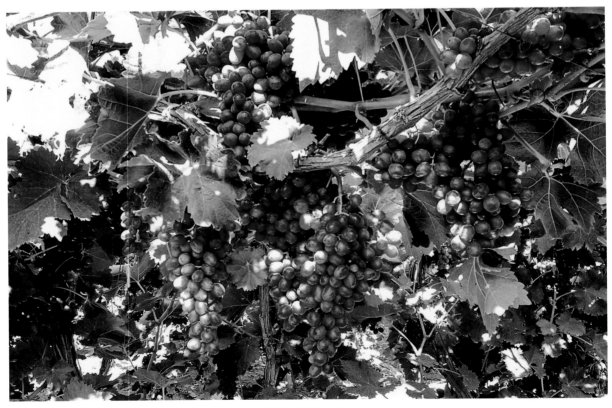

*Vitis vinifera* L.

# Bugnaengbwn

# 橘红

【药 材 名】橘红。

【别　　名】化州橘红、毛橘红。

【来　　源】芸香科植物橘红 *Citrus maxima* (Burm.) Merr. cv. *Tomentosa* T. T. Yü。

【形态特征】常绿乔木,高可达 10 m。嫩枝扁且具棱。嫩枝、叶背、花梗、花萼、子房、果枝、果梗、幼果上均被短柔毛。单身复叶,互生;叶柄具叶翼;叶片长椭圆形或阔卵形,长 6.5~16.5 cm,宽 4.5~8.0 cm,顶端钝圆或微凹,基部圆。总状花序,有时兼有腋生单花;花白色;花萼 4 浅裂或 5 浅裂;花瓣 4 枚或 5 枚;雄蕊 25~45 枚;雌蕊 1 枚,柱头扁头状。果圆球形、扁球形、梨形或倒卵形,直径 10~15 cm,淡黄色或黄绿色;种子扁球形或扁楔形,白色或带黄色。花期 4~5 月,果期 9~12 月。

【生境分布】栽培。广西主要栽培于合浦、陆川、博白等地,我国广东省也有栽培。

【壮医药用】药用部位　果皮。

性味　苦、微辣、温。

功用　调气道,化痰毒,止咳嗽,消食滞。用于埃病(咳嗽),胸膈胀满,鹿(呕吐),胴尹(胃痛),肿瘤。

附方　(1)埃病(咳嗽):橘红 9 g,切丝,开水泡服或水煎服。

(2)胴尹(胃痛):橘红 3 g,高良姜 15 g,水煎服。

(3)肿瘤:橘红 6 g,赤芍、穿破石各 30 g,黄芪 60 g,苏木 10 g,水煎服。

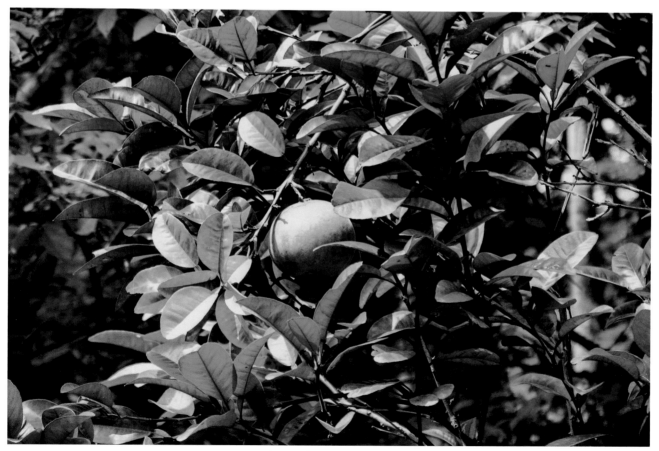

*Citrus maxima* (Burm.) Merr. cv. *Tomentosa* T. T. Yü

# Moedbya
# 细叶黄皮

【**药 材 名**】山黄皮。

【**别 名**】鸡皮果、假鸡皮果、小叶黄皮。

【**来 源**】芸香科植物细叶黄皮 *Clausena anisumolens* (Blanco) Merr.。

【**形态特征**】灌木至小乔木,高可达 6 m。当年生枝、叶柄及叶轴均被短柔毛,植株各部密生半透明油点。叶有小叶 5~11 片;小叶镰刀状披针形或斜卵形,长 5~12 cm,宽 2~4 cm,两侧不对称,边缘波浪状或具浅钝裂齿,嫩叶背面中脉常被短柔毛;小叶柄长 2~4 mm。花序顶生,花白色,略芳香;花萼裂片卵形;花瓣长圆形,长约 3 mm;雄蕊 10 枚或 8 枚。果球形或阔卵形,直径 1~2 cm,淡黄色,半透明;果皮有半透明的油点;果肉味甜或偏酸;有种子 1~4 粒。花期 4~5 月,果期 7~8 月。

【**生境分布**】栽培。广西主要分布于百色、龙州、大新、隆安、南宁等地,我国广东、云南、台湾等省也有分布。

【**壮医药用**】**药用部位** 根、茎、叶。

**性味** 苦、微辣,温。

**功用** 祛风毒,祛寒毒,止疼痛,通水道。用于贫痧(感冒),兵嘿细勒(疝气),胴尹(胃痛),笨浮(水肿),发旺(痹病),黄标(黄疸),林得叮相(跌打损伤)。

**附方** (1)贫痧(感冒),埃病(咳嗽):鲜山黄皮叶 30 g,水煎服。

(2)兵嘿细勒(疝气):山黄皮根、川楝子、荔枝核、赤芍各 10 g,水煎服。

(3)发旺(痹病):山黄皮根皮、两面针根皮、千斤拔各 20 g,水煎服。

(4)林得叮相(跌打损伤):鲜山黄皮叶适量,捣烂调白酒炒热外敷患处。

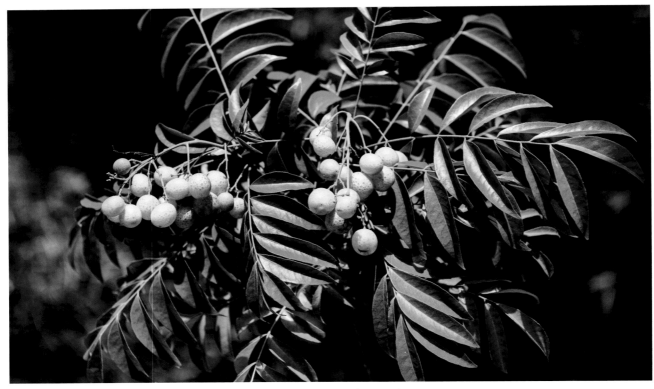

*Clausena anisumolens* (Blanco) Merr.

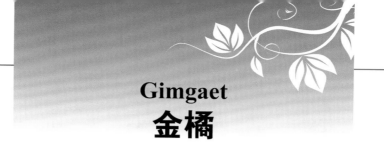

# Gimgaet
# 金橘

**【药 材 名】**金橘。

**【别　　名】**金桔。

**【来　　源】**芸香科植物金橘 *Fortunella margarita*（Lour.）Swingle。

**【形态特征】**常绿灌木,高多达 3 m。枝有刺。叶片厚,色浓绿,卵状披针形或长椭圆形,长 5~11 cm,宽 2~4 cm,顶端略尖或钝;叶柄长达 1.2 cm,翼叶甚窄。单花或 2~4 朵花簇生;花梗长 3~5 mm;花萼 4 裂或 5 裂;花瓣 5 枚,长 6~8 mm;雄蕊 20~25 枚;子房椭圆形,花柱约为子房长的 1.5 倍。果椭圆形或卵状椭圆形,长 2.0~3.5 cm,橙黄色至橙红色,果皮味甜;种子 2~5 粒。花期 3~5 月,果期 10~12 月。

**【生境分布】**栽培。广西主要栽培于桂林、上思、罗城、象州、宁明、荔浦等地,我国台湾、福建、广东等省也有栽培。

**【壮医药用】药用部位**　根。

**性味**　酸、苦,温。

**功用**　调气机,止疼痛,化痰毒。用于胴尹(胃痛),兵嘿细勒(疝气),产呱腊胴尹(产后腹痛),奄寸(子宫脱垂),呗奴(瘰疬)。

**附方**　(1)胴尹(胃痛):金橘根、郁金、香附各 10 g,水煎服。

(2)兵嘿细勒(疝气):①金橘根、金樱根、穿破石、千斤拔各 15 g,水煎服。②金橘根、艾叶、过江龙各 30 g,血竭 15 g,水煎洗患处。

(3)呗奴(瘰疬):金橘根 30 g,苦参、玄参、沙参、丹参各 15 g,水煎服。

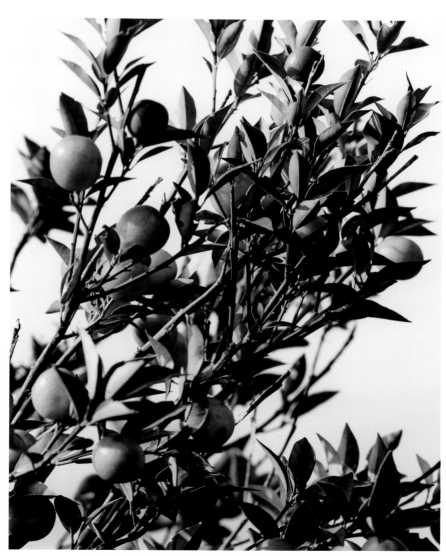

*Fortunella margarita*（Lour.）Swingle

# Golwg'ndo
# 小花山小橘

**【药 材 名】**山小橘。

**【别　　名】**水禾木、沙圹木、山小桔、山桔、山柑子、酒饼木、沙柑木。

**【来　　源】**芸香科植物小花山小橘 *Glycosmis parviflora*（Sims）Kurz。

**【形态特征】**常绿灌木，高可达 3 m。全株无毛。茎多分枝。小叶 2~4 片；小叶椭圆形、长圆形或披针形，长 5~19 cm，宽 2.5~8.0 cm；小叶柄长 1~5 mm。圆锥花序腋生及顶生；花萼裂片卵形；花瓣白色，长椭圆形；雄蕊 10 枚；子房阔卵形至圆球形，花柱极短。浆果球形或椭圆形，直径 1.0~1.5 cm，淡黄白色转淡红色或暗朱红色，半透明，油点明显；种子 2 粒或 3 粒。花期 3~5 月，果期 7~9 月。

**【生境分布】**生于缓坡、山地杂木林或路旁树下的灌木丛中。广西主要分布于南宁、柳城、上思、百色、龙州等地，我国台湾、福建、广东、贵州、云南、海南等省也有分布。

**【壮医药用】药用部位**　根、叶。

**性味**　苦，平。

**功用**　根：调气道谷道，化痰毒，止咳嗽，消积滞。用于贫痧（感冒），埃病（咳嗽），东郎（食滞），腊胴尹（腹痛），肉扭（淋证），荨麻疹，麦蛮（风疹），稻田皮炎，胴尹（胃痛）。

叶：消肿痛。用于林得叮相（跌打损伤）。

**附方**　（1）贫痧（感冒）：山小橘根、三姐妹各 15 g，水煎服。

（2）肉扭（淋证）：山小橘根、车前草各 15 g，排钱草 30 g，水煎服。

（3）麦蛮（风疹）：山小橘根、鹅不食草、飞扬草各适量，水煎洗患处。

（4）荨麻疹：山小橘根、大风艾、三角泡各适量，水煎洗患处。

（5）稻田皮炎：山小橘根、飞扬草、九里明各适量，水煎洗患处。

（6）胴尹（胃痛）：山小橘根 15 g，香附 10 g，水煎服。

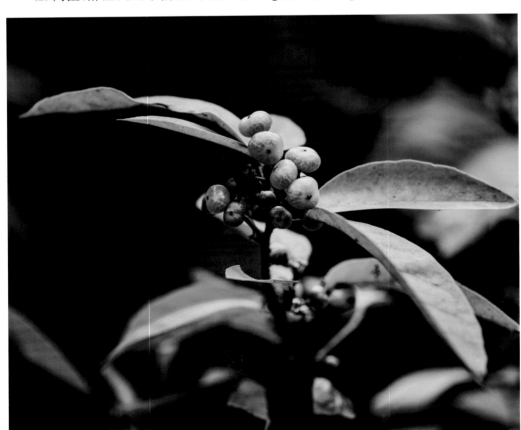

*Glycosmis parviflora*（Sims）Kurz

# Gocazgyag
# 四数九里香

【**药 材 名**】四数九里香。

【**别　　名**】满山香、满天香。

【**来　　源**】芸香科植物四数九里香 *Murraya tetramera* Huang。

【**形态特征**】小乔木，高可达 7 m。当年生枝、新叶的叶轴及花梗均被稀疏微柔毛，后变无毛。叶有小叶 5~11 片；小叶狭长披针形，长 2~5 cm，宽 0.8~2.0 cm，先端渐狭长尖；小叶柄长 2~4 mm。伞房状聚伞花序，多花，花白色；萼片和花瓣均为 4 枚；萼片基部合生，卵形；花瓣白色，长椭圆形，长 4~5 mm，有油点；雄蕊 8 枚，花丝长约 4 mm；子房椭圆形，长约 1 mm，花柱长约 2 mm。果球形，直径 1.0~1.2 cm，淡红色，油点甚多，干后变为褐色；种子 1~3 粒。花期 3~4 月，果期 7~8 月。

【**生境分布**】生于石灰岩山地的山顶部光照充足的地方。广西主要分布于百色、德保、隆安、靖西、龙州等地，我国云南等省也有分布。

【**壮医药用**】**药用部位**　全株。

**性味**　辣、微苦，微温。

**功用**　祛风毒，调气道，止疼痛，散瘀血。用于贫痧（感冒），埃病（咳嗽），墨病（气喘），胴尹（胃痛），发旺（痹病），林得叮相（跌打损伤），皮肤瘙痒，能啥能累（湿疹），痂（癣）。

**附方**　(1)墨病（气喘）：四数九里香、射干各 15 g，磨盘草、扶芳藤各 30 g，玄参 10 g，砂仁 6 g，水煎服。

(2)痂（癣）：四数九里香、土茯苓各 30 g，百部、苦参各 15 g，水煎洗患处。

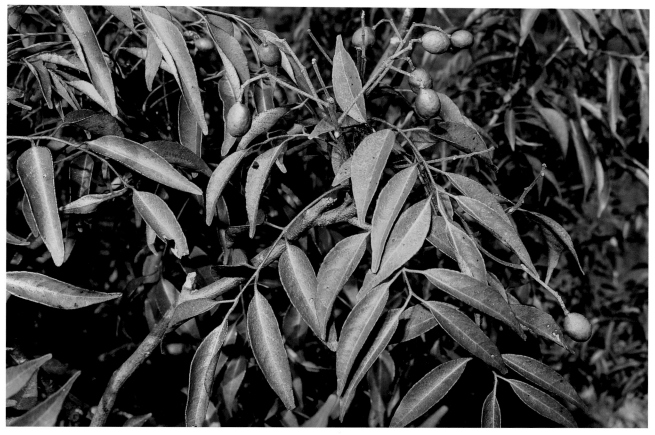

*Murraya tetramera* Huang

# Nya'ngaihceuj
# 芸香

【药材名】芸香。

【别　　名】臭草、百应草、小叶香、小香草。

【来　　源】芸香科植物芸香 *Ruta graveolens* L.。

【形态特征】多年生草本，高可达 1 m。全株呈粉绿色，有臭气。茎直立，多分枝。叶为二回或三回羽状复叶，长 6~12 cm；末回裂片短匙形或狭长圆形，长 5~30 mm，宽 2~5 mm。聚伞花序顶生，花金黄色，花直径约 2 cm；萼片和花瓣均为 4 枚；雄蕊 8 枚；子房通常 4 室，每室有胚珠多颗。蒴果长 6~10 mm，由顶端开裂至中部，果皮有凸起的油点；种子甚多，肾形，褐黑色。花期 3~6 月及冬季末期，果期 7~9 月。

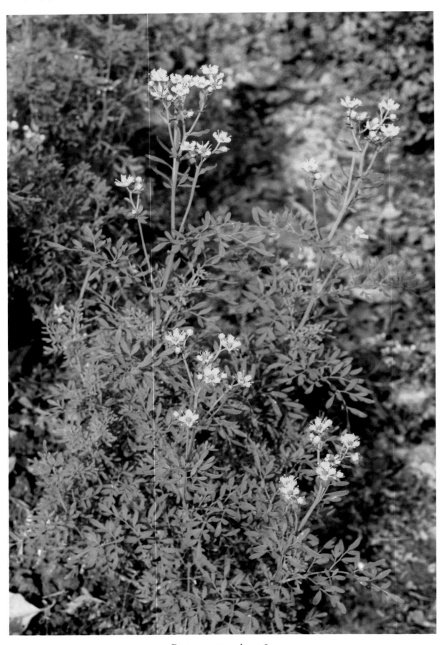

【生境分布】栽培或生于沟谷、溪边、路旁草丛中。广西主要分布于南宁、柳州、全州、梧州、苍梧、桂平、玉林、来宾、宁明等地，我国福建、广东等省也有分布。

【壮医药用】药用部位　地上部分。

性味　微苦，凉。

功用　调龙路火路，祛风毒，清热毒。用于贫痧（感冒），发得（发热），狠风（小儿惊风），巧尹（头痛），楞阿勒（鼻出血），呗脓（痈肿），林得叮相（跌打损伤），额哈（毒蛇咬伤）。

附方　(1) 林得叮相（跌打损伤）：芸香 1000 g，米酒 100 ml，水煎，趁热熏患处。

(2) 贫痧（感冒），发得（发热）：芸香、三叉苦、三姐妹、广防风各 15 g，水煎服。

*Ruta graveolens* L.

# Cazladbya
# 蜜楝吴萸

【**药 材 名**】山吴萸。

【**别 名**】牛纠吴萸、毛牛纠吴萸、山茶辣、五除叶、野茶辣。

【**来 源**】芸香科植物蜜楝吴萸 *Tetradium trichotomum* Lour.。

【**形态特征**】小乔木，稀高达 10 m。树皮灰褐色或灰色。叶有小叶 3~11 片；小叶椭圆形至长圆形，叶轴基部的 1 片或 2 片常为卵形，长 6~15 cm，宽 2.5~6.0 cm，无毛。花序顶生，花多；萼片和花瓣均为 4 枚；花瓣镊合状，白色；雄花的雄蕊 4 枚，比花瓣稍长，退化雌蕊棒状；雌花的退化雄蕊鳞片状，花瓣比雄花的大。果鲜红色至暗紫红色，散生油点，具横皱纹，基部常有 1 个或 2 个不育心皮，每分果瓣有种子 1 粒。花期 6~7 月，果期 9~11 月。

【**生境分布**】生于山地灌木丛或杂木林中较湿润的地方。广西主要分布于西部地区，我国广东、海南、贵州、云南等省也有分布。

【**壮医药用**】**药用部位** 根、果。

**性味** 苦、辣，温。

**功用** 调气机，止疼痛，利谷道水道。用于虚寒胴尹（胃痛），贫痧（感冒），屙泻（泄泻），笨浮（水肿），林得叮相（跌打损伤），口疮（口腔溃疡），能啥能累（湿疹）。

**附方** （1）虚寒胴尹（胃痛）：山吴萸根 5 g，野胡椒 3 g，共研末，以温开水冲服。

（2）口疮（口腔溃疡）：山吴萸根、艾叶各 30 g，水煎，加米醋适量调匀泡足。

（3）能啥能累（湿疹）：山吴萸根 10 g，棒根皮、牛耳枫各 30 g，水煎洗患处。

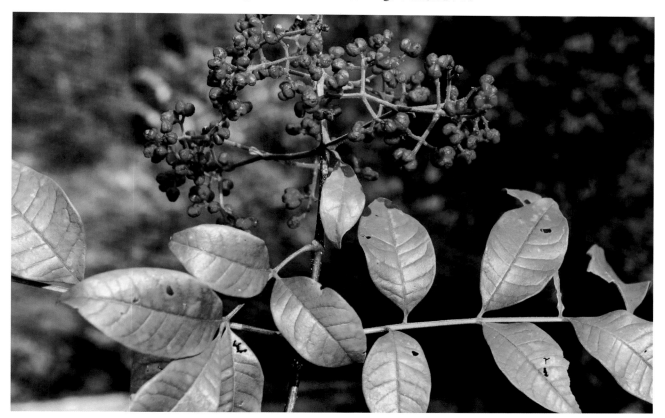

*Tetradium trichotomum* Lour.

# Gooenceu
# 竹叶花椒

【药 材 名】竹叶椒。

【别 名】山花椒、土花椒、花椒。

【来 源】芸香科植物竹叶花椒 *Zanthoxylum armatum* DC.。

【形态特征】灌木或小乔木，高可达5 m。全株芳香。根粗壮，木质，外皮粗糙，内面黄色。小枝、叶轴和叶两面中脉上均具长而直的扁刺。单数羽状复叶互生；小叶3~9片，对生，披针形或椭圆状披针形，长4~9 cm，宽2~4 cm，先端尖，基部楔形，边缘全缘或具浅齿，有油点，叶轴有翅；小叶柄甚短或无柄。花序近腋生或同时生于侧枝之顶，长可达5 cm，有花30朵以内，花细小，单性；花被片6~8枚，长约1.5 mm；雄花的雄蕊5枚或6枚，退化心皮顶端2浅裂或3浅裂；雌花有心皮2~4个，背部近顶侧各有1个油点。果球形，紫红色，有突起腺点，单个分果瓣直径4~5 mm；种子褐黑色。花期4~5月，果期8~10月。

【生境分布】生于低山疏林下或灌木丛中。广西各地均有分布，我国江西、湖南、河南、贵州、云南、山东、海南等省也有分布。

【壮医药用】**药用部位** 根、叶、果、种子。

**性味** 辣、微苦，温；有小毒。

**功用** 调龙路火路，祛风毒，祛寒毒，消肿痛。根用于林得叮相（跌打损伤），发旺（痹病），胴尹（胃痛），约经乱（月经不调）；叶用于呗脓（痈肿），麦蛮（风疹），额哈（毒蛇咬伤）；果用于胴尹（胃痛）；种子用于胴西咪暖（肠道寄生虫病），刀伤，呗嘻（乳痈）。

注：本品有小毒，孕妇忌服。

**附方** （1）胴尹（胃痛）：竹叶椒果实、香草果、砂仁各6 g，吴茱萸3 g，猪肚半个，土鸡半只，水炖，调食盐适量，食肉喝汤。

（2）发旺（痹病）：竹叶椒叶、扛板归、土牛膝、艾叶各30 g，水煎，熏蒸患处并外洗。

（3）约经乱（月经不调）：竹叶椒根15 g，三七6 g，大枣30 g，猪尾巴200 g，水炖，调食盐适量，食肉喝汤。

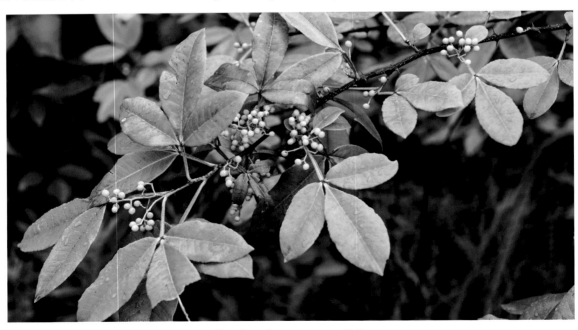

*Zanthoxylum armatum* DC.

# Gonung
# 簕欓花椒

【**药 材 名**】簕欓。

【**别　　名**】簕档、簕欓、花椒簕、画眉跳。

【**来　　源**】芸香科植物簕欓花椒 *Zanthoxylum avicennae*(Lam.) DC.。

【**形态特征**】常绿灌木或小乔木,高可达 3 m,稀达 15 m。根横走,外皮淡黄色。树干有鸡爪状刺。单数羽状复叶互生;小叶 11~21 片,斜卵形、斜长方形或呈镰刀状,长 2~7 cm,宽 1~3 cm,顶部短尖或钝,两侧甚不对称,无毛,油点甚小或不明显,边缘全缘或中部以上具疏裂齿,叶轴有窄翼及疏钩刺。圆锥花序顶生;萼片 5 枚,卵形;花瓣 5 枚,长圆形;雄花花瓣黄白色,雄蕊 5 枚,退化雌蕊 2 浅裂;雌花花瓣比雄花的稍长,约 2.5 mm,心皮 2 个,退化雄蕊极小。蓇葖果 2 个,紫红色,单个分果瓣直径 4~5 mm,油点大且多,微凸起。花期 6~8 月或 10 月,果期 10~12 月。

【**生境分布**】生于山坡、路边疏林下或灌木丛中。广西主要分布于南宁、梧州、上思、平南、桂平、容县、龙州等地,我国福建、台湾、云南、广东、海南等省也有分布。

【**壮医药用**】药用部位　根、叶。

**性味**　苦,微温。

**功用**　根:调龙路火路,祛风毒,除湿毒,止疼痛。用于发旺(痹病),林得叮相(跌打损伤),腰肌劳损,腊胴尹(腹痛)。

叶:通龙路火路,调气机,除湿毒,止疼痛。用于林得叮相(跌打损伤),发旺(痹病),胴尹(胃痛),仲嘿喯尹(痔疮),胴西咪暖(肠道寄生虫病),诺嚎尹(牙痛)。

**附方**　(1)胴尹(胃痛):簕欓根 15 g,水煎服。

(2)诺嚎尹(牙痛):簕欓叶、两面针、细辛各适量,水煎含漱。

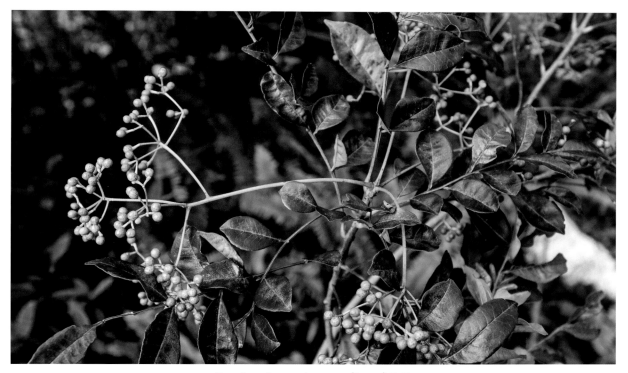

*Zanthoxylum avicennae*(Lam.) DC.

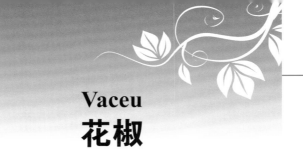

## Vaceu
# 花椒

【药 材 名】花椒。

【别　　　名】香椒、大红袍、大花椒。

【来　　　源】芸香科植物花椒 *Zanthoxylum bungeanum* Maxim.。

【形态特征】小乔木，高可达 7 m。枝有短刺，当年生枝被短柔毛。叶轴常有甚狭窄的叶翼；叶有小叶 5~13 片，小叶对生，无柄；小叶卵形或椭圆形，位于叶轴顶部的较大，近基部的有时圆形，长 2~7 cm，宽 1.0~3.5 cm，边缘具细裂齿，齿缝有油点，叶背基部中脉两侧有丛毛或小叶两面均被柔毛。伞房状圆锥花序顶生或生于侧枝之顶，花序轴及花梗密被短柔毛或无毛；花被片 6~8 枚，黄绿色，排成 1 轮；雄花雄蕊 5~8 枚，退化雌蕊顶端叉状浅裂；雌花有心皮 2 个或 3 个，偶有 4 个。果实红色至紫红色，单个分果瓣径 4~5 mm，散生微凸起的油点；果梗长 4.0~7.5 mm；种子长 3.5~4.5 mm。花期 4~5 月，果期 8~10 月。

【生境分布】生于路旁、山坡的灌木丛中。广西主要分布于北部、东北部等地，我国除东北部及新疆外，其他省区也有分布。

【壮医药用】药用部位　果。

性味　辣、麻、温。

功用　调谷道气道，温脾胃，祛寒毒，杀虫。用于东郎（食滞），腹冷，屙泻（泄泻），腊胴尹（腹痛），京尹（痛经），鹿（呕吐），埃病（咳嗽），发旺（痹病），诺嚎尹（牙痛），胴西咪暖（肠道寄生虫病），蛲虫病，巧尹（头痛）。

附方　(1)诺嚎尹（牙痛）：花椒 3 g，金不换 15 g，水煎漱口。

(2)京尹（痛经）：花椒、川芎各 10 g，木香 6 g，共研末，加白酒适量调成糊状，敷于肚脐，外加艾灸。

(3)巧尹（头痛）：花椒、吴茱萸、苍术各 5 g，水煎泡足。

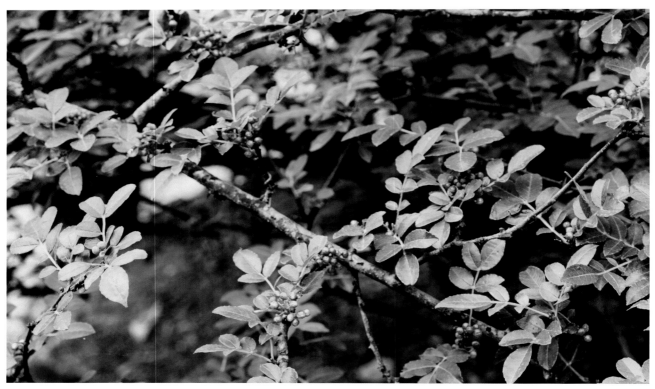

*Zanthoxylum bungeanum* Maxim.

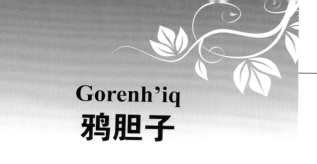

# Gorenh'iq
# 鸦胆子

【**药 材 名**】鸦胆子。

【**别　　名**】羊不食、老鸦胆、苦参子。

【**来　　源**】苦木科植物鸦胆子 *Brucea javanica* (L.) Merr.。

【**形态特征**】灌木或小乔木，高可达 3 (8) m。全株密被柔毛。奇数羽状复叶互生；小叶 3~15 枚，卵形或卵状披针形，长 5~10 cm，宽 2~4 cm，先端渐尖，基部宽楔形而略偏斜，边缘具粗齿，两面均被柔毛。圆锥花序腋生，花雌雄异株，雄花序长 15~40 cm，雌花序长约为雄花序的一半；花细小，暗紫色，萼片、花瓣、雄蕊均为 4 枚；子房 4 深裂，无毛。核果长卵形，6~8 mm，直径 4~6 mm，成熟时黑色；种子 1 粒，卵形，淡黄色，味极苦。花期 4~6 月，果期 8~10 月。

【**生境分布**】生于疏林、旷野、山麓灌木丛或石灰山中。广西主要分布于东南部和西南部地区，我国福建、台湾、广东、海南、云南等省也有分布。

【**壮医药用**】**药用部位**　叶、果。

**性味**　苦，寒；有毒。

**功用**　利谷道，清热毒，除湿毒，祛瘴毒，杀虫。用于屙泻（泄泻），屙意咪（痢疾），瘴病（疟疾），早期血吸虫病，仲嘿喯尹（痔疮），呗脓（痈肿），能啥能累（湿疹），赘疣，鸡眼。

注：本品有毒，内服慎用；孕妇、小儿和体弱者忌服。

**附方**　（1）鱼鳞痣：鸦胆子叶 15 g，板蓝根、生香附各 30 g，水煎洗患处。

（2）能啥能累（湿疹）：鸦胆子叶 10 g，山芝麻 30 g，马齿苋、黄柏各 20 g，连翘 15 g，水煎洗患处。

（3）屙意咪（痢疾）：鸦胆子 5 粒，桃金娘叶、地桃花根、凤尾草、马齿苋各 30 g，共炒成炭，水煎服。

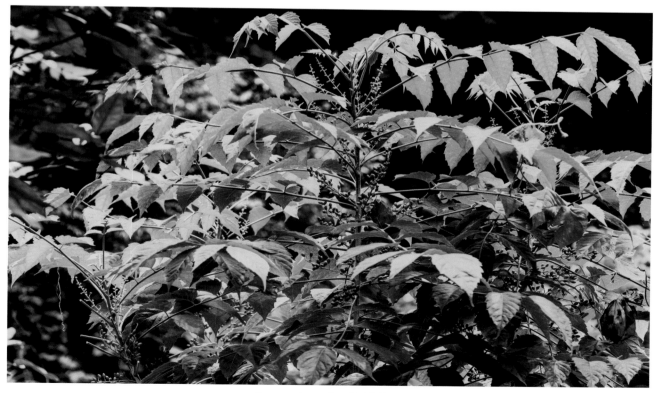

*Brucea javanica* (L.) Merr.

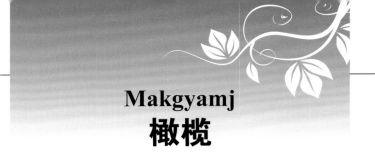

# Makgyamj
# 橄榄

【药 材 名】橄榄。

【别　　名】黄榄、白榄、甘榄、青果核。

【来　　源】橄榄科植物橄榄 *Canarium album*（Lour.）Raeuschel。

【形态特征】常绿大乔木，高可达 25 m。植株含芳香树脂。嫩枝被黄褐色绒毛。单数羽状复叶互生；小叶 9~15 片，对生，具短柄；小叶披针形或椭圆形，长 6~14 cm，宽 2.0~5.5 cm，先端渐尖至骤狭渐尖，基部楔形至圆形，偏斜，下面脉上常散生粗毛并有极细小的疣状突起。花序腋生；雄花序为聚伞圆锥花序，长 15~30 cm，多花；雌花序为总状，长 3~6 cm，具花 12 朵以下；花萼在雄花上具 3 浅齿，在雌花上近截平；花瓣 3~5 枚；雄蕊 6 枚。核果卵球形至纺锤形，长约 3 cm，成熟时黄绿色。花期 4~5 月，果实成熟期 10~12 月。

【生境分布】生于沟谷和山坡杂木林中，或栽培。广西主要栽培于横县、桂林、苍梧、东兴、浦北、北流、田阳、东兰、巴马、金秀、龙州、河池、南宁、钦州、玉林、梧州等地，我国福建、台湾、广东、云南等省也有分布。

【壮医药用】**药用部位**　根、果。

**性味**　根：微苦，平。果：酸、甜、涩，平。

**功用**　根：祛风湿，舒筋络，利咽喉。用于发旺（痹病），手足麻木，货烟妈（咽痛）。

果：清肺热，利咽喉，止渴，调气道谷道。用于货烟妈（咽痛），埃病（咳嗽），口渴，屙意咪（痢疾），醉酒，骨鲠喉，唉唠北（冻疮），能啥能累（湿疹）。

**附方**　（1）醉酒：橄榄果 3 个，水煎代茶饮。

（2）手足麻木：橄榄根、苏木、麦冬、走马胎各 10 g，水煎服。

（3）能啥能累（湿疹）：橄榄果 3 个，荔枝核 6 个，土茯苓 30 g，水煎服。

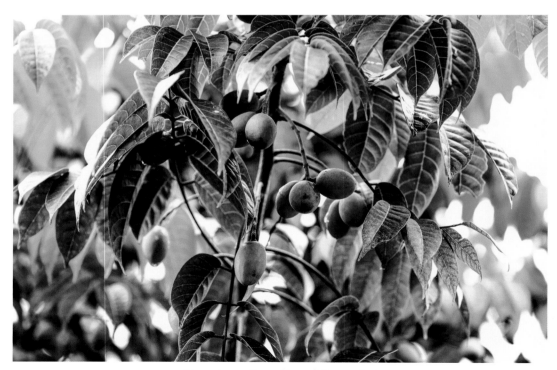

*Canarium album*（Lour.）Raeuschel

# Makmbei
# 乌榄

**【药　材　名】**乌榄根、乌榄叶、榄角、乌榄核。

**【别　　　名】**黑榄。

**【来　　　源】**橄榄科植物乌榄 *Canarium pimela* K. D. Koenig。

**【形态特征】**常绿乔木，高可达 20 m。树皮灰白色。奇数羽状复叶互生，长 30~60 cm；小叶 15~21 片，具柄；小叶椭圆形，长 5~15 cm，宽 3.5~7.0 cm，顶端锐尖或渐尖，基部偏斜，边缘全缘，揉之有浓烈的橄榄脂气味。疏散的聚伞圆锥花序腋生，花白色；雄花序多花，雌花序少花；花萼在雄花中明显浅裂，在雌花中浅裂或近截平；花瓣 3~5 枚，在雄花中近 1/2，在雌花中 1/2 以上合生；雄蕊 6 枚。核果具长梗，狭卵圆形，长 3~4 cm，成熟时紫黑色；种子 1 粒或 2 粒。花期 4~5 月，果期 5~11 月。

**【生境分布】**生于杂木林内，多为栽培。广西主要分布于东南部、西南部地区，我国广东、海南、云南等省也有分布。

**【壮医药用】药用部位**　根、叶、果肉（榄角）、果核。

**性味**　根：淡、平。叶：微苦、微涩、凉。榄角：甜、涩、温。

**功用**　解毒消肿，止血，除痹。根用于内伤吐血，发旺（痹病）；叶用于丹毒，呗（无名肿毒）；榄角用于呗嘻（乳痈），呗脓（痈肿），狠尹（疖肿）；果核用于外伤出血，骨鲠喉。

**附方**　（1）呗（无名肿毒）：鲜乌榄叶、鲜地桃花根皮各适量，加食盐适量，捣烂敷患处。

（2）发旺（痹病）：乌榄根 30 g，木满天星根、肿节风各 20 g，加白酒 500 ml，浸泡 30 天，取药酒适量擦患处。

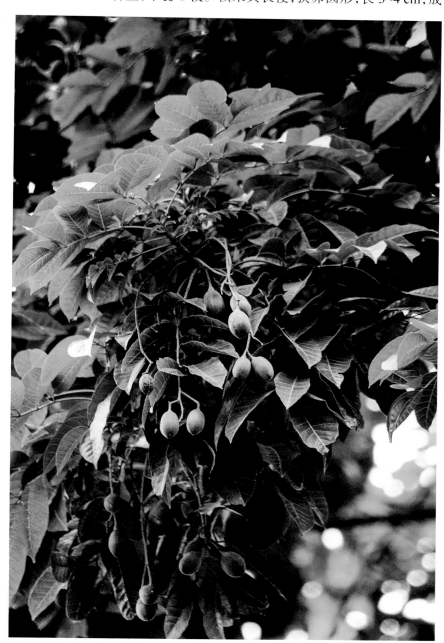

*Canarium pimela* K. D. Koenig

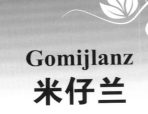

# Gomijlanz
# 米仔兰

【药 材 名】米仔兰。

【别　　名】米兰、鱼子兰、碎米兰。

【来　　源】楝科植物米仔兰 *Aglaia odorata* Lour.。

【形态特征】常绿灌木或小乔木，高可达 7 m。茎多小枝。奇数羽状复叶互生，长达 13 cm，叶轴和叶柄具狭翅，有小叶 3~5 片；小叶对生，顶端 1 片最大，下部的较小，倒卵形至长椭圆形，长 4~11 cm，宽 2~5 cm，先端钝，基部楔形。圆锥花序腋生，稍疏散，花芳香，花梗长约 2 mm；花萼 5 裂，裂片圆形；花瓣 5 枚，黄色，长圆形或近圆形；雄蕊 5 枚，花丝合生成筒状，花药内藏；子房卵形，密被黄色粗毛。浆果卵形或近球形，被疏星状鳞片或脱落；种子具肉质假种皮。花期 5~12 月，果期 7 月至翌年 3 月。

【生境分布】生于低海拔山地的疏林或灌木林中，常栽培。广西主要分布于西南部、西部地区，我国广东、福建、四川、贵州、云南等省也有分布。

【壮医药用】药用部位　枝叶、花。

性味　枝叶：辣，微温。花：甜、辣，平。

功用　枝叶：通龙路火路，散瘀血，消肿痛。用于林得叮相（跌打损伤），夺扼（骨折），呗脓（痈肿）。

花：解郁宽中，利谷道。用于气郁胸闷，东郎（食滞）。

附方　（1）林得叮相（跌打损伤），呗脓（痈肿）：鲜米仔兰枝叶、鲜韭菜根各 50 g，鲜水泽兰叶 100 g，共捣烂，炒热温敷患处。

（2）东郎（食滞）：米仔兰花 3 g，陈皮 10 g，厚朴 15 g，黄皮根 5 g，水煎服。

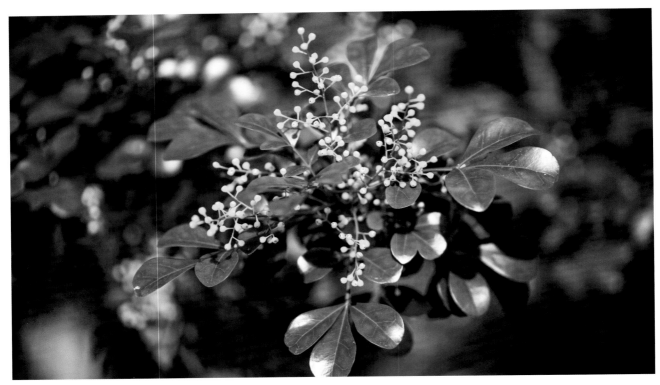

*Aglaia odorata* Lour.

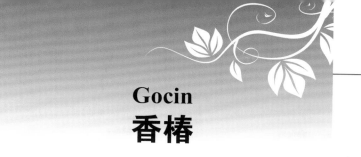

# Gocin
# 香椿

【药 材 名】香椿。

【别　　名】椿白皮、红椿、椿芽树、椿芽木、椿树。

【来　　源】楝科植物香椿 *Toona sinensis* (Juss.) Roem.。

【形态特征】落叶乔木，高可达 25 m。树皮粗糙，深褐色，片状脱落。偶数羽状复叶，长 30~50 cm 或更长；小叶 16~20 片，对生或互生，卵状披针形或卵状长椭圆形，长 9~15 cm，宽 2.5~4.0 cm，边缘全缘或具小锯齿；叶具长柄，小叶柄长 5~10 mm。圆锥花序顶生，花芳香，具短花梗；花萼 5 齿裂或浅波状；花瓣 5 枚，白色，长圆形，长 4~5 mm；雄蕊 10 枚，其中 5 枚能育、5 枚退化；子房和花盘无毛，每室有胚珠 8 颗。蒴果狭椭圆形，长 2.0~3.5 cm，深褐色；种子上端有膜质的长翅。花期 6~8 月，果期 10~12 月。

【生境分布】生于山地杂木林或疏林中。广西各地均有分布，我国北部、东部、中部、南部、西南部各省区也有分布。

【壮医药用】药用部位　根或根皮、嫩枝、叶、果。

性味　苦、涩，温。

功用　通龙路火路，祛风毒，除湿毒，止血，止痛。根或根皮用于发旺（痹病），兵淋勒（崩漏）；根皮还用于屙意咪（痢疾），屙泻（泄泻），鹿勒（呕血），屙意勒（便血），隆白呆（带下），产后尊寸（脱肛），脱发；嫩枝和叶用于屙意咪（痢疾），血压嗓（高血压），约经乱（月经不调），委哟（阳痿）；果用于胴尹（胃痛）。

附方　（1）兵淋勒（崩漏）：香椿根、大叶紫珠各 20 g，仙鹤草 30 g，水煎服。

（2）脱发：香椿根皮、黑芝麻、制黄精、枸杞子各等量，研末制成蜜丸（约 6 g），每天 2 次，每次 1 丸。

（3）委哟（阳痿）：香椿嫩枝 30 g，韭菜子 10 g，肉桂 6 g，狗肉 250 g，水炖，调食盐少许，食肉喝汤。

（4）约经乱（月经不调），血压嗓（高血压）：鲜香椿嫩叶 50 g，加去壳鸡蛋 1 个，调食盐少许，炒熟食用。

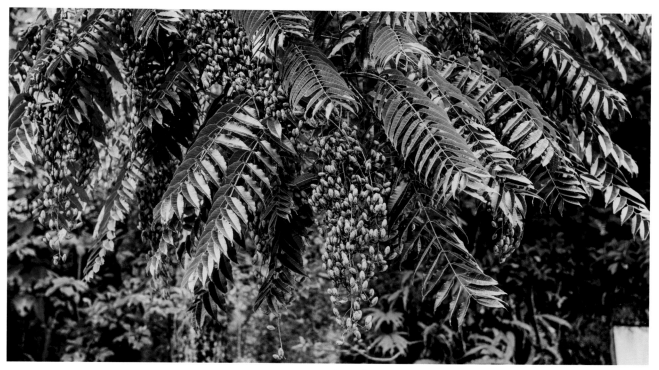

*Toona sinensis* (Juss.) Roem.

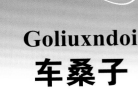

# Goliuxndoi
# 车桑子

【药 材 名】车桑子。

【别 名】坡柳、车桑仔。

【来 源】无患子科植物车桑子 *Dodonaea viscosa* Jacquem.。

【形态特征】灌木或小乔木,高可达 3 m 或更高。小枝扁,具狭翅或棱角,覆有胶状黏液。单叶互生;叶片线形、线状匙形、线状披针形、倒披针形或长圆形,长 5~12 cm,宽 0.5~4.0 cm,边缘全缘或浅波状,两面均有黏液;叶柄短或近无柄。花序顶生或在小枝上部腋生,比叶短,密花,主轴和分枝均有棱角;花梗长 2~5 mm;萼片 4 枚,披针形或长椭圆形;雄蕊 7 枚或 8 枚;子房 2 室或 3 室,柱头 2 深裂或 3 深裂。蒴果倒心形或扁球形,具 2 翅或 3 翅,高 1.5~2.2 cm;每室有种子 1 粒或 2 粒,黑色。花期秋末,果期冬季至翌年初春季。

【生境分布】生于干旱山坡、空旷地或海边沙土上。广西各地均有分布,我国西南部、南部、东南部各省区也有分布。

【壮医药用】药用部位 叶、花。

性味 微苦、辣、温。

功用 叶:解毒,消肿痛,止痒。用于货烟妈(咽痛),肉扭(淋证),呗脓(痈肿),能啥能累(湿疹)。

花:通气道,止咳嗽。用于唉唉百银(百日咳)。

附方 (1)肉扭(淋证):鲜车桑子叶 60 g,水煎调冬蜜适量服。

(2)货烟妈(咽痛):车桑子叶 30 g,金不换、山芝麻各 15 g,水煎服。

(3)唉唉百银(百日咳):车桑子花、扶桑花各 10 g,木棉花 15 g,百合 30 g,水煎服。

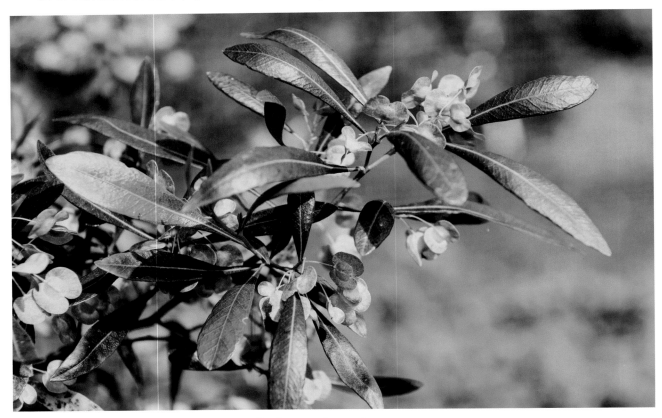

*Dodonaea viscosa* Jacquem.

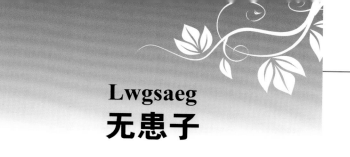

# Lwgsaeg
# 无患子

【**药 材 名**】无患子。

【**别　　名**】洗手果、木患子、肥皂树。

【**来　　源**】无患子科植物无患子 *Sapindus saponaria* L.。

【**形态特征**】落叶大乔木,高可达 25 m。树皮灰褐色或黑褐色;枝条有皮孔。叶互生,偶数羽状复叶,连柄长 25~45 cm,小叶 5~8 对,通常近对生;小叶长椭圆状披针形或稍呈镰形,长 6~15 cm,宽 2~5 cm,顶端尖长,基部楔形,边缘全缘;小叶柄长约 5 mm。圆锥花序顶生;花小,辐射对称,花梗很短;萼片和花瓣均为 5 枚,花瓣披针形,有长爪,有小耳状鳞片 2 枚;雄蕊 8 枚,伸出。核果球形,直径 2.0~2.5 cm,熟时橙黄色,干时变为黑色。花期春季,果期夏、秋季。

【**生境分布**】生于旷野或栽培于村旁。广西各地区均有分布,我国长江以南各省区及台湾、湖北也有分布。

【**壮医药用**】**药用部位**　根、枝叶、果。

**性味**　根:苦,凉;有小毒。果:苦、微辣,寒;有毒。

**功用**　清热毒,调气机,止疼痛。根用于贫痧(感冒),发得(发热),额哈(毒蛇咬伤),伤口溃烂。枝叶用于喯唉百银(百日咳);果用于胴尹(胃痛),货烟妈(咽痛),扁桃体炎,咽喉癌。

注:本品有毒,内服慎用;孕妇忌服。

**附方**　(1)货烟妈(咽痛):鲜无患子根 1 g,含咽。

(2)咽喉癌:鲜无患子 6 g,鲜艾叶 15 g,鲜吴茱萸 10 g,冰片 3 g,共捣烂,敷肚脐。

(3)发得(发热):无患子根、六月雪、麦冬、火炭母各 10 g,水煎服。

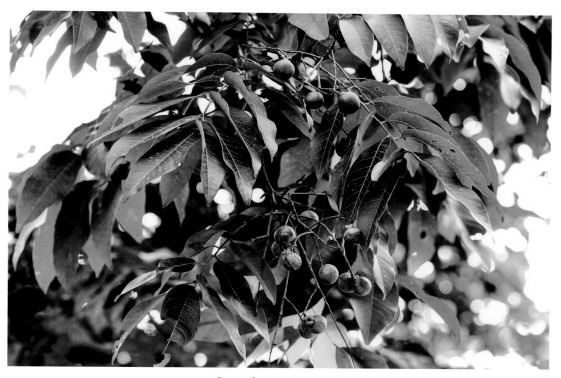

*Sapindus saponaria* L.

# Maexnaengrang
# 香皮树

**【药 材 名】**香皮树。

**【别　　名】**亚婆膏、浮罗泡花树。

**【来　　源】**清风藤科植物香皮树 *Meliosma fordii* Hemsl.。

**【形态特征】**乔木,高可达 10 m。树皮灰色。小枝、叶柄、叶背及花序均被褐色柔毛。单叶;叶柄长 1.5~3.5 cm;叶片倒披针形或披针形,长 9~25 cm,宽 2.5~8.0 cm,先端渐尖或钝,基部狭楔形,下延,边缘全缘或近顶部具锯齿。圆锥花序顶生或近顶生,三至五回分枝,花径 1.0~1.5 mm,花梗长 1.0~1.5 mm,萼片 4 枚或 5 枚,宽卵形,背面疏被柔毛;外面 3 枚花瓣近圆形,直径约 1.5 mm,内面 2 枚花瓣长约 0.5 mm,2 裂达中部;雄蕊长约 0.7 mm;雌蕊长约 0.8 mm。果近球形或扁球形,直径 3~5 mm;核具明显的网纹突起,中肋隆起。花期 5~7 月,果期 8~10 月。

**【生境分布】**生于热带和亚热带常绿林中。广西各地均有分布,我国云南、贵州、广东、湖南、江西、福建等省也有分布。

**【壮医药用】药用部位**　树皮、叶。

　**功用**　补阴液,调谷道。用于屙意囊(便秘),货烟妈(咽痛)。

　**附方**　(1)屙意囊(便秘):香皮树叶 6 g,土人参 15 g,千斤拔 20 g,水煎服。

(2)货烟妈(咽痛):香皮树叶、两面针各 15 g,水煎,药液蒸汽熏咽喉部。

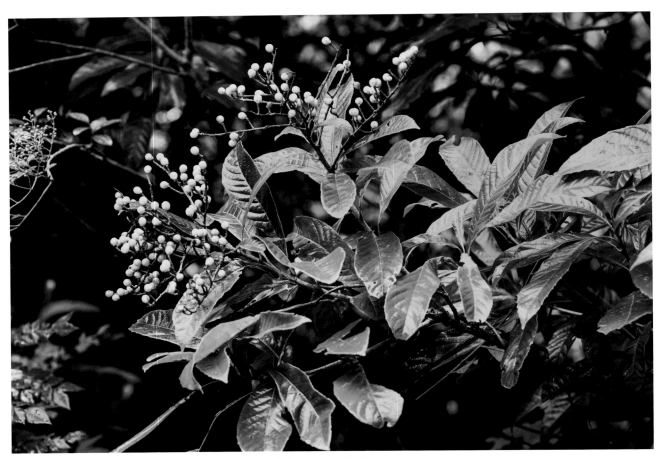

*Meliosma fordii* Hemsl.

# Gaeurumzhau
# 灰背清风藤

【**药 材 名**】灰背清风藤。

【**别 名**】大发散、广藤根。

【**来 源**】清风藤科植物灰背清风藤 *Sabia discolor* Dunn。

【**形态特征**】常绿攀援木质藤本。嫩枝具纵条纹,老枝深褐色,具白蜡层。芽鳞阔卵形。叶片纸质,卵形或椭圆状卵形,长 4~7 cm,宽 2~4 cm,先端尖或钝,基部圆形或阔楔形,上面绿色,下面灰白色;叶柄长 0.7~1.5 cm。聚伞花序呈伞状,有花 4 朵或 5 朵;花梗长 4~7 mm;萼片 5,三角状卵形,具缘毛;花瓣 5 枚,卵形或椭圆状卵形,长 2~3 mm;雄蕊 5 枚,长 2.0~2.5 mm,花药外向开裂;花盘杯状;子房无毛。分果瓣红色,倒卵状圆形或倒卵形,长约 5 mm;核中肋显著凸起呈翅状,两侧面有不规则的块状凹穴,腹部凸出。花期 3~4 月,果期 5~8 月。

【**生境分布**】生于山地灌木林中。广西主要分布于金秀、昭平、桂平等地,我国浙江、福建、江西、广东、贵州等省也有分布。

【**壮医药用**】**药用部位** 根、茎。

**性味** 甜、苦,平。

**功用** 祛风毒,除湿毒,止疼痛。用于发旺(痹病),林得叮相(跌打损伤),隆白呆(带下),黄标(黄疸)。

**附方** (1)发旺(痹病):灰背清风藤、寻骨风各 15 g,五加皮 30 g,米酒和水各半煎浓汁服。

(2)隆白呆(带下):灰背清风藤、鸡矢藤各 30 g,翻白草 15 g,水煎服。

(3)黄标(黄疸):灰背清风藤 60 g,茵陈 30 g,虎杖 15 g,石菖蒲 10 g,水煎洗浴。

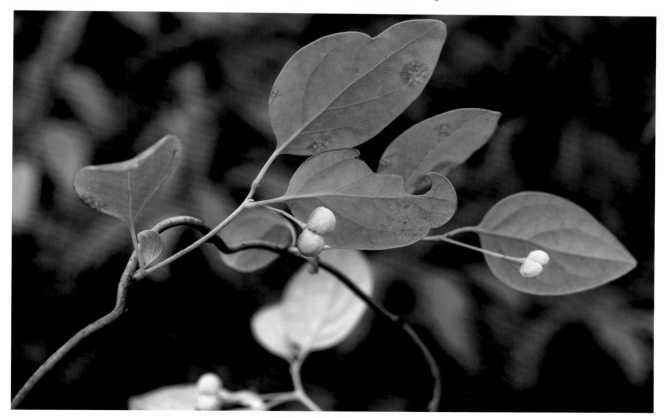

*Sabia discolor* Dunn

# Gaeurumzcing
# 簇花清风藤

【药 材 名】簇花清风藤。

【别　　名】小发散、散风藤。

【来　　源】清风藤科植物簇花清风藤 *Sabia fasciculata* Lecomte ex L. Chen。

【形态特征】常绿攀援木质藤本，长达 7 m。小枝无毛，有白蜡层。叶互生；叶片矩圆状披针形，长 5~12 cm，宽 1.5~3.5 cm，先端渐尖，基部圆形或楔形；侧脉 5~8 对；叶柄长 6~10 mm。聚伞花序有花 3 朵或 4 朵，再组成伞房花序式；花梗长 3~6 mm；花萼 5 裂，萼片卵形或长圆状卵形；花瓣 5 枚，淡绿色，长圆状卵形或卵形，长约 5 mm；雄蕊 5 枚；花盘杯状，具 5 钝齿。分果爿红色，倒卵形或阔倒卵形，长 0.8~1.0 cm；核中肋显著凸起呈狭翅状，两侧各有 1 行或 2 行蜂窝状凹穴，腹部凸出。花期 2~5 月，果期 5~10 月。

【生境分布】生于山岩、山谷、山坡、林间。广西主要分布于融水、平南、凌云、乐业、象州、金秀等地，我国福建、广东、云南等省也有分布。

【壮医药用】药用部位　全株。

性味　甜、微涩，温。

功用　祛风毒，除湿毒，消肿痛。用于发旺（痹病），林得叮相（跌打损伤），产呱忍勒卟叮（产后恶露不尽），笨浮（水肿）。

附方　（1）笨浮（水肿）：簇花清风藤、益母草各 15 g，泽兰 10 g，鹰不扑 30 g，水煎服。

（2）产呱忍勒卟叮（产后恶露不尽）：簇花清风藤、扛板归、大血藤各 30 g，天花粉 15 g，水煎服。

（3）发旺（痹病）：簇花清风藤、黑血藤、爬山虎各 30 g，水煎服。

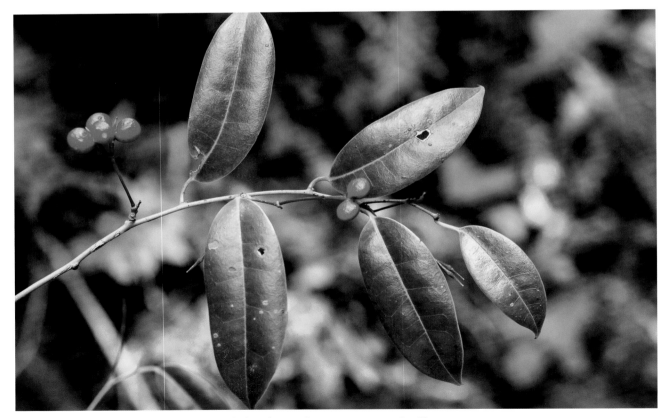

*Sabia fasciculata* Lecomte ex L. Chen

# Gogaeurumz
# 清风藤

【药 材 名】清风藤。

【别　　　名】寻风藤、一口两嘴、一口两咀。

【来　　　源】清风藤科植物清风藤 *Sabia japonica* Maxim.。

【形态特征】落叶攀援木质藤本,长可达 3 m。嫩枝被细柔毛,老枝紫褐色,具白蜡层。单叶互生;叶片卵状椭圆形、卵形或阔卵形,长 3.5~9.0 cm,宽 2.0~4.5 cm,上面深绿色,下面带粉白色;叶柄长 2~5 mm,被柔毛,叶落后柄基部残留于茎上成短刺状,微分叉。花先叶开放,单生于叶腋;花梗长 2~4 mm,果时增长至 2.0~2.5 cm;萼片 5 枚,近圆形或阔卵形,具缘毛;花瓣 5 枚,淡黄绿色,倒卵形或长圆状倒卵形,长 3~4 mm,具脉纹;雄蕊 5 枚;花盘杯状,有 5 裂齿。分果爿近圆形或肾形,直径约 5 mm,成熟时深蓝色;核有明显的中肋,两侧面具蜂窝状凹穴,腹部平。花期 2~3 月,果期 4~7 月。

【生境分布】生于山谷、林缘灌木林中。广西主要分布于桂林、平乐、龙胜、兴安等地,我国江苏、安徽、浙江、福建、江西、广东等省也有分布。

【壮医药用】**药用部位**　茎、叶。

**性味**　苦、辣,温。

**功用**　调龙路火路,祛风毒,除湿毒,通水道。用于发旺(痹病),林得叮相(跌打损伤),隆芡(痛风),夺扼(骨折),呗脓(痈肿),麦蛮(风疹),笨浮(水肿),肝硬化,腰腿疼痛。

**附方**　(1)发旺(痹病),腰腿疼痛:清风藤、海风藤、络石藤各 20 g,水煎服。

(2)隆芡(痛风):清风藤 20 g,银花藤 50 g,雷公藤 25 g,虎杖 30 g,水煎服。

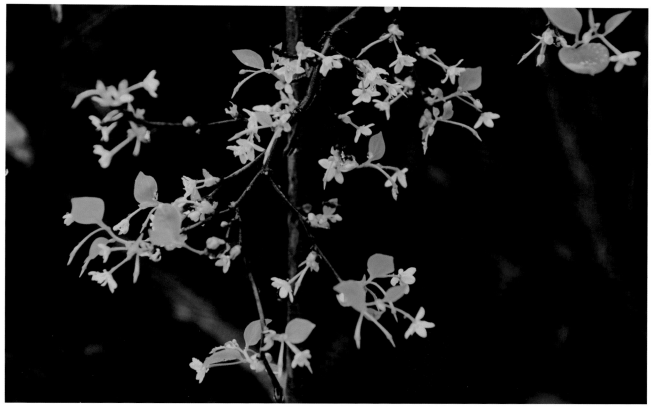

*Sabia japonica* Maxim.

# Gaeurumziq
# 小花清风藤

**【药 材 名】**小花清风藤。

**【别　　名】**小花清藤。

**【来　　源】**清风藤科植物小花清风藤 *Sabia parviflora* Wall. ex Roxb.。

**【形态特征】**常绿木质攀援藤本。小枝细长，嫩时被短柔毛，老时无毛。叶片纸质或近薄革质，卵状披针形或狭长圆形，长 5~12 cm，宽 1~3 cm，先端渐尖，基部圆形或宽楔形，上面深绿色或橄榄绿色，下面灰绿色；叶柄长 0.5~2.0 cm。聚伞花序集成圆锥花序，有花 10~25 朵；花梗长 3~6 mm；花绿色或黄绿色；萼片 5 枚，卵形或长圆状卵形，先端尖，具缘毛；花瓣 5 枚，长圆形或长圆状披针形，长 2~3 mm，具红色脉纹；雄蕊 5 枚；花盘杯状，边缘具 5 深裂。分果瓣近球形，直径 5~7 mm；核中肋不明显，两侧面有不明显的蜂窝状凹穴，腹部圆。花期 3~5 月，果期 7~9 月。

**【生境分布】**生于山沟、溪边林中或山坡灌木林中。广西主要分布于隆林、田林、西林、凤山等地，我国云南、贵州等省也有分布。

**【壮医药用】药用部位**　根、茎、叶。

**性味**　根：苦，平。茎、叶：苦，微寒。

**功用**　茎、叶：清热毒，除湿毒，止血。用于黄标（黄疸），外伤出血。

根：祛风毒，除湿毒，消肿痛。用于发旺（痹病），林得叮相（跌打损伤）。

**附方**　（1）发旺（痹病）：小花清风藤根 60 g，山鸡椒 30 g，爬山虎、战骨各 15 g，加米酒 600 ml 浸泡 30 天，每天取药酒 50 ml 内服。

（2）林得叮相（跌打损伤）：小花清风藤叶 100 g，水煎洗患处。

（3）黄标（黄疸）：小花清风藤茎叶、十大功劳各 60 g，透骨草 30 g，水煎洗浴。

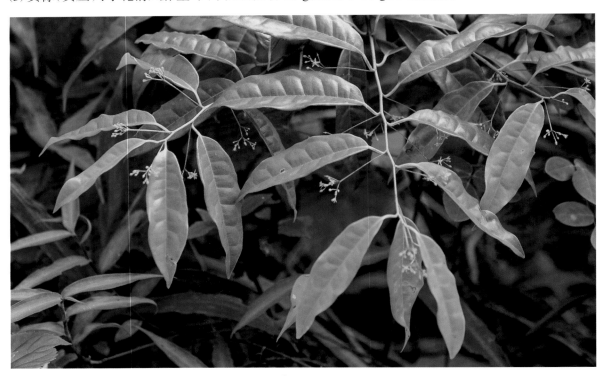

*Sabia parviflora* Wall. ex Roxb.

# Makmej
# 南酸枣

【药材名】南酸枣。

【别　　名】五眼果、酸枣、山枣木、广枣、鼻涕果。

【来　　源】漆树科植物南酸枣 *Choerospondias axillaris* (Roxb.) B. L. Burtt et A. W. Hill。

【形态特征】落叶乔木,高可达 20 m。树皮灰褐色,片状剥落。奇数羽状复叶互生,长 25~40 cm,有小叶 3~7 (10) 对;小叶对生,膜质至纸质,卵形或卵状披针形或卵状长圆形,长 4~12 cm,宽 2.0~4.5 cm,边缘全缘或幼株叶边缘具粗锯齿,两面均无毛或稀下面脉腋被毛;小叶柄长 2~5 mm。花杂性、异株;雄花序为顶生或腋生的聚伞圆锥花序,长 4~10 cm,花瓣淡紫红色,具褐色脉纹,雄蕊 10 枚;雌花单生于上部叶腋,较大,子房 5 室。核果椭圆形或倒卵状椭圆形,成熟时黄色,长 2.5~3.0 cm,直径约 2 cm,果核顶端具 4 个或 5 个小孔。花期 4 月,果期 8~10 月。

【生境分布】生于山坡、丘陵或沟谷林中。广西各地均有分布,我国西藏、云南、贵州、广东、湖南、湖北、江西、福建、浙江、安徽等省区也有分布。

【壮医药用】药用部位　根皮、树皮、果、果核(煅炭)。

性味　根皮、树皮:酸、涩、凉。果或果核:甜、酸,平。

功用　根皮、树皮、果核炭:清热毒,止血。用于渗裆相(烧烫伤),外伤出血,呗脓(痈肿),幽堆(前列腺炎),能啥能累(湿疹),血压嗓(高血压)。

果:利谷道,消食滞。用于东郎(食滞),屙意囊(便秘)。

附方　(1)呗脓(痈肿),能啥能累(湿疹):南酸枣根皮适量,水煎洗患处。

(2)幽堆(前列腺炎):南酸枣果核、荔枝核各 15 g,蒲公英 30 g,水煎服。

(3)外伤出血:南酸枣果核炭适量,研末敷患处。

(4)屙意囊(便秘):南酸枣果 30 g,水煎服。

(5)渗裆相(烧烫伤):南酸枣树皮适量,研末敷患处。

(6)血压嗓(高血压):南酸枣树皮 30 g,水煎服。

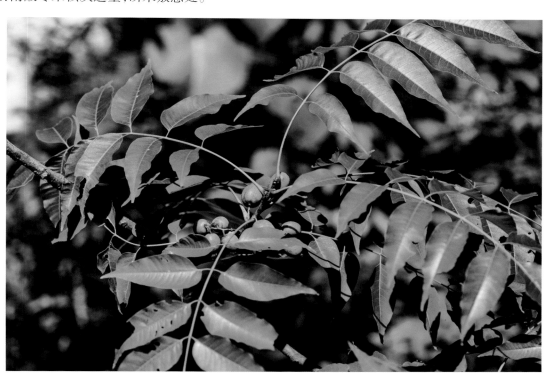

*Choerospondias axillaris* (Roxb.) B. L. Burtt et A. W. Hill

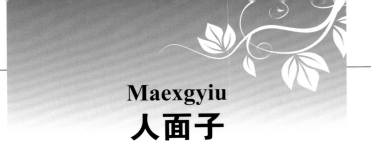

# Maexgyiu
# 人面子

【药 材 名】人面子。

【别　　名】人面果。

【来　　源】漆树科植物人面子 *Dracontomelon duperreanum* Pierre。

【形态特征】常绿大乔木,高达20 m。幼枝被灰色绒毛。奇数羽状复叶互生,长30~45 cm,有小叶5~7对;小叶互生,长圆形,长 5.0~14.5 cm,宽 2.5~4.5 cm,先端渐尖,基部常偏斜,两面沿中脉疏被微柔毛,下面脉腋具灰白色髯毛。花两性,圆锥花序顶生或腋生,长 10~23 cm,疏被灰色微柔毛;花白色,花梗长 2~3 mm,被微柔毛;萼片 5 枚,阔卵形或椭圆状卵形;花瓣 5 枚,披针形或狭长圆形,长约 6 mm;雄蕊 10 枚。核果扁球形,直径约 2.5 cm,熟时黄色。花期春、夏季。

【生境分布】生于丘陵林中。广西主要分布于南宁、藤县、平南、陆川、那坡、宁明、龙州等地,我国云南、广东等省也有分布。

【壮医药用】药用部位　果、叶。

性味　酸,凉。

功用　果:调谷道,消食滞,补阴液。用于食欲不振,东郎(食滞),口渴。

叶:清热毒,消肿痛。用于呗脓(痈肿),褥疮,啊肉甜(消渴)。

附方　(1)呗脓(痈肿),褥疮:人面子叶适量,水煎洗患处。

(2)食欲不振:人面子果 60 g,水煎,加红糖适量调服。

(3)啊肉甜(消渴):人面子叶、葫芦茶、解毒草各 30 g,石榴皮 10 g,山葡萄根 15 g,水煎代茶饮。

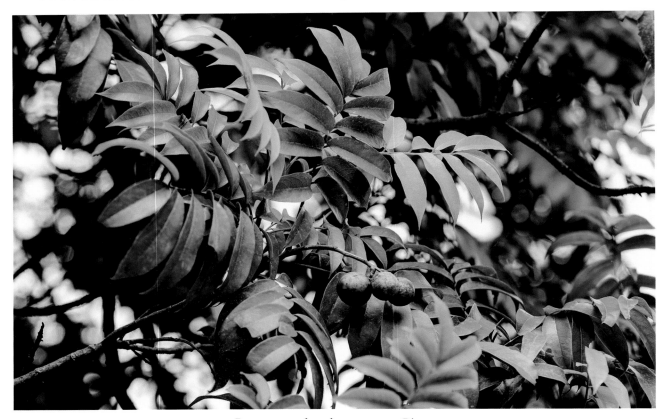

*Dracontomelon duperreanum* Pierre

# Makbenjdauz
# 扁桃

【药 材 名】扁桃。

【别　　名】酸果、天桃木。

【来　　源】漆树科植物扁桃 *Mangifera persiciformis* C. Y. Wu et T. L. Ming。

【形态特征】常绿乔木，高可达 19 m。树冠伞状半球形。单叶互生；叶片狭披针形或线状披针形，长 10~20 cm，宽 2~4 cm；叶柄长 1.5~3.5 cm，上面具槽。圆锥花序顶生，单生或两三个簇生，无毛；花黄绿色，花梗长约 2 mm；萼片 4 枚或 5 枚，卵形，外面被微柔毛且边缘被睫毛；花瓣 4 枚或 5 枚，长圆状披针形，长约 4 mm，内面具 4 条或 5 条突起的脉纹；雄蕊仅 1 枚发育，不育雄蕊 2 枚或 3 枚，钻形或小齿状，无花药；花柱近顶生。果桃形，略压扁状，长 5~10 cm，宽 3~5 cm，果肉较薄；果核斜卵形或菱状卵形，压扁状，具斜向凹槽；种子近肾形。花期 3~4 月，果期 4~8 月。

【生境分布】多栽培。广西主要分布于南宁、百色、田阳、平果、那坡、宁明、龙州等地，我国云南、贵州等省也有分布。

【壮医药用】**药用部位**　叶、果、种仁。

**性味**　甜、酸，微寒。

**功用**　叶：除湿。用于湿疹。

果、种仁：通气道，止咳，调谷道。用于埃病（咳嗽），能啥能累（湿疹），食欲不振，兵嘿细勒（疝气）。

**附方**　（1）能啥能累（湿疹）：扁桃叶、山黄皮叶各适量，水煎洗患处。

（2）埃病（咳嗽）：扁桃仁、三姐妹、龙葵、射干、仙鹤草各 10 g，水煎服。

（3）兵嘿细勒（疝气）：扁桃果、黄根、扶芳藤各 30 g，白及 5 g，水煎服。

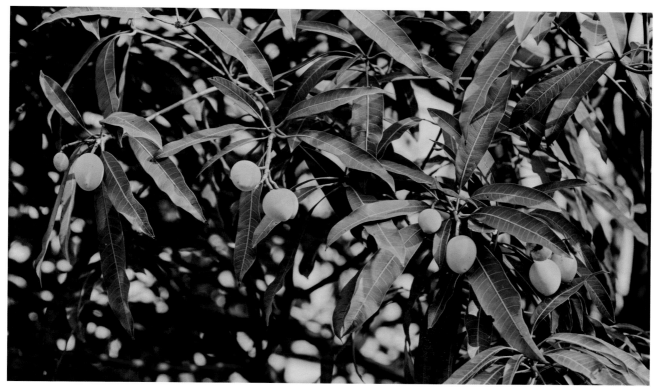

*Mangifera persiciformis* C. Y. Wu et T. L. Ming

# Gaeuleihvuengz
# 利黄藤

【药 材 名】利黄藤。

【别　　　名】肥力漆、追风藤、泌脂藤、脉果藤。

【来　　　源】漆树科植物利黄藤 Pegia sarmentosa（Lecomte）Hand.-Mazz.。

【形态特征】攀援状木质藤本。小枝无毛或近无毛。奇数羽状复叶，长 15~30 cm，有小叶 5~7 对，叶轴和叶梗腹面具槽，被卷曲黄色微柔毛；小叶对生，长圆形或椭圆状长圆形，长 4.0~9.5 cm，宽 1.5~4.0 cm，先端渐尖或急尖，边缘具疏离钝齿或近全缘，上面具灰白色细小的乳突体，中脉被黄色卷曲微柔毛，叶背脉腋具灰黄色簇毛；叶柄长 3~8 mm。圆锥花序长 8~20 cm 或更长；花梗长 1.0~1.5 mm；花萼裂片三角形；花瓣卵形或卵状椭圆形，长约 1.5 mm；雄蕊长约 0.7 mm；子房球形，柱头盾状。核果椭圆形或卵圆形，长 1.0~1.5 cm，宽 0.8~1.0 cm，压扁状；种子长圆柱形。

【生境分布】生于石山灌木丛或密林中。广西主要分布于上林、河池、天峨、都安、百色、扶绥、龙州等地，我国云南、贵州、广东等省也有分布。

【壮医药用】药用部位　茎、叶。

性味　酸，平。

功用　除湿毒，通龙路火路。用于发旺（痹病），林得叮相（跌打损伤），巧尹（头痛），腊胴尹（腹痛）。

附方　（1）巧尹（头痛）：利黄藤茎叶 15 g，三叉苦、葫芦茶各 30 g，水煎服。

（2）能唅能累（湿疹）：利黄藤茎叶、十大功劳、夜舌树根、灯笼草各 30 g，水煎洗患处。

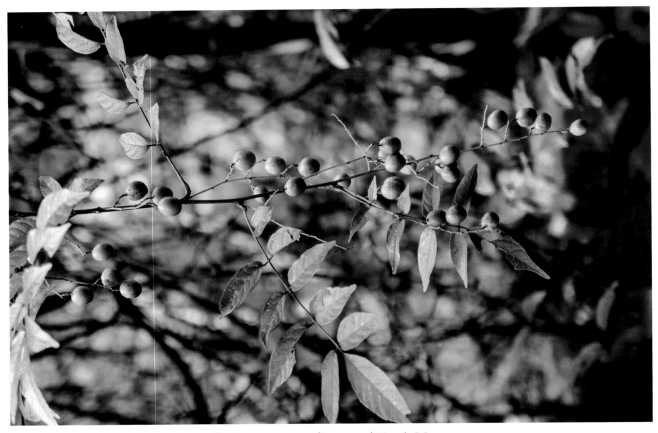

*Pegia sarmentosa*（Lecomte）Hand.-Mazz.

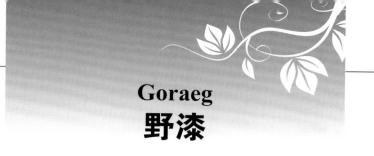

# Goraeg

# 野漆

【**药 材 名**】野漆树。

【**别　　名**】漆木、痒漆树。

【**来　　源**】漆树科植物野漆 *Toxicodendron succedaneum* (L.) Kuntze。

【**形态特征**】落叶乔木或小乔木，高达 10 m。全株无毛。小枝粗壮。奇数羽状复叶，长 25~35 cm，有小叶 4~7 对；叶柄长 6~9 cm；小叶对生或近对生，长圆状椭圆形或卵状披针形，长 5~16 cm，宽 2.0~5.5 cm，先端尖，基部多少偏斜，圆形或阔楔形，下面常具白粉；小叶柄长 2~5 mm。圆锥花序长 7~15 cm，多分枝；花黄绿色，直径约 2 mm；花梗长约 2 mm；花萼裂片阔卵形；花瓣长圆形，长约 2 mm，开花时外卷；雄蕊伸出；花盘 5 裂，花柱 1 枚，柱头 3 裂。核果偏斜，直径 0.7~1.0 cm，压扁状，外果皮薄，淡黄色，中果皮厚，蜡质，白色；果核坚硬，压扁状。

【**生境分布**】生于山坡草丛、灌木丛中或疏林中。广西各地均有分布，我国北部至长江以南各省区也有分布。

【**壮医药用**】**药用部位**　根、叶。

**性味**　根：苦，寒；有小毒。叶：苦、涩，平；有毒。

**功用**　清热毒，化瘀毒，止血，生肌肉。根用于奊寸（子宫脱垂）；叶用于林得叮相（跌打损伤），呗脓（痈肿）。

注：本品有毒，孕妇和燥热者忌服，对漆过敏者慎用。

**附方**　（1）奊寸（子宫脱垂）：野漆树根、千斤拔、朝天椒根各 30 g，水煎洗患处。

（2）呗脓（痈肿）：野漆树叶、广防风、车前草、马齿苋、忍冬藤、百部各 30 g，水煎洗患处。

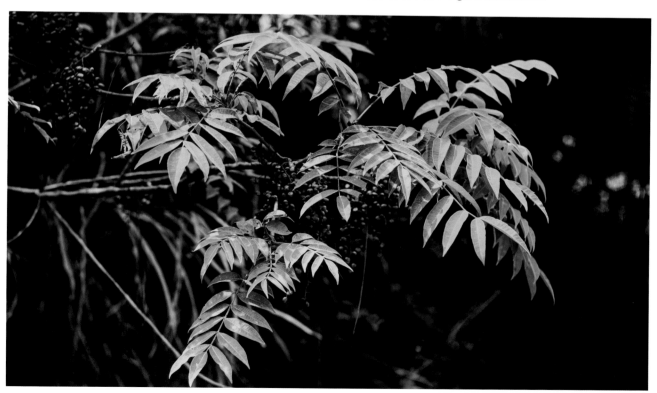

*Toxicodendron succedaneum* (L.) Kuntze

# Gaeunganxlaeh
# 小叶红叶藤

【药 材 名】红叶藤。

【别　　名】铁藤、牛栓藤、牛见愁、荔枝藤、红顶藤。

【来　　源】牛栓藤科植物小叶红叶藤 *Rourea microphylla*（Hook. et Arn.）Planch.。

【形态特征】攀援灌木，高可达 4 m。茎多分枝。奇数羽状复叶，小叶常 9~11 片；小叶卵形、披针形或长圆状披针形，长 1.2~4.5 cm，宽 0.8~2.0 cm，先端渐尖而钝，基部圆而偏斜，上面光亮；小叶柄长约 2 mm。圆锥花序腋生；花芳香，直径 4~5 mm；萼片卵圆形，边缘被短缘毛；花瓣 5 枚，白色、淡黄色或淡红色，椭圆形，长 3.5~5.0 mm，有纵脉纹；雄蕊 10 枚；雌蕊离生。蓇葖果椭圆形或斜卵形，长 1.2~1.5 cm，宽约 0.5 cm，成熟时红色，顶端急尖，有纵条纹，沿腹缝线开裂，基部有宿萼。花期 3~9 月，果期 5 月至翌年 3 月。

【生境分布】生于山坡或疏林中。广西主要分布于南宁、梧州、岑溪、平南、陆川、合浦、防城港、上思、钦州、玉林、百色等地，我国福建、海南、广东、云南等省也有分布。

【壮医药用】药用部位　根、茎、叶。

性味　根：甜、微辣，温。茎、叶：苦，涩，凉。

功用　根：通调龙路，调经，消肿痛。用于京瑟（闭经），林得叮相（跌打损伤），外伤出血。

茎、叶：调龙路，清热毒，消肿痛，止血。用于呗脓（痈肿），林得叮相（跌打损伤），外伤出血，京瑟（闭经），美容。

附方　（1）京瑟（闭经）：红叶藤茎叶、小钻各 15 g，飞龙掌血 30 g，姜黄 20 g，水煎服。

（2）外伤出血：鲜红叶藤茎叶适量，捣烂敷患处。

（3）美容：红叶藤茎叶、葫芦茶各 15 g，五指毛桃 30 g，水煎代茶饮。

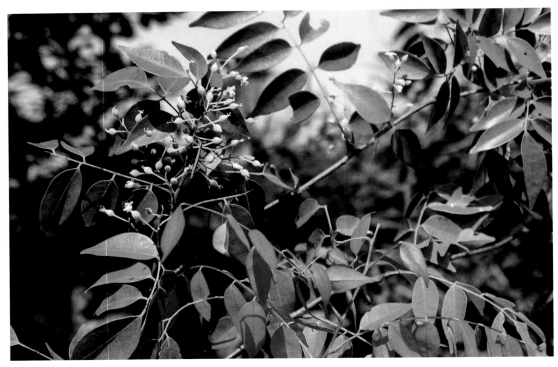

*Rourea microphylla*（Hook. et Arn.）Planch.

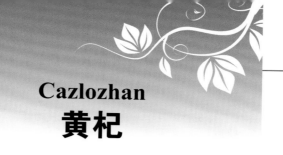

# Cazlozhan
# 黄杞

【药 材 名】罗汉茶、黄杞树皮。

【别　　　名】土厚朴、黄古木、少叶黄杞。

【来　　　源】胡桃科植物黄杞 *Engelhardia roxburghiana* Wall.。

【形态特征】半常绿乔木,高达 10 m。全株无毛。树皮灰褐色。偶数羽状复叶互生,小叶 3~5 对;小叶近对生,长椭圆状披针形至长椭圆形,长 6~14 cm,宽 2~5 cm,上部小叶较大,下部小叶较小。雌雄同株或稀异株。雌花序 1 条,雄花序数条,长而俯垂,花疏散,常形成一顶生的圆锥状花序束,顶端为雌花序,下方为雄花序,或雌雄花序分开,雌花序单独顶生;雄花无梗或近无梗,花被片 4 枚,兜状,雄蕊 10~12 枚,几乎无花丝;雌花有长约 1 mm 的花梗,苞片 3 裂,花被片 4 枚,无花柱,柱头 4 裂。果序长达 15~25 cm;坚果球形,直径约 4 mm,淡黄色,密生黄褐色腺体,无毛,3 裂,具果梗。花期 5~6 月,果期 8~9 月。

【生境分布】生于山地疏林中或沟边林中。广西各地均有分布,我国台湾、广东、湖南、贵州、四川、云南等省也有分布。

【壮医药用】**药用部位**　树皮、叶(罗汉茶)。

**性味**　树皮:微苦、辣,平。叶:微苦,凉。

**功用**　树皮:利谷道,调气机,除湿毒。用于唪疳(疳积),胸腹胀闷,屙泻(泄泻),黄标(黄疸),妊娠呕吐。

叶:清热毒,利谷道。用于贫痧(感冒),发得(发热),口渴,东郎(食滞),兵嘿细勒(疝气),腊胴尹(腹痛)。

**附方**　(1)贫痧(感冒),发得(发热):罗汉茶 30 g,水煎服。

(2)东郎(食滞):罗汉茶 15 g,陈皮、制半夏各 6 g,大果榕种子 15 g,水煎服。

(3)妊娠呕吐:黄杞树皮 30 g,姜黄 10 g,水煎低位泡足。

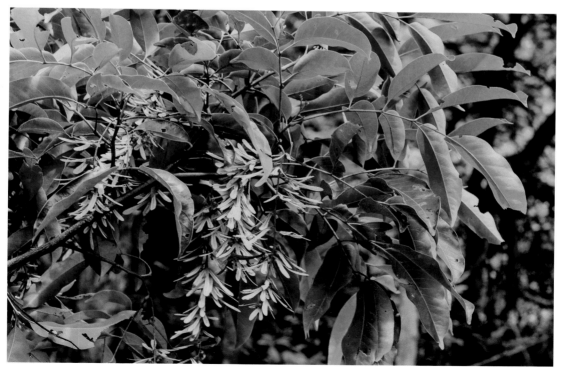

*Engelhardia roxburghiana* Wall.

# Haekdouz
# 胡桃

【药 材 名】胡桃。

【别　　名】核桃。

【来　　源】胡桃科植物胡桃 *Juglans regia* L.。

【形态特征】落叶乔木,高可达 30 m。小枝、页轴、叶片及外果皮均无毛。树皮灰白色。小枝髓呈片状。奇数羽状复叶互生;小叶常 5~9 片,无柄或近无柄,椭圆状卵形至长椭圆形,长 5~15 cm,宽 2~6 cm,下面脉腋具簇生毛。花雌雄同株;雄性柔荑花序腋生,下垂,苞片、小苞片和花被片均被腺毛。雌性穗状花序顶生,具 1~3 朵雌花。核果近球形,直径 4~6 cm,外果皮绿色,表面有斑点,中果皮肉质,内果皮黄褐色,骨质,表面凹凸或皱曲,有 2 条纵棱。花期 5~6 月,果期 9~11 月。

【生境分布】栽培。广西主要栽培于柳州、桂林、阳朔、凌云、田林、隆林、金秀、凤山等地,我国其他省区也有栽培。

【壮医药用】药用部位　枝、叶、果肉、种仁。

性味　枝、叶:酸、涩,微温。果肉:甜,平。种仁:甜,温。

功用　枝、叶:解毒、除湿、杀虫。用于隆白呆(带下),痂(癣),湿毒疮,象皮肿,癌症。

果肉、种仁:补肾虚,调气道谷道。用于身体虚弱,埃病(咳嗽),墨病(气喘),腰膝酸软,漏精(遗精),早泄,屙意囊(便秘)。

附方　(1)身体虚弱,埃病(咳嗽),墨病(气喘):①胡桃仁、太子参各 15 g,五指毛桃、百合各 10 g,猪肺半个,水炖,食肉喝汤。②胡桃果肉 50 g,冰糖适量,隔水蒸服。

(2)隆白呆(带下):胡桃枝、三白草、狗脚迹各 20 g,土茯苓 30 g,水煎服。

(3)湿毒疮:胡桃枝叶、土茯苓各 50 g,扛板归 30 g,水煎洗患处。

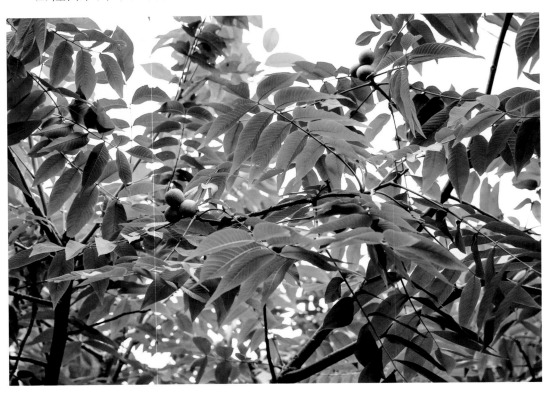

*Juglans regia* L.

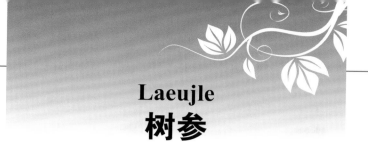

# Laeujle
# 树参

【药 材 名】枫荷桂。

【别 名】半枫荷、胀果树参。

【来 源】五加科植物树参 *Dendropanax dentiger* (Harms) Merr.。

【形态特征】乔木或灌木,高可达 8 m。单叶互生;叶片二型,密生粗大半透明的腺点,不分裂叶片通常为椭圆形,长 7~10 cm,宽 1.5~4.5 cm,分裂叶片倒三角形,掌状 2 或 3 深裂或浅裂,稀 5 裂,边缘全缘或具细齿;基出脉 3 条;叶柄长 1~8 cm。伞形花序顶生,单生或 2~5 个聚生成复伞形花序,有花 20 朵以上;萼片近全缘或具 5 枚小齿;花瓣 5 枚,长 2.0~2.5 mm;雄蕊、子房室、花柱均为 5 个。果实长圆状球形,长 5~6 mm,有 5 棱,每棱有纵脊 3 条。花期 8~10 月,果期 10~12 月。

【生境分布】生于常绿阔叶林或灌木丛中。广西主要分布于南宁、马山、上林、融水、桂林、兴安、灌阳、资源、凌云、乐业、田林、贺州、昭平、罗城、金秀、宁明等地,我国浙江、安徽、湖南、湖北、四川、贵州、云南、广东、江西、福建、台湾等省也有分布。

【壮医药用】药用部位 根、树皮。

性味 甜、辣,温。

功用 通龙路火路,祛风毒,除湿毒,舒筋络。用于发旺(痹病),麻邦(偏瘫),麻抹(肢体麻木),林得叮相(跌打损伤),巧尹(头痛)。

附方 (1)发旺(痹病):枫荷桂根 15 g,水煎服。

(2)麻抹(肢体麻木):枫荷桂根、麻骨风、走马胎各 20 g,鸡血藤、山苍树根各 30 g,土细辛 10 g,千年健 15 g,水煎服。

(3)麻邦(偏瘫):枫荷桂根、四方藤、鸡血藤、走马胎、七叶莲、木瓜、当归藤、九龙藤、钩藤、穿破石、松筋藤、五加皮各 20 g,水煎服。

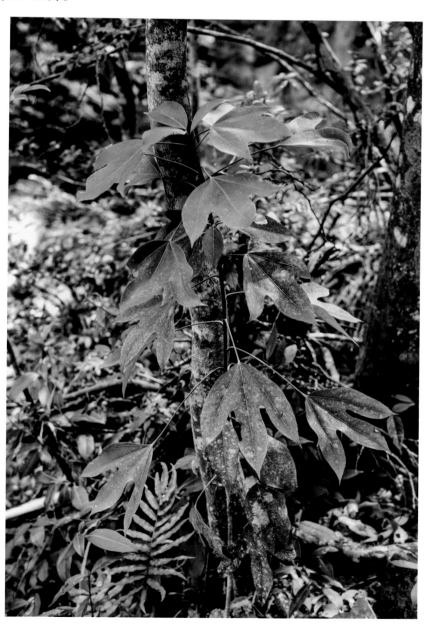

*Dendropanax dentiger* (Harms) Merr.

# Ywdanghlaux
# 幌伞枫

【药 材 名】五加通。

【别　　名】阿婆伞、大蛇药、凉伞木。

【来　　源】五加科植物幌伞枫 *Heteropanax fragrans*(D. Don)Seem.。

【形态特征】常绿乔木,高可达30 m。根肥厚多汁,浅褐色。树皮淡灰棕色,枝无刺。三至五回羽状复叶,长50~100 cm;叶柄长15~30 cm;小叶对生,椭圆形,长6~13 cm,宽3~6 cm,先端短尖,基部楔形。多数伞形花序组成顶生大型圆锥花序,长30~40 cm;花序梗、花梗和萼筒均疏被绒毛;花多数,淡黄白色,芳香;萼边缘具小齿;花瓣5枚,卵形;雄蕊5枚;花柱2枚,离生。浆果状核果扁球形,黑色,花柱宿存。花期10~12月,果期翌年2~3月。

【生境分布】生于山坡、沟谷密林中。广西主要分布于桂林、百色、龙州等地,我国云南、广东等省也有分布。

【壮医药用】**药用部位**　根、树皮。

**性味**　微苦,凉。

**功用**　清热毒,消肿痛。用于贫痧(感冒),发得(发热),中暑巧尹(头痛),呗脓(痈肿),呗奴(瘰疬),骨髓炎,发旺(痹病),林得叮相(跌打损伤),夺扼(骨折),渗裆相(烧烫伤),额哈(毒蛇咬伤)。

**附方**　(1)呗奴(瘰疬):五加通根(或树皮)、酒饼藤各30 g,水煎洗患处。

(2)骨髓炎:五加通、骨碎补各30 g,桂枝、桃仁各10 g,水煎服。

(3)中暑巧尹(头痛):五加通、莳萝、高良姜各15 g,紫苏、王不留行各10 g,水煎服。

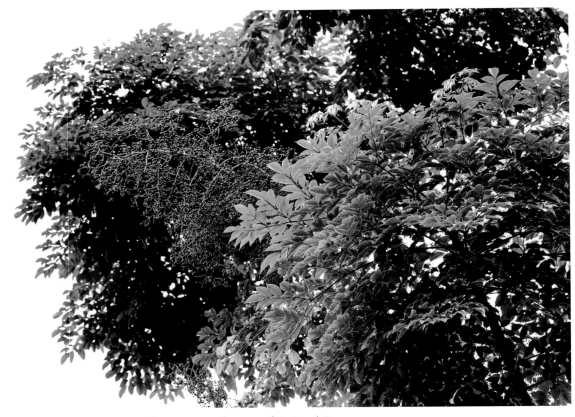

*Heteropanax fragrans*(D. Don)Seem.

# Godinbit
# 星毛鸭脚木

【药材名】星毛鸭脚木。

【别　　名】七加皮、狭叶鹅掌柴、小星鸭脚木、星毛鹅掌柴。

【来　　源】五加科植物星毛鸭脚木 *Scheff lera minutistellata* Merr. ex H. L. Li。

【形态特征】灌木或小乔木，高可达 6 m。当年生小枝密生黄棕色星状绒毛，后毛脱净；髓白色，薄片状。叶有小叶 7~15 片；小叶片卵状披针形至长圆状披针形，长 10~16 cm 或更长，宽 4~6 cm，下面密生小星状茸毛或无毛，边缘全缘或近先端具细齿；叶柄长 12~66 cm，密生星状绒毛或无毛；小叶柄长 1~7 cm，密生星状绒毛或无毛。圆锥花序顶生，长 20~40 cm，主轴和分枝幼时密生黄棕色星状绒毛，后毛渐脱稀而呈淡黄灰色；伞形花序有花 10~30 朵；总花梗和花梗、花萼多少被星状绒毛；花萼倒圆锥形，5 裂，裂片三角形；花瓣三角形至三角状卵形，长 2~3 mm；雄蕊 5 枚；子房 5 室。果球形，有 5 棱，直径约 4 mm，有毛或几无毛，有宿存萼齿；宿存花柱长约 2 mm。花期 9 月，果期 10 月。

【生境分布】生于山地密林或疏林中。广西主要分布于南宁、马山、上林、融水、龙胜、那坡、乐业、田林、隆林、金秀等地，我国云南、贵州、湖南、广东、江西、福建等省也有分布。

【壮医药用】**药用部位**　根皮、茎皮。

**性味**　辣、苦、温。

**功用**　祛风毒，祛寒毒，通龙路火路。用于贫痧（感冒），发旺（痹病），胴尹（胃痛），林得叮相（跌打损伤），夺扼（骨折），三叉神经痛。

**附方**　（1）贫痧（感冒）：星毛鸭脚木茎皮、三姐妹各 10 g，三叉苦、扶芳藤各 15 g，水煎服。

（2）林得叮相（跌打损伤）：星毛鸭脚木根皮 15 g，苏木 10 g，骨碎补 30 g，麦冬 12 g，水煎服。

（3）三叉神经痛：星毛鸭脚木茎皮 20 g，两面针 15 g，辛夷花 6 g，水煎服。

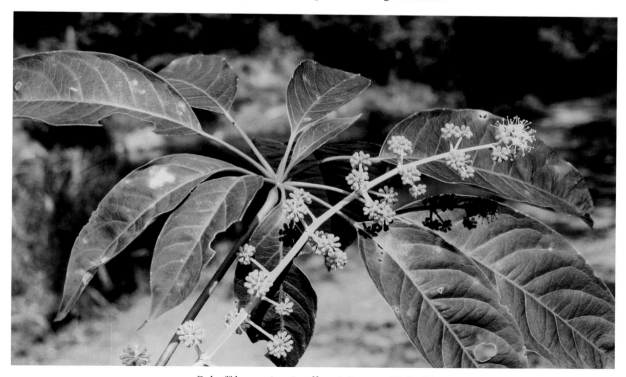

*Scheff lera minutistellata* Merr. ex H. L. Li

# Veizyangh'iq
# 莳萝

【药 材 名】莳萝。

【别　　名】土茴香、野茴香、洋茴香、小茴香。

【来　　源】伞形科植物莳萝 *Anethum graveolens* L.。

【形态特征】一年生或二年生草本，高可达 1 m。植株有强烈香气。茎直立，圆柱形，有纵长细条纹。基生叶有柄，叶柄基部有宽阔的叶鞘；叶片三至四回羽状全裂，末回裂片丝状，长 0.4~2.0 cm；茎生叶较小，分裂次数少，无叶柄，仅具叶鞘。复伞形花序常呈二歧式分枝；伞辐 10~25 条；小伞形花序有花 15~25 朵；萼齿不显；花瓣黄色，小舌片钝，近长方形；花柱短。双悬果扁平，宽椭圆形，长 3~5 mm，宽 2~3 mm，厚约 1 mm，成熟时褐色，背棱明显突起，侧棱狭翅状。花期 5~8 月，果期 7~9 月。

【生境分布】栽培。广西各地均有零星栽培，我国东北部及甘肃、四川、广东等省也有栽培。

【壮医药用】药用部位全草、果。

性味　辣，温。

功用　全草：发表透疹。用于勒爷笃麻（小儿麻疹），疹出不透。

果：温中散寒，行气止痛。用于胃寒呕吐，胃腹寒痛，兵嘿细勒（疝气）。

附方　（1）勒爷笃麻（小儿麻疹）：莳萝全草、三叉苦、茜草各 15 g，土茯苓、萆薢各 30 g，水煎服。

（2）胴尹（胃痛）：莳萝果、姜黄各 15 g，水田七 5 g，水煎服。

（3）勒爷腊胴尹（小儿腹痛）：莳萝果适量，捣烂，加温水调匀敷肚脐。

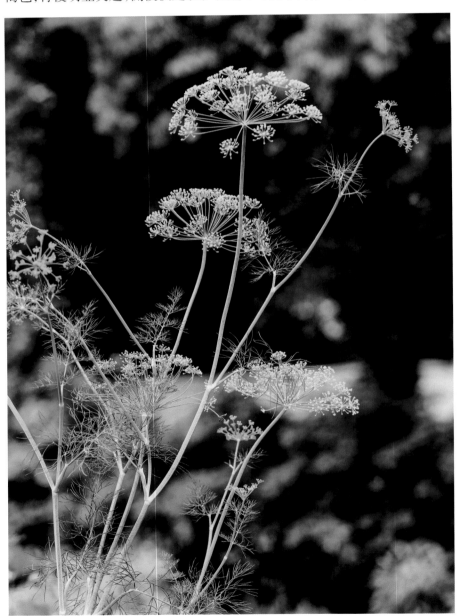

*Anethum graveolens* L.

# Yiemzsih

# 芫荽

【**药 材 名**】芫荽。

【**别　　名**】香菜、胡荽、胡荽子、小茴萝。

【**来　　源**】伞形科植物芫荽 *Coriandrum sativum* L.。

【**形态特征**】一年生或二年生草本,高可达 1 m。植株有强烈香气,无毛。根纺锤形,细长,有多数纤细支根。茎直立,多分枝,有条纹,中空。叶互生;基生叶及茎下部的叶均有长柄,叶片一回或二回羽状全裂,叶片宽卵状楔形,深裂;上部叶条形,细裂。伞形花序顶生或与叶对生,花序梗长 2~8 cm;伞辐 3~7 条;小伞形花序有花 3~9 朵,白色或带淡紫色;花萼 5 裂,萼齿卵状三角形或长卵形;花瓣 5 枚,倒卵形,长 1.0~1.2 mm,顶端有内凹的小舌片;雄蕊 5 枚;子房 2 室。双悬果球形,直径 1.5~2.5 mm,有棱。花果期 4~11 月。

【**生境分布**】栽培。广西各地均有栽培,我国东北部及河北、山东、安徽、江苏、浙江、江西、湖南、广东、陕西、四川、贵州、云南、西藏等省区也有栽培。

【**壮医药用**】**药用部位**　全草、果。

**性味**　全草:辣,温。果:辣、酸,平。

**功用**　祛风毒,透疹,开胃,止疼痛。用于贫痧(感冒),笃麻(麻疹),痘疹透发不畅,东郎(食滞),胴尹(胃痛),腊胴尹(腹痛),巧尹(头痛),诺嚎尹(牙痛)。

**附方**　(1)笃麻(麻疹):①鲜芫荽 20 g,葛根 30 g,升麻 10 g,水煎服。②鲜芫荽、香菇各 15 g,水煎服。

(2)东郎(食滞):鲜芫荽、紫苏各 10 g,生姜 3 片,水煎代茶饮。

(3)巧尹(头痛):鲜芫荽 15 g,白芷 12 g,川芎 6 g,水煎服。

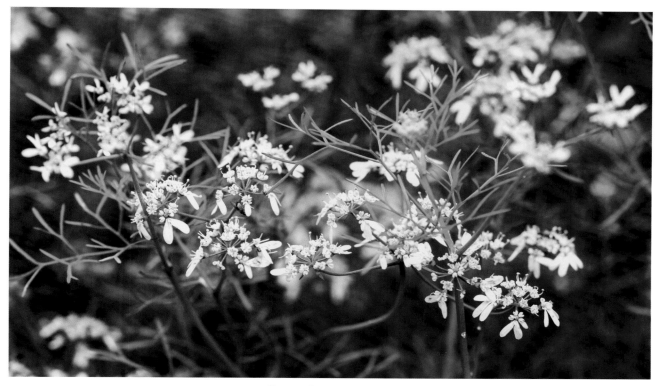

*Coriandrum sativum* L.

# Byaekginzbit
# 鸭儿芹

【药 材 名】鸭儿芹。

【别　　　名】鸭脚菜、水芹菜。

【来　　　源】伞形科植物鸭儿芹 *Cryptotaenia japonica* Hassk.。

【形态特征】多年生草本，高可达 1 m。全株有香气。主根短，侧根多数，细长。茎直立，有分枝。基生叶或上部叶叶柄长 5~20 cm；为三出复叶；小叶无柄，中间小叶片呈菱状倒卵形或心形，长 2~14 cm，宽 1.5~10.0 cm，顶端短尖，基部楔形；两侧小叶片斜倒卵形至长卵形，长 1.5~13.0 cm，宽 1~7 cm；最上部的茎生叶近无柄，小叶片呈卵状披针形至窄披针形；所有小叶片边缘均具尖锐重锯齿。复伞形花序呈圆锥状，小伞形花序有花 2~4 朵；萼齿细小，呈三角形；花瓣白色，倒卵形，长 1.0~1.2 mm，顶端有内折的小舌片；花丝短于花瓣；花柱短。分生果线状长圆柱形，长 4~6 mm，宽 2.0~2.5 mm。花期 4~5 月，果期 6~10 月。

【生境分布】生于低山林边、沟边、田边湿地或沟谷草丛中。广西主要分布于南宁、上林、百色、隆林、河池、金秀、龙胜等地，我国河北、安徽、江苏、浙江、福建、江西、广东、湖北、湖南、山西、陕西、甘肃、四川、贵州、云南等省也有分布。

【壮医药用】药用部位　全草。

性味　辣，温。

功用　祛风毒，止咳，通龙路。用于贫痧（感冒），埃病（咳嗽），屙意咪（痢疾），屙意囊（便秘），林得叮相（跌打损伤），额哈（毒蛇咬伤）。

附方　（1）贫痧（感冒）：鸭儿芹 30 g，生姜 10 g，水煎，加红糖适量代茶饮。

（2）埃病（咳嗽）：鸭儿芹、牛大力、仙鹤草各 30 g，龙脷叶 15 g，水煎服。

（3）屙意囊（便秘）：鸭儿芹、火麻仁各 30 g，陈皮 6 g，水煎调蜂蜜适量温服。

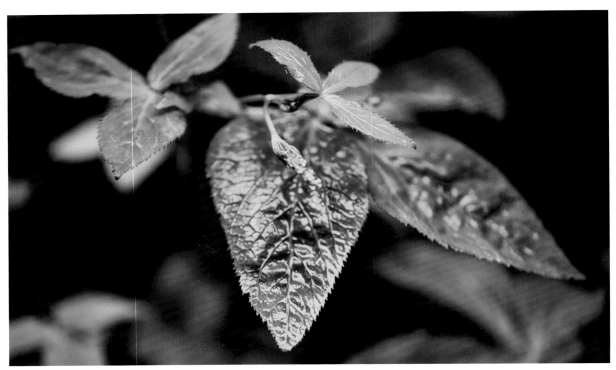

*Cryptotaenia japonica* Hassk.

# Nya'ndauhndeih
# 天胡荽

【**药 材 名**】满天星。

【**别　　名**】花灯盏、花边灯盏菜、破铜钱。

【**来　　源**】伞形科植物天胡荽 *Hydrocotyle sibthorpioides* Lam.。

【**形态特征**】多年生草本。茎细长而纤弱,平铺地上成片,节上生不定根。单叶互生;叶片圆形或肾圆形,长 0.5~1.5 cm,宽 0.8~2.5 cm,基部心形,两耳有时相接,不分裂或 5~7 裂,边缘有钝齿,上面光滑,下面疏被粗伏毛,有时两面光滑或密被柔毛;叶柄长 0.7~9.0 cm。伞形花序与叶对生,单生于茎、枝各节或茎顶端;花序梗长 0.5~3.5 cm;小伞形花序有花 5~18 朵,花无梗或梗极短;花瓣卵形,长约 1.2 mm。果近球形,长 1.0~1.5 mm,宽 1.5~2.0 mm,幼时表面草黄色,成熟时有紫色斑点。花果期 4~9 月。

【**生境分布**】生于湿润的草地、河沟边、林下。广西各地均有分布,我国陕西、江苏、安徽、浙江、江西、福建、湖南、湖北、广东、台湾、四川、贵州、云南等省也有分布。

【**壮医药用**】**药用部位**　全草。

**性味**　甜、苦、微辣,凉。

**功用**　清热毒,通水道,化痰毒,止咳嗽。用于黄标(黄疸),货烟妈(咽痛),笨浮(水肿),钵痨(肺结核),贫痧(感冒),肉扭(淋证),尿路结石,呗嘻(乳痈),外伤,呗脓(痈肿),额哈(毒蛇咬伤)。

**附方**　(1)黄标(黄疸):满天星、叶下珠、金钱草、红球姜各 15 g,水煎服。

(2)呗嘻(乳痈):鲜满天星 100 g,捣烂,加食盐少许调匀敷患处。

(3)尿路结石:满天星 50 g,穿破石 30 g,水煎代茶饮。

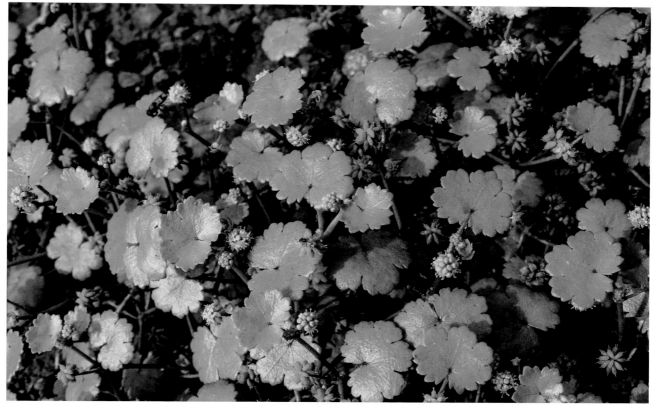

*Hydrocotyle sibthorpioides* Lam.

# Godiemjfwn
# 破铜钱

【药 材 名】破铜钱草。

【别　　　名】雨点草。

【来　　　源】伞形科植物破铜钱 *Hydrocotyle sibthorpioides* Lam. var. *batrachium*（Hance）Hand.-Mazz. ex Shan。

【形态特征】本变种植物形态特征与天胡荽相似，但本变种叶片较小，直径 0.5~1.5 cm，深裂几达基部，裂片楔形，每裂片又常浅裂，常裂达基部 1/3 处，下面有白色疏长毛。伞形花序有花 5~7 朵。

【生境分布】生于田边、湿润的草地、水沟边或村落附近。广西各地均有分布，我国陕西、江苏、安徽、浙江、江西、福建、湖南、湖北、广东、台湾、四川、贵州、云南等省也有分布。

【壮医药用】药用部位　全草。

性味　甜、苦、微辣，凉。

功用　调龙路，清热毒。用于京尹（痛经），狠尹（疖肿），呗脓（痈肿）。

附方　（1）京尹（痛经）：破铜钱草、生姜、威灵仙各 15 g，两面针、金不换各 10 g，水煎服。

（2）呗脓（痈肿）：破铜钱草、金刚藤各 30 g，六月雪、麦冬、王不留行、算盘子各 10 g，水煎服。

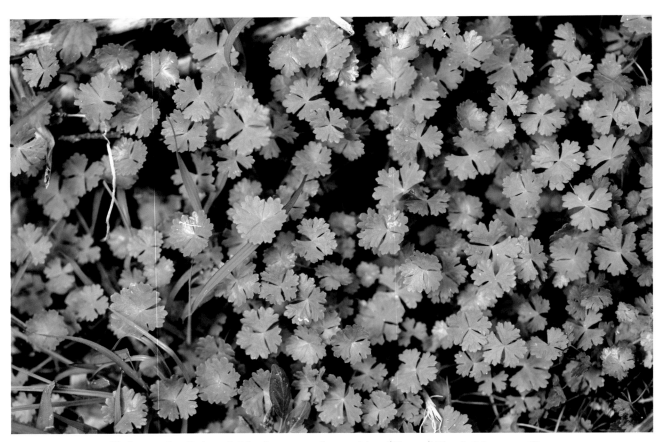

*Hydrocotyle sibthorpioides* Lam. var. *batrachium*（Hance）Hand.-Mazz. ex Shan

# Byaekginzraemx
# 水芹

**【药　材　名】**水芹。

**【别　　　名】**水芹菜、野芹菜。

**【来　　　源】**伞形科植物水芹 *Oenanthe javanica*（Bl.）DC.。

**【形态特征】**多年生草本，高可达 80 cm。茎基部匍匐，节上生须根，上部直立，中空。基生叶丛生，叶柄长 7~15 cm，基部有叶鞘；叶互生，一回或二回羽状分裂，末回裂片卵形至菱状披针形，长 2~5 cm，宽 1~2 cm，边缘具尖齿或圆锯齿；茎上部叶无柄。复伞形花序顶生，与叶对生，花序梗长 2~16 cm；无总苞；小伞形花序有花 20 余朵；花梗长 2~4 mm；萼齿线状披针形；花瓣白色，倒卵形，长约 1 mm，有一长而内折的小舌片；花柱直立或两侧分开。双悬果椭圆形或筒状长圆形，长 2.5~3.0 mm，宽约 2 mm，熟时黄棕色，果棱显著隆起。花期 6~7 月，果期 8~9 月。

**【生境分布】**生于低洼湿地或池沼、水沟旁。广西各地均有分布，我国其他省区也有分布。

**【壮医药用】药用部位**　全草。

**性味**　苦，凉。

**功用**　调龙路，通气道水道，清热毒，凉血。用于血压嗓（高血压），埃病（咳嗽），唪唉百银（百日咳），流行性脑脊髓膜炎，钵农（肺痈），肉裂（尿血），肉扭（淋证），呗嘻（乳痈），航靠谋（痄腮）。

**附方**　（1）航靠谋（痄腮）：鲜水芹 15 g，鲜蒲公英 30 g，共捣烂，调茶油适量敷患处。

（2）肉裂（尿血）：水芹、车前草、石韦、白茅根各 15 g，水煎服。

（3）血压嗓（高血压）：水芹、鬼针草、豨莶草各 15 g，水煎服。

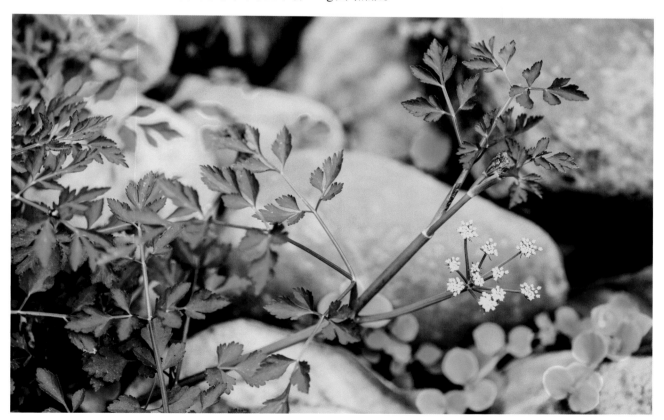

*Oenanthe javanica*（Bl.）DC.

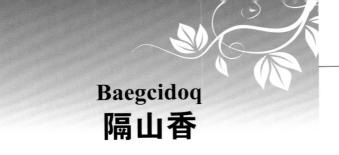

# Baegcidoq

# 隔山香

【药 材 名】隔山香。

【别 名】香白芷、鸡爪前胡、鸡爪参。

【来 源】伞形科植物隔山香 *Ostericum citriodorum* (Hance) Yuan et Shan。

【形态特征】多年生草本,高可达 1.3 m。全株无毛。根近纺锤形,常数条簇生。茎直立,上部分枝。基生叶和茎下部叶二回或三回羽状分裂,有具柄的羽片 1 对或 2 对,每一羽片具 3~5 枚小叶;叶柄长 5~30 cm;末回裂片长圆状披针形至长披针形,长 3.0~6.5 cm,宽 0.4~2.5 cm,急尖,有小尖头,无柄或有短柄。复伞形花序顶生或侧生,花序梗长 6~9 cm;总苞片 6~8 枚;伞辐 5~12 条;小总苞片 5~8 枚,狭线形;萼齿三角状卵形;花瓣 5 枚,白色,倒卵形;雄蕊 5 枚;子房 2 室。双悬果椭圆形至广卵圆形,长 3~4 mm,宽 3.0~3.5 mm,背棱有狭翅,侧棱有宽翅。花期 6~8 月,果期 8~10 月。

【生境分布】生于山坡、灌木林下、林缘、草丛中。广西主要分布于横县、柳州、桂林、全州、灌阳、贵港、平南、桂平、玉林、博白、金秀等地,我国湖南、江西、浙江、广东、福建等省也有分布。

【壮医药用】**药用部位** 根、全草。

**性味** 辣、微苦,平。

**功用** 祛风毒,清热毒,化痰毒,止咳嗽,消肿痛。用于贫痧(感冒),埃病(咳嗽),肝癌,巧尹(头痛),腊胴尹(腹痛),屙意咪(痢疾),黄标(黄疸),发旺(痹病),约经乱(月经不调),林得叮相(跌打损伤),夺扼(骨折),呗脓(痈肿),额哈(毒蛇咬伤)。

**附方** (1)肝癌:隔山香根、夏枯草、山慈菇(青叶细辛)、三棱、莪术、龙葵、白英各 20 g,水煎服。

(2)巧尹(头痛):隔山香全草、路路通、高良姜各 15 g,川芎 10 g,白芷 6 g,水煎服。

(3)约经乱(月经不调):隔山香全草、四方藤、小罗伞各 15 g,飞龙掌血、大钻各 10 g,水煎服。

(4)腊胴尹(腹痛):鲜隔山香全草适量,捣烂敷肚脐。

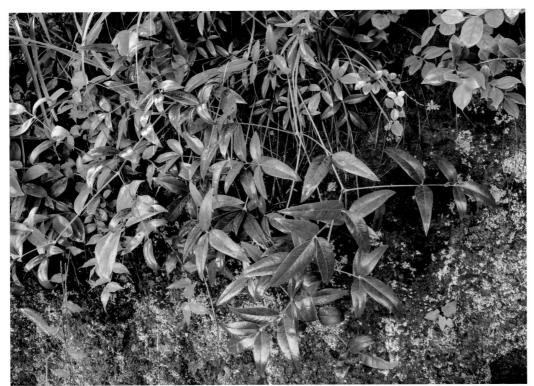

*Ostericum citriodorum* (Hance) Yuan et Shan

# Nyaba
# 小窃衣

【药 材 名】小窃衣。

【别　　名】破子草、假芹菜。

【来　　源】伞形科植物小窃衣 *Torilis japonica* (Houtt.) DC.。

【形态特征】一年生或多年生草本，高可达 1.2 m。主根细长，圆锥形，棕黄色，支根多数。茎有纵条纹及刺毛。叶柄长 2~7 cm，下部有窄膜质的叶鞘；叶片长卵形，一回或二回羽状分裂，两面疏生粗毛，第一回羽片卵状披针形，长 2~6 cm，宽 1.0~2.5 cm，边缘羽状深裂至全缘，有 0.5~2.0 cm 长的短柄，末回裂片披针形至长圆形，边缘具条裂状的粗齿至缺刻或分裂。复伞形花序顶生或腋生；总花梗长 4~20 cm，有倒生的刺毛；总苞片 3~7 枚；伞辐 4~12 条，长 1~3 cm，有向上的刺毛；小伞形花序有花 4~12 朵；花梗长 1~4 mm；萼齿三角形或三角状披针形；花瓣白色、紫红色或蓝紫色，倒圆卵形，长与宽均 0.8~1.2 mm，外面中部至基部有粗毛。双悬果圆卵形，长 1~3 mm，宽 1.5~4.5 mm，有内弯或呈钩状的皮刺。花果期 4~10 月。

【生境分布】生于杂木林下、林缘、路旁、河沟边及溪边草丛。广西主要分布于南宁、桂林、全州、灌阳、那坡、乐业、田林、西林、隆林、昭平、武宣、金秀、龙州等地，我国大部分省区也有分布。

【壮医药用】药用部位　全草、果。

性味　苦、辣，平。

功用　杀虫，止痒。全草用于痂怀（牛皮癣），呗脓（痈肿）；果用于委哟（阳痿），能啥能累（湿疹），胴西咪暖（肠道寄生虫病）。

附方　（1）痂怀（牛皮癣）：小窃衣全草、扛板归、马缨丹、菝葜、广防风、水菖蒲各 30 g，水煎服；部分药液洗患处。

（2）委哟（阳痿）：小窃衣果 2 g，余甘子 30 g，金樱子 20 g，蜈蚣 3 条，加白酒（约 50°）2000 ml 浸泡 60 天，每晚取药酒 30 ml 饮用。

（3）胴西咪暖（肠道寄生虫病）：小窃衣全草、雷丸、南瓜子各等量，研末，加蜂蜜制蜜丸（每丸 5 g）内服，每日 2 次，每次 1 丸。

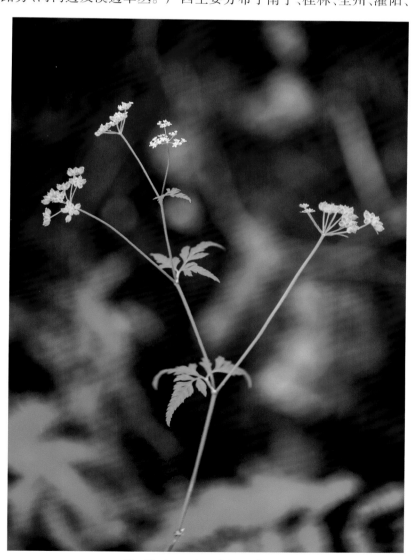

*Torilis japonica* (Houtt.) DC.

# Gohombo
# 滇白珠

【药 材 名】白珠树。

【别　　名】下山虎、下山黄、满山香。

【来　　源】杜鹃花科植物滇白珠 *Gaultheria leucocarpa* Bl. var. *yunnanensis*（Franch.）T. Z. Hsu & R. C. Fang。

【形态特征】常绿灌木，高可达 3 m。小枝、叶片两面、花序轴和花梗均无毛。枝条细长，左右曲折。叶片卵状长圆形，稀卵形、长卵形，有香味，长 7~12 cm，宽 2.5~5.0 cm，先端尾状渐尖，边缘具锯齿；叶柄长约 5 mm。总状花序腋生，花序轴长 5~11 cm，有花 10~15 朵；苞片卵形，长 3~4 mm，被白色缘毛；花萼裂片 5 枚，卵状三角形；花冠白绿色，钟形，长约 6 mm，5 裂；雄蕊 10 枚；子房球形。浆果状蒴果球形，直径 5~10 mm，黑色，5 裂；种子多数。花期 5~6 月，果期 7~11 月。

【生境分布】生于山野草地及丛林边。广西主要分布于鹿寨、融安、三江、桂林、兴安、资源、蒙山、平南、德保、凌云、乐业、隆林、贺州、昭平、钟山、富川、罗城、金秀等地，我国长江流域及其以南各省区也有分布。

【壮医药用】药用部位　全株或根。

性味　辣，温。

功用　通龙路，化瘀毒，祛风毒，除湿毒。用于发旺（痹病），林得叮相（跌打损伤），胴尹（胃痛）。

附方　（1）发旺（痹病）：①白珠树全株 10 g，鸡血藤、鸡矢藤各 15 g，水煎服。②白珠树全株 500 g，水煎外敷或泡患处。

（2）林得叮相（跌打损伤）：白珠树全株、姜黄各 30 g，血竭 15 g，三钱三 6 g，水煎洗患处。

（3）胴尹（胃痛）：白珠树根、两面针、隔山香各 10 g，水田七 6 g，瓦楞子 15 g，水煎服。

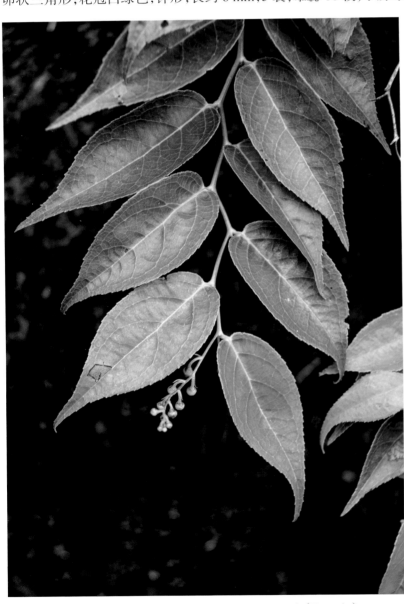

*Gaultheria leucocarpa* Bl. var. *yunnanensis*（Franch.）
T. Z. Hsu & R. C. Fang

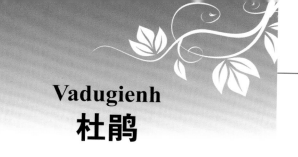

# Vadugienh
# 杜鹃

【**药 材 名**】杜鹃。

【**别　　名**】杜鹃花、映山红、艳山红。

【**来　　源**】杜鹃花科植物杜鹃 *Rhododendron simsii* Planch.。

【**形态特征**】落叶或半常绿灌木,高可达 3 m。茎分枝多而纤细,密被亮棕褐色扁平糙伏毛。叶互生;叶片卵形、椭圆状卵形或倒卵形或倒卵形至倒披针形,长 1.5~7.0 cm,宽 0.5~3.0 cm,先端短渐尖,基部楔形或宽楔形,具细齿,上面疏被糙伏毛,下面被褐色糙伏毛;叶柄长 2~6 mm,有毛。顶生伞形花序有花 2~4 (6) 朵;花萼 5 裂,裂片三角状长卵形,被糙伏毛,边缘具睫毛;花冠阔漏斗形,粉红色,长 3.5~4.0 cm,裂片 5,倒卵形,长 2.5~3.0 cm,上部裂片具深红色斑点;雄蕊 10 枚;子房 10 室,花柱伸出花冠外,无毛。蒴果卵圆形,长达 1 cm,密被糙伏毛;花萼宿存。花期 4~5 月,果期 6~8 月。

【**生境分布**】生于林中或岩畔腐殖土中。广西各地均有分布,我国江苏、安徽、浙江、江西、福建、台湾、湖北、湖南、广东、四川、贵州、云南等省也有分布。

【**壮医药用**】**药用部位**　根、叶、花。

**性味**　根:酸、涩、温;有毒。叶、花:甜、酸、平。

**功用**　根:祛风湿,通龙路,止血。用于发旺(痹病),林得叮相(跌打损伤),京瑟(闭经),外伤出血。

叶、花:清热毒,化痰毒,止咳嗽,止痒。用于埃病(咳嗽),麦蛮(风疹),呗脓(痈肿)。

注:本品根有毒,孕妇忌服。

**附方**　(1)埃病(咳嗽):杜鹃花 6 g,金银花、木棉花各 10 g,罗汉果 9 g,六月雪根 15 g,水煎服。

(2)京瑟(闭经):杜鹃根、赤芍、红花各 30 g,野芋头 100 g,苏木 10 g,路路通 15 g,加白酒 1000 ml 浸泡 60 天,每次取药酒 25 ml 饮用。

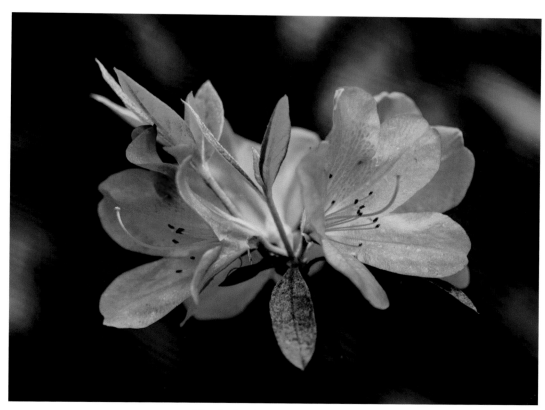

*Rhododendron simsii* Planch.

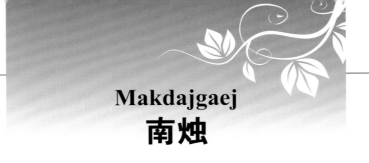

# Makdajgaej
# 南烛

【**药 材 名**】乌饭树。

【**别　　名**】鸡眼果、米碎果。

【**来　　源**】乌饭树科植物南烛 *Vaccinium bracteatum* Thunb.。

【**形态特征**】常绿灌木或小乔木,高可达 6 m。茎分枝多,幼枝被短柔毛或无毛,老枝紫褐色,无毛。单叶互生;叶片菱状椭圆形或椭圆形,长 3~9 cm,宽 2~4 cm,顶端锐尖、渐尖,边缘具细锯齿;叶柄长 2~8 mm。总状花序顶生和腋生,长 4~10 cm,有多数花,花序轴密被短柔毛而稀无毛;花梗长 1~4 mm,密被短毛或近无毛;萼筒密被短柔毛或茸毛,萼齿短小,三角形,密被短毛或无毛;花冠白色,筒状或略呈坛状,长 5~7 mm,外面和内面均有柔毛,口部裂片短小,三角形;雄蕊内藏,花丝密被疏柔毛,花药背部无距;花盘密生短柔毛。浆果直径 5~8 mm,成熟时紫黑色,常被短柔毛。花期 6~7 月,果期 8~10 月。

【**生境分布**】生于丘陵地带、山坡林内或灌木丛中。广西主要分布于上林、融水、桂林、阳朔、灵川、兴安、灌阳、龙胜、资源、上思、东兴、平南、容县、贺州、象州、防城港、南宁、天等、乐业等地,我国东部、中部、南部各省也有分布。

【**壮医药用**】**药用部位**　根、果。

**性味**　甜、酸,温。

**功用**　根:散瘀肿,止痛。用于林得叮相(跌打损伤),诺嚎尹(牙痛)。

果:强筋骨,益气,固精。用于筋骨萎软乏力,滑精,不育症。

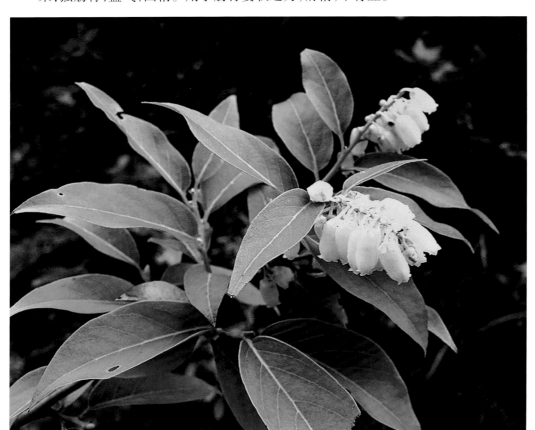

*Vaccinium bracteatum* Thunb.

**附方**　(1)诺嚎尹(牙痛):乌饭树根、金不换各 10 g,两面针 15 g,水煎漱口。

(2)滑精:乌饭树果 20 g,千斤拔、牛大力、飞龙掌血各 15 g,水煎服。

(3)不育症:乌饭树果 20 g,麦冬 10 g,算盘子根、石斛、玉郎伞各 15 g,水煎服。

# Faexliengjhung
# 郎伞树

【药材名】罗伞盖珍珠。

【别　　名】大罗伞树、凉伞盖珍珠、珍珠盖罗伞、雀儿肾。

【来　　源】紫金牛科植物郎伞树 *Ardisia hanceana* Mez。

【形态特征】灌木,高可达 1.5 m,极少达 6 m。茎粗壮,除侧生特殊花枝外,无分枝。叶片椭圆状或长圆状披针形,长 10~17 cm,宽 1.5~3.5 cm,边缘近全缘或具边缘反卷的疏突尖锯齿,齿尖具边缘腺点,两面无毛,下面近边缘通常具隆起的疏腺点,被细鳞片;叶柄长 1 cm 或更长。复伞房状伞形花序,无毛,着生于顶端下弯的侧生特殊花枝尾端,花枝长 8~24 cm;花序轴长 1.0~2.5 cm;花梗长 1.1~2.0 cm;萼片卵形;花瓣白色或带紫色,长 6~7 mm,卵形,具腺点,内面近基部具乳头状突起;雄蕊与花瓣等长,花药箭状披针形,背部具疏大腺点;雌蕊与花瓣等长,子房卵圆形;胚珠 5 颗。果球形,直径约 9 mm,深红色。花期 5~6 月,果期 11~12 月。

【生境分布】生于山谷、山坡林下阴湿处。广西主要分布于南宁、马山、上林、横县、融水、阳朔、桂林、永福、荔浦、苍梧、平南、那坡、凌云、乐业、罗城、巴马、都安、金秀、龙州等地,我国浙江、安徽、江西、福建、湖南、广东等省也有分布。

【壮医药用】药用部位根。

性味　苦、辣,平。

功用　除湿毒,活血,止痛。用于发旺(痹病),林得叮相(跌打损伤),京瑟(闭经)。

附方　(1)林得叮相(跌打损伤):鲜罗伞盖珍珠、鲜小驳骨、鲜飞龙掌血根皮各 30 g,鲜泽兰叶 50 g,共捣烂炒热敷患处。

(2)发旺(痹病):罗伞盖珍珠、枫荷桂各 10 g,麻骨风、土党参、五指毛桃各 15 g,当归藤 20 g,鸡血藤 30 g,水煎服。

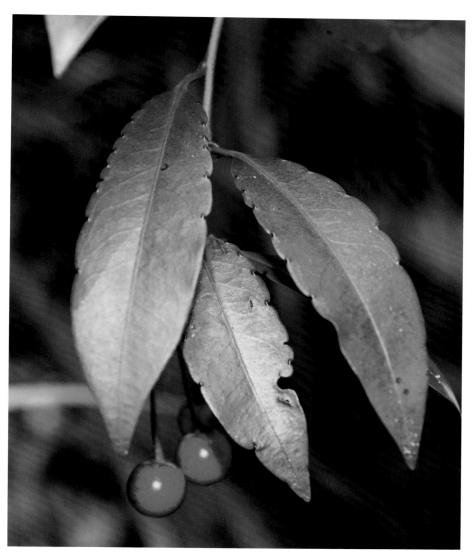

*Ardisia hanceana* Mez

# Hungzmauzcanh
# 虎舌红

【药 材 名】红毛毡。

【别　　名】老虎脷、毛地红、毛虎舌、毛凉伞。

【来　　源】紫金牛科植物虎舌红 *Ardisia mamillata* Hance。

【形态特征】常绿矮小灌木,高可达 35 cm。幼根、茎、叶片两面、叶柄、花序梗、花梗、花萼均被毛。具匍匐的木质根状茎,常弯曲,外皮红褐色。茎粗糙。单叶互生或簇生于茎顶端;叶片倒卵形至长圆状倒披针形,长 5~14 cm,宽 2.5~4.5 cm,边缘全缘或具不明显的疏圆齿,两面绿色或暗紫红色,被糙伏毛,毛基部隆起如小瘤,具腺点;叶柄长 5~15 mm 或几无柄。伞形花序顶生或腋生,花枝 1~3 个;花枝长 3~9 cm,有花 4~10 朵;花梗长 4~8 mm;花长 5~7 mm,花萼 5 裂,裂片卵状三角形;花瓣粉红色,5 裂,裂片宽卵形,顶端急尖;雄蕊 5 枚,与花瓣近等长;雌蕊与花瓣等长;胚珠 5 颗,1 轮。核果球形,直径约 6 mm,鲜红色,几乎无毛或被柔毛。花期 6~7 月,果期 11 月至翌年 1 月,有时达 6 月。

【生境分布】生于山谷、山坡林下阴湿处。广西各地均有分布,我国四川、贵州、云南、湖南、广东、福建等省也有分布。

【壮医药用】药用部位　全草。

性味　苦、辣、凉。

功用　调龙路火路,祛风毒,除湿毒,清热毒,凉血止血。用于发旺(痹病),黄标(黄疸),屙意咪(痢疾),陆裂(咳血),吐血,屙意勒(便血),京尹(痛经),约经乱(月经不调),兵淋勒(崩漏),货烟妈(咽痛),勒爷麦蛮(小儿风疹),呗脓(痈肿),林得叮相(跌打损伤)。

附方　(1)屙意勒(便血):红毛毡、大叶紫珠、虎杖各 10 g,十大功劳木 15 g,水煎服。

(2)兵淋勒(崩漏):红毛毡 15 g,益母草 30 g,五指毛桃 50 g,黑姜 10 g,水煎,调红糖适量服用。

(3)货烟妈(咽痛),勒爷麦蛮(小儿风疹):红毛毡 20 g,水煎服。

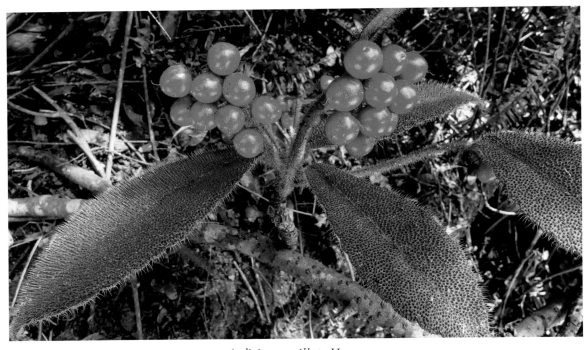

*Ardisia mamillata* Hance

# Goliengjdaem
# 矮短紫金牛

【**药 材 名**】矮紫金牛。

【**别　　名**】花脉紫金牛、矮茎紫金牛、血党、假血党。

【**来　　源**】紫金牛科植物矮短紫金牛 *Ardisia pedalis* E. Walker。

【**形态特征**】亚灌木或小灌木，高不超过 50 cm。具匍匐茎，幼嫩时密被锈色微柔毛。叶片坚纸质，椭圆形、倒披针形或倒卵形，长 8~14 cm，宽 3~7 cm，基部楔形，边缘具疏而浅的圆齿至近全缘，疏具边缘腺点，两面被疏微柔毛或细鳞片，具两面均隆起的密腺点；叶柄被微柔毛。亚伞形花序腋生或侧生，单一，被密微柔毛；总梗和花梗长各约 1 cm；花萼萼片卵形或长圆状卵形，具腺点；花瓣白色或红色，长卵形，具密腺点；花药背部无腺体或腺点不明显。果球形，红色，具腺点。花期 6~7 月，果期 12 月至翌年 2 月。

【**生境分布**】生于山间密林下、岩石缝间或水旁。广西主要分布于岑溪、平南、容县、田东、田林、贺州、钟山、南丹、象州、金秀、大新、东兰、凤山等地，我国广东省也有分布。

【**壮医药用**】**药用部位**　根。

**性味**　苦，凉。

**功用**　调龙路、火路，清热毒，消肿痛。用于钵痨（肺结核），林得叮相（跌打损伤），发旺（痹病）。

**附方**　（1）钵痨（肺结核）：矮紫金牛 30 g，石斛 15 g，水煎服。

（2）林得叮相（跌打损伤）：矮紫金牛 30 g，山大颜 15 g，水煎服。

（3）发旺（痹病）：矮紫金牛 30 g，无忧花 12 g，水煎服。

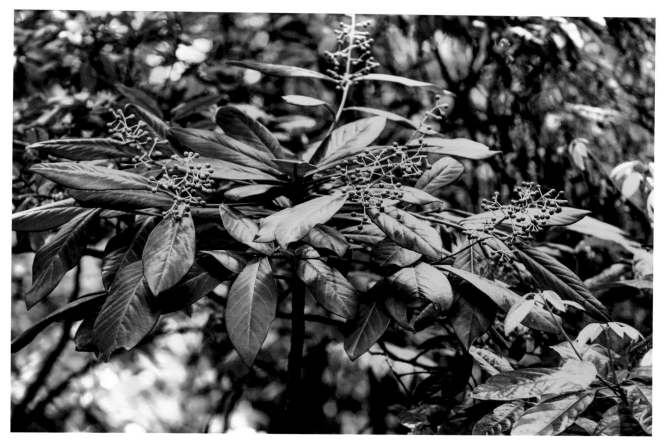

*Ardisia pedalis* E. Walker

# Swnghdifaex
# 块根紫金牛

【药 材 名】土生地。

【别　　名】木生地、小罗伞、高郎伞。

【来　　源】紫金牛科植物块根紫金牛 *Ardisia pseudocrispa* Pit.。

【形态特征】灌木，高可达 3 m。具块根。小枝无毛或有时被微柔毛。叶片椭圆形或倒卵状披针形，长 5~8 cm，宽 1.5~2.5 cm，边缘全缘或具细波状齿，齿间具边缘腺点，两面均无毛。复伞形花序着生于侧生特殊花枝顶端；花梗长约 1 cm；花萼基部连合达 1/2 或略短，萼片卵形或有时近长圆形，具密腺点；花瓣近白色或粉红色至红色；雄蕊花药卵形或广披针形，背部具密腺点；子房球形，具腺点；胚珠 5 颗。果球形，鲜红色，具腺点。花期 4~5 月，果期 11~12 月。

【生境分布】生于林下、潮湿或略干燥的石上积土或灌木丛中。广西主要分布于靖西、德保、宁明、大新、龙州等地，我国云南等省也有分布。

【壮医药用】药用部位　块根。

性味　苦，凉。

功用　调龙路火路，清热毒，祛风毒，除湿毒。用于发旺（痹病），肾虚腰痛，林得叮相（跌打损伤），夺扼（骨折），货烟妈（咽痛），胴尹（胃痛），勒内（血虚），约经乱（月经不调）。

附方　（1）约经乱（月经不调）：土生地 10 g，当归藤、益母草各 20 g，鸡血藤 30 g，红糖适量，水煎服。

（2）发旺（痹病）：土生地、小钻、枫荷桂、牛膝各 10 g，大钻、七叶莲、两面针各 15 g，水煎服。

（3）肾虚腰痛：土生地、牛膝、顶天柱各 10 g，熟地 20 g，千斤拔、牛大力各 15 g，猪骨头 500 g，水炖，调食盐少许，食肉喝汤。

*Ardisia pseudocrispa* Pit.

# Gangliengjbwn
# 雪下红

【药 材 名】雪下红。

【别　　名】矮脚三郎、矮脚罗伞、毛罗伞、斑点朱砂根、土丹皮。

【来　　源】紫金牛科植物雪下红 *Ardisia villosa* Roxb.。

【形态特征】常绿直立灌木，高可达 1 m。幼时全株被长柔毛或长硬毛。具匍匐根状茎。茎不分枝。单叶互生；叶片椭圆状披针形至卵形，长 4~9 cm，宽 1.5~4.0 cm，边缘全缘或略呈波状，具腺点，两面密布斑点，上面除中脉外几无毛；叶柄长 5~10 mm。单或复聚伞花序或伞形花序侧生或着生于侧生特殊花枝顶端；花枝近顶端常有 1 片或 2 片叶或退化叶；花萼仅基部连合，萼裂片长圆状披针形或舌形，与花瓣等长，被毛及具密腺点；花瓣淡紫色或粉红色，卵形至广披针形，具腺点，无毛；雄蕊较花瓣略长或等长；胚珠 5 颗。果球形，深红色或带黑色，具腺点，被毛。花期 5~7 月，果期翌年 2~5 月。

【生境分布】生于山坡灌木丛或草丛中。广西主要分布于南宁、马山、上林、合浦、上思、防城港、钦州、灵山、容县、博白、陆川、北流、岑溪、那坡、宁明、龙州等地，我国云南、广东等省也有分布。

【壮医药用】药用部位　全株。

性味　苦、辣，平。

功用　祛湿毒，散瘀肿，止痛。用于发旺（痹病），林得叮相（跌打损伤），屙意咪（痢疾），呗脓（痈肿），陆裂（咳血）。

附方　（1）发旺（痹病）：雪下红、白背枫各 10 g，七叶莲、一刺两嘴、四方钻各 15 g，水煎服。

（2）陆裂（咳血）：雪下红、黄根、丢了棒、三姐妹各 15 g，白及 10 g，水煎服。

（3）屙意咪（痢疾）：雪下红、三叶鬼针草各 15 g，飞扬草 10 g，大血藤 30 g，水煎服。

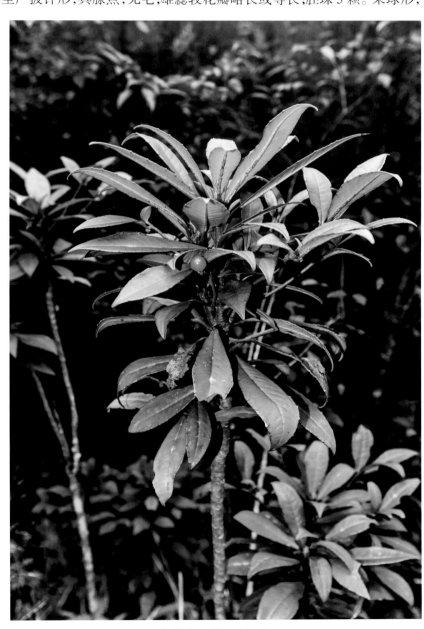

*Ardisia villosa* Roxb.

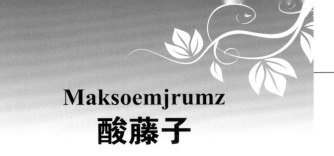

# Maksoemjrumz
# 酸藤子

【**药 材 名**】酸藤子。

【**别　　名**】鸡母酸、腺毛酸藤子、入地龙、酸藤果、酸果藤、挖不尽。

【**来　　源**】紫金牛科植物酸藤子 *Embelia laeta* (L.) Mez。

【**形态特征**】常绿藤状灌木,长可达3 m。根粗壮,表面黑色。茎红褐色,有纵棱和皮孔。单叶互生;叶片倒卵形或长圆状倒卵形,长3~4 cm,宽1.0~1.5 cm,边缘全缘,下面被薄白粉,味酸;叶柄长5~8 mm。总状花序腋生或侧生,长3~8 mm,被细微柔毛,有花3~8朵;花梗长约1.5 mm,无毛或有时被微柔毛;花4基数,长约2 mm,花萼基部连合达1/2或1/3,萼裂片卵形或三角形,具腺点;花瓣白色或带黄色,分离,具缘毛,内面密被乳头状突起,具腺点;雄蕊在雌花中退化,在雄花中略超出花瓣;雌蕊在雌花中较花瓣略长。浆果球形,直径约5 mm,成熟时红色或紫黑色,有酸甜味。花期12月至翌年3月,果期4~6月。

【**生境分布**】生于山坡林下、疏林缘、开阔的草坡或灌木丛中。广西主要分布于南部地区,我国云南、广东、江西、福建、台湾等省也有分布。

【**壮医药用**】**药用部位**　根、叶、果。

**性味**　根、叶:酸、涩,平。果:甜、酸,平。

**功用**　根、叶:清热毒,化瘀毒,止血。用于口疮(口腔溃疡),货烟妈(咽痛),扁桃体炎,诺嚎尹(牙痛),屙泻(泄泻),屙意咪(痢疾),京尹(痛经),京瑟(闭经),隆白呆(带下),耷寸(子宫脱垂),胴尹(胃痛),贫血,发旺(痹病),林得叮相(跌打损伤),尊寸(脱肛),呗脓(痈肿),能啥能累(湿疹)。

果:调龙路,补血。用于贫血。

注:孕妇慎服。

**附方**　(1)贫血:酸藤子30 g,水煎服。

(2)屙泻(泄泻):酸藤子根、火炭母、石榴皮各20 g,甘草10 g,水煎服。

(3)胴尹(胃痛):酸藤子根、两面针、七叶莲各20 g,水田七10 g,九龙藤30 g,水煎服。

(4)林得叮相(跌打损伤),发旺(痹病):酸藤子根或茎适量,水煎外敷或泡患处。

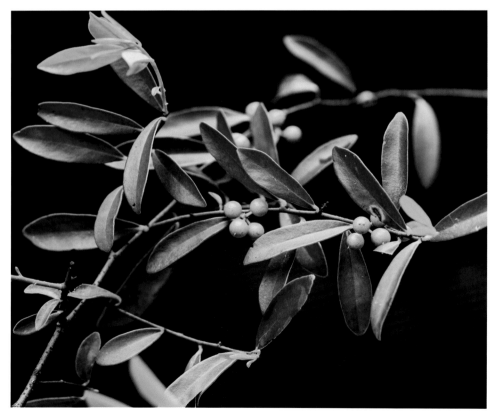

*Embelia laeta* (L.) Mez

# Gaeudanghgveih
# 当归藤

【药 材 名】当归藤。

【别　　名】藤当归、小花酸藤子、褐毛酸藤子、土当归、土丹桂。

【来　　源】紫金牛科植物当归藤 *Embelia parviflora* Wall. ex A. DC.。

【形态特征】常绿攀缘灌木或藤本，长 3 m 以上，小枝、叶片上面中脉、花序、花梗、花瓣边缘和内面均被柔毛。根较长，外皮灰褐色，内面红褐色，横断面有菊花纹。小枝通常二列。单叶互生，二列；叶片卵形，长 1~2 cm，宽 0.6~1.0 cm，基部广钝或近圆形，上面仅中脉被柔毛。伞形或总状花序腋生，长 5~10 mm，有花 2~4 朵或略多；花梗长 2~4 mm；花 5 基数，长约 2.5 mm；萼片卵形或近三角形，顶端具腺点和缘毛；花瓣白色或粉红色，近顶端具腺点，边缘和内面均密被微柔毛；雄蕊在雌花中退化，在雄花中超出或与花瓣等长；雌蕊在雌花中与花瓣等长。果球形，直径不超过 5 mm，暗红色。花期 12 月至翌年 5 月，果期 5~7 月。

【生境分布】生于山间密林中、林缘或灌木丛中。广西主要分布于德保、靖西、那坡、隆林、龙州、桂林等地，我国西藏、贵州、云南、广东、浙江、福建等省区也有分布。

【壮医药用】药用部位　根、茎、叶。

性味　苦、涩、平。

功用　补血，调咪花肠（子宫），舒筋络。根、茎用于产后虚弱，约经乱（月经不调），京瑟（闭经），卟很裆（不孕症），隆白呆（带下），贫血，发旺（痹病），胴尹（胃痛），屙泻（泄泻），胸胁痛；叶用于夺扼（骨折），林得叮相（跌打损伤）。

附方　（1）贫血，约经乱（月经不调）：当归藤根和茎 30 g，水煎服。

（2）发旺（痹病）：当归藤 20 g，水煎服。

（3）卟很裆（不孕症）：当归藤根和茎、益母草、香附、菟丝子、覆盆子、金樱子各 20 g，当归 10 g，水煎服。

（4）胸胁痛：当归藤根 20 g，水煎服。

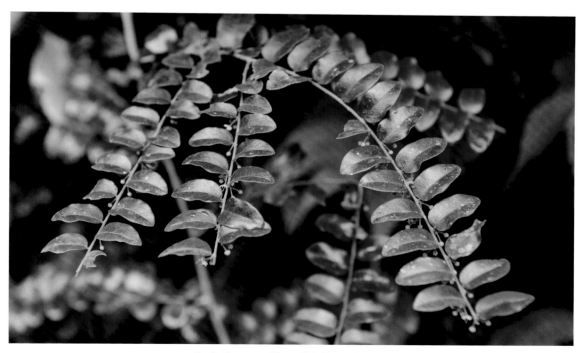

*Embelia parviflora* Wall. ex A. DC.

# Soemjrumzhau
# 白花酸藤子

【药 材 名】白花酸藤子根。

【别　　名】白花酸藤果、白花酸果藤。

【来　　源】紫金牛科植物白花酸藤子 Embelia ribes Burm. f.。

【形态特征】攀援灌木或藤本，长可超过 9 m。老枝有明显的皮孔。叶片坚纸质，倒卵状椭圆形或长圆状椭圆形，长 5~10 cm，宽约 3.5 cm，下面有时被薄粉；叶柄长 5~10 mm，两侧具狭翅。圆锥花序顶生，长 5~15（30）cm，枝条疏被乳头状突起或密被微柔毛；花梗长 1.5 mm 以上；花 5（4）基数；花萼基部连合达萼长的 1/2，萼裂片三角形，外面被柔毛，内面具腺点；花瓣淡绿色或白色，分离，椭圆形或长圆形，长 1.5~2.0 mm，外面被疏微柔毛，边缘和内面被密乳头状突起，具疏腺点；雄蕊在雄花中与花瓣几等长，在雌花中较花瓣短；雌蕊在雄花中退化，较花瓣短，柱头 2 裂，在雌花中与花瓣等长或略短，柱头头状或盾状。果球形或卵形，直径 3~4（5）mm，红色或深紫色。花期 1~7 月，果期 5~12 月。

【生境分布】生于林内、林缘灌木丛中，或路边、坡边灌木丛中。广西各地均有分布，我国贵州、云南、广东、福建等省也有分布。

【壮医药用】药用部位　根。

性味　酸，平。

功用　利谷道。用于东郎（食滞），屙意咪（痢疾），发旺（痹病），狠尹（疮疖）。

附方　（1）屙意咪（痢疾）：白花酸藤子根 30 g，水煎服。

（2）发旺（痹病）：白花酸藤子根、金不换、飞龙掌血、大钻、小钻各 10 g，土三七 6 g，水煎服。

（3）狠尹（疮疖）：白花酸藤子根、扛板归各 20 g，三角泡 15 g，水煎服。

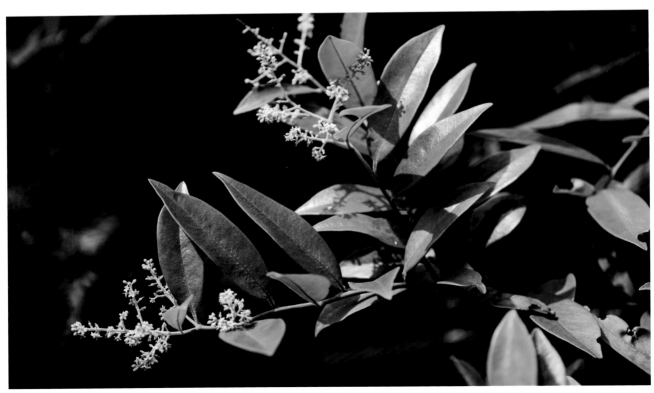

*Embelia ribes* Burm. f.

# Goyienjbuh
# 瘤皮孔酸藤子

【药 材 名】乌肺叶。

【别　　名】假刺藤、俘刺藤。

【来　　源】紫金牛科植物瘤皮孔酸藤子 *Embelia scandens* (Lour.) Mez。

【形态特征】常绿攀援灌木，长可达 8 m。小枝密布瘤状皮孔。叶片长椭圆形或椭圆形，长 5~12 cm，宽 2.5~4.5 cm，边缘全缘或具疏锯齿，两面均无毛，下面叶脉凸起；叶柄长 5~8 mm。总状花序腋生，被微柔毛；花梗长 1~2 mm，被微柔毛；花 5 (4) 基数，长约 2 mm；花萼裂片三角形，具缘毛，外面具微柔毛和腺点；花瓣白色或淡绿色，分离，长 2~3 mm，椭圆状披针形或长圆状卵形至倒卵形，具明显的腺点及疏缘毛，内面有乳头状突起；雄蕊在雌花中退化，着生于花瓣的 1/2 处，在雄花中着生于花瓣的 1/4 处；雌蕊在雄花中退化，不超过花瓣的 1/2，在雌花中较长。果球形，直径约 5 mm，红色。花期 11 月至翌年 1 月，果期 3~5 月。

【生境分布】生于山坡、山谷林中或疏灌木丛中。广西主要分布于南宁、上思、百色、德保、靖西、凤山、东兰、都安等地，我国云南、广东等省也有分布。

【壮医药用】药用部位　根。

**性味**　淡、涩、平；有小毒。

**功用**　舒筋络，调气道谷道。用于发旺（痹病），埃病（咳嗽），喯疳（疳积）。

**附方**　(1) 埃病（咳嗽）：乌肺叶 30 g，十大功劳、仙鹤草各 20 g，射干 10 g，前胡 15 g，竹叶兰 9 g，水煎服。

(2) 喯疳（疳积）：乌肺叶 20 g，鸡蛋 2 个，水煮，食蛋喝汤。

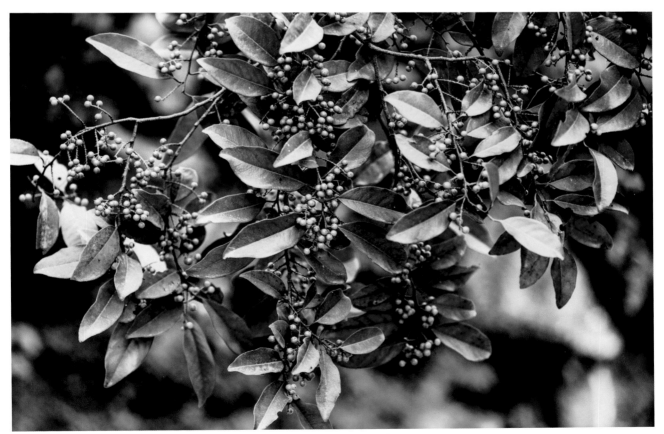

*Embelia scandens* (Lour.) Mez

# Faexmanhbya
# 顶花杜茎山

**【药材名】**顶花杜茎山。

**【别　　名】**中越杜茎山。

**【来　　源】**紫金牛科植物顶花杜茎山 *Maesa balansae* Mez。

**【形态特征】**灌木,高可达 3 m。茎分枝多,小枝具皮孔。叶片广椭圆形或椭圆状卵形,长 10~16 cm,宽 6~11 cm,边缘近全缘或具疏细齿或短锐齿,齿尖常具腺点;叶柄长 2~3 cm。圆锥花序腋生和顶生,长 7~20 cm,分枝多;花梗长 1~2 mm;萼片广卵形,有脉状腺条纹 3 条或 4 条;花冠白色,钟形,长约 2 mm,具脉状腺条纹,裂片广卵形,边缘啮蚀状;雄蕊内藏;雌蕊较雄蕊短,柱头微 4 裂。果球形,直径约 5 mm,具纵行肋纹,宿萼包围果顶端,常冠以宿存花柱。花期 1~2 月,果期 8~11 月。

**【生境分布】**生于坡地、海边空旷的灌木丛中,或林缘、疏林下及溪边。广西主要分布于巴马、宁明、龙州、大新等地,我国海南省也有分布。

**【壮医药用】药用部位**　根、叶。

**功用**　根:止血。用于吐血,约经乱(月经不调)。

叶:利谷道,消食滞。用于勒爷东郎(小儿食滞)。

**附方**　(1)吐血:顶花杜茎山根 20 g,水煎服。

(2)勒爷东郎(小儿食滞):顶花杜茎山叶 15 g,瘦猪肉 50 g,水煎,调食盐少许,食肉喝汤。

(3)约经乱(月经不调):顶花杜茎山根 15 g,飞龙掌血、红穿破石各 30 g,水煎服。

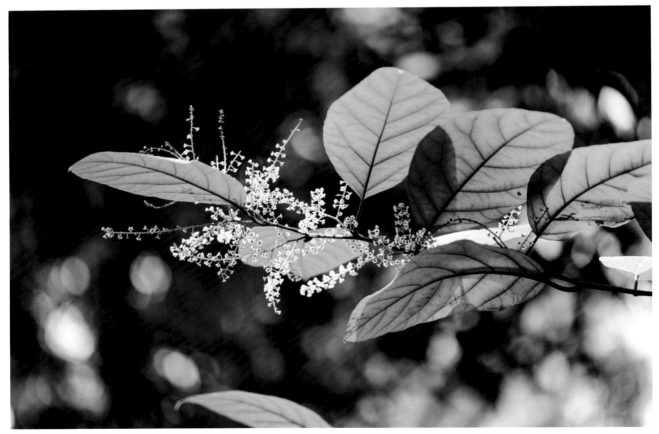

*Maesa balansae* Mez

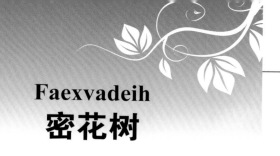

# Faexvadeih
# 密花树

【**药 材 名**】密花树。

【**别　　名**】鹅骨梢。

【**来　　源**】紫金牛科植物密花树 *Myrsine seguinii* H. Lév.。

【**形态特征**】大灌木或小乔木,高可达 12 m。小枝无毛,具皱纹。叶片革质,长圆状倒披针形至倒披针形,长 7~17 cm,宽 1.3~6.0 cm;叶柄长约 1 cm 或较长。伞形花序或花簇生,着生于具覆瓦状排列的苞片的小短枝上,有花 3~10 朵;花梗长 2~3 mm 或略长;萼片卵形,具缘毛,有时具腺点;花瓣白色、淡绿色或紫红色,基部连合达全长的 1/4,长 3~4 mm,裂片卵形或椭圆形,具腺点,内面和边缘密被乳头状突起;雄蕊在雌花中退化,在雄花中着生于花冠中部,顶端具乳头状突起;柱头伸长,顶端舌状,基部圆柱形。果球形或近卵形,直径 4~5 mm,灰绿色或紫黑色,果梗有时长达 7 mm。花期 4~5 月,果期 10~12 月。

【**生境分布**】生于混交林中或苔藓林中,或林缘、路旁等灌木丛中。广西各地均有分布,我国西南部其他省区及台湾也有分布。

【**壮医药用**】**药用部位**　根、叶。

**性味**　淡,寒。

**功用**　清热毒、除湿毒、消肿痛,用于呗嘻(乳痈)、呗脓(痈肿)、能啥能累(湿疹)、林得叮相(跌打损伤)。

**附方**　(1)能啥能累(湿疹):密花树叶、地胆、蛇莓、牛耳枫各 10 g,水煎服。

(2)呗嘻(乳痈):鲜密花树叶 60 g,捣烂敷患处。

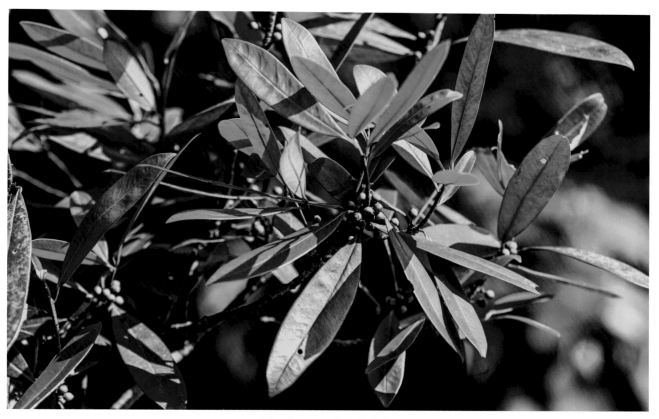

*Myrsine seguinii* H. Lév.

# Godanzhau
# 白檀

**【药材名】**土常山。

**【别　　名】**华山矾、狗屎木、猪糠木。

**【来　　源】**山矾科植物白檀 *Symplocos paniculata* (Thunb.) Miq.。

**【形态特征】**落叶灌木或小乔木。嫩枝、叶片下面和花序均被柔毛。叶片膜质或薄纸质,阔倒卵形、椭圆状倒卵形或卵形,长 3~11 cm,宽 2~4 cm,先端急尖或渐尖,基部阔楔形或近圆形,边缘具细尖锯齿,上面无毛或有柔毛;叶柄长 3~5 mm。圆锥花序长 5~8 cm;花萼裂片半圆形或卵形,稍长于萼筒,淡黄色,边缘有毛;花冠白色,长 4~5 mm,5 深裂;雄蕊 40~60 枚;子房 2 室;花盘具 5 个突起的腺点。核果卵状球形,熟时蓝色,长 5~8 mm。花期 4~5 月,果期 8~9 月。

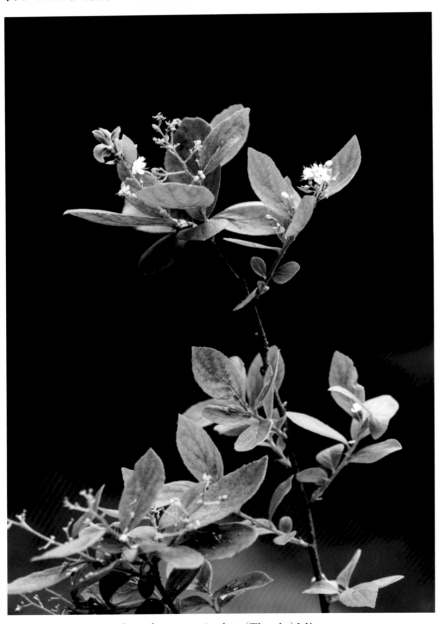

*Symplocos paniculata* (Thunb.) Miq.

**【生境分布】**生于山坡、路边、疏林或密林中。广西各地均有分布,我国东北部、北部、中部、南部、西南部各省区也有分布。

**【壮医药用】药用部位**　根、叶或全株。

**性味**　苦,微寒;有小毒。

**功用**　清热毒,祛瘴毒,生肌肉。根用于贫疹(感冒)、发得(发热)、烦渴、瘴病(疟疾)、笨浮(水肿)、呗脓(痈肿)、落枕;叶用于外伤出血、呗脓(痈肿)、落枕;全株用于麦蛮(风疹)、呗嘻(乳痈)、兵嘿细勒(疝气)、肠痈、呗脓(痈肿)。

注:本品有小毒,孕妇忌服。

**附方**　(1)麦蛮(风疹):土常山全株 10 g,车前草、马缨丹、千里光各 30 g,水煎外洗。

(2)落枕:土常山根、桂枝、细辛、姜黄、羌活各等量,共研末,取药粉 200 g 用布包好,加白酒适量,置微波炉加热数分钟至温热,烫颈部。

(3)烦渴:土常山根 15 g,石菖蒲、石斛各 10 g,广山药 20 g,百合 30 g,猪心 1 个,水炖,食肉喝汤。

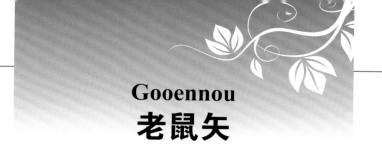

# Gooennou
# 老鼠矢

【**药 材 名**】老鼠矢。

【**别　　名**】佳崩、老鼠刺。

【**来　　源**】山矾科植物老鼠矢 *Symplocos stellaris* Brand。

【**形态特征**】常绿乔木。芽、嫩枝、嫩叶柄及苞片和小苞片均被红褐色绒毛。小枝粗，髓部中空，具横隔。叶片厚革质，披针状椭圆形或狭长圆状椭圆形，长 6~20 cm，宽 2~5 cm，先端尖，上面有光泽，下面粉褐色；叶柄长 1.5~2.5 cm。团伞花序着生于二年生的枝的叶痕之上；花萼裂片半圆形，有长缘毛；花冠白色，长 7~8 mm，5 深裂几达基部，裂片椭圆形，顶端有缘毛；雄蕊 18~25 枚，花丝基部合生成 5 束；子房 3 室。核果狭卵状圆柱形，长约 1 cm，顶端宿萼裂片直立。花期 4~5 月，果期 6 月。

【**生境分布**】生于山地、路旁、疏林中。广西主要分布于融水、阳朔、桂林、全州、龙胜、贺州、东兰等地，我国长江以南其他省区也有分布。

【**壮医药用**】**药用部位**　根。

**性味**　辣、苦、微温。

**功用**　调龙路，活血，止血。用于林得叮相（跌打损伤）。

**附方**　林得叮相（跌打损伤）：老鼠矢根、栀榔、牛膝各 15 g，水煎服。

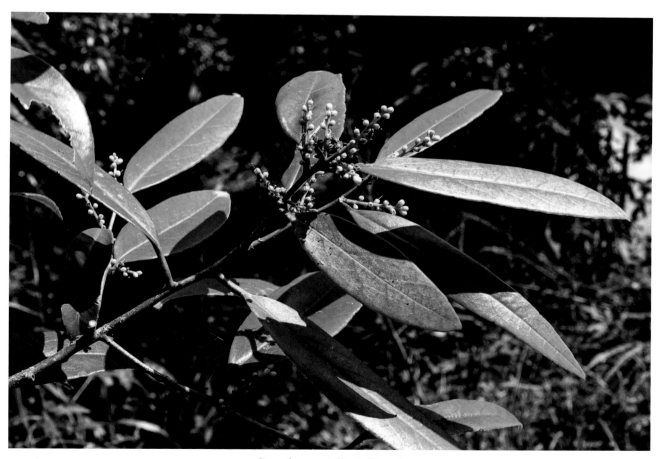

*Symplocos stellaris* Brand

# Doegbyahung
# 大叶醉鱼草

【药 材 名】大叶醉鱼草。

【别　　名】炉墨草。

【来　　源】马钱科植物大叶醉鱼草 Buddleja davidii Franch.。

【形态特征】灌木,高可达 5 m。幼枝、叶片下面、叶柄及花萼和花冠外均密被白色星状茸毛。小枝外展而下弯,略呈四棱形。单叶对生,叶柄短;叶片披针形,长 8~25 cm,宽 1.0~2.5 cm,顶端渐尖,基部宽楔形至钝,边缘具细锯齿;托叶介于两叶柄之间,2 裂呈耳状。总状或圆锥状聚伞花序顶生,稍下垂,长 20~50 cm;花萼4 裂,裂片披针形;花冠长 6~12 mm,淡紫色、黄白色至白色,喉部橙黄色,芳香;雄蕊 4 枚;子房 2 室,无毛。蒴果条状圆形,长 6~9 mm;种子多数,两端具长尖翅。花期 5~10 月,果期 9~12 月。

【生境分布】生于山坡、沟边灌木丛中。广西主要分布于融水、龙胜、资源、凌云、乐业、隆林、南丹等地,我国陕西、甘肃、江苏、浙江、江西、湖北、湖南、广东、四川、贵州、云南、西藏等省区也有分布。

【壮医药用】药用部位　根皮、枝叶。

性味　辣、微苦,温;有毒。

功用　祛风散寒,活血止痛。用于发旺(痹病),林得叮相(跌打损伤),夺扼(骨折),麦蛮(风疹),痂怀(牛皮癣),脚癣。

注:本品有毒,内服慎用;孕妇忌服。

附方　(1)麦蛮(风疹):大叶醉鱼草枝叶、黄皮果叶、柚子叶、黄精草各适量,水煎外洗。

(2)脚癣:大叶醉鱼草枝叶 60 g,水煎泡足。

(3)痂怀(牛皮癣):大叶醉鱼草根皮、蛇床子、棒根皮各 15 g,断肠草 10 g,水煎洗患处。

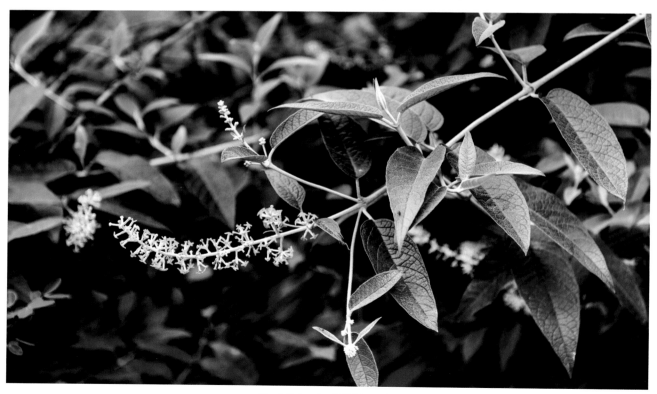

*Buddleja davidii* Franch.

# Govamai
# 密蒙花

【**药 材 名**】密蒙花。

【**别　　名**】黄饭花、黄花树、假黄花。

【**来　　源**】马钱科植物密蒙花 *Buddleja officinalis* Maxim.。

【**形态特征**】常绿灌木,高可达 6 m 以上。枝、叶片下面、叶柄和花序均密被灰白色星状短绒毛。小枝略呈四棱形。单叶对生;叶片狭椭圆形或长圆状披针形,长 4~13 cm,宽 1~5 cm,顶端渐尖,基部楔形,边缘全缘或具疏锯齿;叶柄长 2~20 mm。花多而密集,组成顶生及腋生聚伞圆锥花序,花芳香;总苞、萼筒和花冠均密被灰白色绒毛;花萼钟状,4 裂;花冠紫堇色、白色或淡黄白色,喉部橘黄色,花冠裂片 4 枚,卵形;雄蕊 4 枚;子房上位,2 室,被毛,花柱柱头棍棒状。蒴果椭圆状,外果皮被星状毛;种子多粒。花期 3~4 月,果期 5~8 月。

【**生境分布**】生于河边、村旁、山坡灌木丛中。广西各地均有分布,我国西北部、西南部、中南部其他省区也有分布。

【**壮医药用**】**药用部位**　根、叶、花。

**性味**　甜,凉;有小毒。

**功用**　根:清热毒。用于黄标(黄疸)。

叶:去腐生肌。用于疮疡溃烂。

花:清肝明目,退翳。用于黄标(黄疸),火眼(急性结膜炎),角膜薄翳,青光眼,视物模糊。

**附方**　(1)火眼(急性结膜炎):密蒙花、谷珍珠各 10 g,木贼草、生地黄、玄参各 15 g,狗肝菜 20 g,水煎服。

(2)黄标(黄疸):密蒙花、土茵陈各 10 g,水石榴、板蓝根、白马骨、小六月雪各 15 g,薏苡仁 30 g,水煎服。

(3)视物模糊:密蒙花、白蒺藜各 10 g,决明子 15 g,水煎服。

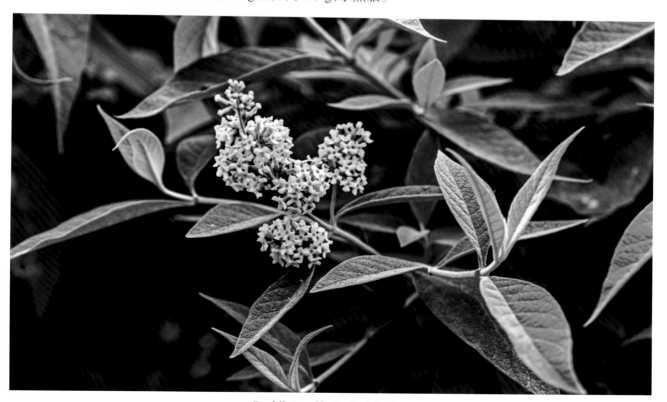

*Buddleja officinalis* Maxim.

# Gaeunguenx
# 钩吻

【药 材 名】断肠草。

【别　　名】葫蔓藤、大茶根、大茶叶、大茶药。

【来　　源】马钱科植物钩吻 *Gelsemium elegans*（Gardn. et Champ.）Benth.。

【形态特征】常绿木质藤本，长可达 12 m。小枝圆柱形。叶片膜质、卵形、卵状长圆形，长 5~12 cm，宽 2~6 cm，顶端渐尖；叶柄长 6~12 mm。花密集，组成顶生和腋生的三歧聚伞花序；花萼裂片卵状披针形；花冠黄色，漏斗状，长 12~19 mm，内面有淡红色斑点；雄蕊 5 枚；柱头上部 2 裂。蒴果卵形或椭圆形，长 1.0~1.5 cm，熟时开裂，黑色；种子扁平。花期 5~11 月，果期 7 月至翌年 3 月。

【生境分布】生于山坡、路旁的草丛或灌木丛中。广西各地均有分布，我国江西、福建、台湾、湖南、广东、海南、贵州、云南等省也有分布。

【壮医药用】药用部位　根或全株。

性味　苦、辣、温；有大毒。

功用　消肿痛，杀虫，止痒。外用于呗脓（痈肿），林得叮相（跌打损伤），夺扼（骨折），痂（癣），能啥能累（湿疹），麻风。

注：本品有大毒，禁止内服，外用慎用；孕妇和婴幼儿禁用。

附方　（1）痂（癣），能啥能累（湿疹）：断肠草全株、小飞扬各适量，水煎洗患处。

（2）痂怀（牛皮癣）：断肠草全株、巴戟天、吴茱萸各 15 g，加热猪油浸泡 12 小时，取油适量外涂患处。

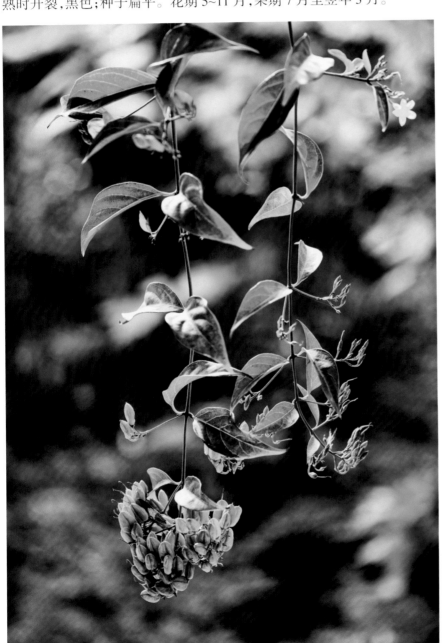

*Gelsemium elegans*（Gardn. et Champ.）Benth.

# Gveiyezsucinh

# 桂叶素馨

【**药 材 名**】桂叶素馨。

【**别 名**】岭南茉莉。

【**来 源**】木犀科植物桂叶素馨 *Jasminum laurifolium* Gagnep. var. *brachylobum* Kurz。

【**形态特征**】常绿缠绕藤本，高可达 5 m。小枝圆柱形。单叶对生；叶片革质、条形、狭椭圆形或长卵形，长 3.0~12.5 cm，宽 0.7~3.3 cm，先端渐尖至尾状，基出脉 3 条；叶柄长 0.4~1.2 cm，近基部具关节。聚伞花序顶生或腋生，有花 1~8 朵，通常花单生；花序梗长 0.3~2.5 cm；花梗长 0.7~2.3 cm；花芳香；花萼裂片 4~12 枚，线形；花冠白色，高脚碟状，花冠筒长 1.5~2.4 cm，直径 1.0~1.5 mm，花冠裂片 8~12 枚，披针形或长剑形，长 1.5~2.2 cm，宽 2~3 mm。果卵状长圆形，长 0.8~2.2 cm，直径 0.4~1.1 cm，黑色，光亮。花期 5 月，果期 8~12 月。

【**生境分布**】生于山谷、丛林或岩石坡灌木丛中。广西主要分布于全州、防城港、上思、德保、那坡、罗城、金秀等地，我国海南、云南、西藏等省区也有分布。

【**壮医药用**】**药用部位** 全株。

**性味** 苦，寒。

**功用** 清热毒，祛湿毒，消瘀肿，利谷道水道。用于屙意咪（痢疾），尿路感染，膀胱炎，笨浮（水肿），林得叮相（跌打损伤）。

**附方** （1）尿路感染：桂叶素馨、石韦各 15 g，车前草、马鞭草、仙鹤草各 20 g，水煎服。

（2）林得叮相（跌打损伤）：鲜桂叶素馨、鲜白花丹各适量，共捣烂敷患处。

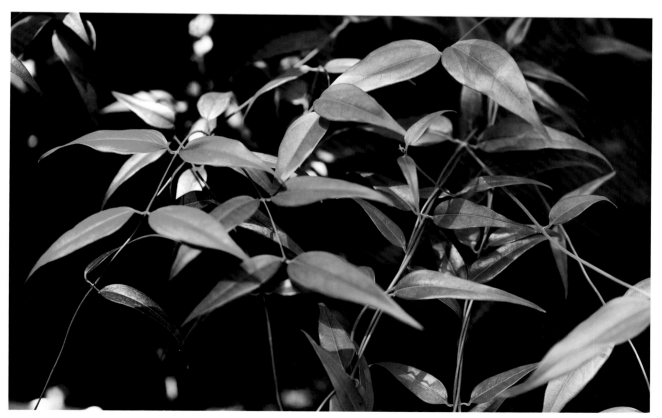

*Jasminum laurifolium* Gagnep. var. *brachylobum* Kurz

# Gaeulwgheu
# 青藤仔

【药 材 名】青藤子。

【别　　名】鲫鱼胆、牛腿虱、千里藤。

【来　　源】木犀科植物青藤仔 *Jasminum nervosum* Lour.。

【形态特征】常绿攀援灌木，高可达 5 m。植株无毛或小枝、叶柄、叶片下面和花序均疏被短柔毛。小枝圆柱形。单叶对生；叶片纸质，卵形或卵状披针形，长 1~11 cm，宽 0.5~4.5 cm，先端渐尖，基部钝或圆，基出脉 3~5 条；叶柄长 2~12 mm，有节。花 1~5 朵顶生或腋生；花序梗长 2~12 mm；花梗长 2~10 mm；花萼裂片线形，7 枚或 8 枚；花冠白色，高脚碟状，花冠筒长 1.3~2.6 cm，花冠裂片 8~10 枚，披针形，长 0.8~2.5 cm。浆果球形或长圆柱形，长 0.7~2.0 cm，直径 0.5~1.3 cm，熟时由红色变为黑色。花期 3~7 月，果期 4~10 月。

【生境分布】生于丘陵及山坡疏林或灌丛中。广西主要分布于南宁、钦州、博白、百色、河池等地，我国广东、海南、台湾、贵州、云南、西藏等省区也有分布。

【壮医药用】药用部位　根、茎、叶、花或全株。

性味　微苦，凉。

功用　清热毒，除湿毒，拔脓生肌。用于屙意咪（痢疾），瘴病（疟疾），腊胴尹（腹痛），兵花留（梅毒），呗脓（痈肿），劳伤腰痛，林得叮相（跌打损伤）。

附方　（1）梅毒缓解期：青藤子叶、土茯苓、黄花倒水莲各 30 g，太子参、黄芪各 10 g，山楂 15 g，水煎服。

（2）呗脓（痈肿）：鲜青藤子花 30 g，捣烂敷患处。

（3）瘴病（疟疾）：青藤子根、十大功劳、救必应各 15 g，麦冬、五味子、算盘子根 10 g，水煎服。

（4）腊胴尹（腹痛）：青藤子全株 15 g，水煎服。

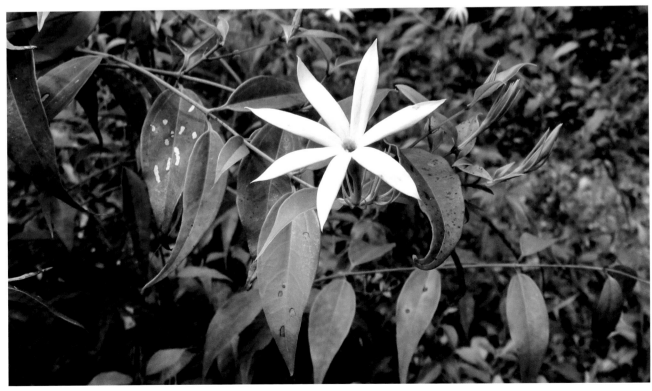

*Jasminum nervosum* Lour.

# Gogaemhgaet
# 小蜡树

【药 材 名】小蜡树。

【别　　名】皱叶小蜡、小蜡、山指甲、蚊子花、冬青、小刀伤。

【来　　源】木犀科植物小蜡树 *Ligustrum sinense* Lour.。

【形态特征】落叶灌木或小乔木，高可达 7 m。小枝幼时被淡黄色柔毛。单叶对生；叶片卵形、椭圆形、椭圆状长圆形、披针形，长 1.6~7.0 cm，宽 1~3 cm，先端尖或钝；叶柄长 2~8 mm，被短柔毛。圆锥花序顶生或腋生，花白色，花序轴被短柔毛或近无毛；花梗长 1~3 mm，被短柔毛或无毛；花萼先端呈截形或呈浅波状齿；花冠漏斗状，花冠筒长 1.5~2.5 mm，花冠裂片 4 枚，裂片长 2~4 mm，长圆状椭圆形或卵状椭圆形；雄蕊 2 枚；子房 2 室；每室有胚珠 2 颗。核果近球形，直径 5~8 mm。花期 3~6 月，果期 9~12 月。

【生境分布】生于山坡、山谷、溪边、河旁、路边，也有栽培。广西各地均有分布，我国江苏、浙江、安徽、江西、福建、台湾、湖北、湖南、广东、贵州、四川、云南等省也有分布。

【壮医药用】**药用部位**　枝叶。

**性味**　苦，寒。

**功用**　清热解毒，消肿止痛，止痒。用于黄标（黄疸），口疮（口腔溃疡），慢性咽炎，能啥能累（湿疹），林得叮相（跌打损伤），呗脓（痈肿），渗裆相（烧烫伤），产后会阴水肿。

**附方**　（1）黄标（黄疸）：小蜡树叶、田基黄、黑毛草、溪黄草各 15 g，水煎服。

（2）口疮（口腔溃疡）：鲜小蜡树叶适量，捣烂敷肚脐。

（3）产后会阴水肿：小蜡树叶、滇白珠各 60 g，大叶紫珠、香茅草各 30 g，翻白草 15 g，水煎洗浴。

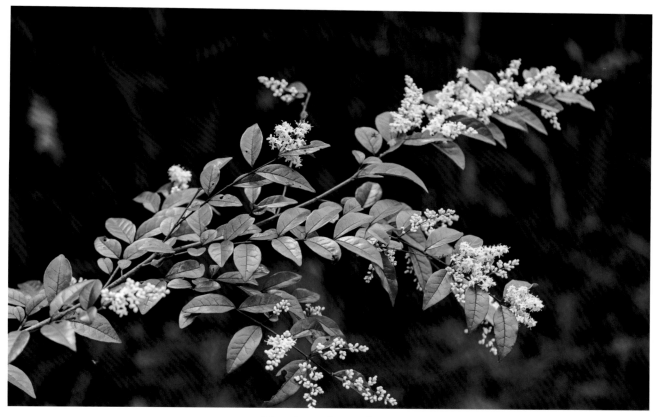

*Ligustrum sinense* Lour.

# Gveiqva
# 桂花

【药 材 名】桂花。

【别　　名】木犀、桂花钻。

【来　　源】木犀科植物桂花 *Osmanthus fragrans*（Thunb.）Lour.。

【形态特征】常绿小乔木或灌木，高可达 8 m。全株无毛。树皮灰褐色，小枝黄褐色。叶对生；叶片革质，椭圆形、长椭圆形或椭圆状披针形，长 3.0~14.5 cm，宽 2.5~4.5 cm，先端渐尖或短尖，基部阔楔形至钝，边缘全缘或具细锯齿；叶柄长 0.8~1.5 cm。聚伞花序簇生于叶腋，芳香；花梗长 4~10 mm；花萼钟状；花冠 4 裂，黄白色、淡黄色或橘红色，长 3~4 mm，花冠筒长 0.5~1.0 mm；雄蕊 2 枚，花丝极短；雌蕊长约 1.5 mm，花柱短。核果长椭圆形，长 1~2 cm，熟时紫黑色。花期 9~10 月上旬，果期翌年 3 月。

【生境分布】栽培。广西北部等地区有栽培，我国河北、陕西、甘肃、山东、江苏、浙江、江西、福建、台湾、湖北、湖南、广东、四川、贵州、云南等省也有栽培。

【壮医药用】药用部位　根、花、果。

性味　根：甜、微涩，平。花：辣，温。果：辣、甜，温。

功用　根：祛风毒，除湿毒，祛寒毒，止疼痛。用于发旺（痹病），诺嚎尹（牙痛），肾结石。

花：温肺，祛寒毒，止疼痛。用于痰饮咳喘，腹部冷痛，京瑟（闭经），京尹（痛经），轻度抑郁症，腊胴尹（腹痛），口臭，卟很裆（不孕症）。

果：温谷道，祛寒毒，调气机，止疼痛。用于寒毒引起的胴尹（胃痛），气机不调引起的腊胴尹（腹痛）。

附方　（1）卟很裆（不孕症）：桂花、玫瑰花、茉莉花各 10 g，鸡蛋 2 个，水煎，吃蛋喝汤。

（2）美容：干桂花、茶叶各 2 g，红糖一小匙，水煎 1~2 分钟，代茶饮。

（3）轻度抑郁症：桂花、桃花各 1 g，郁金 10 g，水煎服。

（4）肾结石：桂花根 30 g，水煎服。

*Osmanthus fragrans*（Thunb.）Lour.

# Maexdwnz
# 糖胶树

**【药 材 名】**灯台树。

**【别　　名】**面条树、象皮树、糖胶树、鸭脚木、灯台木、九度叶、大枯树、肥猪叶。

**【来　　源】**夹竹桃科植物糖胶树 *Alstonia scholaris* (L.) R. Br.。

**【形态特征】**常绿大乔木,高可达 30 m。树皮灰白色,皮孔明显;枝轮生,具乳汁。叶 3~8 片轮生;叶片倒卵状长圆形或长圆形,长 10~20 cm,宽 2~6 cm;叶柄长 1.0~2.5 cm。聚伞花序顶生,被柔毛,花白色;总花梗长 4~7 cm;花梗长约 1 mm;花萼 5 裂;花冠高脚碟状,中部以上膨大,内面被柔毛,花冠裂片 5 枚,近圆形;雄蕊 5 枚,花丝极短;心皮 2 枚,离生,密被柔毛,柱头顶端 2 深裂。蓇葖果成对,线形,长 20~57 cm,下垂;种子长圆柱形,红棕色。花期 6~11 月,果期 10 月至翌年 4 月。

**【生境分布】**生于山地、河边杂木林中,或栽培。广西主要分布于南宁、钦州、防城港、北海、东兴、合浦、上思、贵港、陆川、博白、北流、那坡、金秀、宁明、天等、龙州等地,我国云南省也有分布。

**【壮医药用】药用部位**　树皮、枝、叶。

**性味**　苦,寒。

**功用**　清热毒,散瘀肿,止血,通气道,止咳喘。用于贫疹(感冒)、发得(发热)、肺炎、埃病(咳嗽)、嗟唉百银(百日咳)、扁桃体炎、黄标(黄疸)、呗脓(痈肿)、发旺(痹病)、林得叮相(跌打损伤)、夺扼(骨折)、外伤出血。

**附方**　(1)黄标(黄疸):灯台树叶 100 g,水石榴叶 250 g,水煎,先熏后洗澡。

(2)贫疹(感冒)、发得(发热):灯台树叶、黄荆叶、枫树枝叶、山芝麻、生姜、食盐各 50 g,水煎洗浴。

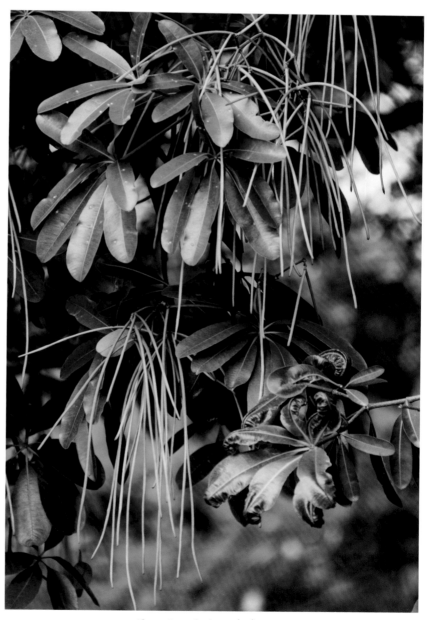

*Alstonia scholaris* (L.) R. Br.

# Gaeusoemj
# 酸叶胶藤

【药 材 名】酸叶胶藤。

【别 名】风藤、酸藤、酸藤子、酸醋藤、三酸藤、黑风藤、红背酸藤、十八症、伞风藤、头林心、牛卷藤、蚂蟥藤、金丝藤。

【来 源】夹竹桃科植物酸叶胶藤 *Urceola rosea* (Hook. et Arn.) D. J. Middleton。

【形态特征】高攀木质大藤本，长达 10 m。植株具乳汁。茎皮深褐色，无明显的皮孔。叶片纸质，阔椭圆形，长 3~7 cm，宽 1~4 cm，顶端急尖，下面被白粉；叶柄长 1~2 cm。聚伞花序圆锥状顶生，宽松展开，多歧，着花多朵；总花梗略具白粉和被短柔毛；花小，粉红色；花萼 5 深裂，外面被短柔毛，内面具 5 个小腺体；花冠近坛状，花冠裂片卵圆形；雄蕊 5 枚，花药披针状箭头形；子房由 2 枚离生心皮所组成，被短柔毛，花柱丝状，柱头顶端 2 裂。蓇葖果 2 个，叉开成近一直线，圆筒状披针形，长达 15 cm，外果皮有明显的斑点。花期 4~12 月，果期 7 月至翌年 1 月。

【生境分布】生于山地杂木林或山谷中、水沟旁较湿润的地方。广西主要分布于横县、宾阳、宁明、龙州、隆安、平果、隆林、凌云、罗城、昭平、阳朔、桂林、灵川、防城、上思、平南、桂平、玉林、陆川、博白、北流、田林、昭平、南丹、天峨、金秀等地，我国长江以南及台湾省也有分布。

【壮医药用】药用部位　全株。

性味　酸、涩，凉。

功用　清热毒，解蛇毒，消肿止痛。用于骨髓炎，急性睾丸炎，京尹（痛经），火眼（急性结膜炎），额哈（毒蛇咬伤），林得叮相（跌打损伤），发旺（痹病）。

附方　(1)骨髓炎：酸叶胶藤、牛大力、高良姜、鹿角霜各 30 g，桂枝 10 g，水煎服。

(2)京尹（痛经）：酸叶胶藤、金不换各 15 g，火炭母 30 g，水煎服。

(3)急性睾丸炎：酸叶胶藤、三十六荡、土牛膝各 15 g，磨盘草 60 g，水煎服。

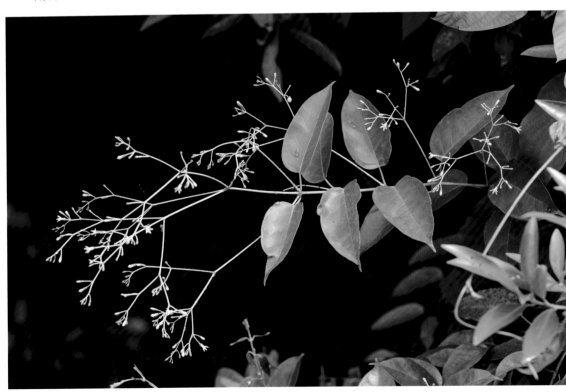

*Urceola rosea* (Hook. et Arn.) D. J. Middleton

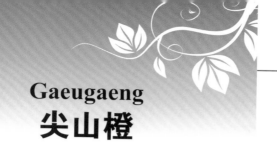

# Gaeugaeng
# 尖山橙

【**药 材 名**】尖山橙。

【**别　　名**】驳筋树、青竹藤、竹藤。

【**来　　源**】夹竹桃科植物尖山橙 *Melodinus fusiformis* Champ. ex Benth.。

【**形态特征**】粗壮木质藤本。植株具乳汁。幼枝、嫩叶、叶柄、花序均被短柔毛,老渐无毛。茎皮灰褐色。单叶对生,椭圆形或椭圆状披针形,长 4.5~12.0 cm,宽 1.0~5.3 cm,先端渐尖;叶柄长 4~6 mm。聚伞花序生于侧枝的顶端,着花 6~12 朵,花序梗、花梗、苞片、小苞片、花萼和花冠均疏被短柔毛;花梗长 0.5~1.0 cm;花萼裂片卵圆形;花冠白色,花冠裂片长卵圆形或倒披针形,偏斜不正;副花冠裂片顶端稍伸出花冠筒之外;雄蕊着生于花冠筒内壁近基部。浆果椭圆形,橙红色,顶端短尖,长 3.5~6.0 cm,直径 2.2~4.0 cm。花期 4~9 月,果期 6 月至翌年 3 月。

【**生境分布**】生于山地疏林中或山坡路旁、山谷水沟旁。广西主要分布于南宁、马山、上林、苍梧、岑溪、上思、平南、桂平、容县、靖西、那坡、隆林、昭平、南丹、罗城、忻城、金秀、龙州等地,我国广东、海南、贵州等省也有分布。

【**壮医药用**】**药用部位**　全株。

**性味**　苦、辣、平;果有毒。

**功用**　祛风湿、活血。用于发旺(痹病),林得叮相(跌打损伤)。

注:本品果有毒,内服慎用;孕妇忌服。

**附方**　(1)发旺(痹病):尖山橙、藤当归、麻骨风、石菖蒲、香茅草各 15 g,水煎外洗。

(2)林得叮相(跌打损伤):尖山橙、三棱、莪术各 10 g,飞龙掌血、九龙藤各 15 g,水煎服。

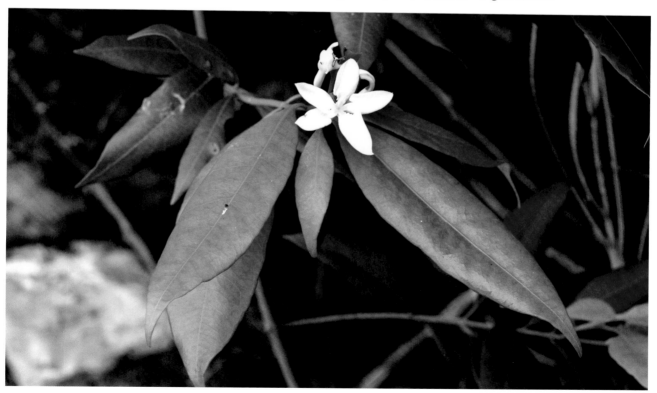

*Melodinus fusiformis* Champ. ex Benth.

# Va'gyaeqgaeq
# 鸡蛋花

【药 材 名】鸡蛋花。

【别　　　名】缅枝子、鸭脚木。

【来　　　源】夹竹桃科植物鸡蛋花 Plumeria rubra L.。

【形态特征】落叶小乔木,高可达 8 m。枝条粗壮,带肉质,具丰富乳汁。叶互生,聚生于枝顶;叶片长圆状倒披针形或长椭圆形,长 20~40 cm,宽 7~11 cm;叶柄长 4.0~7.5 cm。聚伞花序顶生,总花梗三歧,肉质;花梗长 2.0~2.7 cm;花萼裂片卵圆形;花冠外面白色,花冠筒外面及花冠裂片外面左边略带淡红色斑纹;花冠内面黄色,直径 4~5 cm;花冠筒圆筒形,长 1.0~1.2 cm,内面密被柔毛;花冠裂片 5 枚,阔倒卵形,长 3~4 cm;雄蕊 5 枚;心皮 2 枚,柱头顶端 2 裂。蓇葖果双生,圆筒形,长约 11 cm,直径约 1.5 cm,绿色。花期 5~10 月,栽培极少结果,果期一般为 7~12 月。

【生境分布】栽培。广西各地均有栽培,我国广东、云南、福建等省也有栽培。

【壮医药用】药用部位　叶、花。

性味　甜、微苦,凉。

功用　清热毒,除湿毒,通气道,调谷道。叶用于贫痧(感冒),发得(发热);花用于屙意咪(痢疾),屙泻(泄泻),埃病(咳嗽),勒爷东郎(小儿食滞),黄标(黄疸)。

附方　(1)勒爷东郎(小儿食滞):鸡蛋花 10 g,独脚金 3 g,蒸碎肉食用。

(2)埃病(咳嗽):鸡蛋花、木棉花各 10 g,水煎代茶饮。

(3)贫痧(感冒),发得(发热):鸡蛋花叶、三姐妹各 15 g,广防风 10 g,水煎服。

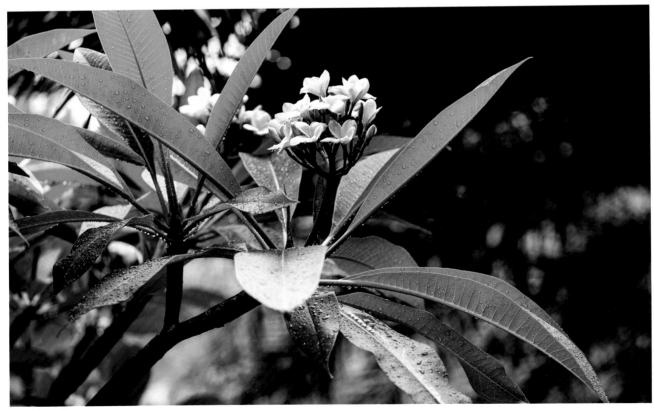

*Plumeria rubra* L.

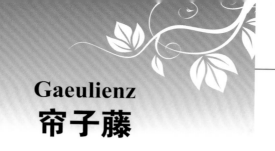

# Gaeulienz
# 帘子藤

【**药材名**】帘子藤。

【**别　　名**】麻子藤、菜豆藤、产后补、花拐藤。

【**来　　源**】夹竹桃科植物帘子藤 *Pottsia laxiflora*（Bl.）Kuntze。

【**形态特征**】常绿攀援灌木，长可达 9 m。枝条柔弱，具乳汁。叶片卵圆形或椭圆状卵圆形，长 6~12 cm，宽 3~7 cm，顶端急尖具尾状；叶柄长 1.5~4.0 cm。总状式的聚伞花序腋生和顶生，长 8~25 cm，具长总花梗；花梗长 0.8~1.5 cm；花萼短，花萼裂片宽卵形，外面被短柔毛，内面具腺体；花冠长约 7 mm，紫红色或粉红色，花冠筒圆筒形，花冠裂片卵圆形，长约 2 mm；花丝被长柔毛，花药箭头状，伸出花冠筒喉部之外；花柱中部膨大，子房被长柔毛，柱头圆锥状。蓇葖果双生，线状长圆形，长达 40 cm，绿色；种子线状长圆形，顶端具白色绢质种毛。花期 4~8 月，果期 8~10 月。

【**生境分布**】生于山地疏林中或湿润的密林山谷中，攀援树上或山坡路旁、水沟边灌木丛中。广西主要分布于横县、永福、平乐、苍梧、合浦、防城港、上思、东兴、浦北、贵港、桂平、百色、凌云、乐业、田林、金秀、龙州等地，我国贵州、云南、广东、湖南、江西、福建等省也有分布。

【**壮医药用**】**药用部位**　根、茎、叶。

**性味**　苦、辣，微温。

**功用**　根：补血。用于贫血。

茎、叶：活血通络，祛风邪，除湿毒。用于夺扼（骨折），林得叮相（跌打损伤），发旺（痹病）。

**附方**　（1）贫血：帘子藤根、黄根各 30 g，红药、五指毛桃各 20 g，水煎服。

（2）夺扼（骨折）：鲜帘子藤茎叶、鲜伸筋草、鲜核桃枝各 30 g，小鸡仔肉 1 只，共捣烂敷患处。

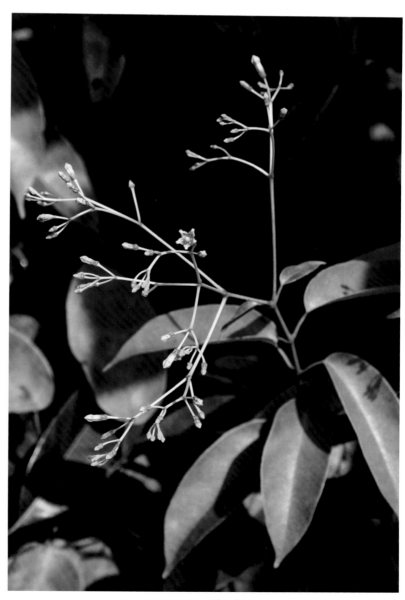

*Pottsia laxiflora*（Bl.）Kuntze

# Faexmabag
# 狗牙花

【药 材 名】狗牙花。

【别　　名】豆腐花、狗颠木、狮子花、白狗牙。

【来　　源】夹竹桃科植物狗牙花 *Tabernaemontana divaricata* (L.) R. Br. ex Roem. & Schult.。

【形态特征】灌木，高可达 3 m。枝有皮孔。腋内假托叶卵圆形；叶片椭圆状卵形或矩圆形，长 5.5~11.5 cm，宽 1.5~3.5 cm，先端短渐尖；叶柄长 0.5~1.0 cm。聚伞花序腋生，单生或双生；总花梗长 2.5~6.0 cm；花梗长 0.5~1.0 cm；苞片和小苞片卵状披针形；花蕾端部长圆状急尖；花萼裂片长圆形，边缘有缘毛；花冠重瓣，白色，花冠筒长达 2 cm，花冠裂片边缘有皱纹；雄蕊着生于花冠筒中部之下；柱头倒卵球形。蓇葖果长 2.5~7.0 cm，极叉开或外弯；种子 3~6 粒。花期 6~11 月，果期秋季。

【生境分布】栽培。广西主要栽培于南宁、桂林、梧州、合浦、浦北、凌云、龙州等地，我国南部各省也有栽培。

【壮医药用】**药用部位**　叶、花。

**性味**　酸，凉。

**功用**　清热毒，消肿痛。用于产后少乳，目赤肿痛，呗脓（痈肿），狠尹（疖肿）。

**附方**　(1) 产后少乳：狗牙花、香茅草各 5 g，麦冬、王不留行各 10 g，水煎服。

(2) 目赤肿痛：狗牙花 5 g，夏枯草、决明子、野菊花、千里光、九里明各 10 g，水煎服。

(3) 狠尹（疖肿）：鲜狗牙花 10 g，捣烂敷患处。

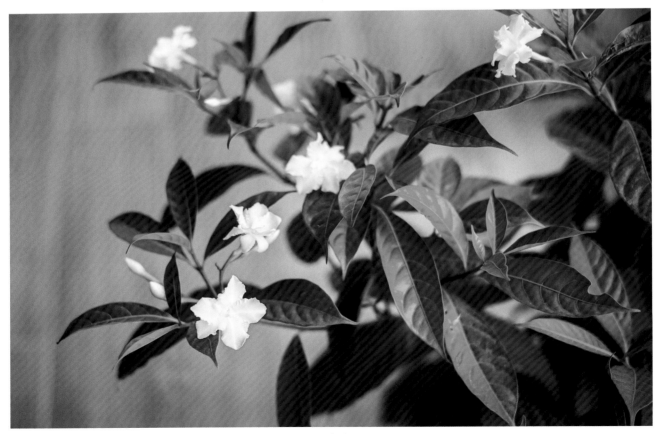

*Tabernaemontana divaricata* (L.) R. Br. ex Roem. & Schult.

# Gogaeurenz
# 络石

【药 材 名】络石藤。

【别　　名】软筋藤。

【来　　源】夹竹桃科植物络石 *Trachelospermum jasminoides* (Lindl.) Lem.。

【形态特征】常绿木质藤本,长可达 10 m。植株具乳汁,有气根。茎圆柱形,有皮孔;小枝被黄色柔毛,老时渐无毛。叶对生;叶片椭圆形至卵状椭圆形或宽倒卵形,长 2~10 cm,宽 1.0~4.5 cm,顶端锐尖至渐尖或钝,无毛或下面有毛;叶柄短。二歧聚伞花序腋生或顶生,花多朵,组成圆锥花序,与叶等长或较长;花白色,芳香;花萼 5 深裂,花萼裂片线状披针形,向外反卷,外面被毛,基部具 10 个鳞片状腺体;花冠筒圆筒形,中部膨大,长 5~10 mm,上端 5 裂,花冠裂片长 5~10 mm;雄蕊 5 枚,着生于花冠筒内壁中部;子房上位,心皮 2 枚。蓇葖果 2 个,圆柱状,长 10~20 cm,宽 3~10 mm;种子多数,具许多白色种毛。花期 3~7 月,果期 7~12 月。

【生境分布】生于向阳的山坡林缘、村边,常缠绕于树上或墙壁上、岩石上。广西各地均有分布,我国东部和南部各省也有分布。

【壮医药用】药用部位　藤茎。

性味　微苦,微寒;有小毒。

功用　祛风毒,通龙路,消肿痛。用于发旺(痹病),林得叮相(跌打损伤),坐骨神经痛,钵痨(肺结核),骨髓炎,呗脓(痈肿)。

注:本品有小毒,孕妇忌服。

附方　(1)坐骨神经痛:络石藤、黄荆各 50 g,肉桂 10 g,蜈蚣 1 条,水煎洗患处。

(2)钵痨(肺结核):络石藤、不出林、大尾摇、百合各 30 g,地菍 15 g,白及 10 g,水煎服。

(3)骨髓炎:络石藤、薯莨、黄花倒水莲、黄根各 30 g,鹿角霜 15 g,桂枝 10 g,水煎服。

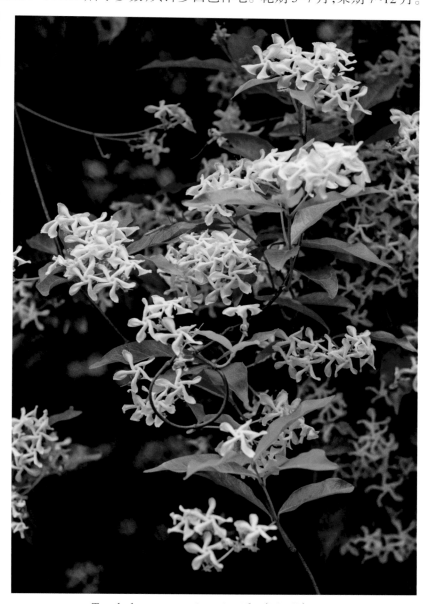

*Trachelospermum jasminoides* (Lindl.) Lem.

# Maexmuj

# 蓝树

【药 材 名】蓝树。

【别　　名】大青叶、木蓝木、野蓝靛树、米木。

【来　　源】夹竹桃科植物蓝树 *Wrightia laevis* Hook. f.。

【形态特征】乔木,高可达 20 m。植株除花外,均无毛,具乳汁。树皮深灰色;小枝棕褐色,具皮孔。叶片膜质,长圆状披针形或狭椭圆形至椭圆形,长 7~18 cm,宽 2.5~8.0 cm,顶端渐尖至尾状渐尖;叶柄长 5~7 mm。花白色或淡黄色,多朵排成顶生聚伞花序;花梗长 1.0~1.5 cm;花萼裂片卵形,长约 1 mm,内面基部具卵形腺体;花冠漏斗状,花冠筒长 1.5~3.0 mm,花冠裂片椭圆状长圆形,长 5.5~13.5 mm,具乳头状突起;副花冠分裂为 25~35 枚鳞片,呈流苏状,被微柔毛;雄蕊着生于花冠筒顶端,花药被微柔毛;子房由 2 枚离生心皮组成,柱头头状。蓇葖果 2 个,离生,圆柱状,顶部渐尖,长 20~35 cm,直径约 7 mm,外果皮具斑点。花期 4~8 月,果期 7 月至翌年 3 月。

【生境分布】生于村中、路旁和山地疏林中或山谷向阳处。广西主要分布于博白、灵山、龙州、南宁、上林、百色、凌云、天峨、来宾、融安、苍梧、防城港、上思、东兴、平南、德保、贺州、扶绥、宁明等地,我国广东、海南、贵州、云南等省也有分布。

【壮医药用】药用部位　叶、果。

性味　微苦,凉。

功用　止血,止疼痛。叶用于林得叮相(跌打损伤);果用于钵痨(肺结核)。

附方　(1)林得叮相(跌打损伤):鲜蓝树叶适量,捣烂敷患处。

(2)钵痨(肺结核):蓝树果 10 g,五指毛桃根 50 g,菟丝子 15 g,鸡矢藤 30 g,水煎服。

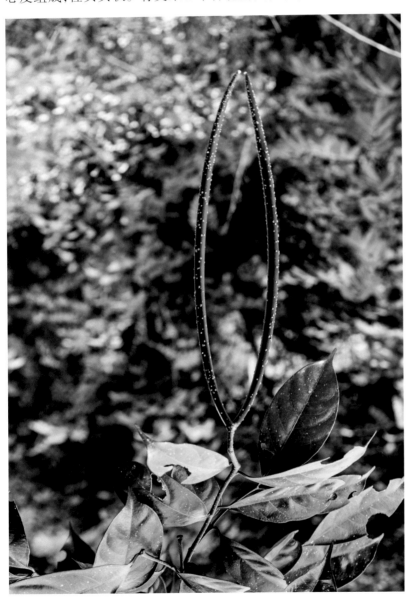

*Wrightia laevis* Hook. f.

# Gaeucijmoz
# 白薇

【药 材 名】白薇。

【别 名】百荡草、独角牛、石须。

【来 源】萝藦科白薇 *Cynanchum atratum* Bunge。

【形态特征】多年生草本,高达 60 cm。根状茎短。不定根须状,灰黄色,有香气。茎直立圆柱形,常不分枝,密被灰白色短柔毛。单叶对生;叶片卵形或卵状长圆形,长 5~8 cm,宽 3~4 cm,顶端渐尖或急尖,两面均被白色绒毛。伞形状聚伞花序多朵生于茎梢叶腋间,无总花梗;花深紫色,直径约 1 cm;花萼外面有茸毛,内面基部有 5 个小腺体;花冠辐状,外面有短柔毛,并具缘毛;副花冠 5 裂,裂片盾状,与合蕊柱等长;柱头扁平。蓇葖果单生,角状纺锤形,长约 9 cm,直径 0.5~1.5 cm;种子扁平,具白色种毛。花期 4~8 月,果期 6~8 月。

【生境分布】生于山坡草丛或林缘灌木丛中。广西主要分布于马山、柳州、融水、贺州、灵山、大新、百色、隆林、凌云、乐业、天峨、南丹、金秀、桂林、全州、昭平、贵港、玉林等地,我国黑龙江、吉林、辽宁、山东、河北、河南、陕西、山西、四川、贵州、云南、广东、湖南、湖北、福建、江西、江苏等省也有分布。

【壮医药用】药用部位 根、根状茎、全草。

性味 苦、咸,寒;有小毒。

功用 调龙路,通水道,清热毒,消肿痛。用于阴液不足引起的产后虚热、产后心烦,小儿夏季热,小便赤痛,陆裂(咳血),血压嗓(高血压),奔冉(疗疮),阴道炎,附件炎。

附方 (1)产后虚热、心烦:白薇 10 g,黄芪、五指毛桃、鸡血藤各 30 g,当归 6 g,水煎服。

(2)陆裂(咳血):白薇 12 g,不出林、鱼腥草各 30 g,水煎服。

(3)血压嗓(高血压):白薇、竹叶各 15 g,三七 6 g,水煎服。

(4)奔冉(疗疮):白薇全草适量,水煎洗患处。

(5)阴道炎,附件炎:白薇根 15 g,水煎液内服兼外洗。

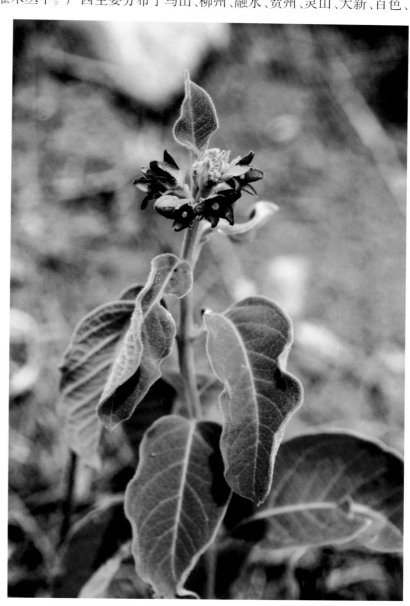

*Cynanchum atratum* Bunge

# Siunaengvaiz

# 牛皮消

【药 材 名】牛皮消。

【别　　名】隔山消、黑党参、牛皮冻、耳叶白薇、大肚南蛇、沙参。

【来　　源】萝藦科植物牛皮消 Cynanchum auriculatum Royle ex Wight。

【形态特征】多年生蔓性半灌木。全株含乳汁。全株被柔毛。宿根块状。茎缠绕，上部多分枝。叶对生；叶片宽卵形至卵状长圆形，长 4~12 cm，宽 4~10 cm，顶端短渐尖，基部心形；叶柄长 3~5 cm。伞房状聚伞花序腋生，着花约 30 朵；花序梗长约 10 cm；花萼近 5 全裂，花萼裂片卵状长圆形；花冠白色，辐状，花冠裂片反折，内面具疏柔毛；副花冠浅杯状，裂片椭圆形；雄蕊 5 枚，花丝连成筒状；柱头圆锥状，顶端 2 裂。蓇葖果双生，披针形，长约 8 cm，直径约 1 cm；种子卵状椭圆形，顶端有一簇白色长毛。花期 6~9 月，果期 7~11 月。

【生境分布】生于山坡林缘及路旁，常缠绕其他植物生长。广西主要分布于柳州、融水、全州、灌阳、龙胜、平乐、凌云、隆林、钟山、富川、罗城、环江、金秀、龙州等地，我国长江下游地区也有分布。

【壮医药用】药用部位　根。

性味　甜、微苦，平。

功用　调谷道，催乳。用于东郎（食滞），乳汁不足，角膜白斑，胬肉，子宫颈癌。

附方　(1)乳汁不足：牛皮消、半边莲各 10 g，水煎服。

(2)子宫颈癌：牛皮消、金刚藤、蛇莓、老鼠拉冬瓜各 10 g，水煎服。

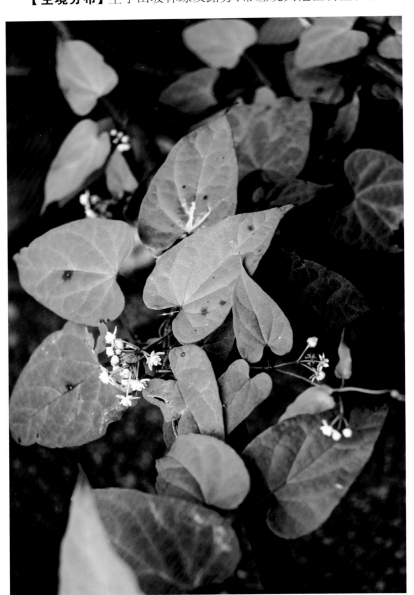

*Cynanchum auriculatum* Royle ex Wight

# Gaeubeuzgeng
# 匙羹藤

【药 材 名】匙羹藤。

【别　　　名】心胀黄、羊角藤、细叶羊角扭、老鸦藤、断肠苦蔓。

【来　　　源】萝藦科植物匙羹藤 *Gymnema sylvestre*（Retz.）Schult.。

【形态特征】常绿木质藤本，长可达 4 m。植株含白色乳汁。茎皮灰褐色，具皮孔。单叶对生；叶片倒卵形或卵状长圆形，长 3~8 cm，宽 1.5~4.0 cm，仅叶脉上被微毛。聚伞花序伞形状腋生；花小，长和宽约 2 mm；花萼 5 裂，花萼裂片卵圆形，钝头，内有 5 个腺体；花冠绿白色，钟状，5 裂，花冠裂片卵圆形；雄蕊 5 枚；花药长圆柱形；花粉块长圆柱形，直立；柱头伸出花冠之外。蓇葖果卵状披针形，长 5~9 cm，基部膨大，顶部渐尖，无毛；种子卵圆形。花期 5~9 月，果期 10 月至翌年 1 月。

【生境分布】生于山坡林中或灌木丛中。广西主要分布于南宁、横县、柳州、桂林、梧州、藤县、合浦、防城港、上思、钦州、浦北、贵港、桂平、容县、博白、北流、平果、贺州、东兰、崇左、宁明、龙州等地，我国云南、广东、福建、浙江、台湾等省也有分布。

【壮医药用】**药用部位**　叶、全株。

**性味**　苦，凉。

**功用**　清热毒，除湿毒，消肿痛。用于发旺（痹病），林得叮相（跌打损伤），夺扼（骨折），货烟妈（咽痛），呗奴（瘰疬），呗嘻（乳痈），呗脓（痈肿），能啥能累（湿疹）。

**附方**　（1）发旺（痹病）：匙羹藤全株、四方藤、枫树根各 15 g，水煎服。

（2）货烟妈（咽痛）：匙羹藤叶 15 g，水煎含服。

（3）能啥能累（湿疹）：匙羹藤、棒根皮各 30 g，水煎洗患处。

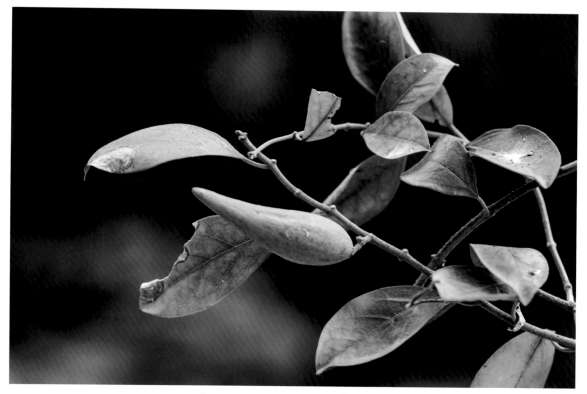

*Gymnema sylvestre*（Retz.）Schult.

# Gaeurengzvaiz
# 护耳草

【药材名】护耳草。

【别　　名】九牛力、仙人桃、大奶汁藤、打不死。

【来　　源】萝藦科植物护耳草 *Hoya fungii* Merr.。

【形态特征】附生攀援灌木。植株含乳汁。除花萼外全株无毛。叶对生；叶片坚纸质或革质，卵圆形至椭圆状长圆形，长 8~9 cm，宽 4.5~8.5 cm，顶端急尖至短渐尖，基部圆形；侧脉明显；叶柄长达 3 cm。聚伞花序伞形状腋生；总花梗长约 3.5 cm；花梗长 2~4 cm；花直径约 1.5 cm；花萼裂片长圆形，外被伏毛，边缘有缘毛；花冠白色，内面具褐色软鳞片；副花冠星状，亮黄色，外角急尖，内角直立；花粉块每室 1 个。蓇葖线状长圆形，长约 12 cm，直径约 8 mm；种子具白色绢质种毛。花期 4~5 月，果期秋季。

【生境分布】生于山地疏林中，附生于树上。广西主要分布于南宁、上林、上思、那坡、凌云、来宾、扶绥、宁明、龙州、凭祥等地，我国云南、广东等省也有分布。

【壮医药用】药用部位　全株。

性味　微苦，凉。

功用　调龙路火路，通气道，清热毒，消肿痛。用于埃病（咳嗽），货烟妈（咽痛），扁桃体炎，脾肿大，发旺（痹病），林得叮相（跌打损伤），夺扼（骨折）。

附方　（1）肺热埃病（咳嗽），货烟妈（咽痛）：护耳草、十大功劳各 15 g，水煎服。

（2）扁桃体炎：护耳草、三叉苦、扛板归各 30 g，连翘、桔梗、甘草各 10 g，水煎服。

（3）林得叮相（跌打损伤）：护耳草、丢了棒、钻地风各 15 g，三七 6 g，甘草 3 g，水煎服。

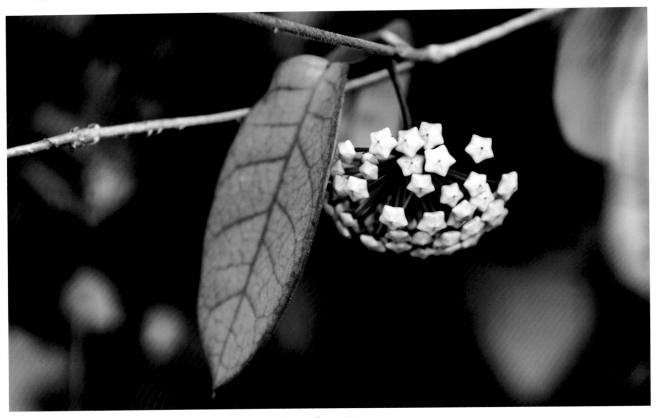

*Hoya fungii* Merr.

# Gaeuhaizcauj
# 三脉球兰

【药 材 名】铁草鞋。

【来　　　源】萝藦科植物三脉球兰 *Hoya pottsii* Traill。

【形态特征】附生攀援灌木。植株除花冠内面外其余均无毛。叶片肉质,卵圆形至卵圆状长圆形,先端急尖,基部圆形至近心形,长 6.5~12.0 cm,宽 3.5~5.5 cm;基出脉 3 条;叶柄肉质,顶端具小腺体。聚伞花序伞形状腋生;花冠白色,心红色,直径约 1 cm,花冠裂片宽卵形,内面具长柔毛。蓇葖线状长圆形,向顶端渐尖,长约 11 cm,直径约 8 mm,外果皮有黑色斑点;种子线状长圆形,具白色绢质种毛。花期 4~5 月,果期 8~10 月。

【生境分布】生于密林中,附生于大树上。广西主要分布于灵山、陆川、博白等地,我国云南、广东、台湾等省也有分布。

【壮医药用】药用部位　全株。

性味　苦、辣、平。

功用　通龙路,化瘀毒,消肿痛。用于林得叮相(跌打损伤),夺扼(骨折),呗脓(痈肿),贫痧(感冒),外伤,埃病(咳嗽)。

附方　(1)呗脓(痈肿):铁草鞋、虎杖各 15 g,水煎服。

(2)贫痧(感冒):铁草鞋、三姐妹、马鞭草、罗勒各 15 g,水煎服。

(3)埃病(咳嗽):铁草鞋 15 g,陈皮、射干、龙脷叶各 10 g,水煎服。

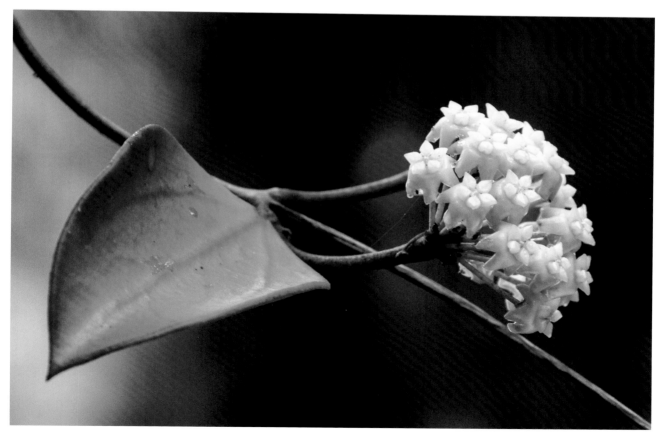

*Hoya pottsii* Traill

# Gaeulanzbwn
# 毛球兰

【药 材 名】毛球兰。

【别　　名】厚脸皮。

【来　　源】萝藦科植物毛球兰 *Hoya villosa* Costantin。

【形态特征】粗壮附生藤本。茎、叶片两面、叶柄、花萼裂片外面、花冠内面和外果皮均被柔毛或茸毛。叶片长圆形或长圆状近方形,长 8~10 cm,宽 4~5 cm,顶端具短尖头,基部圆形;侧脉约 7 对;叶柄长 1.5~2.0 cm。伞形状聚伞花序腋生,有花 20 朵以上;花序梗长 5~7 cm;花梗长 1 cm;花萼裂片顶端钝或略锐尖;花冠裂片三角形;副花冠裂片的外角极厚,圆形或钝;花粉块两端圆形。蓇葖短圆柱状;种子线状长圆形,具淡黄色绢质种毛。花期 4~6 月,果期 9 月至翌年 3 月。

【生境分布】生于山谷、疏林下的岩石上。广西主要分布于隆安、凌云、隆林、天峨、宁明、龙州、大新、靖西、那坡、金秀等地,我国贵州、云南等省也有分布。

【壮医药用】药用部位叶。

性味　苦,凉。

功用　消肿痛。用于林得叮相(跌打损伤),贫痧(感冒),发得(发热),前列腺增生。

附方　(1)林得叮相(跌打损伤):鲜毛球兰、鲜南板蓝各适量,共捣烂敷患处。

(2)贫痧(感冒),发得(发热):毛球兰、板蓝根、毛冬青各 15 g,山银花、野菊花各 10 g,水煎服。

(3)前列腺增生:毛球兰 10 g,水煎服。

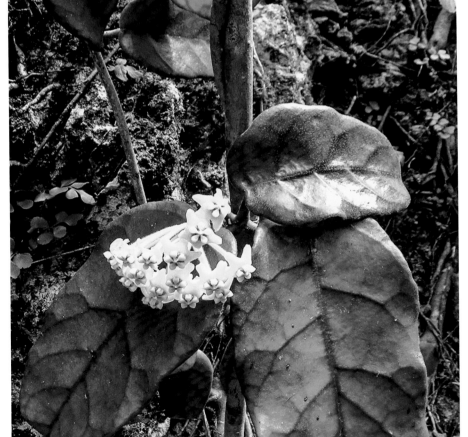

*Hoya villosa* Costantin

# Gaeubagrag
# 娃儿藤

【药 材 名】三十六荡。

【别　　名】双飞蝴蝶、气喘草、三分丹、老虎须、卵叶娃儿藤、通脉丹。

【来　　源】萝藦科植物娃儿藤 *Tylophora ovata* (Lindl.) Hook. ex Steud.。

【形态特征】攀援藤本，长达数米。全株含白色乳汁。茎、叶柄、叶片两面、花序梗、花梗及花萼外面均被锈黄色柔毛。须根丛生。茎上部缠绕；叶对生；叶片卵形，长 2.5~6.0 cm，宽 2.0~5.5 cm，顶端急尖，基部浅心形；侧脉明显，在下面隆起，每边约 4 条。伞房状聚伞花序腋生，淡黄色或黄绿色，直径约 5 mm；花萼 5 裂，有缘毛；花冠辐状，花冠裂片 5 枚，长圆状披针形，两面被微毛；副花冠裂片卵形，肉质，贴生于合蕊冠上；心皮 2 枚。蓇葖果双生，圆柱状披针形，长 4~7 cm；种子卵形，具白色种毛。花期 4~8 月，果期 8~12 月。

【生境分布】生于山地灌木丛中及山谷或向阳杂树林中。广西主要分布于南宁、隆安、马山、上林、柳州、鹿寨、融安、三江、藤县、岑溪、上思、平南、桂平、玉林、容县、陆川、博白、北流、田阳、德保、靖西、那坡、贺州、昭平、罗城、环江、来宾、忻城、金秀、扶绥、宁明、龙州、天等、大新等地，我国云南、广东、湖南、台湾等省也有分布。

【壮医药用】药用部位　根。

性味　辣，温。

功用　通气道，化痰毒，止咳嗽，祛风毒，除湿毒，消肿痛。用于墨病（气喘），埃病（咳嗽），胴尹（胃痛），腊胴尹（腹痛），急劳（白血病），幽堆（前列腺炎），发旺（痹病），林得叮相（跌打损伤），呗嘻（乳痈），额哈（毒蛇咬伤）。

附方　（1）墨病（气喘）：三十六荡 6 g，磨盘草 30 g，煮鸡蛋 2 个，食蛋喝汤。

（2）发旺（痹病）：三十六荡、通城虎各 15 g，飞龙掌血 30 g，加米酒 500 ml 浸泡 30 天，每次取药酒 50 ml 饮用。

（3）幽堆（前列腺炎）：三十六荡、甘草各 6 g，赤芍、苏木、麦冬各 10 g，穿破石 30 g，石韦 20 g，水煎服。

（4）埃病（咳嗽）：三十六荡 5 g，橘红、陈皮各 10 g，鱼腥草 30 g，水煎服。

（5）胴尹（胃痛）：三十六荡适量，研末。每次取药粉 2 g 温水送服。

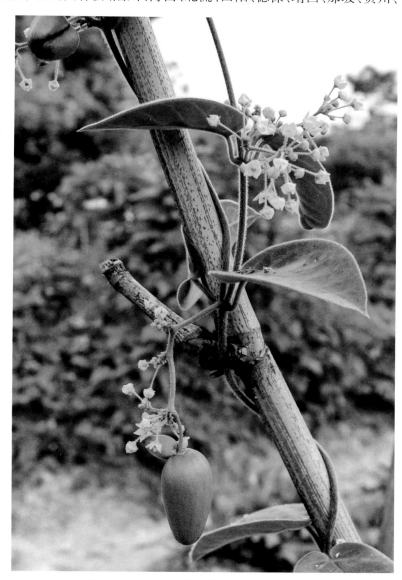

*Tylophora ovata* (Lindl.) Hook. ex Steud.

# Goseqraemx
# 水团花

【**药 材 名**】水杨梅。

【**别 名**】水黄凿、青龙珠。

【**来 源**】茜草科植物水团花 *Adina pilulifera* (Lam.) Franch. ex Drake。

【**形态特征**】常绿灌木至小乔木,高可达 5 m。叶对生;叶片纸质,椭圆形至椭圆状披针形,长 4~12 cm,宽 1.5~3.0 cm,顶端短尖至渐尖而钝头,基部钝或楔形,两面无毛或有时下面被稀疏短柔毛;叶柄长 2~6 mm,无毛或被短柔毛。头状花序明显腋生,直径不计花冠 4~6 mm,花序轴单生;总花梗长 3.0~4.5 cm,中部以下有轮生小苞片 5 枚;花萼筒有毛,花萼裂片线状长圆形或匙形;花冠白色,窄漏斗状,花冠筒被微柔毛,花冠裂片卵状长圆形;雄蕊 5 枚;子房 2 室,每室有胚珠多数,花柱伸出,柱头球形或卵圆形。果序直径 8~10 mm;小蒴果楔形,长 2~5 mm;种子长圆形,两端有狭翅。花期 6~7 月。

【**生境分布**】生于山谷疏林下或旷野路旁、溪边。广西各地均有分布,我国长江以南其他省区也有分布。

【**壮医药用**】药用部位　全株。

性味　苦、涩,凉。

功用　清热毒,除湿毒,杀虫。用于狠风(小儿惊风),埃病(咳嗽),屙意咪(痢疾),黄标(黄疸),隆白呆(带下),诺嚎尹(牙痛),外伤出血,呗脓(痈肿),能啥能累(湿疹),滴虫性阴道炎。

附方　(1)狠风(小儿惊风):水杨梅 10 g,瘦猪肉 50 g,水煎,食肉喝汤。

(2)呗脓(痈肿):水杨梅、十大功劳、扛板归各 15 g,水煎服。

(3)滴虫性阴道炎:水杨梅、三姐妹各 15 g,金刚藤 30 g,百部 10 g,蛇床子、黄柏各 6 g,水煎服并洗患处。

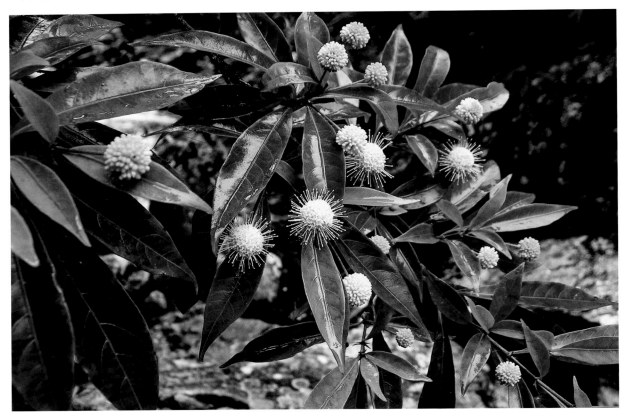

*Adina pilulifera* (Lam.) Franch. ex Drake

# Goroixbya
# 细叶水团花

【**药 材 名**】水杨梅。

【**别 名**】小叶团花。

【**来 源**】茜草科植物细叶水团花 *Adina rubella* Hance。

【**形态特征**】落叶小灌木,高可达 3 m。茎多分枝,具白色皮孔和细毛或无毛。叶对生,近无柄;叶片卵状披针形或卵状椭圆形,长 2.5~4.0 cm,宽 0.8~1.2 cm,顶端渐尖或短尖,基部阔楔形或近圆形,边缘全缘。头状花序顶生或顶生占优势,也有腋生,不计花冠直径 4~5 mm;花萼筒疏被短柔毛,花萼裂片匙形或匙状棒形;花冠筒 5 裂,花冠裂片三角状,淡紫红色或白色;雄蕊 5 枚;花柱长条形。蒴果楔形,长约 3 mm,熟时带紫红色。花果期 5~12 月。

【**生境分布**】生于山沟、溪边湿地。广西主要分布于南宁、桂林、兴安、永福、灌阳、平乐、梧州、贵港、贺州、昭平、罗城、宜州、龙州等地,我国广东、福建、江苏、浙江、湖南、江西、陕西等省也有分布。

【**壮医药用**】**药用部位** 全株。

**性味** 苦、涩、凉。

**功用** 清热毒,除湿毒,杀虫,散瘀肿。用于屙泻(泄泻),屙意咪(痢疾),黄标(黄疸),隆白呆(带下),能啥能累(湿疹),滴虫性阴道炎,稻田皮炎,呗脓(痈肿),狠尹(疖肿),诺嚎尹(牙痛),林得叮相(跌打损伤),砒霜中毒。

**附方** (1)滴虫性阴道炎:水杨梅 100 g,蚂蚱刺、苦参各 50 g,水煎洗患处。

(2)能啥能累(湿疹):水杨梅 100 g,穿心莲、山芝麻各 50 g,土黄连、飞扬草各 30 g,水煎洗患处。

(3)黄标(黄疸):水杨梅 10 g,水煎服。

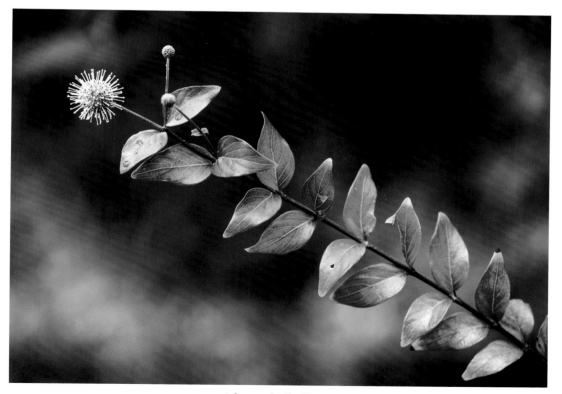

*Adina rubella* Hance

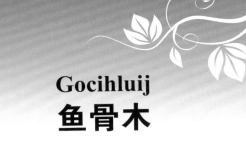

# Gocihluij
# 鱼骨木

【药 材 名】鱼骨木。

【别 名】白骨木、铁屎米。

【来 源】茜草科植物鱼骨木 *Canthium dicoccum* (Gaertn.) Merr.。

【形态特征】无刺灌木或乔木，高可达 15 m。小枝初时呈压扁状或四棱形，后变圆柱形。叶片卵形、椭圆形至卵状披针形，长 4~10 cm，宽 1.5~4.0 cm，干时两面极光亮，边微波状或全缘；叶柄扁平，长 0.8~1.5 cm。聚伞花序具比叶短的总花梗；萼筒倒圆锥形，萼檐顶部截平或 5 浅裂；花冠绿白色或淡黄色，花冠筒圆筒形，长约 3mm，喉部具茸毛，顶部 5 (4) 裂，花冠裂片近长圆形，开放后外反；花药长圆柱形；花柱伸出，柱头全缘，粗厚。核果倒卵形或倒卵状椭圆形，多少近孪生，长 0.8~1.0 cm。花期 1~8 月。

【生境分布】生于疏林或灌木丛中。广西主要分布于上思、隆安、龙州、大新、阳朔、平乐、上思、平果、百色、靖西、那坡、南丹、天峨、罗城、金秀等地，我国广东、香港、海南、云南、西藏等省区也有分布。

【壮医药用】药用部位　树皮。

性味　辣，寒。

功用　清热毒，止痛。用于贫痧(感冒)，发得(发热)，巧尹(头痛)，年闹诺(失眠)。

附方　(1)贫痧(感冒)，发得(发热)：鱼骨木、三叉苦各 15 g，九重楼 10 g，水煎服。

(2)巧尹(头痛)：鱼骨木 30 g，鸡蛋 2 个，水煮，食蛋喝汤。

(3)年闹诺(失眠)：鱼骨木、木棉花各 6 g，水煎代茶饮。

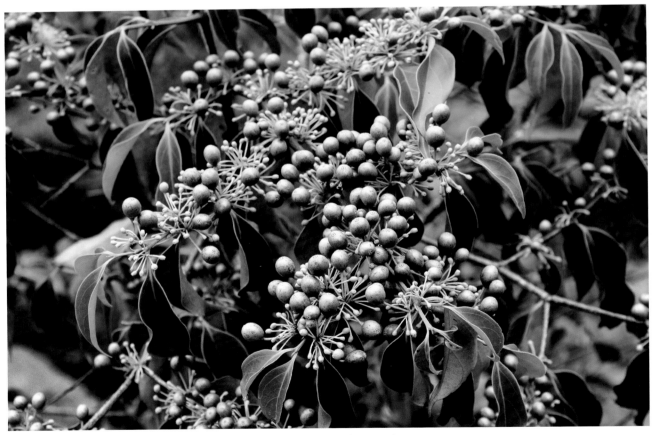

*Canthium dicoccum* (Gaertn.) Merr.

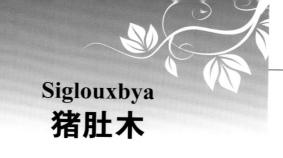

# Siglouxbya
# 猪肚木

【**药 材 名**】猪肚木。

【**别 名**】刺鱼骨木、小叶铁屎米、山石榴、跌掌随。

【**来 源**】茜草科植物猪肚木 *Canthium horridum* Bl.。

【**形态特征**】灌木,高可达 3 m,具刺。小枝纤细,圆柱形,被紧贴土黄色柔毛;刺对生,劲直,锐尖。叶片卵形、椭圆形或长卵形,长 2~3(5)cm,宽 1~2 cm,无毛或沿中脉略被柔毛;叶柄长 2~3 mm,略被柔毛。花小,具短梗或无花梗,单生或数朵簇生于叶腋内;小苞片杯形,生于花梗顶部;萼筒倒圆锥形,萼檐顶部具不明显的波状小齿;花冠白色,近瓮形,花冠筒长约 2 mm,喉部有倒生髯毛,顶部 5 裂,花冠裂片长圆形,长约 3 mm;花丝短;柱头橄榄形,粗糙。核果卵形,单生或孪生,长 1.5~2.5 cm,有小核 1 个或 2 个;小核具不明显小瘤状体。花期 4~6 月。

【**生境分布**】生于灌木丛中。广西主要分布于南宁、上林、隆安、龙州、防城港、灵山、梧州、苍梧、岑溪、昭平、贵港、桂平、平南、博白、田林、隆林、罗城等地,我国广东、香港、海南、云南等省区也有分布。

【**壮医药用**】**药用部位** 根。

**性味** 淡、辣,寒。

**功用** 利水道谷道,消肿痛。用于黄标(黄疸),屙泻(泄泻),林得叮相(跌打损伤)。

**附方** (1)黄标(黄疸):猪肚木 15 g,水煎代茶饮。

(2)屙泻(泄泻):猪肚木 30 g,大豆 100 g,草果 3 枚,猪肚 200 g,水炖 3 小时,食猪肚和大豆、喝汤。

(3)林得叮相(跌打损伤):猪肚木、骨碎补、姜黄、飞龙掌血、大钻各 15 g,水煎服。

(4)发得(发热):猪肚木 10 g,水煎服。

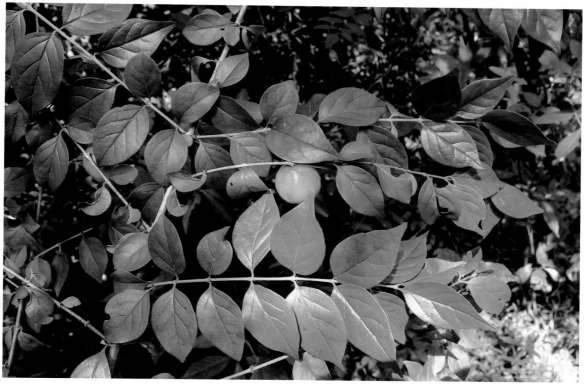

*Canthium horridum* Bl.

# Gocaemhseuj
# 虎刺

【**药 材 名**】绣花针。

【**别　　名**】伏牛花。

【**来　　源**】茜草科植物虎刺 *Damnacanthus indicus* C. F. Gaertn.。

【**形态特征**】常绿具刺灌木,高可达 1 m,具肉质链珠状根,外皮灰褐色。茎多分枝,幼嫩枝密被短粗毛,节明显,每隔一节的叶基部有 2 枚针状刺,对生于叶柄间,刺长可达 2 cm。叶对生;叶片卵形至矩圆形,长 1.0~2.4 cm,宽约 1 cm,顶端短尖,基部圆,边缘全缘;叶柄长约 1 mm,被短柔毛;托叶生于叶柄间,初时呈 2~4 裂,后合生成三角形或戟形,易脱落。花两性,1 朵或 2 朵生于叶腋;花萼钟状,4 裂;花冠白色,管状漏斗形,长 0.9~1.0 cm,4 裂;雄蕊 4 枚;柱头 4 裂。核果红色,近球形,直径 4~6 mm,具分核 2~4 个。花期 3~5 月,果期 4~12 月。

【**生境分布**】生于山沟、溪边灌木丛中湿润的地方。广西主要分布于柳州、柳城、桂林、阳朔、全州、资源、钦州等地,我国长江以南至南部其他省区也有分布。

【**壮医药用**】**药用部位**　根、全株。

**性味**　甜、苦,凉。

**功用**　清热毒,通水道,祛风毒,除湿毒,止疼痛。根用于核尹(腰痛),发旺(痹病),林得叮相(跌打损伤),钵痨(肺结核),约经乱(月经不调),京尹(痛经),火眼(急性结膜炎);全株用于黄标(黄疸),笨浮(水肿),肝脾肿大,钵农(肺痈)。

**附方**　(1)发旺(痹痛),林得叮相(跌打损伤):绣花针根 15~30 g,水煎服。

(2)黄标(黄疸):绣花针全株、虎杖、人字草、葫芦茶各 20 g,白花蛇舌草 30 g,半枝莲、田基黄各 15 g,水煎服。

(3)肝脾肿大:绣花针全株 30 g,排钱草根 10 g,白花丹根 5 g,水煎服。

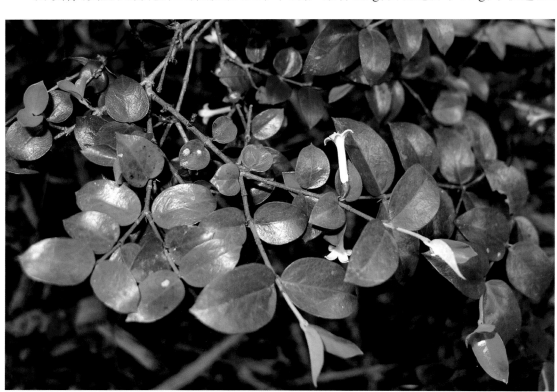

*Damnacanthus indicus* C. F. Gaertn.

# Mbawbakgawq
# 猪殃殃

【药 材 名】猪殃殃。

【别　　名】拉拉藤、锯子草、小红丝线。

【来　　源】茜草科植物猪殃殃 *Galium spurium* L.。

【形态特征】蔓生或攀援状一年生草本，高可达 90 cm。茎、叶缘、叶脉上均有倒生的小刺。茎四棱形，多分枝，粗糙。叶 6~8 片轮生；叶片纸质或近膜质，带状倒披针形或长圆状倒披针形，长 1.0~5.5 cm，宽 1~7 mm，顶端有针状凸尖头，基部渐狭，两面常有刺状毛；近无柄。聚伞花序腋生或顶生，花小，4 基数，有纤细的花梗；花萼被钩毛；花冠黄绿色或白色，辐状，花冠裂片长圆形，长不及 1 mm，镊合状排列；子房被毛，柱头头状。双悬果稍肉质，二半球形，直径约 4 mm，密被钩毛，果梗长可达 2.5 cm。花期 3~7 月，果期 4~11 月。

【生境分布】生于山坡、旷野、沟边、河滩、田中、林缘、草地。广西各地均有分布，我国除海南省及南海诸岛外其他各省区也有分布。

【壮医药用】药用部位　全草。

性味　微苦，凉。

功用　清热毒，通水道。用于呗脓(痈肿)，乳腺癌，兵西弓(阑尾炎)，胸胁痛，笨浮(水肿)，夺扼(骨折)，贫痧(感冒)，发得(发热)，京尹(痛经)，兵淋勒(崩漏)，隆白呆(带下)，肉扭(淋证)，肉裂(尿血)，消渴肾病，麦蛮(风疹)，仲嘿唷尹(痔疮)，尊寸(脱肛)，林得叮相(跌打损伤)，额哈(毒蛇咬伤)，小儿阴茎水肿，黄标(黄疸)，尿毒症。

附方　(1)消渴肾病：猪殃殃 60 g，薏苡仁、黄芪各 15 g，大黄、三七各 10 g，甘草 6 g，水煎服。

(2)肉裂(尿血)：猪殃殃、石上柏各 30 g，侧柏叶 15 g，水煎代茶饮。

(3)麦蛮(风疹)：鲜猪殃殃适量，水煎洗浴。

(4)仲嘿唷尹(痔疮)，尊寸(脱肛)：猪殃殃、人仙草、百部、凤尾草各 30 g，水煎洗患处。

(5)夺扼(骨折)：鲜猪殃殃、鲜小木贼草、鲜梧桐叶、鲜强盗草根、鲜泽兰，共捣烂敷患处。

(6)黄标(黄疸)：猪殃殃 30 g，水杨梅 15 g，水煎服。

(7)尿毒症：猪殃殃 30 g，水煎服。

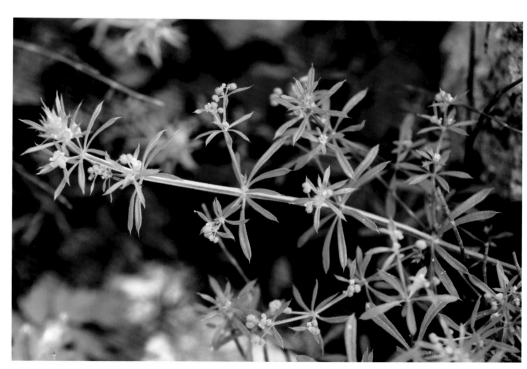

*Galium spurium* L.

# Gorwzgiemq
# 剑叶耳草

【药 材 名】剑叶耳草。

【别 名】少年红、尾叶耳草。

【来 源】茜草科植物剑叶耳草 *Hedyotis caudatifolia* Merr. et F. P. Metcalf。

【形态特征】直立灌木，高可达90 cm。全株无毛。茎基部木质，老枝圆柱形，嫩枝具浅纵纹。叶对生；叶片披针形，上面绿色，下面灰白色，长6~13 cm，宽1.5~3.0 cm，顶部尾状渐尖，基部楔形或下延。聚伞花序排成疏散的圆锥花序列；花4基数，具短梗；萼筒陀螺形，萼檐裂片卵状三角形，与萼等长；花冠白色或粉红色，花冠筒管形，花冠裂片披针形；花柱与花冠等长，柱头2个。蒴果长圆形或椭圆形，熟时开裂为2个果瓣，内有种子数粒；种子近三角形，干燥后黑色。花期5~6月。

【生境分布】生于丛林下比较干旱的沙质土壤上或悬崖石壁上。广西主要分布于阳朔、桂林、兴安、灌阳、藤县、上思、东兴、钦州、平南、玉林、贺州、金秀等地，我国广东、福建、江西、浙江、湖南等省也有分布。

【壮医药用】药用部位 全草。

性味 甜，平。

功用 通气道，补肺阴，祛风毒，利谷道，消积滞。用于墨病(气喘)，埃病(咳嗽)，产呱发旺(产后痹病)，钵痨(肺结核)，唉勒(咯血)，啐疳(疳积)，林得叮相(跌打损伤)，外伤出血，产后抑郁症，陆裂(咳血)。

附方 (1)产呱发旺(产后痹病)：剑叶耳草、黄花倒水莲各20 g，水煎服。

(2)产后抑郁症：剑叶耳草20 g，桃仁、郁金、核桃枝各15 g，水煎服。

(3)陆裂(咳血)：剑叶耳草30 g，侧柏叶、土牛膝各15 g，水煎服。

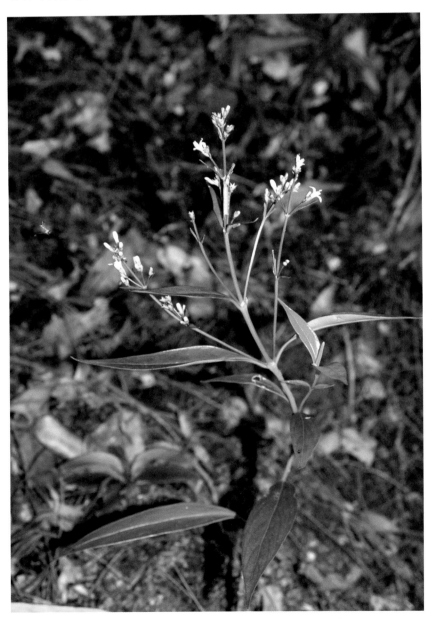

*Hedyotis caudatifolia* Merr. et F. P. Metcalf

# Gomaeraemx
# 伞房花耳草

【**药 材 名**】伞房花耳草。

【**别　　名**】水线草。

【**来　　源**】茜草科植物伞房花耳草 *Hedyotis corymbosa*(L.) Lam.。

【**形态特征**】一年生柔弱披散草本,高可达 40 cm。植株无毛或被粉状小毛。茎和枝四棱形,无毛或棱上疏被短柔毛,分枝多。叶对生;近无柄;叶片膜质,线形,长 1~2 cm,宽 1~3 mm,顶端短尖,基部楔形。伞房花序腋生,有花 2~4 朵,具总花梗;花 4 基数,花梗极纤细,毛发状;萼筒球形,萼檐裂片狭三角形;花冠白色或粉红色,管形,花冠裂片长圆形,短于筒部;花丝极短,花药内藏;柱头 2 裂。蒴果膜质,球形,成熟时顶部室背开裂;每室具种子 10 粒以上。花果期几乎全年。

【**生境分布**】生于水田、田埂或湿润的草地上。广西主要分布于南宁、桂林、兴安、梧州、苍梧、合浦、钟山、金秀等地,我国广东、海南、福建、浙江、贵州、四川等省也有分布。

【**壮医药用**】**药用部位**　全草。

**性味**　甜、淡,凉。

**功用**　清热毒,消肿痛。用于兵西弓(阑尾炎),黄标(黄疸),肉扭(淋证),肿瘤,呗脓(痈肿),额哈(毒蛇咬伤),渗裆相(烧烫伤)。

**附方**　(1)黄标(黄疸):伞房花耳草、三棵针各 15 g,虎杖 20 g,水煎服。

(2)呗脓(痈肿):伞房花耳草、鱼腥草、丹皮各 10 g,千里光 15 g,七叶一枝花 6 g,水煎服并敷患处。

(3)渗裆相(烧烫伤):鲜伞房花耳草适量,捣烂取汁调第 2 次洗米水涂患处。

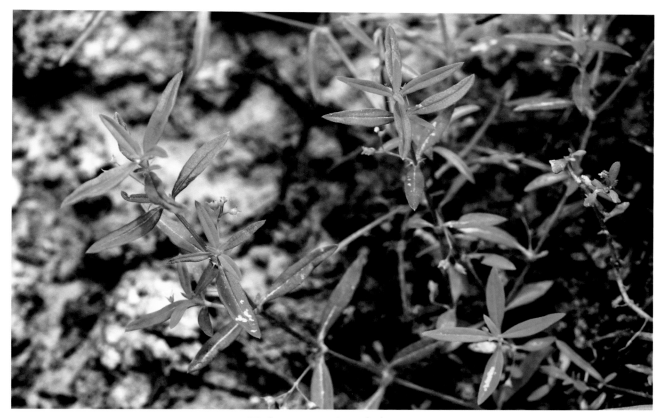

*Hedyotis corymbosa*(L.) Lam.

# Gaeumoxgauj
# 牛白藤

【药材名】牛白藤。

【别　　名】糯饭藤、藤耳草、白藤草、斑痧藤、脓见消、甜茶、凉茶藤。

【来　　源】茜草科植物牛白藤 *Hedyotis hedyotidea* (DC.) Merr.。

【形态特征】常绿藤状灌木，长可达 5 m，触之有粗糙感。根粗壮，多分枝，厚肉质，有横裂纹。嫩枝四棱形，被粉末状柔毛，老时圆柱形。叶对生；叶片长卵形或卵形，长 4~10 cm，宽 2.5~4.0 cm，顶端短尖或短渐尖，基部楔形或钝，边缘全缘，上面粗糙，下面被柔毛；叶柄短。头状花序腋生和顶生，有花 10~20 朵，花序梗长 1.5~2.5 cm；花 4 基数；萼筒陀螺形，萼檐裂片线状披针形，外反；花冠白色，管形，花冠裂片披针形，外反；雄蕊二型，内藏或伸出；柱头 2 裂，被毛。蒴果近球形，成熟时开裂为 2 果瓣；种子数粒，具棱。花期 4~7 月。

【生境分布】生于沟谷灌木丛中或丘陵坡地。广西各地均有分布，我国广东、云南、贵州、福建、台湾等省也有分布。

【壮医药用】药用部位　根或全株。

性味　甜、淡，凉。

功用　清热毒，补肺阴，通气道，止咳嗽。用于中暑，贫痧(感冒)，发得(发热)，埃病(咳嗽)，兵西弓(阑尾炎)，黄标(黄疸)，肉扭(淋证)，屙泻(泄泻)，呗奴(瘰疬)，发旺(痹病)，高脂血症，仲嘿唛尹(痔疮)，呗嘻(乳痈)，能啥能累(湿疹)，荨麻疹，唪呗郎(带状疱疹)，呗脓(痈肿)，额哈(毒蛇咬伤)。

附方　(1)黄标(黄疸)，肉扭(淋证)：牛白藤、山栀子根、玉叶金花各 15 g，水煎服。

(2)贫痧(感冒)，发得(发热)：牛白藤、水杨梅各 12 g，水煎服。

(3)额哈(毒蛇咬伤)：牛白藤、六棱菊各 25 g，共捣烂敷伤口周围(露伤口)。

(4)埃病(咳嗽)：牛白藤 25 g，千日红 15 g，水煎服。

(5)荨麻疹：牛白藤适量，水煎洗患处。

(6)发旺(痹病)，高脂血症：牛白藤根 30 g，水煎服。

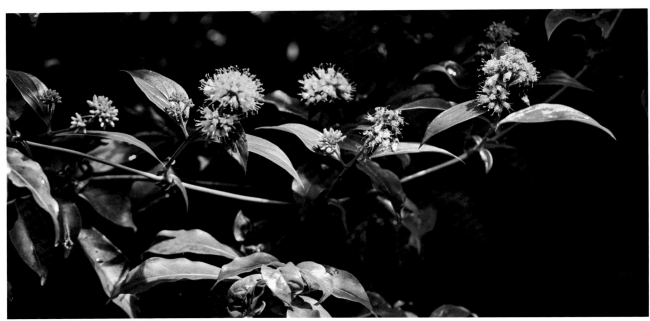

*Hedyotis hedyotidea* (DC.) Merr.

# Govuengzliengz
# 团花

【**药 材 名**】黄梁木。

【**别　　名**】大叶黄梁木。

【**来　　源**】茜草科植物团花 *Neolamarckia cadamba* (Roxb.) Bosser。

【**形态特征**】落叶大乔木,高达 30 m。树干基部略呈板状根,树干老皮灰褐色,粗糙;幼枝稍扁,老枝圆柱状。叶对生;叶片椭圆形或长圆状椭圆形,长 15~25 cm,宽 7~12 cm,先端短尖,基部圆形或截形;叶柄长 2~3 cm;托叶披针形,长约 12 mm,脱落。头状花序单个顶生,不计花冠直径 4~5 cm,花序梗长 2~4 cm;苞片托叶状,无小苞片;花萼筒光滑,顶部 5 裂,花萼裂片被毛;花冠漏斗状,黄白色,5 裂,花冠裂片披针形。果序球形,直径 3~4 cm,熟时黄绿色;种子多数,有棱,种皮粗糙。花果期 6~11 月。

【**生境分布**】生于山地林中,也有栽培。广西主要分布于南宁、东兴、防城港、宁明、龙州等地,我国广东、云南等省也有分布。

【**壮医药用**】**药用部位**　树皮、叶。

**性味**　苦,寒。

**功用**　清热毒。用于发得(发热),兰喯(眩晕),巧尹(头痛),年闹诺(失眠),痂怀(牛皮癣)。

**附方**　(1)高热不退:黄梁木树皮 20 g,磨盘草 50 g,一支箭 15 g,水煎服。

(2)痂怀(牛皮癣):黄梁木树皮 15 g,了哥王根 20 g,吴茱萸 9 g,猪油适量炼热,诸药加入热油中稍炸片刻,待油冷后取药油轻涂患处。

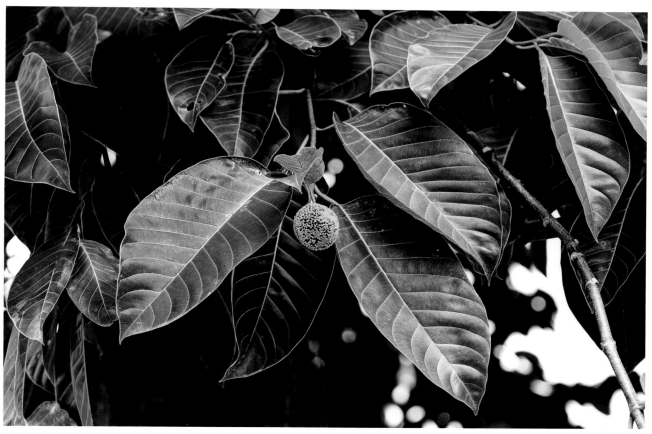

*Neolamarckia cadamba* (Roxb.) Bosser

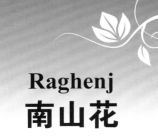

# Raghenj

# 南山花

【药 材 名】黄根。

【别 名】三角瓣花、白狗骨、狗骨木。

【来 源】茜草科植物南山花 *Prismatomeris connata* Y. Z. Ruan。

【形态特征】灌木至小乔木,高可达 8 m。小枝四棱形。单叶对生;叶片长圆形至披针形,长 4~18 cm,宽 2~5 cm,顶端渐尖或钝,基部狭楔形;叶柄长 4~15 mm;托叶生于叶柄间,每侧 2 片,近三角形,顶端 2 裂。伞形花序顶生,常兼侧生,无梗或具一假花序梗,有花 3~16 朵;花芳香,两性,偶单性;花梗长 0.8~3.2 cm;花萼杯形,顶部具 5 萼齿,萼齿三角形或钻形;花冠碟形,白色,长 2.1~2.9 cm,花冠筒向下渐狭,长 1.4~2.0 cm,檐部 5 裂,花冠裂片披针形;雄蕊 5 枚,花丝和花药均长约 3 mm;花柱异长,内藏或外伸,柱头 2 裂,裂瓣开放时通常粘连成一扁纺锤体;子房 2 室。核果近球形,顶部具环状宿萼,熟时紫蓝色,直径 0.8~1.2 cm;果梗长 1~3 cm;种子 1 粒或 2 粒。花期夏季,果熟期冬季。

【生境分布】生于林下或灌木丛中。广西主要分布于横县、南宁、灌阳、资源、合浦、防城港、上思、东兴、钦州、灵山、浦北、陆川、博白、百色、凌云、乐业、宁明等地,我国福建、广东等省也有分布。

【壮医药用】药用部位 根。

性味 微苦,凉。

功用 祛风毒,除湿毒,强筋骨,凉血止血。用于发旺(痹病),林得叮相(跌打损伤),骨质增生,黄标(黄疸),牙龈出血,地中海贫血,再生障碍性贫血。

附方 (1)黄标(黄疸):黄根 30 g,虎杖 15 g,水煎服。

(2)牙龈出血:黄根 30 g,叶下珠、金钱草、铁树叶各 15 g,水煎服。

(3)再生障碍性贫血:黄根、鸡血藤、骨碎补、黄花倒水莲、扶芳藤各 30 g,水煎服。

(4)骨质增生:黄根 20 g,水煎服。

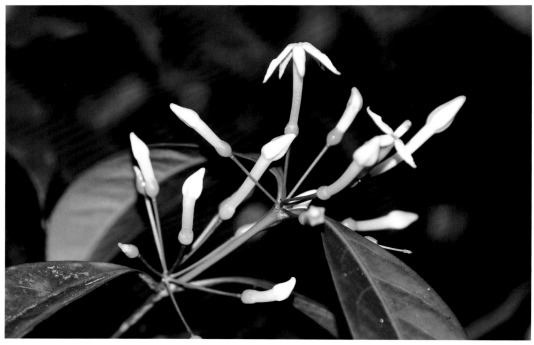

*Prismatomeris connata* Y. Z. Ruan

# Gaeungaeucih
# 北越钩藤

【药 材 名】北越钩藤。

【别　　名】印支钩藤、钩藤、双钩藤。

【来　　源】茜草科植物北越钩藤 *Uncaria homomalla* Miq.。

【形态特征】藤本,长 10~25 m。嫩枝方柱形,微被锈色短柔毛。叶片纸质,椭圆形至椭圆状披针形或卵状披针形,长 8.5~10.0 cm,宽 3.5~5.5 cm,顶端长渐狭、渐尖或尾状,基部圆,两面均被毛;叶柄长 3~6 mm;托叶窄三角形,深 2 裂,裂片披针形。头状花序单生叶腋,不计花冠直径 1 cm;总花梗具一节,腋生,长 2.5~3.0 cm;花黄色,花萼筒楔形,长约 1.2 mm,花萼裂片线形,被短柔毛;花冠筒长 5~7.5 mm,花冠裂片钝头,长约 1.3 mm;雄蕊 5 枚;花柱连柱头长 10~11 mm,丝状,柱头棒形。小蒴果无梗,倒卵形,长约 4 mm,宽约 2 mm,2 瓣开裂,花期 5 月。

【生境分布】生于热带丛林溪边阴湿处。广西主要分布于隆安、德保、那坡、隆林、东兰、宜州、宁明、龙州等地,我国云南省也有分布。

【壮医药用】药用部位　根、带钩茎枝、地上部分。

性味　涩、甜,微寒。

功用　调龙路火路,清热毒,祛风毒,除湿毒。根用于坐骨神经痛,发旺(痹病),林得叮相(跌打损伤);带钩茎枝及地上部分用于兰喷(眩晕),血压嗓(高血压),巧尹(头痛),黄标(黄疸),发旺(痹病)。

附方　(1)血压嗓(高血压):北越钩藤带钩茎枝、皂角刺、罗布麻各 10 g,香蕉皮 15 g,银杏叶、决明子各 6 g,水煎服。

(2)黄标(黄疸):北越钩藤 15 g,石菖蒲花、山栀子花各 6 g,田基黄、鸡骨草各 10 g,水煎服。

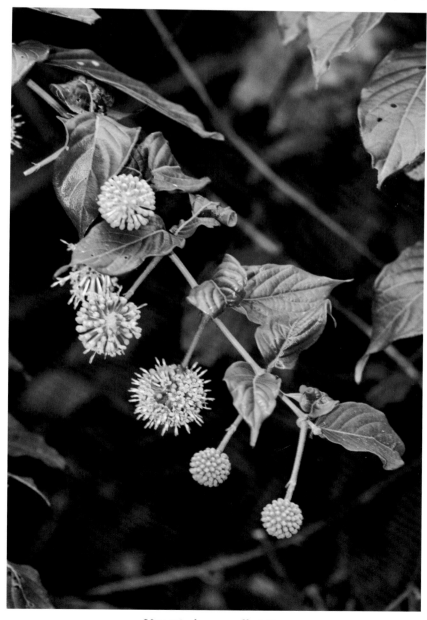

*Uncaria homomalla* Miq.

# Gaeugvaqngaeu
# 华钩藤

【药 材 名】钩藤。

【别　　名】鹰爪风、倒挂刺、单钩藤、双钩藤。

【来　　源】茜草科植物华钩藤 Uncaria sinensis (Oliv.) Havil。

【形态特征】藤本。嫩枝较纤细,方柱形或有4棱角。叶片薄纸质,椭圆形,长9~14 cm,宽5~8 cm,顶端渐尖,基部圆或钝,脉腋窝陷有黏液毛;叶柄长6~10 mm;托叶阔三角形至半圆形,有时顶端微缺,外面无毛,内面基部有腺毛。头状花序单生于叶腋,总花梗具一节,腋生,长3~6 cm;头状花序不计花冠直径10~15 mm,花序轴有稠密短柔毛;花近无梗,花萼筒外面有苍白色毛,花萼裂片线状长圆形,有短柔毛;花冠筒长7~8 mm,花冠裂片外面有短柔毛;花柱伸出花冠喉外,柱头棒状。小蒴果长8~10 mm,有短柔毛。花果期6~10月。

【生境分布】生于中等海拔的山地疏林中或湿润次生林下。广西主要分布于靖西、凌云、全州、桂林、灵川、上思等地,我国四川、云南、湖北、贵州、湖南、陕西、甘肃等省也有分布。

【壮医药用】药用部位　根、带钩茎枝、地上部分。

性味　甜、微苦、微寒。

功用　调龙路火路,利谷道,清热毒,祛风毒,除湿毒。根用于坐骨神经痛,发旺(痹病),林得叮相(跌打损伤);带钩茎枝或地上部分用于兰喯(眩晕),血压嗓(高血压),巧尹(头痛),贫痧(感冒),狠风(小儿惊风),喯疳(疳积),胴尹(胃痛),林得叮相(跌打损伤),尊寸(脱肛),发旺(痹病),麻邦(偏瘫)。

附方　(1)坐骨神经痛:钩藤根、清风藤、黑风藤、爬山虎各10 g,伸筋草、千斤拔各15 g,水煎服。

(2)尊寸(脱肛):钩藤60 g,鱼腥草30 g,水煎洗患处。

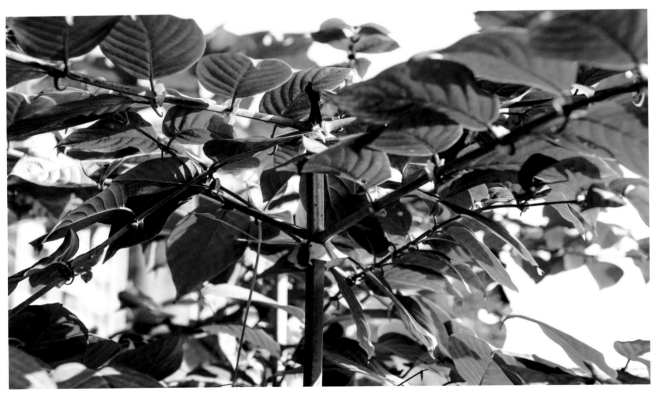

*Uncaria sinensis* (Oliv.) Havil

# Yaliuzmaih
# 珊瑚树

【**药 材 名**】沙糖木。

【**别　　名**】利桐木、鸭屎木、云南珊瑚树。

【**来　　源**】忍冬科植物珊瑚树 *Viburnum odoratissimum* Ker Gawl.。

【**形态特征**】常绿灌木或小乔木,高达 10 m。枝有凸起的小瘤状皮孔。叶片椭圆形至矩圆形或矩圆状倒卵形至倒卵形,长 7~20 cm,边缘上部具锯齿或近全缘,下面有时散生暗红色微腺点,脉腋常有集聚簇状毛和趾蹼状小孔;叶柄长 1~2 cm。圆锥花序顶生或生于侧生短枝上,宽尖塔形,总花梗长可达 10 cm;花芳香,无梗或有短梗;萼筒筒状钟形,萼檐碟状,齿宽三角形;花冠白色、黄白色或微红色,辐状,直径约 7 mm,筒部长约 2 mm,花冠裂片反折,圆卵形,长 2~3 mm;雄蕊略超出花冠裂片;柱头头状。果实卵圆形或卵状椭圆形,长约 8 mm,直径 5~6 mm,先红色后变为黑色。花期 4~5 月或不定期开花,果熟期 7~9 月。

【**生境分布**】生于山谷密林中溪涧旁荫蔽处、疏林中向阳地或平地灌木丛中。广西主要分布于融水、梧州、容县、桂平、贵港、防城港等地,我国福建(东南部)、湖南(南部)、广东、海南等省也有分布。

【**壮医药用**】**药用部位**　树皮、叶。

**性味**　辣,温。

**功用**　清热毒,除湿毒,通经络,生肌肉。用于贫痧(感冒),发旺(痹病),林得叮相(跌打损伤),额哈(毒蛇咬伤),夺扼(骨折)。

**附方**　(1)林得叮相(跌打损伤):沙糖木树皮 60 g,血竭 20 g,大青叶 30 g,共捣烂敷患处。

(2)贫痧(感冒):沙糖木叶、马鞭草、七叶藤各 100 g,水煎泡浴。

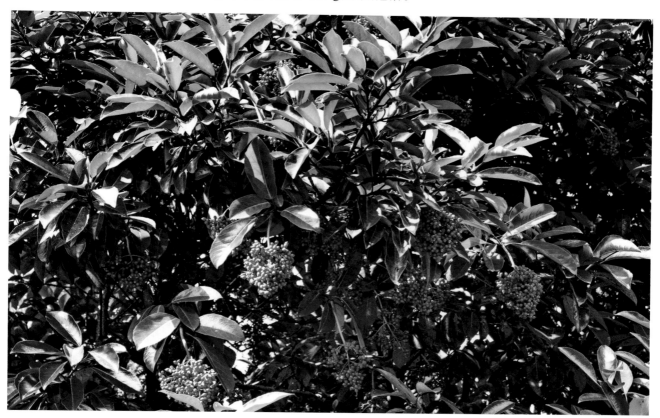

*Viburnum odoratissimum* Ker Gawl.

# Go'mbawsip

# 云南蓍

【药材名】蓍草。

【别　名】飞天蜈蚣、蜈蚣草、土一支蒿、野一支蒿。

【来　源】菊科植物云南蓍 *Achillea wilsoniana* Heimerl。

【形态特征】多年生草本，高可达 1 m。茎直立，中部以上被较密的长柔毛。叶无柄；茎下部叶在花期凋落，茎中部叶矩圆形，长 4.0~6.5 cm，宽 1~2 cm，二回或三回羽状深裂，一回裂片多数，椭圆状披针形，长 5~10 mm，宽 2~4 mm，二回裂片少数，下方的较大，披针形，边缘具少数齿，上方的较短小，边缘近无齿或具单齿，两面均被柔毛。头状花序多数，集成复伞房花序；总苞宽钟形或半球形，总苞片 3 层，覆瓦状排列，外层卵状披针形，中层卵状椭圆形，内层长椭圆形；边花 6~16 朵，舌片白色，偶有淡粉红色边缘，长、宽、均约 2.2 mm；管状花淡黄色或白色，长约 3 mm。瘦果矩圆状楔形，长约 2.5 mm，顶端截形。花果期 7~9 月。

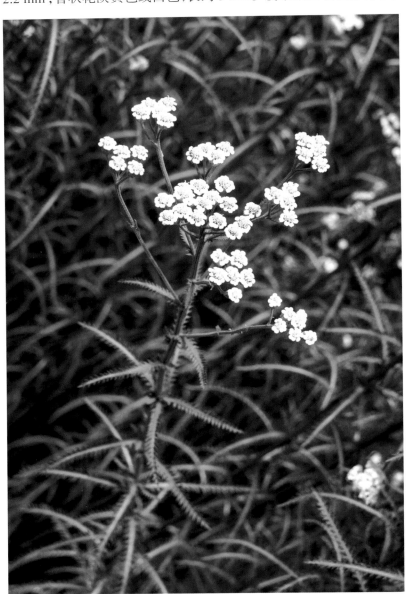

*Achillea wilsoniana* Heimerl

【生境分布】生于山坡草地或灌木丛中。广西主要分布于隆林、田林、南丹、融安、三江等地，我国云南、贵州、四川、湖北、湖南、河南、陕西、山西、甘肃等省也有分布。

【壮医药用】药用部位　全草。

性味　辣、苦，微温；有小毒。

功用　调龙路火路，祛风毒，除湿毒，散瘀肿，止痛。用于发旺（痹病），林得叮相（跌打损伤），胴尹（胃痛），诺嚎尹（牙痛），呗嘻（乳痈），京瑟（闭经）腹痛，扁桃体炎，呗脓（痈肿），额哈（毒蛇咬伤），仲嘿喷尹（痔疮）。

附方　（1）仲嘿喷尹（痔疮）：蓍草30 g，水煎洗患处。

（2）京瑟（闭经）腹痛：鲜蓍草、鲜艾叶各 30 g，捣烂外敷肚脐。

（3）诺嚎尹（牙痛）：蓍草、金不换、钻地风各 15 g，水煎含漱。

（4）胴尹（胃痛）：蓍草、延胡索、木香各 5 g，川楝子 10 g，水煎服。

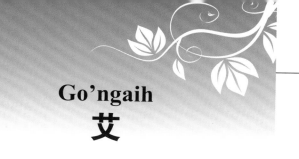

# Go'ngaih
# 艾

【药 材 名】艾叶。

【别　　名】艾蒿、家艾。

【来　　源】菊科植物艾 *Artemisia argyi* H. Lév. et Vaniot。

【形态特征】多年生草本,高可达 1.2 m。茎、叶片两面、总苞片均被毛。全草有浓烈香气。茎直立,有明显的纵棱,上部有分枝。叶片上面有白色腺点与小凹点;基生叶具长柄;茎下部叶近圆形或宽卵形,二回或三回羽状深裂,裂片椭圆形或倒卵状长椭圆形;中部叶卵形、三角状卵形或近菱形,一回或二回羽状深裂至半裂,每侧裂片 2 枚或 3 枚,裂片卵形、卵状披针形或披针形;上部叶无柄,叶与苞片叶羽状分裂或不分裂,椭圆形、披针形或线状披针形。头状花序在分枝上排成穗状或复穗状花序;总苞片 3~4 层;边为雌花 6~10 朵,不发育,紫色;中央为两性花 8~12 朵,为红色管状花。瘦果长卵形或长圆柱形。花果期 7~10 月。

【生境分布】生于路旁荒野、草地。广西各地均有分布,我国东北部、北部、东部、西南部地区及陕西、甘肃省也有分布。

【壮医药用】药用部位　叶。

性味　苦、辣、温。

功用　散寒毒,除湿毒,调龙路,止血。用于京尹(痛经),兵淋勒(崩漏),胎动不安,贫痧(感冒),发旺(痹病),能啥能累(湿疹),麦蛮(风疹)。

附方　(1)兵淋勒(崩漏):艾叶炭、蒲黄炭各 10 g,侧柏叶 15 g,墨旱莲、酸藤果根、桃金娘根各 20 g,水煎服。

(2)京尹(痛经):艾叶、炒白芍、小茴香各 10 g,当归藤、香附各 15 g,鸡血藤 20 g,生姜 5 g,水煎调黄糖适量服。

(3)发旺(痹病):艾叶 50 g,九节风 20 g,牡荆根、半枫荷、老生姜各 30 g,水煎泡洗患处。

(4)贫痧(感冒):鲜艾叶 100 g,捣烂热敷脐部。

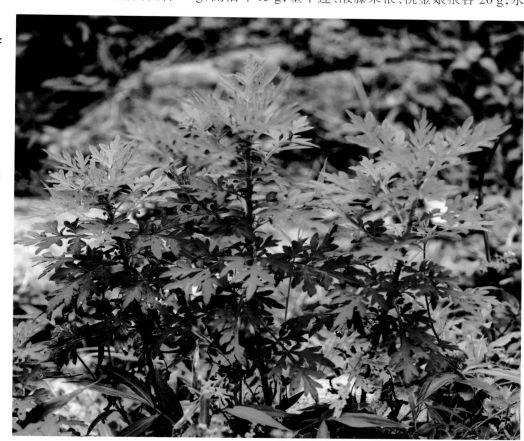

*Artemisia argyi* H. Lév. et Vaniot

# Ngaihvalai
# 五月艾

【药 材 名】五月艾。

【别　　名】艾叶、艾、多花蒿。

【来　　源】菊科植物五月艾 *Artemisia indica* Willd.。

【形态特征】半灌木状草本，高可达 1.5 m，有香气。茎直立，略被毛，纵棱明显，分枝多。叶片上面初时被绒毛，后渐稀疏或无毛，下面密被绒毛；基生叶与茎下部叶卵形或长卵形，一回或二回羽状分裂或近于大头羽状深裂，第一回全裂或深裂，每侧裂片 3 枚或 4 枚，第二回为裂齿或粗锯齿，或基生叶不分裂，具短叶柄；中部叶卵形、长卵形或椭圆形，一（二）回羽状全裂或为大头羽状深裂，每侧裂片 3 枚或 4 枚；上部叶羽状全裂，每侧裂片 2 枚或 3 枚。头状花序卵形，多数，圆锥状排列，均为管状花，花小；总苞片 3 层或 4 层；雌花 4~8 朵，花冠檐部紫红色；两性花花冠外面具小腺点，檐部紫色。瘦果长圆柱形或倒卵形。花果期 8~10 月。

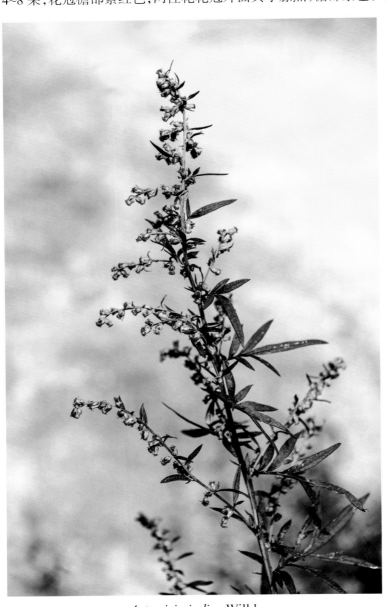

*Artemisia indica* Willd.

【生境分布】多生于路旁、林缘、森林、草原、坡地及灌木丛的湿润处。广西主要分布于北部地区及藤县、平南、贵港、陆川、北流等地，我国辽宁、内蒙古、河北、山西、陕西、甘肃、山东、江苏、浙江、安徽、江西、福建、台湾、河南、湖北、湖南、广东、四川、贵州、云南、西藏等省区也有分布。

【壮医药用】药用部位　叶。

性味　苦、辣、温。

功用　调龙路火路，利谷道，散寒毒，调经，止血，安胎。用于吐血，楞阿勒（鼻出血），屙意勒（便血），京尹（痛经），兵淋勒（崩漏），发得（发热），约经乱（月经不调），胎动不安，东郎（食滞），林得叮相（跌打损伤），发旺（痹病），麦蛮（风疹）。

附方　（1）宫寒京尹（痛经）：五月艾、当归、柴胡、三姐妹各 10 g，香附 15 g，桂枝 12 g，当归藤 20 g，水煎服。

（2）兵淋勒（崩漏）：炒五月艾、炒蒲黄各 10 g，太子参 15 g，阿胶 5 g（冲），仙鹤草 30 g，水煎服。

（3）发得（发热）：鲜五月艾适量，捣烂，以柊叶包裹煨热，趁温热熨敷额头。

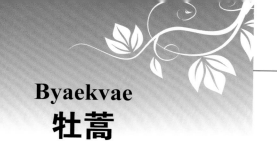

# Byaekvae

# 牡蒿

【药 材 名】牡蒿。

【别　　名】假柴胡、土柴胡、菊叶柴胡。

【来　　源】菊科植物牡蒿 *Artemisia japonica* Thunb.。

【形态特征】多年生草本，高可达 1 m。植株有香气。茎直立，基部木质化，上部分枝被微柔毛，后渐稀疏或无毛。叶二型，两面均无毛或初时微有短柔毛；基生叶与茎下部叶倒卵形或宽匙形，有裂齿或三浅裂，边缘中部以下全缘，基部渐窄成柄；中部叶匙形，上端有 3~5 枚裂片，每裂片的上端有 2 (3) 枚小锯齿或无锯齿，叶基部楔形，常有假托叶；上部叶小，上端具 3 浅裂或不分裂。头状花序多数密集组成长大圆锥花丛；总苞片 3 层或 4 层；小花均为管状，淡黄色，边缘 8 朵小花为雌性，花柱伸出花冠外；中央小花两性，花冠管状，花柱短。瘦果椭圆形，灰白色。花果期 7~10 月。

【生境分布】生于山坡林下、路边草丛中。广西各地均有分布，我国辽宁、河北、山西、陕西、甘肃、山东、江苏、安徽、浙江、江西、福建、台湾、河南、湖北、湖南、广东、四川、贵州、云南、西藏等省区也有分布。

【壮医药用】药用部位　全草。

性味　淡，平。

功用　调龙路火路，祛风毒，清热毒，调气机，止痛。用于贫痧(感冒)，巧尹(头痛)，黄标(黄疸)，瘴病(疟疾)，扁桃体炎，血压嗓(高血压)，啧痞(痞积)，发旺(痹病)，林得叮相(跌打损伤)，刀伤出血，呗脓(痈肿)，疥癣，能啥能累(湿疹)，麦蛮(风疹)。

附方　(1)风热贫痧(感冒)，巧尹(头痛)：牡蒿、连翘、川芎、羌活各 10 g，三叉苦、金银花各 15 g，水煎服。

(2)能啥能累(湿疹)：①牡蒿 15 g，蚂蚱刺 50 g，一点红 20 g，山芝麻 30 g，水煎浓汁湿敷患处。②牡蒿 50 g，五色花、路边菊各 30 g，穿心莲 20 g，水煎洗患处。

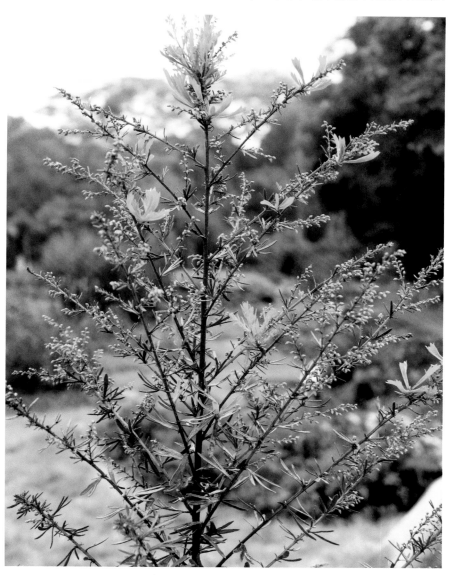

*Artemisia japonica* Thunb.

# Gemzbuhhau
# 白花鬼针草

【药 材 名】白花鬼针草。

【别　　名】三叶鬼针草。

【来　　源】菊科植物白花鬼针草 *Bidens alba*（L.）DC.。

【形态特征】一年生直立草本，高可达 1 m。茎钝四棱形。茎下部叶和上部叶均较小，3 裂或不分裂；中部叶叶柄长 1.5~5.0 cm，三出，常为 3 枚小叶，边缘具锯齿，两侧小叶椭圆形或卵状椭圆形，长 2.0~4.5 cm，宽 1.5~2.5 cm，顶生小叶较大，长椭圆形或卵状长圆形，长 3.5~7.0 cm，叶柄长 1~2 cm。头状花序，花序梗长 1~6（果时长 3~10）cm；总苞片 7 枚或 8 枚，条状匙形；舌状花 5~7 枚，舌片椭圆状倒卵形，白色，长 5~8 mm；盘花筒状，冠檐 5 齿裂。瘦果黑色，条形，长 7~13 mm，先端芒刺 3 枚或 4 枚，具倒刺毛。

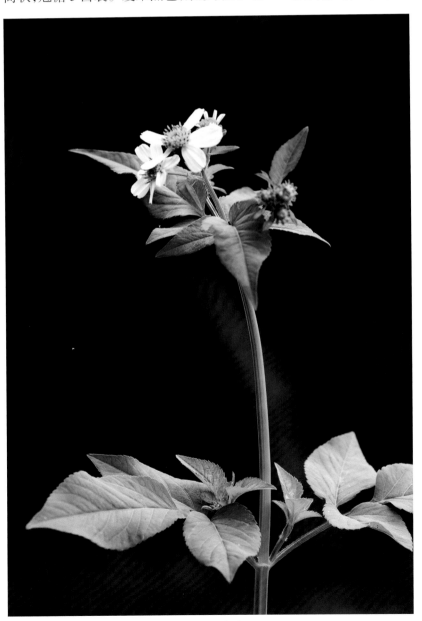

*Bidens alba*（L.）DC.

【生境分布】生于村旁、路边及荒地中。广西主要分布于南部、西南部地区，我国东部、中南部、西南部及西藏等省区也有分布。

【壮医药用】药用部位　全草。

性味　甜、微苦，平。

功用　清热毒，祛湿毒，退黄疸。用于贫痧（感冒），血压嗓（高血压），发得（发热），屙泻（泄泻），发旺（痹病），黄标（黄疸），呗脓（痈肿），痂怀（牛皮癣）。

附方　（1）血压嗓（高血压）：白花鬼针草 50 g，土牛膝 15 g，水煎服。

（2）肠炎：白花鬼针草 30 g，凤尾草 15 g，骨碎补 20 g，水煎服。

（3）发得（发热）：白花鬼针草、木贼各 15 g，水煎服。

（4）屙泻（泄泻）：白花鬼针草 30 g，水煎服。

（5）痂怀（牛皮癣）：白花鬼针草、水龙各 30 g，丹皮、虎杖各 15 g，水煎服。

# Ngaihyouzraemx
# 千头艾纳香

**【药 材 名】**火油草。

**【别　　名】**走马风。

**【来　　源】**菊科植物千头艾纳香 *Blumea lanceolaria*(Roxb.)Druce。

**【形态特征】**多年生高大草本或亚灌木,高可达 2 m。幼嫩部分被柔毛。全株搓烂有火油气。茎直立。单叶互生;叶柄明显或不明显;叶片长圆状披针形或长椭圆形,长 10~30 cm,宽 2.5~6.0 cm,先端渐尖,基部渐狭,边缘具疏锯齿。头状花序排成顶生圆锥花序,总苞圆柱形或近钟形;总苞片 5 层或 6 层,外层卵状披针形,中层狭披针形或线状披针形,内层线形,被疏毛;花黄色,雌花多数,檐部 3 齿裂;两性花少数,檐部 5 浅裂,裂片被疏毛。瘦果圆柱形,有 5 条棱,具黄色冠毛。花期 1~4 月。

**【生境分布】**生于山沟阴湿处,也有栽培。广西主要分布于南宁、宾阳、上林、隆安、扶绥、那坡、隆林等地,我国云南、贵州、广东、台湾等省也有分布。

**【壮医药用】药用部位**　叶或全草。

**性味**　辣,平。

**功用**　调龙路火路,祛风毒,除湿毒,消肿痛。用于产后关节痛,产呱巧尹(产后头痛),发旺(痹病),林得叮相(跌打损伤),埃病(咳嗽),鹅口疮。

**附方**　(1)产呱巧尹(产后头痛):火油草、血党各 10 g,黄花倒水莲、五指毛桃各 15 g,鸡血花 20 g,水煎服。

(2)发旺(痹病):火油草 10 g,四方钻、钩藤根、九节风、两面针、木满天星根各 15 g,扁担藤、当归藤各 20 g,水煎洗患处。

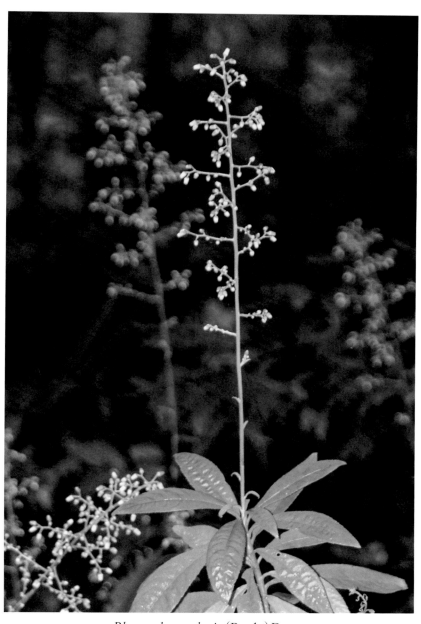

*Blumea lanceolaria*(Roxb.)Druce

# Nyagajgoep
# 石胡荽

【药 材 名】鹅不食草。

【别　　名】鹅不食、球子草、地胡蒿、地白茜、猪屎潺。

【来　　源】菊科植物石胡荽 *Centipeda minima*（L.）A. Braun et Asch.。

【形态特征】一年生小草本，高可达 20 cm。茎多分枝，匍匐状。叶互生；叶片楔状倒披针形，长 7~18 mm，顶端钝，基部楔形，边缘具少数锯齿；无柄。头状花序小，扁球形，直径约 3 mm，单生于叶腋，无花序梗或极短；总苞半球形；外围花雌性，多层，花冠细管状，长约 0.2 mm，淡绿黄色，顶端 2 微裂或 3 微裂；中央花两性，花冠管状，长约 0.5 mm，顶端 4 深裂，淡紫红色；雄蕊 4 枚；柱头 2 裂。瘦果椭圆形，长约 1 mm，具 4 棱，棱上有长毛，无冠毛。花果期 6~10 月。

【生境分布】生于荒地或村边湿地。广西各地均有分布，我国东北部、北部、中部、东部、南部、西南部其他省区也有分布。

【壮医药用】药用部位　全草。

性味　辣，微温。

功用　利气道谷道，止咳嗽，消肿痛，解蛇毒。用于贫痧（感冒），巧尹（头痛），喯唉百银（百日咳），埃病（咳嗽），瘴病（疟疾），喯疳（疳积），楞涩（鼻炎），结膜炎，扭像（扭挫伤），额哈（毒蛇咬伤）。

附方　（1）喯疳（疳积）：鹅不食草适量，研末，取药粉 2 g 加瘦猪肉 50 g 调匀，蒸熟食。

（2）楞涩（鼻炎）：①鹅不食草、白芷、川芎各 10 g，细辛 3 g，辛夷 6 g，苍耳子 12 g，蒲公英 20 g，金银花 30 g，水煎服。②鹅不食草 15 g，水煎服。③鲜鹅不食草适量，捣烂，取汁几滴滴鼻。

（3）扭像（扭挫伤）：鲜鹅不食草、鲜樟树叶、韭菜各适量，共捣烂敷患处。

（4）额哈（毒蛇咬伤）：鲜鹅不食草适量，捣烂敷伤口周围（留伤口）。

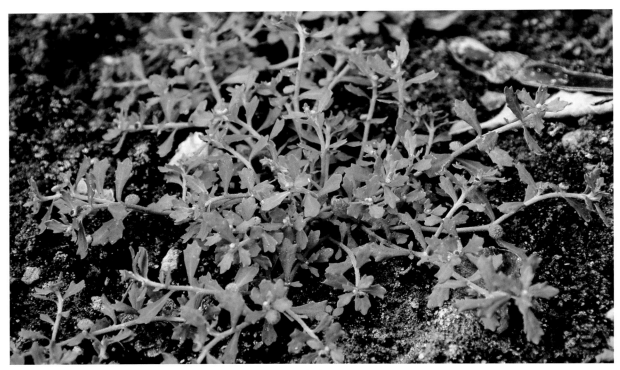

*Centipeda minima*（L.）A. Braun et Asch.

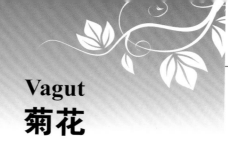

# Vagut
# 菊花

【药 材 名】菊花。

【别　　名】白菊花、黄菊花。

【来　　源】菊科植物菊花 *Chrysanthemum morifolium* Ramat.。

【形态特征】多年生草本,高可达 1.5 m。茎直立,分枝或不分枝,被柔毛。叶互生;叶片卵形至披针形,长 5~15 cm,羽状浅裂或半裂,下面被白色短柔毛;有短柄。头状花序直径 2.5~20.0 cm,单个或数个生于茎枝顶端;总苞片多层,外层绿色,条形,边缘膜质,外面被柔毛;外围舌状花白色、黄色、淡红色或淡紫色;中央管状花黄色。瘦果柱状。花期 9~11 月。

【生境分布】栽培。广西各地均有栽培,我国其他省区也有栽培。

【壮医药用】药用部位　花序。

性味　甜、苦,凉。

功用　通龙路火路,清热毒,祛湿毒,消肿痛。用于贫痧(感冒),发得(发热),巧尹(头痛),兰唷(眩晕),血压嗓(高血压),呗叮(疔),目赤肿痛。

附方　(1)贫痧(感冒),发得(发热):菊花、钩藤、板蓝根各 15 g,水煎服。

(2)目赤肿痛:①菊花、山栀子各 15 g,水煎服。②菊花 15 g,决明子、青葙子各 12 g,木贼 10 g,水煎服。

(3)呗叮(疔):菊花、一点红、虎耳草各 10 g,水煎服。

(4)血压嗓(高血压):菊花、磨盘草根、夏枯草、罗布麻叶各 15 g,水煎服。

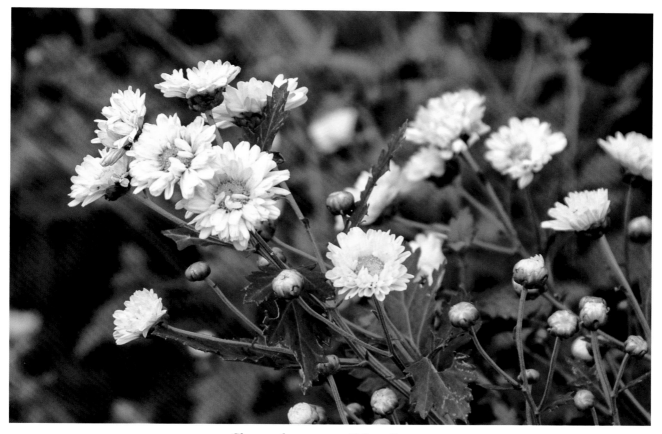

*Chrysanthemum morifolium* Ramat.

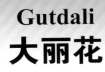

# Gutdali
# 大丽花

【药 材 名】大丽花根。

【别　　名】大丽菊、芍药。

【来　　源】菊科植物大丽花 *Dahlia pinnata* Cav.。

【形态特征】多年生草本,高可达 2 m,有巨大棒状块根。茎直立,多分枝。叶一至三回羽状全裂,上部叶有时不分裂,裂片卵形或长圆状卵形,两面均无毛。头状花序大,有长花序梗,常下垂,宽 6~12 cm;总苞片外层约 5 枚;舌状花 1 层,白色、红色或紫色,卵形,顶端具不明显的 3 齿或全缘;管状花黄色,栽培种有时均为舌状花。瘦果长圆柱形,长 0.9~1.2 cm,黑色,扁平。花期 6~12 月,果期 9~10 月。

【生境分布】栽培。广西各地均有栽培,我国其他省区也有栽培。

【壮医药用】药用部位根。

性味　辣、甜,平。

功用　调火路龙路,消肿痛。用于林得叮相(跌打损伤),能啥能累(湿疹),啊肉甜(消渴)。

附方　(1)林得叮相(跌打损伤):鲜大丽花根适量,捣烂敷患处。

(2)能啥能累(湿疹):大丽花根、凤尾草各 30 g,水煎洗患处。

(3)啊肉甜(消渴):大丽花根、葛根、百合、白芍、野葡萄根各 15 g,水煎服。

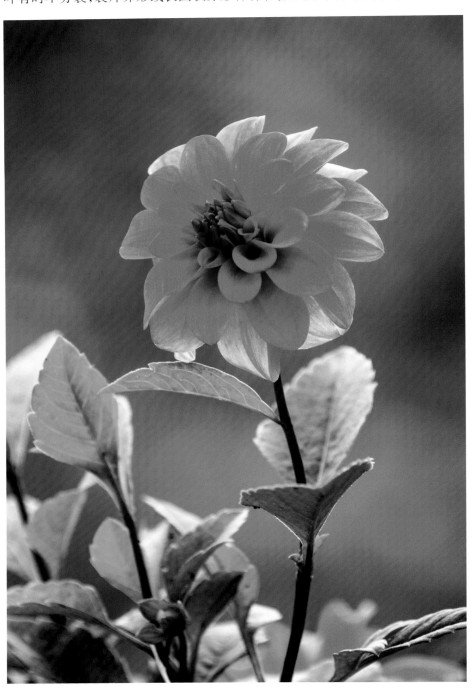

*Dahlia pinnata* Cav.

# Nyanetdeih
# 地胆草

【**药 材 名**】地胆草。

【**别 名**】红花地胆草、草鞋根、蒲公英、地胆头。

【**来 源**】菊科植物地胆草 *Elephantopus scaber* L.。

【**形态特征**】多年生宿根草本,高可达 60 cm。全株被长梗毛。根状茎短,具多数须状根。茎多少二歧分枝。基生叶花期生存,莲座状,匙形或倒披针状匙形,长 5~18 cm,宽 2~4 cm,边缘具圆齿状锯齿;茎生叶少而细。头状花序生于枝顶,常被 3 枚叶状苞片所包围;苞片绿色,宽卵形或长圆状卵形,具明显凸起的脉,被长糙毛和腺点;总苞长 8~10 mm,宽约 2 mm;花 4 朵,淡紫色或粉红色,花冠长 7~9 mm,筒部长 4~5 mm。瘦果长圆状线形,长约 4 mm,具棱,被短柔毛,具 5 条或 6 条硬刚毛。花期 7~11 月。

【**生境分布**】常生于空旷山坡、路旁或山谷林缘。广西各地均有分布,我国浙江、江西、福建、台湾、湖南、广东、贵州、云南等省也有分布。

【**壮医药用**】**药用部位** 全草。

**性味** 苦,凉。

**功用** 清热毒,解蛇毒,利谷道水道。用于贫痧(感冒),货烟妈(咽痛),埃病(咳嗽),屙意咪(痢疾),屙泻(泄泻),黄标(黄疸),笨浮(水肿),约经乱(月经不调),隆白呆(带下),呗嘻(乳痈),乳腺增生,幽堆(前列腺炎),肉扭(淋证),尿路结石,小儿阴茎水肿,额哈(毒蛇咬伤),蜈蚣咬伤,呗脓(痈肿),结膜炎。

**附方** (1)贫痧(感冒),货烟妈(咽痛):地胆草 30 g,水煎服。

(2)乳腺增生:地胆草、夏枯草各 20 g,银花 30 g,水煎服。

(3)屙泻(泄泻):地胆草、凤尾草各 20 g,人字草 30 g,水煎服。

(4)尿路结石:地胆草 15 g,金钱草、粪箕笃各 30 g,水煎服。

(5)幽堆(前列腺炎):地胆草 30 g,苍术、黄柏各 15 g,香附、茯苓各 10 g,水煎服。

(6)黄标(黄疸):地胆草 10 g,田基黄、车前草、水石榴各 15 g,水煎服。

(7)肉扭(淋证):地胆草 10 g,木贼、海金沙各 15 g,车前草 20 g,水煎服。

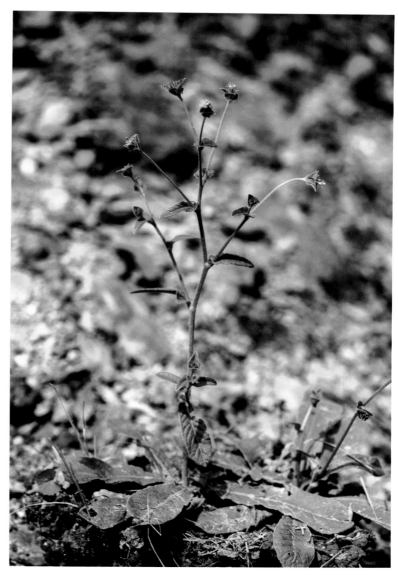

*Elephantopus scaber* L.

# Netdeihhau
# 白花地胆草

【药 材 名】白花地胆草。

【别　　名】苦地胆、牛舌草。

【来　　源】菊科植物白花地胆草 *Elephantopus tomentosus* L.。

【形态特征】多年生草本,高可达 1 m 或更高。茎、叶片两面和果均被柔毛。根状茎粗壮,具纤维状不定根。茎直立,多分枝。叶散生于茎上,基生叶在花期常凋萎;茎下部叶长圆状倒卵形,长 8~20 cm,宽 3~5 cm,基部渐狭成具翅的柄,稍抱茎;茎上部叶椭圆形或长圆状椭圆形,长 7~8 cm,宽 1.5~2.0 cm,近无柄或具短柄,最上部叶极小;全部叶具小而尖的锯齿,下面被腺点。头状花序的花束顶生,复头状花序基部有 3 个卵状心形的叶状苞片,具细长的花序梗;总苞 2 层,外层和内层均各具 4 枚总苞片;花冠白色,漏斗状,长 5~6 mm,花冠裂片披针形。瘦果长圆状线形,长约 3 mm,具 10 条肋,有硬刚毛 5 条。花期 8 月至翌年 5 月。

【生境分布】生于山坡旷野、路旁或灌木丛中。广西主要分布于南宁、防城港、上思、东兴等地,我国福建、台湾、广东、海南等沿海地区也有分布。

【壮医药用】药用部位　全草。

性味　苦、辣,寒。

功用　清热毒,除湿毒,调气道水道。用于风热贫痧(感冒),埃病(咳嗽),黄标(黄疸),笨浮(水肿)。

附方　(1)风热贫痧(感冒):白花地胆草 50 g,水煎服。

(2)黄标(黄疸):白花地胆草、穿破石各 30 g,麦冬 15 g,水煎服。

(3)笨浮(水肿):白花地胆草、香茅草各 30 g,水煎服。

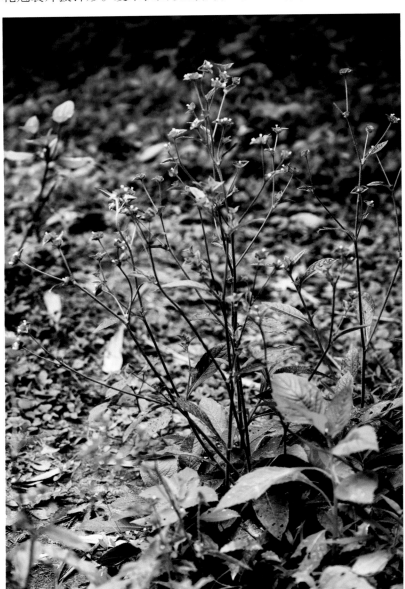

*Elephantopus tomentosus* L.

# Buzgyaeujhau
# 白头婆

【药 材 名】白头婆。

【别　　名】泽兰。

【来　　源】菊科植物白头婆 *Eupatorium japonicum* Thunb.。

【形态特征】多年生草本,高可达 2 m。根状茎短,有多数细长侧根。茎直立,中下部或全部淡紫红色,茎枝被短柔毛,茎下部或全部花期脱毛或疏毛。叶对生;叶柄长 1~2 cm;茎中部叶长椭圆形、卵状长椭圆形或披针形,长 6~20 cm,宽 2.0~6.5 cm;全部叶两面均粗涩,被柔毛及黄色腺点,边缘具锯齿。头状花序在茎顶或枝端组成紧密的伞房花序。总苞钟状,含 5 朵小花;总苞片覆瓦状排列,3 层;花白色带红紫色或粉红色,花冠长约 5 mm,外面有黄色腺点。瘦果淡黑褐色,椭圆状,长约 3.5 mm,具 5 棱,被黄色腺点;冠毛白色。花果期 6~11 月。

【生境分布】生于山坡草地、林下、灌木丛中、水湿地及河岸水旁。广西主要分布于灌阳、岑溪、上林、龙州等地,我国黑龙江、吉林、辽宁、山东、山西、陕西、河南、江苏、浙江、湖北、湖南、安徽、江西、广东、四川、云南、贵州等省也有分布。

【壮医药用】药用部位　全草。

性味　辣、苦,平。

功用　清暑毒,祛湿毒,调谷道。用于夏季伤暑,发得(发热),胸闷腹胀,食欲不振,急性胃肠炎,胴尹(胃痛),腊胴尹(腹痛),约经乱(月经不调)。

附方　(1)发得(发热):白头婆、黄柏、苍术各 10 g,白术 12 g,车前草、薏苡仁各 30 g,水煎服。

(2)约经乱(月经不调):白头婆、益母草、马鞭草、仙鹤草、鸡血藤、大血藤各 15 g,当归 6 g,黄芪 30 g,水煎服。

(3)腊胴尹(腹痛):白头婆、三白草根各 3 g,水煎含服。

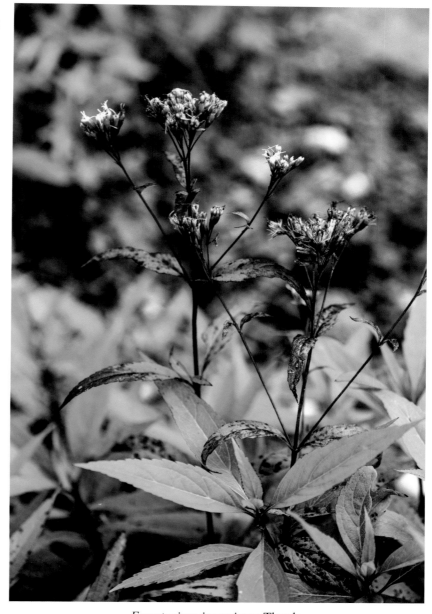

*Eupatorium japonicum* Thunb.

# Gobwnhau
# 毛大丁草

【药 材 名】一枝香。

【别　　名】白眉。

【来　　源】菊科植物毛大丁草 *Gerbera piloselloides* (L.) Cass.。

【形态特征】多年生宿根草本。植株密被白色绵毛。根状茎粗短。叶基生,排成莲座状;叶片纸质,长椭圆形至倒卵形,长 5~16 cm,宽 2.0~5.5 cm,顶端圆,基部渐狭或钝,边缘,上面幼时被毛或被稀疏短毛,老时无毛,下面密被绵毛;叶柄长短不等,被绵毛。花葶单生或有时数个丛生,长 15~45 cm,被绵毛。头状花序单生于花葶之顶,直径 2.5~4.0 cm;总苞盘状;花序托裸露,雌花 2 层,外层花冠舌状,长 16~18 mm,舌片上面白色,下面微红色;内层花冠管状二唇形。瘦果纺锤形,具 6 纵棱,长 4.5~6.5 mm;冠毛淡红色。花期 2~5 月及 8~12 月。

【生境分布】生于林缘、草丛中或旷野荒地。广西各地均有分布,我国西藏、云南、四川、贵州、广东、湖南、湖北、江西、江苏、浙江、福建等省区也有分布。

【壮医药用】药用部位　全草。

性味　苦,凉。

功用　清热毒,化瘀毒,通水道。用于贫痧(感冒),发得(发热),埃病(咳嗽),唉唉百银(百日咳),口疮(口腔溃疡),屙意咪(痢疾),胴尹(胃痛),东郎(食滞),手足冰冷,林得叮相(跌打损伤),额哈(毒蛇咬伤),呗脓(痈肿)。

附方　(1)贫痧(感冒),发得(发热):一枝香、桑叶、十大功劳各 10 g,连翘 15 g,水煎服。

(2)口疮(口腔溃疡):一枝香 10 g,核桃壳 50 g,水煎服。

(3)埃病(咳嗽):一枝香 15 g,水煎服。

(4)手足冰冷:一枝香、威灵仙根各 15 g,鸡肉 200 g,水炖,食肉喝汤。

(5)东郎(食滞):一枝香 10 g,水煎服。

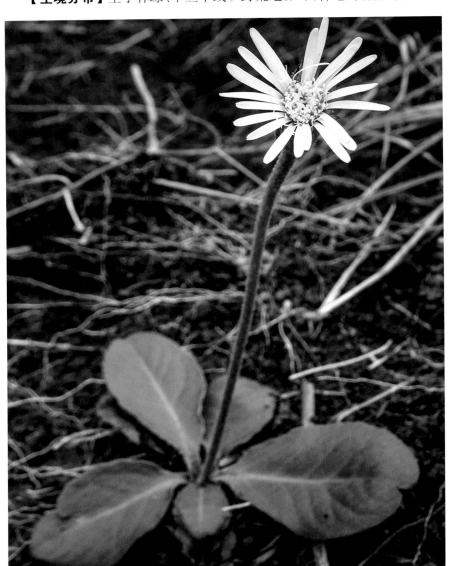

*Gerbera piloselloides* (L.) Cass.

# Byaeksongsaek
# 红凤菜

【药 材 名】紫背菜。

【别 名】红背菜、两色三七草、石兰、当归菜。

【来 源】菊科植物红凤菜 *Gynura bicolor* (Roxb. ex Willd.) DC.。

【形态特征】多年生草本，高可达 1 m。茎直立，柔软，上部多分枝。叶互生；具柄或近无柄；叶片倒卵形或倒披针形，长 5~10 cm，宽 2.5~4.0 cm，顶端尖或渐尖，基部楔状渐狭成具翅的叶柄，边缘具粗锯齿，上面绿色，下面干时变紫色；侧脉 7~9 对。头状花序多数组成疏伞房状，花序梗远高出于茎顶；总苞狭钟状，基部有7~9 枚线形小苞片；小花橙黄色至红色，花冠明显伸出总苞，花冠裂片卵状三角形；花柱分支钻形。瘦果小，圆柱形，淡褐色，有银白色长冠毛。花果期 5~10 月。

【生境分布】生于山坡林下、岩石上或河边湿处，多为栽培。广西主要分布于南宁、马山、桂林、恭城、苍梧、蒙山、岑溪、上思、浦北、平南、北流、那坡、隆林、贺州、富川、金秀等地，我国云南、四川、广东、台湾等省也有分布。

【壮医药用】药用部位 全草。

性味 甜、辣、凉。

功用 调龙路，止血，清热毒，消肿痛。用于唉勒（咯血），陆裂（咳血），兵淋勒（崩漏），产呱忍勒卟叮（产后恶露不尽），京尹（痛经），埃病（咳嗽），中暑，屙意咪（痢疾），发旺（痹病），林得叮相（跌打损伤），渗裆相（烧烫伤），外伤出血，溃疡久不收口。

附方 （1）陆裂（咳血），兵淋勒（崩漏）：紫背菜、地钻、山栀子、黑墨草各 15 g，水煎服。

（2）唉勒（咯血）：鲜紫背菜 150 g，捣烂取汁；山栀子 6 g（研末），铁树叶3 片，水煎。药液加入红背菜汁调匀内服。

（3）渗裆相（烧烫伤）：鲜紫背菜、鲜苋菜各适量，共捣烂敷患处。

（4）发旺（痹病）：紫背菜、斜叶榕、五加皮、假蒌各 15 g，水煎服。

（5）产呱忍勒卟叮（产后恶露不尽）：鲜紫背菜 30 g，切碎，与鸡蛋 1个搅匀，炒熟食用。

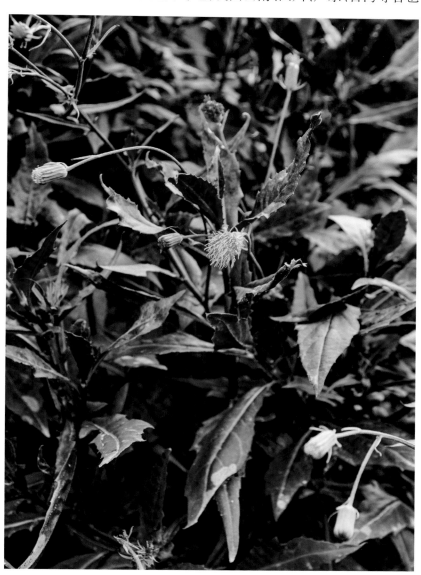

*Gynura bicolor* (Roxb. ex Willd.) DC.

# Byaekhoi
# 泥胡菜

【药材名】泥胡菜。

【别　　名】猪兜菜。

【来　　源】菊科植物泥胡菜 *Hemistepta lyrata* (Bunge) Bunge。

【形态特征】一年生草本,高可达 1 m。茎直立单生,有纵沟纹。基生叶长椭圆形或倒披针形,花期通常枯萎;中下部茎叶与基生叶同形,长 4~15 cm 或更长,宽 1.5~5.0 cm 或更宽;全部叶大头羽状深裂,侧裂片 2~6 对,全部裂片边缘具三角形锯齿或重锯齿。全部叶片质地薄,两面异色,上面绿色,无毛,下面灰白色,被绒毛,基生叶及下部茎叶有长叶柄,柄基扩大抱茎。头状花序在茎枝顶端组成疏松伞房花序;总苞宽钟状或半球形;总苞片多层,覆瓦状排列;苞片草质;小花紫色或红色,花冠深 5 裂,花冠裂片线形。瘦果小,楔状或偏斜楔形,深褐色,有纵棱。冠毛白色。花果期 3~8 月。

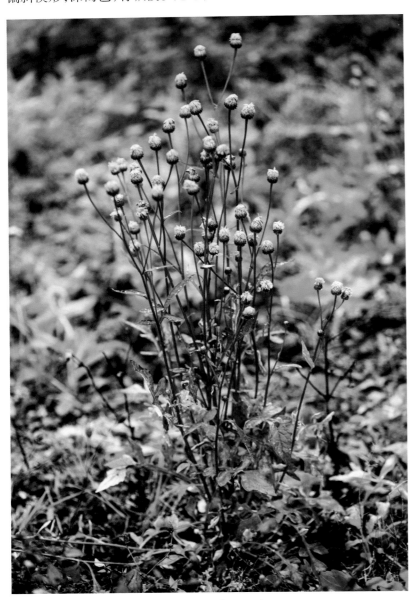

*Hemistepta lyrata* (Bunge) Bunge

【生境分布】生于山坡、灌木丛、草地、路旁、溪边和村落庭院边缘处。广西主要分布于南宁、马山、上林、宾阳、桂林、灵川、东兴、田阳、德保、那坡、凌云、乐业、天峨、环江、巴马等地,我国其他各省区(新疆、西藏除外)也有分布。

【壮医药用】药用部位　根、全草。

性味　辣,平。

功用　解热毒,消肿痛,散瘀结。用于呗脓(痈肿),呗嘻(乳痈),呗奴(瘰疬),幽堆(前列腺炎)。

附方　(1)呗奴(瘰疬):泥胡菜、九牛胆各 10 g,百解根 15 g,水煎服。

(2)呗嘻(乳痈):泥胡菜、蒲公英各 30 g,路路通 15 g,川芎、红花各 6 g,水煎服。

(3)幽堆(前列腺炎):泥胡菜、灯盏细辛各 30 g,穿破石、过江龙各 15 g,黄根 10 g,水煎服。

# Gutroeklimq
# 六棱菊

【药 材 名】六棱菊。

【别　　名】六耳棱。

【来　　源】菊科植物六棱菊 *Laggera alata* (D.Don) Sch.-Bip. ex Oliv.。

【形态特征】多年生草本，高约 1 m。全株被淡黄色腺毛，有香气。茎粗壮，直立，分枝或不分枝，有 4~6 棱，翅全缘。叶互生；叶片长圆形或匙状长圆形，无柄，长 8.0~1.8 cm，宽 2.0~7.5 cm，基部渐狭，沿茎下延成茎翅，顶端钝，边缘具疏细齿。头状花序顶生或腋生，直径约 1 cm，组成有叶的圆锥花序，果时下垂；花序梗长 1~2 cm；花全部为管状，花冠淡紫色；雌花多数，花冠丝状，长约 8 mm，顶端 3 齿裂或 4 齿裂。两性花多数，花冠长 7~8 mm，檐部 5 浅裂。瘦果圆柱形，长约 1 mm，有 10 棱，被疏白色柔毛；冠毛白色。花期 10 月至翌年 2 月。

【生境分布】生于旷野、路旁及山坡阳处。广西主要分布于宁明、南宁、马山、上林、桂林、平乐、恭城、梧州、苍梧、灵山、贵港、平南、玉林、博白、北流、百色、田东、靖西、那坡、田林、隆林、贺州、富川、天峨、巴马、来宾、忻城、金秀等地，我国东部、南部、西南部各省区也有分布。

【壮医药用】药用部位　全草。

性味　苦、辣，寒。

功用　清热毒，消肿痛。用于风热贫痧(感冒)、口腔炎、过敏性皮炎、传染性肝炎、胃肠炎、胃溃疡、狠风(小儿惊风)、能啥能累(湿疹)、呗脓(痈肿)、渗裆相(烧烫伤)、额哈(毒蛇咬伤)、乳腺癌。

附方　(1)口腔炎：六棱菊、两面针各 6 g，水煎服。

(2)胃溃疡：六棱菊、蒲公英各 30 g，姜黄 6 g，水田七 3 g，水煎服。

(3)能啥能累(湿疹)、呗脓(痈肿)、渗裆相(烧烫伤)：鲜六棱菊 100 g，水煎洗患处。

(4)乳腺癌：六棱菊 30 g，蛇附子、闭鞘姜各 15 g，水煎服。

(5)额哈(毒蛇咬伤)：鲜六棱菊、鲜丝瓜叶适量，共捣烂敷患处。

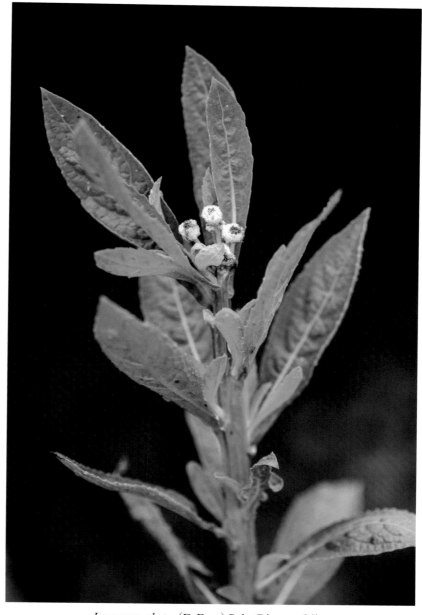

*Laggera alata* (D.Don) Sch.-Bip. ex Oliv.

# Goienndoeng
# 三角叶风毛菊

【药 材 名】三角叶风毛菊。

【别　　名】野烟。

【来　　源】菊科植物三角叶风毛菊 *Saussurea deltoidea*（DC.）Sch.-Bip.。

【形态特征】二年生草本，高可达 2 m。茎、叶片两面、果均被毛。茎直立，有棱。中下部茎叶叶柄长 3~6 cm，被毛，叶片大头羽状全裂，顶裂片大，三角形或三角状戟形，长约 20 cm，宽达 15 cm，侧裂片小，1~2 对，对生或互生，长椭圆形、椭圆形或三角形，羽轴有狭翼；上部茎叶有短柄，叶小，不分裂，三角形、三角状卵形或三角状戟形；最上部茎叶有短柄或几无柄，叶更小，披针形或长椭圆形；全部叶边缘具齿或最上部叶全缘，下面灰白色。头状花序大，下垂或歪斜，有长花梗，单生于茎端或枝端或在茎枝顶排列成圆锥花序。总苞半球形或宽钟状，总苞片 5~7 层；小花淡紫红色或白色，长约 11.5 mm，外面有淡黄色的小腺点。瘦果倒圆锥状，长 5 mm，黑色，有横皱纹和具锯齿的小冠；白色冠毛 1 层，羽毛状。花果期 5~11 月。

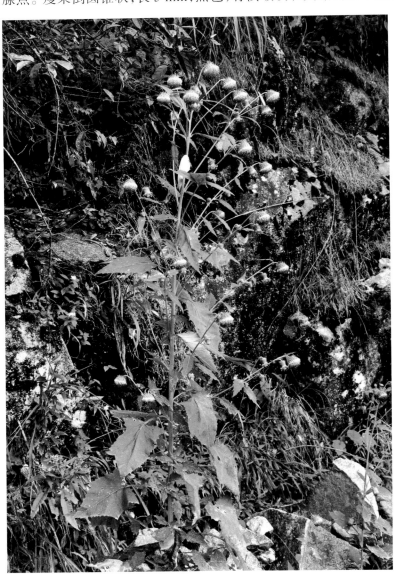

*Saussurea deltoidea*（DC.）Sch.-Bip.

【生境分布】生于山坡、草地、林下、灌木丛、荒地、牧场、杂木林中及河谷林缘。广西主要分布于融安、全州、兴安、资源、那坡、田林、隆林、贺州、富川、天峨、金秀等地，我国陕西、浙江、福建、江西、广东、湖北、湖南、四川、云南、贵州、西藏等省区也有分布。

【壮医药用】药用部位　根、叶。

性味　甜、微苦，温。

功用　利谷道，催乳，祛风毒，除湿毒。用于产后乳少，隆白呆（带下），东郎（食滞），腹胀，尊寸（脱肛），嘞疳（疳积），胴尹（胃痛），夺扼（骨折），发旺（痹病）。

附方　（1）产后乳少：三角叶风毛菊根 15 g，五指毛桃、王不留行各 30 g，花生 25 g，猪蹄 250 g，水炖，食肉喝汤。

（2）胴尹（胃痛）：三角叶风毛菊根、金不换各 10 g，姜黄 15 g，水煎服。

# Byaekmiekreiz
# 长裂苦苣菜

【药 材 名】苣荬菜。

【别　　名】野苦荬、苦荬菜。

【来　　源】菊科植物长裂苦苣菜 *Sonchus brachyotus* DC.。

【形态特征】一年生草本，高可达 1 m。根垂直直伸，生多数须根。茎直立，有纵条纹。基生叶与下部茎叶全形卵形、长椭圆形或倒披针形，长 6~19 cm，宽 1.5~11.0 cm，羽状深裂、半裂或浅裂，极少不裂，向下渐狭，无柄或有长 1~2 cm 的短翼柄，基部圆耳状扩大，半抱茎，全部裂片边缘全缘，有缘毛或无缘毛或缘毛状微齿，顶端急尖或钝或圆形；中上部茎叶较小；最上部茎叶宽线形或宽线状披针形，接花序下部的叶常钻形；全部叶两面均光滑无毛。头状花序少数在茎枝顶端排成伞房状花序；总苞钟状；总苞片 4 层或 5 层；舌状小花多数，黄色。瘦果长椭圆状，褐色，长约 3 mm，宽约 1.5 mm，每面有 5 条高起的纵肋，肋间有横皱纹；冠毛白色。花果期 6~9 月。

【生境分布】生于山地草坡、河边或碱地。广西各地均有分布，我国黑龙江、吉林、内蒙古、河北、山西、陕西、山东等省区也有分布。

【壮医药用】药用部位　全草。

性味　苦、辣、寒。

功用　通龙路火路，清热毒，凉血止血。用于兵西弓（阑尾炎），屙意咪（痢疾），鹿勒（呕血），楞阿勒（鼻出血），唉勒（咯血），屙意勒（便血），倒经，产呱腊胴尹（产后腹痛），黄标（黄疸），呗嘻（乳痈），呗脓（痈肿），仲嘿唅尹（痔疮）。

附方　（1）兵西弓（阑尾炎）初期：①鲜苣荬菜 100 g，蒜头 1 个，共捣烂外敷右下腹。②苣荬菜、大血藤、蒲公英、十大功劳各 30 g，水煎服。

（2）仲嘿唅尹（痔疮）：苣荬菜 30 g，僵蚕 10 g，蜈蚣 1 条，水煎服。

（3）屙意咪（痢疾）：鲜苣荬菜 100 g，瘦猪肉 50 g，水煎，调盐油适量，食肉喝汤。

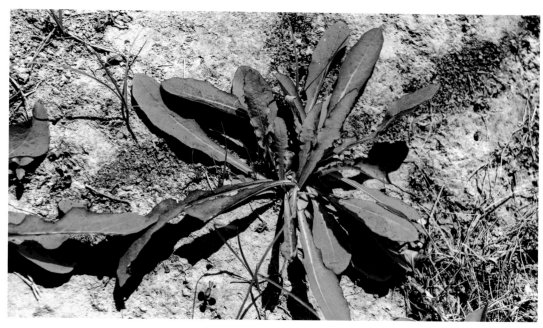

*Sonchus brachyotus* DC.

# Gogutbau
# 金腰箭

【药 材 名】金腰箭。

【别 名】苞壳菊。

【来 源】菊科植物金腰箭 Synedrella nodiflora (L.) Gaertn.。

【形态特征】一年生直立草本,高可达 1 m。茎直立,二歧分枝。叶对生;具柄;叶片阔卵形至卵状披针形,连叶柄长 7~12 cm,宽 3.5~6.5 cm,基部下延成翅状宽柄,顶端短渐尖或钝,两面均被糙毛;基出脉 3 条。头状花序顶生或腋生,小花黄色;舌状花连筒部长约 1 cm,舌片椭圆形,顶端 2 浅裂;管状花向上渐扩大,长约 1 cm,檐部 4 浅裂。瘦果黑色,雌花果扁平,倒卵状长圆形,长约 5 mm,宽约 2.5 mm,边缘有污白色宽翅,翅缘各有 6~8 枚长硬尖刺;冠毛 2 枚,挺直,钢刺状,长约 2 mm;两性花瘦果倒锥形或倒卵状圆柱形,长 4~5 mm,宽约 1 mm,黑色,扁,有 3 条棱和 3 个芒尖。花期 6~10 月。

【生境分布】生于村旁和荒地。广西主要分布于南宁、兴安、合浦、容县、昭平、宁明、龙州等地,我国东南部至西南部各省区也有分布。

【壮医药用】药用部位 全草。

性味 微辣,凉。

功用 清热毒,消肿痛。用于贫痧(感冒),发得(发热),隆白呆(带下),呗脓(痈肿),呗叮(疔)。

附方 (1)呗脓(痈肿),呗叮(疔):金腰箭、大驳骨、地桃花各 10 g,金钱草 15 g,水煎服。

(2)贫痧(感冒),发得(发热):金腰箭、葫芦茶、红糖各 30 g,生姜 6 g,水煎,药液冲红糖适量服。

(3)隆白呆(带下):鲜金腰箭 100 g,鲜透骨消 30 g,共捣烂敷下腹部。

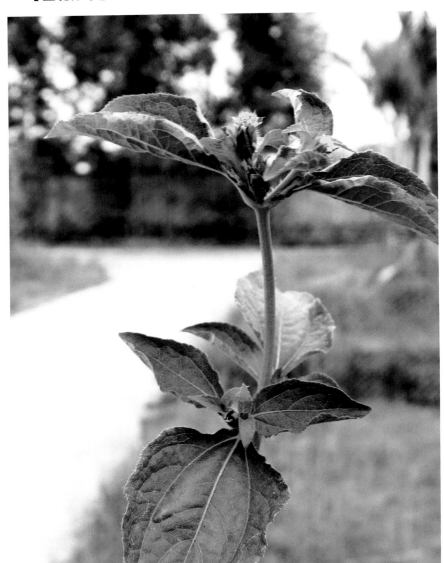

*Synedrella nodiflora* (L.) Gaertn.

# Gutduhbaeu
# 蟛蜞菊

【药 材 名】蟛蜞菊。

【别　　　名】黄花草、水兰、回春草。

【来　　　源】菊科植物蟛蜞菊 *Wedelia chinensis* (Osbeck.) Merr.。

【形态特征】多年生草本,长可达 60 cm。植株被紧贴的短粗毛。茎匍匐,上部近直立,基部各节生出不定根。叶对生;无柄;叶片椭圆形、长圆形或线形,长 3~7 cm,宽 0.7~1.3 cm,基部狭,顶端短尖或钝,边缘全缘或具疏粗齿。头状花序单生于枝顶或叶腋内,直径约 2 cm;花序梗长 3~10 cm;总苞片 2 层,外层椭圆形,长 10~12 mm,内层长圆形,长 6~7 mm;舌状花 1 层,黄色,舌片卵状长圆形,长约 8 mm,顶端 2 或 3 深裂;管状花较多,黄色,长约 5 mm。瘦果倒卵形,长约 4 mm,顶端浑圆,多疣状突起,具冠毛环。花期 3~9 月。

【生境分布】生于路旁、田边、沟边或湿润草地。广西主要分布于南宁、防城港、玉林、蒙山、东兰等地,我国东北部(辽宁)、东部和南部各省区及其沿海岛屿也有分布。

【壮医药用】**药用部位**　全草。

**性味**　甜、淡,凉。

**功用**　调火路,清热毒,消肿痛,利气道谷道。用于发旺(痹病),林得叮相(跌打损伤),屙意咪(痢疾),货烟妈(咽痛),扁桃体炎,航靠谋(痄腮),喯唉百银(百日咳),喯疳(疳积),呗嘻(乳痈)。

**附方**　(1)发旺(痹病):蟛蜞菊、山霸王、伸筋草、麻骨风各 15 g,水煎服。

(2)喯唉百银(百日咳):蟛蜞菊、百部各 10 g,百合、前胡、凹叶红景天各 15 g,水煎服。

(3)喯疳(疳积):蟛蜞菊、太子参、土人参各 10 g,瘦猪肉 50 g,水炖,食肉喝汤。

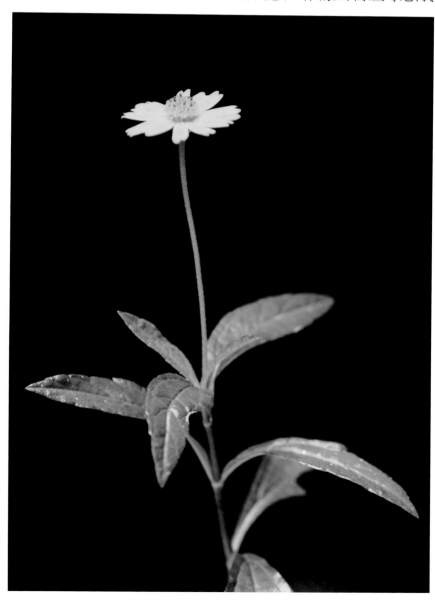

*Wedelia chinensis* (Osbeck.) Merr.

# Cijdouxbox
# 苍耳

【药材名】苍耳。

【别　名】白痴头婆、虱麻头、苍耳子。

【来　源】菊科植物苍耳 *Xanthium sibiricum* Patrin ex Widder。

【形态特征】一年生草本,高可达 1 m。全株密被短毛。根纺锤状。茎直立。叶互生;叶片三角状卵形或心形,长 4~9 cm,宽 5~10 cm,边缘近全缘或有 3~5 浅裂,边缘具粗锯齿。叶柄长 3~11 cm。头状花序顶生或腋生,花黄色,单性,雌雄同株;雄花序球形,雄花花冠钟形;雌花序椭圆形,外层总苞片小,披针形,被短柔毛,内层总苞片结合成囊状,宽卵形或椭圆形,在瘦果成熟时变坚硬,连同喙部长 12~15 mm,宽 4~7 mm,表面生多数钩刺及短毛。瘦果倒卵形,包于总苞内。花期 7~8 月,果期 9~10 月。

【生境分布】生于山坡、荒地、路旁等处。广西各地均有分布,我国东北部、北部、东部、南部、西北部、西南部各省区也有分布。

【壮医药用】药用部位　根、茎、带总苞的果、全草。

性味　带总苞的果:辣、苦、温;有毒。全草:苦、微辣、平;有毒。

功用　祛寒毒,通肺气,杀虫。根用于隆白呆(带下),乳糜尿,发旺(痹病);带总苞的果用于贫痧(感冒),楞涩(鼻炎),鼻窦炎,兰喯(眩晕),血压嗓(高血压),巧尹(头痛),发旺(痹病);全草用于麻风,能啥能累(湿疹),麦蛮(风疹)。

附方　(1)血压嗓(高血压):苍耳根 10 g,豨莶草 15 g,车前草 30 g,十大功劳 20 g,水煎服。

(2)鼻窦炎:苍耳子、辛夷花、防风、细辛、升麻、藁本、甘草各 3 g,白芷、川芎、木通各 6 g,水煎服。

(3)兰喯(眩晕):苍耳子、川芎各 10 g,藁本 6 g,野菊花、板蓝根各 15 g,水煎服。

(4)发旺(痹病):苍耳根 15 g,水煎服。

(5)麦蛮(风疹):苍耳全草 30 g,山芝麻、黄柏、救必应各 20 g,水煎外洗。

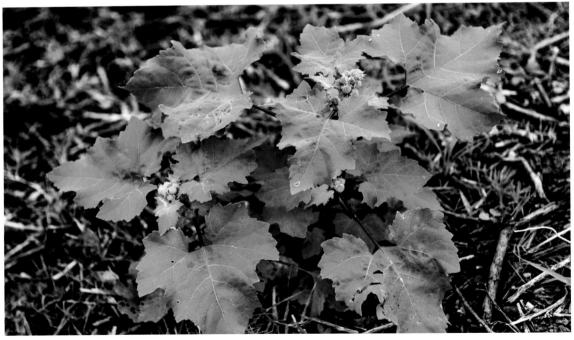

*Xanthium sibiricum* Patrin ex Widder

# Byaekhaemz
# 黄鹌菜

【**药 材 名**】黄鹌菜。

【**别　　名**】苦菜药、野青菜。

【**来　　源**】菊科植物黄鹌菜 *Youngia japonica* (L.) DC.。

【**形态特征**】一年生草本，高可达 1 m。植株含乳汁。根直伸，有多数须根。茎直立柔软，无毛或稍被毛。基生叶丛生或生成莲座状，叶柄长 1~7 cm；叶片倒披针状卵形或长椭圆形，长 2.5~13.0 cm，宽 1.0~4.5 cm，提琴状羽裂，顶端裂片较大，侧裂片 3~7 对，最下方的侧裂片耳状，全部侧裂片边缘具锯齿、细锯齿或边缘具小尖头，极少边缘全缘；无茎叶或极少有 1 片或 2 片茎生叶；全部叶及叶柄被柔毛。头状花序圆锥状排列；总苞圆柱状；总苞片 4 层，外层及最外层长宽均不足 0.6 mm，内层及最内层长 4~5 mm；舌状小花黄色，花冠筒外面有短柔毛。瘦果纺锤形，压扁状，褐色或红褐色，长 1.5~2.0 mm，有纵肋 11~13 条；冠毛白色。花果期 4~10 月。

【**生境分布**】生于田边、荒地较湿润处。广西各地均有分布，我国北京、陕西、甘肃、山东、江苏、安徽、浙江、江西、福建、河南、湖北、湖南、广东、四川、西藏等省（自治区、直辖市）也有分布。

【**壮医药用**】**药用部位**　全草。

**性味**　淡、微苦，凉。

**功用**　清热毒，除湿毒，消肿痛。用于屙意咪（痢疾），贫痧（感冒），肉扭（淋证），肉裂（尿血），火眼（急性结膜炎），货烟妈（咽痛），扁桃体炎，呗嘻（乳痈），呗脓（痈肿），额哈（毒蛇咬伤）。

**附方**　（1）屙意咪（痢疾）：黄鹌菜、鬼针草、车前草各 30 g，水煎服。

（2）呗嘻（乳痈）：黄鹌菜、蒲公英各 60 g，犁头草 30 g，水煎服。

（3）呗脓（痈肿）：黄鹌菜、透骨消各 100 g，共捣烂敷患处。

（4）货烟妈（咽痛）：鲜黄鹌菜适量，洗净含服。

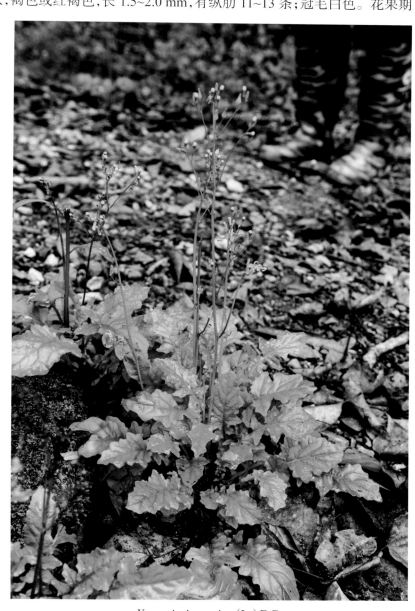

*Youngia japonica* (L.) DC.

# Goduzmbaj
# 福建蔓龙胆

【药 材 名】蝴蝶草。

【来　　源】龙胆科植物福建蔓龙胆 *Crawfurdia pricei* (C. Marquand) Harry Sm.。

【形态特征】多年生缠绕草本。具多数圆柱形的肉质块根。茎圆柱形,上部螺旋状扭转。茎最下部叶为三角形鳞片状;茎生叶卵形、卵状披针形或披针形,先端渐尖,基部圆形,边缘膜质、微反卷、细波状;基出脉 3~5 条;叶柄扁平,长 3~8 mm,或近无柄。腋生或顶生聚伞花序有 2 朵至多朵花;花粉红色、白色或淡紫色,钟形;花萼裂片向外反折;雄蕊着生于花冠筒中下部,两边具翅;子房柄基部有 5 个腺体,柱头 2 裂。蒴果椭圆形,扁平,成熟时淡褐色,长约 2 cm,宽约 1 cm,梗长 2~3 cm;种子球形,褐色,具盘状双翅。花果期 10~12 月。

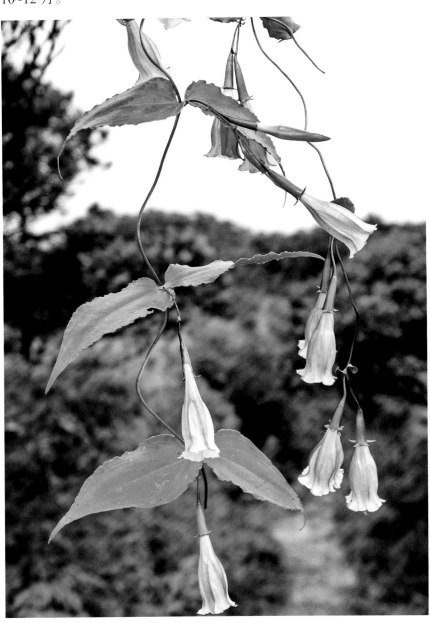

*Crawfurdia pricei* (C. Marquand) Harry Sm.

【生境分布】生于山坡草地、山谷灌木丛或密林中。广西主要分布于南宁、马山、上林、灵川、全州、兴安、灌阳、龙胜、资源、田林、贺州、罗城、金秀等地,我国湖南、福建、广东等省也有分布。

【壮医药用】药用部位　全草。

功用　清热毒,利气道水道。用于埃病(咳嗽),钵痨(肺结核),笨浮(水肿),呗脓(痈肿)。

附方　(1)埃病(咳嗽):蝴蝶草 30 g,一点红 15 g,水煎服。

(2)笨浮(水肿):蝴蝶草、车前草各 30 g,泽泻 25 g,生姜皮 6 g,水煎服。

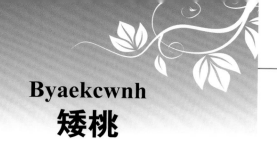

# Byaekcwnh
# 矮桃

**【药 材 名】**珍珠菜。

**【别　　名】**红根草、狗尾狼、山柳珍珠菜。

**【来　　源】**报春花科植物矮桃 *Lysimachia clethroides* Duby。

**【形态特征】**多年生直立草本,高可达 1 m。全株被黄褐色卷毛。根状茎横走,淡红色。茎圆柱形,基部带红色,不分枝。单叶互生;叶片长椭圆形或阔披针形,长 6~16 cm,宽 2~5 cm,先端渐尖,基部渐狭,两面散生黑色粒状腺点;近无柄或柄长 2~10 mm。总状花序顶生,花密集,常转向一侧;花梗长 4~6 mm;花萼 5 裂,花萼裂片卵状椭圆形;花冠白色,长 5~6 mm,5 深裂,花冠裂片狭长圆形;雄蕊 5 枚,内藏,基部连合;子房卵圆形。蒴果近球形,直径 2.5~3.0 mm。花期 5~7 月,果期 7~10 月。

**【生境分布】**生于山坡林缘和草丛中。广西主要分布于灵川、全州、兴安、龙胜、隆林等地,我国东北部、中部、西南部、南部、东部各省区及河北、陕西等省也有分布。

**【壮医药用】药用部位**　全草。

**性味**　涩,平。

**功用**　通龙路,化瘀毒,消肿痛,利水道。用于屙意咪(痢疾),黄标(黄疸),笨浮(水肿),约经乱(月经不调),京瑟(闭经),埃病(咳嗽),林得叮相(跌打损伤),额哈(毒蛇咬伤)。

**附方**　(1)约经乱(月经不调):珍珠菜 60 g,鸡蛋 2 个,水煎,食蛋喝汤。

(2)黄标(黄疸):珍珠菜 60 g,天胡荽 15 g,郁金 10 g,瘦猪肉 50 g,水煎,食肉喝汤。

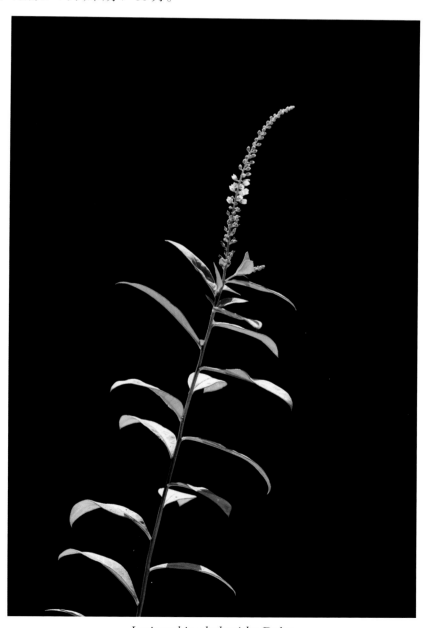

*Lysimachia clethroides* Duby

# Gocanhngwnh
# 延叶珍珠菜

【药 材 名】疬子草。

【别　　名】黑疔草、下延叶排草、大羊古膘。

【来　　源】报春花科植物延叶珍珠菜 *Lysimachia decurrens* Forst.f.。

【形态特征】多年生草本，高可达 90 cm。全株无毛，有臭气。茎直立，有棱，上部分枝。单叶互生或近对生，叶片披针形或椭圆状披针形，长 6~13 cm，宽 1.5~4.0 cm，先端锐尖或渐尖，基部下延至叶柄成狭翅；叶柄长 1~4 cm。总状花序顶生；花梗长 2~9 mm，果时伸长达 10~18 mm；花萼 5 裂，裂片狭披针形，外面具黑色腺条；花冠 5 裂，白色或带淡紫色，长 2.5~4.0 mm，裂片匙状长圆形；雄蕊明显伸出花冠外，花丝分离，密被小腺体；子房球形。蒴果球形或略扁，直径 3~4 mm。花期 4~5 月，果期 6~7 月。

【生境分布】生于村旁荒地、路边、山谷溪边疏林下及草丛中。广西主要分布于灵山、南宁、崇左、宁明、大新、天等、那坡、隆林、乐业、天峨、东兰、都安、罗城、融安、金秀、昭平、永福、桂林、横县、平南、桂平、田林、扶绥、龙州等地，我国云南、贵州、广东、湖南、江西、福建、台湾等省也有分布。

【壮医药用】药用部位　全草。

性味　苦、辣，平。

功用　通龙路，调月经，消肿痛。用于约经乱（月经不调），尿路结石，林得叮相（跌打损伤），夺扼（骨折），呗脓（痈肿），额哈（毒蛇咬伤），呗奴（瘰疬）。

附方　（1）约经乱（月经不调）：疬子草、飞龙掌血、小钻各 15 g，水煎服。

（2）尿路结石：疬子草、郁李仁各 15 g，桃仁 12 g，车前子 30 g，水煎服。

（3）呗奴（瘰疬）：鲜疬子草 60 g，捣烂敷患处。

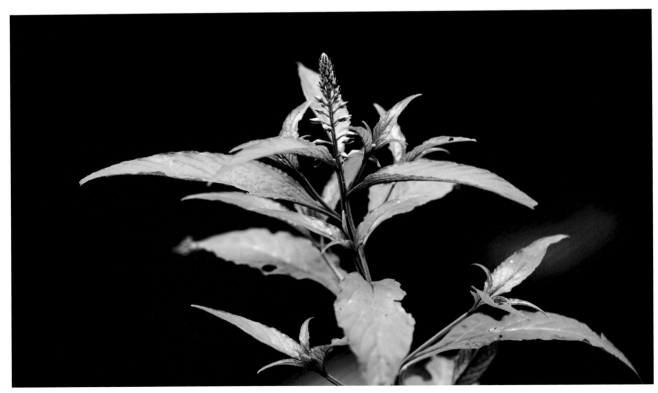

*Lysimachia decurrens* Forst.f.

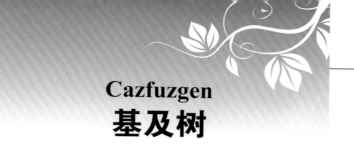

# Cazfuzgen
# 基及树

【**药 材 名**】基及树。

【**别 　 名**】毛仔树、福建茶。

【**来 　 源**】紫草科植物基及树 *Carmona microphylla* (Lam.) G. Don。

【**形态特征**】灌木，高可达 3 m。茎多分枝，节间长 1~2 cm，幼嫩时被稀疏短硬毛。叶倒卵形或匙形，长 1.5~3.5 cm，宽 1~2 cm，先端圆形或截形，具粗圆齿，基部渐狭为短柄，上面有短硬毛或斑点，下面近无毛。团伞花序开展，宽 5~15 mm；花序梗细弱，长 1.0~1.5 cm，被毛；花梗长 1.0~1.5 mm，或近无梗；花萼裂片线形或线状倒披针形，被短硬毛，内面有稠密的伏毛；花冠钟状，白色或稍带红色，长 4~6 mm，裂片长圆形，较筒部长；花丝长 3~4 mm；花柱长 4~6 mm。核果直径 3~4 mm，内果皮球形，具网纹。

【**生境分布**】生于平原、丘陵及空旷灌木丛处。广西北海有分布，全区各地有栽培，我国广东、海南、台湾等省也有分布。

【**壮医药用**】**药用部位**　叶、全株。

　　**性味**　苦，寒。

　　**功用**　调龙路，清热毒，消肿痛，止血。用于林得叮相（跌打损伤），屙意勒（便血），年闹诺（失眠），陆裂（咳血）。

　　**附方**　（1）年闹诺（失眠）：基及树全株、莲子心各 6 g，大枣 30 g，泡茶饮。

（2）陆裂（咳血）：基及树叶、侧柏叶各 10 g，白及 6 g，水煎服。

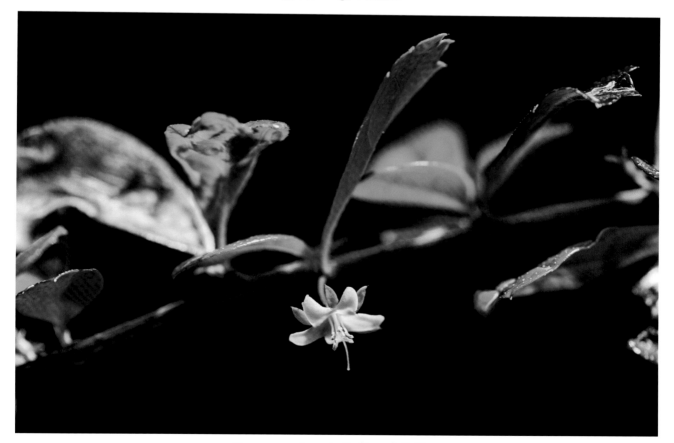

*Carmona microphylla* (Lam.) G. Don

# Mwnhdaxlax
# 曼陀罗

【药 材 名】曼陀罗。

【别　　名】大喇叭花。

【来　　源】茄科植物曼陀罗 *Datura stramonium* L.。

【形态特征】草本或半灌木状,高可达 1.5 m。全体近于平滑或在幼嫩部分被短柔毛。茎基部木质化。单叶互生,广卵形,长 8~17 cm,宽 4~12 cm,边缘不规则波状浅裂;叶柄长 3~5 cm。花单生于枝杈间或叶腋,直立,有短梗;花萼筒状,长 4~5 cm,有 5 棱角、5 浅裂;花冠漏斗状,白色或淡紫色,长 7~15 cm,檐部 5 浅裂;雄蕊 5 枚;子房 2 室。蒴果直立,长卵形,长 3.0~4.5 cm,直径 2~4 cm,表面生有坚硬针刺或无刺,成熟后淡黄色,4 瓣裂。种子黑色。花期 6~10 月,果期 7~11 月。

【生境分布】常生于住宅旁、路边或草地。广西各地均有分布,我国其他省区也有分布。

【壮医药用】药用部位　根皮、叶、花或全株。

性味　辣,温;有大毒。

功用　化痰毒,通气道,消肿痛。根皮外用于痂怀(牛皮癣);叶用于胴尹(胃痛);花用于墨病(气喘)、埃病(咳嗽)、胴尹(胃痛)、呗连(化脓性骨髓炎);全株外用于林得叮相(跌打损伤)、发旺(痹病)、皮肤溃烂。

注:本品有大毒,内服慎用,不宜过量;孕妇,外感、痰热喘咳者,青光眼、高血压、心脏病及肝肾功能不全患者禁用。

附方　(1)痂怀(牛皮癣):曼陀罗根皮,研末,加醋和枯矾适量调匀,外擦患处。

(2)发旺(痹病):曼陀罗全株、古羊藤、九龙藤、战骨各 10 g,透骨草、透骨消各 15 g,水煎洗患处。

(3)皮肤溃烂:鲜曼陀罗全株适量,捣烂敷患处。

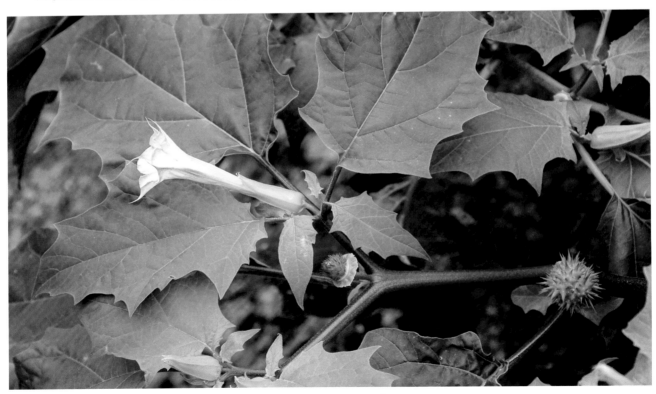

*Datura stramonium* L.

# Byaekgaeujgij

# 枸杞

【药 材 名】地骨皮、枸杞叶、枸杞子。

【别　　名】枸杞菜。

【来　　源】茄科植物枸杞 *Lycium chinense* Mill.。

【形态特征】小灌木，高可达 2 m。枝条细长，有纵条纹，叶腋有锐刺，刺长 0.5~2.0 cm。单叶互生或 2~4 枚簇生，卵形或卵状披针形，长 1.5~6.0 cm，宽 0.5~2.5 cm，顶端急尖，基部楔形；叶柄长 0.4~1.0 cm。花单生或 3~5 朵簇生于叶腋；花梗长 1~2 cm；花萼 3~5 裂；花冠漏斗状，长 9~12 mm，淡紫色，5 深裂，裂片卵形，边缘有浓密缘毛，筒内雄蕊着生处有毛 1 轮；雄蕊 5 枚，稍短于花冠；子房 2 室，花柱伸出花外。浆果卵形至卵状长圆形，红色，长 0.5~2.0 cm；种子多数，黄色。花果期 6~11 月。

【生境分布】栽培。广西各地均有栽培，我国其他省区也有栽培。

【壮医药用】药用部位　根皮（地骨皮）、叶、果（枸杞子）。

性味　根皮：甜、淡，寒。叶：苦、甜，凉。果：甜，平。

功用　根皮：清热毒，凉血。用于肺热埃病（咳嗽），墨病（气喘），唉勒（咯血），钵痨（肺结核）潮热，优平（盗汗）。

叶：清肝明目。用于夜盲症。

果：滋肾益精。用于肝肾阴虚，精血不足，委哟（阳痿），腰背酸痛，头昏眼花。

附方　（1）肾虚腰背酸痛，头昏眼花：枸杞子、山茱萸、五指毛桃、菊花各 10 g，熟地 30 g，山药、茯苓、牛大力、千斤拔各 15 g，水煎服。

（2）委哟（阳痿）：枸杞子、巴戟、顶天柱各 10 g，牛大力、熟地各 20 g，红杜仲、五指毛桃各 15 g，仙茅 6 g，猪尾骨 250 g，水煲，食肉喝汤。

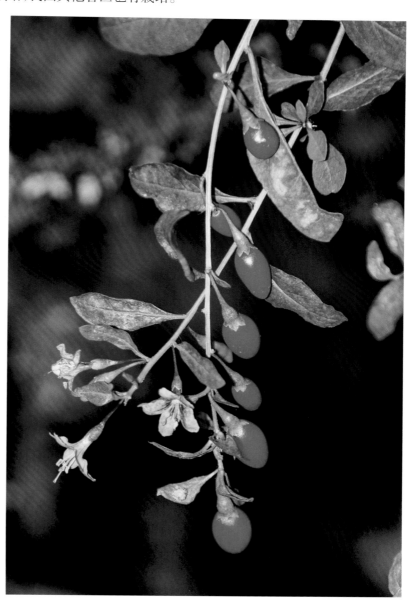

*Lycium chinense* Mill.

# Gwzgahcih
# 喀西茄

【药 材 名】喀西茄。

【别　　名】丁茄。

【来　　源】茄科植物喀西茄 *Solanum aculeatissimum* Jacquem.。

【形态特征】直立草本至亚灌木,高可达 3 m。茎、枝、叶及花柄多混生硬毛、腺毛及直刺。叶阔卵形,长 6~12 cm,先端渐尖,基部戟形,5~7 深裂,裂片边缘具齿裂及浅裂;叶两面被毛,并有基部宽扁的直刺;叶柄长约为叶片的 1/2。蝎尾状花序腋外生,短而少花,单生或 2~4 朵,花梗长约 1 cm;萼钟状,5 裂,外面具直刺及纤毛;花冠筒淡黄色,隐于萼内,长约 1.5 mm;冠檐白色,5 裂,裂片披针形,长约 14 mm;花丝长约 1.5 mm;花柱长约 8 mm,柱头截形。浆果球状,直径 2.0~2.5 cm,初时绿白色,具绿色花纹,成熟时淡黄色,宿萼上具纤毛及细直刺,后逐渐脱落。花期春、夏季,果熟期冬季。

【生境分布】生于沟边、路边灌木丛、荒地、草坡或疏林中。广西主要分布于南宁、融水、梧州、贵港、博白、百色、田阳、田东、平果、乐业、隆林、宁明、龙州等地,我国云南省也有分布。

【壮医药用】药用部位　叶、果。

性味　微苦、辣,微温;有小毒。

功用　定巧坞(头部),化瘀毒,止疼痛。用于狠风(小儿惊风),腊胴尹(腹痛),诺嚎尹(牙痛),呗脓(痈肿)。

注:本品有小毒,孕妇忌用。

附方　(1)诺嚎尹(牙痛):喀西茄叶、了刁竹根、朝天椒根各 15 g,两面针 30 g,加白酒 800 ml 浸泡 30 天,每次取药酒少许含漱。

(2)呗脓(痈肿):喀西茄叶适量,研末,加血竭粉及蜂蜜适量调匀敷患处。

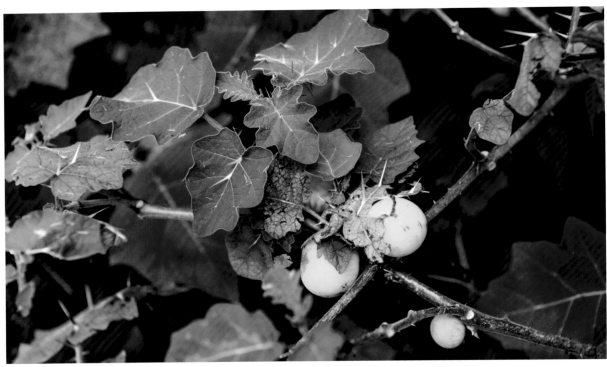

*Solanum aculeatissimum* Jacquem.

# Gwzhajgok
# 乳茄

【药 材 名】五指茄。

【别　　名】五指丁茄、五子登科。

【来　　源】茄科植物乳茄 *Solanum mammosum* L.。

【形态特征】多年生直立亚灌木，高可达 1.5 m。全株密被黄褐色柔毛，茎、叶柄、叶脉均有锐刺。叶互生，卵形，长 5~10 cm，常 5 裂或有时 3~7 裂；叶柄长 2.5~8.0 cm，上面具槽。蝎尾状花序腋外生，通常 3 朵或 4 朵花，总花梗极短，花梗长 5~10 mm。萼近浅杯状，5 深裂；花冠紫槿色，筒部隐于萼内，长约 1.5 mm，冠檐直径 25~32 mm，5 深裂，裂片长圆状线形，长 20~22 mm，外面被长柔毛，边缘膜质具缘毛；雄蕊 5 枚；子房卵状渐尖，柱头浅 2 裂。浆果倒梨状，长 4.5~5.5 cm，成熟时黄色，基部具 5 个乳头状凸起；种子黑褐色，近圆形，压扁状。花果期夏秋间。

【生境分布】栽培。广西各地均有栽培，我国广东、云南等省也有栽培。

【壮医药用】药用部位　全草、果。

性味　苦，寒；有毒。

功用　清热毒，消肿痛。用于胴尹（胃痛），胸闷，淋巴结炎，呗奴（瘰疬），呗脓（痈肿）。

注：本品有毒，内服慎用；孕妇忌服。

附方　（1）淋巴结炎：鲜五指茄果 1 个，鲜牛耳枫、鲜石楠藤各 30 g，鲜石油菜 60 g，共捣烂，敷患处。

（2）胸闷：鲜五指茄果 1 个，取果皮置于 1 个猪心内，水炖，食肉喝汤。

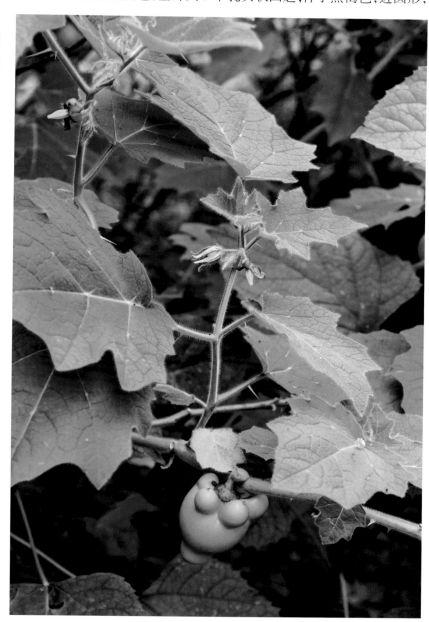

*Solanum mammosum* L.

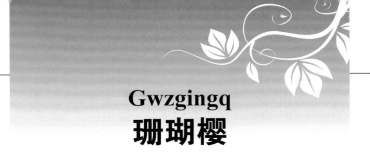

# Gwzgingq
# 珊瑚樱

【药 材 名】珊瑚樱。

【别　　名】吉杏。

【来　　源】茄科植物珊瑚樱 *Solanum pseudo-capsicum* L.。

【形态特征】小灌木,高达 2 m。全株光滑无毛。茎直立,分枝。单叶互生,具短柄;叶片狭长圆形至披针形,长 1~6 cm,宽 0.5~1.5 cm,先端尖或钝,基部狭楔形下延成叶柄,边缘全缘或波状。花单生或数朵聚生,无总花梗或近于无总花梗,花梗长 3~4 mm;花小、白色,直径 0.8~1.0 cm;萼 5 裂;花冠筒隐于萼内,长不及 1 mm,冠檐长约 5 mm,裂片 5 枚,卵形,长约 3.5 mm;雄蕊 5 枚;柱头截形。浆果球形,橙红色,直径 1.0~1.5 cm,萼宿存,果柄长约 1 cm。花期夏季初,果期秋季末。

【生境分布】栽培。广西部分地区有栽培,我国安徽、江西、广东等省也有栽培。

【壮医药用】药用部位　根。

性味　辣、微苦,温;有毒。

功用　通龙路火路。用于笨浮(水肿),呗脓(痈肿),腰肌劳损,林得叮相(跌打损伤)。

注:本品全株有毒,内服慎用;婴幼儿及孕妇忌服。

附方　(1)林得叮相(跌打损伤):珊瑚樱根 30 g,了哥王、救必应、战骨、伸筋草各 15 g,水煎洗患处。

(2)腰肌劳损:鲜珊瑚樱根、鲜骨碎补各 30 g,共捣烂,加血竭粉 10 g 调匀敷患处。

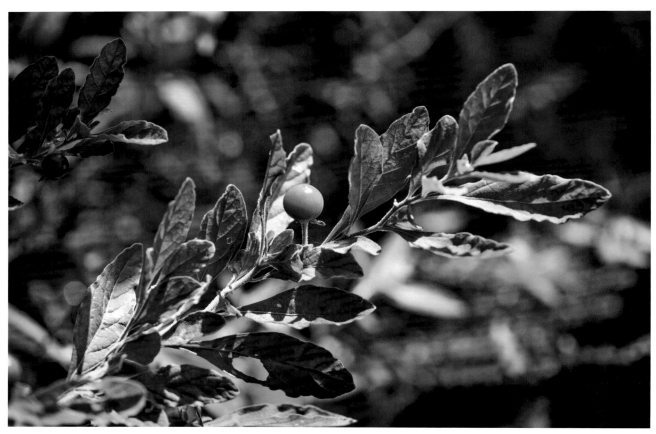

*Solanum pseudo-capsicum* L.

# Gaeucenj
# 东京银背藤

**【药 材 名】**白花银背藤。

**【别 名】**牛白藤、个吉芸。

**【来 源】**旋花科植物东京银背藤 *Argyreia pierreana* Boiss.。

**【形态特征】**缠绕木质藤本。幼枝、叶背面、叶柄、总花梗、苞片外面、萼片外面、花冠外面均被毛。单叶互生,卵形,长 12~17 cm,宽 8.0~13.5 cm,先端锐尖,基部大多近圆形至楔形;叶柄长 5~12 cm。复聚伞花序腋生,具总花梗,有花 1~4 束;苞片很大,形如总苞状,宽卵形,内面苞片很小,花柄与次级总梗等长;萼片披针形,玫瑰红色;花冠漏斗状,顶端 5 裂,紫红色、淡红色或白色;雄蕊及花柱内藏;柱头头状 2 裂。浆果球形,红色,被增大的萼片包围;种子 4 粒。花期夏、秋季。

**【生境分布】**生于路边灌木丛中。广西主要分布于桂林、南宁、扶绥、宁明、大新、龙州、那坡、隆林、百色、靖西等地,我国广东、贵州、云南等省也有分布。

**【壮医药用】药用部位** 全株。

**性味** 辣、微苦,平。

**功用** 散瘀肿,止血,除湿毒,止咳。用于林得叮相(跌打损伤),外伤出血,发旺(痹病),兵淋勒(崩漏),埃病(咳嗽),能啥能累(湿疹),呗脓(痈肿),呗(无名肿毒),呗嘻(乳痈)。

**附方** (1)林得叮相(跌打损伤):鲜白花银背藤 20 g,鲜小驳骨、鲜泽兰叶各 30 g,共捣烂,加适量白酒炒热敷患处(无伤口)。

(2)发旺(痹病):白花银背藤、两面针、牡荆根各 30 g,小钻 10 g,水煎熏洗患处。

(3)呗嘻(乳痈):白花银背藤、香附各 10 g,黎头草 20 g,蒲公英、金银花、连翘各 15 g,水煎服;药渣再水煎第 2 次,药液洗患处。

(4)呗(无名肿毒):鲜白花银背藤适量,捣烂敷患处。

(5)埃病(咳嗽):白花银背藤 15 g,水煎服。

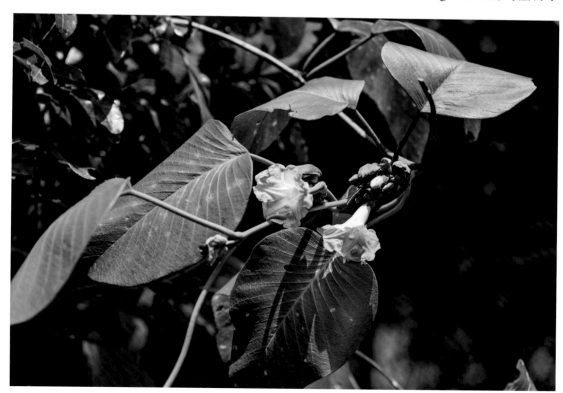

*Argyreia pierreana* Boiss.

# Gaeungezbwn
# 金灯藤

【**药 材 名**】大菟丝子。

【**别　　名**】无根藤、丝子藤。

【**来　　源**】旋花科植物金灯藤 *Cuscuta japonica* Choisy。

【**形态特征**】一年生寄生缠绕草本。茎较粗壮,肉质,黄色,常带紫红色瘤状斑点,多分枝,无叶。花无柄或几无柄,形成穗状花序;花萼碗状,肉质,长约 2 mm,5 裂几达基部,裂片卵圆形或近圆形,顶端尖,背面常有紫红色瘤状突起;花冠钟状,淡红色或绿白色,长 3~5 mm,顶端 5 浅裂;雄蕊和鳞片各 5 枚;子房球状,2 室,花柱合生为 1 枚,柱头 2 裂。蒴果卵圆形,长约 5 mm,近基部周裂;种子 1 粒或 2 粒。花期 8~10 月,果期 9~11 月。

【**生境分布**】寄生于草本或灌木上。广西各地均有分布,我国其他省区也有分布。

【**壮医药用**】**药用部位**　藤茎、种子。

**性味**　藤茎:甜、苦,平。种子:甜、辣,温。

**功用**　藤茎:调龙路,凉血,解热毒,消肿痛。用于黄标(黄疸),兵西弓(阑尾炎),屙意咪(痢疾),楞阿勒(鼻出血),发得(发热),林得叮相(跌打损伤)。

种子:补肾气,养肝血,明目。用于兰唅(眩晕),委哟(阳痿),漏精(遗精),白发,胎动不安,屙泻(泄泻),约经乱(月经不调),先兆流产,腰腿痛。

**附方**　(1)兰唅(眩晕),漏精(遗精):大菟丝子 15 g,水煎服。

(2)腰腿痛:大菟丝子 12 g,仙茅、淫羊藿各 15 g,肉苁蓉、补骨脂各 10 g,千斤拔 20 g,水煎服。

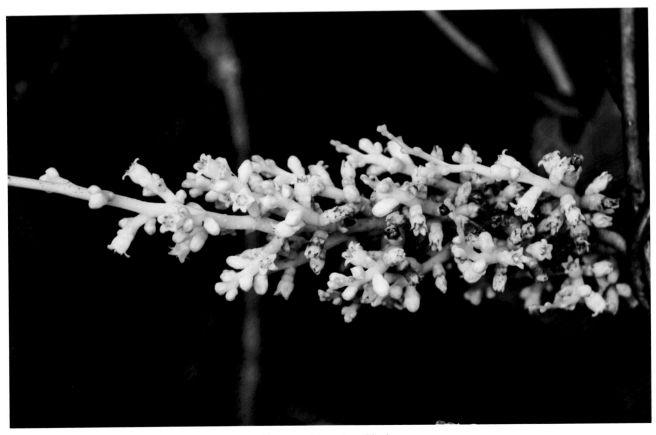

*Cuscuta japonica* Choisy

# Byaekmbungj
# 蕹菜

【药 材 名】蕹菜。

【别　　名】空心菜。

【来　　源】旋花科植物蕹菜 *Ipomoea aquatica* Forssk.。

【形态特征】一年生草本,蔓生或漂浮于水中,长可达 50 cm 或更长。茎有节,节间中空,节上生根。叶片形状、大小有变化,卵形、长卵形、长卵状披针形或披针形,长 3.5~17.0 cm,宽 0.9~8.5 cm,顶端尖或钝,基部心形、戟形或箭形,全缘或波状;叶柄长 3~14 cm。聚伞花序腋生,具花 1~3 朵;萼片卵形;花冠白色、淡红色或紫红色,漏斗状,长 3.5~5 cm;雄蕊 5 枚;子房 2 室。蒴果卵圆形至球形,直径约 1 cm;种子 2~4 粒。

【生境分布】栽培。广西各地均有栽培,我国南方各省区也有栽培。

【壮医药用】药用部位　全草。

性味　甜、淡,凉。

功用　清热毒,通水道,止血。用于木薯、断肠草、砒霜及其他食物中毒,楞阿勒(鼻出血),唉勒(咯血),肉裂(尿血),肉扭(淋证),隆芡(痛风),呗脓(痈肿)。

附方　(1)食物中毒:鲜蕹菜 50 g,百解根、萝卜各 20 g,水煎服。

(2)楞阿勒(鼻出血):鲜蕹菜 60 g,一点红 30 g,瘦猪肉 50 g,水煎,调食盐少许,食肉菜喝汤。

(3)肉扭(淋证):蕹菜 60 g,雷公根 30 g,瘦猪肉 50 g,水煎,调食盐少许,食肉菜喝汤。

(4)隆芡(痛风):蕹菜 300 g,白糖 200 g,植物油少许,炒熟食用。

(5)呗脓(痈肿):蕹菜 60 g,蒲公英 30 g,瘦猪肉 50 g,水煎,调食盐少许,食肉菜喝汤。

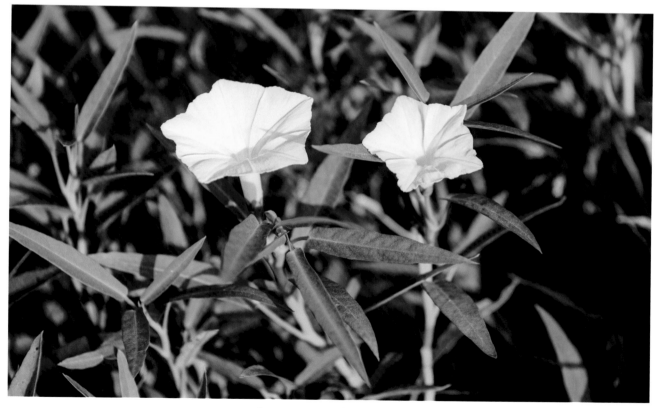

*Ipomoea aquatica* Forssk.

# Gaeubiux
# 牵牛

【**药 材 名**】牵牛子。

【**别　　名**】喇叭花、大牵牛花、黑丑、白丑。

【**来　　源**】旋花科植物牵牛 *Ipomoea nil* (L.) Roth。

【**形态特征**】一年生缠绕草本，长达数米。茎、叶面、叶柄、总花梗、萼片外面均被毛。叶互生，近卵状心形，长 4~15 cm，常 3 裂，先端尖，基部心形；叶柄长 2~15 cm。花 1~3 朵腋生，总花梗长稍短于叶柄；花梗长 2~7 mm；萼片披针状线形；花冠漏斗状，长 5~10 cm，蓝紫色或紫红色；雄蕊及花柱内藏；子房 3 室，柱头头状。蒴果近球形，直径 0.8~1.3 cm，3 瓣裂；种子 5 粒或 6 粒，黑褐色或米黄色。花期 7~9 月，果期 8~10 月。

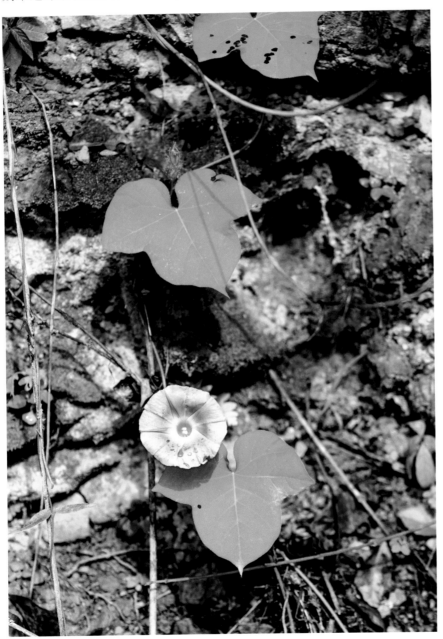

【**生境分布**】生于山坡灌木丛中、路旁，或为栽培。广西各地均有分布，我国除西北部和东北部外其他大部分省区也有分布。

【**壮医药用**】**药用部位**　种子。

**性味**　苦、寒；有小毒。

**功用**　利水道谷道，杀虫。用于笨浮（水肿），屙意囊（便秘），水蛊（肝硬化腹水），蛔虫病，绦虫病。

注：本品有小毒，脾虚气弱者和孕妇忌服；不宜与巴豆、巴豆霜同用。

**附方**　(1)笨浮（水肿），二便不通：生牵牛子、熟牵牛子各 2 g，香附、大枣、杏仁各 10 g，水煎服。

(2)水蛊（肝硬化腹水）：牵牛子 10 g，石韦 12 g，蜈蚣 1 条，水煎服。

(3)屙意囊（便秘）：牵牛子 10 g，乌桕 12 g，水煎服。

(4)蛔虫病：牵牛子、川楝子各 10 g，水煎服。

*Ipomoea nil* (L.) Roth

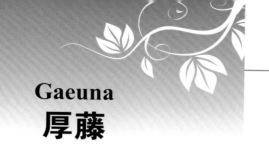

# Gaeuna
# 厚藤

**【药 材 名】**厚藤。

**【别　　名】**二叶红薯、马鞍藤、海薯藤。

**【来　　源】**旋花科植物厚藤 *Ipomoea pes-caprae*（L.）R. Brown。

**【形态特征】**多年生匍匐草本，长可达 4 m。茎叶含乳汁。茎红紫色，节上生根，有时缠绕。单叶互生，肉质，卵形、近圆形或椭圆形，长 3~9 cm，宽 3~10 cm，先端微缺或 2 裂，形似马鞍，基部圆钝或截平，侧脉羽状，8~10 对；叶柄长 2~10 cm。多歧聚伞花序腋生，有花 1~3 朵；花序梗长 4~14 cm，花梗长 2.0~2.5 cm；萼片 5 枚，卵形；花冠紫色或深红色，漏斗状，长 4~5 cm；雄蕊和花柱内藏。蒴果球形，2 室，4 瓣裂；种子三棱状圆形，密被褐色茸毛。花期夏、秋季。

**【生境分布】**生于海滨沙滩上及路边向阳处。广西主要分布于合浦、北海、防城港和钦州等地，我国浙江、福建、台湾、广东、海南等省也有分布。

**【壮医药用】药用部位**　全草。

**性味**　甜、微苦，平。

**功用**　调火路，祛风毒，除湿毒，消肿结。用于发旺（痹病），腰肌劳损，诺嚎尹（牙痛），丝虫病引起的橡皮腿，呗脓（痈肿），呗嘻（乳痈）。

**附方**　（1）发旺（痹病），腰肌劳损：老厚藤 30 g，九节风、小钻各 10 g，九龙藤、白背枫各 15 g，水煎服。

（2）呗脓（痈肿），乳痈：鲜厚藤叶 50 g，鲜地丁 20 g，加食盐适量共捣烂敷患处。

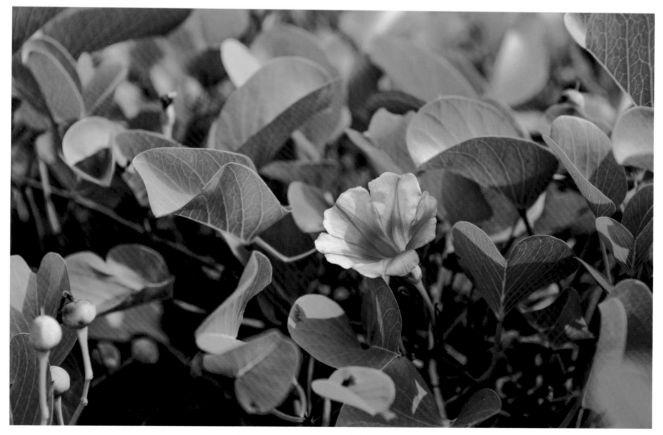

*Ipomoea pes-caprae*（L.）R. Brown

# Yeyangjdoq
# 毛麝香

【药材名】毛麝香。

【别　　名】土茵陈、疹虫药、香草、蓝花草。

【来　　源】玄参科植物毛麝香 *Adenosma glutinosum* （L.）Druce。

【形态特征】一年生草本，高 0.3~1.0 m。揉之有类似麝香的气味，全体被柔毛和腺毛。茎直立，基部圆柱形，上部四方形，中空。叶对生或近对生，叶片披针状卵形至宽卵形，长 2~10 cm，宽 1~5 cm，先端锐尖，基部楔形至截形，边缘具齿，下面有稠密的黄色腺点。花单生叶腋或在茎枝顶端集成总状花序；花萼钟形，5 深裂，有腺点；花冠二唇形，紫红色或蓝紫色，长 1.8~2.8 cm；雄蕊 4 枚，二强；花柱向上逐渐变宽而具薄质的翅。蒴果卵形，先端具喙，有 2 条纵沟。花果期 7~10 月。

【生境分布】生于荒山坡、疏林下湿润处。广西各地均有分布，我国广东、云南、江西、福建等省也有分布。

【壮医药用】药用部位　全草。

性味　辣，微温。

功用　祛风毒，除瘴毒，消肿痛，止痒。用于贫痧（感冒）、发旺（痹病）、脚气、林得叮相（跌打损伤）、勒爷顽瓦（小儿麻痹后遗症）、呗脓（痈肿）、能啥能累（湿疹）、荨麻疹、瘴病（疟疾）、蛇虫咬伤。

附方　（1）脚气：鲜毛麝香适量，捣烂，敷患处。

（2）发旺（痹病）：毛麝香 10 g，毛算盘根、半枫荷各 20 g，九节风 15 g，爆牙郎根 30 g，水煎洗患处。

（3）勒爷顽瓦（小儿麻痹后遗症）：毛麝香 15 g，水煎服。

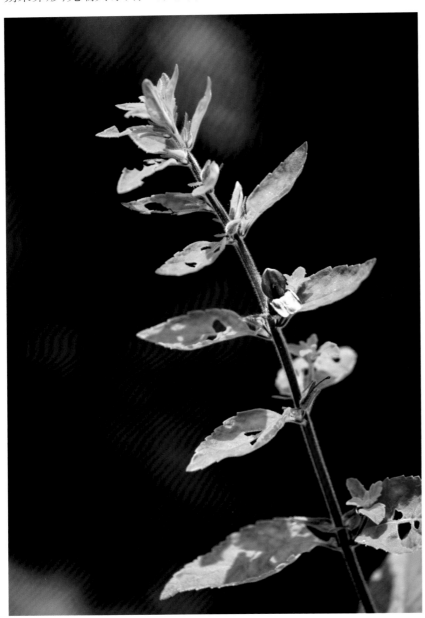

*Adenosma glutinosum* （L.）Druce

# Caekngazgawh
# 刺齿泥花草

**【药 材 名】**齿叶泥花草。

**【别　　名】**五月莲、锯齿草。

**【来　　源】**玄参科植物刺齿泥花草 *Lindernia ciliata* (Colsm.) Pennell。

**【形态特征】**一年生草本，高可达 20 cm。枝倾卧，最下部的一个节上有时稍有不定根。叶无柄或有极短而抱茎的叶柄；叶片矩圆形至披针状矩圆形，长 0.7~4.5 cm，宽 0.3~1.2 cm，边缘具紧密而带芒刺的锯齿。总状花序生于枝顶；花萼仅基部联合，齿狭披针形，有刺尖头；花冠浅紫色或白色，长约 7 mm，管长达 4.5 mm，上唇卵形，下唇常 3 裂，中裂片很大，向前凸出，圆头；后方 2 枚雄蕊有性，前方 2 枚退化雄蕊在下唇基部凸起为褶襞；花柱约与有性雄蕊等长。蒴果长荚状圆柱形，顶端有短尖头，长约为宿萼的 3 倍；种子多数，三棱形。花果期夏季至冬季。

**【生境分布】**生于稻田、草地、荒地和路旁等低湿处。广西主要分布于南宁、防城港、上思、贵港、玉林、北流、百色、来宾、忻城、龙州等地，我国西藏、云南、广东、海南、福建和台湾等省区也有分布。

**【壮医药用】药用部位**　全草。

**性味**　淡，平。

**功用**　清热毒，解蛇毒，祛瘀肿。用于额哈(毒蛇咬伤)、呗脓(痈肿)、唪呗郎(带状疱疹)、坐骨神经痛、林得叮相(跌打损伤)、产呱腊胴尹(产后腹痛)、急性关节炎。

**附方**　(1)呗脓(痈肿)：鲜齿叶泥花草 30 g，鲜六月雪、鲜七叶莲各 15 g，鲜白花丹 10 g，食盐少许，共捣烂敷患处。

(2)产呱腊胴尹(产后腹痛)：齿叶泥花草 60 g，三七 6 g，五指毛桃 30 g，鸡肉 250 g，水炖，食肉喝汤。

(3)急性关节炎：齿叶泥花草、扛板归各 30 g，艾叶、野菊花各 60 g，水煎洗患处。

(4)唪呗郎(带状疱疹)：齿叶泥花草、三叶委陵菜各 15 g，水煎服。

(5)坐骨神经痛：齿叶泥花草、铁包金各 30 g，水煎服。

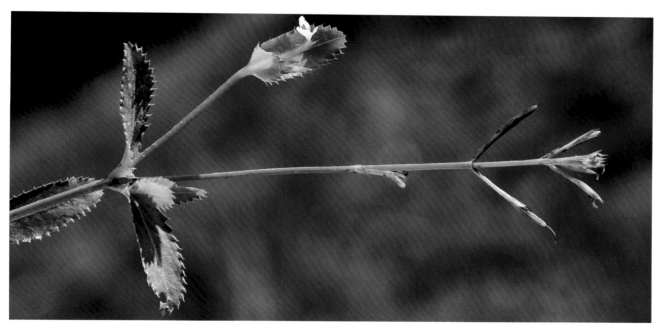

*Lindernia ciliata* (Colsm.) Pennell

# Camcaujdoj
# 野甘草

【药 材 名】冰糖草。

【别 名】假甘草、土甘草。

【来 源】玄参科植物野甘草 *Scoparia dulcis* L.。

【形态特征】直立草本或半灌木状,高可达 1 m。茎多分枝,枝有棱角及狭翅。叶对生或轮生,菱状卵形至菱状披针形,长 5~35 mm,先端钝,基部长渐狭,上部边缘具锯齿,枝叶嚼之有甜味。花单朵或更多成对生于叶腋,花梗长 5~10 mm;萼片 4 枚,分生,卵状矩圆形,具睫毛;花冠小,白色,直径约 4 mm,有极短的管,喉部生有密毛,4 深裂;雄蕊 4 枚;柱头截形或凹入。蒴果卵圆形至球形,直径 2~3 mm,室间室背均开裂,中轴胎座宿存。花期夏、秋季。

【生境分布】生于田边、路旁和村边湿地。广西主要分布于南宁、桂林、梧州、苍梧、藤县、岑溪、合浦、钦州、贵港、平南、桂平、博白、北流、昭平、金秀等地,我国广东、云南和福建等省也有分布。

【壮医药用】药用部位 全草。

性味 甜,平。

功用 清热毒,祛风毒,止痒,生津止渴。用于中暑,火眼(急性结膜炎),贫痧(感冒),发得(发热),埃病(咳嗽),货烟妈(咽痛),啊肉甜(消渴),额哈(毒蛇咬伤),屙泻(泄泻),屙意咪(痢疾),肉扭(淋证),痱子,能啥能累(湿疹)。

附方 (1)预防中暑:冰糖草 10 g,绿豆 100 g,水煎代茶饮。

(2)货烟妈(咽痛):冰糖草 10 g,金果榄 6 g,水煎调蜂蜜适量服。

(3)痱子:冰糖草 30 g,莲子心 1 g,水煎代茶饮。

(4)啊肉甜(消渴):冰糖草 30 g,番桃叶、三白草各 15 g,水煎服。

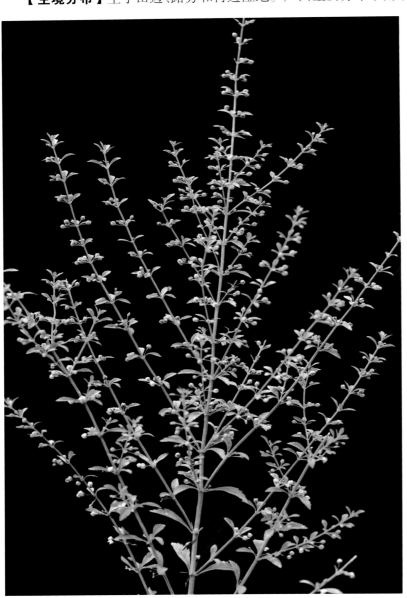

*Scoparia dulcis* L.

# Govao
# 单色蝴蝶草

**【药 材 名】**蓝猪耳。

**【别 名】**蓝花草。

**【来 源】**玄参科植物单色蝴蝶草 *Torenia concolor* Lindl.。

**【形态特征】**匍匐草本;茎具4棱,节上生根。叶柄长2~10 mm;叶片三角状卵形或长卵形,长1~4 cm,宽0.8~2.5cm,先端钝或急尖,基部宽楔形或近截形,边缘具锯齿或具带短尖的圆锯齿。花单朵腋生或顶生,稀排成伞形花序,花梗长2.0~3.5 cm(果期可达5 cm);萼长1.2~1.5cm(果期时可达2.3 cm),具5枚宽略超过1 mm的翅;萼齿2枚,长三角形(果实成熟时裂成5枚小齿);花冠蓝色或蓝紫色,长2.5~3.9 cm,其超出萼齿部分长1.1~2.1cm,裂片不具蓝色斑块;花丝线状附属物长2~4 mm。花果期5~11月。

**【生境分布】**生于林下、山谷及路旁。广西主要分布于南宁、隆安、融水、永福、贵港、平南、桂平、百色、田东、凌云、乐业、田林、贺州、河池、巴马、都安、金秀、扶绥、龙州、大新等地,我国浙江、广东、贵州、台湾等省也有分布。

**【壮医药用】药用部位** 全草。

**性味** 苦,凉。

**功用** 清热毒,解蛇毒,消肿痛。用于蛇咬伤,呗脓(痈肿),林得叮相(跌打损伤)。

**附方** (1)蛇咬伤,呗脓(痈肿):鲜蓝猪耳适量,捣烂敷患处(蛇伤要留伤口)。

(2)林得叮相(跌打损伤):蓝猪耳20 g,虎杖15 g,两面针10 g,水煎服。

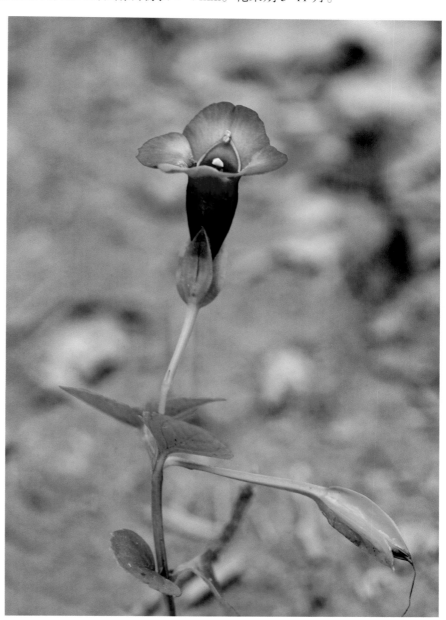

*Torenia concolor* Lindl.

# Cukbauqceij
# 爆仗竹

【药 材 名】爆仗竹。

【别 名】马鬃花。

【来 源】玄参科植物爆仗竹 *Russelia equisetiformis* Schlecht. et Cham.。

【形态特征】直立、木贼状半灌木,高可达 1 m。茎分枝轮生,细长,具棱。叶轮生,退化为披针形的鳞片。聚伞圆锥花序狭长,小聚伞花序有花 1~3 朵,总花梗长达 3 cm,花梗长近 1 cm;花萼小,5 深裂过半,裂片卵状三角形,急尖,覆瓦状排列;花冠鲜红色,长达 2 cm,具长筒,不明显二唇形,上唇 2 裂,下唇 3 裂;雄蕊 4 枚,内藏,退化雄蕊极小。蒴果球形,室间开裂。花期 4~7 月。

【生境分布】栽培。广西部分地区有栽培,我国广东、福建等省也有栽培。

【壮医药用】药用部位 全株。

性味 甜,平。

功用 化瘀血,通气道,接骨。用于货烟妈(咽痛),埃病(咳嗽),夺扭(骨折)。

附方 (1)埃病(咳嗽):爆仗竹、桔梗各 15 g,射干 10 g,甘草 6 g,水煎服。

(2)夺扭(骨折):鲜爆仗竹、鲜大驳骨各适量,共捣烂敷患处(正骨后)。

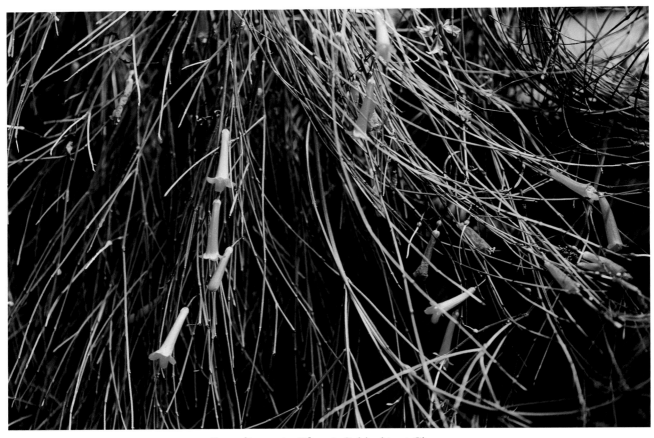

*Russelia equisetiformis* Schlecht. et Cham.

# Siendauzrin
# 广西芒毛苣苔

【**药 材 名**】下山虎。

【**别　　名**】小叶石仙桃。

【**来　　源**】苦苣苔科植物广西芒毛苣苔 *Aeschynanthus austroyunnanensis* W. T. Wang var. *guangxiensis* (Chun ex W.T. Wang) W. T. Wang。

【**形态特征**】攀援小灌木。茎不分枝或有少数分枝。叶对生,椭圆形或狭椭圆形,长 2.2~5.0 cm,宽 1.4~2.4 cm,顶端急尖或微钝,基部宽楔形或楔状圆形;叶柄粗。花 1 条或 2 朵簇生于腋生的短枝上;花梗疏被柔毛。花萼和花冠外面无毛或近无毛,花萼 5 裂,裂片线状披针形;花冠长 2.0~2.3 cm,筒细筒状,红色,上唇 2 裂且裂片狭卵形,下唇 3 深裂且裂片宽卵形;雄蕊稍伸出;子房线形,柱头近球形。蒴果近线形,长 18~26 cm;种子狭长圆形,每端各具 1 根毛。花期 10 月。

【**生境分布**】生于石灰岩山林中树上、石上或悬崖上。广西西部地区有分布,我国贵州等省也有分布。

【**壮医药用**】**药用部位**　全株。

**性味**　甜、淡,平。

**功用**　通气道,止咳,调火路,止痛。用于埃病(咳嗽),腰腿痛,坐骨神经痛,发旺(痹病)。

**附方**　(1)埃病(咳嗽):下山虎 15 g,扛板归 30 g,水煎服。

(2)发旺(痹病):下山虎、扛板归、车前草、土牛膝各 15 g,伸筋草、仙鹤草、威灵仙各 10 g,水煎服。

(3)腰腿痛:下山虎、姜黄各 15 g,大罗伞、小罗伞、大驳骨、小驳骨各 10 g,水煎服。

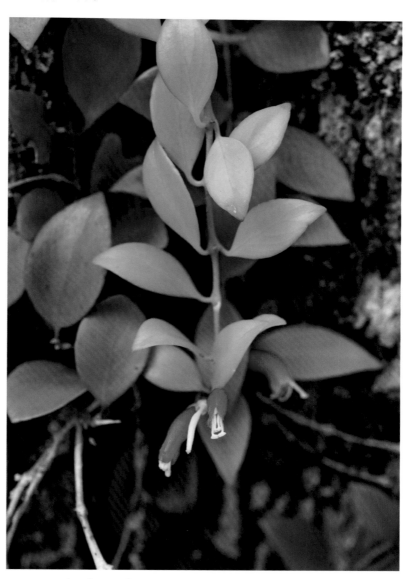

*Aeschynanthus austroyunnanensis* W. T. Wang var. *guangxiensis*(Chun ex W.T. Wang) W. T. Wang

# Golaengrumz
# 黄杨叶芒毛苣苔

【药 材 名】黄杨叶芒毛苣苔。

【别　　名】上树蜈蚣。

【来　　源】苦苣苔科植物黄杨叶芒毛苣苔 *Aeschynanthus buxifolius* Hemsl.。

【形态特征】附生小灌木。茎长可达 40 cm，常分枝。叶对生或 3 枚轮生，椭圆形、椭圆状卵形、卵形或长椭圆形，长 0.7~2.0 cm，宽 5~10 mm；叶柄长 2~3 mm。花单生于枝上部叶腋；花梗长 4~10 mm；花萼 5 裂，裂片线形至披针状线形；花冠紫红色，下唇较大，有深红色条纹，长约 2.8 cm，内面疏被短腺毛，3 裂近基部，上唇长约 4.5 mm，2 裂近中部；筒后方长约 2.3 cm，前方长 1.7 cm，口部斜。雄蕊伸出，花丝着生于花冠筒中部，具稀疏的短腺毛；雌蕊无毛。蒴果线形，长 6.2~9.5 cm；种子纺锤形，每端各具 1 条附属物。花期 6~11 月。

【生境分布】生于山地林中树上或石上。广西主要分布于德保、凌云、环江、象州、金秀等地，我国云南、贵州等省也有分布。

【壮医药用】药用部位　全株。

性味　甜，温。

功用　安神，利谷道，调龙路，消肿痛。用于神经衰弱，年闹诺（失眠），巧尹（头痛），东郎（食滞），埃病（咳嗽），林得叮相（跌打损伤），发旺（痹痛），约经乱（月经不调）。

附方　（1）巧尹（头痛）：黄杨叶芒毛苣苔、王不留行各 15 g，白芷 6 g，川芎 12 g，郁金 10 g，水煎服。

（2）东郎（食滞）：黄杨叶芒毛苣苔、叶下珠、金钱草各 15 g，饿蚂蝗 10 g，水煎服。

（3）年闹诺（失眠）：黄杨叶芒毛苣苔 30 g，夜交藤、陈皮各 10 g，茯苓皮 15 g，水煎服。

（4）约经乱（月经不调）：黄杨叶芒毛苣苔 30 g，益母草、茜草各 15 g，水煎服。

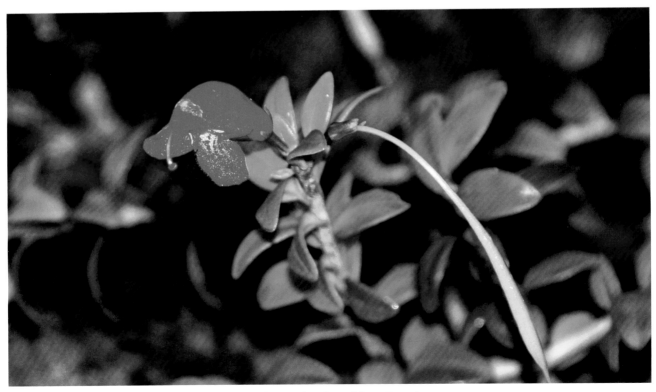

*Aeschynanthus buxifolius* Hemsl.

# Gorokmeuz
# 牛耳朵

【**药 材 名**】牛耳朵。

【**别　　名**】岩白菜、石虎耳。

【**来　　源**】苦苣苔科植物牛耳朵 *Chirita eburnea* Hance。

【**形态特征**】多年生草本。叶两面、叶柄、花序梗、花梗、苞片、花萼和花冠两面、雄蕊、子房及花柱下部、果均被毛。根状茎粗。叶均基生，肉质，叶片卵形或狭卵形，长 3.5~17.0 cm，宽 2.0~9.5 cm，顶端微尖或钝，基部渐狭或宽楔形；叶柄扁，长 1~8 cm，宽达 1 cm。花葶 2~4 条，高 17~30 cm，顶端聚伞花序有 2~13 朵花；苞片 2 枚，对生，宽卵形；花梗长约 2 cm；花萼 5 裂达基部，裂片狭披针形；花冠圆柱形，紫色、淡紫色或白色，喉部黄色，长 3.0~4.5 cm，先端略呈二唇形，上唇 2 裂，下唇 3 裂，管内有毛 2 列；发育雄蕊和退化雄蕊各 2 枚；花盘杯状，柱头 2 裂。蒴果条形，长 4~6 cm。花期 4~7 月。

【**生境分布**】生于丘陵、山地溪边或林中石上。广西主要分布于宾阳、柳州、鹿寨、桂林、阳朔、全州、兴安、平乐、贵港、南丹等地，我国广东、贵州、湖南、四川、湖北等省也有分布。

【**壮医药用**】**药用部位**　根茎、叶、全草。

**性味**　甜，平。

**功用**　补虚，通气道，止咳，调龙路，止血。用于钵痨(肺结核)，埃病(咳嗽)，兵淋勒(崩漏)，阴痒，外伤出血。

**附方**　(1)钵痨(肺结核)：牛耳朵根茎、三白草、黄花倒水莲各 15 g，土牛膝 10 g，不出林 30 g，射干 10 g，水煎服。

(2)兵淋勒(崩漏)：牛耳朵叶 20 g，侧柏叶 12 g，辣椒根 10 g，水煎服。

(3)阴痒：牛耳朵叶、艾叶各 30 g，苦参 15 g，水煎洗患处。

(4)埃病(咳嗽)：牛耳朵根茎、车前草各 30 g，水煎服。

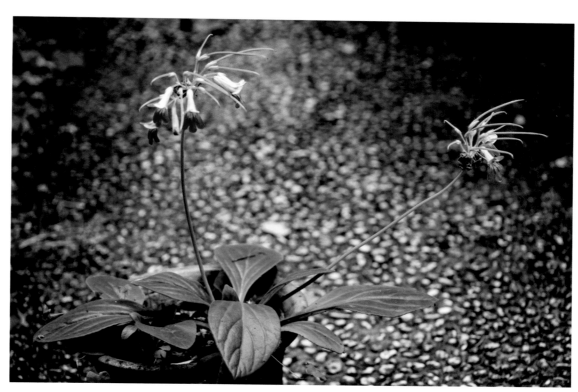

*Chirita eburnea* Hance

# Ohswnjrin
# 疏脉半蒴苣苔

【药 材 名】尿猴草叶。

【别　　名】尿泡草、岩莴苣。

【来　　源】苦苣苔科植物疏脉半蒴苣苔 *Hemiboea cavaleriei* Levl. var. *paucinervis* W. T. Wang et Z. Y. Li。

【形态特征】多年生草本,高可达 1.5 m。茎无毛。叶对生;叶片稍肉质,干后纸质或厚纸质,长圆状披针形、卵状披针形或椭圆形,长 5~20 cm,宽 2~8 cm,全缘或具少数锯齿,两面通常无毛,稀于叶面疏生短柔毛,侧脉较稀疏,每侧 4~8 (9) 条;叶柄长 0.5~6.5 cm。聚伞花序假顶生,具花 3~12 朵;总苞球形,无毛,开放后呈船形;萼片 5 枚;花冠白色、淡黄色或粉红色,散生紫斑,长 3.0~4.8 cm,外面疏生短柔毛,上唇 2 浅裂,下唇 3 浅裂;花药近圆形,腹面连着或上方连着;退化雄蕊 2(3)枚;子房线形。蒴果线状披针形,长 1.5~2.5 cm,无毛。花期 8~10 月,果期 10~12 月。

【生境分布】生于山谷林下石上。广西主要分布于融水、三江、龙胜、蒙山、靖西、那坡、凌云、乐业、隆林、河池、南丹、天峨、凤山、东兰、环江、宜州、龙州等地,我国贵州和云南等省也有分布。

【壮医药用】药用部位　叶。

功用　祛湿毒。用于疱疹,能啥能累(湿疹)。

附方　疱疹,能啥能累(湿疹):鲜尿猴草叶适量,捣烂敷患处。

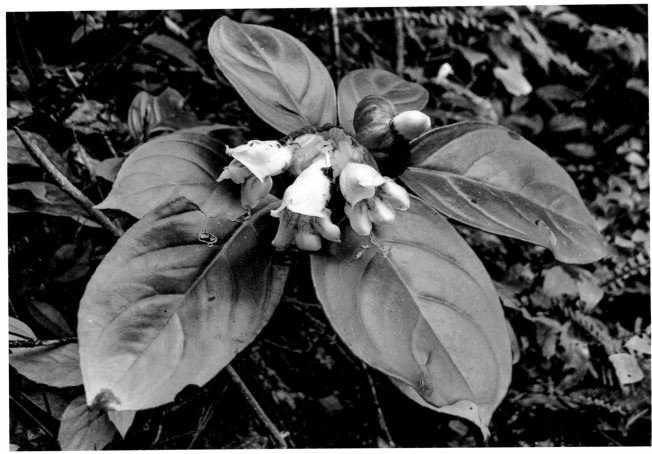

*Hemiboea cavaleriei* Levl. var. *paucinervis* W. T. Wang et Z. Y. Li

# Byaekmajgvaij

# 半蒴苣苔

【**药 材 名**】降龙草。

【**别 名**】妈拐菜、大妈拐菜。

【**来 源**】苦苣苔科植物半蒴苣苔 *Hemiboea subcapitata* C. B. Clarke。

【**形态特征**】多年生草本。茎高可达 40 cm。肉质，不分枝，具 4~7 节。叶对生，椭圆形、卵状披针形或倒卵状披针形，长 3~22 cm，宽 1.4~8.0 cm，全缘或中部以上具浅钝齿，上面散生短柔毛或近无毛，背面无毛或沿脉疏生短柔毛；叶柄长 0.5~5.5 cm。聚伞花序腋生或假顶生，具(1)3 朵至 10 余朵花；花序梗长 2~4（13）cm；花梗短；总苞球形，无毛，开裂后呈船形；花萼 5 枚，长椭圆形；花冠白色，长 3~4 cm，外面疏生短柔毛，筒长 3.0~3.4 cm，口部直径 1.0~1.5 cm，上唇 2 浅裂，下唇长 3 浅裂；发育雄蕊 2 枚，退化雄蕊 3 枚；子房上位，2 室，顶部 1 室。蒴果线状披针形，稍弯，长 2~4 cm。花期 9~12 月，果期 10 月至翌年 1 月。

【**生境分布**】生于较阴湿的石壁或岩石上。广西主要分布于阳朔、全州、兴安、龙胜、那坡、昭平、富川、南丹、天峨、金秀等地，我国陕西、江苏、江西、湖北、湖南、四川、贵州省也有分布。

【**壮医药用**】**药用部位** 全草。

**性味** 微苦、涩，凉；有毒。

**功用** 清热毒，解蛇毒。用于吐血，蛇咬伤，肺炎。

注：本品有毒，孕妇禁服。

**附方** (1)蛇咬伤：鲜降龙草 30 g，半枝莲、土牛膝各 15 g，水煎服。

(2) 吐血：降龙草 15 g，不出林、百合各 30 g，白及、灶心土各 6 g，水煎服。

(3) 肺炎：降龙草 15 g，野马追 10 g，水煎服。

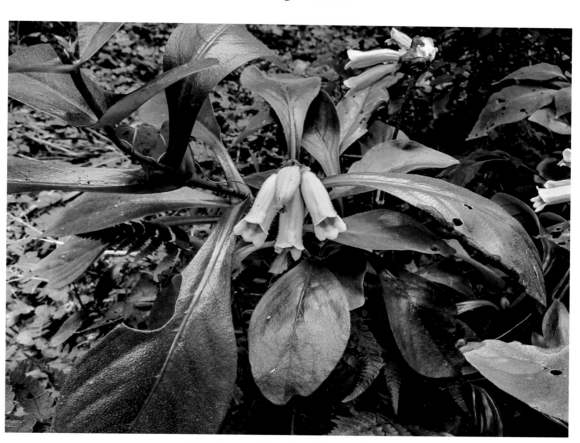

*Hemiboea subcapitata* C. B. Clarke

# Valingzsiuh

# 凌霄

**【药 材 名】**凌霄。

**【别　　名】**紫葳、白狗肠、红花倒水莲、飞天蜈蚣。

**【来　　源】**紫葳科植物凌霄 *Campsis grandiflora*(Thunb.) K. Schum.。

**【形态特征】**落叶木质攀援藤本,高可达 10 m。具攀援气根。奇数羽状复叶对生,小叶 7~9 枚,卵形至卵状披针形,长 4~9 cm,宽 2~4 cm,顶端尾状渐尖,两侧不等大,边缘具粗锯齿,下面无毛。顶生疏散的短圆锥花序,花序轴长 15~20 cm;花萼钟状,5 裂至中部,裂片披针形;花冠漏斗状钟形,直径约 7 cm,内面鲜红色,外面橙黄色,裂片半圆形;雄蕊 4 枚,2 长 2 短,花药呈"个"字形着生;柱头 2 裂。蒴果顶端钝。花期 5~8 月。

**【生境分布】**生于山谷林缘或村落旁边。广西主要分布于桂林、资源、全州、兴安、龙胜、苍梧、贺州、南丹、南宁、融水等地,我国长江流域各省及河北、山东、河南、福建、广东、陕西、台湾等省也有分布。

**【壮医药用】**药用部位　根、花。

性味　根:苦,凉。花:酸,寒。

功用　根:清热毒,除湿毒,消肿痛。用于屙泻(泄泻),发旺(痹病),隆芡(痛风),林得叮相(跌打损伤),夺扼(骨折),肉扭(淋证),麦蛮(风疹)。

花:调龙路,通经。用于约经乱(月经不调),京尹(痛经),京瑟(闭经),小腹胀痛,呗嘻(乳痈),隆白呆(带下),麦蛮(风疹)。

附方　(1)京尹(痛经):凌霄花、月季花根、香附、红土牛膝各 10 g,红糖适量,水煎服。

(2)呗嘻(乳痈):凌霄花、枫香果各 10 g,犁头草、蒲公英各 15 g,水煎服。

(3)隆白呆(带下):凌霄花 10 g,土茯苓 30 g,狗脚迹、三白草各 15 g,水煎服。

(4)隆芡(痛风):凌霄根 30 g,五味藤 15 g,水煎服。

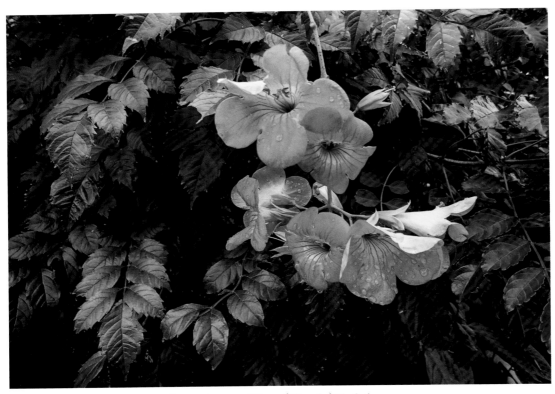

*Campsis grandiflora*(Thunb.) K. Schum.

# Gaeundok
# 硬骨凌霄

【药　材　名】硬骨凌霄。

【别　　　名】竹林标、驳骨软丝莲。

【来　　　源】紫葳科植物硬骨凌霄 *Tecomaria capensis* (Thunb.) Spach.。

【形态特征】半藤状或近直立灌木。枝上常有痂状突起。叶对生,单数羽状复叶;总叶柄长 3~6 cm,小叶柄短;小叶多为 7 枚,卵形至阔椭圆形,长 1.0~2.5 cm,先端短尖或钝,基部阔楔形,边缘具锯齿,秃净或背脉腋内有绵毛。总状花序顶生;萼钟状,5 齿裂;花冠漏斗状,橙红色至鲜红色,有深红色的纵纹,长约 4 cm,上唇凹入;雄蕊突出。蒴果线形,长 2.5~5.0 cm,略扁。花期春季和秋季。

【生境分布】野生或栽培。广西各地均有分布,我国广东、云南等省也有分布。

【壮医药用】药用部位　根、叶、花。

性味　辣、微酸,寒。

功用　清肺热,通气道,散瘀肿,止痛。用于钵痨(肺结核),肺炎,埃病(咳嗽),墨病(气喘),货烟妈(咽痛),林得叮相(跌打损伤)。

附方　(1)林得叮相(跌打损伤):硬骨凌霄根 15 g,苏木、山萸肉、六棱菊各 10 g,水煎服。

(2)钵痨(肺结核):硬骨凌霄花 15 g,不出林、田基黄、野百合 30 g,水煎服。

(3)墨病(气喘):硬骨凌霄叶、不出林各 15 g,磨盘草 60 g,炙麻黄 10 g,炙甘草 10 g,水煎服。

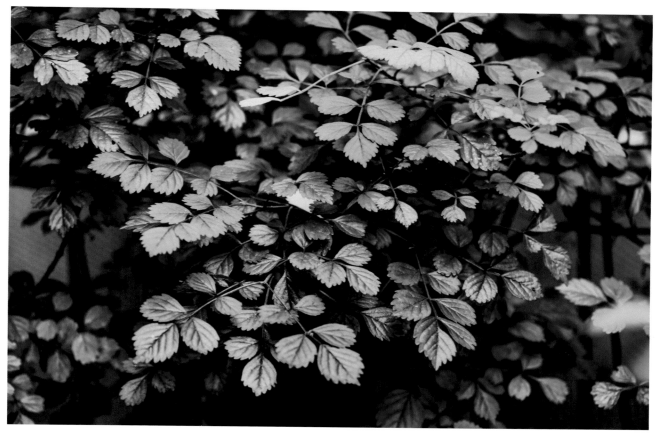

*Tecomaria capensis* (Thunb.) Spach.

# Vabauqciengh
# 炮仗花

【药 材 名】炮仗花。

【别　　名】黄鳝藤。

【来　　源】紫葳科植物炮仗花 *Pyrostegia venusta* (Ker-Gawl.) Miers。

【形态特征】藤本,具有 3 叉丝状卷须。叶对生,小叶 2 枚或 3 枚,卵形,长 4~10 cm,宽 3~5 cm,顶端渐尖,基部近圆形,下面具极细小的腺穴;叶轴长约 2 cm;小叶柄长 5~20 mm。圆锥花序于侧枝顶生,长 10~12 cm;花萼钟状,有 5 枚小齿;花冠筒状,橙红色,裂片 5 枚且呈长椭圆形,花蕾时镊合状排列,花开放后反折,边缘被白色短柔毛;雄蕊 4 枚,突出;子房圆柱形,花柱与花丝均伸出花冠筒外。蒴果舟状;种子多列,具翅,薄膜质。花期 1~6 月。

【生境分布】栽培。广西部分地区有栽培,我国广东、海南、福建、台湾、云南等省也有栽培。

【壮医药用】药用部位　地上部分。

性味　茎、叶:苦、微涩,平。花:甜、平。

功用　调气道,止咳喘,利咽喉。用于埃病(咳嗽),墨病(气喘),货烟妈(咽痛)。

附方　(1)埃病(咳嗽):炮仗花、金银花各 10 g,木棉花 15 g,紫菀 6 g,水煎服。

(2)墨病(气喘):炮仗花、磨盘草各 30 g,水煎服。

(3)货烟妈(咽痛):炮仗花茎和叶、三姐妹各 15 g,金不换、金果榄各 10 g,水煎服。

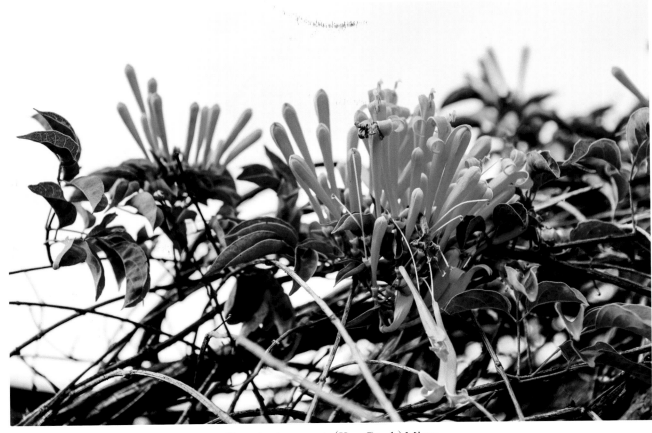

*Pyrostegia venusta* (Ker-Gawl.) Miers

# Goaen
# 菜豆树

**【药 材 名】**菜豆树。

**【别 名】**牛尾树、豆角树、恩树。

**【来 源】**紫葳科植物菜豆树 *Radermachera sinica* (Hance) Hemsl.。

**【形态特征】**落叶乔木,高达 10 m。叶柄、叶轴和花序均无毛。二回或三回羽状复叶;小叶卵形至卵状披针形,长 4~7 cm,宽 2.0~3.5 cm,顶端尾状渐尖,基部阔楔形,边缘全缘;侧生小叶柄长 5 mm 以下,顶生小叶柄长 1~2 cm。顶生圆锥花序,花萼蕾圆筒状,5 齿裂;花冠钟状漏斗形,白色至淡黄色,长 6~8 cm,5 裂,圆形。雄蕊 4 枚,二强。子房 2 室,花柱外露。蒴果细长,下垂,圆柱形,长达 85 cm,直径约 1 cm,似豆角;种子椭圆形,连翅长约 2 cm。花期 5~9 月,果期 10~12 月。

**【生境分布】**生于山地灌木丛或平地疏林中。广西主要分布于南宁、隆安、上林、柳州、桂林、恭城、平南、防城港、东兰、都安、宁明、龙州、天等、大新等地,我国台湾、广东、贵州、云南等省也有分布。

**【壮医药用】药用部位** 根、叶、花、果。

**性味** 苦,寒。

**功用** 调火路,清热毒,解蛇毒,消肿痛。根用于林得叮相(跌打损伤);叶用于发得(发热),额哈(毒蛇咬伤),东郎(食滞);花用于屙意咪(痢疾);果用于诺嚎尹(牙痛),核尹(腰痛),胴尹(胃痛),肠息肉,额哈(毒蛇咬伤)。

注:孕妇忌服。

**附方** (1)林得叮相(跌打损伤):菜豆树根、六月雪根各 15 g,猪屎豆 10 g,水煎服。

(2)额哈(毒蛇咬伤):菜豆树叶、鬼针草、半边莲各 20 g,水煎服(紧急救治后用)。

(3)发得(发热):菜豆树叶、黄荆各 60 g,桂枝 10 g,水煎洗浴。

(4)诺嚎尹(牙痛),核尹(腰痛),胴尹(胃痛):菜豆树果 50 g,水煎服。

(5)东郎(食滞):鲜菜豆树叶、鲜鹅不食草、鲜小茴香各适量,共捣烂,外敷肚脐。

(6)肠息肉:菜豆树果 30 g,猪肚 200 g,水炖,食肉喝汤。

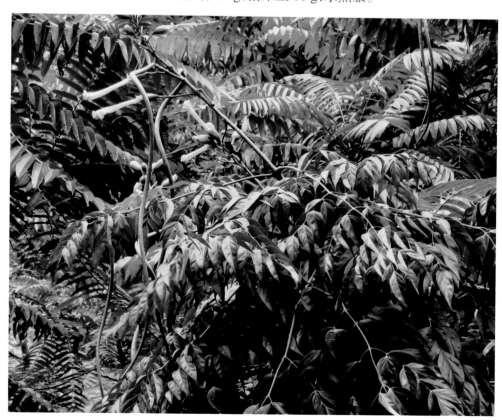

*Radermachera sinica* (Hance) Hemsl.

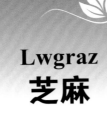

# Lwgraz
# 芝麻

【药 材 名】芝麻。

【别 名】黑芝麻、胡麻、小胡麻。

【来 源】胡麻科植物芝麻 *Sesamum indicum* L.。

【形态特征】一年生直立草本,高可达 1.5 m。全株被毛。茎方柱形,中空或具白色髓部。叶片矩圆形或卵形,长 3~10 cm,宽 2.5~4.0 cm,茎下部叶常掌状 3 裂,茎中部叶具齿缺,茎上部叶近全缘;叶柄长 1~5 cm。花单生或 2 (3) 朵同生于叶腋内;花萼 5 裂;花冠长 2.5~3.0 cm,筒状,白色而常有紫红色或黄色的彩晕;雄蕊 4 枚,内藏;子房卵形,柱头二叉状。蒴果矩圆形,长 2~3 cm,具纵棱,被毛;种子有黑白之分。花期夏末秋初。

【生境分布】栽培。广西各地均有栽培,我国其他省区也有栽培。

【壮医药用】药用部位 茎、种子。

性味 甜,平。

功用 补肝肾,养精血,润肠道。用于阴虚所致的兰喯(眩晕),惹茸(耳鸣),腰腿萎软,须发早白,屙意囊(便秘),产呱嘻内(产后缺乳),荨麻疹,麻邦(偏瘫)。

附方 (1)惹茸(耳鸣),腰腿萎软,须发早白:黑芝麻,黄精、黑豆各等量,九蒸九晒,共研末,粉末加蜂蜜适量制成药丸(每丸 9 g),每天服 2 次,1 次服 1 丸。

(2)荨麻疹:黑芝麻、火麻仁各 30 g,米酒 60 ml,拌匀,隔水蒸 30 分钟,睡前食用。

(3)屙意囊(便秘):鲜芝麻、鲜胡桃仁、鲜火麻仁各 15 g,共捣烂,加蜂蜜适量调匀,于早、晚各空服。

(4)麻邦(偏瘫):芝麻茎 20 g,水煎服。

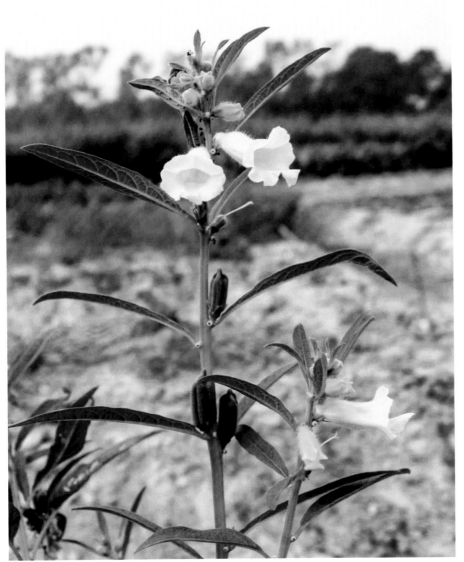

*Sesamum indicum* L.

# Goywsieng
# 十万错

【药　材　名】跌打草。

【别　　　名】盗偷草、跌打佬、细穗爵床。

【来　　　源】爵床科植物十万错 *Asystasia chelonoides* Nees。

【形态特征】多年生草本，高达 1 m。茎二歧分枝，被微柔毛。叶片狭卵形或卵状披针形，长 6~18 cm，顶端渐尖或长渐尖，边缘具浅波状圆齿，上面边缘被微柔毛或光滑，钟乳体白色，粗大。总状花序顶生和侧生，花单生或 3 出而偏向一侧；花梗长 1~2 mm；花萼 5 裂，裂片披针形，与苞片和小苞片均疏生柔毛和腺毛；花冠二唇形，白带红色或紫色，花冠筒钟形，长约 2.2 cm，外有短柔毛和腺毛，冠檐裂片 5 枚；雄蕊二强，二药室不等高，基部有白色小尖头；子房和花柱下部均有短柔毛。蒴果长 18~22 mm，上部具 4 粒种子，下部实心似细柄状。

【生境分布】生于沟边、灌木丛阴湿处。广西主要分布于南宁、隆安、马山、上思、百色、平果、贺州等地，我国云南、广东等省也有分布。

【壮医药用】药用部位　全草。

性味　辣，平。

功用　消肿痛，接骨，止血。用于林得叮相(跌打损伤)，夺扼(骨折)，外伤出血，呗脓(痈肿)，食物中毒，额哈(毒蛇咬伤)。

附方　(1)林得叮相(跌打损伤)：鲜跌打草适量，加食盐少许捣烂，敷患处。

(2)外伤出血：跌打草 30 g，三七粉 6 g，水煎服。

(3)食物中毒：跌打草 10 g，丁香茄子 5 g，水煎服。

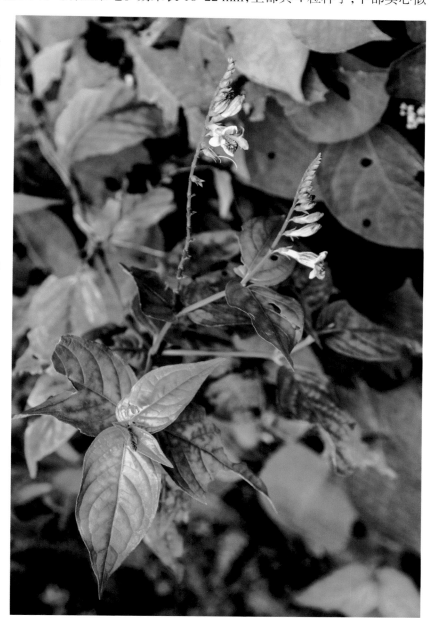

*Asystasia chelonoides* Nees

# Gyajhungzlanz
# 假杜鹃

**【药 材 名】**假杜鹃。

**【别　　名】**假红蓝。

**【来　　源】**爵床科植物假杜鹃 *Barleria cristata* L.。

**【形态特征】**小灌木。茎圆柱状，被柔毛。长枝上的叶片纸质，椭圆形、长椭圆形或卵形，长 3~10 cm，宽 1.3~4.0 cm，先端急尖，两面均被长柔毛；叶柄长 3~6 mm；腋生短枝的叶小。花在短枝上密集，叶腋内着生 2 朵花；花的苞片叶形，无柄；小苞片披针形或线形，长 1.0~1.5 cm，先端具锐尖头，不成叉开的硬刺；外 2 枚萼片卵形至披针形，边缘有小点、齿端具刺尖，脉纹显著，内 2 枚萼片线形或披针形，有缘毛；花冠蓝紫色或白色，二唇形，长 3.5~5.0 cm，花冠筒圆筒状，喉部渐大，冠檐 5 裂，花冠裂片长圆形；能育雄蕊 4 枚，2 长 2 短；不育雄蕊 1 枚；子房扁，长椭圆形，柱头略膨大。蒴果长圆柱形，长 1.2~1.8 cm，两端急尖。花期 11~12 月。

**【生境分布】**生于山坡、路旁或疏林下荫处，以及干燥草坡或岩石中。广西主要分布于桂林、北海、合浦、钦州、百色、田东、田林、凌云、隆林、天峨、东兰、南丹、陆川等地，我国台湾、福建、广东、海南、四川、贵州、云南、西藏等省区也有分布。

**【壮医药用】药用部位**　全株。

**性味**　甜、淡，凉。

**功用**　通气道，止咳嗽，清热毒，除湿毒，止血。用于肺热埃病（咳嗽），发旺（痹病），枪弹、竹刺入肉，狠尹（疖肿），呗脓（痈肿）。

**附方**　（1）枪弹、竹刺入肉：鲜假杜鹃、鲜土牛膝、鲜威灵仙各 30 g，共捣烂敷患处周围（留伤口）。

（2）狠尹（疖肿）：假杜鹃、紫花地丁、黄花倒水莲各 30 g，皂角刺 15 g，水煎服。

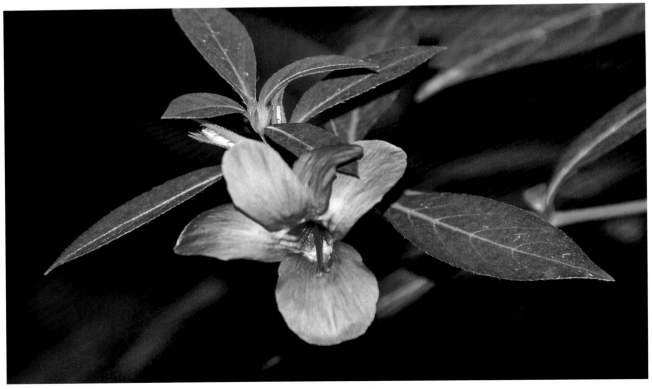

*Barleria cristata* L.

# Gociemzdanh
# 鳄嘴花

【**药 材 名**】竹节王。

【**别　　名**】青箭、柔刺草、竹枝王、竹黄、竹节黄、小接骨、竹儿王、拔弹藤。

【**来　　源**】爵床科植物鳄嘴花 *Clinacanthus nutans* (Burm. f.) Lindau。

【**形态特征**】多年生披散草本,高可达 1.5 m,直立或有时攀援状。茎圆柱状,有细密的纵条纹。枝、叶均对生。叶片披针形或卵状披针形,长 5~11 cm,宽 1~4 cm,顶端弯尾状渐尖,基部稍偏斜,边缘近全缘;叶柄长 5~7 mm 或更长。聚伞花序顶生,花序长约 1.5 cm,被腺毛;苞片线形,顶端急尖;花萼裂片线状锥形,长约 8 mm;花冠深红色,长约 4 cm,被柔毛;雄蕊和雌蕊光滑无毛。花期春、夏季。

【**生境分布**】生于疏林中、灌木丛内或村旁、园边。广西主要分布于南宁、上思、宁明等地,我国云南、广东、海南等省也有分布。

【**壮医药用**】**药用部位**　全草、叶。

**性味**　微苦、淡、凉。

**功用**　清热毒,除湿毒,消肿痛,拔除异物。用于黄标(黄疸),发旺(痹病),约经乱(月经不调),贫血,林得叮相(跌打损伤),夺扼(骨折),弹片等异物入肉。

**附方**　(1)黄标(黄疸):竹节王 15 g,石菖蒲花 3 g,水煎代茶饮。

(2)贫血:竹节王 10 g,黄根 15 g,扶芳藤、黄花倒水莲、鸡血藤、五指毛桃各 30 g,牛大力 20 g,水煎服。

(3)弹片入肉:鲜竹节王、鲜大驳骨、鲜小驳骨、鲜透骨消各 30 g,共捣烂敷伤口周围(留伤口)。

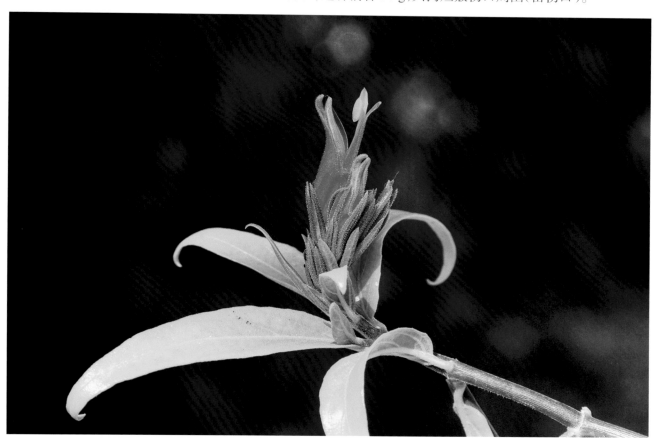

*Clinacanthus nutans* (Burm. f.) Lindau

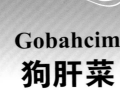

# Gobahcim
# 狗肝菜

【药 材 名】狗肝菜。

【别　　名】草羚羊、猪肝菜、路边青。

【来　　源】爵床科植物狗肝菜 *Dicliptera chinensis* (L.) Juss.。

【形态特征】一年生或二年生草本，高可达 80 cm。茎直立或披散，多分枝，被疏柔毛。叶片卵状椭圆形，长 2~7 cm，宽 1.5~3.5 cm，顶端短渐尖，基部阔楔形或稍下延，仅脉上有毛；叶柄长 5~25 mm。花序腋生或顶生，由 3 个或 4 个聚伞花序组成，总花梗长 3~5 mm，总苞片 2 枚，阔倒卵形或近圆形，长 6~12 mm，被柔毛；小苞片线状披针形；花萼 5 裂，裂片钻形；花冠淡紫红色，长 10~12 mm，外面被柔毛，二唇形，上唇阔卵状近圆形，有紫红色斑点，下唇长圆形，3 浅裂；雄蕊 2 枚。蒴果短矩形，长约 6 mm，被柔毛；种子 4 粒。花期秋季。

【生境分布】生于疏林下、溪边、路旁。广西各地均有分布，我国福建、台湾、广东、海南、香港、澳门、云南、贵州、四川等省区也有分布。

【壮医药用】药用部位　全草。

性味　甜、微苦，寒。

功用　清热毒，利水道谷道。用于贫疹（感冒），发得（发热），口渴，火眼（急性结膜炎），屙意咪（痢疾），肉扭（淋证），呗脓（痈肿），嗜呗郎（带状疱疹）。

附方　（1）火眼（急性结膜炎）：狗肝菜 60 g，夏枯草 10 g，枸杞叶 30 g，加油盐适量水煎服。

（2）肉扭（淋证）：狗肝菜、磨盘草、葫芦茶各 30 g，水煎代茶饮。

（3）嗜呗郎（带状疱疹）：鲜狗肝菜 60 g，龙血竭 10 g，共捣烂敷患处。

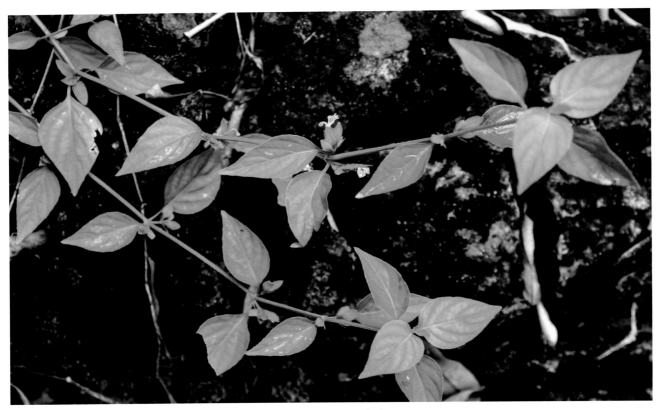

*Dicliptera chinensis* (L.) Juss.

# Govaheij
# 喜花草

**【药 材 名】**喜花草。

**【别　　名】**可爱花。

**【来　　源】**爵床科植物喜花草 *Eranthemum pulchellum* Andrews。

**【形态特征】**灌木,高可达 2 m。枝四棱形。叶对生;叶片卵形或椭圆形,长 9~20 cm,宽 4~8 cm,顶端渐尖或长渐尖,基部圆或宽楔形并下延,边缘全缘或具不明显的钝齿,两面均无毛;侧脉 10 对;叶柄长 1~3 cm。穗状花序顶生和腋生,长 3~10 cm,具覆瓦状排列的苞片;苞片长于花萼,叶状,白绿色,倒卵形或椭圆形,无缘毛;小苞片线状披针形,短于花萼;花萼白色,长 6~8 mm;花冠蓝色或白色,高脚碟状,花冠筒长约 3 cm,外被微柔毛,冠檐 5 裂,裂片倒卵形,长约 7 mm;雄蕊 2 枚。蒴果长 1.0~1.6 cm;种子 4 粒。花期春季。

**【生境分布】**栽培。广西各地均有栽培,我国南部、西南部各省区也有栽培。

**【壮医药用】药用部位**　叶。

**性味**　辣,平。

**功用**　消肿痛。用于林得叮相(跌打损伤),货烟妈(咽痛)。

**附方**　(1)林得叮相(跌打损伤):鲜喜花草、鲜南板蓝各适量,共捣烂敷患处。

(2) 货烟妈(咽痛):喜花草、山芝麻、三叉苦各 15 g,海南茄 6 g,水煎服。

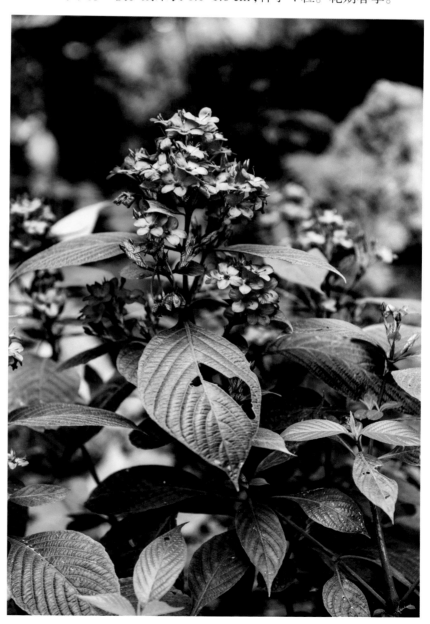

*Eranthemum pulchellum* Andrews

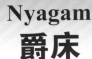

# Nyagam
# 爵床

【药 材 名】爵床。

【别　　名】细路边青、六角英、小青。

【来　　源】爵床科植物爵床 *Justicia procumbens* L.。

【形态特征】一年生草本，高可达 50 cm。茎柔弱，基部匍匐，常被短硬毛。叶对生；叶片椭圆形至椭圆状矩圆形，长 1.5~3.5 cm，宽 1.3~2.0 cm，两面均被短硬毛；叶柄长 3~5 mm，被短硬毛。穗状花序顶生或腋生，圆柱形，长 1~5 cm，密被毛；苞片线状披针形；花萼 4 深裂，裂片线形，有膜质边缘和缘毛；花冠粉红色，长 7 mm，二唇形，下唇 3 浅裂；雄蕊 2 枚，基部有毛；子房 2 室。蒴果线形，长不及 1 cm，被白色短柔毛；种子 4 粒。花期 8~11 月，果期 10~11 月。

【生境分布】生于草地、路旁、水沟边较阴湿处。广西各地均有分布，我国山东、江苏、浙江、江西、福建、台湾、湖北、湖南、广东、四川、云南等省也有分布。

【壮医药用】药用部位　全草。

性味　苦，寒。

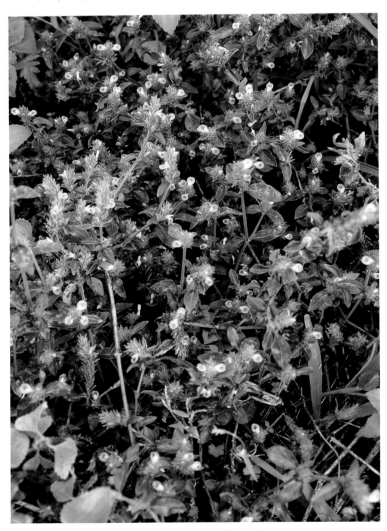

*Justicia procumbens* L.

功用　调气道谷道，清热毒，消肿痛。用于贫痧（感冒）、发得（发热）、埃病（咳嗽）、货烟妈（咽痛）、火眼（急性结膜炎）、屙意咪（痢疾）、黄标（黄疸）、唪疳（疳积）、小儿肾炎、呗脓（痈肿）、呗叮（疔）、能啥能累（湿疹）、筋骨疼痛、核尹（腰痛）、林得叮相（跌打损伤）。

附方　（1）贫痧（感冒）、发得（发热）、埃病（咳嗽）：爵床、钩藤、野甘草各 10 g，称量木 20 g，玉叶金花、不出林各 15 g，水煎服。

（2）货烟妈（咽痛）：爵床、鱼腥草、薄荷各 10 g，路边菊、木贼、野菊花、玉叶金花各 15 g，水煎服。

（3）黄标（黄疸）：①爵床、田基黄、水石榴、土茵陈各 15 g，六谷米 20 g，水煎服。②爵床、水石榴、田基黄各 15 g，狗肝菜 20 g，白马骨 10 g，水煎服。

（4）筋骨疼痛：爵床 10 g，七叶莲、肿节风各 15 g，飞龙掌血 12 g，水煎服。

（5）呗脓（痈肿）、呗叮（疔）：鲜爵床、鲜黄花稔各适量，共捣烂敷患处。

（6）林得叮相（跌打损伤）：鲜爵床 20 g，鲜松树二层皮、鲜水泽兰各 50 g，鲜韭菜根 30 g，共捣烂，加白酒适量炒热敷患处。

# Go'gyaemq
# 观音草

【药 材 名】山蓝。

【别　　　名】红蓝、红丝线。

【来　　　源】爵床科植物观音草 *Peristrophe bivalvis* (L.) Merr.。

【形态特征】多年生草本,高可达 1 m。枝多数,交互对生,具 5 条或 6 条钝棱和同数的纵沟,小枝被褐红色柔毛。叶对生;叶片卵形或披针状卵形,长 3.0~7.5 cm,宽 1.5~3.0 cm,干时黑紫色,嫩叶两面均被柔毛,老时上面渐无毛;叶柄长约 5 mm。聚伞花序腋生或顶生,由 2 个或 3 个头状花序组成;总苞片 2~4 枚,阔卵形、卵形或椭圆形,被柔毛;花萼长 4.5~5.0 mm,裂片披针形,被柔毛;花冠粉红色,长 3~5 cm,被短柔毛,花冠筒直,上唇阔卵状椭圆形,顶端微缺,下唇长圆形,浅 3 裂;雄蕊伸出,花丝被柔毛;柱头 2 裂。蒴果长约 1.5 cm,被柔毛。花期冬、春季。

【生境分布】生于草坡或丛林间。广西各地均有分布,我国海南、广东、湖南、湖北、福建、江西、江苏、上海、贵州、云南等省市也有分布。

【壮医药用】药用部位　全草。

性味　微甜、淡,凉。

功用　清热毒,止血,消肿痛。用于钵痨(肺结核),唉勒(咯血),黄标(黄疸),林得叮相(跌打损伤)。

注:孕妇慎服。

附方　(1)唉勒(咯血):山蓝、土人参、扶芳藤、大叶紫珠各 20 g,水煎服。

(2)黄标(黄疸):山蓝 15 g,水煎服。

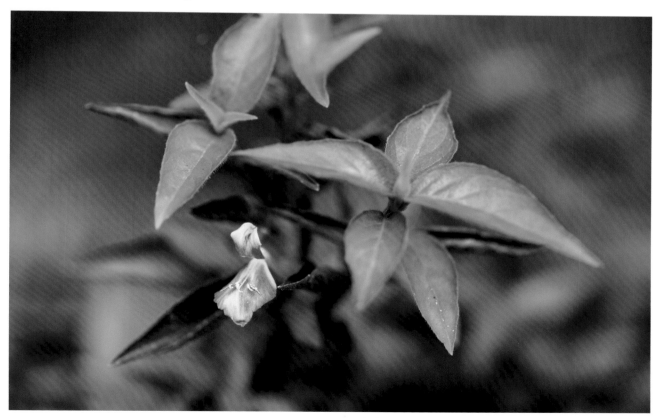

*Peristrophe bivalvis* (L.) Merr.

# Gogaeuhfaenj

# 云南山壳骨

【药材名】多花钩粉草。

【别　　名】多花可爱花。

【来　　源】爵床科植物云南山壳骨 *Pseuderanthemum crenulatum*(Wall. ex Lindl.)Radlk.。

【形态特征】草本或半灌木,高可达 3m。嫩枝略被毛。叶片卵状椭圆形或长圆状披针形,长 5~15cm,顶端渐尖,基部楔形。穗状花序顶生或腋生,长 3~10cm,分枝或基部具极短的分枝,每节具缩短的聚伞花序,花序轴、苞片、小苞片和花萼均密生腺毛;花萼 5 裂,裂片条状披针形;花冠白色或淡紫色,高脚碟状,外面疏生柔毛和腺毛,冠筒长约 2.5cm,冠檐 5 裂,裂片长约 1cm;发育雄蕊和不育雄蕊各 2 枚;柱头圆形。蒴果长约 2.5cm;种子 4 粒。花期 3~5 月。

【生境分布】生于石山林下或灌木丛中。广西主要分布于隆安、马山、宁明、龙州、大新、天等、凭祥、桂平、那坡、天峨、东兰等地,我国云南省也有分布。

【壮医药用】药用部位　根、全株。

性味　苦、微辣,平。

功用　调龙路火路,化瘀毒,止疼痛,止血。根用于夺扼(骨折);全株用于兵淋勒(崩漏),林得叮相(跌打损伤),夺扼(骨折),外伤出血。

附方　(1)兵淋勒(崩漏):多花钩粉草全株、茜草各 10 g,仙鹤草 20 g,益母草、马鞭草各 15 g,水煎服。

(2)夺扼(骨折):多花钩粉草根、续断、大罗伞、小罗伞、自然铜各 15 g,骨碎补 30 g,大钻、小钻各 10 g,水煎服。

(3)外伤出血:鲜多花钩粉草全株适量,捣烂敷患处。

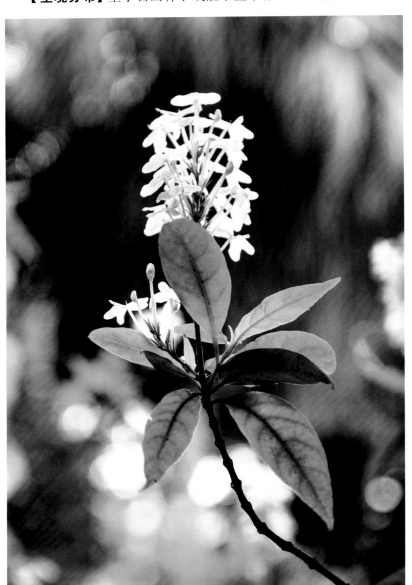

*Pseuderanthemum crenulatum*(Wall. ex Lindl.)Radlk.

# Ruklaeujiq
# 裸花紫珠

【药 材 名】裸花紫珠。

【别　　名】苦槛蓝、鸦鹊饭。

【来　　源】马鞭草科植物裸花紫珠 *Callicarpa nudiflora* Hook. et Arn.。

【形态特征】灌木至小乔木。小枝、叶柄、花序均密生灰褐色分枝茸毛。老枝皮孔明显。叶片卵状披针形，长 12~22 cm，宽 3~8 cm，顶端渐尖，上面主脉有星状毛，下面密生茸毛和分枝毛，边缘具疏齿或微呈波状；侧脉 14~18 对，在下面隆起；叶柄长 1~2 cm。聚伞花序开展，花序梗长 5~9 cm；花萼与花冠均无毛；花萼杯状，顶端截平或有不明显的 4 齿；花冠紫色或粉红色；雄蕊长为花冠的 2~3 倍；子房无毛。果近球形，红色，干后变为黑色。花期 6~8 月，果期 8~12 月。

【生境分布】生于平地、山坡、谷地、溪旁林中或灌木丛中。广西主要分布于博白、陆川、北流、岑溪、灵山、钦州、防城港、南宁、宁明、扶绥等地，我国广东等省也有分布。

【壮医药用】药用部位　叶。

性味　苦、微辣，平。

功用　调龙路火路，止血生肌，散瘀消肿。用于外伤出血，林得叮相（跌打肿痛），发旺（痹病），钵痨（肺结核），黄标（黄疸），唉勒（咯血），胃肠出血。

附方　（1）外伤出血：鲜裸花紫珠适量，捣烂敷伤处。

（2）钵痨（肺结核），唉勒（咯血）：裸花紫珠、桔梗各 10 g，铁包金、生地黄、玄参、鱼腥草、不出林各 15 g，百部 20 g，水煎服。

（3）黄标（黄疸）：裸花紫珠 10 g，不出林、白马骨各 15 g，板蓝根、六月雪各 10 g，水煎代茶饮。

（4）发旺（痹病）：裸花紫珠根 30 g，九节风、麻骨风、当归藤各 20 g，水煎洗患处。

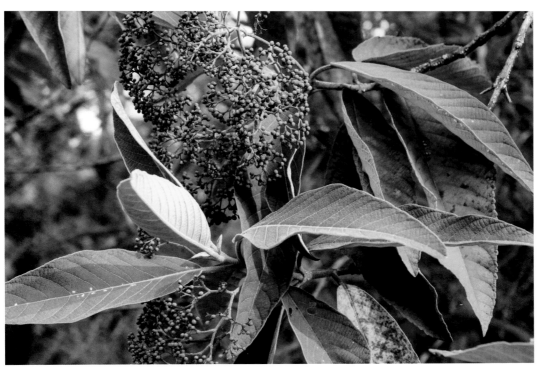

*Callicarpa nudiflora* Hook. et Arn.

# Goujcaengzlaeuz
# 兰香草

【药 材 名】兰香草。

【别　　名】山薄荷、九层楼、伞托草。

【来　　源】马鞭草科植物兰香草 *Caryopteris incana* (Thunb. ex Houtt.) Miq.。

【形态特征】直立小灌木,高可达 60 cm。叶片两面、叶柄、花萼、花冠均被短柔毛。嫩枝圆柱形,略带紫色。叶对生;叶片披针形、卵形或长圆形,长 2~5 cm,宽 1.5~2.5 cm,顶端钝或尖,基部浑圆,边缘具粗齿,两面具黄色腺点,揉碎后有薄荷香气;叶柄短。聚伞花序紧密,腋生和顶生;花萼杯状;花冠淡紫色或淡蓝色,二唇形,下唇大,先端齿裂;雄蕊 4 枚,伸出花冠筒外;子房顶端被短毛,柱头 2 裂。蒴果倒卵状球形,被粗毛。花果期 6~10 月。

【生境分布】生于山坡、路旁或林边。广西主要分布于南宁、宁明、龙州、宾阳、上林、柳州、桂林、上思、玉林、容县、贵港、平南、藤县、岑溪、贺州、钟山、恭城、靖西、田东等地,我国江苏、安徽、浙江、江西、湖南、湖北、福建、广东等省也有分布。

【壮医药用】药用部位　全株。

性味　辣,微温。

功用　祛风毒,散寒毒,消瘀肿,通气道,调火路。用于贫痧(感冒),巧尹(头痛),胴尹(胃痛),埃病(咳嗽),四肢瘫痪,产后淤血腹痛,林得叮相(跌打损伤),发旺(痹病),蜂蜇伤,能啥能累(湿疹),麦蛮(风疹),稻田皮炎。

附方　(1)贫痧(感冒),巧尹(头痛):兰香草、连翘、三叉苦、土防风、荆芥各 10 g,忍冬叶 20 g,水煎服。

(2)胴尹(胃痛):兰香草、黄皮果树根、马齿苋、大钻各 10 g,山茅根 5 g,水煎服。

(3)林得叮相(跌打损伤):鲜兰香草 10 g,鲜麻骨风、鲜水泽兰各 20 g,鲜韭菜根 30 g,共捣烂,加白酒适量炒热敷患处。

(4)能啥能累(湿疹),麦蛮(风疹):兰香草、蚂蚱刺、蒲公英、山芝麻、马齿苋各 50 g,水煎外洗。

(5)发旺(痹病):兰香草、红花青藤、大风艾各 30 g,红鱼眼 10 g,水煎服。

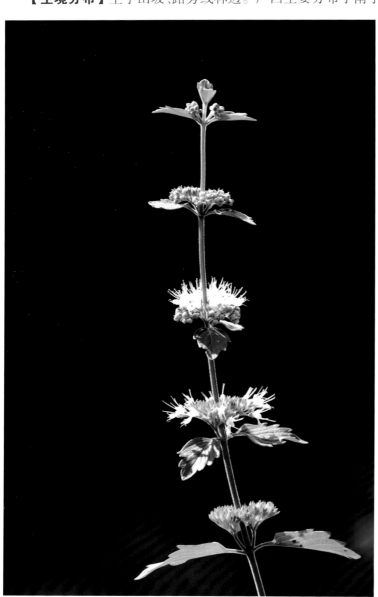

*Caryopteris incana* (Thunb. ex Houtt.) Miq.

# Gobidhaeu
# 臭茉莉

【药材名】臭茉莉。

【别　　名】白龙船花、臭屎茉莉、臭芙蓉。

【来　　源】马鞭草科植物臭茉莉 *Clerodendrum chinense* (Osbeck) Mabb. var. *simplex* (Moldenke) S. L. Chen。

【形态特征】直立灌木，高可达 2 m。全体被毛。小枝皮孔明显。单叶对生；叶片宽卵形、三角状卵形或近心形，长 10~15 cm，宽 5~10 cm，揉之有臭气，边缘具粗锯齿；具长柄。伞房状聚伞花序顶生，较密集，花及苞片均较多；花单瓣；花萼长 1.3~2.5 cm，萼裂片披针形，外面常具盘状腺体；花冠白色或淡红色，花冠筒长 2~3 cm，花冠裂片椭圆形，长约 1 cm。核果近球形，直径 8~10 mm，熟时蓝黑色。宿萼增大包果。花果期 5~11 月。

【生境分布】生于林中、溪边或石山灌木丛中。广西主要分布于马山、平果、靖西、那坡、凌云、乐业、隆林、天峨、东兰、都安、龙州等地，我国云南、贵州等省也有分布。

【壮医药用】药用部位　根、叶、全株。

性味　苦，凉。

功用　调龙路，通水道，祛风毒，除湿毒，消肿痛。用于发旺（痹病），林得叮相（跌打损伤），呗嘻（乳痈），笨浮（水肿），委哟（阳痿），血压嗓（高血压），能啥能累（湿疹），麦蛮（风疹）。

注：孕妇慎服。

附方　（1）呗嘻（乳痈）：鲜臭茉莉叶适量，捣烂敷患处。

（2）林得叮相（跌打损伤）：臭茉莉叶、黄皮果叶、黄荆叶各适量，水煎洗。

（3）委哟（阳痿）：臭茉莉根 500 g，加白酒 2000 ml 浸泡 30 天，每次取药酒 50~100 ml 饮用。

（4）血压嗓（高血压）：臭茉莉根 20 g，水煎服。

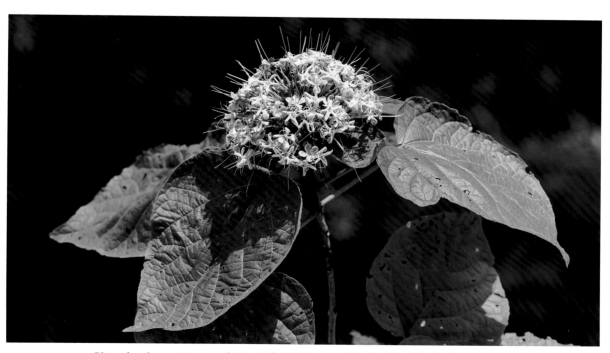

*Clerodendrum chinense* (Osbeck) Mabb. var. *simplex* (Moldenke) S. L. Chen

# Godoengzraemx
# 海通

【药 材 名】海通。

【别 名】水桐木、木常山、白灯笼、马蹄榔。

【来 源】马鞭草科植物海通 *Clerodendrum mandarinorum* Diels。

【形态特征】灌木或乔木,高可达 20 m。幼枝密被茸毛。单叶对生;叶片卵状椭圆形、卵形、宽卵形至心形,长 10~27 cm,宽 6~20 cm,顶端渐尖,基部截形、近心形或稍偏斜,上面被短柔毛,下面密被灰白色绒毛。伞房状聚伞花序顶生;花序梗、花梗均密被绒毛;花萼钟状,密被短柔毛和少数盘状腺体,萼齿钻形;花冠白色或偶为淡紫色,有香气,外被短柔毛,花冠筒长 7~10 mm,花冠裂片长圆形且长约 3.5 mm;雄蕊及花柱伸出花冠外。核果近球形,成熟后蓝黑色,包于宿萼内。花果期 7~12 月。

【生境分布】生于溪边、路旁或丛林中。广西主要分布于融水、桂林、全州、兴安、龙胜、百色、那坡、凌云、乐业、田林、隆林、南丹、天峨、都安、金秀、龙州、凭祥等地,我国江西、湖南、湖北、广东、四川、云南、贵州等省也有分布。

【壮医药用】药用部位 根、树皮、叶。

性味 苦、辣、平。

功用 通水道,祛风毒,除湿毒,消肿痛。用于笨浮(水肿),发旺(痹病),勒爷顽瓦(小儿麻痹后遗症)。

附方 (1)发旺(痹病):海通根 10 g,海风藤 15 g,水煎服。

(2)勒爷顽瓦(小儿麻痹后遗症):海通根、伸筋草、麻骨风、牛耳枫各 15 g,水煎服。

(3)笨浮(水肿):海通树皮、白茅根各 15 g,茯苓 12 g,鹰不扑 30 g,水煎服。

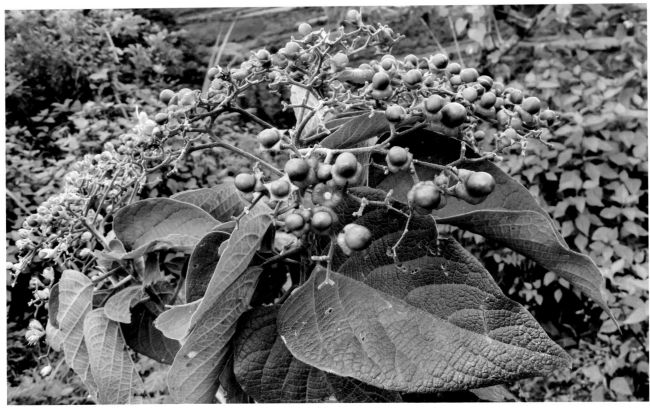

*Clerodendrum mandarinorum* Diels

# Lungzhaizcaw
# 龙吐珠

【药材名】龙吐珠。

【别　　名】九龙吐珠。

【来　　源】马鞭草科植物龙吐珠 *Clerodendrum thomsonae* Balf.。

【形态特征】攀援状灌木,高可达 5 m。幼枝四棱形,被短茸毛,老时无毛;小枝髓部嫩时疏松,老后中空。叶片狭卵形或卵状长圆形,长 4~10 cm,宽 1.5~4.0 cm,顶端渐尖,表面被小疣毛;基出脉 3 条;叶柄长 1~2 cm。聚伞花序腋生或假顶生,二歧分枝;花萼白色,基部合生,顶端 5 深裂,外被细毛,花萼裂片三角状卵形;花冠深红色,外被细腺毛,花冠裂片椭圆形,长约 9 mm,花冠筒与花萼近等长;雄蕊 4 枚,与花柱同伸出花冠外;柱头 2 浅裂。核果近球形,直径约 1.4 cm,内有分核 2~4 个,外果皮光亮,棕黑色;宿萼红紫色。花期 3~5 月。

【生境分布】栽培。广西部分地区有栽培,我国其他省区也有栽培。

【壮医药用】药用部位　全株。

性味　淡,平。

功用　调龙路火路,清热毒,散瘀肿。用于林得叮相(跌打损伤),呗叮(疔),狠尹(疖肿),惹脓(中耳炎)。

附方　(1)林得叮相(跌打损伤):鲜龙吐珠适量,捣烂,加米酒少许稍炒热敷患处。

(2)惹脓(中耳炎):龙吐珠 30 g,白花丹 10 g,磨盘草 60 g,水煎服。

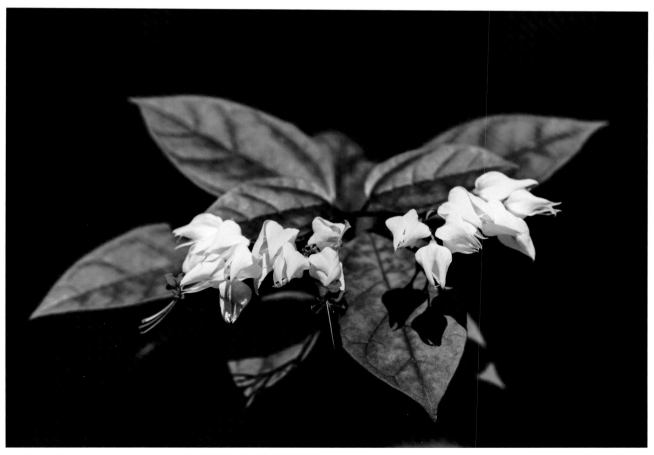

*Clerodendrum thomsonae* Balf.

# Godoengzhaeu
# 海州常山

【**药 材 名**】臭梧桐。

【**别    名**】山梧桐、八角梧桐。

【**来    源**】马鞭草科植物海州常山 *Clerodendrum trichotomum* Thunb.。

【**形态特征**】灌木或小乔木,高可达 10 m。幼枝、叶两面、叶柄、花序轴等多少均被柔毛或近于无毛。老枝灰白色,髓白色,有淡黄色薄片状横隔。叶片卵形、卵状椭圆形或三角状卵形,长 5~16 cm,宽 2~13 cm,边缘全缘或有时具波状齿;叶柄长 2~8 cm。伞房状聚伞花序顶生或腋生,二歧分枝,末次分枝着生花 3 朵,花香;花萼有 5 棱脊,顶端 5 深裂;花冠白色或带粉红色,花冠筒长约 2 cm,顶端 5 裂,裂片长椭圆形,长 5~10 mm;雄蕊 4 枚;柱头 2 裂。核果近球形,直径 6~8 mm,包藏于增大的宿萼内,成熟时蓝紫色。花果期 6~11 月。

【**生境分布**】生于山坡灌木丛中。广西主要分布于隆林、金秀等地,我国北部、中南部、西南部及辽宁、甘肃、陕西等省也有分布。

【**壮医药用**】**药用部位**　根、叶。

**性味**　苦、微辣,平。

**功用**　通龙路,利谷道,祛风毒,除湿毒,解瘴毒。根、叶用于发旺(痹病)、血压嗓(高血压)、瘴病(疟疾)、屙意咪(痢疾);叶还用于麻邦(偏瘫)、痂(癣)、能啥能累(湿疹)、仲嘿喯尹(痔疮)、呗脓(痈肿)。

**附方**　(1)能啥能累(湿疹):臭梧桐叶、射干、水田七、水菖蒲各 30 g,水煎服。

(2)麻邦(偏瘫):臭梧桐叶、豨莶草各 15 g,侧柏叶 10 g,大血藤 45 g,水煎服。

(3)仲嘿喯尹(痔疮):臭梧桐叶、卷柏、黄荆、鱼腥草各 30 g,水煎熏洗患处。

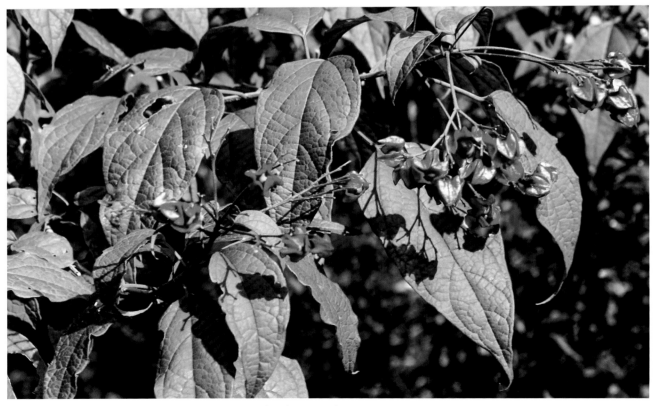

*Clerodendrum trichotomum* Thunb.

# Yw'ngwzhaeb
# 塘虱角

【药 材 名】塘虱角。

【别 名】信宜豆腐木、大蛇药。

【来 源】马鞭草科植物塘虱角 *Premna sunyiensis* C. P'ei。

【形态特征】直立或攀援灌木,高可达 2 m。幼枝、叶柄、花序均略被茸毛。叶片卵形至卵状披针形,长 3.0~7.5 cm,宽 1.0~4.5 cm,顶端渐尖,基部阔楔形或近圆形,背面有褐色腺点;叶柄长 0.6~2.0 cm。塔形圆锥花序顶生,长 5~12 cm;花萼蕾时有毛,外面有褐色腺点,具明显的纵脉,顶端 5 浅裂;花冠淡黄色,花冠筒长约 7 mm,顶端 4 裂微呈二唇形,上唇凹入,下唇 3 裂,筒内喉部有白色长柔毛;雄蕊 4 枚,2 长 2 短;子房顶端密生褐色腺点。核果倒卵圆形,直径约 4 mm,熟时暗红色,具褐色腺点。花果期 5~10 月。

【生境分布】生于山地、山坡林缘中。广西主要分布于南宁、马山、上林、宁明、北流等地,我国广东等省也有分布。

【壮医药用】**药用部位** 全株。

**功用** 清热毒,消肿痛。用于呗脓(痈肿)。

**附方** 呗脓(痈肿):塘虱角 30 g,玉叶金花、毛冬青各 15 g,山银花 10 g,水煎服。

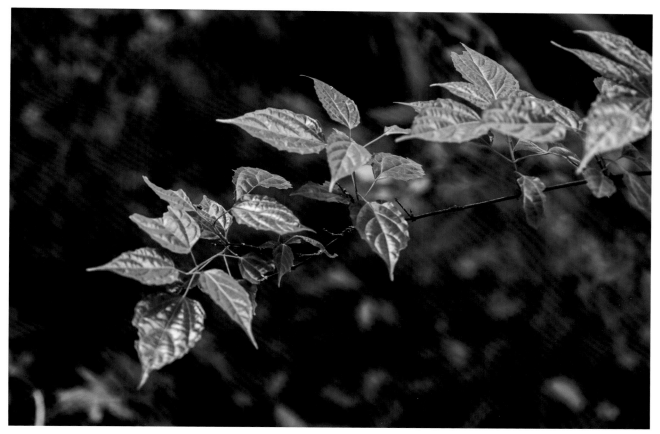

*Premna sunyiensis* C. P'ei

# Goseiqlimq
# 四棱草

【药 材 名】四棱草。

【别　　名】四方草。

【来　　源】唇形科植物四棱草 *Schnabelia oligophylla* Hand. -Mazz.。

【形态特征】多年生草本,高可达 1 m。幼枝、叶柄、叶片两面、苞片、花梗、花萼、花冠、花丝下端、子房和果均有毛。根茎短且膨大,逐节生根,根细长。茎直立,四棱形,棱边有刺。叶稀疏,对生;叶片纸质,卵形或卵状披针形,稀掌状 3 裂,长 10~30 mm,宽 5~17 mm,先端锐尖或短渐尖,边缘全缘或具锯齿;叶柄长 3~9 mm,纤细。花单生于茎上部叶腋,连同花梗长 7~18 mm,花梗长 5~7 mm;小苞片 2 枚,微小钻状;花萼钟状,5 裂,裂片线状披针形;花冠长 14~18 mm,淡紫蓝色或紫红色,花冠筒长约 1.2 cm,冠檐二唇形,上唇 2 裂,下唇 3 裂;雄蕊 4 枚,伸出花冠筒外;花柱顶端 2 裂。小坚果倒卵圆形,橄榄色,长约 5 mm,直径约 2.8 mm。花期 4~5 月,果期 5~6 月。

【生境分布】生于路边、山坡石缝中。广西主要分布于柳城、融安、环江、贵港、贺州、南丹、罗城等地,我国长江以南至南部各省也有分布。

【壮医药用】药用部位　地上部分。

性味　微辣、微酸,温。

功用　通火路龙路,调经,消肿痛。用于京瑟(闭经),贫痧(感冒),脑瘫,渗裆相(烧烫伤),呗脓(痈肿),林得叮相(跌打损伤)。

注:孕妇慎服。

附方　(1)渗裆相(烧烫伤),呗脓(痈肿):鲜四棱草适量,捣烂取汁,调食盐少许涂患处。

(2)脑瘫:四棱草、黄梢树叶各 15 g,钩藤 30 g,水煎服。

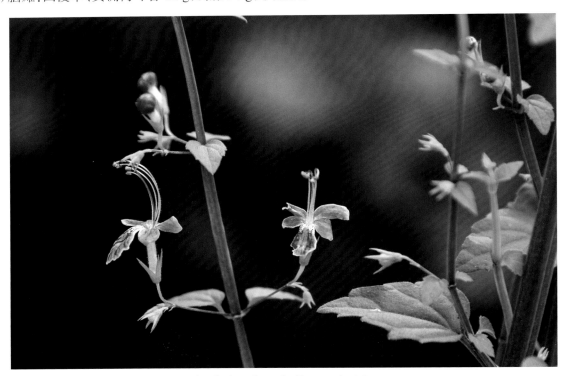

*Schnabelia oligophylla* Hand. -Mazz.

# Maxbien'gyaj
# 假马鞭

【药 材 名】玉郎鞭。

【别　　名】玉龙鞭、假败酱。

【来　　源】马鞭草科植物假马鞭 *Stachytarpheta jamaicensis* (L.) Vahl。

【形态特征】多年生粗壮草本或亚灌木，高可达 2 m。幼枝近四棱形，疏生短毛。叶对生；叶片椭圆形至卵状椭圆形，长 2.4~8.0 cm，顶端短锐尖，基部楔形，边缘具粗锯齿，两面均散生短毛；叶柄长 1~3 cm。穗状花序顶生，长 11~29 cm；花单生于苞腋内，一半嵌生于花序轴的凹穴中，螺旋状着生；花萼管状，膜质，透明；花冠深蓝紫色，长 0.7~1.2 cm，内面上部有毛，顶端 5 裂；雄蕊 2 枚；花柱伸出，柱头头状。果内藏于宿萼内，成熟后 2 瓣裂；每果瓣有种子 1 粒。花期 8 月，果期 9~12 月。

【生境分布】生于山谷阴湿处草丛中。广西主要分布于柳州、扶绥、北海等地，我国福建、广东、云南等省也有分布。

【壮医药用】药用部位根、全草。

**性味**　甜、微苦，寒。

**功用**　清热毒，除湿毒，消肿痛。根用于隆白呆（带下）；全草用于肉扭（淋证）、隆白呆（带下）、约经乱（月经不调）、火眼（急性结膜炎）、货烟妈（咽痛）、牙龈炎、呗脓（痈肿）。

**附方**　（1）约经乱（月经不调）：玉郎鞭全草 30 g，益母草 15 g，鸡蛋 1 个，水炖，食蛋喝汤。

（2）隆白呆（带下）：玉郎鞭根、狗肝菜各 30 g，翻白草、解毒草各 15 g，水煎服。

（3）牙龈炎：玉郎鞭全草、苣荬菜各 15 g，金银花 10 g，水煎漱口。

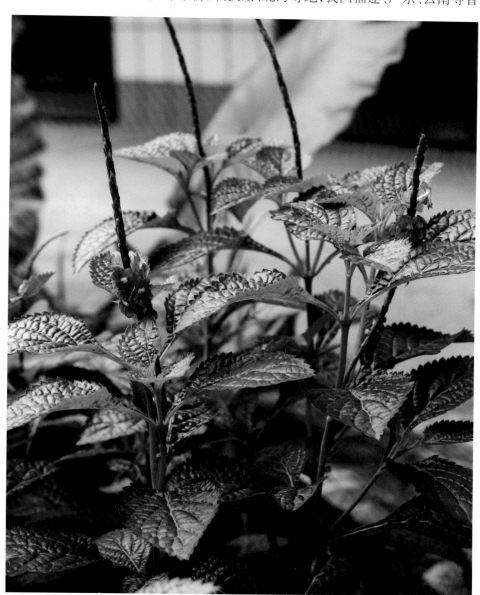

*Stachytarpheta jamaicensis* (L.) Vahl

# Gomumhmeuz

# 肾茶

【药 材 名】肾茶。

【别　　名】猫须草、猫须公。

【来　　源】唇形科植物肾茶 *Clerodendranthus spicatus* (Thunb.) C. Y. Wu ex H. W. Li。

【形态特征】多年生草本,高可达 1.5 m。茎、叶柄、叶两面、苞片下面、花萼和花冠外面均被柔毛。茎直立,四棱形。单叶对生;叶片卵形或卵状长圆形,长 2.0~5.5 cm,宽 1.0~3.5 cm,边缘具粗牙齿或疏圆齿,两面均散布凹陷腺点;叶柄长 0.5~1.5 cm。花 2 朵或 3 朵一束对生,在枝顶组成总状花序;苞片卵圆形,边缘具小缘毛;花萼卵圆形,外被突起的锈色腺点,二唇形,上唇圆形,下唇具 4 齿且齿呈针刺状;花冠浅紫色或白色,冠筒狭管状,长 9~19 mm,冠檐大,二唇形,上唇 3 裂,下唇直伸;雄蕊 4 枚,花丝及花柱伸出花冠之外,形如猫须,长 5~7 cm。小坚果卵形,长约 2 mm,深褐色。花果期 5~11 月。

【生境分布】多为栽培,也有野生于阳光充足处。广西各地均有分布,我国广东、海南、云南、台湾、福建等省也有分布。

【壮医药用】药用部位　全草。

性味　苦,凉。

功用　通水道,清热毒,除湿毒。用于笨浮(水肿),啊肉甜(消渴),肉扭(淋证),尿路结石,胆结石,发旺(痹病)。

附方　(1)笨浮(水肿):肾茶、穿破石、鹰不扑各 30 g,益母草 15 g,水煎服。

(2)发旺(痹病):肾茶 20 g,土茯苓、土川太各 30 g,清风藤 15 g,水煎服。

(3)啊肉甜(消渴):肾茶 15 g,木耳 20 g,薏苡仁 30 g,水煎服。

(4)肉扭(淋证):肾茶、金钱草、鸡内金、月亮柴各 30 g,水煎服。

(5)胆结石:肾茶 50 g,黄根 15 g,岩黄连 10 g,腥藤 20 g,水煎服。

*Clerodendranthus spicatus* (Thunb.) C. Y. Wu ex H. W. Li

# Gorangndoeng
# 野草香

【**药 材 名**】野草香。

【**别　　名**】野香薷。

【**来　　源**】唇形科植物野草香 *Elsholtzia cyprianii*（Pavol.）S. Chow ex P. S. Hsu。

【**形态特征**】草本,高可达 1 m。茎、枝钝四棱形,密被下弯短柔毛。叶片卵形至长圆形,长 2.0~6.5 cm,宽 1~3 cm,先端急尖,边缘具圆齿状锯齿,上面被微柔毛,下面密被短柔毛及腺点;叶柄长 0.2~2.0 cm,上部具三角形狭翅,密被短柔毛。穗状花序圆柱形,长 2.5~10.5 cm,花时直径达 0.9 cm,生于茎或侧枝顶端,由多数密集的轮伞花序组成;花梗长约 0.5 mm,与花序轴密被短柔毛;花萼筒状钟形,外面密被短柔毛,萼齿 5 枚;花冠玫瑰红色,长约 2 mm,外面被柔毛,冠檐二唇形,上唇全缘或略凹缺,下唇 3 裂;雄蕊 4 枚,伸出,前对较长;花柱外露,约与后对雄蕊等长,先端 2 浅裂。小坚果椭圆形,黑褐色,略被毛。花果期 8~11 月。

【**生境分布**】生于田边、路旁、河谷两岸林中或林边草地。广西主要分布于河池、那坡等地,我国陕西、河南、安徽、湖北、湖南、贵州、四川、云南等省也有分布。

【**壮医药用**】**药用部位**　全草或花穗。

**性味**　辣,凉。

**功用**　全草:清热毒,祛风毒。用于贫疹(感冒),鼻渊,呗叮(疔),呗脓(痈肿)。

花穗:止血。

**附方**　(1)贫疹(感冒):野草香全草、三叉苦、车前草各 30 g,水煎服。

(2)呗叮(疔):鲜野草香全草适量,捣烂取汁涂患处。

(3)鼻渊:野草香全草 60 g,地胆草 30 g,辛夷花 10 g,共研末,制香囊佩挂上身。

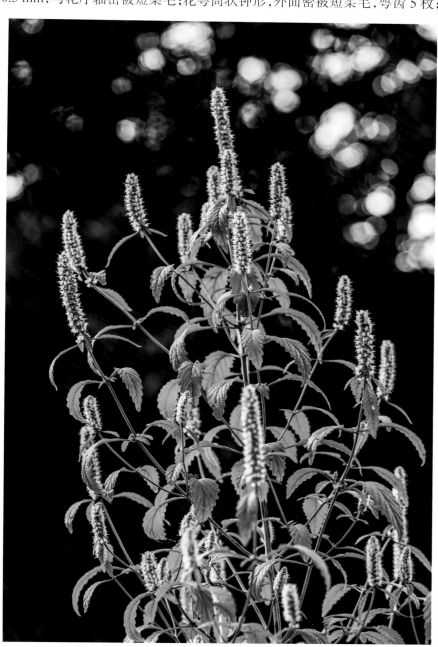

*Elsholtzia cyprianii*（Pavol.）S. Chow ex P. S. Hsu

# Godiuqgaeu
# 吊球草

【药 材 名】吊球草。

【别　　名】假走马风。

【来　　源】唇形科植物吊球草 *Hyptis rhomboidea* Mart. et Galeotti。

【形态特征】一年生粗壮草本，高可达 1.5 m。茎直立，四棱形，具浅槽及细条纹，粗糙，沿棱上被短柔毛。叶片披针形，长 8~18 cm，宽 1.5~4.0 cm，两端渐狭，边缘具钝齿；叶柄长 1.0~3.5 cm，腹平背凸，被疏柔毛。花多数，头状花序球形，腋生，直径约 1.5 cm；总梗长 5~10 cm；苞片多数，披针形或线形；花萼果时管状增大，萼齿锥尖；花冠乳白色，长约 6 mm，外面被微柔毛，冠檐二唇形，上唇长 1.0~1.2 mm，先端 2 裂，下唇长约为上唇的 2.5 倍，3 裂；雄蕊 4 枚；花柱先端宽大，2 浅裂。小坚果长圆柱形，长约 1.2 mm，腹面具棱，栗褐色，基部具 2 个白色着生点。

【生境分布】生于空旷荒地。广西主要分布于南部地区，我国广东、台湾等省也有分布。

【壮医药用】药用部位　全草。

性味　辣、苦，平。

功用　化脓肿。用于呗脓（痈肿），狠尹（疖肿），肠炎。

附方　（1）呗脓（痈肿）：吊球草、千里光、爬山虎各 10 g，紫花地丁 30 g，功劳木 15 g，水煎，取药液调冰片 1.5 g 服。

（2）肠炎：吊球草、一点红各 15 g，大血藤 30 g，金银花 10 g，水煎服。

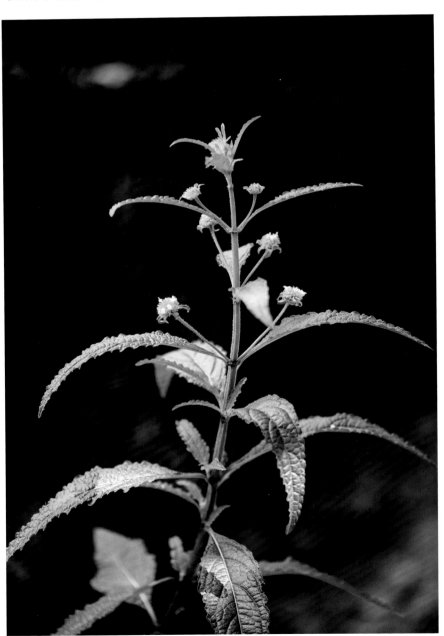

*Hyptis rhomboidea* Mart. et Galeotti

# Gobwnguk
# 山香

**【药 材 名】**山香。

**【别　　名】**毛老虎、逼死蛇。

**【来　　源】**唇形科植物山香 *Hyptis suaveolens*（L.）Poit.。

**【形态特征】**一年生直立草本,高可达 1.6 m。全株被毛,揉之有香气。茎四棱形,多分枝。叶对生;叶片卵形至宽卵形,长 1.4~11.0 cm,宽 1.2~9.0 cm,先端近锐尖至钝形,基部圆形或浅心形,常稍偏斜,边缘波状且具小齿;叶柄长 0.5~6.0 cm。聚伞花序有花 2~5 朵,腋生,成总状或圆锥花序;花萼有 10 条脉,5 齿裂,裂片短三角形;花冠蓝色,冠檐二唇形;雄蕊 4 枚,下倾;花柱先端 2 浅裂。小坚果扁平,矩圆形,暗褐色。花果期全年。

**【生境分布】**生于空旷荒地。广西主要分布于桂林、梧州、苍梧、北海、贵港、平南、桂平、玉林、陆川、北流、百色等地,我国广东、福建、台湾等省也有分布。

**【壮医药用】药用部位**　全草。

**性味**　辣、微苦,平。

**功用**　调火路,疏风毒,化瘀毒,止疼痛。用于贫痧(感冒),巧尹(头痛),林得叮相(跌打损伤),外伤出血,呗脓(痈肿),虫蛇咬伤,能啥能累(湿疹)。

**附方**　(1)贫痧(感冒):山香、大叶桉叶各 15 g,水煎服。

(2)巧尹(头痛):山香、郁金、爬山虎各 15 g,水煎服。

(3)能啥能累(湿疹):山香 15 g,大叶桉叶、石南藤各 30 g,水煎洗患处。

(4)额哈(毒蛇咬伤):鲜山香叶适量,捣烂,敷伤口周围(留伤口)。

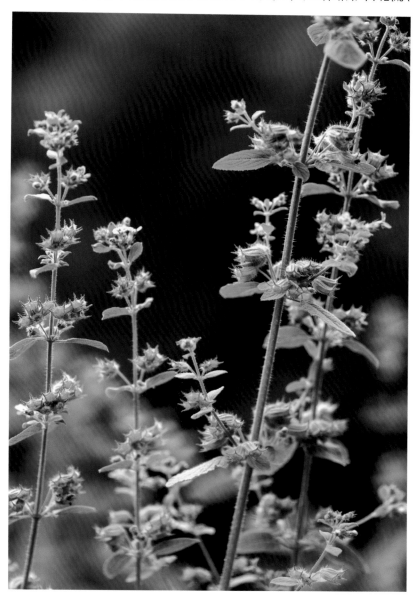

*Hyptis suaveolens*（L.）Poit.

# Golailoj
# 溪黄草

【药 材 名】溪黄草。

【别　　名】大叶蛇总管、土茵陈、蓝花柴胡、淡黄草。

【来　　源】唇形科植物溪黄草 *Isodon serra* (Maxim.) Kudo。

【形态特征】多年生草本,高可达 1.5 m。茎上部、叶柄、叶片两面脉上、花序轴、花总梗、花梗、苞片、小苞片、花萼和花冠外面均被柔毛。根茎粗壮,有时呈疙瘩状,密生须根。茎直立,钝四棱形。叶对生;草质,卵圆形或卵圆状披针形或披针形,长 3.5~10.0 cm,宽 1.5~4.5 cm,边缘具粗大锯齿,叶面散布淡黄色腺点;叶柄长 0.5~3.5 cm。圆锥花序顶生,总梗长 0.5~1.5 cm;花梗长 1~3 mm;花萼钟形,萼齿 5 裂,裂片长三角形;花冠紫色,长达 6 mm,冠檐二唇形,上唇外反,先端 4 圆裂,下唇阔卵圆形,内凹;雄蕊 4 枚;花柱先端 2 浅裂。小坚果阔卵圆形,具腺点及白色髯毛。花期 8~10 月,果期 9~10 月。

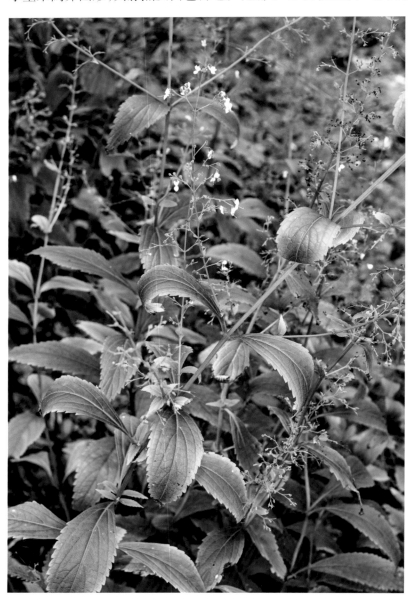

【生境分布】生于山坡、路旁、田边、溪旁、河岸及草丛、灌木丛中。广西主要分布于灵山、宾阳、隆林、罗城、钟山、富川等地,我国黑龙江、吉林、辽宁、陕西、河南、陕西、甘肃、四川、贵州、广东、湖南等省也有分布。

【壮医药用】药用部位　全草。

性味　苦,寒。

功用　通龙路,调谷道,清热毒,祛湿毒,散瘀肿。用于黄标(黄疸),急性肝炎,急性胆囊炎,胆结石,屙泻(泄泻),屙意咪(痢疾),呗脓(痈肿),林得叮相(跌打损伤),脚癣。

附方　(1)黄标(黄疸):①溪黄草、三姐妹各 10 g,小田基黄、水石榴各 15 g,水煎代茶饮。②溪黄草 50 g,水石榴、忍冬叶各 100 g,水煎洗浴。

(2)急性胆囊炎:溪黄草、郁金各 15 g,瓜子金 10 g,狗肝菜 20 g,水煎服。

(3)脚癣:鲜溪黄草适量,捣烂取汁外涂患处。

(4)胆结石:溪黄草 20 g,水煎服。

*Isodon serra* (Maxim.) Kudo

# Gobozhoz
# 薄荷

【药 材 名】薄荷。

【别 名】野薄荷。

【来 源】唇形科植物薄荷 *Mentha canadensis* L.。

【形态特征】多年生草本,高可达 60 cm。植株有清凉浓香气味。茎直立,四棱形,下部数节具纤细须根及匍匐根状茎。单叶对生;叶片长圆状披针形、披针形或椭圆形,长 3~5 cm,宽 0.8~3.0 cm,先端锐尖,基部楔形至近圆形,边缘疏生牙齿状锯齿,两面沿脉上密生微柔毛;叶柄长 2~10 mm,被微柔毛。轮伞花序腋生,直径约 1.8 cm,具梗或无梗,被微柔毛;花梗长约 2.5 mm,被微柔毛或近于无毛。花萼管状钟形,外被微柔毛及腺点,萼齿 5 裂;花冠淡紫色,长约 4 mm,外面略被微柔毛,内面在喉部以下被微柔毛,冠檐 4 裂;雄蕊 4 枚,与雌蕊花柱均伸出花冠外。小坚果卵圆形,黄褐色,具小腺窝。花期 7~9 月,果期 10 月。

【生境分布】生于水旁潮湿处,也有栽培。广西各地均有分布,我国其他省区也有分布。

【壮医药用】药用部位 全草。

性味 辣,凉。

功用 散风寒,清头目,利咽喉,调谷道。用于贫痧(感冒),小儿高热,巧尹(头痛),火眼(急性结膜炎),货烟妈(咽痛),笃麻(麻疹),诺嚎尹(牙痛),口疮(口腔溃疡),东郎(食滞),麦蛮(风疹),蜂蜇伤,毒虫咬伤。

附方 (1)贫痧(感冒),巧尹(头痛):薄荷、荆芥、土防风各 10 g,玉叶金花 20 g,夏枯草 15 g,水煎服。

(2)货烟妈(咽痛):薄荷、鱼腥草各 10 g,山豆根 5 g,玉叶金花 20 g,称量木 15 g,水煎服。

(3)东郎(食滞):薄荷、槟榔、莱菔子、神曲、山苍子根各 10 g,枳实 12 g,厚朴 15 g,水煎服。

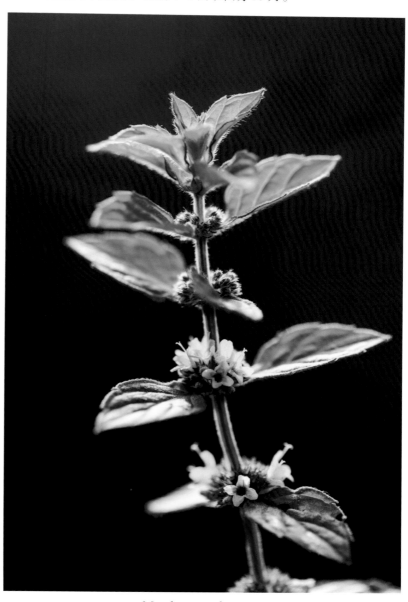

*Mentha canadensis* L.

# Cigluengj
# 石香薷

【**药 材 名**】香薷。

【**别　　名**】香茹草、土荆芥、细叶香薷、小叶香薷、土香薷、土香草、七星剑、大叶七星剑、神曲草。

【**来　　源**】唇形科植物石香薷 *Mosla chinensis* Maxim.。

【**形态特征**】一年生草本,高可达 65 cm。茎多分枝,稍呈四棱形,被柔毛。叶对生;叶片线状长圆形至线状披针形,长 1.3~3.3 cm,宽 2~7 mm,两面均被疏短柔毛及棕色凹陷腺点,边缘具浅锯齿;叶柄长 3~5 mm,被疏短柔毛。总状花序密集成穗状,长 1~3 cm;苞片覆瓦状排列,倒卵形;花萼钟形,外面被白色绵毛及腺体,顶端具 5 齿。花冠紫红色、淡红色至白色,外面被短柔毛,二唇形,上唇 2 裂,下唇 3 裂;雄蕊和退化雄蕊各 2 枚;柱头 2 裂。小坚果球形,直径约 1.2 mm,灰褐色,具皱纹,包围于宿萼内。花期 6~9 月,果期 7~11 月。

【**生境分布**】生于草坡或林下,也有栽培。广西各地均有分布,我国山东、江苏、浙江、安徽、江西、湖南、湖北、贵州、四川、广东、福建、台湾等省也有分布。

【**壮医药用**】药用部位　全草。

性味　辣,微温。

功用　发汗,除湿毒,利谷道水道。用于贫痧(感冒)、巧尹(头痛)、黄标(黄疸)、屙意咪(痢疾)、喯疳(疳积)、狠风(小儿惊风)、腊胴尹(腹痛)、鹿(呕吐)、屙泻(泄泻)、笨浮(水肿)。

附方　(1)巧尹(头痛):香薷、紫苏各 10 g,砂仁 6 g,水煎服。

(2)腊胴尹(腹痛):香薷、生姜、姜黄各 10 g,水煎服。

(3)笨浮(水肿):香薷 10 g,炒白术 12 g,泽泻 25 g,水煎服。

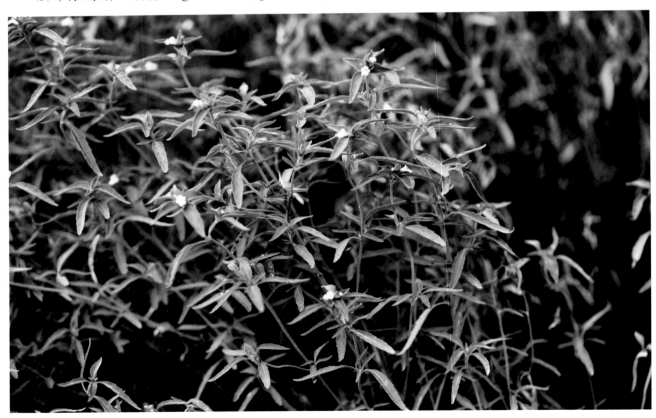

*Mosla chinensis* Maxim.

# Hazdingrang
# 丁香罗勒毛叶变种

【药 材 名】毛叶丁香罗勒。

【别　　名】青香罗勒、丁香草、丁香。

【来　　源】唇形科植物丁香罗勒毛叶变种 *Ocimum gratissimum* L. var. *suave*（Willd.）Hook. f.。

【形态特征】直立小灌木,高可达 2 m,全株芳香。茎、叶两面、花序、花萼外面及内面喉部、花冠外面唇片上均被柔毛或绒毛。茎多分枝,四棱形。叶片卵圆状长圆形或长圆形,长 5~12 cm,宽 1.5~6.0 cm,边缘具粗齿,两面被金黄色腺点;叶柄长 1.0~3.5 cm。总状花序顶生及腋生,长 10~15 cm,其上的轮伞花序排列稠密;苞片卵圆状菱形至披针形,具腺点;花梗长约 1.5 cm;花萼钟形,外面被腺点,萼呈二唇形,上唇 3 齿,下唇 2 齿;花冠白黄色至白色,长约 4.5 mm,外面在唇片上有腺点,冠檐二唇形,上唇宽大且 4 裂,下唇稍长于上唇且全缘;雄蕊 4 枚。小坚果近球状,直径约 1 mm,褐色。花期 10 月,果期 11 月。

【生境分布】栽培。广西主要栽培于南宁、苍梧、岑溪、平南、陆川、博白、灵山、德保、凌云等地,我国江苏、浙江、福建、台湾、广东、云南等省也有栽培。

【壮医药用】药用部位　全株。

性味　辣,温。

功用　利谷道,祛风毒,除湿毒,消肿痛。用于贫痧(感冒),巧尹(头痛),腊胴尹(腹痛),东郎(食滞),屙泻(泄泻),京瑟(闭经),火眼(急性结膜炎),麦蛮(风疹),发旺(痹病),林得叮相(跌打损伤)。

附方　(1)贫痧(感冒):毛叶丁香罗勒、桂枝、五加皮各 9 g,水煎,药液加红糖适量调服。

(2)腊胴尹(腹痛):毛叶丁香罗勒、阴香皮、乌药各 10 g,五指毛桃根 15 g,水煎服。

(3)发旺(痹病):毛叶丁香罗勒、黑老虎根、威灵仙各 15 g,肉桂 9 g,加白酒 500 ml 浸泡 50 天,每次取药酒 30 ml 饮用。

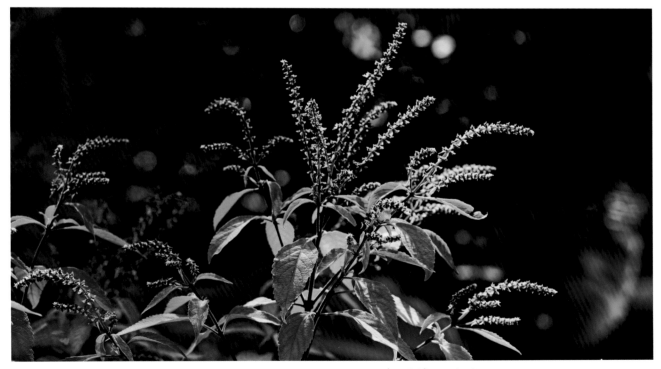

*Ocimum gratissimum* L. var. *suave*（Willd.）Hook. f.

# Nyayazgyae
# 夏枯草

【药 材 名】夏枯草。

【别　　名】夏枯球、紫花草、毛虫药、小本蛇药草。

【来　　源】唇形科植物夏枯草 *Prunella vulgaris* L.。

【形态特征】多年生草木，高可达 30 cm。全株被稀疏糙毛。根茎匍匐。茎四棱形，紫红色。叶对生，茎下部叶有柄，上部叶渐无柄；叶片卵状长圆形或卵圆形，长 1.5~6.0 cm，宽 0.7~2.5 cm，先端钝，基部下延至叶柄成狭翅，边缘全缘或具疏锯齿。轮伞花序密集组成顶生穗状花序，长 2~4 cm；花序基部有叶状总苞 1 对；花萼管状，二唇形；花冠紫色、蓝紫色或红紫色，略超出于花萼，长约 13 mm，花冠筒长约 7 mm，冠檐二唇形，上唇近圆形，内凹，多呈盆状，下唇约为上唇的 1/2，3 裂；雄蕊 4 枚；花柱先端 2 裂。小坚果长圆状卵珠形，黄褐色。花期 4~6 月，果期 7~10 月。

【生境分布】生于荒坡、草地、溪边及路旁等湿润处。广西各地均有分布，我国陕西、甘肃、新疆、河南、湖北、湖南、江西、浙江、福建、台湾、广东、贵州、四川、云南等省区也有分布。

【壮医药用】**药用部位**　带花果穗。

**性味**　苦，凉。

**功用**　清肝明目，消肿散结。用于火眼（急性结膜炎），巧尹（头痛），兰嗉（眩晕），黄标（黄疸），钵痨（肺结核），血压嗓（高血压），呗奴（瘰疬），笨埃（甲状腺肿大），呗嘻（乳痈），乳腺癌，鹅口疮。

**附方**　（1）火眼（急性结膜炎）：夏枯草 15 g，桑叶、连翘、三姐妹各 10 g，狗肝菜 20 g，水煎服。

（2）肝火巧尹（头痛）：夏枯草、生龙骨、生牡蛎各 15 g，钩藤 10 g，水煎代茶饮。

（3）呗嘻（乳痈）：夏枯草、犁头草各 15 g，蚤休 6 g，三姐妹 10 g，狗肝菜 20 g，水煎服。

（4）咪裆血压嗓（妊娠期高血压）：夏枯草 30 g，水煎服。

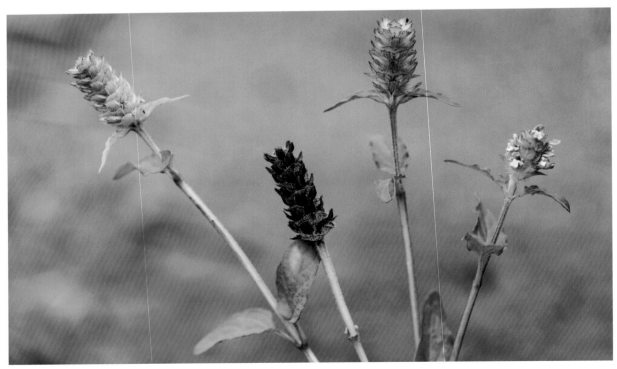

*Prunella vulgaris* L.

# Nanzdanhcwnh
# 南丹参

【药 材 名】南丹参。

【别　　名】丹参、红根。

【来　　源】唇形科植物南丹参 *Salvia bowleyana* Dunn。

【形态特征】多年生草本,高约 1 m。根肥厚,外表红赤色,切面淡黄色。茎粗大,四棱形,具沟槽,被长柔毛。羽状复叶,长 10~20 cm,有小叶 5~7 片,顶生小叶卵圆状披针形,长 4.0~7.5 cm,宽 2.0~4.5 cm,边缘具圆锯齿,两面除脉上略被小疏柔毛外余部均无毛,侧生小叶较小;叶柄长 4~6 cm,被长柔毛。轮伞花序具 8 朵至多朵花,组成顶生总状花序或总状圆锥花序;花梗长约 4 mm,与花序轴密被长柔毛及腺毛。花萼筒状,被腺毛及柔毛;花冠二唇形,淡紫色、紫色至蓝紫色,长 1.9~2.4 cm,外被微柔毛,花冠筒长约 1 cm;能育雄蕊 2 枚,伸至上唇片;花柱伸出,先端 2 浅裂。小坚果椭圆形,长约 3 mm,褐色,顶端有毛。花期 3~7 月。

【生境分布】生于山地、山谷、路旁、林下或水边。广西主要分布于南宁、桂林、阳朔、灵川、罗城等地,我国浙江、湖南、江西、福建、广东等省也有分布。

【壮医药用】药用部位　根、全草。

性味　苦、微寒。

功用　调龙路,祛瘀血,止痛,调经。用于子宫出血,约经乱(月经不调),瘀血腹痛,京瑟(经闭),兵嘿细勒(疝气),心绞痛,年闹诺(失眠),麦蛮(风疹)。

附方　(1)京瑟(经闭):南丹参根 30 g,鸡肉 250 g,水炖,食肉喝汤。

(2)兵嘿细勒(疝气):鲜南丹参根适量,磨汁涂患处。

(3)年闹诺(失眠):南丹参根、十大功劳各 15 g,制半夏、半枝莲各 10 g,水煎服。

(4)麦蛮(风疹):南丹参全草 10 g,水煎服。

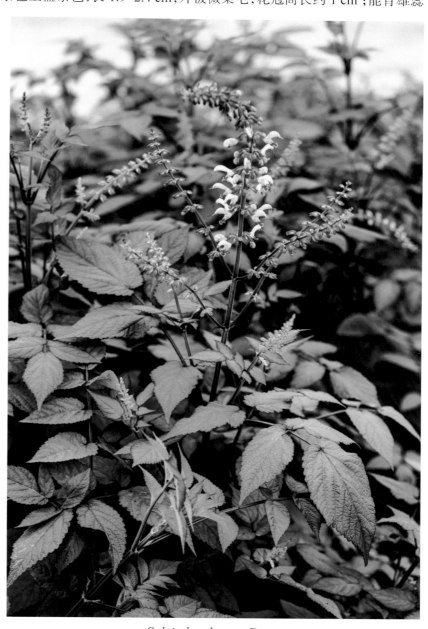

*Salvia bowleyana* Dunn

# Gobakhoengz
# 朱唇

【药材名】朱唇。

【别　　名】香茶菜、蛇总管、小红花。

【来　　源】唇形科植物朱唇 *Salvia coccinea* Buc'hoz ex Etl.。

【形态特征】一年生或多年生草本,高达 70 cm。茎、叶片两面、叶柄、花序轴和花梗、花冠外面均被毛。茎直立,四棱形,单一枝或多分枝。叶片卵圆形或三角状卵圆形,长 2~5 cm,宽 1.5~4.0 cm,先端锐尖,基部心形或近截形,边缘具锯齿或钝锯齿;叶柄长 0.5~2.0 cm。轮伞花序有 4 朵至多朵花,疏离,组成顶生总状花序;花梗长 2~3 mm;萼筒状钟形,二唇形;花冠深红色或绯红色,长 2.0~2.3 cm,花冠筒长约 1.6 cm,冠檐二唇形,上唇长圆形,长约 6 mm,先端微凹,下唇长约 7 mm 且 3 裂;能育雄蕊 2 枚;花柱先端 2 裂。小坚果倒卵圆形,长 1.5~2.5 mm,黄褐色,具棕色斑纹。花期 4~7 月。

【生境分布】栽培。广西主要栽培于南宁、马山、岑溪、合浦、钦州、德保等地,我国云南等省也有栽培。

【壮医药用】药用部位　全草。

性味　辣、微苦、涩、凉。

功用　清热毒,消肿痛。用于林得叮相(跌打损伤),夺扼(骨折),乳腺增生,额哈(毒蛇咬伤)。

附方　(1)乳腺增生:朱唇 10 g,蒲公英、红藤菜各 30 g,水煎服;药渣敷患处。

(2)林得叮相(跌打损伤):朱唇 10 g,龙血竭、红花各 6 g,了哥王根皮 1 g,水煎,取药液调米酒适量服。

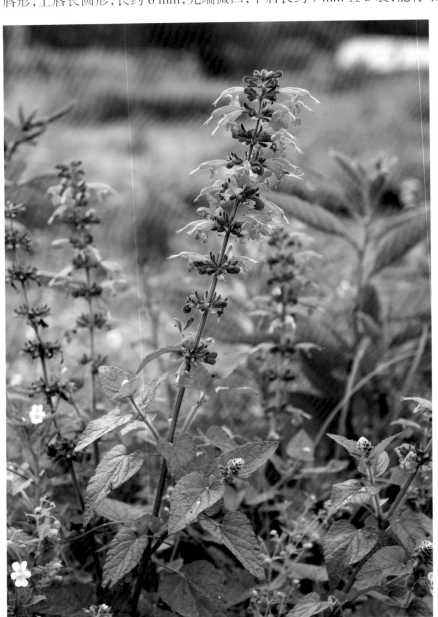

*Salvia coccinea* Buc'hoz ex Etl.

# Haznganxlaeh
# 荔枝草

【药 材 名】雪见草。

【别　　名】野芥菜、麻婆菜、消炎草。

【来　　源】唇形科植物荔枝草 *Salvia plebeia* R. Br.。

【形态特征】一年生或二年生草本，高可达 90 cm。全株被短柔毛。主根肥厚，有多数须根。茎直立，粗壮，多分枝，四棱形。叶片椭圆状卵圆形或椭圆状披针形，长 2~6 cm，宽 0.8~2.5 cm，边缘具圆锯齿，下面有黄褐色腺点；叶柄长 4~15 mm。轮伞花序顶生或腋生，每轮有花 2~6 朵，集成多轮穗状花序；花萼钟形，被疏柔毛及黄褐色腺点，二唇形；花冠唇形，淡红色或淡紫色，长约 4.5 mm，冠檐二唇形，上唇长圆形，下唇 3 裂；能育雄蕊 2 枚，略伸出花冠外。小坚果倒卵圆形，直径约 0.4 mm，褐色。花期 4~5 月，果期 6~7 月。

【生境分布】生于山坡、路旁、沟边、田野潮湿处。广西各地均有分布，我国东部、中南部、西南部各省区也有分布。

【壮医药用】药用部位　全草。

性味　苦、微辣，凉。

功用　清热毒，通调气道水道，止血。用于屙意咪（痢疾），货烟妈（咽痛），埃病（咳嗽），狠风（小儿惊风），血压嗓（高血压），贫痧（感冒），膀胱结石，钵痨（肺结核），唉勒（咯血），笨浮（水肿），鹿勒（呕血），血小板减少性紫癜，航靠谋（痄腮），能啥能累（湿疹），荨麻疹，麦蛮（风疹），漆过敏。

附方　（1）荨麻疹：雪见草、仙鹤草、白茅根各 30 g，水煎服。

（2）贫痧（感冒）：雪见草 20 g，龙牙草 50 g，水煎服。

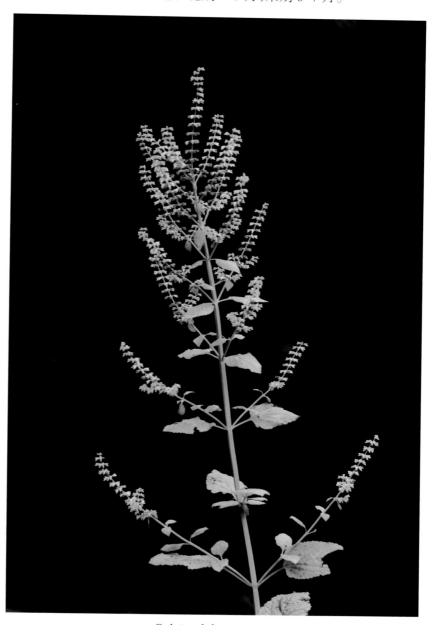

*Salvia plebeia* R. Br.

# Goraghoengz
# 红根草

【药 材 名】红根草。

【别 名】红地胆、黄埔鼠尾草、假鼠尾草。

【来 源】唇形科植物红根草 *Salvia prionitis* Hance。

【形态特征】一年生草本,高可达 40 cm。植株具多数红色须根。茎直立,四棱形,具四槽,密被白色长硬毛。叶大多数基生,也有茎生,单叶或三出羽状复叶;单叶叶片长圆形或椭圆形或卵圆状披针形,长2.5~7.5 cm,宽 1.3~4.5 cm,边缘具粗圆齿,上面被长硬毛,下面沿脉被长硬毛;复叶的顶生小叶最大,卵圆状椭圆形,长可达 9 cm,宽达 5 cm,侧生小叶最小,卵圆形;叶柄长 1.5~6.0 cm,密被白色长硬毛。轮伞花序具6~14 朵花,疏离,组成顶生总状花序或总状圆锥花序;花萼钟形,外面被具腺疏柔毛,内面喉部有长硬毛,二唇形;花冠蓝色或紫色,筒状,长约 5.5 mm,冠檐二唇形;能育雄蕊 2 枚,外伸;退化雄蕊短小;花柱外伸,先端2 裂。小坚果椭球形,长约 1.3 mm,淡棕色。花期 6~8 月。

【生境分布】生于山坡、草丛向阳处及路旁。广西主要分布于钟山、桂林、阳朔、灵川、永福等地,我国浙江、安徽、江西、湖南、广东等省也有分布。

【壮医药用】药用部位 根、全草。

性味 苦、微辣,平。

功用 祛风毒,解热毒,利咽喉,调谷道。用于贫疹(感冒),发得(发热),肺炎埃病(咳嗽),货烟妈(咽痛),腊胴尹(腹痛),屙泻(泄泻),屙意咪(痢疾),核尹(腰痛),肾虚腰疼。

附方 (1)肺炎埃病(咳嗽):红根草、三叉苦、鱼腥草各 30 g,水煎服。

(2)核尹(腰痛):鲜红根草、鲜透骨草、鲜透骨消各 30 g,共捣烂敷患处。

(3)屙泻(泄泻):红根草 30 g,鬼针草、马鞭草各 15 g,水煎服。

(4)肾虚腰疼:红根草 15 g,香花崖豆藤 30 g,水煎服。

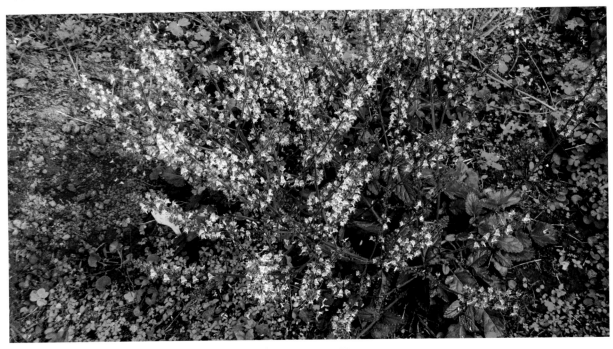

*Salvia prionitis* Hance

# Gocatfaenz
# 韩信草

【药 材 名】大叶半枝莲。

【别　　名】耳挖草、钩头线。

【来　　源】唇形科植物韩信草 *Scutellaria indica* L.。

【形态特征】多年生草本,高可达 40 cm。全株被白色柔毛;有多数簇生的纤维状根。茎直立,四棱形。叶对生;叶片心状卵圆形或圆状卵圆形至椭圆形,长 1.5~3.0 cm,宽 1.2~2.3 cm,先端钝或圆,基部近心形,边缘密生圆齿;叶柄长 0.4~2.8 cm。总状花序顶生,排列偏向一侧,长 4~8 cm;花梗长 2.5~3.0 mm;花萼二唇形,上唇紫红色,背面的盾状附属体果时增大;花冠蓝紫色,长 1.4~1.8 cm,冠檐二唇形;雄蕊 4 枚,二强;花柱顶端 2 裂。成熟小坚果卵形,栗色或暗褐色,长约 1 mm,具瘤。花果期 2~6 月。

【生境分布】生于沟边、田边、坡地草丛中。广西各地均有分布,我国江苏、浙江、安徽、江西、福建、台湾、广东、湖南、河南、陕西、贵州、四川、云南等省也有分布。

【壮医药用】药用部位　全草。

性味　微辣,平。

功用　通龙路火路,清热毒,消肿痛,调谷道。用于胸痛、钵农(肺痈)、屙意咪(痢疾)、屙泻(泄泻)、隆白呆(带下)、诺嚎尹(牙痛)、林得叮相(跌打损伤)、淋巴结肿大、呗脓(痈肿)、额哈(毒蛇咬伤)、外伤出血、癌症早期。

注:孕妇慎服。

附方　(1)钵农(肺痈):大叶半枝莲、鱼腥草、玉叶金花、黄根各 15 g,水煎服。

(2)诺嚎尹(牙痛):大叶半枝莲、两面针各 10 g,金不换 15 g,水煎服。

(3)淋巴结肿大:大叶半枝莲 60 g,食盐少许,共捣烂敷患处。

(4)癌症早期:大叶半枝莲、姜黄、夏枯草、凤尾草各 15 g,白花蛇舌草 60 g,石上柏 30 g,水煎服。

(5)林得叮相(跌打损伤):大叶半枝莲 20 g,美丽胡枝子 25 g,水煎服。

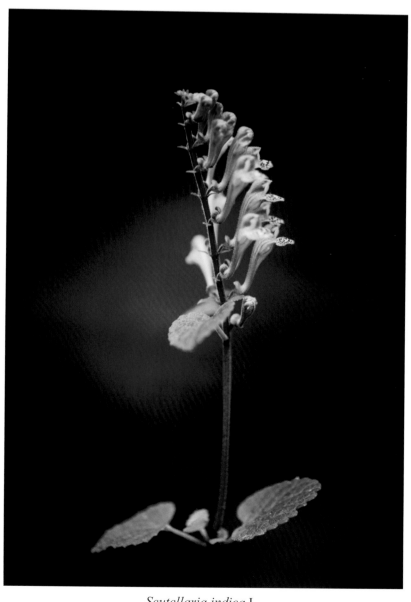

*Scutellaria indica* L.

# Gyajnonsei
# 地蚕

【药 材 名】地蚕。

【别 名】土虫草、土冬虫草、白冬虫草、白虫草、肺痨草。

【来 源】唇形科植物地蚕 *Stachys geobombycis* C. Y. Wu。

【形态特征】多年生草本,高可达 50 cm。茎基部有匍匐枝,末端膨大呈螺旋形的灰白色块茎如蚕虫。茎直立,四棱形,具四槽,有倒生长刺毛。叶对生;叶片卵形或长椭圆形,长 3~8 cm,宽 2~3 cm,先端锐尖,基部浅心形或圆形,边缘具粗大锯齿,两面均有毛;有柄。顶生间断的穗状花序,花排成 4~8 轮,每轮有花 3~6 朵;花梗和花萼外面均被微柔毛;花梗长约 1 mm;花萼倒圆锥形,具 10 脉,萼 5 齿;花冠淡紫色至紫蓝色或淡红色,长约 1.1 cm,花冠筒长约 7 mm,外面在上部被微柔毛,冠檐二唇形;雄蕊 4 枚。小坚果黑色。花期 4~5 月。

【生境分布】生于荒地、田地及草丛湿地。广西主要分布于柳州、梧州、桂平、苍梧、陆川、南宁、罗城等地,我国浙江、福建、湖南、江西、广东等省也有分布。

【壮医药用】药用部位 根茎、全草。

性味 甜,平。

功用 根茎:调气道谷道,补阴,补血。用于钵痨(肺结核),埃病(咳嗽),墨病(气喘),鹿勒(呕血),优平(盗汗),贫血,啫疳(疳积)。

全草:清热毒,消肿痛。用于林得叮相(跌打损伤),呗脓(痈肿)。

附方 (1)钵痨(肺结核),埃病(咳嗽):地蚕根茎、扶芳藤各 15 g,黄根、牛大力各 20 g,黄花倒水莲 30 g,水煎服。

(2)墨病(气喘):地蚕根茎 15 g,天冬、麦冬、黄芪、党参各 10 g,白术、茯苓各 12 g,甘草 6 g,水煎服。

(3)啫疳(疳积):地蚕根茎 6 g,鸡内金 3 g,瘦猪肉 50 g,拌匀蒸熟食。

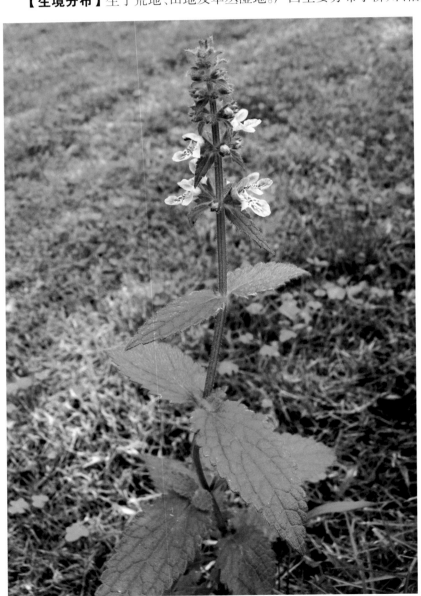

*Stachys geobombycis* C. Y. Wu

# Haznajnyaeuq
# 血见愁

**【药 材 名】**山藿香。

**【别　　名】**野藿香、消炎草、四方草。

**【来　　源】**唇形科植物血见愁 *Teucrium viscidum* Blume。

**【形态特征】**一年生草本，高可达 70 cm。植株具匍匐茎。茎直立，四棱形，嫩枝被疏毛。单叶对生；叶片卵圆形至卵圆状长圆形，长 3~8 cm，宽 3~4 cm，先端渐尖，基部近圆形，边缘具重锯齿，两面近无毛或被极稀的微柔毛，叶面皱褶；叶柄长 1~3 cm。总状花序腋生或顶生；花梗长不及 2 mm，密被腺毛；花萼钟形，被腺毛，萼齿 5 枚，果时花萼呈圆球形；花冠白色、淡红色或淡紫色，长 6.5~7.5 mm，花冠筒长约 3 mm，二唇形，上唇极短，下唇很长，侧裂小圆齿状；雄蕊 4 枚，二强。小坚果球形，长约 1.3 mm，黄棕色。花期 6~11 月。

**【生境分布】**生于荒坡、田边、山谷半荫草丛中。广西各地均有分布，我国江苏、浙江、福建、台湾、江西、湖南、广东、云南、四川、西藏等省区也有分布。

**【壮医药用】药用部位**　全草。

**性味**　辣、苦、凉。

**功用**　调龙路火路，清热毒，止血，消肿痛。用于急性胃肠炎，陆裂(咳血)，鹿勒(呕血)，楞阿勒(鼻出血)，约经乱(月经不调)，货烟妈(咽痛)，林得叮相(跌打损伤)，呗脓(痈肿)，唪呗郎(带状疱疹)，肺炎，额哈(毒蛇咬伤)，蜈蚣咬伤，渗裆相(烧烫伤)。

**附方**　(1)急性胃肠炎：山藿香 15 g，鬼针草 30 g，水煎服。

(2)约经乱(月经不调)：山藿香 60 g，益母草、大枣各 30 g，水煎服。

(3)陆裂(咳血)：山藿香、鱼腥草各 20 g，侧柏叶 10 g，水煎代茶饮。

(4)肺炎：山藿香、水蜈蚣各 15 g，水煎服。

(5)唪呗郎(带状疱疹)：山藿香 15 g，水煎服。

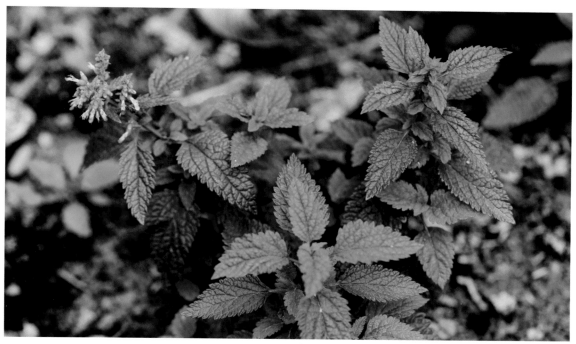

*Teucrium viscidum* Blume

# Goswzse

# 泽泻

【药 材 名】泽泻。

【别　　名】鸭舌菜。

【来　　源】泽泻科植物泽泻 *Alisma orientale*（Samuel）Juz.。

【形态特征】多年生水生或沼生草本，高可达 1 m。块茎球形，直径可达 4.5 cm。叶基生；叶片卵状椭圆形，长 5~18 cm，宽 2~10 cm，先端渐尖，基部近圆形或浅心形；基出脉 5~7 条；叶柄长 3.2~34.0 cm，基部鞘状。花葶高 35~90 cm，具 3~9 轮分枝，集成大型轮生状圆锥花序；花两性；花梗不等长；花被片两轮，内轮花被片边缘具粗齿；萼片 3 枚，广卵形；花瓣 3 枚，白色，倒卵形；雄蕊 6 枚；雌蕊多数，离生，花柱长 0.7~1.5 cm。瘦果椭圆形；种子紫红色。花果期 5~9 月。

【生境分布】生于水塘、沟渠、沼泽或水田中。广西主要分布于横县、贵港、桂平、靖西、那坡、乐业、隆林、南丹等地，我国其他省区也有分布。

【壮医药用】药用部位　根茎。

性味　甜、咸、寒。

功用　利水道谷道，清热毒，渗湿，利尿消肿。用于肉扭（淋证），笨浮（水肿），屙泻（泄泻），痰饮，兰嘌（眩晕）。

附方　（1）笨浮（水肿）：泽泻、猪苓、五指毛桃各 15 g，土炒白术 10 g，桂枝 12 g，槟榔壳、益母草（未开花）20 g，水煎服。

（2）肉扭（淋证）：泽泻、笔筒草各 15 g，车前草、海金沙藤各 20 g，桃仁 10 g，水煎代茶饮。

（3）痰饮：泽泻、钩藤各 15 g，姜半夏、土人参、五指毛桃、天竺黄各 10 g，仙鹤草 30 g，水煎服。

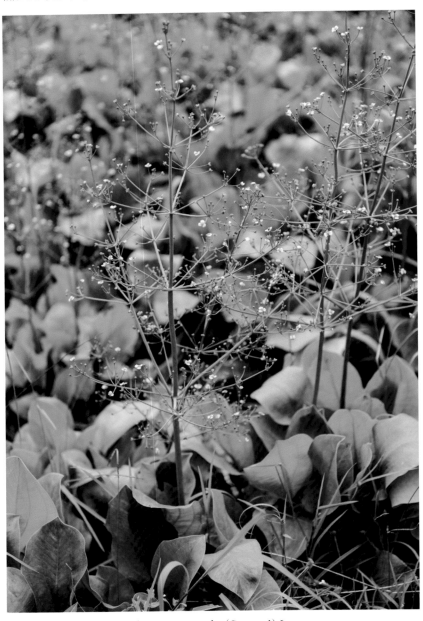

*Alisma orientale*（Samuel）Juz.

# Gyapmbawraiz
# 紫竹梅

【药 材 名】紫竹梅。

【别　　名】血见愁。

【来　　源】鸭跖草科植物紫竹梅 *Setcreasea purpurea* Boom.。

【形态特征】多年生草本,高可达 50 cm。茎多分枝,带肉质,紫红色,下部匍匐状,节上常生须根,上部近于直立。叶互生;叶片长圆形,长 6~13 cm,宽 0.6~1.0 cm,先端渐尖,基部抱茎而成鞘,鞘口有白色长睫毛,上面暗绿色,边缘绿紫色,下面紫红色。花密生于二叉状的花序梗上,下具线状披针形苞片,长约 7 cm;萼片 3 枚,卵圆形,宿存;花瓣 3 枚,蓝紫色,广卵形;雄蕊 6 枚,2 枚发育,3 枚退化,另有 1 枚花丝短而纤细且无花药;雌蕊 1 枚,子房 3 室。蒴果椭圆形,具 3 条隆起的棱线;种子呈三棱状半圆形。花期 7~8 月。

【生境分布】栽培。广西各地均有栽培,我国大部分省区也有栽培。

【壮医药用】药用部位　全草。

性味　淡、甜、凉;有毒。

功用　调龙路火路,消肿痛,止血,解蛇毒。用于蛇泡疮,呗脓(痈肿),额哈(毒蛇咬伤),林得叮相(跌打损伤),发旺(痹病)。

注:本品有毒,孕妇忌服;内服慎用。

附方　(1)蛇泡疮:紫竹梅叶适量,水煎洗患处。

(2)额哈(毒蛇咬伤):紫竹梅、土牛膝、半边莲各 15 g,白花蛇舌草 60 g,水煎服。

(3)发旺(痹病):紫竹梅、清风藤各 30 g,水煎洗患处。

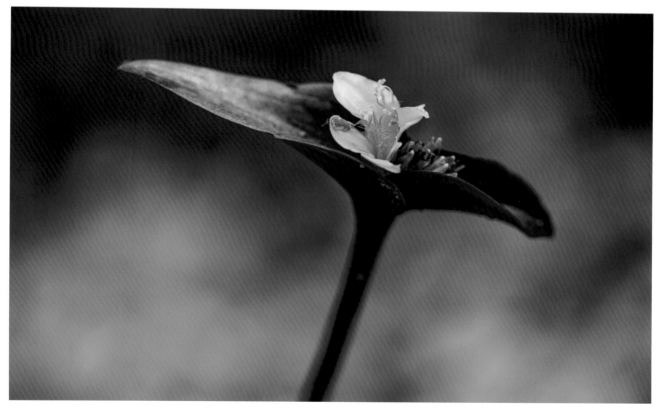

*Setcreasea purpurea* Boom.

# Byaekgangj
# 聚花草

【药 材 名】聚花草。

【别　　名】竹叶藤、塘壳菜、过江竹、水波草。

【来　　源】鸭跖草科植物聚花草 *Floscopa scandens* Lour.。

【形态特征】多年生草本，高可达 70 cm。全体或仅叶鞘及花序各部分被柔毛，但有时叶鞘仅一侧被毛。根状茎很长，节上密生须根。茎不分枝。叶片椭圆形至披针形，长 4~12 cm，宽 1~3 cm，上面有鳞片状突起；无柄。圆锥花序多个，顶生及腋生，组成扫帚状复圆锥花序，几无总梗，花序密被长腺毛；下部总苞片叶状；花梗极短；苞片鳞片状；花瓣蓝色或紫色，倒卵形，略比萼片长；花丝长而无毛。蒴果卵圆状，侧扁；种子半椭圆状，灰蓝色，浅辐射纹。花果期 7~11 月。

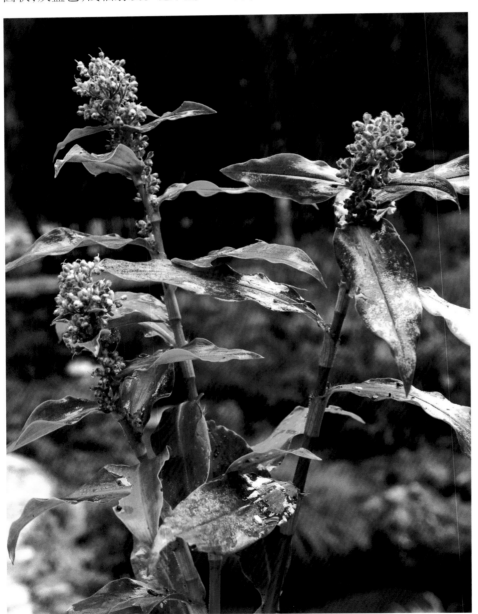

*Floscopa scandens* Lour.

【生境分布】生于水边、山沟边草地及林中。广西各地均有分布，我国浙江、福建、江西、湖南、广东、海南、云南、四川、西藏、台湾等省区也有分布。

【壮医药用】药用部位全草。

性味　苦，凉。

功用　清热毒，通水道。用于埃病（咳嗽），火眼（急性结膜炎），肉扭（淋证），笨浮（水肿），呗脓（痈肿）。

附方　（1）笨浮（水肿）：聚花草 15 g，桑叶、防风各 10 g，荆芥 6 g，水煎服。

（2）呗脓（痈肿）：聚花草 30 g，玉叶金花、葫芦茶、解毒草各 15 g，水煎服。

（3）火眼（急性结膜炎）：聚花草 30 g，夏枯草、九里明各 15 g，野菊花、决明子、青葙子各 10 g，水煎服。

# Gyapmbawraez
# 大苞水竹叶

【药 材 名】痰火草。

【别　　名】青鸭跖草、青竹壳菜。

【来　　源】鸭跖草科植物大苞水竹叶 Murdannia bracteata (C. B. Clarke) J. K. Morton ex D. Y. Hong。

【形态特征】多年生肉质小草本。根须状,细而多。茎有毛,基部斜卧。叶片两面均无毛或下面有毛;基生叶莲座状,剑形,长 20~30 cm,宽 1.2~1.8 cm;茎生叶互生,无明显的叶柄,基部鞘状抱茎,被密毛,叶片卵状披针形至披针形,长 3~12 cm,宽 1.0~1.5 cm。花密集成长圆柱形或球形头状花序,直径 8~12 mm,总花序梗长 2~5 cm;苞片圆形;萼片和花瓣各 3 枚,花瓣蓝色。蒴果宽椭圆状三棱形,长约 4 mm;种子黄棕色。花果期 5~11 月。

【生境分布】生于沟边、山谷溪边或林中。广西主要分布于南宁、隆安、梧州、藤县、防城港、东兴、平南、容县、平果、贺州、东兰、金秀、扶绥、宁明、龙州、大新等地,我国广东、海南、云南等省也有分布。

【壮医药用】药用部位　全草。

性味　甜、淡,凉。

功用　清热毒,消结肿,通水道气道。用于呗奴(瘰疬),笨埃(甲状腺肿大),肉扭(淋证),埃病(咳嗽),陆裂(咳血),奔寸(子宫脱垂),尊寸(脱肛)。

附方　(1)呗奴(瘰疬):痰火草、猫爪草各 15 g,火炭母 30 g,水煎服;药渣复煎洗患处。

(2)肉扭(淋证):痰火草 30 g,水煎代茶饮。

(3)陆裂(咳血):痰火草、瓜蒌仁、百合各 15 g,罗汉果 1 个,水煎服。

(4)奔寸(子宫脱垂),尊寸(肛脱):痰火草 30 g,猪大肠 50 g,水炖,食肉喝汤。

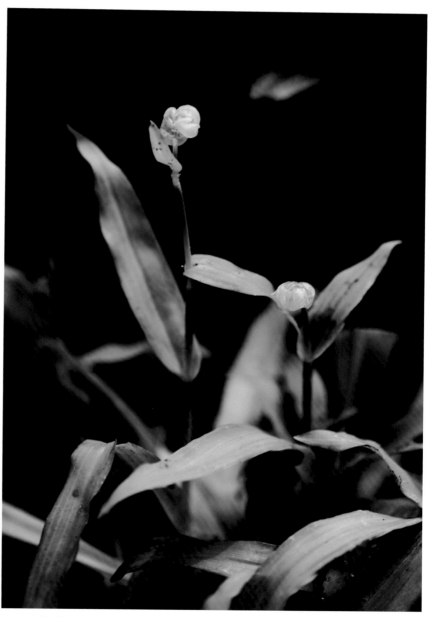

*Murdannia bracteata* (C. B. Clarke) J. K. Morton ex D. Y. Hong

# Lwedraenyou
# 裸花水竹叶

【药 材 名】红竹壳菜。

【别　　名】裸花水竹草、细竹壳菜、血见愁、血见仇。

【来　　源】鸭跖草科植物裸花水竹叶 *Murdannia nudiflora* (L.) Brenan。

【形态特征】多年生草本。须根发达。茎丛生，横卧，节部明显，节上生不定根，分枝多，无毛。叶互生；叶片禾叶状或披针形，长 2.5~10.0 cm，宽 5~10 mm，顶端钝或渐尖，两面无毛或疏生刚毛；叶鞘抱茎，被长刚毛，但有时仅口部一侧密生长刚毛。蝎尾状聚伞花序数个，生于枝顶的叶腋内，或仅单个；萼片 3 枚，卵状椭圆形，浅舟状；花瓣 3 枚，紫蓝色，倒卵形，长约 3 mm；能育雄蕊 2 枚，不育雄蕊 2~4 枚，花丝有毛。蒴果卵形，长 3~4 mm；种子黄棕色，有深窝孔，或同时有浅窝孔和白色瘤突。花果期 6~10 月。

【生境分布】生于潮湿的沟边及路旁土坎上。广西主要分布于南宁、贺州、平南、融水、隆安、宁明、东兰等地，我国云南、广东、湖南、四川、河南、山东、安徽、江苏、浙江、江西、福建等省也有分布。

【壮医药用】药用部位　全草。

性味　淡、凉。

功用　通气道，清肺热，凉血止血。用于肺热埃病（咳嗽），货烟妈（咽痛），目赤肿痛，呗脓（痈肿），兵淋勒（崩漏）。

附方　(1) 货烟妈（咽痛）：红竹壳菜 10 g，金果榄 6 g，酸藤子 30 g，无患子 2 g，水煎含服。

(2) 埃病（咳嗽）：红竹壳菜、金瓜核各 15 g，百合 30 g，水煎服。

(3) 兵淋勒（崩漏）：红竹壳菜 30 g，水煎，红茶适量调服。

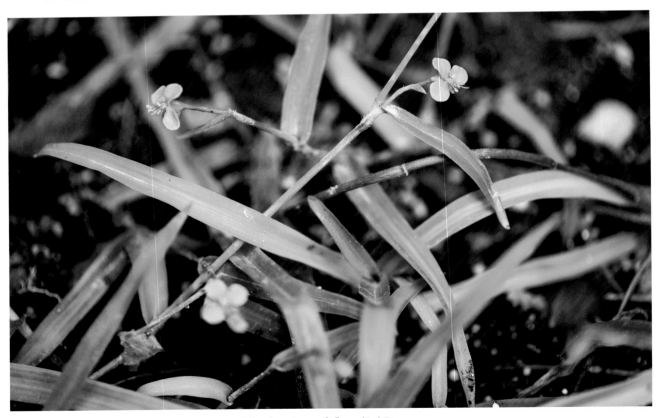

*Murdannia nudiflora* (L.) Brenan

# Govabangh
# 紫背万年青

【药材名】蚌花。

【别　　名】紫万年青、蚌兰花、荷苞花。

【来　　源】鸭跖草科植物紫背万年青 *Tradescantia spathacea* Sw.。

【形态特征】多年生粗壮草本，稍肉质，高不及 50 cm。茎粗厚而短，节密生。叶基生，密集覆瓦状，无柄；叶片舌状披针形，长 10~30 cm，宽 2~6 cm，先端渐尖，基部扩大成鞘抱茎，上面暗绿色，下面紫色。花白色，聚伞花序腋生于叶的基部，大部分藏于叶鞘内；佛焰苞 2 枚，蚌壳状，长 3~4 cm，淡紫色，包围花序，花序具多花，有小花梗；花瓣 3 枚，卵圆形；雄蕊 6 枚，花丝被毛；子房上位。蒴果小，2 裂或 3 裂。花期夏季。

【生境分布】栽培。广西各地区均有栽培，我国南部其他省区也有栽培。

【壮医药用】药用部位　叶、花。

性味　淡，寒。

功用　调龙路，利谷道气道，清热毒，化痰毒，止咳嗽。叶用于屙意咪（痢疾），屙意勒（便血），埃病（咳嗽），嘴唉百银（百日咳），唉勒（咯血），呗奴（瘰疬）；花用于嘴唉百银（百日咳），楞阿勒（鼻出血）。

附方　（1）呗奴（瘰疬）：①偏热性。蚌花叶、玄参、苦参、丹参、西洋参、夏枯草、猫须草各 10 g，水煎服。②偏寒性。蚌花叶、山楂、红花、枸杞子、姜黄、香茅草各 10 g，七叶一枝花 6 g，水煎服。

（2）嘴唉百银（百日咳）：蚌花、红景天各 10 g，前胡、射干各 15 g，木蝴蝶、甘草各 6 g，水煎服。

（3）唉勒（咯血）：蚌花叶、大叶紫珠各 12 g，水煎服。

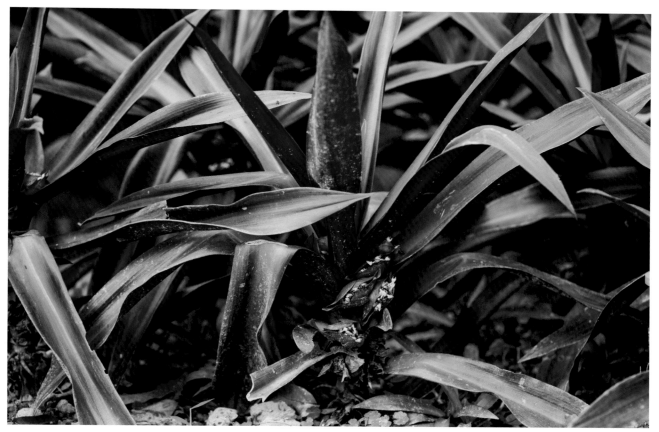

*Tradescantia spathacea* Sw.

# Go'gyapvaj
# 吊竹梅

【药材名】吊竹梅。

【别　　名】水竹草、紫背鸭跖草、花叶竹夹菜、二打不死、百毒散。

【来　　源】鸭跖草科植物吊竹梅 *Tradescantia zebrina* Bosse。

【形态特征】多年生稍肉质草本。茎匍匐，多分枝，具淡紫色斑纹。叶片卵形至长圆形，基部鞘状，上面紫色或绿色而杂以银白色条纹，背面紫红色；无柄，叶鞘被疏散长毛。花少，玫瑰色。花期6~11月。

【生境分布】生于山边、村边和沟旁及路边较阴湿的洼地。广西各地均有分布，我国福建、广东等省也有分布。

【壮医药用】药用部位　全草。

性味　甜、淡，寒；有毒。

功用　调水道气道，通龙路火路，清热毒，除湿毒，凉血。用于笨浮（水肿），肉扭（淋证），屙意咪（痢疾），埃病（咳嗽），隆白呆（带下），月经过多，肝胆湿热口干，火眼（急性结膜炎），货烟妈（咽痛），隆芡（痛风），肺癌，呗脓（痈肿），渗裆相（烧烫伤），额哈（毒蛇咬伤）。

注：本品有毒，孕妇忌用。

附方　（1）埃病（咳嗽）：吊竹梅10 g，白花蛇舌草、石上柏各30 g，水煎服。

（2）肺癌：吊竹梅、半枝莲各15 g，万年青、射干各10 g，水煎服。

（3）肉扭（淋证）：吊竹梅10 g，七叶一枝花6 g，白点秤25 g，水煎服。

（4）隆芡（痛风）急性发作期：鲜吊竹梅、鲜肾茶各40 g，水煎服。

（5）肝胆湿热口干：鲜吊竹梅50 g，山栀子12 g，龙胆草10 g，八月札藤5 g，水煎服。

（6）月经过多：吊竹梅20 g，水煎服。

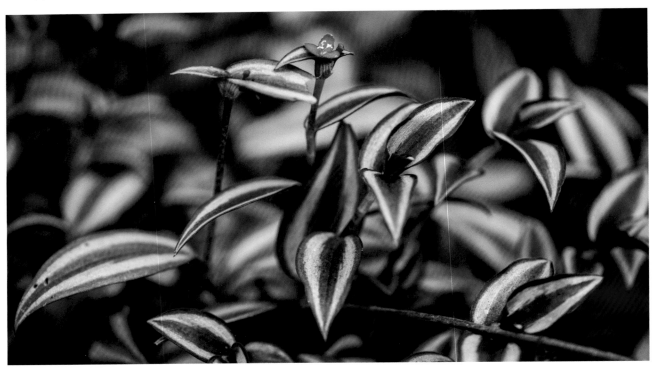

*Tradescantia zebrina* Bosse

# Gohaeuxaw
# 华南谷精草

【药 材 名】谷精珠、谷精草。

【别 名】珍珠草。

【来 源】谷精草科植物华南谷精草 *Eriocaulon sexangulare* L.。

【形态特征】大型草本。叶丛生；叶片线形，长 10~37 cm，宽 4~13 mm，先端钝，叶质较厚，对光可见横格。花葶 5~20 枝，长可达 60 cm，干时粗约 1.1 mm，具明显的 4~6 棱；头状花序近球形，灰白色，直径可达 7 mm，基部截平；总苞片倒卵形，禾秆色，背面有白色短毛；苞片倒卵形至倒卵状楔形，直径 2.0~2.5 mm，背面上部有白短毛。雄花：花萼合生，佛焰苞状，近轴处深裂至半裂，顶端 3 (2) 浅裂或不分裂；花冠 3 裂，裂片条形，裂片顶端有短毛；雄蕊 4~6 枚，花药黑色。雌花：萼片 3 (2) 枚；花瓣 3 枚；子房 3 室，花柱分支 3 枚。种子卵形，表面具横格及 "T" 字形毛。花果期夏秋季至冬季。

【生境分布】生于水坑、池塘、稻田边。广西主要分布于合浦、钦州、上思、苍梧、北流、陆川、博白、龙州等地，我国福建、台湾、广东、海南等省也有分布。

【壮医药用】药用部位 花序（谷精珠）、全草（谷精草）。

性味 甜，平。

功用 祛风毒，清热毒，明目。用于火眼（急性结膜炎），角膜薄翳，夜盲症，唉疳（疳积），诺嚎尹（牙痛）。

附方 （1）火眼（急性结膜炎），角膜薄翳，夜盲症：谷精珠 15 g，水煎服。

（2）唉疳（疳积）：谷精珠、雷公根、骨碎补各 15 g，鸡内金、雷丸各 6 g，水煎服。

（3）诺嚎尹（牙痛）：谷精草、金不换各 15 g，水煎服。

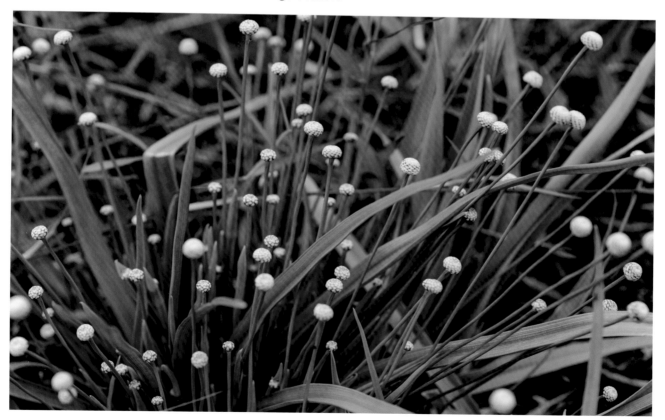

*Eriocaulon sexangulare* L.

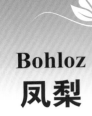

# Bohloz
# 凤梨

【药材名】凤梨。

【别　　名】地菠萝、菠萝。

【来　　源】凤梨科植物凤梨 *Ananas comosus* (L.) Merr.。

【形态特征】茎短。叶多数，莲座式排列；叶片剑形，长 40~90 cm，宽 4~7 cm，顶端渐尖，边缘全缘或具锐齿，腹面绿色，背面粉绿色，边缘和顶端常带褐红色，生于花序顶部的叶变小，常呈红色。花序于叶丛中抽出，状如松球，长 6~8 cm，结果时增大；苞片基部绿色，上半部淡红色，三角状卵形；萼片宽卵形，肉质；花瓣长椭圆形，长约 2 cm，上部紫红色，下部白色。聚花果肉质，长 15 cm 以上。花期夏季至冬季。

【生境分布】栽培。广西主要栽培于南部地区，我国福建、广东、海南、云南等省也有栽培。

【壮医药用】药用部位　果皮。

性味　涩、甜、平。

功用　调气道谷道，止咳，止痢。用于埃病(咳嗽)，屙意咪(痢疾)。

附方　(1)埃病(咳嗽)：凤梨皮 15 g，天文草 10 g，水煎服。

(2)屙意咪(痢疾)：凤梨皮、飞扬草各 15 g，大叶金花草 10 g，水煎服。

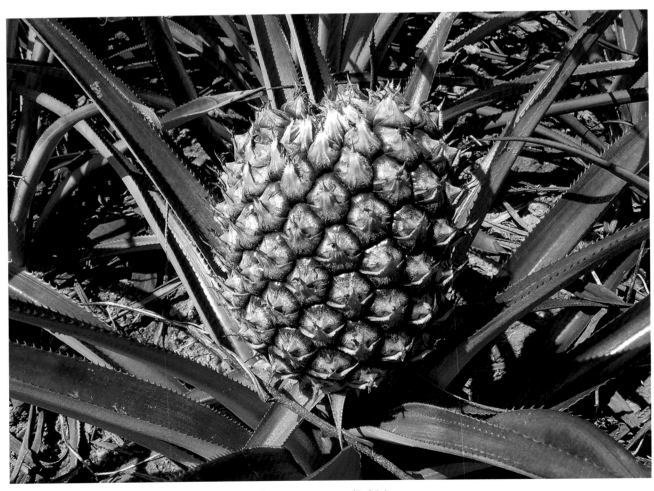

*Ananas comosus* (L.) Merr.

# Gyoijndoeng
# 野蕉

**【药 材 名】**野芭蕉。

**【别　　名】**山芭蕉、野芭蕉。

**【来　　源】**芭蕉科植物野蕉 *Musa balbisiana* Colla。

**【形态特征】**假茎丛生,高可达 6 m。植株有大块黑斑。叶片卵状长圆形,边缘全缘,长 1~3 m,宽 20~90 cm,基部耳形;叶鞘上部及叶面均被蜡粉;叶柄长达 75 cm。穗状花序下垂,长达 2.5 m;雄花生于花序上部,雌花生于花序下部;雌花在每一苞片内 15 (16) 朵,排成 2 列;苞片卵形至披针形,紫红色;合生花被片具条纹,外面淡紫白色,内面淡紫色,离生花被片乳白色。浆果长圆状倒卵形,微弯曲,有微棱,长 8~10 cm,直径 2.0~2.5 cm,熟时浅黄色;果梗长在 2 cm 以上;种子多数,扁球形,褐色,具疣。花期 3~8 月,果期 7~12 月。

**【生境分布】**生于沟谷坡地的湿润常绿林中。广西各地均有分布,我国云南、广东等省也有分布。

**【壮医药用】药用部位**　根、种子。

**性味**　苦、辣、凉;种子有小毒。

**功用**　根:清热毒,养阴。用于阴虚内热,口干,血压嗓(高血压)。

种子:通龙路,消肿痛,利谷道。用于林得叮相(跌打损伤),屙意囊(便秘),癫痫。

**附方**　(1)屙意囊(便秘):野芭蕉子适量,用湿黄泥包裹,置火中烧红,取出野芭蕉子仁,每日 5 粒,适量米酒送服。

(2)癫痫:野芭蕉子 7 粒,薏苡仁 30 g,益智仁 20 g,水煎服。

(3)阴虚内热,口干:野芭蕉根 20 g,麦冬 6 g,五味子 10 g,水煎服。

(4)血压嗓(高血压):鲜野芭蕉根 50 g,水煎服。

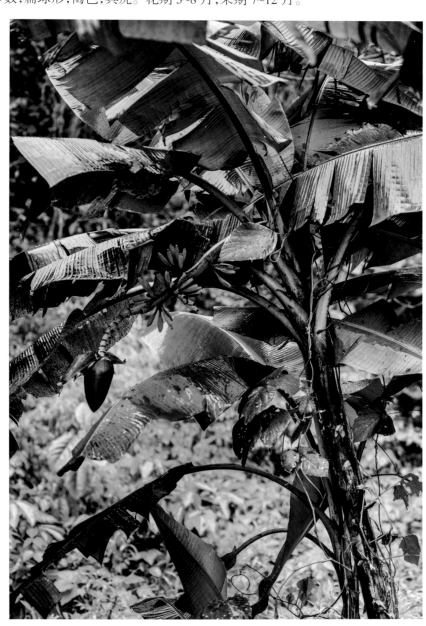

*Musa balbisiana* Colla

# Lwggyoij
# 芭蕉

【药 材 名】芭蕉。

【别　　名】巴蕉。

【来　　源】芭蕉科植物芭蕉 *Musa basjoo* Sieb. et Zucc.。

【形态特征】多年生草本,高可达4 m。叶片长圆形,长2~3 m,宽25~30 cm,先端钝,基部圆形或不对称,叶上面鲜绿色,有光泽;叶柄粗壮,长达30 cm。花序顶生,下垂;苞片红褐色或紫色;雄花生于花序上部,雌花生于花序下部;雌花在每一苞片内10~16朵,排成2列;合生花被片长4.0~4.5 cm,具5(3+2)齿裂,离生花被片几与合生花被片等长,顶端具小尖头。浆果三棱状长圆形肉质,长5~7 cm,具3~5棱,近无梗,具多数种子。

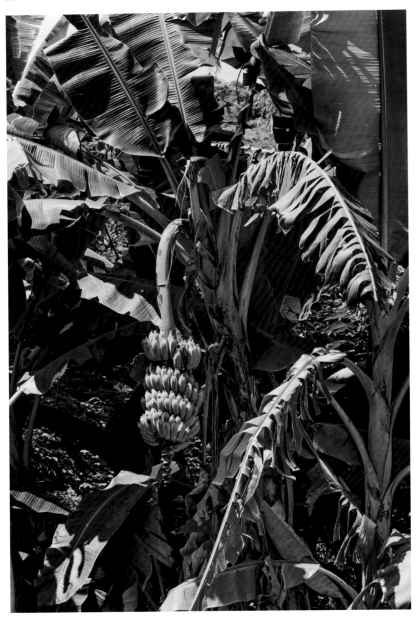

*Musa basjoo* Sieb. et Zucc.

【生境分布】多栽培于庭园及农舍附近。广西各地均有栽培,我国四川、湖北、山东、广东、海南等省也有栽培。

【壮医药用】药用部位　根、茎髓、花、果皮。

性味　根、茎髓:甜,寒。花:甜、淡,凉。

功用　根、茎髓:清热毒,生津止渴,利尿。用于热病,烦闷,啊肉甜(消渴),呗脓(痈肿),呗叮(疗),丹毒,兵淋勒(崩漏),肉扭(淋证),笨浮(水肿),脚气,血压嗓(高血压),贝傍寒(鹅口疮)。

花:化痰毒,软坚,和胃,通经。用于胸膈饱胀,脘腹痞疼,吞酸反胃,呕吐痰涎,妇女行经不畅。

附方　(1)热病,烦闷:芭蕉根30 g,地龙20 g,水煎调白糖适量服。

(2)妇女行经不畅:芭蕉花、木棉花、陈皮各6 g,土人参、白术、土茯苓、益母草各10 g,水煎调红糖适量服。

(3)贝傍寒(鹅口疮):芭蕉果皮适量,烧炭存性,研末,调茶油适量敷患处。

(4)血压嗓(高血压):芭蕉根、五眼果树二层皮各30 g,水煎服。

# Hinggyaeujbya

# 艳山姜

【药 材 名】艳山姜。

【别　　名】假砂仁、大良姜。

【来　　源】姜科植物艳山姜 *Alpinia zerumbet* (Pers.) B. L. Burtt et R. M. Sm.。

【形态特征】多年生常绿草本,高可达 3 m。叶片披针形,长 30~60 cm,宽 5~10 cm,顶端渐尖而有一旋卷的小尖头,基部渐狭,边缘具短柔毛;叶柄长 1.0~1.5 cm;叶舌长 5~10 mm,外被毛。圆锥花序呈总状花序式,下垂;花序轴紫红色,被绒毛,每一分枝上有花 1~3 朵;小苞片椭圆形,白色,顶端粉红色;花梗极短;花萼近钟形,白色,先端粉红色;花冠筒较花萼短,裂片长圆形,唇瓣匙状宽卵形,顶端皱波状,黄色而有紫红色纹彩;雄蕊长约 2.5 cm;子房被金黄色粗毛。蒴果卵圆形,直径约 2 cm,朱红色,被稀疏的粗毛,顶端有宿萼。花期 4~6 月,果期 7~10 月。

【生境分布】生于地边、路旁、田头及沟边草丛中,也有栽培。广西主要分布于南宁、都安、玉林、岑溪、博白、那坡等地,我国海南、广东、香港、福建、浙江、贵州、四川、江苏、湖南等省区也有分布。

【壮医药用】**药用部位**　根茎、种子。

**性味**　辣、涩、温。

**功用**　利谷道,除湿毒,调气机,祛瘴毒。用于东郎(食滞),胴尹(胃痛),腊胴尹(腹痛),胸腹胀满,鹿(呕吐),屙泻(泄泻),瘴病(疟疾)。

**附方**　(1)胴尹(胃痛):艳山姜、薄荷、土人参、佛手、木香各 10 g,香附 15 g,干姜 5 g,水煎服。

(2)胸腹胀满:艳山姜、法半夏、山苍子根、黄皮树根各 10 g,厚朴 15 g,水煎服。

(3)东郎(食滞),腊胴尹(腹痛):艳山姜、陈皮各 6 g,大茴香、沙姜各 4 g,千年健 10 g,猪骨头 500 g,水煲,食肉喝汤。

(4) 鹿(呕吐),屙泻(泄泻):艳山姜、川楝子各 6 g,枳壳、苍术、白术、法半夏、姜竹茹各 10 g,凤尾草 20 g,水煎服。

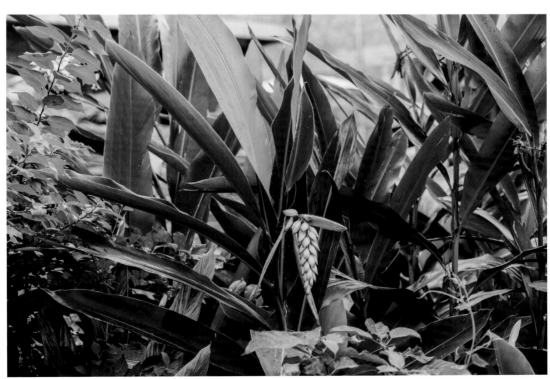

*Alpinia zerumbet* (Pers.) B. L. Burtt et R. M. Sm.

# Hingfouxva
# 舞花姜

【药 材 名】舞花姜。

【别　　　名】小黄姜、竹叶草。

【来　　　源】姜科植物舞花姜 *Globba racemosa* Sm.。

【形态特征】株高可达 1 m。茎基膨大。叶片长圆形或卵状披针形，长 12~20 cm，宽 4~5 cm，顶端尾尖，基部急尖，两面的脉上均疏被柔毛或无毛；无柄或具短柄；叶舌及叶鞘口具缘毛。圆锥花序顶生，长 15~20 cm；苞片早落，小苞片长约 2 mm；花黄色，各部均具橙色腺点；萼筒漏斗形，顶端具 3 齿；花冠筒长约 1 cm，裂片反折，长约 5 mm；侧生退化雄蕊披针形；唇瓣倒楔形，长约 7 mm，顶端 2 裂，反折；花药两边无翅状附属体。蒴果椭圆形，直径约 1 cm。花期 6~9 月。

【生境分布】生于林下阴湿处。广西主要分布于三江、桂林、灵川、全州、永福、龙胜、德保、凌云、乐业、隆林、贺州、天峨、金秀等地，我国南部至西南部各省区也有分布。

【壮医药用】药用部位　根。

性味　辣，热。

功用　调气机，通水道，化瘀毒。用于笨浮（水肿），兵淋勒（崩漏），痂（癣）。

附方　（1）笨浮（水肿）：舞花姜、黄柏、地肤子、荆芥、桑叶各 10 g，连翘 15 g，水煎服。

（2）兵淋勒（崩漏）：舞花姜、牛大力、辣椒根各 15 g，五指毛桃 30 g，茜草、益母草各 10 g，水煎服。

（3）痂（癣）：舞花姜 30 g，侧柏叶、鬼针草各 15 g，水煎服。

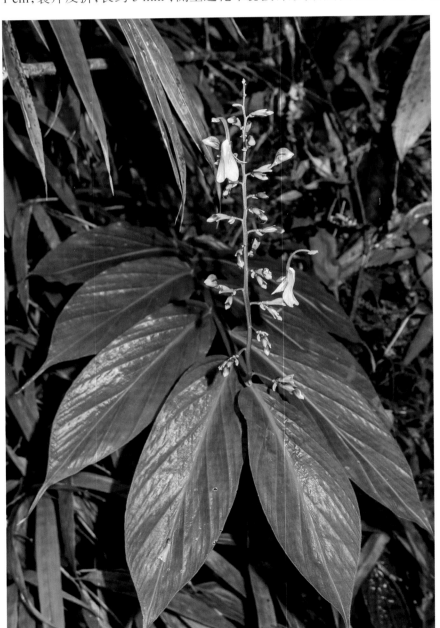

*Globba racemosa* Sm.

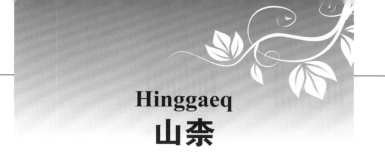

# Hinggaeq

# 山奈

【药 材 名】沙姜。

【别　　名】山辣。

【来　　源】姜科植物山奈 *Kaempferia galanga* L.。

【形态特征】多年生宿根草本。根茎块状,单生或数个连接,淡绿色或绿白色,芳香。叶常 2 片贴近地面生长,近圆形,长 7~13 cm,宽 4~9 cm,先端急尖或近钝形,基部圆形或心形,下延成鞘;叶鞘长 2~3 cm;几无柄。穗状花序从两叶间生出,花 4~12 朵,白色,半藏于叶鞘中,有香味,易凋谢;每花有披针形苞片 1 枚,长约 2.5 cm;花萼约与苞片等长;花冠筒长 2.0~2.5 cm,裂片线形,长约 1.2 cm。蒴果。花期 8~9 月。

【生境分布】栽培。广西各地均有栽培,我国台湾、广东、云南等省也有栽培。

【壮医药用】药用部位　根茎。

性味　辣,温。

功用　散寒毒,祛湿毒,利谷道,止痛。用于胸膈胀满,阿闷(胸痹),胴尹(胃痛),腊胴尹(腹痛),屙泻(泄泻),诺嚎尹(牙痛),新生儿马牙,东郎(食滞),唭嗽百银(百日咳),破伤风,骨鲠喉。

附方　(1)胴尹(胃痛):沙姜、香附、郁金各 10 g,水田七 3 g,水煎服。

(2)屙泻(泄泻):沙姜 10 g,鬼针草 20 g,车前草、大血藤各 30 g,水煎服。

(3)唭嗽百银(百日咳):沙姜、凹叶红景天各 15 g,鸡内金 10 g,水煎服。

(4)阿闷(胸痹):沙姜、细辛、丁香各 2 份,制乳香、制没药、冰片各 1 份,共研末,每次取药粉 1.5 g,以温开水送服(孕妇忌服)。

(5)新生儿马牙:沙姜适量,水磨取汁涂患处。

(6)破伤风:沙姜 2 g,捣烂,调鲤鱼胆汁适量敷患处。

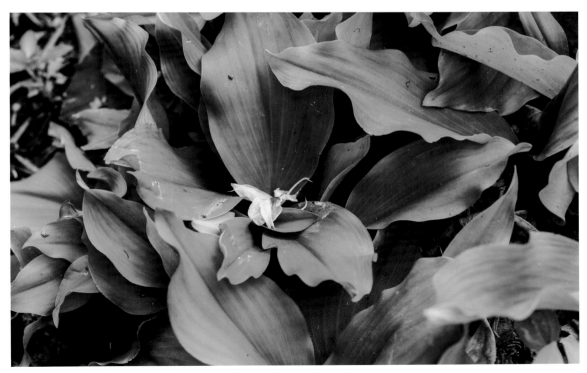

*Kaempferia galanga* L.

# Dienzcaetbya
# 海南三七

【药材名】山三七。

【别　　名】圆山奈。

【来　　源】姜科植物海南三七 *Kaempferia rotunda* L.。

【形态特征】多年生低矮草本。根茎块状,根粗。花先叶开放。叶片长椭圆形,长 17~27 cm,宽 7.5~9.5 cm,上面淡绿色,中脉两侧有深绿色斑,下面紫色;叶柄短,槽状。头状花序有花 4~6 朵,直接自根茎发出;苞片紫褐色,长 4.5~7.0 cm;萼筒长 4.5~7.0 cm,一侧开裂;花冠筒约与萼筒等长,花冠裂片线形,白色,长约 5 cm;侧生退化雄蕊披针形,长约 5 cm,白色,顶端急尖,直立,稍靠叠;唇瓣蓝紫色,近圆形,深 2 裂至中部以下成 2 裂片,裂片长约 3.5 cm;药隔附属体较大,2 裂,呈鱼尾状。花期 4 月。

【生境分布】生于草地向阳处,或栽培。广西主要分布于百色、那坡、龙州等地,我国云南、广东、海南等省也有分布。

【壮医药用】**药用部位**　根及根茎。

**性味**　辣,温。

**功用**　调龙路火路,消瘀肿,止疼痛。用于林得叮相(跌打损伤),胴尹(胃痛)。

**附方**　(1)林得叮相(跌打损伤):山三七 6 g,三棱、莪术各 15 g,鳖甲、龟板各 30 g,苏木 10 g,水煎服。

(2)胴尹(胃痛):山三七、两面针、麦冬、石菖蒲各 10 g,蒲公英 15 g,鸡内金 6 g,水煎服。

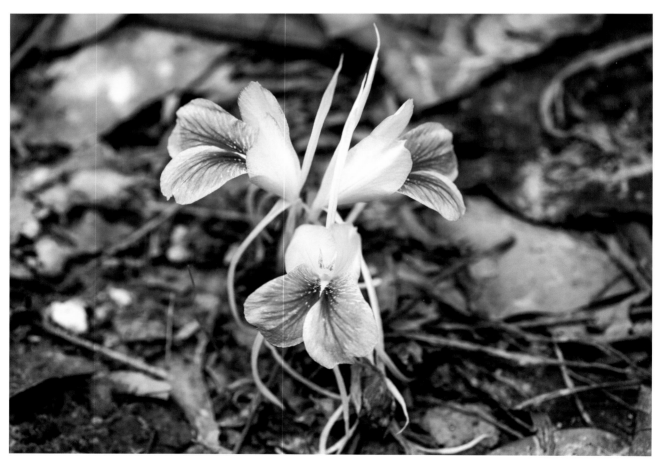

*Kaempferia rotunda* L.

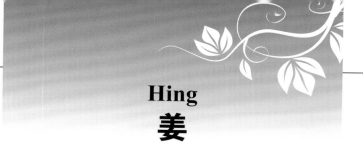

# Hing

# 姜

【药　材　名】生姜、干姜、炮姜、姜皮。

【别　　　名】辣姜。

【来　　　源】姜科植物姜 *Zingiber officinale* Roscoe。

【形态特征】多年生宿根草本,高可达1 m。根茎肥厚,多分枝,表面淡黄色,内面黄色,有芳香及辛辣味。叶二列生;叶片披针形或线状披针形,长15~30 cm,宽2.0~2.5 cm,先端渐尖,基部渐窄;无柄,有抱茎叶鞘;叶舌膜质,长1~3 mm。花葶直立,总花梗长达25 cm;穗状花序呈球果状,长4~5 cm;苞片卵形,长约2.5 cm,绿白色,顶端有小尖头;花萼筒长约1 cm;花冠黄绿色,花冠筒长2.0~2.5 cm,裂片3枚,披针形,长不及2 cm;唇瓣较短,有紫色条纹及淡黄色斑点;雄蕊暗紫色。花期秋季。

【生境分布】栽培。广西各地均有栽培,我国除东北部外大部分省区也有栽培。

【壮医药用】**药用部位**　新鲜根茎(生姜)、干燥根茎(干姜)、干姜砂烫至鼓起且表面棕褐色(炮姜)、生姜剥取的外皮(姜皮)。

**性味**　生姜:辣,温。干姜、炮姜:辣,热。姜皮:辣,微温。

**功用**　生姜:散寒毒,止呕,化痰止咳。用于风寒贫痧(感冒),胃寒鹿(呕吐),寒痰埃病(咳嗽)。

干姜:温中,回阳,祛寒。用于腊胴尹(腹痛),虚寒吐泻,手足厥冷,鹿(呕吐),埃病(咳嗽),墨病(气喘),勒爷喔细(小儿腹泻)。

炮姜:温经止血。用于虚寒吐血,屙意勒(便血),产后瘀血腊胴尹(腹痛),京尹(痛经)。

姜皮:通水道,消肿。用于肉扭(淋证),笨浮(水肿)。

**附方**　(1)贫痧(风寒感冒):生姜、红糖、射干各15 g,水煎服。

(2)腊胴尹(腹痛):①干姜、高良姜、香附各6 g,竹茹、两面针各10 g,水煎服。②生姜15 g,肉桂3 g,猪肚200 g,食盐少许,隔水炖,食肉喝汤。

(3)产后瘀血腊胴尹(腹痛):炮姜10 g,益母草15 g,三七6 g,大枣30 g,水煎服。

(4)笨浮(水肿):姜皮5 g,葫芦茶30 g,桑白皮12 g,水煎服。

(5)勒爷腊胴尹(小儿腹痛),勒爷喔细(小儿腹泻):干姜、肉桂、细辛、山茱萸、胡椒各等份,共研末,调水适量敷肚脐。

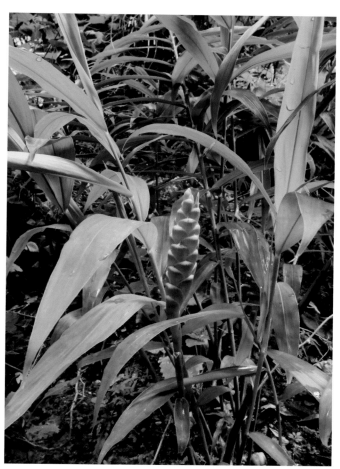

*Zingiber officinale* Roscoe

# Hingbogfeiz

# 红球姜

【药 材 名】红球姜。

【别　　名】风姜、球姜、山姜。

【来　　源】姜科植物红球姜 *Zingiber zerumbet* (L.) Roscoe ex Sm.。

【形态特征】株高可达 2 m。根茎块状，内部淡黄色；叶片披针形至长圆状披针形，长 15~40 cm，宽 3~8 cm，无毛或下面被疏长柔毛；无柄或具短柄；叶舌长 1.5~2.0 cm。总花梗长 10~30 cm，被 5~7 枚鳞片状鞘；花序呈球果状，长 6~15 cm，宽 3.5~5.0 cm；苞片覆瓦状排列，近圆形，长 2.0~3.5 cm，淡绿色或红色，被小柔毛，内常贮有黏液；花萼长 1.2~2.0 cm，膜质，一侧开裂；花冠筒长 2~3 cm，裂片披针形，淡黄色，后方的一枚长 1.5~2.5 cm；唇瓣淡黄色，中央裂片近圆形或近倒卵形，长 1.5~2.0 cm，顶端 2 裂，侧裂片倒卵形；雄蕊长约 1 cm，药隔附属体喙状。蒴果椭圆形，长 8~12 mm。种子黑色。花期 7~9 月，果期 10 月。

【生境分布】生于林下阴湿处。广西主要分布于田东、隆安、上思、钦州、容县、那坡等地，我国广东、云南等省也有分布。

【壮医药用】药用部位　根茎。

　性味　辣，温。

　功用　祛风毒，消食滞，止泻。用于脘腹胀满，东郎（食滞），屙泻（泄泻），林得叮相（跌打损伤），黄标（黄疸），钵痨（肺结核）。

　附方　（1）脘腹胀满：红球姜 15 g，水田七 5 g，水菖蒲 10 g，水煎服。

　（2）黄标（黄疸）：红球姜、郁金各 15 g，虎杖 10 g，水煎服。

　（3）钵痨（肺结核）：红球姜、凹叶红景天、土人参各等量，共研末，取药粉 10 g 拌瘦猪肉 50 g，蒸熟食。

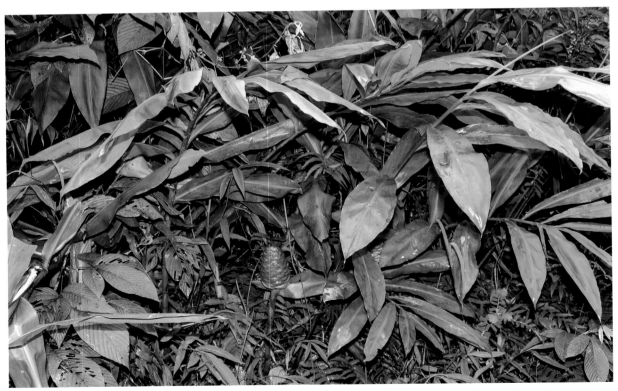

*Zingiber zerumbet* (L.) Roscoe ex Sm.

# Meijyinzceuh
# 美人蕉

【药 材 名】美人蕉。

【别　　名】宽心姜。

【来　　源】美人蕉科植物美人蕉 *Canna indica* L.。

【形态特征】多年生直立草本,高可达 1.5 m。根茎块状。叶互生;叶片卵状长圆形,长 10~30 cm,宽达 10 cm,边缘全缘;侧脉羽状伞形显著。总状花序顶生,疏花,略超出于叶片之上,花红色或黄色;苞片卵形;萼片 3 枚,披针形;花冠管状,绿色或红色;雄蕊 5 枚,外轮退化雄蕊 3 枚或 2 枚,鲜红色,倒披针形,长 3.5~4.0 cm,宽 5~7 mm,另一枚如存在则特别小;唇瓣特大,披针形,弯曲;发育雄蕊长约 2.5 cm;花柱扁平,一半和发育雄蕊的花丝连合。蒴果长卵形,有软刺,长 1.2~1.8 cm。花果期全年。

【生境分布】栽培。广西各地均有栽培,我国其他省区也有栽培。

【壮医药用】药用部位　根茎。

性味　甜、淡、凉。

功用　清热毒,祛湿毒。用于黄标(黄疸),呗脓(痈肿)。

附方　(1)黄标(黄疸):美人蕉、人字草、溪黄草、田基黄各 20 g、虎杖 15 g,水煎服。

(2)呗脓(痈肿):鲜美人蕉、鲜黄花稔、鲜野芙蓉根各 30 g,加食盐适量,共捣烂敷患处。

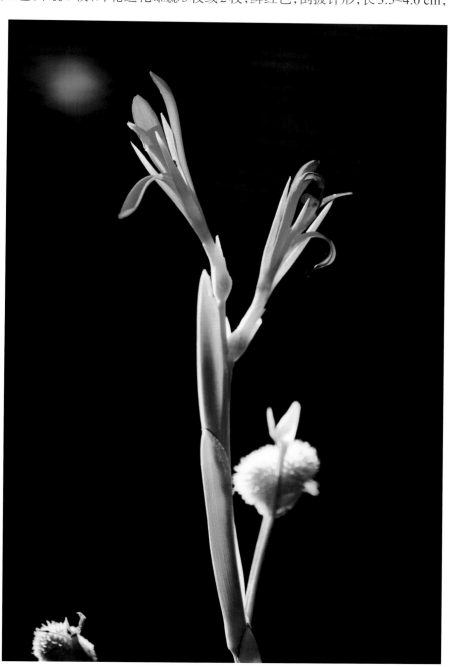

*Canna indica* L.

# Gorongfaengx
# 柊叶

【药 材 名】粽粑叶。

【别　　名】粽叶、苓叶、冬叶。

【来　　源】竹芋科植物柊叶 *Phrynium rheedei* Suresh et Nicolson。

【形态特征】多年生草本，高可达 1 m。根茎块状。叶基生；叶片长圆形或长圆状披针形，长 30~50 cm，宽 10~30 cm，两面均无毛；叶柄长约 60 cm；叶枕长 3~7 cm。头状花序近球形，直径约 5 cm，无梗，自叶鞘内生出；苞片长圆状披针形，长 2~3 cm，紫红色，顶端不皱缩；每一苞片内有花 3 对，无梗；萼片线形，长近 1 cm，被绢毛；花冠筒较花萼为短，紫堇色，裂片长圆状倒卵形且深红色；外轮退化雄蕊倒卵形，浅红色，内轮较短，浅黄色；子房被绢毛。果梨形，长约 1 cm，栗色，具 3 棱；种子 2 粒或 3 粒，具浅槽痕及小疣凸。花期 5~7 月。

【生境分布】生于林下阴湿处或路边。广西各地均有分布，我国其他省区也有分布。

【壮医药用】药用部位　根茎、叶、全草。

性味　甜、淡，微寒。

功用　调龙路，清热毒，凉血止血，利尿。根茎用于贫痧（感冒）高热，屙意咪（痢疾），吐血，楞阿勒（鼻出血），兵淋勒（崩漏），肝大，赤尿；叶或全草用于口疮（口腔溃烂），肉扭（淋证），音哑，醉酒。

附方　(1) 兵淋勒（崩漏）：粽粑叶根茎 30 g，水煎服。

(2) 音哑：粽粑叶 15 g，水煎含服。

(3) 屙意咪（痢疾）：粽粑叶根茎 15 g，代赭石、大血藤各 30 g，猪脚 300 g，水煲，调食盐适量，食肉喝汤。

(4) 醉酒：粽粑叶 30 g，万寿果 10 g，荷花 5 g，水煎服。

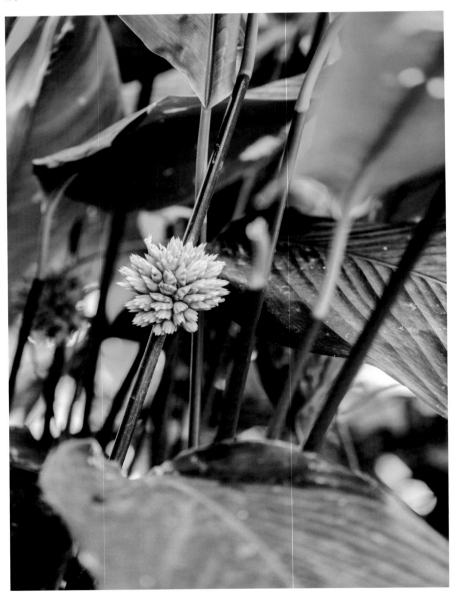

*Phrynium rheedei* Suresh et Nicolson

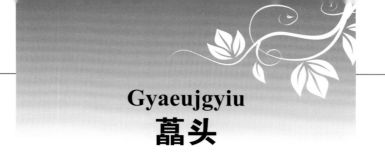

# Gyaeujgyiu
# 薤头

【药 材 名】薤白。

【别　　名】大蕊葱、荞头、野薤白、强盗药。

【来　　源】百合科植物薤头 *Allium chinense* G. Don。

【形态特征】多年生草本,高约 50 cm。鳞茎狭卵状,长 3~4 cm,外皮白色或带红色。叶 2~5 枚,具 3~5 棱的圆柱状,暗绿色,中空,与花葶近等长,粗 1~3 mm。花葶侧生,花茎单一,高 20~40 cm,下部被叶鞘;伞形花序顶生,近半球状,有花多数;苞片三角形,长不及 5 mm;花紫红色;花被片宽椭圆形至近圆形,顶端钝圆,长 4~6 mm,宽 3~4 mm,内轮的稍长;花丝约为花被片长的 1.5 倍;子房倒卵圆状,花柱伸出花被外。花果期 10~11 月。

【生境分布】栽培。广西主要分布于南宁、阳朔、桂林、全州、平南、容县、博白、那坡、昭平、钟山、富川等地,我国长江流域以南各省区也有分布。

【壮医药用】药用部位鳞茎、全草。

性味　辣、苦,温。

功用　调气机,化痰毒,通龙路火路。鳞茎用于寒滞胸痹墨病(气喘),埃病(咳嗽),痰多,林得叮相(跌打损伤),渗裆相(烧烫伤),额哈(毒蛇咬伤);全草用于林得叮相(跌打损伤),狠尹(疖肿),胸痛。

附方　(1)埃病(咳嗽),痰多:薤白鳞茎 500 g,加米醋 1000 ml 浸泡 30 天,每天食用适量。

(2)胸痛:薤白 10 g,陈皮、半夏各 6 g,瘦猪肉 60 g,大米适量,煮粥食用。

(3)林得叮相(跌打损伤):鲜薤白鳞茎适量,捣烂,调蜂蜜适量敷患处。

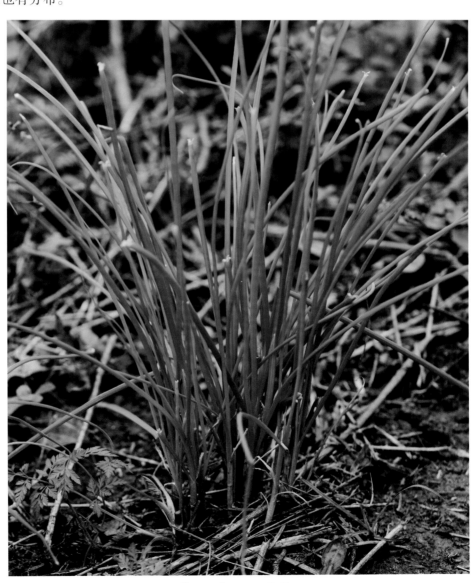

*Allium chinense* G. Don

# Goyouzcoeng
# 芦荟

【药 材 名】芦荟。

【别　　名】油葱、草芦荟。

【来　　源】百合科植物芦荟 *Aloe vera* (L.) Burm. f.。

【形态特征】多年生肉质常绿草本。茎较短。叶近簇生或稍 2 列 (幼小植株);叶片肥厚多汁,条状披针形,长 15~36 cm,宽 2~6 cm,粉绿色,边缘疏生刺状小齿。花葶高 50~90 cm,不分枝或有时稍分枝;总状花序具几十朵花;苞片近披针形;花点垂,稀疏排列,淡黄色而有红斑;花被管状,6 裂,裂片先端稍外弯;雄蕊 6 枚,与花被近等长,花柱明显伸出花被外。蒴果三角锥形,室背开裂。花期夏、秋季。

【生境分布】栽培。广西各地均有栽培,我国南部其他各省区也有栽培。

【壮医药用】药用部位　根、叶、花。

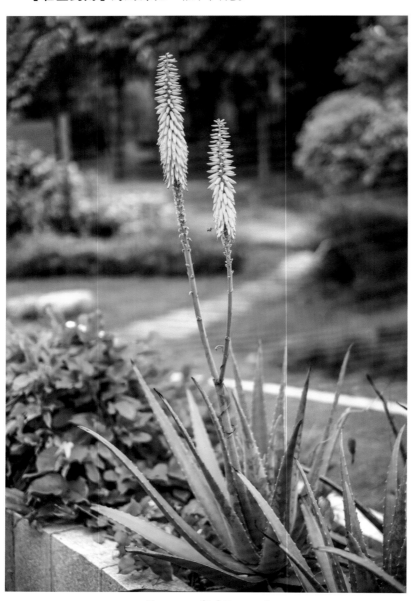

**性味**　根、花:甜、淡、凉;有毒。叶:苦,寒;有毒。

**功用**　根、花:调气道谷道,清热毒,祛湿毒,止血。根用于唪疳(疳积),尿路感染;花用于埃病(咳嗽),钵痨(肺结核),唉勒(咯血),吐血,楞阿勒(鼻出血)。

叶:清热毒,消瘀肿。用于呗脓(痈肿),呗(无名肿毒),渗裆相(烧烫伤),能啥能累(湿疹),蜂蜇伤。

注:本品有毒,内服慎用,不可过量;孕妇忌服。

**附方**　(1)渗裆相(烧烫伤):鲜芦荟叶适量,切成薄片贴于患处。

(2)蜂蜇伤:鲜芦荟叶适量,去皮取肉,涂于伤口周围。

(3)呗(无名肿毒):鲜芦荟叶适量,捣烂取汁加适量冰片调匀,涂患处。

(4)钵痨(肺结核),唉勒(咯血),吐血:芦荟花 6 g,水煎服。

*Aloe vera* (L.) Burm. f.

# Rangzngoxbya
# 石刁柏

【**药 材 名**】石刁柏。

【**别　　名**】芦笋。

【**来　　源**】百合科植物石刁柏 *Asparagus officinalis* L.。

【**形态特征**】直立草本,高可达 2 m。根粗壮,肉质。茎平滑,上部在后期常俯垂,分枝较柔弱。叶状枝每 3~6 枚成簇,近圆柱形,长 6~15 mm,粗 0.8~2.5 mm;鳞片状叶基部有刺状短距或近无距。花单性异株,每 1~4 朵腋生,绿黄色;花梗长 6~12 (14) mm;雄花花被长 5~6 mm,花丝中部以下贴生于花被片上;雌花花被长约 3 mm。浆果直径 7~8 mm,熟时红色;种子 2 粒或 3 粒。花期 5~6 月,果期 9~10 月。

【**生境分布**】栽培。广西主要分布于桂林、崇左等地,我国新疆西北部有野生,其他省区有栽培。

【**壮医药用**】**药用部位**　块根。

**性味**　甜,平。

**功用**　调气道,润肺,止咳,杀虫。用于肺热埃病(咳嗽),疥癣。

**附方**　(1)肺热埃病(咳嗽):①石刁柏 15 g,百合 10 g,水煎,药液调冰糖适量服。②石刁柏、麦冬各 15 g,生地黄、沙参各 20 g,枇杷寄生 10 g,水煎服。

(2)疥癣:石刁柏、千里光、三叉苦各 15 g,水煎洗患处。

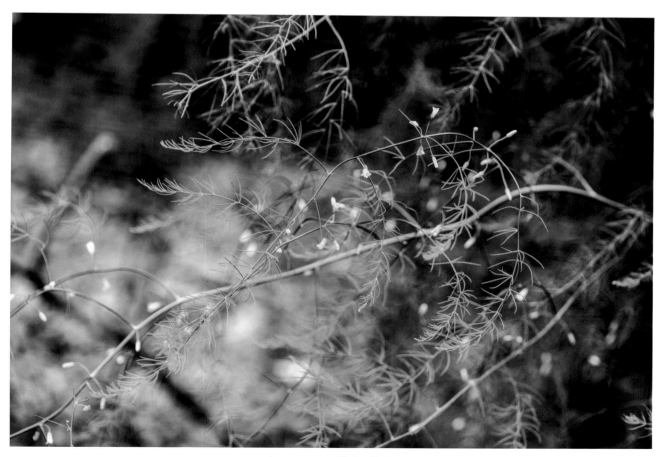

*Asparagus officinalis* L.

# Nungjnang
# 蜘蛛抱蛋

【药 材 名】蜘蛛抱蛋。

【别　　名】山蜈蚣、入地蜈蚣、一叶兰。

【来　　源】百合科植物蜘蛛抱蛋 *Aspidistra elatior* Blume。

【形态特征】多年生草本。根状茎横走，具节和鳞片。叶单生，彼此相距 1~3 cm；叶片矩圆状披针形或阔披针形，长 22~52 cm，宽 8~11 cm，先端渐尖，基部渐狭成柄，边缘多少皱波状；叶柄长 5~35 cm。花单生，从根状茎抽出；花被钟状，长 12~18 mm，外面紫红色，内面紫褐色，长 12~18 cm，上部 6~8 裂；雄蕊 6~8 枚；柱头具 3（4）深裂，直径约 1.4 cm。浆果球形，表面具小疣状凸起；种子 1 粒。

【生境分布】野生于深山林下、河旁阴湿处。广西各地均有分布，我国南部其他省区及台湾等省也有分布。

【壮医药用】药用部位　根茎。

性味　甜、微苦，平。

功用　清热毒，通水道，调龙路。用于埃病（咳嗽），贫痧（感冒），发得（发热），钵痨（肺结核），肉扭（淋证），发旺（痹病），诺嚎尹（牙痛），巧尹（头痛），京瑟（闭经），林得叮相（跌打损伤），夺扼（骨折），核尹（腰痛）。

附方　（1）京瑟（闭经）：蜘蛛抱蛋 15 g，姜黄 20 g，苏木、麦冬各 10 g，水煎服。

（2）肺热埃病（咳嗽）：蜘蛛抱蛋、一点红、三叉苦各 15 g，水煎，药液调冰糖适量服。

（3）核尹（腰痛）：蜘蛛抱蛋、杜仲、骨碎补、姜黄各 30 g，白术、苍术各 15 g，水煎服。

（4）钵痨（肺结核）：蜘蛛抱蛋 30 g，麻风树根 20 g，水煎服。

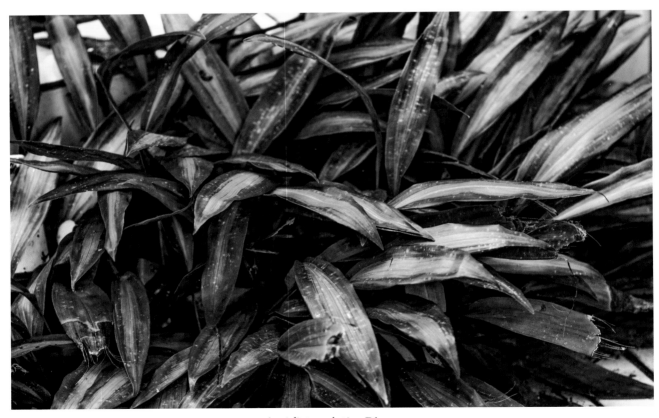

*Aspidistra elatior* Blume

# Bebhabhung
# 大百合

【药 材 名】大百合。

【别　　名】大叶百合、心叶百合。

【来　　源】百合科植物大百合 *Cardiocrinum giganteum* (Wall.) Makino。

【形态特征】多年生高大草本,高可达 3 m。小鳞茎卵形。茎直立,中空。基生叶卵状心形或近宽矩圆状心形,长约 50 cm,宽可达 40 cm,具长柄;茎生叶卵状心形,下面的较大,向上渐小。总状花序有花 8~14 朵;苞片长圆状匙形;花被狭喇叭形,长约 15 cm,白色,内侧具淡紫红色条纹,外侧为绿色,花被片条状倒披针形;雄蕊长约为花被片的 1/2;子房圆柱形,柱头微 3 裂。蒴果近球形,长约 7 cm,红褐色,具 6 钝棱和多数细横纹,3 瓣裂;种子呈扁钝三角形,红棕色,周围具膜质翅。花期 6~7 月,果期 9~10 月。

【生境分布】生于林下草丛中。广西主要分布于融水、全州、兴安、龙胜、资源、凤山、乐业、凌云、隆林、田林、金秀等地,我国西藏、四川、陕西、湖南等省区也有分布。

【壮医药用】药用部位　鳞茎。

性味　甜、淡,凉。

功用　清热毒,利气道,止咳。用于钵痨(肺结核),唉勒(咯血),埃病(咳嗽),鼻窦炎,惹脓(中耳炎)。

附方　(1)钵痨(肺结核),唉勒(咯血):大百合、桔梗、大叶紫珠、前胡各 10 g,铁包金、鱼腥草各 15 g,百部 20 g,水煎服。

(2)埃病(咳嗽):大百合 10 g,猪肺 1 个,隔水炖,食肉喝汤。

(3)鼻窦炎:大百合、黄花倒水莲、连翘各 15 g,黄芩、五指毛桃各 10 g,香薷 5 g,水煎代茶饮。

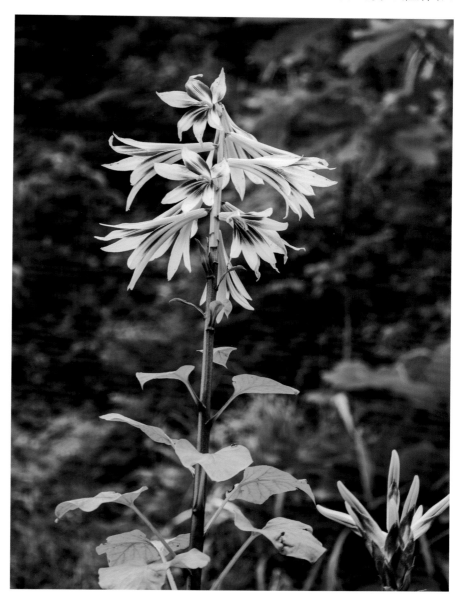

*Cardiocrinum giganteum* (Wall.) Makino

# Godiuqlanz

# 吊兰

【药 材 名】吊兰。

【别　　名】兰草、挂兰、银边吊兰。

【来　　源】百合科植物吊兰 *Chlorophytum comosum* (Thunb.) Baker。

【形态特征】多年生草本。根状茎短,根稍肥厚。叶簇生;叶片剑形,绿色或有黄色条纹,长 10~30 cm,宽 1~2 cm。花葶比叶长,有时可达 50 cm,常变为匍匐枝,近顶部具叶簇或幼小植株;花白色,常 2~4 朵簇生,排成疏散的总状花序或圆锥花序;花梗长 7~12 mm;花被片长 7~10 mm,其 3 脉;雄蕊稍短于花被片,花药明显短于花丝,开裂后常卷曲。蒴果三棱状扁球形,长约 5 mm,宽约 8 mm;每室具种子 3~5 粒。花期 5 月,果期 8 月。

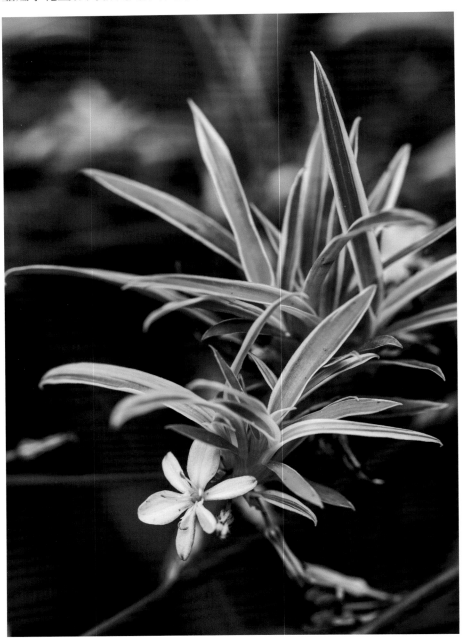

【生境分布】栽培。广西各地均有栽培,我国其他省区也有栽培。

【壮医药用】药用部位全草。

性味　微辣,平。

功用　调龙路火路,清热毒,通气道,止咳,止血。用于勒爷发得(小儿发热),埃病(咳嗽),钵痨(肺结核),鹿勒(呕血),货烟妈(咽痛),林得叮相(跌打损伤)。

附方　(1)埃病(咳嗽):吊兰 30 g,水煎服。

(2)钵痨(肺结核):吊兰、不出林、百合、穿破石各 30 g,水煎服。

(3)货烟妈(咽痛):吊兰 30 g,前胡 15 g,罗汉果、金果榄各 6 g,水煎服。

*Chlorophytum comosum* (Thunb.) Baker

# Diuqlanziq

# 小花吊兰

【药 材 名】小花吊兰。

【别　　名】山韭菜。

【来　　源】百合科植物小花吊兰 *Chlorophytum laxum* R. Br.。

【形态特征】多年生草本。叶近 2 列着生；叶片禾叶状，常弧曲，长 10~20 cm，宽 3~5 mm。花葶从叶腋抽出，常 2 个或 3 个，直立或弯曲，纤细，有时分叉；花梗长 2~5 mm，关节位于下部；花单生或成对着生，绿白色，很小；花被片长约 2 mm；雄蕊短于花被片，花丝比花药长 2~3 倍。蒴果三棱状扁球形，长约 3 mm，宽约 5 mm；每室具种子 1 粒。花果期 10 月至翌年 4 月。

【生境分布】生于低海拔地区山坡荫蔽处或岩石边。广西主要分布于南宁、博白、龙州等地，我国广东省也有分布。

【壮医药用】药用部位全草。

性味　微苦，凉；有毒。

功用　清热毒，解蛇毒，消肿痛。用于额哈(毒蛇咬伤)，林得叮相(跌打损伤)。

注：本品有毒，内服慎用；孕妇忌服。

附方　(1)额哈(毒蛇咬伤)：鲜小花吊兰、鲜老虎芋各适量，共捣烂敷伤口周围(留伤口)。

(2)林得叮相(跌打损伤)：鲜小花吊兰适量，捣烂敷患处。

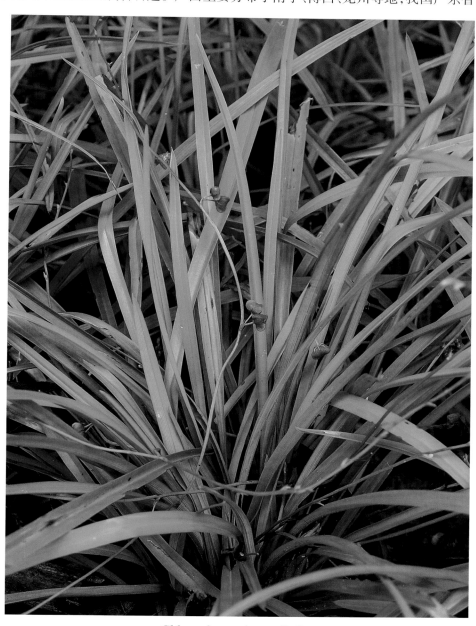

*Chlorophytum laxum* R. Br.

# Gocuksouh
# 万寿竹

【药 材 名】竹节参。

【别　　名】万寿草、山竹花、甲竹花。

【来　　源】百合科植物万寿竹 *Disporum cantoniense*（Lour.）Merr.。

【形态特征】多年生草本,高可达 1.5 m。根肉质,粗壮,多数;根状茎横出,质地硬,呈结节状。茎上部有分枝。叶互生,叶片纸质,披针形至狭椭圆状披针形,长 5~12 cm,宽 1~5 cm,先端渐尖至长渐尖,基部近圆形;有明显的脉 3~7 条;叶柄短。伞形花序与叶对生或假腋生,有花 3~10 朵;花梗长 2~4 cm;花下垂,花被近钟状,花被片 6 枚,淡紫色或稀白色,长 1.5~2.8 cm,宽 4~5 mm,基部具长 2~3 mm 的距;雄蕊内藏。浆果球形,黑色,直径 8~10 mm;有种子 2 粒或 3 粒。花期 5~7 月,果期 8~10 月。

【生境分布】生于灌木丛中或林下。广西主要分布于融水、桂林、灵川、全州、兴安、龙胜、恭城、百色、平果、靖西、那坡、凌云、乐业、田林、隆林、天峨、金秀等地,我国台湾、福建、安徽、湖北、湖南、广东、贵州、云南、四川、陕西、西藏等省区也有分布。

【壮医药用】药用部位　根及根茎。

性味　甜、淡,平。

功用　补肾精,补肺阴,止咳嗽,舒筋络。用于肾虚惹茸(耳鸣),劳伤核尹(腰痛),埃病(咳嗽),胸腹胀满,渗裆相(烧烫伤)。

附方　(1)肺热埃病(咳嗽):竹节参 30 g,水煎服。

(2)肾虚惹茸(耳鸣):竹节参、骨碎补、磨盘草、桑寄生各 30 g,石菖蒲 10 g,续断 15 g,水煎服。

(3)劳伤核尹(腰痛):竹节参、千斤拔、牛大力各 30 g,姜黄 20 g,水煎服。

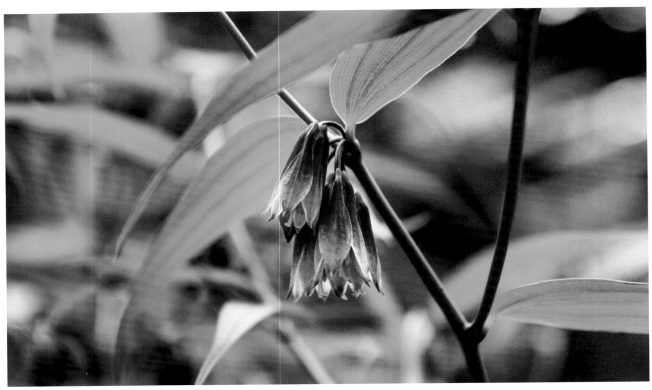

*Disporum cantoniense*（Lour.）Merr.

# Byaekvahenj
# 黄花菜

【药材名】黄花菜。

【别　　名】金针菜。

【来　　源】百合科植物黄花菜 *Hemerocallis citrina* Baroni。

【形态特征】多年生草本。须根近肉质,呈纤维状。叶 7~20 片,长 50~130 cm,宽 6~25 mm。花葶稍长于叶,基部三棱形,上部多少圆柱形,有分枝;苞片披针形,下面的长 3~10 cm,自下向上渐短;花梗通常长不及 1 cm;花多朵至数十朵;花被淡黄色,长 12~16 cm,具香气,上部 6 裂,花被裂片反折,下部合生成长 3~5 cm 的管;雄蕊 6 枚;花柱稍长于雄蕊。蒴果钝三棱状椭圆形,长 3~5 cm;种子 20 多粒,黑色,有棱。花果期 5~9 月。

【生境分布】栽培。广西主要栽培于上林、桂林、龙胜、资源等地,我国陕西、河北、湖北、四川等省也有栽培。

【壮医药用】药用部位　花蕾。

性味　甜,凉。

功用　通水道,清热毒。用于小便短赤,黄标(黄疸),仲嘿唠尹(痔疮),屙意勒(便血),呗脓(痈肿)。

附方　(1)仲嘿奔尹(痔疮):黄花菜、葡萄藤各 15 g,百解根 20 g,水煎服。

(2)黄标(黄疸):黄花菜 20 g,三棵针 15 g,水煎服。

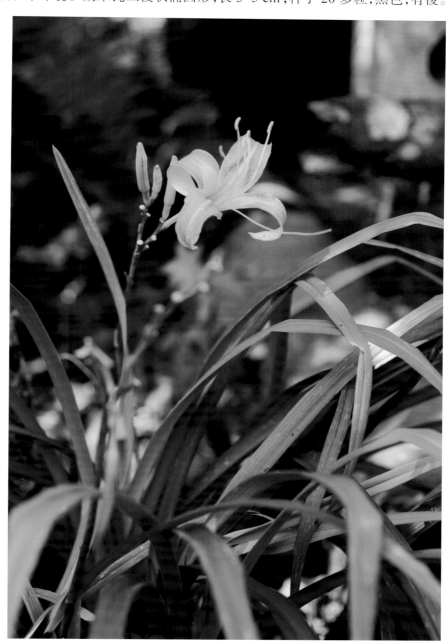

*Hemerocallis citrina* Baroni

# Byaekgimcim
# 萱草

【药 材 名】萱草。

【别　　名】黄花菜、金针菜。

【来　　源】百合科植物萱草 *Hemerocallis fulva* (L.) L.。

【形态特征】多年生草本,高可达 90 cm。根茎粗短,丛生多数肉质纤维根及纺锤形块根。叶基生;叶片线形,长达 60~100 cm,宽 2.5~4.0 cm,先端渐尖,基部抱茎,边缘全缘。花葶长于叶,超过 1 m;圆锥花序顶生,有花 6~12 朵;花梗长 1~2 cm;花大,橘红色或黄红色,无香气;花被长 7~12 cm,下部管状,长 2~3 cm,上部钟状,6 裂,裂片长椭圆形,向外反卷,外轮 3 枚,内轮 3 枚,边缘稍呈波状;雄蕊 6 枚,突出花被外,花丝线状,花药多少丁字形;子房长圆柱形。蒴果长圆柱形,长 5~10 cm,具钝棱,成熟时开裂;种子有棱角,黑色。花期 5~7 月。

【生境分布】生于山坡、山谷、阴湿草地或林下,亦有栽培。广西主要分布于南宁、融水、全州、兴安、龙胜、资源、容县、那坡、凌云、贺州、金秀等地,我国河北、山西、陕西、四川、云南、贵州、广东、湖南等省也有分布。

【壮医药用】药用部位　根、花。

性味　甜、凉;根有小毒。

功用　调龙路火路,通水道,清热毒,除湿毒,止血,消肿痛。根用于黄标(黄疸),笨浮(水肿),肉扭(淋证),血压嗓(高血压),胎动不安,楞阿勒(鼻出血),鹿勒(呕血),兵淋勒(崩漏),呗嘻(乳痈),呗脓(痈肿);花用于仲嘿喯尹(痔疮),航靠谋(疟腮),诺嚎尹(牙痛)。

附方　(1)黄标(黄疸),楞阿勒(鼻出血),鹿勒(呕血):萱草根 50 g,水煎服。

(2)血压嗓(高血压):萱草根、菊花各 15 g,钩藤 20 g,水煎服。

(3)仲嘿喯尹(痔疮):萱草花 30 g,山栀子炭 15 g,水煎服。

(4)兵淋勒(崩漏):萱草根 30 g,水煎服。

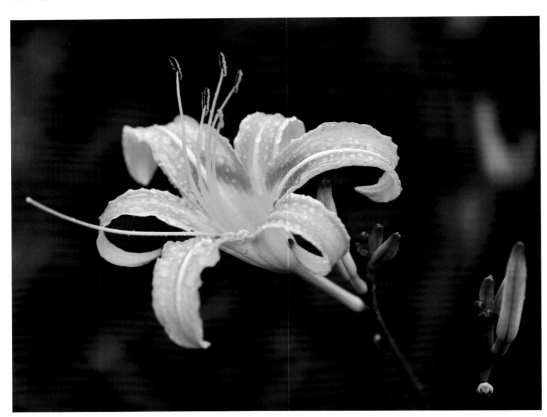

*Hemerocallis fulva* (L.) L.

# Gocamnyawh

# 玉簪

【药 材 名】玉簪。

【别　　名】白花玉簪、玉叶老虎耳、玉泡花。

【来　　源】百合科植物玉簪 *Hosta plantaginea* (Lam.) Asch.。

【形态特征】多年生草本。根状茎粗厚。叶基生成丛；叶片卵状心形、卵形，长 14~25 cm，宽 8~16 cm，先端近渐尖，基部心形，侧脉 6~10 对；叶柄长 20~40 cm。花葶高 40~80 cm，总状花序顶生；花的外苞片卵形或披针形，长 2.5~7.0 cm；内苞片很小；花单生或 2 (3) 朵簇生，白色，芳香；花梗长约 1 cm；花被长 10~14 cm，管状漏斗形，裂片 6 枚，长 5~6 cm；雄蕊 6 枚，与花被近等长；花柱极长。蒴果圆柱状，有 3 棱，长约 6 cm，直径约 1 cm。花果期 8~10 月。

【生境分布】生于林下、草坡或岩石边，也有栽培。广西主要分布于兴安、龙胜、凌云、南丹等地，我国四川、湖北、湖南、江苏、安徽、浙江、福建、广东等省也有分布。

【壮医药用】药用部位　根、花、全草。

性味　根、全草：苦、辣、寒；有毒。花：苦、甜、凉；有小毒。

功用　根或全草：调龙路火路，清热毒，消肿痛。用于呗嘻（乳痈）、惹脓（中耳炎），呗奴（瘰疬），林得叮相（跌打损伤），呗脓（痈肿），货烟妈（咽痛），骨鲠喉，额哈（毒蛇咬伤）。

花：清热毒，调水道，通经。用于货烟妈（咽痛），呗脓（痈肿），肉扭（淋证），京尹（痛经），渗裆相（烧烫伤）。

注：本品有小毒，内服慎用；孕妇忌服。

附方　(1) 惹脓（中耳炎）：玉簪根、鱼腥草、路路通、白花丹各 15 g，水煎外洗耳道。

(2) 呗脓（痈肿）：玉簪花、木棉花、金银花各 10 g，七叶一枝花 3 g，水煎服。

(3) 京尹（痛经）：玉簪花、艾叶、生姜各 10 g，红糖、益母草各 30 g，水煎服。

(4) 骨鲠喉：玉簪全草 5 g，盐肤木根 30 g，水煎服。

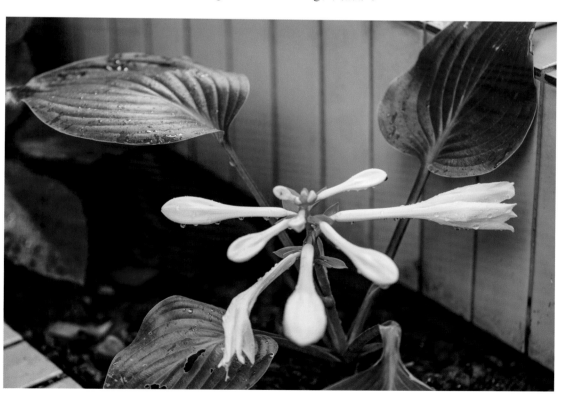

*Hosta plantaginea* (Lam.) Asch.

# Gocamjcaej
# 野百合

【药 材 名】野百合。

【别　　　名】三破血、百合。

【来　　　源】百合科植物野百合 *Lilium brownii* F. E. Br. ex Miellez。

【形态特征】多年生草本，高可达 2 m。鳞茎球形，直径可达 4.5 cm；鳞片披针形，长 2~4 cm，宽 0.8~1.5 cm，白色。叶散生；叶片披针形至条状披针形，长 6~15 cm，宽 0.6~2.0 cm，具 5~7 脉。花单生或数朵排成近伞形；花梗长 3~10 cm；花喇叭形，下垂，有香气，乳白色，外面稍带紫色，长 13~18 cm，外轮花被片宽 2.0~4.3 cm，内轮花被片宽 3.4~5.0 cm，蜜腺两边具小乳头状突起；雄蕊向上弯，花丝长 10~13 cm，中部以下常密被柔毛；花柱长 8.5~11.0 cm，柱头 3 裂。蒴果长圆柱形，长 4.5~6.5 cm，宽 3~4 cm，有棱；种子多数。花期 5~6 月，果期 9~10 月。

【生境分布】生于山坡、灌木林下、路边、溪旁或石缝中。广西主要分布于南宁、马山、宾阳、横县、融水、桂林、阳朔、全州、兴安、龙胜、凌云、田林、隆林、贺州、河池、巴马、象州、扶绥、宁明、龙州等地，我国广东、湖南、湖北、江西、安徽、福建、浙江、四川、云南、贵州、陕西、甘肃、河南等省也有分布。

【壮医药用】药用部位　鳞茎。

性味　甜，凉。

功用　补阴液，安神。用于阴虚埃病(咳嗽)，痰中带血，虚烦惊悸、隆芡(痛风)。

附方　(1)阴虚埃病(咳嗽)：野百合 50 g，生地黄、熟地各 20 g，乳鸽 1 只，煮粥食用。

(2)痰中带血：野百合 30 g，三七粉、白及各 6 g，仙鹤草、大枣各 30 g，鸡肉 250 g，水炖，食肉喝汤。

(3)虚烦惊悸：野百合 30 g，石斛 15 g，琥珀 3 g，泡茶喝。

(4)隆芡(痛风)：野百合、生石膏各 15 g，山慈菇 10 g，水煎服。

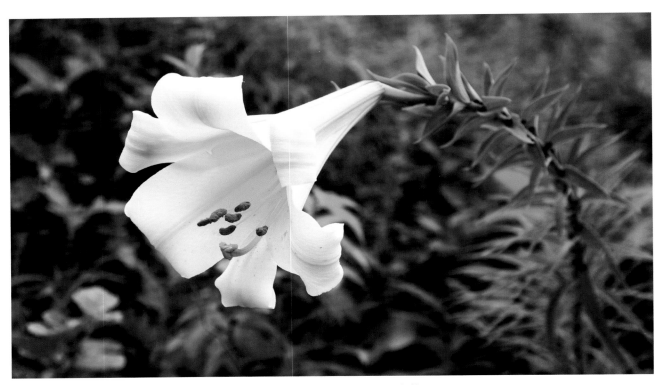

*Lilium brownii* F. E. Br. ex Miellez

# Coenggepbya
# 阔叶山麦冬

【药材名】土麦冬。

【别　　名】山韭菜。

【来　　源】百合科植物阔叶山麦冬 *Liriope muscari*（Decne.）L. H. Bailey。

【形态特征】多年生草本。根状茎短，木质；根细长，分枝多，有时具膨大的肉质小块根。叶密集成丛；叶片禾叶状，长 25~65 cm，宽 1.0~3.5 cm，先端急尖或钝，基部渐狭。花葶长 45~100 cm；总状花序长 12~40 cm；花 3~8 朵簇生于苞片腋内；花梗长 4~5 mm；花被片矩圆状披针形或近矩圆形，长约 3.5 mm，先端钝，紫色或红紫色；花丝长约 1.5 mm，花药近矩圆状披针形；子房近球形，柱头 3 齿裂。种子球形，直径 6~7 mm，绿色或黑紫色。花期 7~8 月，果期 9~11 月。

【生境分布】生于山地、山谷的林下或潮湿处。广西主要分布于融水、桂林、阳朔、灵川、全州、兴安、龙胜、灵山、玉林、凌云、贺州、天峨、龙州等地，我国广东、福建、江西、浙江、江苏、山东、湖南、湖北、四川、贵州、安徽、河南等省也有分布。

【壮医药用】药用部位　根。

性味　甜、微苦、微寒。

功用　养肺阴，通气道，止咳，生津。由于阴虚肺燥，埃病（咳嗽），心烦口渴，屙意囊（便秘），不孕症。

附方　（1）阴虚肺燥，埃病（咳嗽）：土麦冬、龙脷叶、鱼腥草、不出林各 15 g，五味子 10 g，黄花倒水莲 30 g，水煎服。

（2）屙意囊（便秘）：土麦冬、火麻仁、大米各 30 g，煮粥食。

（3）不孕症：土麦冬、王不留行、六月雪各 15 g，鸡血藤 30 g，鸡肉 200 g，水炖，调食盐适量，食肉喝汤。

（4）埃病（咳嗽）：土麦冬 30 g，猴耳环 15 g，水煎服。

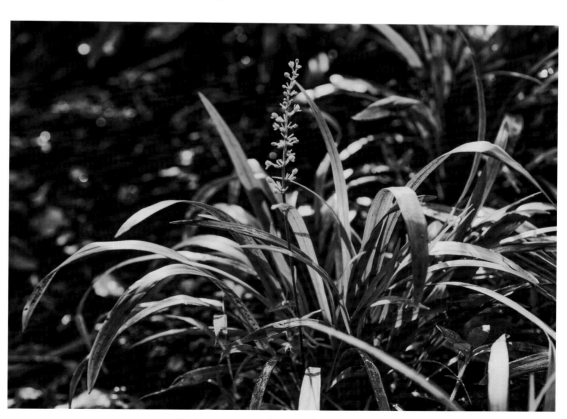

*Liriope muscari*（Decne.）L. H. Bailey

# Gimgyijraez
# 长茎沿阶草

【药 材 名】长茎沿阶草。

【别　　名】韭叶柴胡、山韭菜。

【来　　源】百合科植物长茎沿阶草 *Ophiopogon chingii* F. T. Wang et T. Tang。

【形态特征】多年生常绿草本。茎长，老茎常平卧地面并生根，具残存的叶鞘；根较粗，常略木质化而稍显坚硬。叶散生；叶片剑形并稍呈镰刀状，长 7~20 cm，宽 2.5~8.0 mm；叶片叶脉明显，先端急尖或钝，基部收狭成稍明显的叶柄；具白色膜质的叶鞘，鞘上常具横皱纹。总状花序生于叶腋或茎先端的叶束中，长8~15 cm，具花 5~10 朵；花常单生或 2~4 朵簇生于苞片腋内；苞片白色，卵形或披针形；花梗长 6~9 mm，关节位于中部以下；花被片矩圆形或卵状矩圆形，长约 5 mm，白色或淡紫色。花期 5~6 月。

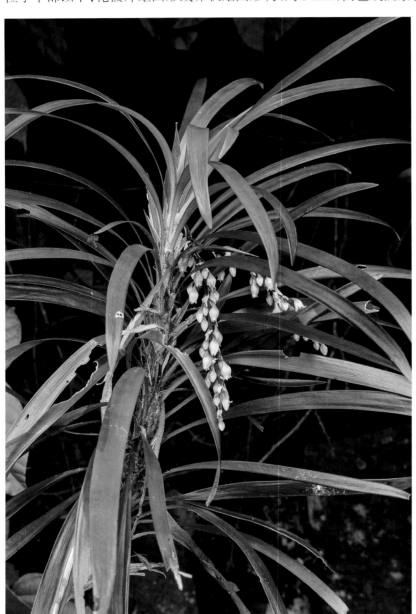

【生境分布】生于山坡灌木丛下、林下或岩石缝中。广西主要分布于南宁、隆安、马山、上林、宾阳、融水、上思、东兴、钦州、灵山、浦北、博白、田东、德保、靖西、那坡、凌云、田林、天峨、东兰、罗城、宁明、龙州等地，我国广东、海南、云南、贵州、四川等省也有分布。

【壮医药用】药用部位　根。

功用　清热毒。用于钵痨（肺结核）、贫痧（感冒）、发得（发热）、胸闷、呗脓（痈肿）、呗肿显（黄水疮）。

附方　（1）钵痨（肺结核）：长茎沿阶草、救必应、不出林各 30 g，水煎代茶饮。

（2）呗肿显（黄水疮）：鲜长茎沿阶草适量，捣烂，加生盐少许调匀敷患处（脓点处留口）。

（3）胸闷：长茎沿阶草、芭蕉根各 20 g，猪心 1 个，水炖，食肉喝汤。

*Ophiopogon chingii* F. T. Wang et T. Tang

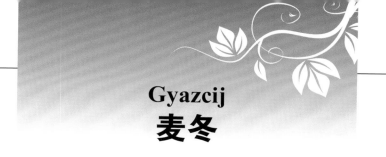

# Gyazcij
# 麦冬

【药 材 名】麦冬。

【别　　名】寸冬、沿阶草、小麦冬、小叶麦门冬、韭菜麦冬、韭叶麦冬。

【来　　源】百合科植物麦冬 *Ophiopogon japonicus* (L. f.) Ker-Gawl.。

【形态特征】多年生常绿草本。根茎短而肥厚,横走,须根多,中部或先端常膨大呈椭圆形或纺锤形的肉质小块根。茎短。叶丛生;叶片长线形,长 10~50 cm,宽 1.5~4.0 mm,先端急尖或渐尖,边缘具细锯齿,脉 3~7 条,叶柄鞘状。花葶长 6~15 (27) cm;总状花序长 2~7 cm,具花数朵至十数朵;花单生或成对着生于苞片腋内;苞片披针形;花梗长 3~4 mm,关节位于中部;花被片常稍下垂而不展开,披针形,长约 5 mm,白色或淡紫色。浆果球形,熟时暗蓝色。种子球形。花期 5~8 月,果期 8~9 月。

【生境分布】生于山坡阴湿处、林下或溪旁,或栽培。广西主要分布于藤县、贺州、罗城、南丹等地,我国长江流域及以南各省区也有分布或栽培。

【壮医药用】药用部位　块根。

性味　甜、微苦,凉。

功用　通气道,补肺阴,养阴液,止咳嗽。用于埃病(咳嗽)无痰,热病炊渴,咽干口燥,屙意囊(便秘),年闹诺(失眠)。

附方　(1)埃病(咳嗽)无痰:麦冬 10 g,五味子、罗汉果各 6 g,水煎代茶饮。

(2)热病烦渴:麦冬、淡竹叶、山栀子各 10 g,连翘、生地黄、玄参各 12 g,水煎服。

(3)咽干口燥,屙意囊(便秘):麦冬、竹叶卷心、沙参、石斛、知母各 10 g,生地黄 15 g,玄参 12 g,玉叶金花 20 g,枸杞子 6 g,水煎服。

(4)年闹诺(失眠):麦冬 20 g,花生全草 60 g,莲子心 2 g,水煎服。

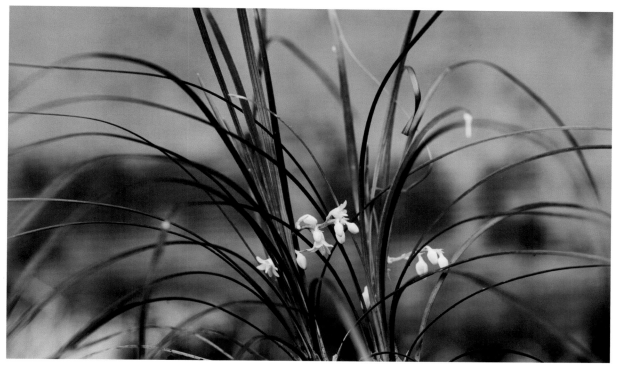

*Ophiopogon japonicus*（L. f.）Ker-Gawl.

# Hazduzgyau
# 大盖球子草

【药 材 名】山百足。

【别　　名】蜘蛛草、毛标七、入地蜈蚣。

【来　　源】百合科植物大盖球子草 *Peliosanthes macrostegia* Hance。

【形态特征】多年生草本。茎短，长约 2 cm。叶 2~5 片基生；叶片披针状狭椭圆形，长 15~25 cm，宽 5~6 cm；叶柄长 20~30 cm。花葶长 15~35 cm；总状花序 9~25 cm，每一苞片内着生 1 朵花；苞片膜质，披针形或卵状披针形，长 0.6~1.5 cm；小苞片 1 枚，长 3~5 cm；花梗长 5~6 mm；花紫色，直径 5.5~12.0 mm；花被筒长 2 mm，部分与子房合生，裂片三角状卵形；花药长 0.5~1.0 mm；子房每室有胚珠 3 颗或 4 颗，柱头 3 裂。种子近球形，长约 1 cm，蓝绿色。花期 4~6 月，果期 7~9 月。

【生境分布】生于灌木丛中和竹林下。广西主要分布于马山、三江、荔浦、凌云、凤山、象州、龙州等地，我国广东、贵州、湖南、台湾、四川、云南等省也有分布。

【壮医药用】**药用部位**　根及根茎。

**性味**　苦，寒。

**功用**　清热毒，解蛇毒。用于额哈（毒蛇咬伤），蜂蝎刺蜇，呗叮（疔），呗脓（痈肿），仲嘿唭尹（痔疮）。

**附方**　（1）额哈（毒蛇咬伤）：山百足 30 g，水煎服。

（2）呗叮（疔）：山百足 30 g，救必应、蒲公英各 15 g，水煎服。

（3）仲嘿唭尹（痔疮）：山百足、僵蚕各 15 g，大黄 3 g，蜈蚣 1 条，水煎服。

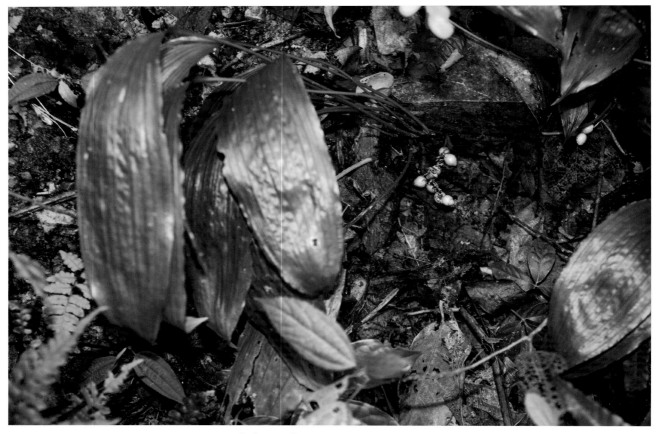

*Peliosanthes macrostegia* Hance

# Go'gyouxraemx
# 凤眼蓝

【**药　材　名**】水葫芦。

【**别　　　名**】凤眼莲、水浮莲。

【**来　　　源**】雨久花科植物凤眼蓝 *Eichhornia crassipes*（Mart.）Solms。

【**形态特征**】多年生浮水草本，高可达 60 cm。根成簇垂于水中，棕黑色。茎极短。叶 5~10 片浮于水面丛生；叶片圆形、宽卵形或宽菱形，长 4.5~14.5 cm，宽 5~14 cm；叶柄长短不等，中下部膨大成囊状的气囊；叶柄基部有鞘状苞片。花葶从苞片腋内伸出，长 34~46 cm；穗状花序长 17~20 cm，具 9~12 朵花；花被裂片 6 枚，花瓣状，紫蓝色，花冠直径 4~6 cm，其中上方 1 枚裂片较大、四周淡紫红色、中间蓝色且在蓝色的中央有一黄色圆斑，其余各枚近等大，花被裂片基部合生成筒；雄蕊 6 枚，3 长 3 短。蒴果卵形，包被于花被筒内。花期 7~10 月，果期 8~11 月。

【**生境分布**】生于水塘、沟渠及稻田中。广西各地均有分布，我国长江流域、黄河流域及南部各省区也有分布。

【**壮医药用**】**药用部位**　全草。

**性味**　淡，凉。

**功用**　祛风毒，清热毒，通水道。用于贫痧（感冒），发得（发热），笨浮（水肿），麦蛮（风疹），尿道结石，肉扭（淋证），林得叮相（跌打损伤），呗脓（痈肿）。

**附方**　（1）贫痧（感冒），发得（发热），麦蛮（风疹）：水葫芦 30 g，水煎服。

（2）呗脓（痈肿），林得叮相（跌打损伤）：鲜水葫芦适量，加食盐少许，捣烂，敷患处。

（3）笨浮（水肿）：水葫芦 30 g，排钱草 20 g，水煎服。

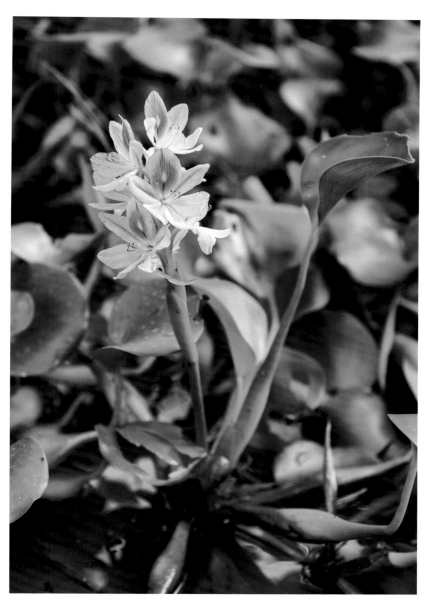

*Eichhornia crassipes*（Mart.）Solms

# Gaeulanghauh
# 土茯苓

【药 材 名】土茯苓。

【别　　名】饭团根、久老薯、光叶菝葜。

【来　　源】菝葜科植物土茯苓 *Smilax glabra* Roxb.。

【形态特征】多年生攀援灌木。根状茎横生于土中，呈不规则结节状，肥厚，直径 2~5 cm。茎枝光滑无刺，茎长可达 4 m。单叶互生；叶片狭椭圆状披针形至狭卵状披针形，长 5~15 cm，宽 1~7 cm，边缘全缘；基出脉 3 条，全缘；叶柄长 5~20 mm，具狭鞘，有卷须。花单性，雌雄异株，伞形花序腋生，花序梗长 1~5 mm，明显短于叶柄；花梗长 1.0~1.7 cm；花绿白色，呈方棱状球形，直径约 3 mm；花被裂片 6 枚，排成 2 轮；雄蕊 6 枚，花丝较花药短；子房上位，3 室，柱头 3 裂。浆果球形，直径 7~10 mm，熟时紫黑色，具粉霜。花期 7~11 月，果期 11 月至翌年 4 月。

【生境分布】生于山坡、林下、路旁、丛林及山谷向阳处。广西各地均有分布，我国甘肃及长江流域以南各省区也有分布。

【壮医药用】药用部位　根茎。

性味　甜、淡，平。

功用　除湿毒，消肿痛，利水道谷道。用于肉扭（淋证），呗脓（痈肿），多囊卵巢综合征，呗奴（瘰疬），小儿烂头疮，发旺（痹病），林得叮相（跌打损伤），钩端螺旋体病，屙泻（泄泻），笨浮（水肿），肉扭（淋证），啊肉甜（消渴），隆芡（痛风），兵花留（梅毒），脚癣。

附方　（1）兵花留（梅毒）：土茯苓、黄花倒水莲各 30 g，白点秤 25 g，水煎服。

（2）脚癣：土茯苓、土川太、火炭母各 30 g，棒椿皮 10 g，水煎服。

（3）隆芡（痛风）：①土茯苓、忍冬藤各 30 g，威灵仙 15 g，鸡矢藤 60 g，水煎服。②土茯苓 20 g，黄芪、麻黄各 15 g，附子、赤芍、白术、苍术、薏苡仁各 10 g，水煎服。

（4）多囊卵巢综合征：土茯苓、金刚藤、蒲公英各 30 g，王不留行 15 g，皂角刺、夏枯草 10 g，水煎服。

（5）发旺（痹病），林得叮相（跌打损伤）：土茯苓 50 g，加白酒 250 ml 浸泡 30 天，每次取药酒 50 ml 饮用。

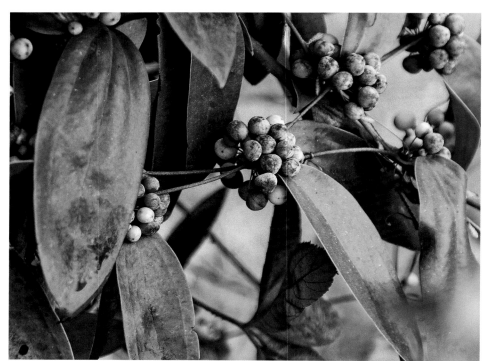

*Smilax glabra* Roxb.

# Caekdakmox
# 牛尾菜

【药 材 名】牛尾菜。

【别 名】白须公、牛尾蕨、软叶菝葜。

【来 源】菝葜科植物牛尾菜 *Smilax riparia* A. DC.。

【形态特征】多年生草质藤本，长可达 2 m。根状茎粗壮，节上生须根。茎分枝，无刺。叶互生；叶片形状变化较大，长 7~15 cm，宽 2.5~11.0 cm，下面绿色，无毛或具乳突状微柔毛（脉上较多）；叶柄长 7~20 mm，在中部以下有卷须。伞形花序腋生，总花梗较纤细，长 3~10 cm；苞片披针形；花单性异株；花梗长约 1 cm；雄花的花被片 6 枚，长 4 mm；花药条形，弯曲，长约 1.5 mm；雌花比雄花略小。浆果球形，直径 7~9 mm。花期 5~7 月，果期 8~11 月。

【生境分布】生于林下、山谷或山坡草丛中。广西主要分布于柳州、融水、三江、桂林、全州、兴安、永福、龙胜、荔浦、梧州、玉林、容县、贺州、昭平、罗城、金秀等地，我国吉林、辽宁、河北、河南、陕西、江西、浙江、福建、湖北、广东、四川、云南等省也有分布。

【壮医药用】药用部位 　根及根茎。

性味 　甜，平。

功用 　通气道，化痰毒，止咳嗽，舒筋络。用于埃病（咳嗽），麻邦（偏瘫），墨病（气喘），嘘内（气虚）乏力，气虚浮肿，肾虚腰痛，发旺（痹病），夺扼（骨折），骨髓炎，额哈（毒蛇咬伤），骨结核，关节疼痛，筋肉僵硬。

附方 (1)埃病（咳嗽），墨病（气喘）：牛尾菜、凹叶红景天各 15 g，痰火草 10 g，牛大力 20 g，鸡肉 100 g，水炖，食肉喝汤。

(2)气虚浮肿：牛尾菜 30 g，红鲤鱼 1 条，水炖，食肉喝汤。

(3)嘘内（气虚）乏力：牛尾菜、糯米根各 50 g，水煎服。

(4)关节疼痛，筋肉僵硬：牛尾菜根 25 g，豨莶草 15 g，木贼 10 g，路路通 9 g，水煎，药液加白酒少许调服。

(5)骨结核：牛尾菜、土牛膝、田基黄、猴姜各 50 g，刺五加根 25 g，水煎饭前服。

(6)骨髓炎：牛尾菜根 100 g，兔尾草 50 g，瓜子金 25 g，水煎服。

(7)麻邦（偏瘫）：牛尾菜、二色波罗蜜、茜草各 30 g，钩藤 15 g，地龙 10 g，水蛭 5 g，水煎服。

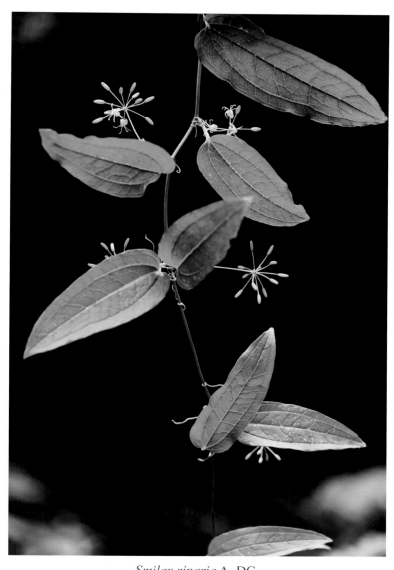

*Smilax riparia* A. DC.

# Biekfangz
# 桂平魔芋

**【药材名】**桂平魔芋。

**【别　　名】**魔芋。

**【来　　源】**天南星科植物桂平魔芋 *Amorphophallus coaetaneus* S. Y. Liu et S. J. Wei。

**【形态特征】**多年生草本。块茎扁球形,密生肉质根及须根。花序和叶同时从顶牙中抽出,叶柄基部有扩大的短鞘,鞘高 4~5 mm,环抱花序梗基部,叶柄和花序梗各有 1 枚棕色透明的膜质鳞叶。叶片 3 枚全裂,裂片具长柄,再 2 次二歧分裂,最后的顶裂片倒披针形,长 14~24 cm,宽 4~7 cm;总叶柄长达 63 cm。花序梗长达 36 cm;佛焰苞浅绿色或暗紫色,展平时卵形,长达 7 cm,席卷,包住肉穗花序的下半部;肉穗花序长达 15 cm,纺锤形,雌花序长 1~5 cm,雄花序长约 2.5 cm;附属器浅黄色或黄绿色,长达 17 cm。花期 4~5 月,果期 7~8 月。

**【生境分布】**生于沟谷林下、水旁或潮湿处。广西桂平有分布。

**【壮医药用】**药用部位　块茎。

功用　祛湿毒,解蛇毒。用于呗脓(痈肿),呗(无名肿毒),额哈(毒蛇咬伤),蜈蚣咬伤。

注:本品有毒,一般外用,内服慎用。

附方　(1)呗(无名肿毒):桂平魔芋适量,磨汁外涂(留脓点)。

(2)蜈蚣咬伤:桂平魔芋 30 g,加白酒浸泡 30 天,取药酒适量湿敷伤口周围。

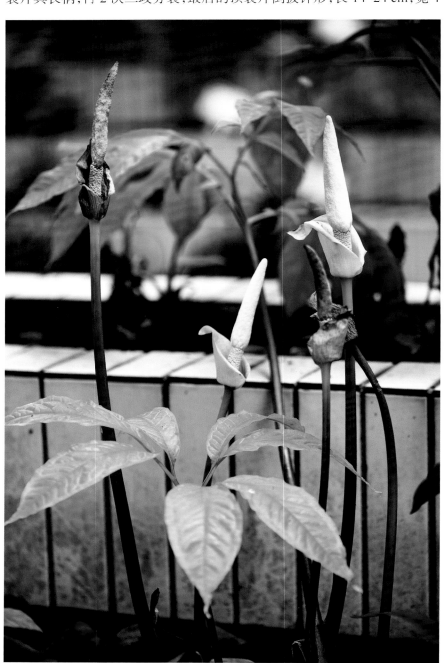

*Amorphophallus coaetaneus* S. Y. Liu et S. J. Wei

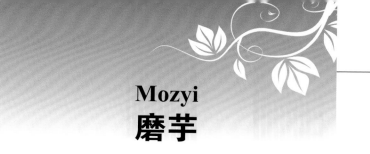

# Mozyi
# 磨芋

【药　材　名】磨芋。

【别　　　名】蒟蒻、蒻头、南星、天南星、蛇棒棍。

【来　　　源】天南星科植物磨芋 *Amorphophallus konjac* K. Koch。

【形态特征】多年生草本,高可达 1 m。块茎扁球形,直径可达 25 cm,肉质,暗红褐色;颈部周围生多数肉质根及纤维状须根。花和叶子不同时出现。叶柄长 45~150 cm,黄绿色,有绿褐色或白色斑块。叶片 3 裂,第 1 次裂片具长约 50 cm 的柄,二歧分裂,第 2 次裂片二回羽状分裂或二回二歧分裂;小裂片互生,长圆状椭圆形,长 2~8 cm,骤狭渐尖,基部下延成翅状。花序梗长 50~70 cm;佛焰苞漏斗形,长 20~30 cm;檐部长 15~20 cm,心状圆形;肉穗花序比佛焰苞长约 1 倍,先端形如舌状,紫褐色;附属器长 20~25 cm,暗紫色;花红紫色,有臭气;花柱与子房等长,长约 2 mm。浆果球形或扁球形,熟时黄绿色。花期 4~6 月,果 8~9 月成熟。

【生境分布】生于疏林下、林椽或溪谷两旁湿润地,或栽培。广西主要分布于南宁、马山、全州、靖西、凌云、隆林、昭平、金秀等地,我国陕西、甘肃、宁夏、江苏、浙江、江西、福建、台湾、四川等省也有分布或栽培。

【壮医药用】药用部位　块茎。

性味　辣、苦,寒;有毒。

功用　清热毒,解蛇毒。用于呗脓(痈肿),额哈(毒蛇咬伤),妇女久婚不孕,呗(无名肿毒)。

注:本品有毒,多作外用,内服慎用;孕妇忌服。

附方　(1)妇女久婚不孕:磨芋 30 g,老母鸡 1 只,水炖 3 小时,食肉喝汤。

(2)呗(无名肿痛):磨芋适量,磨汁涂患处。

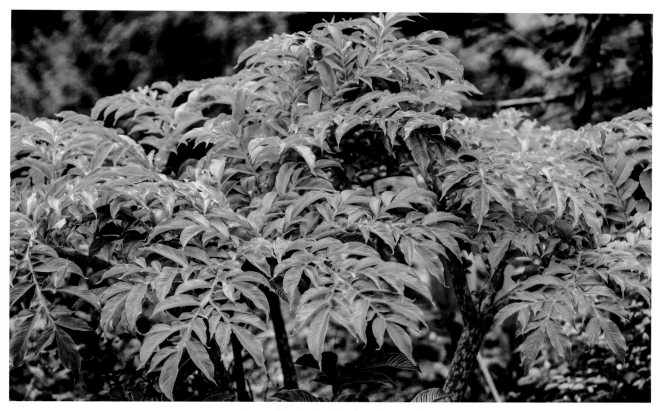

*Amorphophallus konjac* K. Koch

# Goliengjfang
# 一把伞南星

**【药 材 名】**一把伞南星。

**【别 名】**野魔芋、天南星、虎掌南星、一把伞、七托莲、土南星。

**【来 源】**天南星科植物一把伞南星 *Arisaema erubescens*（Wall.）Schott。

**【形态特征】**多年生草本。块茎扁球形，直径可达 6 cm，外皮黄色或淡红紫色。叶 1 片，极稀 2 片，中部以下具鞘；叶片辐射状分裂，裂片 3~20 枚，披针形、长圆形至椭圆形，长 6~24 cm，宽 6~35 mm，长渐尖，具线形长尾；无柄。花序梗比叶柄短，直立；佛焰苞绿色，背面有白色条纹，或淡紫色至深紫色而无条纹，筒部圆筒形；喉部边缘截形或稍外卷，檐部三角状卵形至长圆状卵形，有线形尾尖或无；肉穗花序单性，雄花序长 2.0~2.5 cm，附属器下部光滑或有少数中性花；雌花序长约 2 cm，具多数中性花；各附属器棒状或圆柱形；雄花具短梗，淡绿色、紫色至暗褐色，雄蕊 2~4 枚；雌花子房卵圆形，柱头无柄。浆果红色；种子 1~2 粒。花期 5~7 月，果 9 月成熟。

**【生境分布】**生于林下、灌木丛、草坡、荒地。广西主要分布于那坡、隆林、田林、乐业、上林、南宁、横县、融水、桂林、资源、全州、兴安、龙胜、富川、容县、上思、北流、象州、金秀等地，我国除内蒙古、黑龙江、吉林、辽宁、山东、江苏、新疆外，其他各省区也有分布。

**【壮医药用】药用部位** 块茎。

**性味** 苦、辣，温；有毒。

**功用** 化痰止咳，消肿散结。用于痰饮埃病（咳嗽），发旺（痹病），呗（无名肿毒），呗脓（痈肿），额哈（毒蛇咬伤）。

注：本品有毒，生品内服宜慎；体虚者及孕妇慎用。

**附方** （1）痰饮埃病（咳嗽）：一把伞南星 3 g，干姜 6 g，陈皮、桔梗各 15 g，甘草 10 g，水煎服。

（2）发旺（痹病）：鲜一把伞南星、鲜野芋各 10 g，鲜车前草 30 g，共捣烂敷患处。

（3）呗（无名肿毒）：鲜一把伞南星适量，加米醋适量研磨，取汁涂患处。

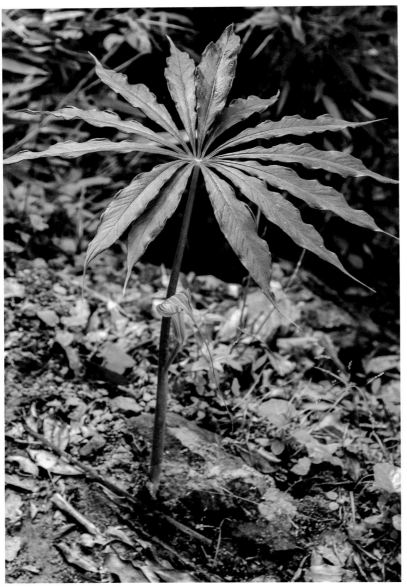

*Arisaema erubescens*（Wall.）Schott

# **Gobiekngwz**

# 天南星

【**药 材 名**】天南星。

【**别 名**】南星、异叶天南星、双隆芋。

【**来 源**】天南星科植物天南星 *Arisaema heterophyllum* Blume。

【**形态特征**】多年生草本，高可达 90 cm。块茎扁球形，直径 2~4 cm，外皮黄褐色，周围生根。单叶；叶柄圆柱形，长 30~80 cm，杂以褐色或赤色斑纹；叶片鸟足状全裂，裂片 13~19 枚，倒披针形至线状长圆形，中裂片最小，长 3~15 cm，宽 0.7~5.8 cm。雌雄同株和雄性单株，花序梗长 30~55 cm；佛焰苞筒部圆柱形，长 3.2~8.0 cm，绿色，花序轴顶端附属物鼠尾状，伸出佛焰苞外很长，长约 15 cm。浆果黄红色、红色，圆柱形，长约 5 mm；种子 1 粒，不育胚珠 2 颗或 3 颗。花期 4~5 月，果期 7~9 月。

【**生境分布**】生于林下、灌木丛中或草地。广西主要分布于南宁、柳城、桂林、全州、凌云、金秀等地，我国除西北和西藏外，其他省区也有分布。

【**壮医药用**】**药用部位** 块茎。

**性味** 苦、辣，温；有毒。

**功用** 除湿毒，化痰毒，解痉挛，消肿痛。制天南星用于麻邦（偏瘫），癫痫，宫颈糜烂，狠风（小儿惊风），破伤风，埃病（咳嗽）；鲜天南星外用于呗脓（痈肿），痂（癣），呗奴（瘰疬），林得叮相（跌打损伤），渗裆相（烧烫伤），额哈（毒蛇咬伤），血压嗓（高血压）。

注：本品有毒，鲜天南星内服宜慎；孕妇慎用。

**附方** （1）癫痫：制天南星、石菖蒲各 6 g，制马钱子 0.5 g，僵蚕 10 g，蜈蚣（焙黄）3 g，郁金 30 g，水煎服。

（2）宫颈糜烂：制天南星 6 g，金刚藤、大血藤各 30 g，水煎服。

（3）渗裆相（烧烫伤）：鲜天南星、生石膏、鲜虎杖、鲜铁冬青树皮、鲜落葵各适量，共捣烂敷患处。

（4）血压嗓（高血压）：鲜天南星、鲜红蓖麻叶、鲜吴茱萸各适量，共捣烂敷涌泉穴。

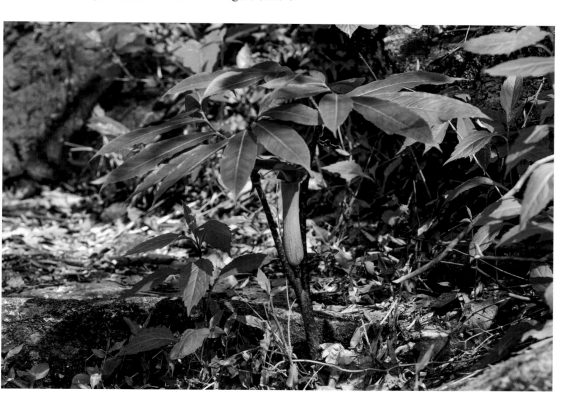

*Arisaema heterophyllum* Blume

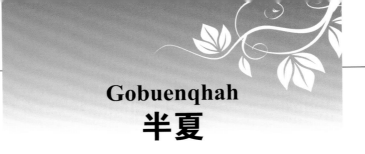

# Gobuenqhah
# 半夏

【药 材 名】半夏。

【别　　名】野半夏、三叶半夏、旱半夏、地慈姑。

【来　　源】天南星科植物半夏 *Pinellia ternata*（Thunb.）Breitenb.。

【形态特征】多年生草本,高可达 30 cm。块茎球形,直径 0.5~2.0 cm;具须根。叶柄长 15~20 cm,中部以下或同时在顶部有珠芽;幼苗时单叶,卵状心形至戟形;老株叶片 3 全裂,裂片长圆状椭圆形或披针形,两头锐尖,中裂片长 3~10 cm、宽 1~3 cm、侧裂片稍短。花序梗长 25~35 cm;佛焰苞绿色或绿白色,筒部狭圆柱形,长 1.5~2.0 cm;檐部长圆形,绿色,长 4~5 cm;肉穗花序基部一侧与佛焰苞贴生,上生雄花,下生雌花,花序轴先端附属物延伸呈鼠尾状。浆果卵圆形,黄绿色;种子 1 粒。花期 5~7 月,果期 7~9 月。

【生境分布】生于草坡、荒地、玉米地、田边或疏林下。广西分布于柳州、柳城、桂林、阳朔、全州、贵港、凌云、昭平、南丹、东兰、罗城等地,我国除内蒙古、新疆、青海、西藏外的大部分省区也有分布。

【壮医药用】药用部位　块茎。

性味　辣,温;有毒。

功用　祛湿毒,化痰毒,和胃止呕。用于痰饮埃病(咳嗽),墨病(气喘),鹿(呕吐),血压嗓(高血压),兰嗬(眩晕),呗脓(痈肿),呗(无名肿毒),呗嘻(乳痈),惹脓(中耳炎),额哈(毒蛇咬伤)。

注:本品有毒。不宜与川乌、制川乌、草乌、制草乌、附子同用;生品内服宜慎。

附方　(1)埃病(咳嗽)痰多色黄:姜半夏、白术、陈皮、杏仁、地骨皮、前胡各 10 g,黄芩 12 g,百部、牛尾菜、茯苓各 15 g,水煎服。

(2)鹿(呕吐),兰嗬(眩晕):姜半夏、白术、天竺黄、姜竹茹、钩藤花、神曲、川芎各 10 g,天麻 8 g,太子参 15 g,水煎服。

(3)呗脓(痈肿),呗(无名肿毒):鲜半夏、鲜野芙蓉、鲜黄花稔各适量,共捣烂敷患处。

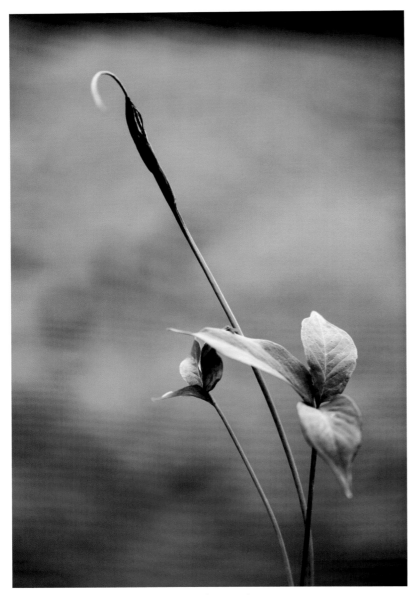

*Pinellia ternata*（Thunb.）Breitenb.

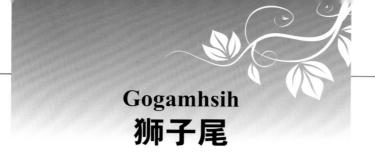

# Gogamhsih
# 狮子尾

【药 材 名】爬树龙。

【别　　　名】青竹标、石上蜈蚣、上木蜈蚣、爬墙蜈蚣、小上石百足、蜜腺崖角藤。

【来　　　源】天南星科植物狮子尾 *Rhaphidophora hongkongensis* Schott。

【形态特征】附生藤本。茎粗壮,节环状,生多数气生根。叶片镰状椭圆形或椭圆状披针形,长 20~35 cm,宽 5~6（14）cm,先端锐尖,基部狭楔形。花序顶生和腋生,花序梗长 4~5 cm;佛焰苞绿色至淡黄色,卵形,长 6~9 cm,蕾时席卷,花时脱落;肉穗花序圆柱形,向上略狭,长 5~8 cm,直径 1.5~3.0 cm,粉绿色或淡黄色;子房顶部近六边形,截平,柱头黑色。浆果黄绿色。花期 4~8 月,果翌年成熟。

【生境分布】常攀附于热带沟谷雨林内的树干上或石崖上。广西主要分布于百色、田林、隆林、鹿寨、陆川等地,我国福建、广东、贵州、云南等省也有分布。

【壮医药用】药用部位　茎、叶。

性味　辣,温;有毒。

功用　调龙路火路,祛风毒,除湿毒,散瘀肿,止痛。外用于林得叮相(跌打损伤),发旺(痹病),呗脓(痈肿)。

注:本品有毒,内服慎用;孕妇禁用。

附方　林得叮相(跌打损伤),发旺(痹病),呗脓(痈肿):鲜爬树龙茎叶适量,捣烂,调白酒炒热敷患处。

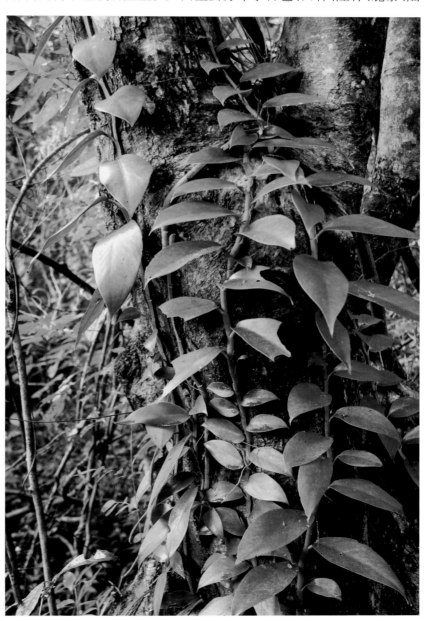

*Rhaphidophora hongkongensis* Schott

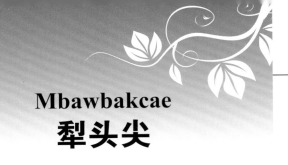

# Mbawbakcae
# 犁头尖

【药 材 名】土半夏。

【别　　名】半夏、山慈菇、假慈姑、犁头半夏。

【来　　源】天南星科犁头尖 *Typhonium blumei* Nicolson et Sivadasan。

【形态特征】多年生草本，高可达 40 cm。块茎近球形、头状或椭圆形，直径 1~2 cm，外皮褐色，具环节，颈部生长须根，散生疣凸状芽眼。叶基生，2~8 片，叶片戟形或深心状戟形，长 3~12 cm，宽 2~9 cm，形似犁头；叶柄长 10~30 cm。花序梗单一，从叶腋抽出，长 9~11 cm，淡绿色，圆柱形，直立；佛焰苞筒部绿色，卵形，长 1.6~3.0 cm，先端旋曲呈鞭状；肉穗花序，雌花序长 1.5~3.0 mm，中性花序长 1.7~4.0 cm，雄花序长 4~9 mm；附属器长 10~13 cm，形似鼠尾，具浓烈的粪臭味。浆果倒卵形，长约 6 mm。花期 5~7 月。

【生境分布】生于村边、田野、路旁、低洼湿地及草丛中。广西主要分布于凌云、马山、南宁、桂林、阳朔、恭城、灵川、资源、龙胜、桂平、博白、陆川、苍梧等地，我国浙江、江西、福建、湖南、广东、四川、云南等省也有分布。

【壮医药用】药用部位　块茎。

性味　苦、辣，温；有毒。

功用　清热毒，止疼痛，止血，化痰毒，止咳嗽。用于埃病（咳嗽），货烟妈（咽痛），呗脓（痈肿），呗奴（瘰疬），痂（癣），额哈（毒蛇咬伤），林得叮相（跌打损伤），外伤出血。

注：本品有毒，不宜与川乌、制川乌、草乌、制草乌、附子同用；生品内服宜慎，孕妇和婴幼儿忌内服。

附方　（1）呗奴（瘰疬）：①鲜土半夏适量，捣烂敷患处。② 土半夏、陈皮、夏枯草、猫爪草、猫须草、苦参、玄参、重楼各 10 g，丹参 15 g，水煎服。

（2）埃病（咳嗽）：土半夏、含羞草各 10 g，姜黄 20 g，水煎服。

（3）货烟妈（咽痛）：土半夏 3 粒，水煎服（久煎）。

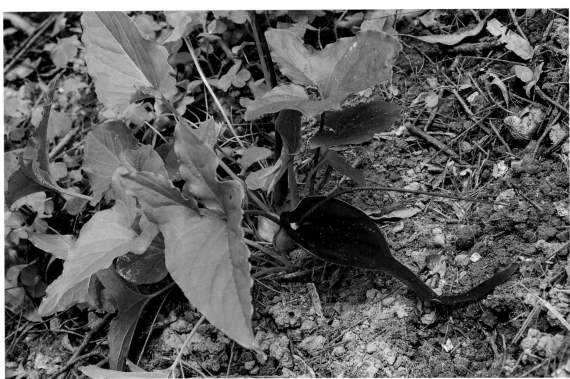

*Typhonium blumei* Nicolson et Sivadasan

# BONYARAEMX
# 鞭檐犁头尖

【药材名】水半夏。

【别　　名】半夏、戟叶半夏。

【来　　源】天南星科植物鞭檐犁头尖 *Typhonium flagelliforme* (Lodd.) Blume。

【形态特征】多年生草本,高可达 40 cm。块茎近球形,直径 1~2 cm,上部周围密生肉质须根。叶和花序同时抽出。叶 3 片或 4 片;叶柄长 15~30 cm,中部以下具宽鞘;叶片戟状长圆形,3 裂;中裂片较大,长 5~14 cm,宽 2~4 cm,长圆形或长圆状披针形,侧裂片短细,长 4~5 cm,宽 3~5 mm,长三角形。花序梗长 5~20 cm;佛焰苞筒部绿色,檐部绿色至绿白色,披针形,常伸长卷曲为长鞭状或较短而渐尖;肉穗花序有时达 20 cm 或更长;附属器线形,长 16~17 cm,浅黄色;雄花具雄蕊 2 枚;雌花花柱不存在,柱头小;中性花中部以下的棒状,上部锥形。浆果卵圆形,绿色。花期 4~5 月。

【生境分布】生于山溪水中、水田或田边及其他湿地。广西主要分布于天等、贵港、南宁、隆安、马山、上林、宁明、龙州等地,我国广东,云南等省也有分布。

【壮医药用】药用部位　块茎。

性味　辣,温;有毒。

功用　化湿毒、化痰毒、消肿痛、止血。用于埃病(咳嗽),湿痰多,呗脓(痈肿),呗(无名肿毒),呗嘻(乳痈)毒虫咬伤,外伤出血,核尹(腰痛),林得叮相(跌打损伤)。

注:本品有毒,不宜与川乌、制川乌、草乌、制草乌、附子同用;生品内服宜慎,孕妇和婴幼儿忌内服。

附方　(1)呗(无名肿毒):水半夏适量,研末,调血竭粉末和糯米粉各适量,敷患处。

(2)湿痰多:水半夏、射干、石菖蒲各 10 g,救必应 15 g,陈皮、干姜各 6 g,水煎服。

(3)核尹(腰痛),林得叮相(跌打损伤):水半夏适量,以白酒适量磨汁外擦患处。

(4)呗嘻(乳痈):水半夏适量,以米醋适量磨汁外擦患处。

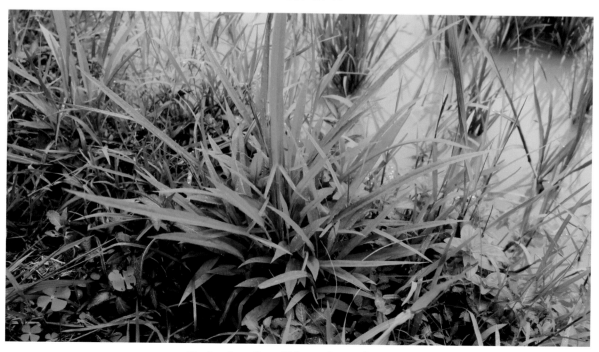

*Typhonium flagelliforme* (Lodd.) Blume

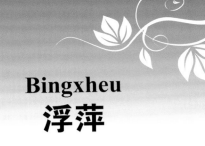

# Bingxheu

# 浮萍

【药 材 名】浮萍。

【别　　名】青萍、小浮萍。

【来　　源】浮萍科植物浮萍 *Lemna minor* L.。

【形态特征】多年生漂浮小草。叶状体对称,近圆形,倒卵形或倒卵状椭圆形,长 1.5~5.0 mm,宽 2~3 mm,上面稍突起或沿中线隆起,两面均平坦无毛,下面垂生丝状根 1 条,白色,长 3~4 cm;叶状体背面一侧具囊,新叶状体于囊内形成并浮出,以极短的细柄与母体相连,随后脱落。花小、白色,单性,雌雄同株,生于叶状体边缘的缺刻内。果球形,近陀螺状。

【生境分布】生于水田、池沼或其他静水水域。广西各地均有分布,我国江西、台湾、湖南、广东、海南、四川、贵州、云南等省也有分布。

【壮医药用】药用部位　全草。

性味　辣,寒。

功用　清热毒,透疹毒,通水道。用于贫痧(感冒),笃麻(麻疹),麦蛮(风疹),笨浮(水肿),肉扭(淋证)。

附方　(1)笃麻(麻疹):浮萍、紫苏各 15 g,陈皮 6 g,制半夏 10 g,杏仁 6 g,水煎服。

(2)麦蛮(风疹):浮萍、水龙各 60 g,五色花 30 g,水煎外洗。

(3)笨浮(水肿):浮萍、鹰不扑各 15 g,木贼、泽泻各 10 g,白术 12 g,水煎服。

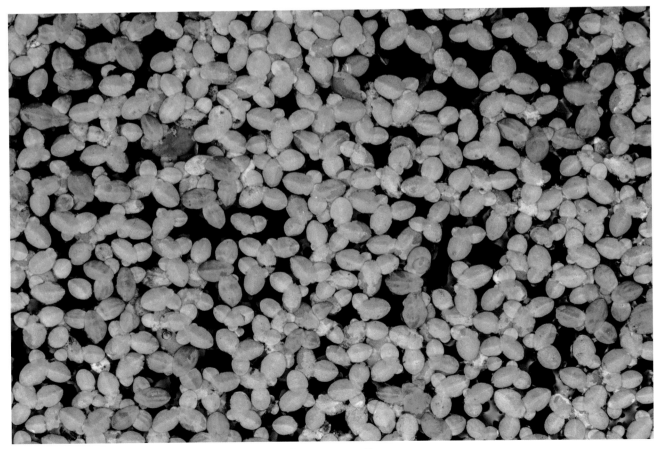

*Lemna minor* L.

# Golabraemx
# 水烛

【药 材 名】蒲黄。

【别　　名】水蜡烛、香蒲。

【来　　源】香蒲科植物水烛 *Typha angustifolia* L.。

【形态特征】多年水生或沼生草本，高可达 3 m。匍匐茎横走，白色，生多数须根。地上茎直立，粗壮，高可达 2.5 m。叶片狭长而尖，长 54~120 cm，宽 0.4~1.0 cm，质稍厚；叶鞘抱茎。穗状花序顶生，圆柱形，形似蜡烛。雄花序在上部，黄色，较细瘦；花被丝毛状，先端常分裂；雄蕊 3 枚，花丝分离。雌花序在下部，灰褐色，稍粗壮，长 15~30 cm；雌花具小苞片 1 枚；花被丝毛状，先端不分裂。小坚果长椭圆形，长约 1.5 mm，具褐色斑点，纵裂。花果期 6~9 月。

【生境分布】生于湖泊、河流、池塘浅水、沟渠处。广西主要分布于南宁、博白、桂林、田阳等地，我国黑龙江、吉林、辽宁、内蒙古、河北、山东、河南、陕西、甘肃、新疆、江苏、湖北、云南、台湾等省区也有分布。

【壮医药用】药用部位　花粉。

性味　甜，平。

功用　生蒲黄：调龙路火路，通水道，消肿毒。用于京瑟（闭经），腊胴尹（腹痛），产呱腊胴尹（产后腹痛），京尹（痛经），林得叮相（跌打损伤），笨浮（水肿），肉扭（淋证），仲嘿唯尹（痔疮），呗奴（瘰疬），呗脓（痈肿）。

蒲黄炭：止血。用于鹿勒（呕血），唉勒（咯血），功能性子宫出血，楞阿勒（鼻出血），屙意勒（便血），外伤出血，兵淋勒（崩漏），隆白呆（带下），舌炎、口疮（口腔溃疡），能啥能累（湿疹）。

附方　（1）产呱腊胴尹（产后腹痛）：生蒲黄（包煎）、五灵脂各 10 g，益母草、赤芍、当归各 15 g，干姜 5 g，川芎、桃仁各 6 g，水煎服。

（2）兵淋勒（崩漏）：蒲黄炭、伏龙肝、辣椒根各 15 g，水煎服。

（3）功能性子宫出血，楞阿勒（鼻出血），屙意勒（便血）：蒲黄炭 6 g，水煎服。

（4）仲嘿唯尹（痔疮），呗奴（瘰疬），呗脓（痈肿）：生蒲黄 10 g，水煎服。

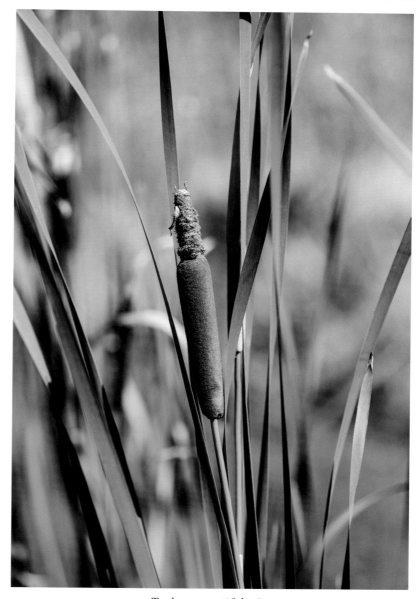

*Typha angustifolia* L.

# Hofangzhenj
# 忽地笑

【药 材 名】忽地笑。

【别　　名】黄花石蒜。

【来　　源】石蒜科植物忽地笑 *Lycoris aurea*（L'Hér.）Herb.。

【形态特征】多年生草本。鳞茎肥大,卵形,直径 5~6 cm。叶基生;叶片剑形,长达 60 cm,宽 1.5~4.0 cm,顶端渐尖。花茎高 30~60 cm;总苞片 2 枚,披针形,长 3.5~5.0 cm;伞形花序有花 3~8 朵,花黄色或橙色;花被裂片倒披针形,长 5~7 cm,宽约 1 cm,强度反卷和皱缩,花被筒长 1.0~1.8 cm;雄蕊略伸出于花被外,花丝黄色;花柱上部玫瑰红色。蒴果具 3 棱,室背开裂;种子少数,近球形,黑色。花期 8~9 月,果期 10 月。

【生境分布】生于阴湿山坡或栽培。广西主要分布于柳州、桂林、阳朔、全州、兴安、龙胜、贵港、那坡、贺州、河池、环江等地,我国福建、台湾、广东、云南等省也有分布或栽培。

【壮医药用】药用部位　鳞茎。

性味　辣,温;有毒。

功用　解毒消肿、催吐。用于呗脓(痈肿)、呗(无名肿毒)、林得叮相(跌打损伤)、食物中毒。

注:本品有毒,内服慎用;孕妇忌用。

附方

(1)呗脓(痈肿)、呗(无名肿毒):鲜忽地笑适量,捣烂加食盐少许调匀,敷患处。

(2)食物中毒(催吐):①鲜忽地笑适量,捣烂绞取汁液 15 g,冲凉开水服。②鲜忽地笑 15 g,捣烂,敷天突穴。

(3)林得叮相(跌打损伤):鲜忽地笑 15 g,捣烂,加龙血竭 10 g 调匀敷患处。

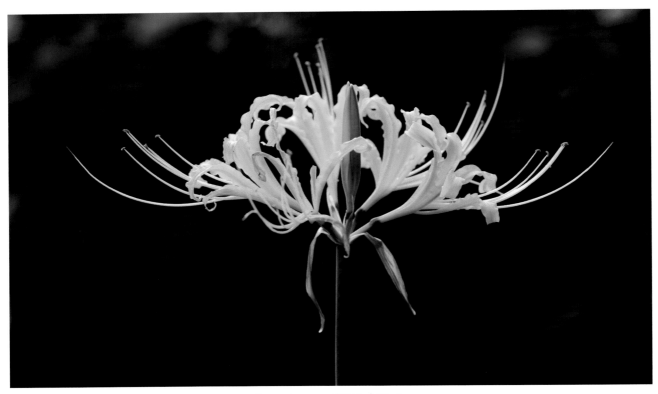

*Lycoris aurea*（L'Hér.）Herb.

# Go'gyoijraemx
# 水鬼蕉

【**药 材 名**】水鬼蕉。

【**别　　名**】蜘蛛兰、水蕉。

【**来　　源**】石蒜科植物水鬼蕉 *Hymenocallis littoralis* (Jacq.) Salisb.。

【**形态特征**】多年生粗壮草本。叶 10~12 片，剑形，长 45~75 cm，宽 2.5~6.0 cm，顶端急尖，基部渐狭；无柄。花茎扁平，高 30~80 cm；佛焰苞状总苞片长 5~8 cm，基部极阔；花茎顶端生花 3~8 朵，白色；花被筒纤细，长短不等，长者可超过 10 cm，花被裂片线形，通常短于花被筒；杯状体（雄蕊杯）钟形或阔漏斗形，长约 2.5 cm，有齿，花丝分离部分长 3~5 cm；花柱约与雄蕊等长或更长。花期夏末秋初。

【**生境分布**】栽培。广西部分地区有栽培，我国福建、广东、云南等省也有栽培。

【**壮医药用**】药用部位　鳞茎。

**性味**　辣，温；有毒。

**功用**　舒筋络，通龙路，消肿痛。用于发旺（痹病），林得叮相（跌打损伤），呗脓（痈肿），仲嘿哢尹（痔疮）。

注：本品有毒，内服慎用；孕妇忌用。

**附方**　发旺（痹病），林得叮相（跌打损伤）：鲜水鬼蕉适量，捣烂敷患处。

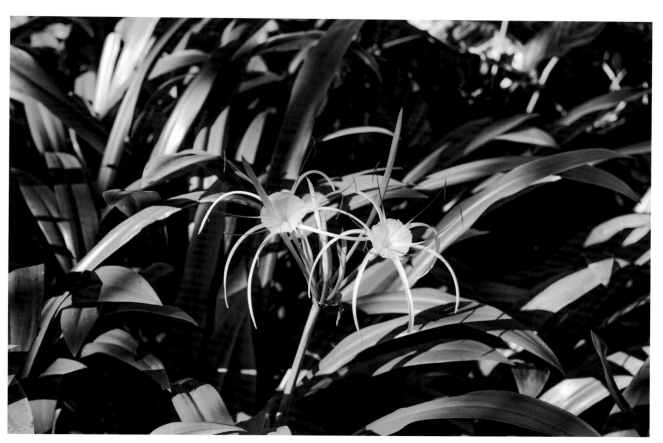

*Hymenocallis littoralis* (Jacq.) Salisb.

# Gocoengnding
# 红葱

【药 材 名】红葱。

【别　　名】红葱头。

【来　　源】鸢尾科植物红葱 *Eleutherine plicata* Herb.。

【形态特征】多年生草本,高约 40 cm。鳞茎卵圆形,直径约 2.5 cm;鳞片 7 枚至 10 多枚,肥厚,紫红色,基部生黄褐色须根。叶片宽披针形或宽条形,长 25~40 cm,宽 1.2~2.0 cm,顶端渐尖,基部楔形;4 条或 5 条纵脉平行而突出。花茎高 30~42 cm,上部有 3~5 个分枝,分枝处生有叶状苞片;伞形花序状的聚伞花序生于花茎顶端;花下苞片 2 枚,卵圆形;花白色,花被片 6 枚,2 轮,倒披针形;雄蕊 3 枚,花药"丁"字形着生;子房 3 室,花柱顶端 3 裂。花期 6 月。

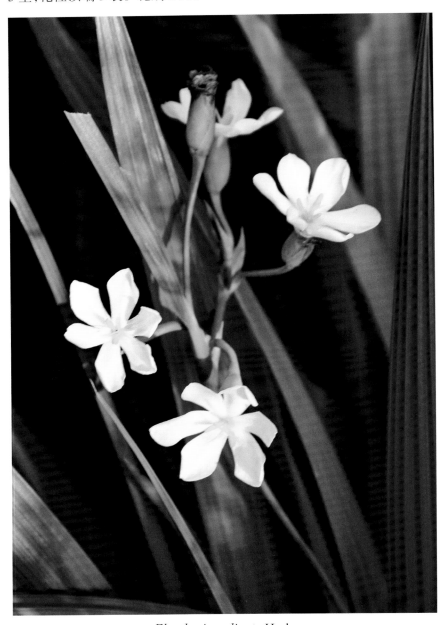

*Eleutherine plicata* Herb.

【生境分布】栽培。广西各地有栽培,我国云南等省也有栽培并常逸为半野生。

【壮医药用】药用部位　根或全草。

性味　苦,凉。

功用　调龙路火路,清热毒,消肿痛。用于发旺(痹病),林得叮相(跌打损伤),鹿勒(呕血),唉勒(咯血),屙意咪(痢疾),京瑟(闭经),腊胴尹(腹痛),呗脓(痈肿),贫血。

附方　(1)发旺(痹病):鲜红葱全草适量,水煎洗患处。

(2)林得叮相(跌打损伤):红葱全草、姜黄各 50 g,加白酒 300 ml 浸泡 20 天,取药酒适量擦患处。

(3)贫血:红葱根 30 g,猪骨头 500 g,水炖,食肉喝汤。

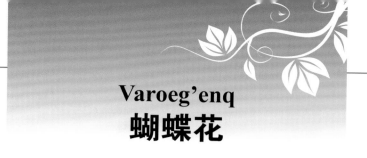

# Varoeg'enq
# 蝴蝶花

【药 材 名】蝴蝶花。

【别　　　名】豆豉草、扁担叶。

【来　　　源】鸢尾科植物蝴蝶花 *Iris japonica* Thunb.。

【形态特征】多年生草本,高可达 60 cm。根状茎横生,竹鞭状;须根分枝多。叶基生;叶片剑形,长 25~60 cm,宽 1.5~3.0 cm,顶端渐尖。花茎高于叶片,顶生稀疏总状聚伞花序,具分枝 5~10 条;花淡蓝色或蓝紫色,直径 4.5~5.0 cm;花梗长 1.5~2.5 cm;花被筒长 1.1~1.5 cm,外花被裂片倒卵形或椭圆形,顶端微凹,边缘微齿裂,中脉上有隆起的黄色鸡冠状附属物,内花被裂片椭圆形或狭倒卵形,长 2.8~3.0 cm,顶端微凹,边缘有细齿裂;雄蕊 3 枚;花柱顶端裂片繸状丝裂,子房纺锤形。蒴果椭圆状柱形,长 2.5~3.0 cm,直径 1.2~1.5 cm;种子多数,黑褐色。花期 3~4 月,果期 5~6 月。

【生境分布】生于林边和阴湿处。广西主要分布于南宁、融水、桂林、灵川、兴安、龙胜、资源、乐业、隆林、南丹、东兰、都安等地,我国陕西、江苏、安徽、浙江、湖北、四川、贵州、云南等省也有分布。

【壮医药用】药用部位　全草。

性味　苦,寒;有小毒。

功用　清热毒,消肿痛。用于黄标(黄疸),肝肿大,货烟妈(咽痛)。

附方　(1)货烟妈(咽痛):蝴蝶花 10 g,甘草 6 g,水煎含服。

(2)肝肿大:蝴蝶花 10 g,石上柏 30 g,半枝莲、田基黄各 15 g,水煎服。

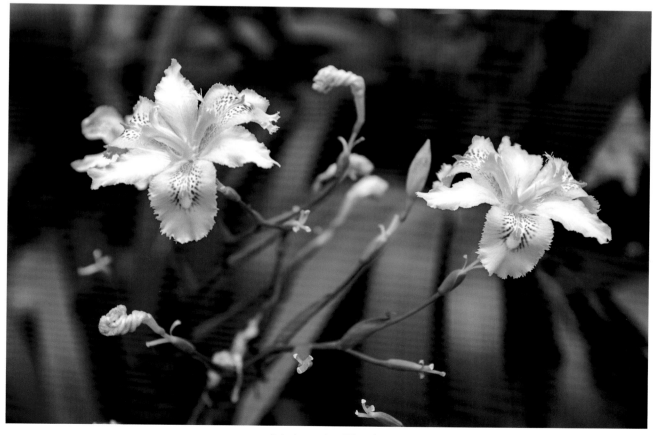

*Iris japonica* Thunb.

# Goriengyiuh
# 鸢尾

【药 材 名】鸢尾。

【别　　名】乌七、乌鸢、蓝蝴蝶、紫蝴蝶。

【来　　源】鸢尾科植物鸢尾 *Iris tectorum* Maxim.。

【形态特征】多年生草本，高可达 50 cm。根状茎粗短，节多，淡黄色，有黄褐色须根。茎直立。叶基生；叶片剑形，长 15~50 cm，宽 1.5~4.0 cm，顶端渐尖，基部抱茎。花茎高 20~40 cm，单一或两分枝，每枝有花 1~3 朵；花蓝紫色，直径 8~10 cm；花梗长 1~2 cm；花被筒长约 3 cm，上端膨大呈喇叭形，花被裂片 6 枚，外侧 3 枚裂片较大，圆形或宽卵形，有白色带紫的鸡冠状附属物，内侧 3 枚裂片较小，椭圆形；雄蕊 3 枚；雌蕊 1 枚，子房下位，3 室，柱头 3 裂。蒴果长椭圆形或倒卵形，长 4~6 cm，有 6 棱；种子黑褐色。花期 4~5 月，果期 6~8 月。

【生境分布】生于向阳坡地、林缘及水边湿地，或栽培。广西主要分布于南宁、融水、桂林、兴安、资源、玉林、隆林、南丹、金秀等地，我国大部分省区也有分布或栽培。

【壮医药用】药用部位　根茎、全草。

性味　苦、辣，平；有小毒。

功用　调龙路火路、祛风毒、除湿毒、解瘴毒、通便。用于林得叮相（跌打损伤），发旺（痹病），货烟妈（咽痛），二便不通，食积腊胴尹（腹痛），瘴病（疟疾），胆结石，呗脓（痈肿），外伤出血。

注：本品有小毒，孕妇忌服。

附方　（1）呗脓（痈肿）：鸢尾适量，研末，取药粉调凉开水外敷。

（2）二便不通，食积腊胴尹（腹痛）：鸢尾 6 g，水煎服。

（3）货烟妈（咽痛）：鸢尾、射干、甘草各 10 g，水煎含服。

（4）外伤出血：鸢尾、棕粑叶各 10 g，共研末，加三七粉 6 g 调匀敷患处。

（5）二便不通：鲜鸢尾 30 g，捣烂敷肚脐。

（6）胆结石：鸢尾全草、金沙牛各 5 g，水煎服。

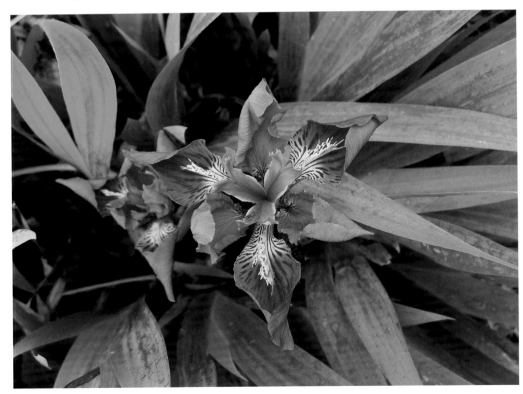

*Iris tectorum* Maxim.

# Maenzraeulaux
# 大百部

【**药 材 名**】百部。

【**别　　名**】大叶百部、对叶百部。

【**来　　源**】百部科植物大百部 *Stemona tuberosa* Lour.。

【**形态特征**】多年生攀援草质藤本，高达 5 m。块根簇生，肉质，纺锤状，长达 30 cm。茎下部木质化。叶对生或轮生；叶片卵状披针形、卵形或宽卵形，长 6~24 cm，宽 2~17 cm，顶端渐尖至短尖，基部心形，边缘稍波状；叶柄长 3~10 cm。花单生或 2 (3) 朵排成总状花序，腋生，花梗或花序梗长 2.5~12.0 cm；花被片 2 轮，黄绿色带紫色脉纹，长 3.5~7.5 cm；雄蕊 4 枚，紫红色，顶端具短钻状附属物；子房小，花柱近无。蒴果倒卵状球形，光滑，长 3.5~4.5 cm；种子多数。花期 4~7 月，果期 5~8 月。

【**生境分布**】生于山坡丛林下、溪边、路旁及山谷和阴湿岩石中。广西主要分布于桂林、梧州、上思、容县、靖西、凌云、乐业、田林、隆林、南丹、天峨等地，我国长江流域以南各省区也有分布。

【**壮医药用**】**药用部位**　块根。

**性味**　苦、甜、微温；有小毒。

**功用**　通气道，补肺阴，止咳嗽，杀虫，止痒。用于钵痨（肺结核），慢性气管炎，喵唉百银（百日咳），贫痧（感冒），胴西咪暖（肠道寄生虫病），蛲虫病，阴道炎，痂（癣），体虱。

注：本品有小毒，内服不可过量。

**附方**　(1) 慢性气管炎：百部 9 g，百合 30 g，白果 12 g，罗汉果 1 个，甘草 6 g，水煎服。

(2) 贫痧（感冒）：百部、地桃花根、山栀子根、梅叶冬青各 9 g，白背叶根、华山矾各 6 g，路边菊 15 g，水煎服。

(3) 阴道炎：百部、艾叶、火炭母各 30 g，水煎洗患处。

(4) 痂（癣）：百部 20 g，救必应、牛耳枫各 30 g，水煎洗患处。

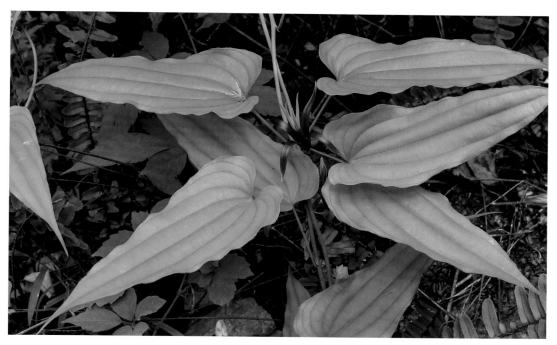

*Stemona tuberosa* Lour.

# Linxlungzgim
# 金边龙舌兰

【药 材 名】金边龙舌兰。

【别　　　名】金边兰。

【来　　　源】龙舌兰科植物金边龙舌兰 *Agave americana* L. var. *variegate* Nichols。

【形态特征】多年生常绿草本。茎短。叶多数簇生,长椭圆形,长 18~100 cm,宽 5~20 cm,绿色,先端有利刺,边缘有黄白色条带镶边和锯齿,质厚多肉。花葶高大,顶生无数花朵;花被黄绿色,漏斗状,花被裂片 6 枚;雄蕊 6 枚;雌蕊 1 枚,子房 3 室,胚珠多数,柱头头状且 3 裂。蒴果矩圆形,室间开裂;种子多数,扁平,黑色。花期夏季。

【生境分布】栽培。广西南部地区有栽培,我国西南部各省区及广东省也有栽培。

【壮医药用】药用部位　叶。

性味　辣,平。

功用　通气道,止咳平喘。用于肺燥埃病(咳嗽),墨病(气喘),呗脓(痈肿)。

附方　(1)肺燥埃病(咳嗽):金边龙舌兰、石斛、麦冬各 15 g,不出林 30 g,水煎服。

(2)墨病(气喘):金边龙舌兰、前胡、紫苏子、莱菔子、车前草各 15 g,水煎服。

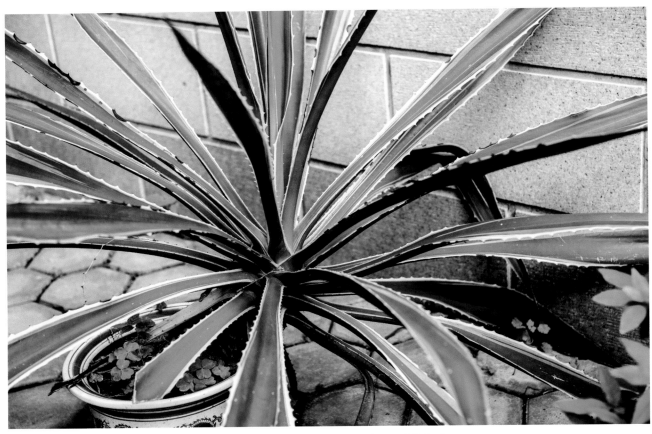

*Agave americana* L. var. *variegate* Nichols

# Godiethoengz

# 朱蕉

【药 材 名】铁树。

【别　　名】红铁树。

【来　　源】龙舌兰科植物朱蕉 *Cordyline fruticosa*(L.)A. Chevalier。

【形态特征】直立常绿灌木,高可达 3 m。茎不分枝或稍分枝。叶聚生于茎或枝的上端;叶片矩圆形至矩圆状披针形,长 25~50 cm,宽 5~10 cm,绿色或带紫红色;叶柄有槽,长 10~30 cm,基部变宽,抱茎。圆锥花序长 30~60 cm,每朵花有 3 枚苞片;花淡红色、青紫色至黄色,长约 1 cm;花梗很短,较少长 3~4 mm;外轮花被片下半部紧贴内轮而形成花被筒,上半部在盛开时外弯或反折;雄蕊生于花被筒的喉部,稍短于花被;花柱细长。花期 11 月至翌年 3 月。

【生境分布】栽培。广西各地均有栽培,我国广东、福建、台湾等省也有栽培。

【壮医药用】药用部位　根、叶、花。

性味　微甜,平。

功用　调龙路火路,清热毒,止血,消肿痛。用于屙意咪(痢疾)、鹿勒(呕血)、楞阿勒(鼻出血)、屙意勒(便血)、肉裂(尿血)、胴尹(胃痛)、月经过多,林得叮相(跌打损伤)、肺癌。

附方　(1)埃病(咳嗽)吐血,楞阿勒(鼻出血):铁树叶 100 g,猪心 1 个,水炖,食肉喝汤。

(2)林得叮相(跌打损伤):铁树叶 20 g,红花、桃仁、制乳香、制没药、七叶莲各 10 g,飞天蜈蚣、飞龙掌血根各 50 g,加白酒 1000 ml 浸泡 30 天,每次取药酒 25 ml 饮用,每日 3 次。

(3)肉裂(尿血):铁树叶、棕板炭各 30 g,大蓟、小蓟、白茅根各 20 g,水煎服。

(4)肺癌:铁树叶 10 g,牛轭草 30 g,水煎服。

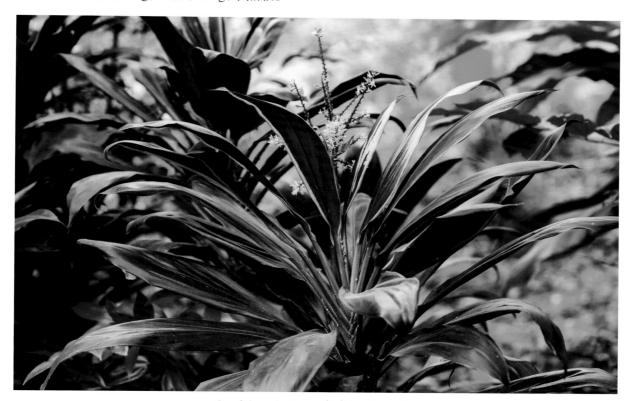

*Cordyline fruticosa*(L.)A. Chevalier

# Goriengguk
# 虎尾兰

【药 材 名】虎尾兰。

【别　　名】老虎尾。

【来　　源】龙舌兰科植物虎尾兰 *Sansevieria trifasciata* Prain。

【形态特征】无茎多年生草本。根茎粗壮,匍匐。叶基生,通常 2~6 片成束;叶片厚硬半肉质,直立,带状狭披针形,长 30~120 cm,宽 2.5~8.0 cm,中部或中部以下渐狭而成叶柄,两面均有浓绿色和绿白色相间的斑纹,边缘绿色。花葶由叶丛中抽出,高 30~80 cm;总状圆锥花序顶生;花淡绿色或绿白色;花梗短,近中部有节,长 6~12 mm;花被裂片 6 枚,线形,长 1.4~1.8 cm;雄蕊 6 枚,明显伸出;子房 3 室,每室具胚珠 1 颗。浆果球形,直径约 3 mm。花期冬季。

【生境分布】栽培。广西各地均有栽培,我国其他省区也有栽培。

【壮医药用】药用部位　叶。

性味　酸,凉。

功用　清热毒,解蛇毒,祛腐生肌。用于贫痧(感冒),埃病(咳嗽),呗脓(痈肿),林得叮相(跌打损伤),额哈(毒蛇咬伤),渗裆相(烧烫伤)。

附方　(1)林得叮相(跌打损伤):鲜虎尾兰适量,捣烂敷患处。

(2)渗裆相(烧烫伤):虎尾兰、虎杖各适量,煎膏备用。外涂药膏于患处。

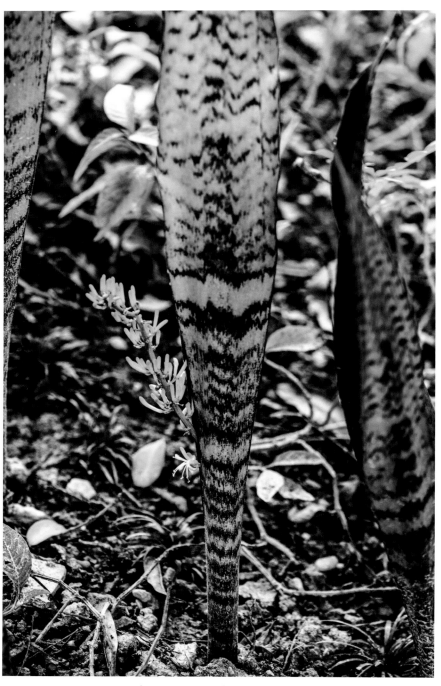

*Sansevieria trifasciata* Prain.

# Rienggukgim
# 金边虎尾兰

【药 材 名】金边虎尾兰。

【别　　名】老虎尾、弓弦麻。

【来　　源】龙舌兰科植物金边虎尾兰 *Sansevieria trifasciata* Prain var. *laurentii* (De Wildem.) N. E. Brown。

【形态特征】多年生近肉质草本。根状茎横走。叶基生,丛生;叶片直立,硬革质扁平,长条状披针形,长 30~120 cm,宽 3~8 cm,两面均具白色和深绿色相间的横带状斑纹,边缘有金黄色纵条纹,基部有槽。花葶高 30~80 cm,花淡绿色或白色,每 3~8 朵簇生,排成总状花序;花梗长 5~8 mm;花被长 1.6~2.8 cm。浆果直径 7~8 mm。花期 11~12 月。

【生境分布】栽培。广西各地均有栽培,我国其他省区也有栽培。

【壮医药用】药用部位　叶。

性味　酸,凉。

功用　通气道,清热毒,祛腐生肌。用于贫痧(感冒),埃病(咳嗽),林得叮相(跌打损伤),呗脓(痈肿),额哈(毒蛇咬伤),渗裆相(烧烫伤)。

附方　(1)呗脓(痈肿):金边虎尾兰、白花蛇舌草各 30 g,姜黄、红糖各 15 g,水煎代茶饮。

(2)埃病(咳嗽):金边虎尾兰 30 g,龙脷叶 15 g,水煎服。

(3)渗裆相(烧烫伤):金边虎尾兰、虎杖各 30 g,粽粑叶 15 g,水煎洗患处。

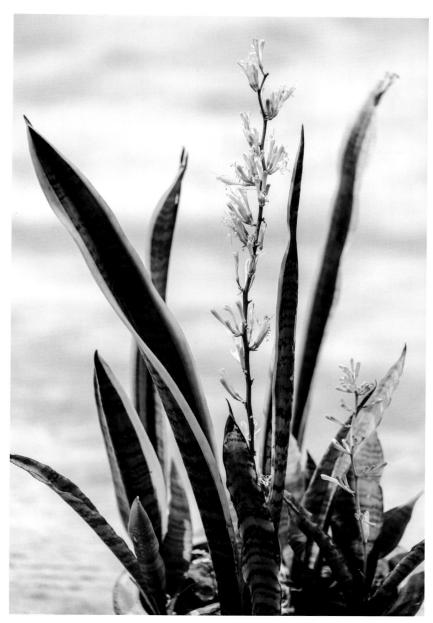

*Sansevieria trifasciata* Prain var. *laurentii* (De Wildem.) N. E. Brown

# Maexbinh
# 假槟榔

【药 材 名】假槟榔叶。

【来　　源】棕榈科植物假槟榔 *Archontophoenix alexandrae*（F. Muell.）H. Wendl. et Drude。

【形态特征】常绿乔木，高可达 30 m。茎挺直，光滑，有环状叶痕，直径约 15 cm，基部略膨大。叶生于茎顶；叶片羽状全裂，长 2~3 m；羽片呈排成列，线状披针形，长 45 cm，宽 1.2~2.5 cm，下面被灰白色鳞秕状物；叶鞘膨大而包茎。肉穗花序生于叶鞘下，下垂，长可达 80 cm，多分枝，具 2 枚鞘状佛焰苞；花雌雄同株，淡黄白色；雌花、雄花萼片和花瓣均各 3 枚；雄花花瓣斜卵状长圆形，长约 6 mm，雄蕊 9~12 枚；雌花具退化雄蕊 6 枚。核果卵圆形，长 12~14 mm，熟时红色；种子卵球形，胚乳嚼烂状。花期 4 月，果期 4~7 月。

【生境分布】栽培。广西主要栽培于东南部、南部、西南部及桂林等地，我国福建、台湾、广东、海南、云南等省也有栽培。

【壮医药用】药用部位　叶。

性味　苦、涩，平。

功用　收敛止血。用于外伤出血。

附方　外伤出血：鲜假槟榔叶适量，捣烂敷患处。

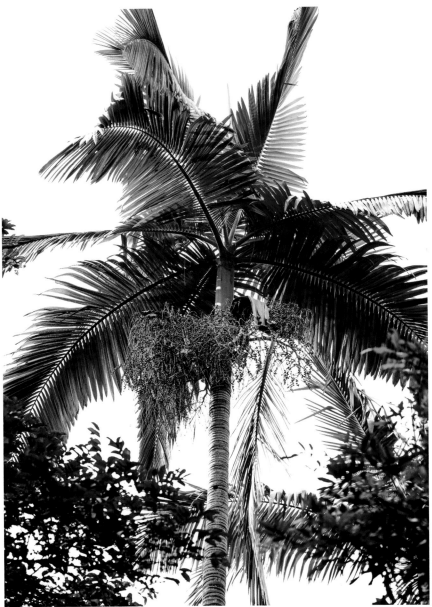

*Archontophoenix alexandrae*（F. Muell.）H. Wendl. et Drude

# Gosenhung
# 鱼尾葵

【药 材 名】鱼尾葵。

【别　　名】棕木、长穗鱼尾葵。

【来　　源】棕榈科植物鱼尾葵 *Caryota ochlandra* Hance。

【形态特征】常绿乔木,高可达 20 m。叶鞘、叶柄和叶轴均无毛或疏被易脱落的鳞片状毛。茎干通直,被灰白色毡状毛,具环状叶痕。叶二回羽状复叶,羽片每边具裂片 18~20 枚;顶部的一羽片大,楔形,先端 2 裂或 3 裂,侧边的羽片小,菱形。佛焰苞与花序无鳞秕;肉穗花序长 2.5~3.0 m,下垂,多分枝;花 3 朵聚生,雌花位于 2 朵雄花之间;雄花萼片宽圆形,花瓣椭圆形,黄色,长约 2 cm,雄蕊 110~155 枚;雌花花瓣长约 5 mm,退化雄蕊 3 枚,柱头 2 裂。蒴果球形,熟时紫红色;种子 1 粒。花期 5~7 月,果期 8~11 月。

【生境分布】生于沟谷林中或山坡,常栽培。广西除东北部外其他地区均有分布,我国福建、广东、海南、云南等省也有分布或栽培。

【壮医药用】**药用部位**　根、叶鞘纤维(煅炭)、茎髓。

**性味**　甜、涩,平;果有毒。

**功用**　根:强筋壮骨。用于肝肾亏虚,筋骨痿软。

叶鞘纤维(煅炭):调龙路,止血。用于吐血,陆裂(咳血),屙意勒(便血),兵淋勒(崩漏)。

茎髓:利谷道。用于东郎(食滞)。

注:本品果有毒,忌内服;体虚者及孕妇禁用。

**附方**　(1)陆裂(咳血):鱼尾葵叶鞘纤维(煅炭)9 g,仙鹤草、玉叶金花各 20 g,大叶紫珠叶、鱼腥草、桑叶、枇杷寄生各 10 g,金银花 15 g,水煎服。

(2)屙意勒(便血):鱼尾葵叶鞘纤维(煅炭)、紫草、马连鞍、茯苓、白及各 10 g,大蓟、小蓟、一点红、仙鹤草、土人参各 15 g,水煎服。

(3)兵淋勒(崩漏):鱼尾葵叶鞘纤维(煅炭)、卷柏、炒艾炭、阿胶(冲)、茜草炭各 10 g,仙鹤草、鸡血藤各 20 g,生地黄、玄参各 15 g,水煎服。

(4)东郎(食滞):鱼尾葵茎髓 10 g,水煎服。

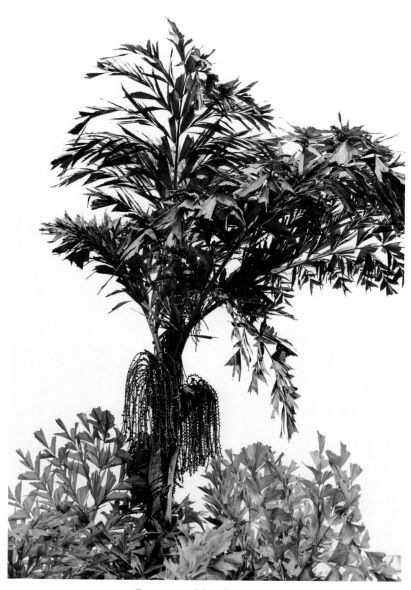

*Caryota ochlandra* Hance

# Gobeizsen

# 蒲葵

【药 材 名】蒲葵。

【别　　名】扇叶葵,葵扇子。

【来　　源】棕榈科植物蒲葵 *Livistona chinensis* (Jacq.) R. Br.。

【形态特征】多年生常绿乔木,高可达 20 m。茎直立,直径 20~30 cm,不分枝,基部膨大,有密节环纹。叶片阔肾状扇形,直径在 1 m 以上,掌状深裂至中部,裂片线状披针形,基部宽 4.0~4.5 cm,顶部长渐尖,2 深裂呈长达 50 cm 的丝状下垂的小裂片;叶柄长 1~2 m,三棱形,下部两侧有下弯的短刺。圆锥花序粗壮,长约 1 m,约有 6 个分枝花序,每分枝花序基部有 1 枚佛焰苞,分枝花序具 2 次或 3 次分枝,小花枝长 10~20 cm。花小,两性,无梗,浅黄色;雄蕊 6 枚,其基部合生成杯状;子房由 3 个心皮组成。果椭圆形至矩球形(如橄榄状),长 1.8~2.2 cm,直径 1.0~1.2 cm,黑褐色。种子椭圆形。花果期春、夏季。

【生境分布】生于阳光充足的地方。广西各地均有分布,我国南部其他省区也有分布。

【壮医药用】药用部位　根、叶、种子。

性味　甜、苦,凉。

功用　根:通气道,止喘,止痛。用于墨病(气喘),各种痛症。

叶:止血。用于功能性子宫出血。

种子:凉血止血,抗癌,止痛。用于黄标(黄疸),肿瘤,白血病。

附方　(1)墨病(气喘):蒲葵根 10 g,磨盘草 60 g,牛大力 30 g,猪肺半个,水炖,食肉喝汤。

(2)功能性子宫出血:蒲葵叶 10 g,马鞭草、茜草各 15 g,益母草 30 g,水煎服。

(3)子宫肌瘤:蒲葵子 10 g,扶芳藤、黄根、鸡血藤、金刚藤各 30 g,水煎服。

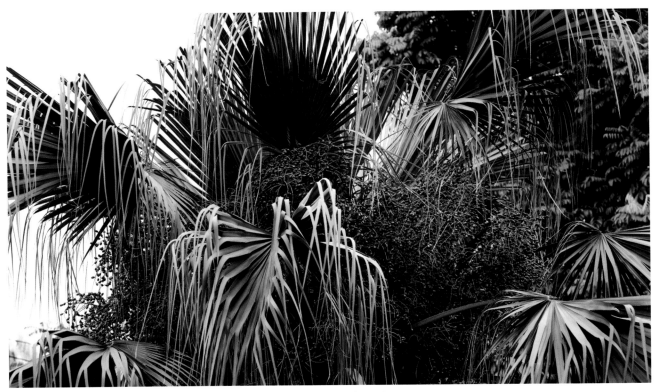

*Livistona chinensis* (Jacq.) R. Br.

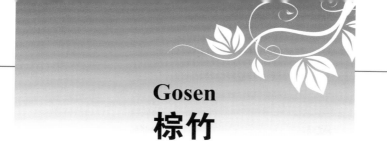

# Gosen

# 棕竹

**【药 材 名】**棕竹。

**【别　　名】**竹叶棕、小松花、观音竹、虎散竹。

**【来　　源】**棕榈科植物棕竹 *Rhapis excelsa*(Thunb.) Henry ex Rehd.。

**【形态特征】**常绿灌木,高可达 3 m。茎圆柱形,具节和浅黑色叶鞘纤维。叶片掌状深裂,裂片 4~10 枚,条状披针形,长约 30 cm,宽 2~5 cm,先端宽,边缘及肋脉上具锯齿,横小脉多而明显;叶柄长 10~20 cm,被毛。肉穗花序长约 30 cm,多分枝,总花序梗及分枝花序基部各有 1 枚佛焰苞包着,密被褐色弯卷绒毛;花雌雄异株,雄花较小,淡黄色,无梗,雄蕊 6 枚;雌花较大,卵球形。浆果球状倒卵形,直径 8~10 mm,熟时黄色带红色。花期 5~7 月,果期 10 月。

**【生境分布】**生于山坡、沟旁荫蔽潮湿的灌木丛中。广西主要分布于南宁、鹿寨、凌云、乐业、那坡、天峨、扶绥等地,我国南部至西南部各省区也有分布。

**【壮医药用】药用部位**　根、叶。

**性味**　甜、涩、平。

**功用**　根:调龙路火路,祛风毒,除湿毒,止血。用于发旺(痹病),委哟(阳痿),楞阿勒(鼻出血),唉勒(咯血),肾结石,林得叮相(跌打损伤)。

叶:调龙路,止血。用于月经过多,楞阿勒(鼻出血),唉勒(咯血),鹿勒(呕血),产后出血过多。

**附方**　(1)月经过多:棕竹叶 20 g,大叶紫珠 15 g,薯莨 30 g,淡竹叶 10 g,水煎服。

(2)委哟(阳痿):棕竹根、牛大力各 20 g,石菖蒲、苎麻根各 10 g,水煎服。

(3)楞阿勒(鼻出血):棕竹叶炭 5 g,大黄炭 3 g,侧柏叶 6 g,泡茶饮。

(4)肾结石:棕竹根 20 g,水煎服。

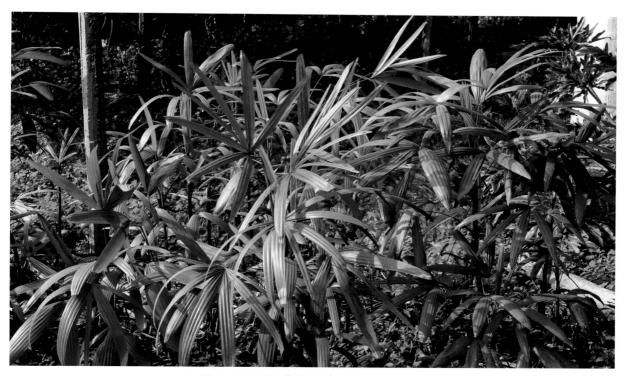

*Rhapis excelsa*(Thunb.) Henry ex Rehd.

# Gosen
# 棕榈

【药 材 名】棕榈根、棕榈果、棕板炭。

【别　　名】棕树、山棕、棕葵花。

【来　　源】棕榈科植物棕榈 *Trachycarpus fortunei*（Hook. f.）H. Wendl.。

【形态特征】常绿乔木，高可达 15 m。树干通直，圆柱形，被叶柄残基，有环纹。叶丛生于干顶；叶片扇形或圆形，直径约 1 m，掌状分裂成 30~60 片，裂片线形，宽 2~4 cm，长 60~70 cm，先端 2 尖裂，不下垂；叶柄长超过 1 m，两侧具细圆齿。穗状圆锥花序从叶腋抽出，花小，黄白色，雌雄异株或同株。雄花序长约 40 cm，雄花萼片 3 枚，花瓣圆形，雄蕊 6 枚；雌花序长 80~90 cm，雌花花萼 3 裂，花瓣圆形，退化雄蕊 6 枚或无，心皮 3 个。核果肾状球形，有脐，直径 11~12 mm，长 7~10 mm，熟时由黄色变为淡蓝色。花期 4~5 月，果期 9~12 月。

【生境分布】生于向阳山坡及林间，多为栽培。广西各地均有栽培，我国长江以南各省区也有栽培。

【壮医药用】药用部位根、叶柄（棕板炭）、果。

性味　苦、涩，平。

功用　通水道，止血。根用于肉扭（淋证），尿路结石；叶柄（棕板炭）用于兵淋勒（崩漏），屙意勒（便血），肉裂（尿血），唉勒（咯血），鹿勒（呕血），仲嘿喯尹（痔疮）；果用于屙意咪（痢疾），前列腺增生。

附方　（1）兵淋勒（崩漏）：棕板炭、大黄炭各 10 g，三七粉 6 g，土人参 30 g，水煎服。

（2）尿路感染：棕榈根 15 g，穿破石、石韦各 30 g，水煎服。

（3）屙意咪（痢疾）：棕板炭 10 g，研末，以开水送服。

（4）前列腺增生：棕榈果 20 g，水煎服。

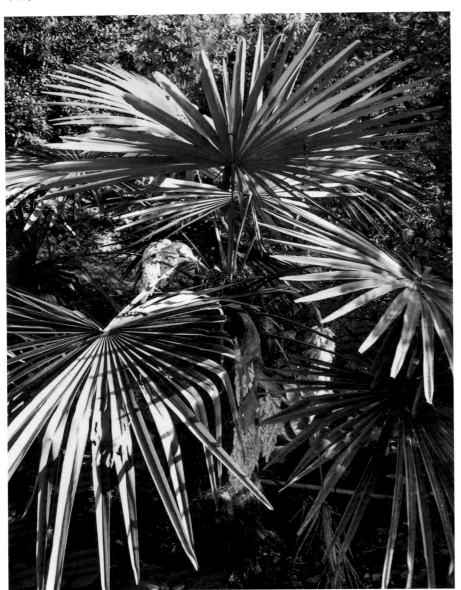

*Trachycarpus fortunei*（Hook. f.）H. Wendl.

# Hazsienlaux
# 大叶仙茅

【药 材 名】大叶仙茅。

【别　　名】撑船草、独脚莲。

【来　　源】仙茅科植物大叶仙茅 *Curculigo capitulata*（Lour.）Kuntze。

【形态特征】多年生常绿草本，高可达 1 m。根状茎块状而粗厚。叶 4~7 片基生；叶片长圆状披针形或近长圆形，长 40~90 cm，宽 5~14 cm，具折扇状脉，两面无毛或下面被疏毛；叶柄长 30~80 cm，有槽，侧背面密被短柔毛。花茎长（10）15~34 cm，被褐色长柔毛；头状花序或穗状花序球形或近卵形，俯垂，长 2.5~5.0 cm，花多数，黄色；苞片卵状披针形至披针形，被毛；花被片 6 枚，卵状长圆形，长约 8 mm，被毛；雄蕊 6 枚，花丝不明显；子房顶端无喙。浆果近球形，白色，直径 4~5 mm；种子黑色。花期 4~6 月，果期 8~11 月。

【生境分布】生于林下或阴湿处。广西主要分布于南宁、上林、隆安、扶绥、龙州、防城港、鹿寨、金秀、三江、苍梧、平南、桂平、陆川、百色、那坡、凌云、乐业、田林、隆林、贺州、天峨等地，我国福建、台湾、广东、海南、四川、贵州、云南、西藏等省区也有分布。

【壮医药用】**药用部位**　根茎。

**性味**　辣、微苦，温。

**功用**　消肿痛，祛风湿，通调气道水道。用于发旺（痹病），委哟（阳痿），埃病（咳嗽），笨浮（水肿），呗奴（瘰疬），额哈（毒蛇咬伤），呗脓（痈肿）。

**附方**　（1）发旺（痹病）：大叶仙茅 10 g，鸡矢藤 15 g，煎水服。

（2）委哟（阳痿）：大叶仙茅、淫羊藿、千斤拔、蛇床子、韭菜子、威灵仙各 15 g，加米酒 1000 ml 浸泡 30 天，每次取药酒 50 ml 饮用。

（3）埃病（咳嗽）：大叶仙茅、射干、陈皮 10 g，枇杷叶 12 g，水煎服。

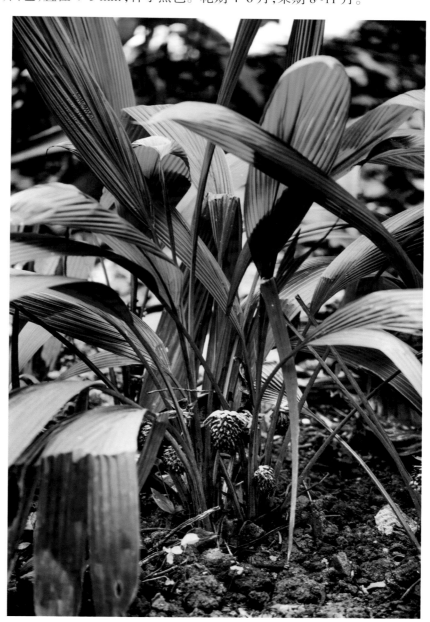

*Curculigo capitulata*（Lour.）Kuntze

# Lanzmbawcuk
# 竹叶兰

【药 材 名】竹叶兰。

【别　　名】禾叶竹叶兰、竹七、苇草兰、长杆兰、大叶了刁竹。

【来　　源】兰科植物竹叶兰 *Arundina graminifolia*（D. Don）Hochr.。

【形态特征】多年生草本，高可达 1 m 以上。地下根状茎串球状，节间环纹紧密，具较多的纤维根。茎直立，常数个丛生或成片生长，为叶鞘所包。叶互生，线状披针形，长 8~20 cm，宽 0.3~1.5 cm，先端渐尖，基部具圆筒状抱茎的鞘。茎顶及近顶叶腋抽出花茎，长 2~8 cm，花 2~10 朵排成总状花序，每次仅开花 1 朵，粉红色或略带紫色、白色；花梗和子房长 1.5~3.0 cm；萼片 3 枚，狭椭圆形或狭椭圆状披针形，长 2.5~4.0 cm；花瓣椭圆形或卵状椭圆形，唇瓣与萼片近等长，3 裂，有紫色斑点；蕊柱稍向前弯，长 2.0~2.5 cm。蒴果近长圆形，长约 3 cm。花果期 9~11 月或 1~4 月。

【生境分布】生于草丛中或溪边。广西各地均有分布，我国浙江、江西、福建、台湾、湖南、广东、海南、四川、贵州、云南、西藏等省区也有分布。

【壮医药用】药用部位　全草。

性味　苦，平。

功用　清热毒，祛湿毒，除痧毒，调气道谷道。用于钵痨（肺结核），埃病（咳嗽），诺嚎尹（牙痛），货烟妈（咽痛），水蛊（肝硬化腹水），贫痧（感冒），狠风（小儿惊风），喯疳（疳积），黄标（黄疸），抑郁症，额哈（毒蛇咬伤），外伤出血，癫痫。

附方　（1）新生儿黄标（黄疸）：竹叶兰 10 g，水煎服。

（2）钵痨（肺结核）：竹叶兰、百部各 15 g，葎草、三颗针、抱石莲各 10 g，水煎服。

（3）抑郁症：①竹叶兰 12 g，夜交藤 15 g，金丝贯叶连翘 10 g，水煎服。②竹叶兰 30 g，水煎服。

（4）水蛊（肝硬化腹水）：竹叶兰 30 g，黄花倒水莲 15 g，过江龙种子 3 g，水煎服。

（5）癫痫：竹叶兰 30 g，水煎服。

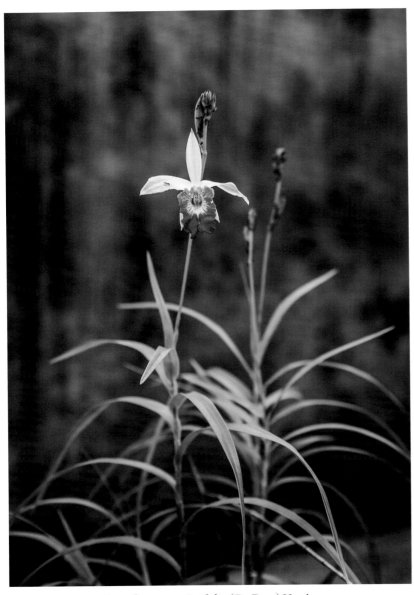

*Arundina graminifolia*（D. Don）Hochr.

# Davangzcauj
# 束花石斛

【药 材 名】石斛。

【别　　名】大黄草。

【来　　源】兰科植物束花石斛 *Dendrobium chrysanthum* Lindl.。

【形态特征】多年生附生草本,长可达 2 m。茎圆柱形肉质,下垂,粗 5~15 mm,不分枝,节间长 3~4 cm,干后浅黄色或黄褐色。叶互生,2 列;叶片长圆状披针形,长 13~19 cm,宽 1.5~4.5 cm,先端渐尖,基部具鞘;叶鞘纸质。伞状花序几无花序梗,每 2~6 朵花为一束侧生于当年生具叶的茎上部;花黄色,直径约 3 cm;中萼片长圆形或椭圆形,侧萼片斜卵状三角形;花瓣稍凹的倒卵形,比萼片大,全缘或有时具细啮蚀状;唇瓣肾形或横长圆形,密布短毛,唇盘两侧各具 1 个栗色斑块。蒴果长圆柱形,长约 7 cm。花期 9~10 月。

【生境分布】附生于山地树干上或山谷阴湿的岩石上。广西主要分布于百色、德保、靖西、那坡、隆林、凌云、田林、南丹、环江等地,我国贵州、云南、西藏等省区也有分布。

【壮医药用】药用部位　茎。

性味　甜,微寒。

功用　利谷道,补阴液,退虚热。用于热病口干,久病虚热不退,胴尹(胃痛),鹿(呕吐),视力减退,腰膝软弱。

附方　(1)热病口干:石斛 12 g,麦冬、玉叶金花各 15 g,水煎服。

(2)久病虚热不退:石斛、地骨皮各 10 g,鳖甲 15 g,水煎服。

(3)胴尹(胃痛):石斛、两面针、古羊藤、陈皮各 10 g,水煎服。

(4)腰膝软弱:石斛 12 g,牛大力、山萸肉各 15 g,五指毛桃 20 g,水煎服。

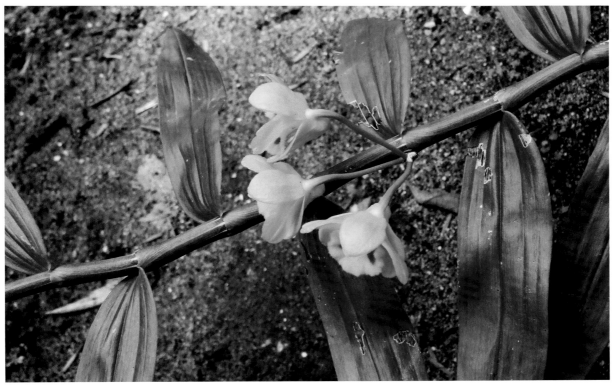

*Dendrobium chrysanthum* Lindl.

# Lanzguenyaem
# 高斑叶兰

【药 材 名】高斑叶兰。

【别　　名】青叶兰、观音竹、追风草。

【来　　源】兰科植物高斑叶兰 Goodyera procera (Ker.-Gawl.) Hook.。

【形态特征】多年生常绿草本，高可达 80 cm。根状茎短而粗，具节。茎直立。叶互生；叶片长圆形或狭椭圆形，长 7~15 cm，宽 2.0~5.5 cm；叶柄长 3~7 cm，基部鞘状抱茎。花茎被毛，长 12~50 cm，具 5~7 枚鞘状苞片；总状花序具多数密生的小花，似穗状，长 10~15 cm；花苞片卵状披针形；花小，芳香；花萼裂片 3 枚，卵形，背面无毛；花冠 3 裂，花瓣匙形，白色，长 3.0~3.3 mm；唇瓣宽卵形，基部囊内有密毛；子房被毛，柱头 1 枚。花期 4~5 月。

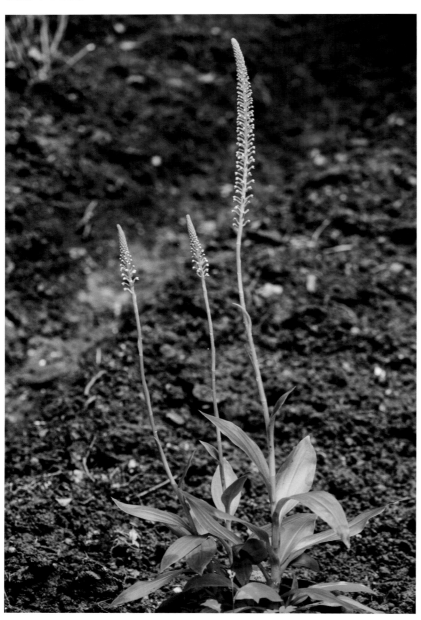

*Goodyera procera* (Ker.-Gawl.) Hook.

【生境分布】生于山野林中湿润肥沃处或附生于林中湿石上。广西各地均有分布，我国福建、广东、海南、四川、云南等省也有分布。

【壮医药用】药用部位　全草。

性味　辣，温。

功用　祛风毒，除湿毒，止咳嗽，调气道。用于发旺（痹病），林得叮相（跌打损伤），呗脓（痈肿），埃病（咳嗽），肺炎，渗裆相（烧烫伤），麻邦（偏瘫）。

附方　（1）渗裆相（烧烫伤）：鲜高斑叶兰适量，捣烂敷患处。

（2）麻邦（偏瘫）：高斑叶兰 10 g，飞龙掌血 30 g，金边蚂蝗 6 g，水煎服。

（3）发旺（痹病）：高斑叶兰、肿节风、制南星各 15 g，加白酒 300 ml 浸泡 30 天，取药酒适量擦患处。

（4）肺炎：高斑叶兰、鱼腥草各 10 g，胡颓子叶 15 g，水煎服。

# Lanzraemgaeq
# 鹅毛玉凤花

【药 材 名】鸡卵参。

【别　　名】双肾草。

【来　　源】兰科植物鹅毛玉凤花 *Habenaria dentata* (Sw.) Schltr.。

【形态特征】多年生草本，植株高可达 90 cm。块茎常 2 个并生，肉质，卵形或长圆柱形。茎直立。叶 2~5 片互生；叶片广披针形至长椭圆形，长 5~15 cm，宽 1.5~4.0 cm，先端短尖，基部抱茎。总状花序常具花多朵；花苞片披针形；花直径约 2 cm；萼片卵形，中萼片与花瓣靠合呈兜状，侧萼片张开或反折；花瓣镰状披针形，长 8~9 mm；唇瓣宽倒卵形，长 15~18 mm，裂片 3 枚，侧裂片近菱形或近半圆形，宽 7~8 mm，前部边缘具锯齿，中裂片线状披针形或舌状披针形，长 5~7 mm；距细圆筒状棒形，长达 4 cm；柱头 2 枚，离生。花期 8~10 月。

【生境分布】生于山坡林下或沟边。广西主要分布于隆安、融水、三江、全州、龙胜、资源、岑溪、百色、田东、靖西、那坡、凌云、乐业、西林、隆林、贺州、昭平、钟山、富川、南丹、天峨、凤山、东兰、宁明、龙州、凭祥等地，我国安徽、浙江、江西、福建、台湾、湖北、湖南、广东、四川、贵州、云南、西藏等省区也有分布。

【壮医药用】药用部位　块茎、全草。

性味　甜、微苦，平。

功用　补肺肾，利水道，除湿毒。用于笨浮（水肿），肾虚核尹（腰痛），钵痨（肺结核），委哟（阳痿），隆白呆（带下），兵嘿细勒（疝气），呗脓（痈肿），呗叮（疔），蛇虫咬伤。

附方　（1）笨浮（水肿）：鸡卵参块茎 20 g，鸡肉 300 g，水炖，食肉喝汤。

（2）兵嘿细勒（疝气）：鸡卵参块茎、黄花倒水莲各 15 g，白术 12 g，苍术 10 g，三七 6 g，水煎服。

（3）委哟（阳痿）：鸡卵参全草 20 g，水煎服。

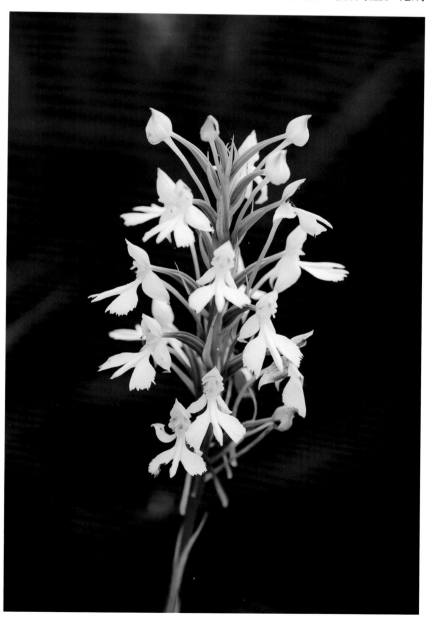

*Habenaria dentata* (Sw.) Schltr.

# Ywgvaij
# 鹤顶兰

【药 材 名】鹤顶兰。

【别　　名】大白及、大白芨、拐子药。

【来　　源】兰科植物鹤顶兰 *Phaius tankervilleae*（Banks ex L'Hér.）Blume。

【形态特征】多年生粗壮草本。茎丛生，假鳞茎圆锥形或卵形，被鞘，具叶 2~6 枚。叶大型；叶片长圆状披针形，长 30~70 cm，宽达 10 cm，先端渐尖，基部渐狭为长柄，叶片无黄色斑点。花葶直立，高出叶层外，无毛，长达 1 m，粗约 1 cm；总状花序具多数花；花大，背面白色，内面暗赭色或棕色，直径 7~10 cm；萼片与花瓣长圆状披针形，长 4~6 cm，具 7 条脉；唇瓣背面白色，先端边缘茄紫色，腹面茄紫色带白色条纹；蕊柱白色，长约 2 cm，两侧稍具短柔毛；蕊喙近舌形；药帽前端呈喙状，外表面具细乳突状毛；花粉团卵形。花期 3~6 月。

【生境分布】生于林缘、沟谷或溪边阴湿处。广西主要分布于兴安、龙胜、资源、蒙山、平南、德保、东兰、龙州等地，我国台湾、福建、广东、香港、海南、云南、西藏等省区也有分布。

【壮医药用】药用部位　假鳞茎。

性味　微辣，温；有小毒。

功用　通气道，祛痰毒，调龙路，活血止血。用于埃病（咳嗽）痰多，陆裂（咳血），呗嘻（乳痈），林得叮相（跌打损伤），外伤出血。

注：本品有小毒，孕妇慎用。

附方　（1）埃病（咳嗽）痰多：鹤顶兰 10 g，罗汉果 3 g，陈皮 15 g，水煎服。

（2）陆裂（咳血）：①鹤顶兰、白及各 6 g，侧柏叶、不出林、射干各 15 g，百合 30 g，水煎服。②鹤顶兰、麦冬、五味子各 10 g，生地黄 15 g，黄花倒水莲、百合各 30 g，水煎服。

（3）呗嘻（乳痈）：①鹤顶兰、扶桑花各 15 g，共捣烂敷患处。②鹤顶兰 10 g，路路通 15 g，扛板归 30 g，水煎服。

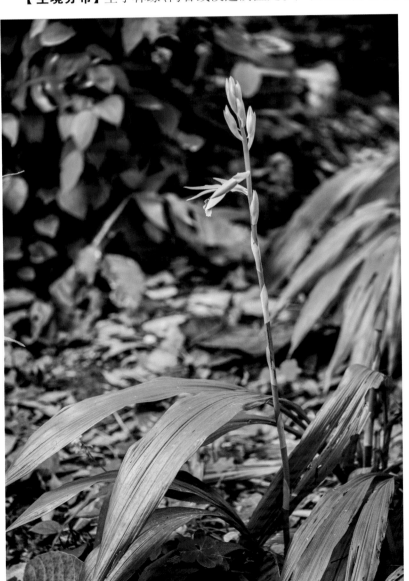

*Phaius tankervilleae*（Banks ex L'Hér.）Blume

# Bwzgizhung
# 中越鹤顶兰

【药 材 名】中越鹤顶兰。

【别　　名】细茎鹤顶兰、紫花鹤顶兰。

【来　　源】兰科植物中越鹤顶兰 *Phaius tonkinensis* (Aver.) Aver.。

【形态特征】多年生草本，高可达 80 cm。假鳞茎直立，圆柱形，具多数节，直径不及 3 cm。叶片椭圆形或倒卵状披针形，长 10~30 cm，宽 3~9 cm，基部收狭为抱茎的鞘，边缘多少波状；叶鞘互相套叠而形成假茎。花序侧生于茎的中部节上或中部以上的叶腋，长约 30 cm；花不甚开放；花萼和花瓣均呈象牙白色；萼片长椭圆形，具 5 条脉；花瓣披针形或倒披针形，长 3.0~3.5 cm；唇瓣密布红褐色斑点，倒卵状三角形，与萼片等长，裂片 3 枚；侧裂片直立，围抱蕊柱；中裂片近方形或宽倒卵形；唇盘具脊突 3 条或 4 条，脊上无毛，脊两侧具稀疏的白色长毛；蕊柱细长，基部两侧密被长毛。花期 10 月至翌年 1 月。

【生境分布】生于石灰岩石山山谷、山坡。广西主要分布于龙州、大新、靖西等地。

【壮医药用】药用部位假鳞茎。

性味　微辣，温；有小毒。

功用　通气道，祛痰毒，止咳嗽。用于埃病(咳嗽)痰多，陆裂(咳血)。

附方　埃病(咳嗽)痰多：中越鹤顶兰、陈皮、制半夏各 6 g，龙脷叶 10 g，矮地茶 30 g，水煎服。

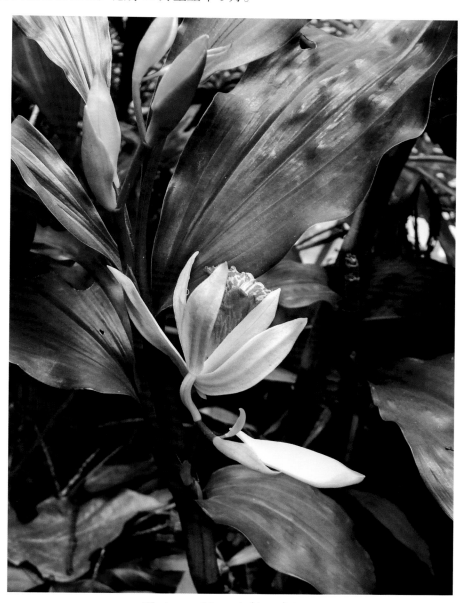

*Phaius tonkinensis* (Aver.) Aver.

# Dauzdinh
# 石仙桃

**【药 材 名】**石仙桃。

**【别　　名】**上石仙桃、上石蒜、石橄榄、石槟榔、上树蛤蟆、石川盘。

**【来　　源】**兰科植物石仙桃 *Pholidota chinensis* Lindl.。

**【形态特征】**多年生草本。根状茎粗壮，匍匐，具较密的节和较多的根。假鳞茎狭卵状长圆形，肉质，长4.0~11.5 cm，基部收缩成短柄状，柄在老假鳞茎上长 1~2 cm。叶 2 片，倒卵状椭圆形、倒披针状椭圆形至近长圆形，长 5~22 cm，宽 2~6 cm；具 3 条较明显的脉。花葶长 10~38 cm；总状花序顶生，常外弯，有花数朵或10 多朵；花苞片宿存，至少在花期不脱落；花白色或带浅黄色；萼片卵形；花瓣披针形，长 9~10 mm；唇瓣略 3裂，下半部凹陷成半球形的囊，囊两侧各有 1 枚半圆形的侧裂片，前方的中裂片卵圆形；蕊柱中部以上具翅；蕊喙宽舌状。蒴果倒卵状椭圆形，有 6 棱，3 条棱上有狭翅；种子粉末状。花期 4~5 月，果期 9 月至翌年 1 月。

**【生境分布】**生于林中或林缘树上、岩壁上或岩石上。广西各地均有分布，我国浙江、福建、广东、海南、贵州、云南、西藏等省区也有分布。

**【壮医药用】药用部位**　全草。

**性味**　甜、淡，凉。

**功用**　补阴液，清热毒，调气道水道谷道。用于钵痨（肺结核）、陆裂（咳血）、巧尹（头痛）、吐血、埃病（咳嗽）、脑震荡后遗症、肺癌疼痛、屙泻（泄泻）、肉扭（淋证）、勒爷笨浮（小儿水肿）、喯疳（疳积）、骨髓炎、林得叮相（跌打损伤）、狠尹（疖肿）。

**附方**　（1）钵痨（肺结核）：石仙桃、杉树寄生、铁包金、麦冬各 15 g，南沙参、百部各 20 g，地骨皮 10 g，水煎服。

（2）陆裂（咳血）：石仙桃、紫草各 10 g，墨旱莲、仙鹤草、十大功劳各15 g，水煎服。

（3）埃病（咳嗽）：①石仙桃 15 g，桑叶、枇杷叶、甘草各 10 g，水煎服。②石仙桃、吊兰、不出林各 10 g，水煎服。

（4）巧尹（头痛）：石仙桃、川芎、泽兰、丹参各 10 g，红花 6 g，水煎服。

（5）脑震荡后遗症：鲜石仙桃 20 g，水煎服。

（6）肺癌疼痛：鲜石仙桃 40 g，捣烂取汁内服。

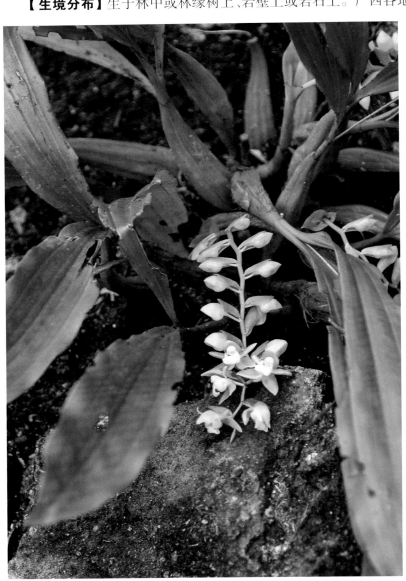

*Pholidota chinensis* Lindl.

# Lanzgunzsai

# 火焰兰

【药 材 名】火焰兰。

【别 名】红珊瑚。

【来 源】兰科植物火焰兰 *Renanthera coccinea* Lour.。

【形态特征】茎攀援,粗壮,质地坚硬,长 1 m 以上,通常不分枝,节间长 3~4 cm。叶排成 2 列;叶片舌形或长圆形,长 7~8 cm,宽 1.5~3.3 cm,先端稍不等侧 2 圆裂,基部抱茎且下延为抱茎的鞘。花序与叶对生,常 3 个或 4 个,粗壮而坚硬,基部具 3 枚或 4 枚短鞘,圆锥花序或总状花序疏生多数花;花梗和子房均长 2.5~3.0 cm;花火红色,开展;中萼片狭匙形,具 4 条主脉,侧萼片长圆形,具 5 条主脉;花瓣相似于中萼片而较小,先端近圆形,边缘内侧具橘黄色斑点;唇瓣 3 裂,侧裂片直立,近半圆形或方形,长约 3 mm,基部具一对半圆形胼胝体,中裂片卵形且长约 5 mm;矩圆锥形,长约 4 mm。花期 4~6 月。

【生境分布】生于沟边林缘、疏林中树干上和岩石上。广西主要分布于扶绥等地,我国海南等省也有分布。

【壮医药用】药用部位 全草。

性味 苦、辣,平。

功用 祛风毒,除湿毒,通龙路。用于发旺(痹病),夺扼(骨折)。

附方 (1)发旺(痹病):火焰兰、伸筋草各 30 g,大罗伞、小罗伞、大驳骨、小驳骨各 15 g,石菖蒲 10 g,水煎,温熏并洗患处。

(2)夺扼(骨折):鲜火焰兰适量,捣烂敷患处。

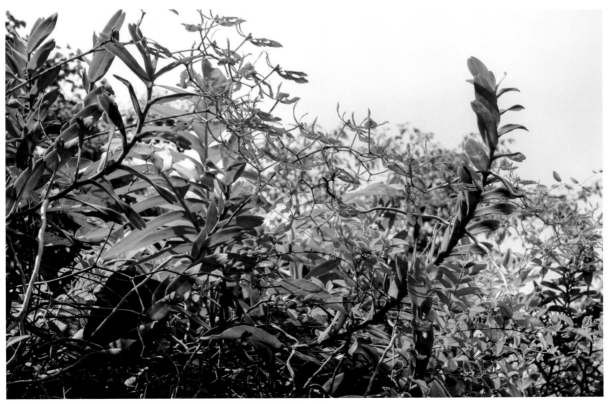

*Renanthera coccinea* Lour.

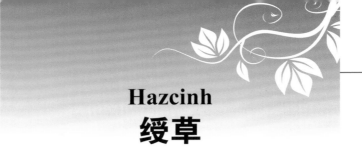

# Hazcinh
# 绥草

【药 材 名】盘龙参。

【别　　名】龙抱柱、鸡爪参、绞脚疔、刀伤草。

【来　　源】兰科植物绥草 *Spiranthes sinensis* (Pers.) Ames。

【形态特征】多年生草本，高可达 45 cm。花序轴、花苞片、萼片、子房通常均无毛。根数条，肉质。茎直立。叶数片生于茎基部；叶片线形或线状披针形，长 10~15 cm，宽 4~10 mm，先端急尖或渐尖，基部收狭成具柄状抱茎的鞘。穗状花序顶生，呈螺旋状扭转，长 5~10 cm，花序轴有短腺毛；花小，紫红色、粉红色或白色，生于总轴的一侧；萼片的下部靠合，中萼片狭长圆形，舟状，与花瓣靠合呈兜状，侧萼片偏斜且披针形；花瓣斜菱状长圆形，唇瓣宽长圆形，长约 4 mm，基部凹陷呈浅囊状，囊内具 2 个胼胝体。花期 7~8 月。

【生境分布】生于山坡林下、灌木丛下、草地或河滩沼泽草甸中。广西各地均有分布，我国其他省区也有分布。

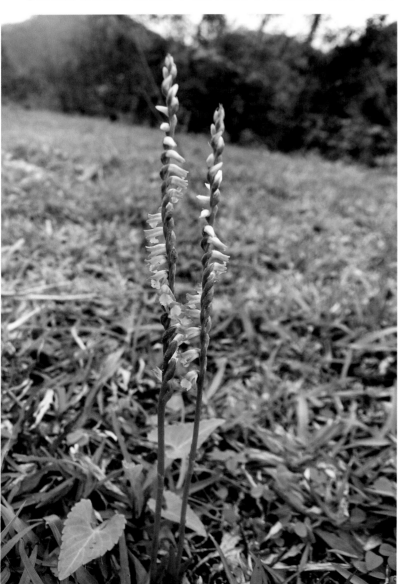

*Spiranthes sinensis* (Pers.) Ames

【壮医药用】药用部位　全草。

性味　甜、淡、平。

功用　滋阴补气，清热毒，调气道谷道水道。用于钵痨(肺结核)、陆裂(咳血)、唉勒(咯血)、墨病(气喘)、委哟(阳痿)、唪疳(疳积)、屙意咪(痢疾)、啊肉甜(消渴)、肉扭(淋证)、扁桃体炎、货烟妈(咽痛)、白喉、热病后余热未清、神经衰弱、额哈(毒蛇咬伤)、林得叮相(跌打损伤)、唪呗郎(带状疱疹)。

附方　(1)白喉：盘龙参根 20 g，冰片 1 g，共研末，取少许吹喉内，含片刻。

(2)墨病(气喘)：鲜盘龙参 50 g，瘦猪肉 100 g，水煮，调食盐适量，食肉喝汤。

(3)额哈(毒蛇咬伤)：鲜盘龙参根适量，调酒糟少许，捣烂外敷伤口周围(留伤口)。

(4)啊肉甜(消渴)：盘龙参、赤芍各 30 g，丹参、黄芪各 20 g，山葡萄根 15 g，水煎服。

(5)委哟(阳痿)：盘龙参 30 g，蜈蚣 1 条，牛大力、过江龙各 20 g，水煎服。

(6)唪呗郎(带状疱疹)：盘龙参 10 g，研末，加龙血竭粉 10 g 和茶油适量调匀，外涂患处。

# Godaizcauj

# 十字薹草

【**药 材 名**】十字苔草。

【**别　　名**】油草、三棱草、三角草。

【**来　　源**】莎草科植物十字薹草 *Carex cruciata* Wahlenb.。

【**形态特征**】多年生草本，高可达 90 cm。根状茎匍匐，粗壮，木质，须根甚密。秆丛生，三棱形。叶基生和秆生；叶片长于秆，宽 4~13 mm，上面光滑，下面粗糙，边缘具短刺毛，基部具暗褐色宿存叶鞘。圆锥花序复出，支花序轴密被短粗毛；小穗极多数，两性，雄雌顺序；雄花和雌花鳞片均膜质，但雄花鳞片披针形，淡褐白色；雌花鳞片卵形，淡褐色，具直伸的芒。果囊长于鳞片，椭圆形，淡褐白色，具棕褐色斑点和短线，喙口 2 齿裂。小坚果卵状椭圆形，有 3 棱，长约 1.8 mm，熟时暗褐色；柱头 3 枚。花果期 5~11 月。

【**生境分布**】生于林边或沟边草地、路旁、火烧迹地。广西主要分布于桂林、阳朔、龙胜、苍梧、上思、龙州、容县、贺州、凌云、乐业等地，我国浙江、江西、福建、台湾、湖北、湖南、广东、海南、四川、贵州、云南、西藏等省区也有分布。

【**壮医药用**】**药用部位**　全草。

**性味**　辣、甜，平。

**功用**　清热毒，透疹毒，利气道谷道。用于贫痧（感冒），埃病（咳嗽），血压嗓（高血压），笃麻（麻疹），东郎（食滞）。

**附方**　（1）笃麻（麻疹）：十字苔草、红枫叶、五指枫枝叶各 20 g，薄荷、金银花各 15 g，水煎洗浴。

（2）东郎（食滞）：十字苔草、饿蚂蝗、鸡内金各 10 g，水煎代茶饮。

（3）埃病（咳嗽）：十字苔草 20 g，水煎服。

（4）血压嗓（高血压）：十字苔草 30 g，水煎服。

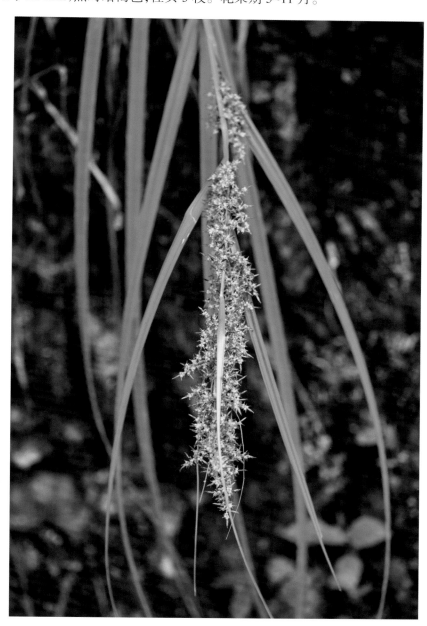

*Carex cruciata* Wahlenb.

# Cukgimsei
# 黄金间碧竹

【药 材 名】黄金间碧竹叶。

【别　　名】青丝金竹、黄金竹。

【来　　源】禾本科植物黄金间碧竹 *Bambusa vulgaris* Schrad. ex J. C. Wendl. cv. *Vittata*。

【形态特征】竿梢高可达 15 m。竿直径 5~9 cm，节间黄色具绿色纵条纹。箨鞘在新鲜时为绿色而具黄色纵条纹；箨耳甚发达，长圆形或肾形，边缘具弯曲细繸毛；箨片易脱落，宽三角形至三角形，下面疏生小刺毛，上面脉间密生小刺毛，先端的边缘内卷形成坚硬的锐尖头。叶鞘初时疏生棕色糙硬毛，后变为无毛；叶耳常不发达，若存时多为宽镰刀形，边缘无毛或仅具少数繸毛；叶片窄被针形，长 10~30 cm，宽 1.3~2.5 cm，两面无毛，先端渐尖具钻状尖头，基部近圆形，两侧不对称。

【生境分布】庭园栽培。广西主要栽培于南宁、玉林、柳州、桂林等地，我国海南、云南、广东、台湾等省也有栽培。

【壮医药用】药用部位　嫩叶，竹沥（竹子经加工后提取的汁液）。

性味　甜、淡，寒。

功用　清热毒，利水道。贫痧（感冒），胆囊炎，黄标（黄疸），小便热涩疼痛，脑血栓。

附方　(1)贫痧（感冒）：黄金间碧竹叶 30 g，水煎代茶饮。

(2)胆囊炎：黄金间碧竹叶、姜黄各 20 g，郁金、王不留行各 15 g，水煎服。

(3)小便热涩疼痛：黄金间碧竹叶、淡竹叶、石韦各 30 g，水煎服。

(4)脑血栓：黄金间碧竹适量，用火烤取竹沥 100 ml，内服。

*Bambusa vulgaris* Schrad. ex J. C. Wendl. cv. *Vittata*

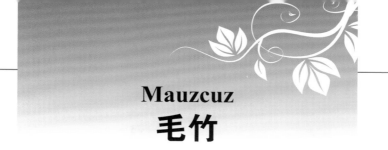

# Mauzcuz
# 毛竹

【**药 材 名**】毛竹叶、竹醋。

【**别　　名**】南竹、茅竹、猫头竹。

【**来　　源**】禾本科植物毛竹 *Phyllostachys edulis* (Carrière) J. Houz.。

【**形态特征**】多年生高大草本,高可达 20 m。幼竿密被细毛和白粉,箨环有毛,老竿无毛,节间长 15~40 cm。箨鞘背面具黑斑和棕色刺毛;箨耳小,耳缘有毛;箨舌宽短,边缘具长纤毛;箨片长三角形至披针形,外翻。末级小枝具叶 2~4 片;叶耳不明显;叶片披针形,长 4~11 cm,宽 0.5~1.4 cm,下面沿中脉基部具柔毛。佛焰苞多枚,覆瓦状排列,每枚孕性佛焰苞内具 1~3 个假小穗;小穗有小花 1 朵;颖片 1 枚,顶端常具锥状缩小叶有如佛焰苞;外稃长 22~24 mm,上部及边缘被毛;内稃稍短于外稃,中部以上生有毛茸;柱头 3 枚。颖果长椭圆形。笋期 4 月,花期 5~8 月。

【**生境分布**】栽培或野生于山谷两边和山坡混交林中。广西主要分布于兴安、资源、全州、龙胜、灵川、融水、罗城、融安、天峨、凌云等地,我国河南、江苏、安徽、浙江、福建、江西、湖北、湖南、广东、贵州、四川、云南、台湾等省也有分布或栽培。

【**壮医药用**】**药用部位**　叶,竹醋(竹子在炭化过程中回收的淡黄色的液体)。

**性味**　叶:甜,寒。

**功用**　清热毒,利谷道水道。叶用于烦热口渴,勒爷发得(小儿发热),喯疳(疳积),肉扭(淋证);竹醋用于能啥能累(湿疹),体癣,脚气,呗(无名肿毒)。

注:脾胃虚弱者慎服。

**附方**　(1)烦热口渴:毛竹叶 15 g,火炭母 30 g,水煎代茶饮。

(2)喯疳(疳积):毛竹叶 15 g、雷公根、金钱草、蒲公英各 15 g,雷丸 10 g,水煎服。

(3)能啥能累(湿疹),脚气:毛竹醋适量,外涂患处。

(4)呗(无名肿毒):鲜毛竹叶、鲜白花丹各 15 g,共捣烂敷患处。

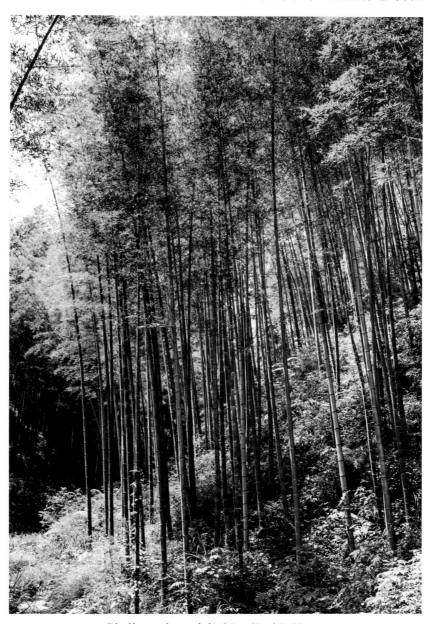

*Phyllostachys edulis* (Carrière) J. Houz.

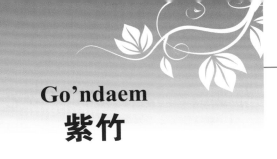

# Go'ndaem
# 紫竹

【药材名】紫竹。

【别　　名】黑竹。

【来　　源】禾本科植物紫竹 *Phyllostachys nigra* (Lodd. ex Lindl.) Munro。

【形态特征】多年生灌木型,高可达 10 m。地下竹鞭横走,浅褐色。竿直径可达 5 cm,节间长 20~30 cm,幼时为绿色,被柔毛,老竿紫黑色。箨鞘背面红褐色或带有绿色,无斑点或具极微小的深褐色斑点,具易脱落的刚毛;箨耳镰形,紫黑色,边缘具紫黑色繸毛;箨舌拱形至尖拱形,紫色;箨片三角形至三角状披针形,舟状,直立或以后稍开展,微皱曲或波状。叶 2 片或 3 片生于小枝顶端,长披针形,长 7~10 cm,宽 0.7~1.5 cm,下面被纤毛。花枝呈短穗状,长 3.5~5.0 cm;佛焰苞 4~6 枚,每枚佛焰苞腋内有 1~3 个假小穗;小穗具 2 朵或 3 朵小花。笋期 4 月下旬,花期 7 月。

【生境分布】栽培,也有野生于深山、河岸湿地。广西主要栽培或野生于西部、北部地区,我国其他省区也多有栽培或野生。

【壮医药用】**药用部位**　根、茎。

**性味**　淡,凉。

**功用**　清热毒,调水道,除烦。用于埃病(咳嗽),高热抽搐,高热和热病后烦渴,胃热呕哕,小儿夜啼,狂犬病。

**附方**　(1)高热抽搐:紫竹根、牡蛎、远志各 15 g,龙骨、夜交藤、钩藤各 10 g,水煎服。

(2)狂犬病:紫竹根 50 g,水煎服。

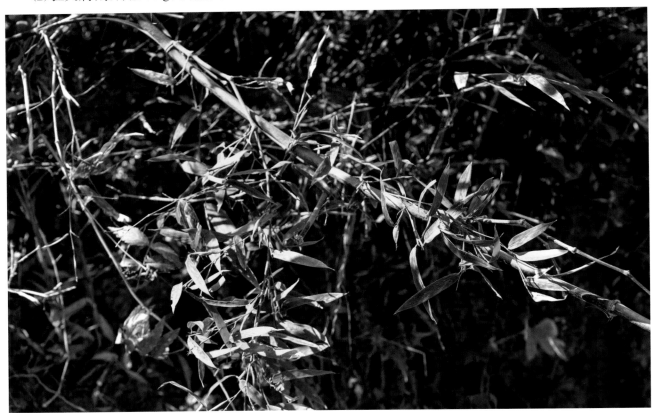

*Phyllostachys nigra* (Lodd. ex Lindl.) Munro

# Hazdaijhung
# 大白茅

**【药 材 名】**白茅。

**【别　　名】**茅根、龙狗尾。

**【来　　源】**禾本科植物大白茅 *Imperata cylindrica* (L.) Beauv. var. *major* (Nees) C. E. Hubb.。

**【形态特征】**多年生草本，高可达 90 cm。根状茎白色，横走，多节，被鳞片，有甜味。秆高 25~90 cm，节具白色柔毛。叶集于基部，条形或条状披针形，长 10~40 cm，宽 2~8 cm，先端渐尖，边缘及背面较粗糙；主脉明显。圆锥花序圆柱状，长 5~15 cm；小穗披针形，长 2.5~4.0 mm，具柄，基部的白色丝状柔毛长 12~15 cm；雄蕊 2 枚，花药黄色；柱头 2 枚。花期夏季。

**【生境分布】**生于路旁、山坡和草地。广西各地均有分布，我国其他省区也有分布。

**【壮医药用】药用部位**　根茎（白茅根）、花序（白茅花）。

**性味**　白茅根：甜，寒。白茅花：甜，温。

**功用**　白茅根：清热毒，补阴液，调龙路，止血，通水道。用于热病烦渴，唉勒（咯血），鹿勒（呕血），楞阿勒（鼻出血），肉裂（尿血），笨浮（水肿），年闹诺（失眠）。

白茅花：止血。用于唉勒（咯血），鹿勒（呕血），楞阿勒（鼻出血），外伤出血。

**附方**　(1)唉勒（咯血），鹿勒（呕血），楞阿勒（鼻出血）：白茅花 20 g，地榆 15 g，水煎服。

(2)笨浮（水肿）：白茅根 15 g，黄柏、地肤子各 10 g，水煎服。

(3)热病烦渴：白茅根、百解根各 15 g，地骨皮 10 g，水煎服。

(4)肉裂（尿血）：白茅根 30 g，海金沙藤、草鞋根、木贼各 20 g，水煎服。

(5)年闹诺（失眠）：白茅根 20 g，水煎服。

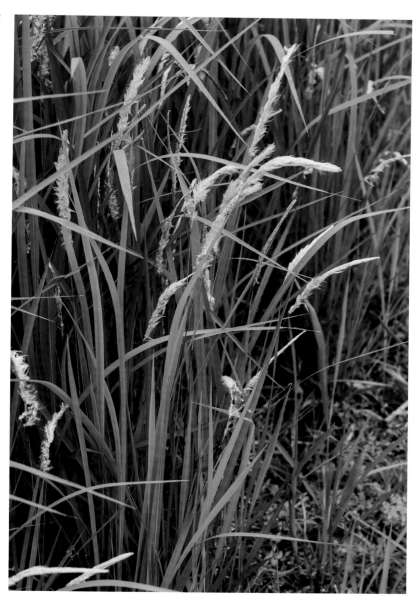

*Imperata cylindrica* (L.) Beauv var. *major* (Nees) C. E. Hubb.

# Haeuxcid
# 糯稻

【药 材 名】糯稻根。

【别　　名】糯谷。

【来　　源】禾本科植物糯稻 Oryza sativa L. var. glutinosa Matsum.。

【形态特征】一年生草本,高可达 1 m 左右。秆直立,圆柱状。叶鞘与节间等长,下部则长过节间;叶舌膜质而较硬,狭长披针形,基部两侧下延与叶鞘边缘相结合;叶片扁平披针形,长 25~60 cm,宽 5~15 mm,幼时具明显的叶耳。圆锥花序疏松,颖片常粗糙;小穗长圆柱形,通常带褐紫色;退化外稃锥刺状,能育外稃具 5 脉,被细毛;内稃具 3 脉,被细毛;鳞被 2 枚,卵圆形;雄蕊 6 枚;花柱 2 枚,柱头帚刷状,自小花两侧伸出。颖果平滑,粒饱满,稍圆,色较白,煮熟后黏性较大。花果期 7~8 月。

【生境分布】栽培。广西各地多有栽培,我国南部、中部各省区也有栽培。

【壮医药用】药用部位　根及根茎。

性味　甜,平。

功用　养阴除热,止汗。用于阴虚发得(发热),优平(盗汗),年闹诺(失眠)。

附方　(1)优平(盗汗):糯稻根、苎麻根各 10 g,土人参、黄花倒水莲各 30 g,黄根 15 g,水煎服。

(2)年闹诺(失眠):糯稻根、假花生、金钱草、叶下珠各 15 g,陈皮、制半夏各 6 g,水煎服。

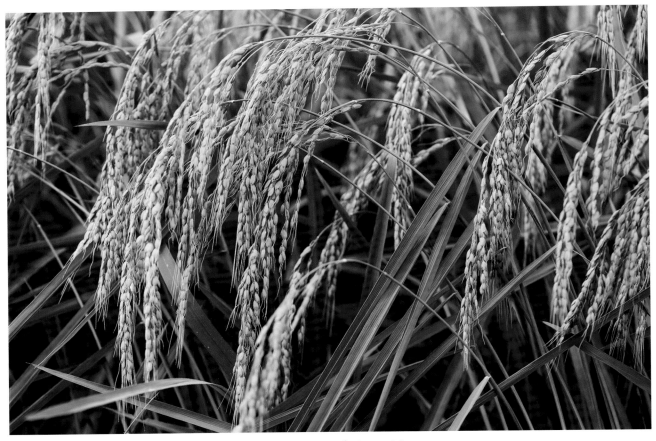

*Oryza sativa* L. var. *glutinosa* Matsum.

# Hazriengma

# 狼尾草

【药 材 名】狼尾草。

【别　　　名】大狗尾草、狗尾草。

【来　　　源】禾本科植物狼尾草 *Pennisetum alopecuroides* (L.) Spreng.。

【形态特征】多年生草本，高可达 1.2 m。须根较粗而硬。秆直立，丛生，在花序下的密生柔毛。叶鞘光滑，压扁状且具脊；叶舌短，具纤毛；叶片线形，长 10~80 cm，宽 2~8 mm，先端长渐尖，基部生疣毛。圆锥花序顶生，长 5~25 cm；主轴和总梗均密生柔毛，总梗长 2~3 mm；小穗通常单生，长 5~8 mm；第一颖微小或缺，脉不明显；第二颖具 3~5 脉，长约为小穗的 1/3~2/3；第一外稃具 7~11 脉；第二外稃具 5~7 脉，边缘包着同质的内稃；雄蕊 3 枚；花柱基部连合。颖果长圆柱形，长约 3.5 mm。花果期夏秋季。

【生境分布】生于田边、路旁和山坡。广西主要分布于融水、桂林、龙胜、贺州、龙州、上林、北流、苍梧、金秀、鹿寨等地，我国其他省区也有分布。

【壮医药用】**药用部位**　全草。

**性味**　甜，平。

**功用**　通调气道水道，清肺热，止咳嗽，凉血，散瘀。用于肺热埃病（咳嗽），目赤肿痛，贫疹（感冒），腊胴尹（腹痛），货烟妈（咽痛），肉扭（淋证），夺扭（骨折），呗脓（痈肿）。

**附方**　(1)肺热埃病（咳嗽）：狼尾草 30 g，罗汉果、黄芩各 10 g，甘草 6 g，水煎服。

(2)目赤肿痛：狼尾草 30 g，夏枯草、白茅根、穿破石各 15 g，路路通 10 g，石菖蒲 6 g，水煎服。

(3)贫疹（感冒）：狼尾草 50 g，水煎代茶饮。

(4)货烟妈（咽痛）：狼尾草 30 g，木棉花 10 g，水煎服。

(5)夺扭（骨折），呗脓（痈肿）：鲜狼尾草根适量，捣烂敷患处。

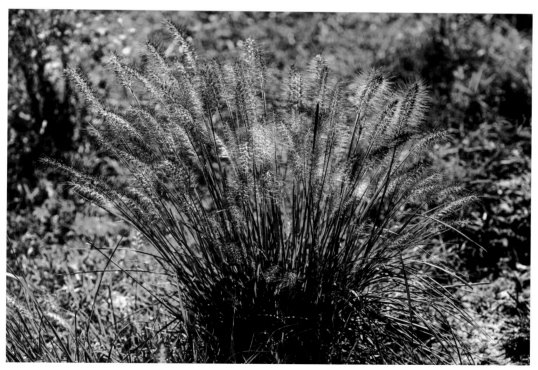

*Pennisetum alopecuroides* (L.) Spreng.

# Go'ngoxhung
# 卡开芦

【药 材 名】大芦。

【别　　名】山芦荻竹、水芦荻、芦荻竹。

【来　　源】禾本科植物卡开芦 Phragmites karka (Retz.) Trin.。

【形态特征】多年生苇状草本,高可达 6 m。根状茎粗而短,节间长 1~2 cm,节具多数不定根。秆高大直立,不具分枝,直径 1.5~2.5 cm。叶鞘平滑,具横脉;叶舌长约 1 mm;叶片扁平宽广,长 20~45 cm,宽 1~3 cm,顶端长渐尖成丝形。大型圆锥花序长 40~60 cm;主轴直立,长约 25 cm,分枝多数轮生于主轴各节;小穗柄长约 5 mm,无毛;小穗长 8~11 mm,含 4~6 朵小花;颖片窄椭圆形,具 1~3 脉,顶端渐尖,第 1 颖长约 3 mm,第 2 颖长约 5 mm;第 1 外稃长 6~9 mm,不孕,第 2 外稃长约 8 mm;基盘疏生长 5~7 mm 的丝状柔毛。花果期 8~12 月。

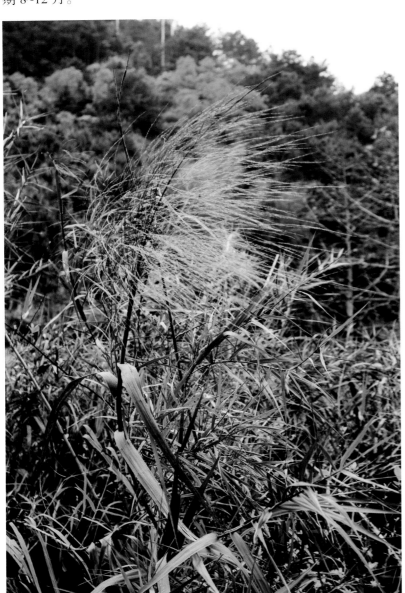

*Phragmites karka* (Retz.) Trin.

【生境分布】生于江河湖岸与溪旁湿地。广西主要分布于南宁、横县、柳州、桂林、靖西、隆林、金秀等地,我国海南、广东、台湾、福建、云南等省也有分布。

【壮医药用】药用部位　全草。

性味　苦,寒。

功用　清热毒,通水道。用于发得(发热),屙泻(泄泻),屙意咪(痢疾),笨浮(水肿)。

附方　(1)笨浮(水肿):大芦、白茅根各 30 g,益母草 15 g,泽兰 10 g,水煎服。

(2)屙意咪(痢疾):大芦 20 g,车前草、鬼针草、骨碎补各 30 g,百部 10 g,石菖蒲 6 g,水煎服。

(3)发得(发热):大芦、三叉苦各 30 g,马鞭草 20 g,淡竹叶 15 g,夏枯草 10 g,水煎服。

# Hazgimsei

# 金丝草

【药材名】金丝草。

【别　　名】黄毛草、毛毛草、猫毛草、金丝茅。

【来　　源】禾本科植物金丝草 *Pogonatherum crinitum*(Thunb.)Kunth。

【形态特征】多年生小草本,高可达 30 cm。秆丛生,直立或基部稍倾斜,纤细、粗糙,节明显,节上被白毛,少分枝。叶互生,排成 2 列;叶片扁平,条状披针形,长 1.5~5.0 cm,宽 1~4 mm,顶端渐尖,两面均被微毛而粗糙;叶鞘口或边缘被细毛。穗形总状花序单生于秆顶,长 1.5~3.0 cm(芒除外),乳黄色;第 1 颖长约 1.5 mm,第 2 颖与小穗等长,稍长于第 1 颖;第 1 小花缺,第 2 小花为两性;外稃稍短于第 1 颖,先端 2 裂,裂齿间伸出长 18~24 mm 的芒;内稃短于外稃;雄蕊 1 枚,花药长约 1 mm;花柱自基部分离为 2 枚,柱头帚刷状,长约 1 mm。颖果卵状长圆形,长约 0.8 mm。花果期 5~9 月。

【生境分布】生于河边、墙缝、山坡和旷野潮湿地带。广西主要分布于上思、防城港、东兰、金秀、灌阳、百色、隆林等地,我国安徽、浙江、江西、福建、台湾、湖南、湖北、广东、海南、四川、贵州、云南等省也有分布。

【壮医药用】药用部位　全草。

性味　甜、淡,平。

功用　调龙路,清热毒,凉血止血,利水道谷道。用于贫痧(感冒)高热,黄标(黄疸),啊肉甜(消渴),笨浮(水肿),肉扭(淋证),陆裂(咳血),楞阿勒(鼻出血),唔疳(疳积)。

附方　(1)贫痧(感冒):金丝草、三叉苦各 30 g,水煎服。

(2)勒爷黄标(小儿黄疸):金丝草、金钱草各 15 g,虎杖 10 g,水煎,外洗下半身。

(3)陆裂(咳血):金丝草、生地黄、百合各 30 g,苦参、知母各 9 g,桔梗 10 g,白芷、甘草各 6 g,水煎服。

(4)啊肉甜(消渴):金丝草 15 g,松树二层皮 30 g,地枇杷 10 g,水煎服。

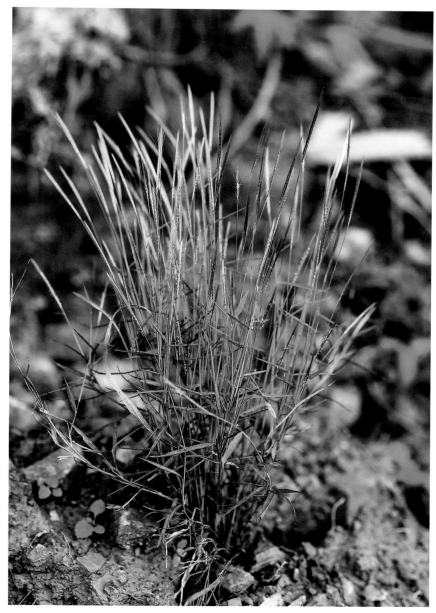

*Pogonatherum crinitum*(Thunb.)Kunth

# Oij

# 竹蔗

【药 材 名】甘蔗。

【别　　　名】竿蔗、红甘蔗、干蔗。

【来　　　源】禾本科植物竹蔗 *Saccharum sinensis* Roxb.。

【形态特征】多年生高大实心草本，高可达 4 m。根状茎粗壮发达。秆直径 3~4 cm，实心，具多数节，下部节间较短而粗大，灰褐色，节下被腊粉。叶鞘长于其节间，除鞘口具柔毛外其余无毛；叶舌极短，生纤毛；叶片长可在 1 m 以上，宽 3~5 cm，中脉粗壮，白色，边缘具锯齿状粗糙。圆锥花序大型；总状花序多数轮生，稠密；花序主轴和穗轴节间均被较长的柔毛，无梗小穗长约 4.5 mm，基盘具长为小穗 2~3 倍的丝状柔毛。花果期 11 月至翌年 3 月，大多不开花结果。

【生境分布】栽培。广西各地均有栽培，我国广东、四川、云南、安徽、浙江等省也有分布，在温带和热带地区广泛种植。

【壮医药用】药用部位　秆。

性味　甜、平。

功用　补阴液，止渴，解酒毒，通气道。用于口干，醉酒，鹿（呕吐），埃病（咳嗽），屙意囊（便秘）。

附方　（1）醉酒：甘蔗汁 500 ml，饮用。

（2）肺燥埃病（咳嗽）：甘蔗 300 g，石斛、白果各 30 g，羊肉 250 g，水炖，食肉喝汤。

（3）屙意囊（便秘）：甘蔗汁适量，煮南瓜食用。

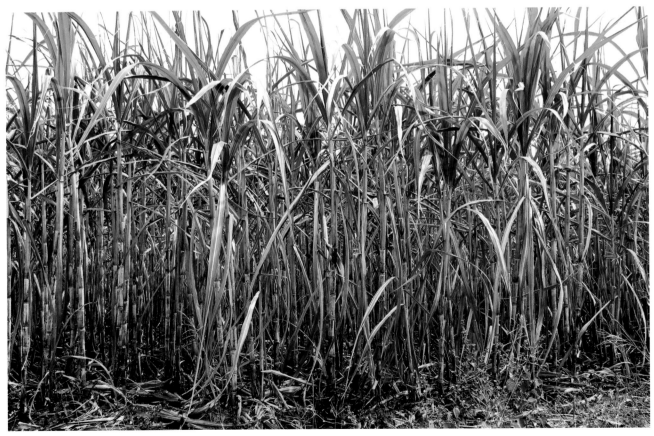

*Saccharum sinensis* Roxb.

# Hariengma
# 狗尾草

【药　材　名】狗尾草。

【别　　　名】莠、光明草。

【来　　　源】禾本科植物狗尾草 *Setaria viridis* (L.) Beauv.。

【形态特征】一年生草本,高可达 1 m。根须状。秆直立或基部膝曲。叶互生;叶鞘松弛,无毛或疏具柔毛;叶舌白色,边缘有纤毛;叶片狭披针形,长 4~30 cm,宽 2~18 mm,无毛或疏被疣毛,边缘粗糙。圆锥花序紧密呈圆柱状,主轴被较长柔毛,长 2~15 cm,宽 4~13 mm,刚毛长 4~12 mm;小穗椭圆形,长 2.0~2.5 mm,基部有刚毛数条;第 1 颖卵形,长约为小穗的 1/3,具 3 脉;第 2 颖几与小穗等长,先端钝,具 5~7 脉。第 1 外稃与小穗等长,具 5~7 脉;第 2 外稃椭圆形,狭窄。颖果灰白色。花果期 5~10 月。

【生境分布】生于荒野和路旁。广西主要分布于桂林、南丹、龙州、岑溪等地,我国其他省区也有分布。

【壮医药用】药用部位　全草。

性味　淡,凉。

功用　清热毒,泻肝火,利水道谷道,止痒。用于火眼(急性结膜炎),兰喯(眩晕)眼花,肉扭(淋证),诺嚎尹(牙痛),喯疳(疳积),勒爷发得(小儿发热),黄标(黄疸),麦蛮(风疹),呗肿显(黄水疮),羊毛痧。

附方　(1)兰喯(眩晕)眼花:狗尾草、决明子、青葙子各等量,共研末。每取 10 g 与羊肝 100 g 蒸熟食用。

(2)羊毛痧:针挑羊毛痧后,以狗尾草、九层楼各适量煎汤内服。

(3)肉扭(淋证):狗尾草、鸡矢藤、葫芦茶各 30 g,人字草、一点红各 15 g,水煎服。

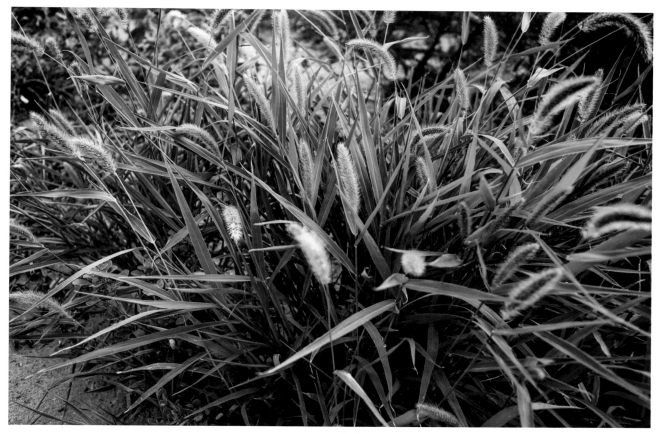

*Setaria viridis* (L.) Beauv.

# Ngoxmbawfaengx

# 粽叶芦

**【药 材 名】**粽叶芦。

**【别　　名】**莽草、粽叶草。

**【来　　源】**禾本科植物粽叶芦 *Thysanolaena latifolia*（Roxb. ex Hornem.）Honda。

**【形态特征】**多年生丛生草本，高可达 3 m。秆直立粗壮，具白色髓部，不分枝。叶舌长 1~2 mm，质硬，截平；叶片披针形，长 20~50 cm，宽 3~8 cm，具横脉，顶端渐尖，基部心形，具柄。大型圆锥花序柔软，长达 50 cm，分枝多，斜向上升，下部裸露，基部主枝长达 30 cm；小穗长 1.5~1.8 mm，小穗柄长约 2 mm；颖片无脉，长为小穗的 1/4；第 1 小花仅具外稃，约与小穗等长；第 2 外稃卵形，具 3 脉，顶端具小尖头，边缘被柔毛；内稃膜质，较短小；花药长约 1 mm，褐色。颖果长圆柱形，长约 0.5 mm。花果期春夏季或秋季。

**【生境分布】**生于山坡、山谷或树林下和灌木丛中。广西主要分布于上林、柳州、隆林、罗城、龙州等地，我国江苏、浙江、福建、台湾、江西、湖南、广东、云南、四川、西藏等省区也有分布。

**【壮医药用】药用部位**　根。

**性味**　甜，凉。

**功用**　利谷道气道，清热毒，除湿毒。用于屙泻（泄泻），东郎（食滞），墨病（气喘），埃病（咳嗽），笨浮（水肿）。

**附方**　（1）屙泻（泄泻）：粽叶芦、侧柏叶各 15 g，穿山甲 3 g，水煎服。

（2）埃病（咳嗽）：粽叶芦、大尾摇、鱼腥草各 15 g，水煎服。

（3）笨浮（水肿）：粽叶芦、白茅根各 20 g，淡竹叶 15 g，水煎服。

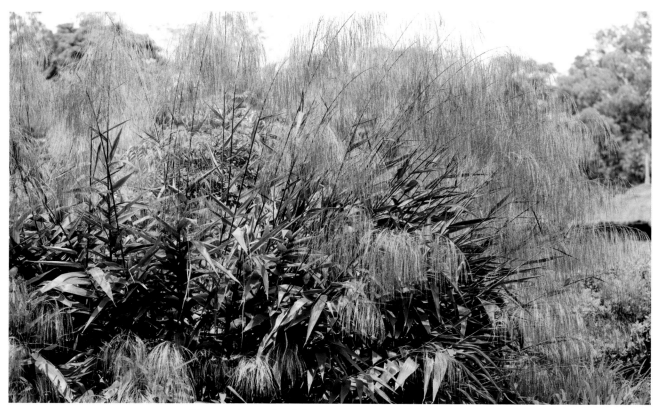

*Thysanolaena latifolia*（Roxb. ex Hornem.）Honda

# Duzndwen
# 参环毛蚓

【**药 材 名**】地龙。

【**别　　名**】蚯蚓、土龙、地龙子、土地龙、曲蟮。

【**来　　源**】钜蚓科动物参环毛蚓 *Pheretima aspergillum* E. Perrier。

【**形态特征**】体圆柱形，长 11~38 cm，宽 0.5~1.2 cm，前端稍尖，尾端钝圆。头部退化，口在体前端。全体有 100 多个环节，每节有一环刚毛，前端第 14~16 环节有环带，习称"白颈"。雌雄同体，雌生殖孔 1 个在第 14 节腹面正中，雄生殖孔 1 对在第 18 节腹面两侧，受精囊孔 3 对在第 6~9 节交界处腹面两侧各有 1 个。

【**生境分布**】生活于潮湿疏松的泥土中。广西各地均有出产，我国广东、福建等省也有出产。

【**壮医药用**】**药用部位**　全体。

**性味**　咸，寒。

**功用**　调龙路，通气道水道，清热毒，止抽搐。用于热病抽搐，麻邦（偏瘫），发得（发热），癫痫，阿闷（胸痹），唪呗郎（带状疱疹），发旺（痹病），麻抹（肢体麻木），血压嗓（高血压），墨病（气喘），笨浮（水肿），巧尹（头痛），渗裆相（烧烫伤）。

**附方**　（1）渗裆相（烧烫伤）：生地龙 50 g，加白糖 30 g 拌匀，放置 30 分钟，取药汁涂患处。

（2）麻邦（偏瘫）：地龙、水蛭各 50 条，大蜈蚣 10 条，烘干，共研末。以温开水送服，每次 5 g。

（3）癫痫：①地龙、羊角丝、天麻、乌梅、石菖蒲各 20 g，钩藤 30 g，水煎。药液加入朱砂 0.3 g 调匀服。②地龙、五加皮各 30 g，吴茱萸 15 g，全蝎 10 g，水煎服。

（4）笨浮（水肿）：地龙 6 g，鹰不扑 10 g，狗肉 500 g，水煮，调食盐少许，食肉喝汤。

（5）唪呗郎（带状疱疹）：生地龙、生盐各适量，混合后共捣烂，取药汁擦患处。

（6）巧尹（头痛）：地龙 15 g，天麻、黄芩各 10 g，水煎服。

（7）埃病（咳嗽），墨病（气喘）：地龙、鱼腥草、矮地茶各 10 g，水煎服。

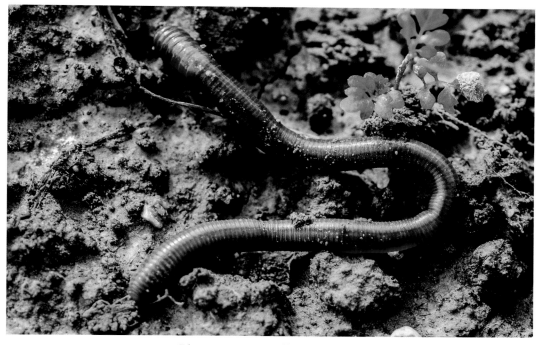

*Pheretima aspergillum* E. Perrier

# Duzbingbiz
# 宽体金线蛭

【药 材 名】水蛭。

【别　　名】蚂蟥、马鳖、水麻贴、肉钻子。

【来　　源】水蛭科动物宽体金线蛭 *Whitmania pigra* Whitman。

【形态特征】体稍扁，体长 6~10 cm，最宽处为 0.8~1.5 cm。前端尖细，后端钝圆。背面略凸，暗绿色，有 5 条黄黑色纵线；腹面平坦，浅黄白色。头端背面有眼 10 个，呈"∩"形排列。全体有 107 个环。雌雄同体，生殖孔在环中央，雄生殖孔在前，雌生殖孔在后。前吸盘不显著，后吸盘圆大。腹面两侧有 1 条蛋黄色纵纹。

【生境分布】生活于湖泊、池塘、水田中。广西各地均有出产，我国河北、山东、安徽、江苏、浙江、福建、江西、湖南、广东等省也有出产。

【壮医药用】药用部位　全体。

性味　咸、苦、平；有小毒。

功用　通龙路，散瘀血，消肿痛。用于京瑟（闭经），阿闷（胸痹），肿瘤，埃病（咳嗽），墨病（气喘），腹部肿块，心绞痛，瘀血疼痛，幽堆（前列腺炎），呗脓（痈肿）。

注：本品有小毒，孕妇禁用。

附方　（1）阿闷（胸痹），心绞痛：水蛭 3 g，瓜蒌壳 15 g，郁金 10 g，水煎服。

（2）腹部肿瘤：水蛭、桃仁、陈皮、香附各 10 g，三棱、莪术、大腹皮各 15 g，莱菔子 20 g，水煎服。

（3）埃病（咳嗽），墨病（气喘）：水蛭、麦冬各 10 g，五味子、枇杷叶各 15 g，水煎服。

（4）京瑟（闭经）：①水蛭 3 g，研末备用；羊蹄甲、猪蹄甲各 30 g，穿山甲 6 g，炖煮，取药液冲服水蛭粉。②水蛭 7 条，鸡肉 100 g，水炖，食肉喝汤。

（5）幽堆（前列腺炎）：水蛭 10 g，土牛膝 15 g，三七 8 g，水煎服。

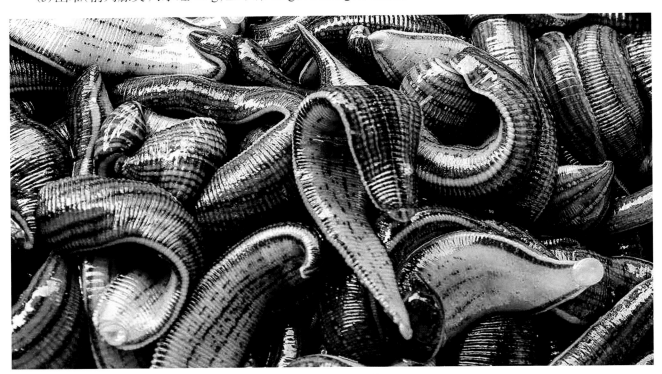

*Whitmania pigra* Whitman

# Duzbingvaiz
# 菲牛蛭

【药 材 名】金边蚂蟥。

【别 名】蚂蝗、水蛭。

【来 源】医蛭科动物菲牛蛭 *Poecilobdella manillensis* Lesson。

【形态特征】体狭长且扁平,长 4~13 cm,最宽处 0.4~2.0 cm。背部呈黄褐色或橄榄绿色,具 1 条不显著的蓝灰色纵纹;腹部浅黄色,两侧边缘呈明显的金黄色。尾吸盘直径明显小于体宽。颚很大,两侧表面有排列成 3 或 4 纵列的唾液腺乳突。射精管粗大,呈纺锤形。阴道短,无柄。

【生境分布】生活于稻田、池塘、河沟、水库、湖泊、山涧溪流等水域或水域附近的丛林中。广西各地均有出产,也有人工养殖,我国福建、台湾、广东、海南、香港等省区也有出产。

【壮医药用】药用部位 全体。

性味 咸、苦、平;有小毒。

功用 调龙路,消肿痛。用于麻邦(偏瘫),高脂血症,京瑟(闭经),呗脓(痈肿),林得叮相(跌打损伤),前列腺肥大,隆芡(痛风)。

注:本品有小毒,孕妇禁用。

附方 (1)隆芡(痛风):金边蚂蟥 10 g,土茯苓 30 g,磨盘草 100 g,水煎服。

(2)高脂血症:金边蚂蟥、地峰子各 10 g,山楂 60 g,地龙 30 g,加白酒 700 ml 浸泡 30 天,每次取药酒 30 ml 饮用。

(3)麻邦(偏瘫):金边蚂蟥 6 g,大黄 10 g,芒硝 2 g,水煎服。

(4)前列腺肥大:金边蚂蟥 2 g,杉木树二层皮 10 g,水煎服。

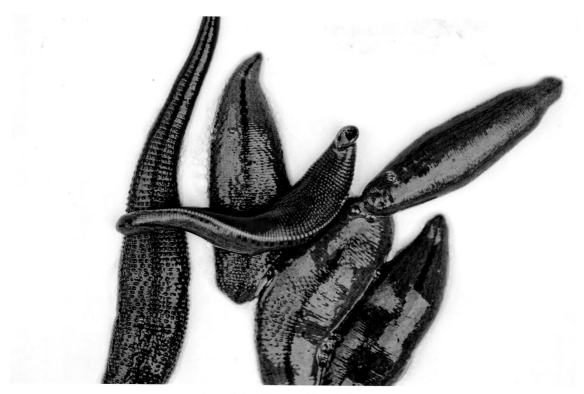

*Poecilobdella manillensis* Lesson

# Sahcungz

# 光裸星虫

【药 材 名】沙虫。

【别 名】沙肠子、方格星虫。

【来 源】星虫科动物光裸星虫 *Sipunculus nudus* L.。

【形态特征】体长圆柱形,略似蚯蚓,体长 12~22 cm,大者宽约 1 cm。体壁纵肌成束,30 条或 31 条,与环肌交错排列成方格状花纹,纵横分明。吻短,基部有一环沟与体分界;口在吻端中间。体后端钝,肛门成一横裂缝。体乳白色而略带淡红色。

【生境分布】生活于沿海滩涂。广西沿海各地均有出产,我国沿海其他省区也有出产。

【壮医药用】药用部位 除去内脏的全体。

性味 甜、咸,寒。

功用 清肺热,补肺阴,调气道。用于骨蒸潮热,阴虚盗汗,钵痨(肺结核),埃病(咳嗽),痰多,胸闷,小儿夜尿。

附方 (1)钵痨(肺结核):沙虫、百合各 30 g,百部 15 g,水炖,食肉喝汤。

(2)小儿夜尿:沙虫 5 条,油炸香,食用。

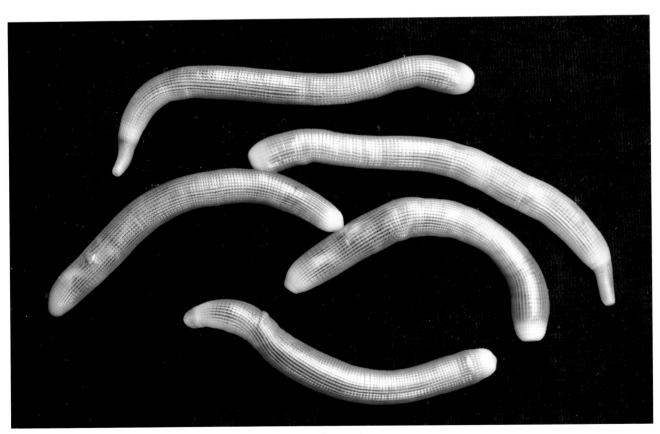

*Sipunculus nudus* L.

# Nengzmug

# 覆套足襞蛞蝓

【药 材 名】蛞蝓。

【别　　名】鼻涕虫、土蜗、蛞蜒、蛞蜗。

【来　　源】足襞蛞蝓科动物覆套足襞蛞蝓 *Vaginulus alte* Ferussac。

【形态特征】无外壳,体柔软,圆柱形,前段宽大,后端狭小,尾部具短的尾嵴。活动时,最大者体长可达 12 cm,体宽约 1.2 cm。头部具 2 对淡蓝色触角,大触角顶端具眼点。身体背部前段约 1/3 处有一椭圆形外套膜,其前半部呈游离状态;背面具同心圆的褶皱,活动时褶皱极明显。体呈黄褐色或深橙色,具分散淡黄色斑点,足部呈淡黄色。贝壳退化为内壳,包在外套膜内,为一薄而透明、椭圆形的石灰质板,背部具明显的生长纹;壳顶偏于后方右侧,略突起。呼吸孔位于外套膜右侧后方边缘处。生殖孔在右前触角基部稍后处。

【生境分布】生活在阴暗潮湿、腐殖质多的地方。广西各地均有出产,我国上海、江苏、浙江、湖南、广东、云南、四川、河南、新疆、黑龙江、吉林、北京等省(自治区、直辖市)也有出产。

【壮医药用】药用部位　全体。

性味　咸,寒。

功用　清热毒,调气道,通龙路。用于货烟妈(咽痛),墨病(气喘),尊寸(脱肛),兵嘿细勒(疝气),京瑟(闭经),呗脓(痈肿),渗裆相(烧烫伤),蜈蚣咬伤。

注:小儿体弱多泄者不宜用。

附方　(1)尊寸(脱肛):鲜蛞蝓 60 g,黄芪 30 g,水煎服。

(2)渗裆相(烧烫伤):鲜蛞蝓 30 g,寒水石 60 g,水煎,取药液擦患处。

(3)墨病(气喘):蛞蝓(焙干)2 g,蝙蝠 5 g,猪肺适量,水炖服。

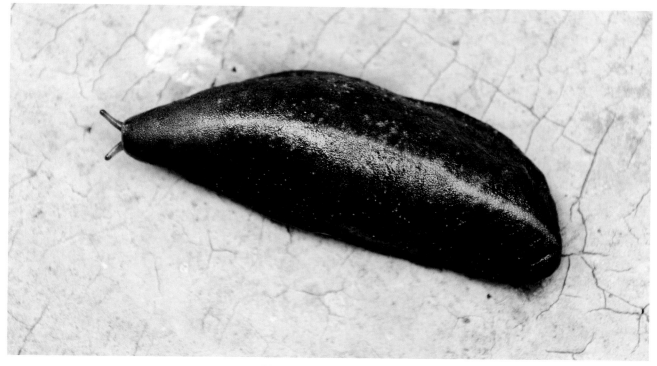

*Vaginulus alte* Ferussac

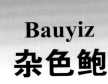

# Bauyiz
# 杂色鲍

【药 材 名】石决明、鲍鱼肉。

【别　　 名】九孔螺、九孔鲍、九孔石决明、鲍螺。

【来　　 源】鲍科动物杂色鲍 *Haliotis diversicolor* Reeve。

【形态特征】贝壳耳状，卵圆形，质坚硬，壳长 8.0~9.3 cm，宽 5.8 cm~6.8 cm。壳顶钝，成体多被腐蚀，露出珍珠光泽。螺层约 3 层，从螺旋部顶处开始向右排列有 20 余个疣状突起，末端 6~9 个开孔。壳表面有螺旋肋纹和细密的生长线；壳内面银白色，光滑，具珍珠光泽。珍珠层厚。壳口长卵形。

【生境分布】生活于暖海潮下 10 m 左右深度的岩礁上，现多为人工养殖。广西沿海各地均有出产，我国广东、福建和台湾等省也有出产。

【壮医药用】药用部位　贝壳（石决明）、肉（鲍鱼肉）。

性味　石决明：咸，平，微寒。鲍鱼肉：咸，平，温。

功用　石决明：清肝火，明目，利水道。用于虚劳骨蒸，巧尹（头痛），兰嘜（眩晕），血压嗓（高血压），目赤翳障，视物昏花，吐血，肉扭（淋证），年闹诺（失眠）。

鲍鱼肉：补肝肾，调月经。用于钵痨（肺结核），淋巴结核，潮热盗汗，约经乱（月经不调）。

附方　（1）目赤翳障，视物昏花：①石决明、草决明各 30 g，谷精草、夜明砂各 20 g，密蒙花 10 g，水煎服。②石决明 30 g，白蒺藜、土人参各 20 g，水煎代茶饮。

（2）血压嗓（高血压）：①石决明、玉米须各 30 g，草决明、绞股蓝各 10 g，夏枯草、萝芙木各 20 g，水煎服。②石决明 30 g，天门冬、土牛膝各 15 g，水煎服。

（3）年闹诺（失眠）：石决明 10 g，香附、陈皮各 6 g，水煎代茶饮。

（4）潮热盗汗：鲍鱼肉 100 g，大米 50 g，煮粥食。

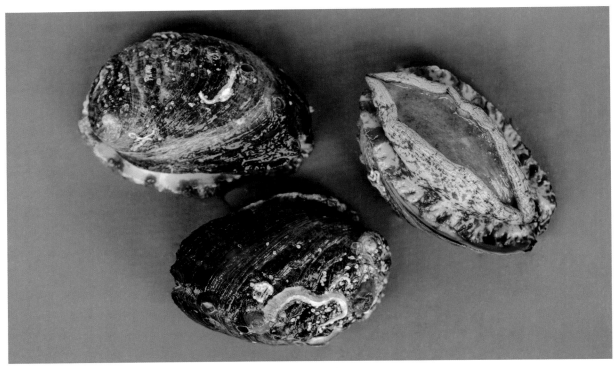

*Haliotis diversicolor* Reeve

# Caw
# 马氏珍珠贝

【**药 材 名**】珍珠、珍珠母、珍珠层粉。

【**别　　名**】珠母贝、珠贝。

【**来　　源**】珍珠贝科动物马氏珍珠贝 *Pteria martensii* Dunker。

【**形态特征**】贝壳呈斜四方形,壳长 5~9 cm。壳顶前后有耳,后耳大,前耳小。背缘平直,腹缘圆。边缘鳞片层紧密,末端稍翘起。壳面淡黄色,同心生长轮纹极细密,成片状,薄而脆,在贝壳中部常被磨损,在后缘部的排列极密,延伸成小舌状。贝壳内面珍珠层厚,光泽强,边缘淡黄色。

【**生境分布**】多生活在低潮线以下 5~10 m 的海底,也有人工养殖。广西沿海各地均有出产,以合浦产量最高,我国浙江、广东、台湾等省沿海也有出产。

【**壮医药用**】**药用部位**　贝壳(珍珠母)、珍珠、珍珠层粉(贝壳体内外套膜上皮细胞所分泌的珍珠质)。

**性味**　珍珠母:咸、寒。珍珠、珍珠层粉:甜、咸、寒。

**功用**　珍珠母:清肝火,退目翳,安心神,止血。用于血压嗓(高血压),目赤翳障,惊风癫痫,年闹诺(失眠),鹿勒(呕血),兵淋勒(崩漏)。

珍珠:安心神,定惊悸,养阴液,退目翳,止咳,生肌。用于年闹诺(失眠),癫痫,啊肉甜(消渴),目赤翳障,惹脓(中耳炎),口疮(口腔溃疡),疮疡久不收口,烦热消渴。

珍珠层粉:安心神,定惊情,养阴液,止咳。用于年闹诺(失眠),癫痫,货烟妈(咽痛),埃病(咳嗽),宫颈糜烂,能啥能累(湿疹),婴儿胎毒。

**附方**　(1)癫痫:①珍珠粉 1 g,牛角丝、羊角丝各 15 g,青礞石 30 g,牛黄 3 g,地龙 10 g,石菖蒲 20 g,水煎。药液加入朱砂 0.3 g 调匀服。②珍珠母 6 g,代赭石 9 g,共研末,每次取药粉 9 g 以温开水冲服。

(2)婴儿胎毒:珍珠粉 0.1 g,以母乳送服。

(3)血压嗓(高血压):天麻 6 g,钩藤 15 g,水煎,药液加珍珠粉 1 g(或珍珠母粉 10 g)调匀服。

(4)宫颈糜烂:珍珠层粉、金刚藤各 30 g,翻白草 15 g,水煎服。

(5)烦热消渴:珍珠、葛根各 15 g,玉竹、沙参各 10 g,罗汉果 1 个,水煎服。

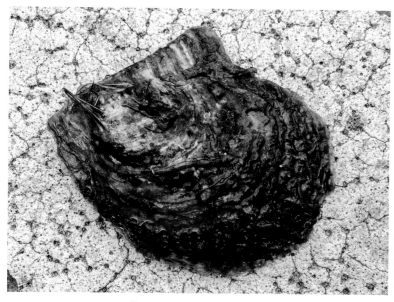

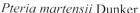

*Pteria martensii* Dunker

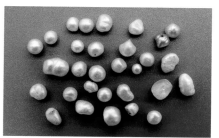

珍珠

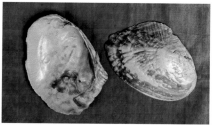

珍珠母

# Gyapsae
# 近江牡蛎

【药 材 名】牡蛎。

【别　　名】左牡蛎、左壳、海蛎、海蛎子壳、蚝、大蚝、蚝壳。

【来　　源】牡蛎科动物近江牡蛎 *Ostrea rivularis* Gould。

【形态特征】贝壳呈圆形、卵圆形或三角形等。左壳附着，较大而厚，右壳外面稍不平，有灰、紫、棕、黄等色，环生同心鳞片；内面白色，边缘有的淡紫色。生长多年的个体，鳞片层层相叠，坚厚如石。

【生境分布】多栖息于河口附近盐度较低的内湾、低潮线至水深约 7 m 水域处。广西沿海各地均有出产，我国广东、福建、山东等沿海省也有出产。

【壮医药用】药用部位　贝壳。

性味　咸，微寒。

功用　清肝火，安神，软坚散结。用于阴囊潮湿，胃溃疡，乳腺增生症，淋巴癌，兰嗨（眩晕），年闹诺（失眠），呗奴（瘰疬），腹部痞块，自汗，优平（盗汗），漏精（遗精），兵淋勒（崩漏），啊肉甜（消渴）。

附方　（1）胃溃疡：牡蛎、海螵蛸、瓦楞子各 30 g，黄连 5 g，白及 20 g，甘草 10 g，水煎服。

（2）阴囊潮湿：牡蛎适量，研末，取药粉适量涂患处。

（3）乳腺增生症：牡蛎、黄根各 30 g，马鞭草 20 g，水煎服。

（4）年闹诺（失眠）：牡蛎、瓜蒌根各 6 g，甘草 1 g，共研末，以温开水送服。

（5）优平（盗汗）：牡蛎、麻黄根各 10 g，黄芪、山茱萸各 15 g，水煎服。

（6）淋巴癌：牡蛎 30 g，夏枯草 20 g，白芥子、天花粉各 15 g，水煎服。

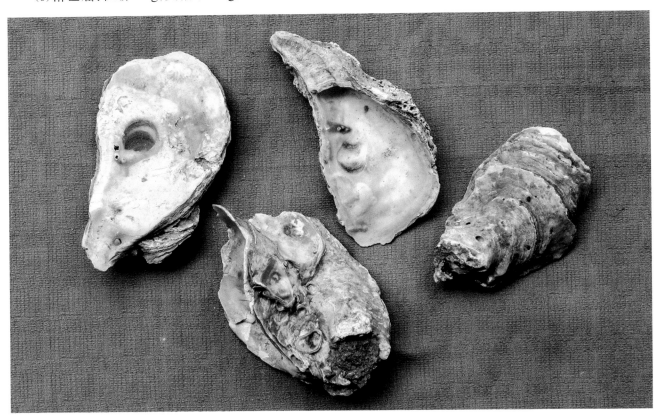

*Ostrea rivularis* Gould

# Maegyiz
# 曼氏无针乌贼

**【药 材 名】**海螵蛸、乌贼墨、墨鱼。

**【别　　名】**乌鲗、乌贼、墨鱼盖、乌贼骨、墨鱼骨。

**【来　　源】**乌贼科动物曼氏无针乌贼 *Sepiella maindroni* de Rochebrune。

**【形态特征】**体中型，背腹扁，胴部卵圆形，体长约 15.7 cm，约为宽的 2 倍。头部发达，长约 2.9 cm，眼大，头部中央有口，口吸周围有腕 4 对和触腕 1 对。各腕长度相近，从长至短依次为第 4 腕、第 1 腕、第 3 腕、第 2 腕，内侧有吸盘 4 行，吸盘大小相似，吸盘腔壁上的角质环外缘具尖锥形小齿。触腕长约 4 cm，其上有吸盘 20 行。胴部两侧有肉鳍，前端较狭，向后渐宽，左、右两鳍末端分离。外套腔背面的内壳长椭圆形，长约为宽的 3 倍，末端形成角质板且无针骨。

**【生境分布】**多栖息于外海海域。广西沿海各地均有出产，我国浙江、福建、广东、山东、辽宁等沿海省也有出产。

**【壮医药用】药用部位**　内壳（海螵蛸）、墨囊的墨汁（乌贼墨）、肉（墨鱼）。

**性味**　咸、涩、微温。

**功用**　海螵蛸：调龙路，止血，固精，止带，止痛，敛疮。用于鹿勒（呕血），屙意勒（便血），钵痨（肺结核），兵淋勒（崩漏），隆芡（痛风），漏精（遗精），胴尹（胃痛），隆白呆（带下），京瑟（闭经），妇女经期延长，胃痛吐酸；外治损伤出血，能啥能累（湿疹），皮肤溃疡久不收口。

乌贼墨：调龙路，止血。用于兵淋勒（崩漏），鹿勒（呕血），屙意勒（便血），肉裂（尿血），唉勒（咯血）。

墨鱼：通乳。用于产呱嘻内（产后缺乳）。

**附方**　（1）隆芡（痛风）：海螵蛸 30 g，水煎代茶饮。

（2）钵痨（肺结核），唉勒（咯血）：海螵蛸、白及、三七各等份，共研末，每次取药粉 3 g 以温开水冲服。

（3）妇女经期延长：海螵蛸、赤石脂、卷柏各 20 g，水煎服。

（4）胴尹（胃痛）：海螵蛸、姜黄、三七各等份，共研末，每次取药粉 3 g 以温开水冲服。

（5）兵淋勒（崩漏）：海螵蛸 10 g，脱力草 20 g，水煎服。

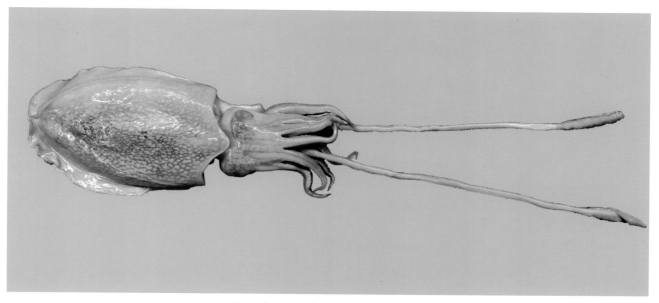

*Sepiella maindroni* de Rochebrune

# Baeuheu
# 锯缘青蟹

【药 材 名】青蟹。

【别　　名】朝蟹、膏蟹。

【来　　源】梭子蟹科动物锯缘青蟹 *Scylla serrata* Forskal。

【形态特征】体呈横椭圆形,略扁平。头胸甲表面光滑。背面胃区与心区之间有明显的"H"形凹痕,额具4个突出的三角形齿,前侧缘各有侧齿9枚,状似锯齿。两眼旁有1对触角。头胸有足5对,第1对(螯足)壮大,呈钳形;第2、第3、第4对(步足)呈爪形;第5对(游泳足)呈桨形。各足均由多节组成。雄性腹部呈桃形,雌性呈宽圆形。甲宽可达20 cm。体呈青绿色,间带有赤褐色,足呈赤褐色。

【生境分布】生活于潮间带泥滩或泥沙质的滩涂上。广西沿海各地均有出产,我国浙江、福建、广东、台湾等省也有出产。

【壮医药用】药用部位　全蟹、壳。

性味　肉:甜、咸,温。壳:咸,寒。

功用　全蟹:利水道谷道,催乳。用于笨浮(水肿),食欲缺乏,妇女产后乳汁少,产后风,呗嘻(乳痈),夺扼(骨折)。

壳:化瘀血。用于妇女产后宫缩痛,吃虾过敏。

附方　(1)吃虾过敏:青蟹壳1付,水煎服兼洗患处。

(2)妇女产后乳汁少:青蟹2只,番木瓜1个,水炖,食肉喝汤。

(3)笨浮(水肿):青蟹1只,土人参15 g,水炖,食肉喝汤。

(4)呗嘻(乳痈):青蟹壳适量,研末,备用;鲜蒲公英40 g,捣烂,加青蟹壳粉末5 g调匀敷患处(留脓出口点)。

(5)夺扼(骨折):青蟹1只,鲜接骨木适量,共捣烂敷患处。

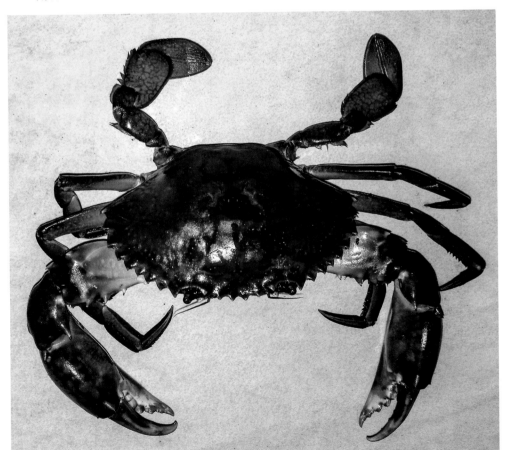

*Scylla serrata* Forskal

Nonsei

# 家蚕

**【药 材 名】**僵蚕、蚕沙、蚕茧。

**【别　　名】**桑蚕、蚕、僵虫、僵屎、僵粪。

**【来　　源】**蚕蛾科昆虫家蚕 *Bombyx mori* L.。

**【形态特征】**成虫(蚕蛾)体长 16~23 mm,展翅宽 39~43 mm。头小,复眼黑色。触角羽毛状。口器退化,翅 2 对,前翅较大,略呈三角形,后翅较小,略呈圆形。雌体分 7 节,腹部肥硕;雄体分 8 节,腹部狭窄。跗节 5 节,有 1 对黑褐色的爪。幼虫(桑蚕)圆筒形,灰白色,有 13 节,前 3 节是胸部,后 10 节是腹部。头部有触角 1 对。

**【生境分布】**广西各地均有出产,我国其他大部分省区均有出产。

**【壮医药用】药用部位**　幼虫感染或人工接种白僵菌而致死的尸体(僵蚕)、粪便(蚕沙)、家蚕已出蛾的茧壳(蚕茧)。

**性味**　僵蚕:咸、辣,平。蚕沙:甜、辣,温。蚕茧:甜、温。

**功用**　僵蚕:祛风毒、清热毒、镇惊悸。用于小儿热病抽搐,麦蛮(风疹),发得(发热),巧尹(头痛),货烟妈(咽痛),丹毒,惹脓(中耳炎),那呷(面瘫),仲嘿喯尹(痔疮),荨麻疹。

蚕沙:调龙路火路,利谷道,祛风毒,除湿毒。用于发旺(痹病),腰腿冷痛,隆芡(痛风),屙泻(泄泻),京瑟(闭经),喯呗郎(带状疱疹),鹿勒(呕血),楞阿勒(鼻出血),屙意勒(便血),兵淋勒(崩漏),林得叮相(跌打损伤)。

蚕茧:破痈,止血,止渴。用于呗脓(痈肿),啊肉甜(消渴),屙意勒(便血),兵淋勒(崩漏)。

**附方**　(1)隆芡(痛风):蚕沙、清风藤、海风藤各 20 g,生石膏、金银花藤各 50 g,金钱草 30 g,木通 10 g,水煎服。

(2)荨麻疹:僵蚕、蝉蜕、苦参、荆芥、胡麻仁、小浮萍各 10 g,土茯苓 20 g,白鲜皮 15 g,水煎服。

(3)麦蛮(风疹):僵蚕、蝉蜕、姜黄、大黄各 10 g,薄荷 6 g,五色花、艾叶、野菊花各 30 g,水煎外洗。

(4)那呷(面瘫):僵蚕 9 g,秦艽、白芷、地桃花各 10 g,水煎服。

(5)货烟妈(咽痛):生石膏 20 g,山豆根、桔梗各 10 g,水煎,药液兑入僵蚕粉 1 g 调匀服。

(6)京瑟(闭经):蚕沙、当归、川芎、赤芍各 10 g,水蛭 2 条,生地黄 20 g,水煎服。

(7)啊肉甜(消渴):蚕茧 20 g,水煎服。

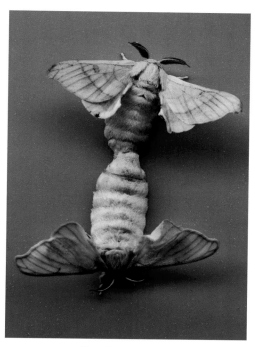

*Bombyx mori* L.

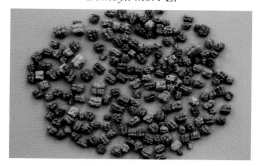

蚕砂

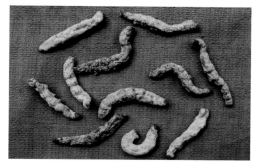

僵蚕

# Sipndangj
# 多棘蜈蚣

【药材名】蜈蚣。

【别　名】多棘巨蜈蚣、天龙、百脚、百足、吴公、金头蜈蚣。

【来　源】蜈蚣科动物多棘蜈蚣 *Scolopendra subspinipes multidens* Newport。

【形态特征】个体较大，体长可达16 cm。体长条形，背腹略扁。全体22节。头部背板略似心脏形，有1对细长多节的触角；步足共21对，胴部每个体节各有1对步足，足末端有爪；最末步足最长，呈尾状。头部和第一背板金红色，体背部墨绿色，腹面和脚淡黄色，脚端黑色。尾足前股节背面内侧棘数、腹面内侧和外侧棘数均较多。

【生境分布】栖于丘陵地带的温暖地方。广西各地均有出产，我国云南、浙江、四川、湖北等省也有出产。

【壮医药用】药用部位　全体。

性味　辣，温；有毒。

功用　祛风毒，止痉，通龙路火路，消肿痛。用于呗（无名肿毒），狠风（小儿惊风），委哟（阳痿），麻邦（偏瘫），破伤风，癫痫，发旺（痹病），呗脓（痈肿），呗奴（瘰疬），腰腿痛，骨质增生，额哈（毒蛇咬伤）。

注：本品有毒，内服慎用；孕妇禁用。

附方　（1）呗（无名肿毒），呗奴（瘰疬）：生蜈蚣3条，加菜籽油100 ml浸泡30天，取药液适量涂患处。

（2）骨质增生：蜈蚣1条，鸡血藤、九龙藤、七叶莲各20 g，两面针、五加皮、土牛膝各15 g，水煎服。

（3）委哟（阳痿）：蜈蚣1条，细辛5 g，水煎服。

（4）腰腿痛：蜈蚣6条，飞龙掌血、细辛、威灵仙、大钻各30 g，加白酒2000 ml浸泡20天，每次取药酒20 ml饮用。

（5）额哈（毒蛇咬伤）：蜈蚣适量，焙干研末，敷于伤口周围（留伤口）；另取蜈蚣粉末1 g，以温开水送服。

（6）破伤风之手足抽搐、角弓反张：蜈蚣、全蝎各3 g，焙干共研末，以温开水送服。

（7）癫痫：蜈蚣适量，焙干研末，每次取药粉3 g以温开水送服。

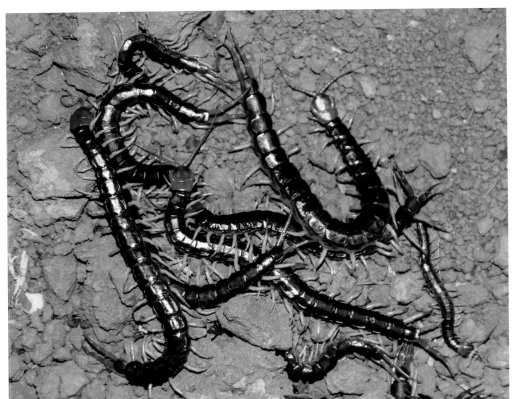

*Scolopendra subspinipes multidens* Newport

# Moedndaem
# 双齿多刺蚁

**【药 材 名】**黑蚂蚁、黑蚂蚁卵。

**【别　　名】**蚂蚁、黑蚁。

**【来　　源】**蚁科动物双齿多刺蚁 *Polyrhachis dives* Smith。

**【形态特征】**成虫工蚁体长 5.28~6.30 mm,体黑色或带褐色。触角着生处远离唇基。前胸背板前侧角、并胸腹节背板各具 2 枚直的长刺。前胸背板刺伸向前外侧,略下弯,并胸腹节背板刺直立,相互分开,弯向外侧,腹柄结顶端两侧角各具 1 枚长刺,刺之间有 2 个或 3 个小齿。全身密被浅黄色柔毛。雌蚁体长 8.62~9.77 mm,头较小,具 3 只单眼,前胸背板刺很短,并胸腹节刺比工蚁刺稍短。雄蚁体长 5.70~6.49 mm,头很小,单眼及复眼很大,触角具 13 节,并胸腹及腹柄结不具刺或突起。

**【生境分布】**多在树上筑巢而居,少数建巢于草丛、石块下,在冬季蚁巢可由树上转移至地面。广西各地均有出产,我国浙江、安徽、云南、福建、湖南、广东、海南、台湾等省也有出产。

**【壮医药用】药用部位**　虫体、蚁卵。

**性味**　虫体:咸,平。蚁卵:甜,平。

**功用**　虫体:补气血,强筋骨,消肿痛。用于发旺(痹病),埃病(咳嗽),黄标(黄疸),年闹诺(失眠),委哟(阳痿),呗叮(疔),额哈(毒蛇咬伤),能啥能累(湿疹)。

蚁卵:益气,催乳。用于病后嘘内(气虚),产后乳汁不下,产呱嘻内(产后缺乳)。

**附方**　(1)年闹诺(失眠):黑蚂蚁适量烘干,研末,每次取药粉 5 g,以温开水送服。

(2)发旺(痹病):黑蚂蚁、防风、鸡血藤、过山龙、麻骨风、甘草各 50 g,加白酒 1200 ml 浸泡 50 天,每次取药酒 30 ml 饮用。

(3)产后乳汁不下:黑蚂蚁卵 12 g,炒黄,以黄酒冲服。

(4)能啥能累(湿疹):黑蚂蚁 6 g,白花蛇舌草 60 g,蛇床子 10 g,水煎服。

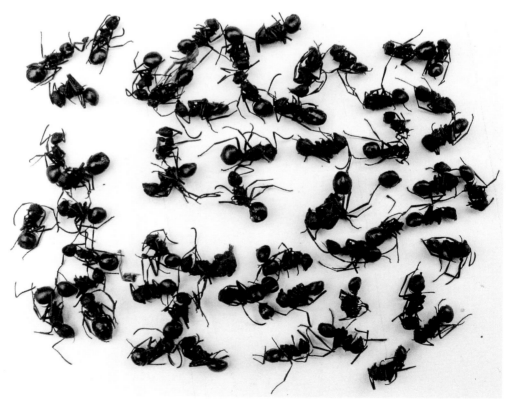

*Polyrhachis dives* Smith

# Duzhoux
# 中华鲎

【药 材 名】鲎。

【别　　名】鲎鱼、马蹄鲎、两公婆。

【来　　源】鲎科动物中华鲎 *Tachypleus tridentatus* Leach。

【形态特征】体长约 70 cm，全身深褐色。体似瓢形。头胸部背甲广阔略呈马蹄形，自其前缘至左、右两侧缘成半圆形，两侧向后突出成刺。背面突起较高（雄鲎稍扁平），中央有 1 条纵脊，其前端有单眼 1 对，两侧各有纵脊 1 条，其上各有复眼 1 对，腹面凹陷，略似三角形，两侧有 6 个缺刻，缺刻中各有 1 枚短棘。腹部末端有 1 条呈三角棱锥形的尾剑，尾剑长度与背甲大致相等。

【生境分布】栖息于近海多藻类的沙质海底，也有人工饲养。广西沿海各地均有出产，我国浙江、福建、广东等省海域也有出产。

【壮医药用】药用部位　肉、尾、壳。

性味　肉：咸，平。尾和壳：咸，温。

功用　肉：清热毒，除湿毒。用于仲嘿喯尹（痔疮），呗脓显（脓疱疮）。

尾：调龙路，止血。用于楞阿勒（鼻出血），兵淋勒（崩漏），屙泻（泄泻），屙意勒（便血），钵痨（肺结核），唉勒（咯血），麦蛮（风疹），呗叮（疔）。

壳：化瘀血，止出血，止疼痛。用于林得叮相（跌打损伤），外伤出血，渗裆相（烧烫伤）。

附方　（1）麦蛮（风疹），呗叮（疔）：鲎尾炭（或鲎壳炭）适量，调茶油适量涂患处。

（2）楞阿勒（鼻出血）：红铁树叶、侧柏叶各 30 g，水煎，取药液冲鲎尾炭 6 g 内服。

（3）钵痨（肺结核），唉勒（咯血）：鲎尾炭 6 g，以凉开水冲服。

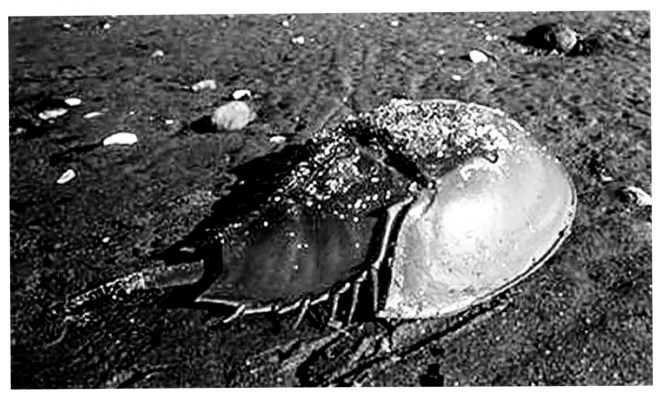

*Tachypleus tridentatus* Leach

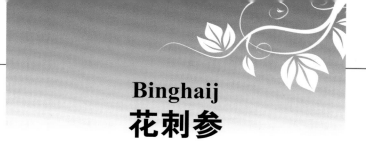

**Binghaij**

# 花刺参

【**药 材 名**】海参。

【**别　　名**】海男子、海鼠。

【**来　　源**】刺参科动物花刺参 *Stichopus variegatus* Sempen。

【**形态特征**】体略呈方柱形,长 30~40 cm。体壁多肉,体前端中央有嘴,嘴周围有 20 个圆柱形的触手。体背面散生多数圆锥形肉刺。腹面管足排列成 3 条纵带,中央 1 条较宽。体色多为深黄色带深浅不同的橄榄色斑点、黄灰色带浅褐色的网纹或浓绿色的斑纹等。

【**生境分布**】多生活于岸礁边,海水平静、海草多的沙底,小者栖息于珊瑚下或石下,大者多生活于较深水域或潟湖通道。广西北部湾各地海域均有出产,我国广东、海南等省海域也有出产。

【**壮医药用**】**药用部位**　全体。

**性味**　甜、咸,温。

**功用**　补肾养血,调谷道。用于委哟(阳痿),腰膝酸软,四肢无力,漏精(遗精),屙意囊(便秘),夜尿多,妇女更年期综合征,年闹诺(失眠),皮肤溃疡不收口,创伤,疮毒溃烂,血压嗓(高血压),贫血。

**附方**　(1)创伤,疮毒溃烂:海参适量,焙干,研末,取药粉适量敷患处。

(2)贫血:海参 1 条,鸡蛋 1 个,大枣、鸡血藤各 30 g,水煎食用。

(3)妇女更年期综合征:海参 1 条,百合、黑芝麻各 30 g,大米 50 g,煮粥食用。

(4)漏精(遗精):海参 1 条,桃金娘果 100 g,加白酒 500 ml 浸泡 100 天,每次取药酒 50 ml 饮用。

(5)屙意囊(便秘):海参 1 条,火麻仁、大米各 50 g,煮粥食。

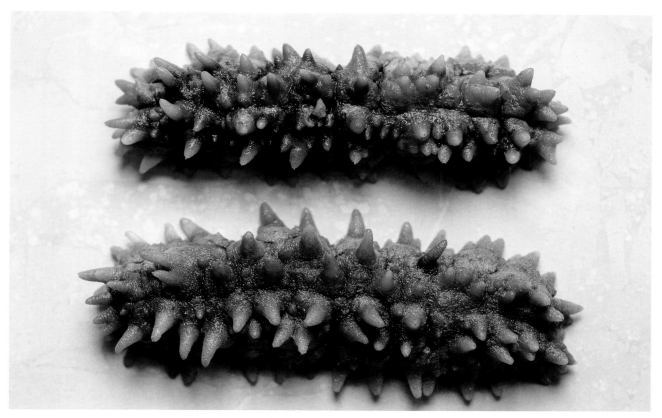

*Stichopus variegatus* Sempen

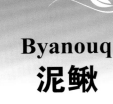

# Byanouq

# 泥鳅

【药 材 名】泥鳅。

【别　　名】鱼鳅。

【来　　源】鳅科动物泥鳅 *Misgurnus anguillicaudatus* Cantor。

【形态特征】体长约 15 cm。头尖,吻部向前突出,口小、眼小,具细皱纹和小突起,头部无鳞。身短,皮下有小鳞片;小鳞片圆形,青黑色。前段略呈圆筒型,后部侧扁,腹部圆。须 5 对,其中吻须 1 对,上、下颌须各 2 对。鳞极其细小,埋于皮下。尾鳍圆形,背鳍短、胸腹鳍小。体背及两侧均呈灰黑色,下部呈灰白色,全体有许多黑褐色斑点。

【生境分布】生活于湖泊、池塘、沟渠和水田等富有腐殖质的淤泥表层。广西各地均有出产,我国除西部高原地区外,其余各省区也有出产。

【壮医药用】**药用部位**　除去内脏后的全体或体表黏液。

**性味**　甜,平。

**功用**　补肾壮阳,利水道。全体用于阴虚,小儿流涎,委哟(阳痿),笨浮(水肿),黄标(黄疸),呗叮(疔),仲嘿喯尹(痔疮),皮肤瘙痒;体表黏液用于肉扭(淋证)。

**附方**　(1)阴虚:泥鳅 250 g,山药 50 g,大枣 10 g,巴戟天 20 g,水煎服。

(2)小儿流涎:泥鳅适量,烘干,研末,以温开水冲服,每次 5 g。

(3)笨浮(水肿):泥鳅 100 g,虎杖 20 g,水煎,食肉喝汤。

(4)勒爷笨浮(小儿水肿):泥鳅、蚂蚱、五谷虫、饿蚂蝗叶各 9 g,九香虫 3 g,共炒干研末,分 3 次以温开水送服。

(5)委哟(阳痿):泥鳅 250 g,河虾 50 g,土人参 60 g,水煎,调米酒适量,食肉喝汤。

(6)黄标(黄疸):泥鳅 30 g,满天星 15 g,水煎,食肉喝汤。

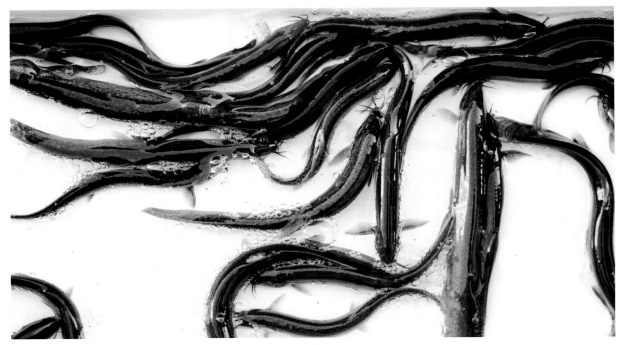

*Misgurnus anguillicaudatus* Cantor

# Duzhaijlungz
# 刁海龙

【药　材　名】海龙。

【别　　　名】海钻、杨枝鱼、钱串子。

【来　　　源】海龙科动物刁海龙 *Solenognathus hardwickii* Gray。

【形态特征】体狭长侧扁,全长 37~50 cm。体表呈黄白色或灰褐色。头部具管状长吻;口小;无牙;眼大而圆,眼眶突出;鼻孔每侧 2 个,很小。腹部较突出,躯干部五棱形,腹部七棱形,尾部前方六棱形、后方四棱形,尾端卷曲。背棱两侧各有 1 列灰黑色斑点状色带。全体被以具花纹的骨环及细横纹,各骨环内有突起的粒状棘。胸鳍宽短,背鳍较长,无尾鳍。鳃盖突出,具明显的放射状线纹。

【生境分布】喜栖息于沿海藻类繁茂之处。广西北部湾各地海域均有出产,我国广东、福建、台湾等省海域也有出产。

【壮医药用】药用部位　全体。

性味　甜、咸,温。

功用　补肾阳,散结肿。用于委哟(阳痿),漏精(遗精),林得叮相(跌打损伤),难产,瘿瘤,呗奴(瘰疬),呗脓(痈肿),呗叮(疔),肾虚核尹(腰痛)。

附方　(1)呗奴(瘰疬):海龙、七叶一枝花各 9 g,玄参 30 g,水煎服。

(2)难产:海龙 1 对,鸡蛋 2 个,用花生油适量煎炸后食用。

(3)肾虚核尹(腰痛):海龙、海马各 1 条,杜仲 15 g,共研末,每次取药粉 1.5 g 以温开水送服。

(4)委哟(阳痿),漏精(遗精):海龙、海马各 1 条,海螵蛸 15 g,共研末,每次取药粉 1.5 g 以温白酒适量送服。

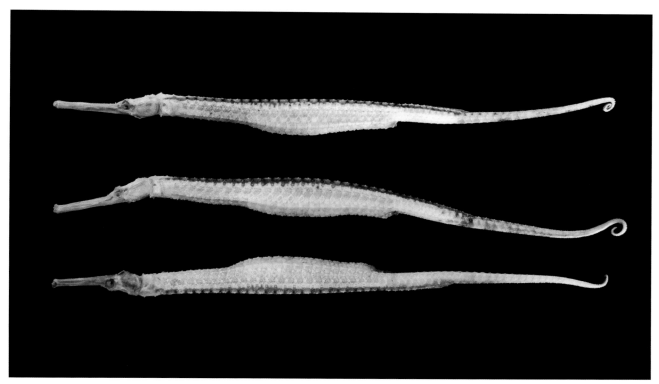

*Solenognathus hardwickii* Gray

# Gungqsoundaem
# 黑眶蟾蜍

【药 材 名】蟾蜍、蟾蜍皮、蟾蜍胆、蟾酥。

【别 名】癞蛤蟆、虾蟆、癞疙疱。

【来 源】蟾蜍科动物黑眶蟾蜍 *Bufo melanostictus* Schneider。

【形态特征】体长 7~10 cm，雄性略小。头部沿吻棱、眼眶上缘、鼓膜前沿及上下颌缘均有明显的黑色骨质棱或黑色线。头顶部下凹。前肢细长，指由长到短依次为第 3 指、第 1 指、第 4 指、第 2 指；后肢短，趾侧有缘膜，相连成半蹼。皮肤极粗糙，除头顶部外，其他部位满布疣粒，疣粒上有黑点或刺。头两侧有长椭圆形的耳后腺。体色为黄棕色，有棕红色花斑；腹面胸腹部的乳黄色上有深灰色花斑。

【生境分布】栖息于阔叶林、河边草丛、农林地、庭院及沟渠等。广西各地均有出产，我国浙江、福建、江西、四川、湖南、广东、云南、贵州、台湾等省也有出产。

【壮医药用】药用部位 除去蟾酥和内脏后的全体（蟾蜍）、皮肤（蟾蜍皮）、胆（蟾蜍胆）、耳后腺和皮肤腺分泌物（蟾酥）。

性味 蟾蜍、蟾蜍皮：辣、凉；有毒。蟾蜍胆：苦、寒。蟾酥：辣、温；有毒。

功用 蟾蜍、蟾蜍皮：清热毒，利谷道水道。用于水蛊（肝硬化腹水），癌症，喯疳（疳积），货烟妈（咽痛），呗脓（痈肿），笨浮（水肿），发旺（痹病）。

蟾蜍胆：清热毒，消肿痛。用于早期淋巴结核，呗叮（疔）。

蟾酥：解热毒，醒巧坞，止疼痛，通水道。用于呗脓（痈肿），呗叮（疔），货烟妈（咽痛），中风昏迷，发旺（痹病），诺嚎尹（牙痛），惹脓（中耳炎）。

注：本品有毒，孕妇禁用。

附方 （1）水蛊（肝硬化腹水）：①蟾蜍皮 5 g，大腹皮、白英、龙葵各 20 g，薏苡仁 60 g，木通、商陆各 10 g，丹参、赤小豆、猪苓各 30 g，桂枝 6 g，牵牛子 15 g，水煎服。②蟾蜍干品 1 只，砂仁 10 g，用湿黄泥包裹煨成炭，共研末，每次取药粉 3 g 以温开水冲服。

（2）肝癌：蟾蜍油 1 g，蛇油 3 g，猪油 6 g，半枝莲、夏枯草各 15 g，白花蛇舌草 100 g，水煎服。

（3）鼻咽癌：蟾蜍 1 只，七叶一枝花、八角莲各 10 g，牛大力 30 g，姜黄 20 g，水炖，食肉喝汤。

（4）发旺（痹病）：蟾蜍 1 只，乌梢蛇、全蝎、土元各 10 g，蜈蚣 1 条，水煎服。

（5）呗脓（痈肿）：蟾蜍皮、大黄各适量，共研末，取药粉适量敷患处。

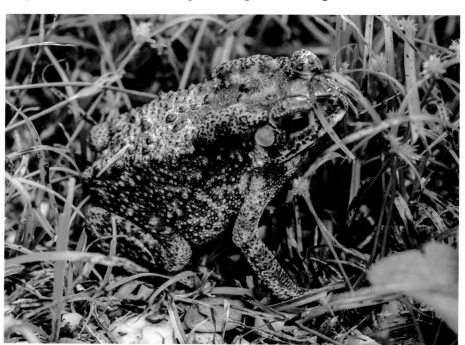

*Bufo melanostictus* Schneider

# Gungqsou
# 中华蟾蜍

【药　材　名】蟾蜍、蟾蜍皮、蟾蜍胆、蟾酥。

【别　　　名】癞肚子、癞疙疱、癞蛤蟆。

【来　　　源】蟾蜍科动物中华蟾蜍 *Bufo gargarizans* Cantor。

【形态特征】体长超过 10 cm,体粗壮。头宽大于长。前肢长而粗壮,指由长到短依次为第 3 指、第 1 指、第 4 指、第 2 指;后肢粗壮而短,趾侧有缘膜,蹼尚发达。皮肤极粗糙,头顶部较平滑,两侧有大而长的耳后腺 1 个,全身布满圆形瘰疣。体色变化很大,在繁殖季节,雄性背面多为黑绿色,体侧有浅色斑纹;雌性背面斑纹较浅,瘰疣乳黄色,有棕色或黑色的细花斑。雄性体较小,前肢内侧 3 指(趾)均有黑色婚垫,无声囊。

【生境分布】栖息于阴湿的草丛中、土洞里及砖石下等。广西主要出产于北部地区,我国东北部、北部、东部、中南部地区及陕西、甘肃、四川等省也有出产。

【壮医药用】药用部位　除去蟾酥和内脏后的全体(蟾蜍)、皮肤(蟾蜍皮)、胆(蟾蜍胆)、耳后腺和皮肤腺分泌物(蟾酥)。

性味　蟾蜍、蟾蜍皮:辣,凉;有毒。蟾蜍胆:苦,寒。蟾酥:辣,温;有毒。

功用　蟾蜍、蟾蜍皮:清热毒,利谷道水道。用于水蛊(肝硬化腹水),癌症,喯疳(疳积),货烟妈(咽痛),呗脓(痈肿),笨浮(水肿)。

蟾蜍胆:清热毒,消肿痛。用于早期淋巴结核,呗叮(疔)。

蟾酥:解热毒,醒巧坞,止疼痛,通水道。用于呗脓(痈肿),呗叮(疔),货烟妈(咽痛),中风昏迷,发旺(痹病),诺嚎尹(牙痛),惹脓(中耳炎)。

注:本品有毒,孕妇禁用。

附方　参考本书第 580 页"黑眶蟾蜍"附方。

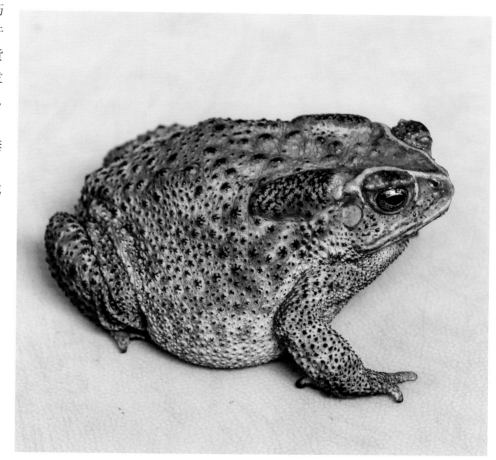

*Bufo gargarizans* Cantor

# Gvejgwnzfaex
# 斑腿泛树蛙

【药 材 名】射尿蛙。

【别　　名】上树蚼、三角上树蚼、三角蚼、射尿拐、变色树蛙、青竹拐、游蛤、游蛙、骑篱。

【来　　源】成树蛙科动物斑腿泛树蛙 *Polypedates megacephalus* Hallowell。

【形态特征】体长雌性约 6.1 cm,雄性约 4.5 cm。头较大,扁三角形。前肢指端有吸盘和横沟,指基无蹼,关节下瘤及掌突显著;后肢细长,胫长约为体长之半,足短于胫;趾吸盘小于指吸盘,趾间有蹼。关节下瘤与内跖突小而明显,无外跖突。皮肤平滑,体两侧自眼后经鼓膜上方至股部各有 1 条皮肤褶;背面有极细微的痣;腹面满布颗粒状扁平疣,有 1 对咽侧下内声囊。体色变异甚大,一般背面为浅棕色,且有黑色或黑棕色斑纹,四肢背面有黑色或暗绿色横纹,或呈斑点状,腹面乳白色。

【生境分布】栖息于草丛、玉米地或稻田内,有时在竹株上或其他植物上。广西各地均有出产,我国长江以南各省区也有出产。

【壮医药用】药用部位　除去内脏的全体。

性味　甜,平。

功用　利谷道,消肿痛,接骨。用于唉疳(疳积),林得叮相(跌打损伤),委哟(阳痿),夺扼(骨折),外伤出血。

附方　(1)唉疳(疳积):射尿蛙 1 只,捣烂,加食盐、油适量,蒸熟食用。

(2)林得叮相(跌打损伤):射尿蛙 3 只,蜈蚣 3 条,苏木 10 g,加白酒 1000 ml 浸泡 100 天,取药酒适量涂患处。

(3)委哟(阳痿):射尿蛙 1 只,蜈蚣 1 条,石菖蒲 10 g,水煎服。

(4)外伤出血:射尿蛙适量,焙干,研末,取药粉适量敷患处。

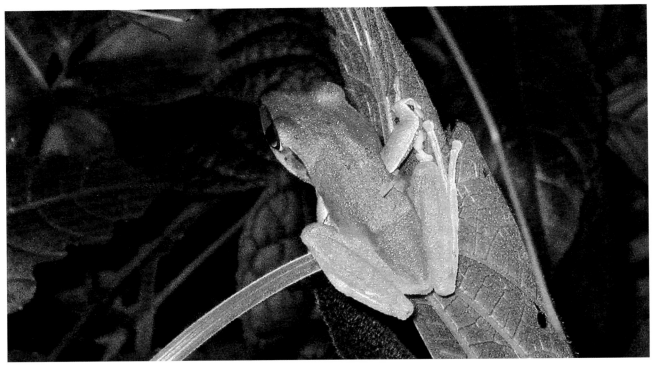

*Polypedates megacephalus* Hallowell

# Cihgvemh
# 变色树蜥

【**药 材 名**】马鬃蛇。

【**别　　名**】狗嫲蛇、树蜥、雷公蛇、四脚蛇、公鸡蛇。

【**来　　源**】鬣蜥科动物变色树蜥 *Calotes versicolor* Daudin。

【**形态特征**】头体长 10~12 cm，尾长约 30 cm。头四角锥形，吻端钝圆，吻棱明显；眼睑发达。易变色，浅棕色或带灰色，背面有深棕斑块，眼四周有辐射状黑纹，尾部有深浅相间的环纹。背部有 1 列像鸡冠的脊突。鼓膜裸露，无肩褶。体背鳞片呈覆瓦状排列；背中线上由颈至尾基部有 1 列侧扁而直立的鬣鳞，颈部的较长，形如马鬃。四肢发达，后肢比前肢长 1.5~1.7 倍，前、后肢分别有 5 指、5 趾，均具爪。

【**生境分布**】生活于山地、平原和丘陵一带的灌木丛或稀疏树林中。广西各地均有出产，我国云南、广东、海南等省也有出产。

【**壮医药用**】药用部位　除去内脏的全体。

性味　甜、咸，温。

功用　利谷道，祛风毒，除湿毒，活血。用于唪疳(疳积)，体弱多病，发旺(痹病)，腰腿疼痛，甲状腺肿瘤。

附方　(1)唪疳(疳积)：马鬃蛇 1 条，以食盐适量拌匀，煨熟食用。

(2)发旺(痹病)：马鬃蛇 1 条、当归藤、鸡血藤各 50 g，桂枝 30 g，乌梢蛇 10 g，加白酒 1000 ml 浸泡 30 天，每次取药酒 50 ml 饮用。

(3)甲状腺肿瘤：马鬃蛇 1 条，猫爪草 30 g，夏枯草 15 g，三七粉 6 g，水煎服。

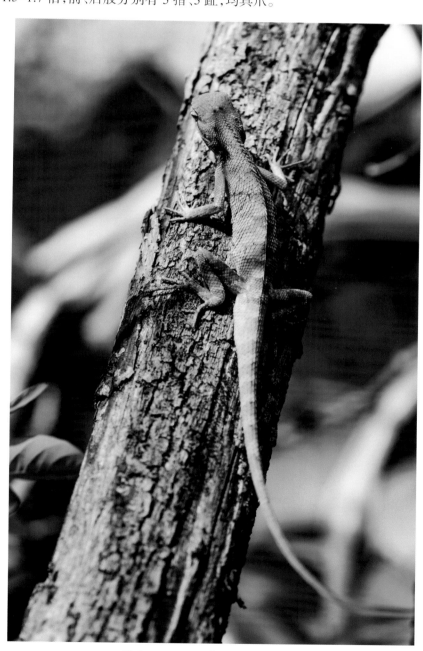

*Calotes versicolor* Daudin

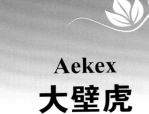

# Aekex
# 大壁虎

【药 材 名】蛤蚧。

【别　　名】多格、哈蟹、蛤蚧蛇、得多、石牙。

【来　　源】壁虎科动物大壁虎 *Gekko gecko* L.。

【形态特征】体长与尾长均为 10~15 cm。头呈三角形，口大，上下颌有很多细齿。全身密生细鳞，背部分布明显的疣粒。头和背部的鳞细小，多角形，胸腹部的鳞较大，均匀排列成覆瓦状，尾鳞排成环状。指（趾）扁平，其下方具单行皮肤褶襞；除第一指（趾）外，均具小爪，指间与趾间仅有蹼迹；指、趾底面均有吸盘。雄性者皮粗，头大，尾粗；雌性反之。雄性具肛前孔 20 余个。体色变异较大，背面紫灰色，有砖红色和蓝色斑点，腹面灰色，有粉红色或黄色斑点，尾部有白色环纹 6 条或 7 条。

【生境分布】栖息于悬崖峭壁的洞缝或树洞里。广西除桂林外其余各地均有出产，我国广东、海南、云南、香港、福建、台湾等省区也有出产。

【壮医药用】药用部位　除去内脏的全体。

性味　咸，平。

功用　补气虚，益精血，壮肾阳，调气道。用于墨病（气喘），埃病（咳嗽），委哟（阳痿），漏精（遗精），不孕不育症，啊肉甜（消渴）。

附方　（1）墨病（气喘）：①蛤蚧半只，地龙、马兜铃各 10 g，土细辛 3 g，川贝母 2 g，水煎服。②蛤蚧 1 对，牛大力 30 g，金线莲 10 g，扶芳藤 15 g，加水煲食。

（2）埃病（咳嗽）：干蛤蚧 1 对，烘干，研末，每次取药粉 2 g 拌蜂蜜蒸 10 分钟后食用。

（3）不孕不育症：蛤蚧 3 对，公鸡卵 250 g，加白酒 5000 ml 浸泡 100 天，每次取药酒 30 ml 饮用。

（4）委哟（阳痿）：①蛤蚧 1 对，熟地、肉苁蓉、仙茅、巴戟天各 30 g，老虎须 50 g，加白酒 2500 ml 浸泡 30 天，每次取药酒 50 ml 饮用。②蛤蚧 1 对，鲜虾 7 只，蜈蚣 3 条，烘干，共研末，每次取药粉 3 g 以温开水冲服。

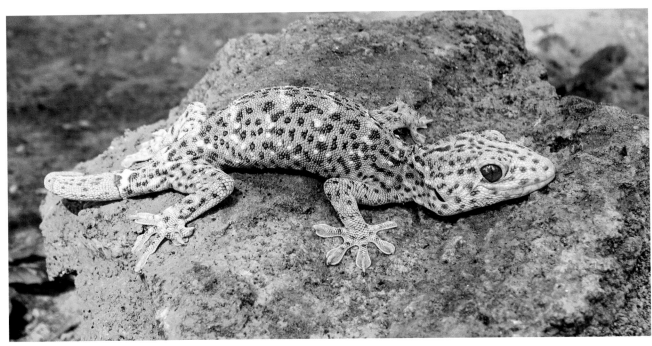

*Gekko gecko* L.

# Gaengqdwenz

# 原尾蜥虎

【**药材名**】壁虎。

【**别　　名**】盐蛇、守宫、爬壁虎、爬墙虎、蝎虎、天龙、纵斑蜥虎。

【**来　　源**】壁虎科动物原尾蜥虎 *Hemidactylus bowringii* Gray。

【**形态特征**】体长 12 cm 左右，体和尾的长度接近。头部扁，有眼 1 对，吻钝圆，耳孔小。吻鳞后端有 1 条凹沟，上唇鳞 9~13 对，下唇鳞 7~10 对，颏鳞略呈三角形。头和体的背面有细鳞。指和趾膨大，指和趾底部有双行皮瓣，成为吸盘。指、趾末端均有爪。

【**生境分布**】栖息于建筑物的檐缝、墙缝等隐蔽地方。广西各地均有出产，我国广东、福建、台湾、云南等省也有出产。

【**壮医药用**】药用部位　全体。

性味　咸，寒；有小毒。

功用　祛风毒，止抽搐，通龙路。用于笨埃（甲状腺肿大），发旺（痹病），破伤风，呗奴（瘰病），呗叮（疔），噎膈，麻邦（偏瘫），骨髓炎，黄标（黄疸），恶性肿瘤。

附方　（1）肿瘤：①壁虎、蜈蚣各 2 条，三棱、莪术各 15 g，夏枯草 40 g，老鼠拉冬瓜 10 g，水煎服。②壁虎 1 只，猪肉 50 g，共捣烂，蒸熟食用。

（2）笨埃（甲状腺肿大）：壁虎 5 条，白糖适量，蒸熟食。

（3）发旺（痹病）：壁虎 3 条，地黄 25 g，丹皮 10 g，红藤菜 15 g，水煎服。

（4）呗叮（疔）：壁虎 3 条，加冰片适量，共捣烂敷患处。

（5）黄标（黄疸）：壁虎 10 g，黄花倒水莲 30 g，水煎服。

（6）食道癌：壁虎、射干各 5 g，水煎服。

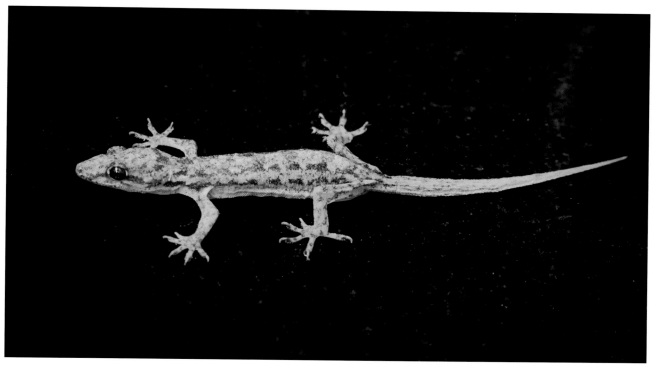

*Hemidactylus bowringii* Gray

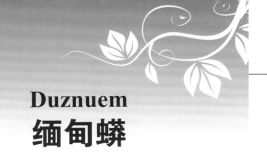

# Duznuem

# 缅甸蟒

【药 材 名】蟒蛇。

【别　　名】南蛇、琴蛇、梅花蛇、蚺蛇、金花大蟒。

【来　　源】蟒蛇科动物缅甸蟒 *Python molurus bivittatus* Schlegel。

【形态特征】体形粗大而长,长可达 11 m,最大体重可达 160 kg。头小,狭长,吻扁平而钝,头顶略平凹,眼小。尾短而粗。肛门的前面两侧各有一矩状的后肢痕迹。体背和两侧均有许多大块镶黑边云豹纹状大斑块,体腹黄白色。眼前鳞 2 片,眼上鳞 1 片,眼后鳞 3 片或 4 片,眼下鳞 1 片,头顶、颊部、颞部的均为较小的鳞片,上唇鳞 11~13 片,第 1、第 2 上唇鳞有唇窝,体鳞在颈部是 54~64 行,体中部 64~72 行,肛前鳞 40~44 行;腹鳞 255~263 片,尾下鳞 63~71 对;肛鳞 2 片。

【生境分布】生活于山区森林中。广西大部分地区均有出产,以南宁、百色两地居多,我国广东、海南、云南、福建等省也有出产。

【壮医药用】药用部位　胆、血、皮、油。

性味　胆:苦、微甜,寒。肉:甜,温。

功用　胆:明目去翳,除疳杀虫。用于贫痧(感冒),喯疳(疳积),仲嘿喯尹(痔疮)肿痛。

肉:祛风毒,除湿毒。用于麦蛮(风疹),痂(癣),喯冉(疥疮),恶疮。

皮:疗恶疮。用于痂(癣),喯冉(疥疮),恶疮,诺嚎尹(牙痛)。

血:祛风毒,除湿毒。用于发旺(痹病),麻抹(肢体麻木)。

油:润养肌肤。用于冻伤,渗裆相(烧烫伤)。

附方　(1)渗裆相(烧烫伤):蟒蛇油适量,调冰片少许涂患处。

(2)仲嘿喯尹(痔疮)肿痛:蟒蛇胆(干品)适量,研末,调香油适量涂患处。

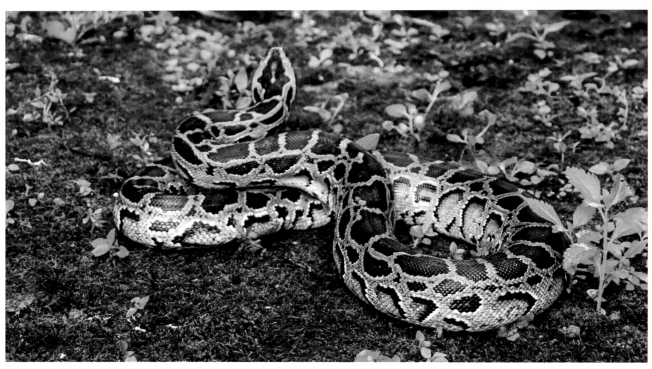

*Python molurus bivittatus* Schlegel

# Ngwzsamsienq
# 三索锦蛇

【药 材 名】三索锦蛇。

【别　　　名】三索线、白花蛇、广蛇。

【来　　　源】游蛇科动物三索锦蛇 *Elaphe radiatus* Schlegel。

【形态特征】体长可超过 2 m。上唇鳞 8 片或 9 片,眼前鳞 1 片,眼后鳞 2 片,前颞鳞和后颞鳞各 2 片,背鳞在颈部 21~23 行,体中部 19 行,肛前 17 行。背面灰色或黄褐色,体前部两侧各有 2 条黑纵带,枕部有 1 块黑斑,眼部向后及向下有 3 条辐射状黑带。

【生境分布】生活于山区、丘陵的河谷和平原等地。广西各地均有出产,我国云南、贵州、福建、广东、福建等省也有出产。

【壮医药用】药用部位　去除内脏的全体、蛇蜕、蛇胆。

性味　全体、蛇蜕:甜、咸,平。蛇胆:苦,寒。

功用　全体、蛇蜕:祛风毒,定惊,解热毒,消肿痛,退翳。用于惊痫,嘘内(气虚),货烟妈(咽痛),疥癣,呗叮(疔),目翳,发旺(痹病),关节疼痛。

蛇胆:清热毒,解诸毒。用于口渴,屙意囊(便秘),埃病(咳嗽),墨病(气喘),目赤,目翳,屙意咪(痢疾),黄标(黄疸),喉痹,呗脓(痈肿),呗叮(疔),呗奴(瘰疬),能啥能累(湿疹),痂(癣)。

附方　(1)惊痫:三索锦蛇半条,老母鸡半只,生姜 15 克,制半夏、陈皮各 10 克,水炖,加朱砂粉末 0.5 克调匀,食肉喝汤。

(2)发旺(痹病),关节疼痛:"三蛇酒"〔去内脏和头,水洗干净的眼镜蛇(或眼镜王蛇)、金环蛇、三索锦蛇(或灰鼠蛇)各 1 条,加白酒 8000 ml 浸泡 100 天〕,每天饮用 50~100 ml。

(3)嘘内(气虚):三索锦蛇、海龙、海马各 1 条,桃金娘果 500 g,玉郎伞、土人参各 30 g,细辛 10 g,金不换 15 g,加白酒 3000 ml 浸泡半年,每次饮用 50 ml。

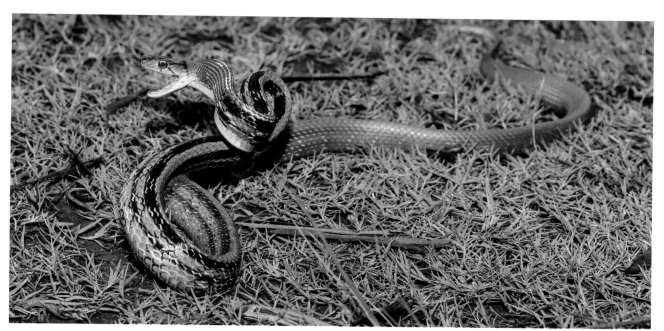

*Elaphe radiatus* Schlegel

(郭鹏 摄)

# Ngwzndaem
# 乌梢蛇

【药 材 名】乌梢蛇。

【别 名】乌蛇、青蛇、乌风蛇、黄风蛇、黑风蛇。

【来 源】游蛇科动物乌梢蛇 *Zaocys dhumnades* Cantor。

【形态特征】体长可超过 2 m。体背青灰褐色，腹面灰白色，其后半部青灰色。各鳞片的边缘呈黑褐色；背部中央 2 行鳞片黄色或黄褐色，外侧 2 行鳞片黑色。上唇鳞 8 片，眼前鳞和眼后鳞各 2 片，前颞鳞 1~3 片，后颞鳞 2 片或 3 片，下唇鳞 9~11 片。颈部和体中部鳞 16 行，后段 14 行，腹鳞 186~205 枚，尾下鳞 105~128 枚。

【生境分布】生活于丘陵地带和田野。广西各地均有出产，我国其他省区也有出产。

【壮医药用】药用部位　去除内脏的全体。

性味　甜、咸，平。

功用　祛风毒，除湿毒，通龙路火路，止痉。用于发旺(痹病)，麻抹(肢体麻木)，麻邦(偏瘫)，瘴病(疟疾)，疥癣，破伤风，子宫下垂。

附方　(1)麻邦(偏瘫)：乌梢蛇 30 g，地龙 25 g，穿山甲 5 g，全蝎、土鳖虫、苏木、威灵仙、皂角刺、虎杖各 10 g，水煎服。

(2)子宫下垂：乌梢蛇、牛大力、苎麻根、蓖麻油各 15 g，鱼腥草 30 g，熟鸡蛋 2 个，水煎，吃鸡蛋喝药汤。

(3)发旺(痹病)：乌梢蛇、马钱子各 15 g，羌活、独活各 10 g，桑寄生、桂枝各 30 g，威灵仙、细辛各 6 g，以上各药置铁锅加菜籽油 1500 g，加热煎熬到药材变黑炭后停火；油液加冰片 15 g、薄荷脑 10 g，搅匀，置冷装瓶备用。取油液适量外涂患处。

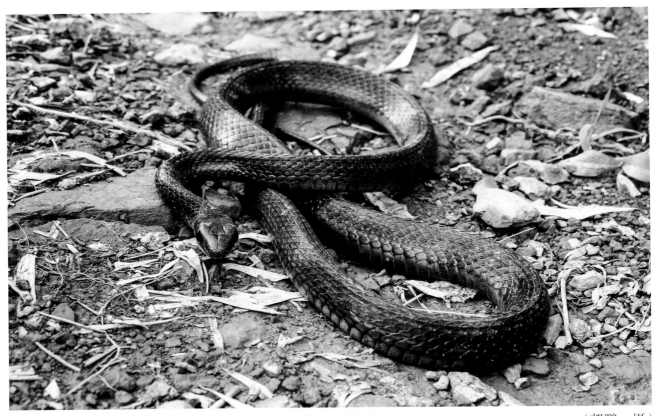

*Zaocys dhumnades* Cantor　　　　　　　　　　　　　　（郭鹏　摄）

# Ngwzlaix
# 百花锦蛇

【药 材 名】白花蛇、花蛇胆。

【别　　名】百花蛇、花蛇、菊花蛇。

【来　　源】游蛇科动物百花锦蛇 *Elaphe moellendorffi* Boettger。

【形态特征】体长可达 1.8 m。头呈梨形,头背赭红色,背部灰绿色,体上有 3 行红棕色镶黑边的斑块,且散布着不规则的深蓝色或蓝褐色的小斑块;尾背有红棕色与橘红色横纹 11~13 个,相间排列。眼前鳞 1 片,眼后鳞 2 片,上唇鳞 9 片,下唇鳞 10~12 片;背鳞 25(27)~27(25)~19(21)行;体鳞有棱,最外 2 行平滑;腹鳞 267~292 片,肛鳞 2 片,尾下鳞 80~102 对。

【生境分布】生活于石山地区及石山脚、田坝、村边、草丛中。广西南宁、崇左、百色等大部分地区有出产,我国广东等省也有出产。

【壮医药用】药用部位　去除内脏的全体、蛇胆。

性味　全体:甜、咸,温。蛇胆:苦,寒。

功用　全体:祛风毒,除湿毒,通龙路火路,定惊。用于麻邦(偏瘫),麻抹(肢体麻木),发旺(痹病),子宫下垂,狠风(小儿惊风),破伤风,麻风疥癣。

蛇胆:清热毒,解诸毒。用于口渴,屙意囊(便秘),埃病(咳嗽),墨病(气喘),目赤,目翳,屙意咪(痢疾),破伤风,黄标(黄疸),喉痹,呗脓(痈肿),呗叮(疔),呗奴(瘰疬),能啥能累(湿疹),痂(癣)。

附方　(1)麻邦(偏瘫):白花蛇 30 g,三七、苏木各 10 g,赤芍 15 g,水煎服。

(2)破伤风:白花蛇 60 g,石油菜 30 g,了哥王 3 g,水煎服。

(3)发旺(痹病):白花蛇 1 条,加 50° 以上米酒 5000 ml 浸泡 100 天,每次饮用药酒 50 ml。

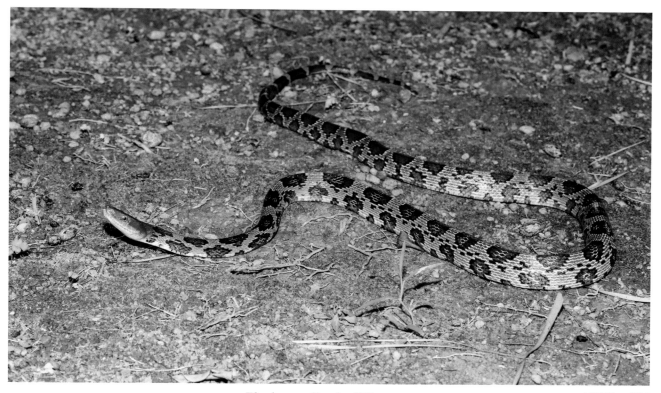

*Elaphe moellendorffi* Boettger

(郭鹏　摄)

# Ngwznou

# 灰鼠蛇

【药 材 名】黄梢蛇。

【别　　名】黄肚龙、过树龙、过树榕、上竹龙、索蛇、灰背蛇。

【来　　源】游蛇科动物灰鼠蛇 *Ptyas korros* Schegel。

【形态特征】体瘦,长可达 1.6 m。头长圆,眼大。颊鳞 8 片,上唇鳞 8 片,眼前鳞、眼后鳞、前颞鳞和后颞鳞各 2 片;颈部鳞列 14~17 行,体中部 13~15 行,肛前鳞 11 行;腹鳞 160~169 片,尾下鳞 103~126 对。背面棕褐色或橄榄灰色,躯干后部和尾背鳞片边缘黑褐色,腹面淡黄色,尾部灰黄色。

【生境分布】生活于山区丘陵和平原地带。广西各地均有出产,我国浙江、江苏、江西、湖南、广东、福建、台湾、云南、贵州等省也有出产。

【壮医药用】药用部位　去除内脏的全体、蛇蜕、蛇胆。

性味　全体、蛇蜕:甜、咸,平。蛇胆:苦,寒。

功用　全体:祛风毒,除湿毒,通龙路火路。用于发旺(痹病),麻抹(肢体麻木),麻邦(偏瘫),勒爷顽瓦(小儿麻痹后遗症)。

蛇蜕:祛风毒,定惊,解热毒,消肿痛,退翳。用于惊痫,货烟妈(咽痛),疥癣,呗叮(疔),目翳。

蛇胆:清热毒,解诸毒。用于口渴,屙意囊(便秘),埃病(咳嗽),墨病(气喘),目赤,目翳,屙意咪(痢疾),黄标(黄疸),喉痹,呗脓(痈肿),呗叮(疔),呗奴(瘰疬),能唅能累(湿疹),痂(癣)。

附方　(1)发旺(痹病),骨节疼痛:每天饮用"三蛇酒"〔制法见本书第 587 页"三索锦蛇"附方(2)〕50~100 ml。

(2)勒爷顽瓦(小儿麻痹后遗症):黄梢蛇 1 条,黑风藤、飞龙掌血各 15 g,骨碎补 30 g,水炖,食肉喝汤。

(3)麻抹(肢体麻木):黄梢蛇干品、黑蚂蚁、肿节风、救必应各 30 g,走马胎、杜仲各 15 g,水煎服。

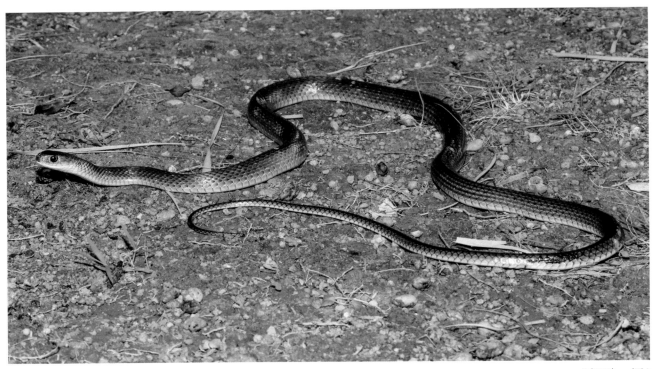

*Ptyas korros* Schegel

（郭鹏　摄）

# Ngwznouraemx
# 滑鼠蛇

【**药材名**】滑鼠蛇。

【**别　　名**】水律蛇、水绿蛇。

【**来　　源**】游蛇科动物滑鼠蛇 *Ptyas mucosus* L.。

【**形态特征**】体长可超过 2 m。眼前下鳞 1 片，眼后鳞 2 片，颊鳞 3 片，前、后颞鳞各 2 片或 3 片，背鳞 19-17-14 行，腹鳞 185 片以上，尾下鳞 98~118 对，肛鳞两分。头部黑褐色，唇鳞淡灰色，背面黄褐色，体后部有不规则的黑色横斑，至尾部形成网纹。

【**生境分布**】生活于山区和丘陵地区。广西各地均有出产，我国浙江、江西、湖北、湖南、广东、福建、贵州、云南、西藏等省区也有出产。

【**壮医药用**】**药用部位**　去除内脏的全体、蛇蜕、蛇胆。

**性味**　全体、蛇蜕：甜、咸，平。蛇胆：苦，寒。

**功用**　全体：祛风毒，除湿毒，通龙路火路。用于发旺（痹病），麻抹（肢体麻木），麻邦（偏瘫）。

蛇蜕：祛风毒，定惊，解热毒，消肿痛，退翳。用于惊痫，货烟妈（咽痛），疥癣，呗叮（疔），目翳。

蛇胆：清热毒，解诸毒。用于口渴，屙意囊（便秘），埃病（咳嗽），墨病（气喘），目赤，目翳，屙意咪（痢疾），黄标（黄疸），喉痹，呗脓（痈肿），呗叮（疔），呗奴（瘰疬），能啥能累（湿疹），痂（癣）。

**附方**　（1）麻抹（肢体麻木）：滑鼠蛇 20 g，走马胎 15 g，黄花倒水莲 30 g，水煎服。

（2）发旺（痹病）：①滑鼠蛇 1 条，麻骨风、大钻、小钻、九节风各 50 g，加白酒 5000 ml 浸泡 100 天，每次取药酒 25~50 ml 饮用。②滑鼠蛇、三姐妹各 15 g，豨莶草、侧柏叶、土牛膝、香附各 10 g，水煎服。

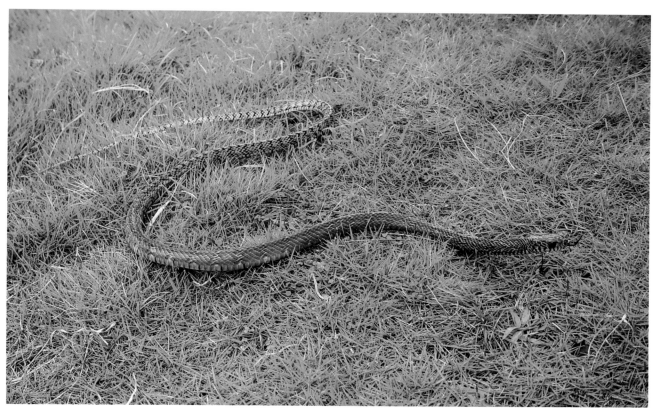

*Ptyas mucosus* L.

（郭鹏　摄）

**Ngwzraemx**

# 中国水蛇

【药 材 名】泥蛇。

【别　　名】金边泥蛇、水蛇。

【来　　源】游蛇科动物中国水蛇 *Enhydris chinensis* Gray。

【形态特征】体粗尾短，全长 50 cm 左右，尾占体长的 1/7 左右。鼻孔朝上。体鳞光滑，中段 32 行，腹鳞 128~154 片，尾下鳞双行，35~52 片，肛鳞两分。体色变异较大，常呈深灰色或灰棕色，有黑色斑点，排成 3 纵行；头后至颈部或体背前端背面有黑色纵线 1 条。腹鳞黑褐色与乳白色相间。

【生境分布】生活于鱼塘、水沟、水田等浅水多草的水体中。广西各地均有出产，我国浙江、江苏、江西、湖北、福建、广东、台湾等省也有出产。

【壮医药用】**药用部位**　去除内脏的全体。

**性味**　甜、咸，寒。

**功用**　除湿毒，化疮毒，止痒。用于唪冉（疥疮），能啥能累（湿疹），仲嘿唭尹（痔疮），贫血。

**附方**　（1）唪冉（疥疮）：泥蛇 15 g，牛耳枫、山栀根、算盘木、桃金娘根各 10 g，水煎服。

（2）能啥能累（湿疹）：泥蛇 50 g，蛇床子、草果各 10 g，土茯苓 30 g，八角 6 g，大米 60 g，煮粥食用。

（3）仲嘿唭尹（痔疮）：泥蛇 30 g，僵蚕 12 g，蜈蚣 1 条，虎杖 10 g，水煎服。

（4）贫血：泥蛇半条（去头和内脏），猪脚 1 只，鸡血藤 15 g，陈皮 6 g，水炖，调食盐适量，食肉喝汤。

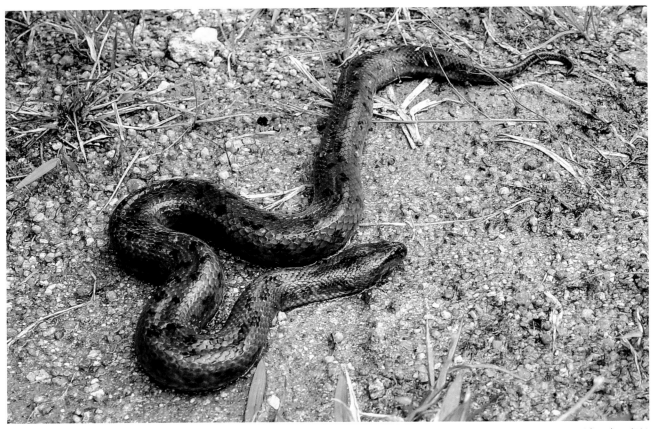

*Enhydris chinensis* Gray

（郭鹏　摄）

# Ngwzgapdan
# 金环蛇

【**药 材 名**】金包铁蛇。

【**别   名**】金甲带、金脚带、金蛇、佛蛇、手巾蛇。

【**来   源**】眼镜蛇科动物金环蛇 *Bungarus fasciatus* Schneider。

【**形态特征**】全长可达 1.5 m。头呈椭圆形。眼小，椭圆形。头背具 9 枚大鳞片；背鳞平滑共 15 行，背正中一行脊鳞扩大呈六角形；腹鳞 212~230 片；肛片单一；尾下鳞单列，33~36 片。通身呈黑色与黄色相间几乎等宽的环纹 20~33 道。头背黑褐色，枕部及颈部有污黄色的"∧"形斑。背脊隆起呈脊，尾极短，略呈三棱形。

【**生境分布**】生活于平原、丘陵、山地丛林、塘边、溪沟边和民居附近。广西各地均有出产，我国广东、海南、福建、江西、云南等省也有出产。

【**壮医药用**】**药用部位**　除去内脏的全体、蛇胆、蛇蜕。

**性味**　全体：咸、温；有毒。胆：苦、微甜、寒。蛇蜕：甜、咸，平。

**功用**　全体：祛风毒，通龙路，强筋骨。用于发旺（痹病），核尹（腰痛），手足无力，麻邦（偏瘫），笨浮（水肿）。

蛇胆：清肺热，清肝热，明目，解毒。用于埃病（咳嗽），唉唉百银（百日咳），目赤，仲嘿喯尹（痔疮），痤疮。

蛇蜕：祛风毒，定惊悸，退目翳，止痒，消肿痛。用于惊痫抽搐，角膜翳障，麦蛮（风疹），口疮（口腔溃疡），呗脓（痈肿），呗叮（疗），呗奴（瘰疬），渗裆相（烧烫伤）。

注：血燥筋枯者及孕妇忌用。

**附方**　（1）发旺（痹病），骨节疼痛：每天饮用"三蛇酒"50~100 ml〔制法见本书第 587 页"三索锦蛇"附方（2）〕。

（2）麦蛮（风疹）：金包铁蛇蜕 3 g，蝉蜕 2 g，桑叶 8 g，桑白皮、松树皮各 10 g，水煎服。

（3）发旺（痹病），麻邦（偏瘫），腰腿痛：金包铁蛇、眼镜蛇、灰鼠蛇各 1 条，加白酒 10 L 浸泡 100 天，每次饮用药酒 50 ml。

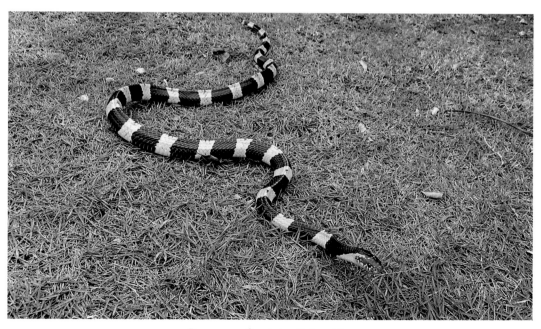

*Bungarus fasciatus* Schneider

# Ngwzvunzbya
# 银环蛇

**【药 材 名】**金钱白花蛇。

**【别　　名】**银包铁、银蛇、银角带、寸白蛇、白带蛇、白节蛇、白吊蛇、雨伞蛇。

**【来　　源】**眼镜蛇科动物银环蛇 *Bungarus multicinctus* Blyth。

**【形态特征】**体长 100~180 cm,全体细长,全身体背有白环和黑环相间排列。头小,略呈椭圆形,与颈区分较不明显,眼小。体背面黑色或蓝黑色,具 30~50 个白色或乳黄色窄横纹;腹面污白色。头背黑褐,幼体枕背具浅色倒"V"形斑。背脊较高,尾末端较尖。无颊鳞,背正中一行脊鳞扩大呈六角形;尾下鳞单行。

**【生境分布】**生活于平原、丘陵或山麓近水处,常发现于田边、路旁坟地及菜园等处。广西各地均有出产,我国安徽、浙江、江苏、江西、福建、台湾、湖北、湖南、广东、海南、贵州、云南等省也有出产。

**【壮医药用】药用部位**　除去内脏的全体、蛇胆。

**性味**　甜、咸,温;有毒。

**功用**　祛风湿,通经络,止抽搐,强腰膝。全体用于发旺(痹病),腰椎间盘突出,麻抹(肢体麻木),麻邦(偏瘫),破伤风,麻风,痂(癣);蛇胆用于发旺(痹病),高热不退。

注:阴虚血少及内热生风者禁服。

**附方**　(1)发旺(痹病):金钱白花蛇、乌梢蛇、五步蛇、桂枝、走马胎各 30 g,麻骨风、鸡血藤各 50 g,五加皮、细辛各 20 g,加白酒 3000 ml 浸泡 100 天,每次取药酒 50 ml 饮用。

(2)腰椎间盘突出:金钱白花蛇、乌梢蛇、五步蛇各 10 g,蜈蚣 2 条,牛膝 20 g,水煎服。

(3)麻邦(偏瘫):金钱白花蛇 1 条,地龙 10 条,肉桂 10 g,姜黄 30 g,水煎,分次少量频服。

(4)高热不退:金钱白花蛇胆 1 个,米醋、蜂蜜各 5 ml,调入竹沥水 100 ml,密封备用。用时取几滴滴于舌尖。

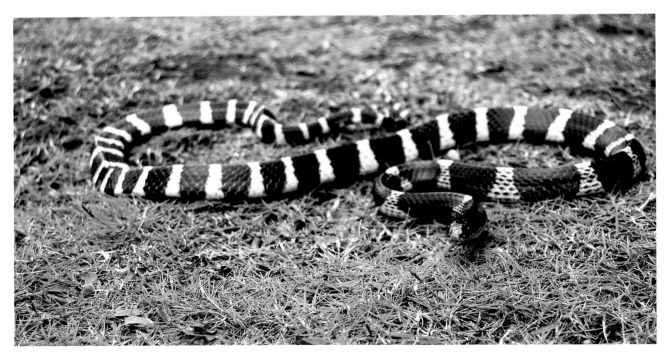

*Bungarus multicinctus* Blyth

# Ngwzcanhvan
# 眼镜王蛇

【**药 材 名**】眼镜王蛇。

【**别　　名**】山万蛇、过山风、大吹风蛇、大扁颈蛇、大眼镜蛇、大扁头风、扁颈蛇、过山标。

【**来　　源**】眼镜蛇科动物眼镜王蛇 *Ophiophagus hannah* Cantor。

【**形态特征**】长可达 2.7 m。无颊鳞。眶前鳞 1 片，眶后鳞 3 片；颞鳞 2+2 片，顶鳞之后有 1 对大枕鳞，上唇鳞 7 片，下唇鳞 8 片。背鳞平滑无棱，具金属光泽，斜行排列，在颈部 19 行，体中部和肛前鳞各 15 行；腹鳞 235~265 枚；肛片单一；尾下鳞单行或双行，77~98 片（对）。体呈乌黑色或黑褐色，具 40~54 个横带。

【**生境分布**】生活于热带雨林中，居于山间岩石洞隙、山区水滨、林区村落附近。广西主要出产于东部、南部、西南部地区，我国浙江、福建、江西、海南、四川、贵州、云南、西藏、广东等省区也有出产。

【**壮医药用**】**药用部位**　去除内脏的全体、胆、蛇蜕。

**性味**　全体：甜、咸、温；有毒。蛇胆：苦、微甜、寒。蛇蜕：甜、咸、平。

**功用**　全体：祛风毒，通龙路，强筋骨。用于发旺（痹病），核尹（腰痛），麻邦（偏瘫），勒爷顽瓦（小儿麻痹后遗症），笨浮（水肿），委哟（阳痿）。

蛇胆：清肺热，清肝热，明目。用于埃病（咳嗽），唪唉百银（百日咳），惊痫，目赤，仲嘿喯尹（痔疮），痤疮。

蛇蜕：祛风毒，定惊悸，退目翳，消肿痛。用于惊痫抽搐，角膜翳障，麦蛮（风疹），口疮（口腔溃疡），诺嚎哒（牙周炎），呗脓（痈肿），呗叮（疔），呗奴（瘰病），恶疮，渗裆相（烧烫伤）。

注：血燥筋枯者及孕妇忌用。

**附方**　（1）委哟（阳痿）：眼镜王蛇、土鸡各 250 g，牛大力、过江龙、黄花倒水莲各 30 g，水炖，食肉喝汤。

（2）肺热埃病（咳嗽）：眼镜王蛇胆粉 0.03 g，鲜竹沥 50 ml，调匀后服用。

（3）仲嘿喯尹（痔疮）：鲜猪胆汁 1 个，兑入眼镜王蛇胆粉 0.03 g 调匀涂患处。

（4）目赤模糊：野菊花、钩藤、防风各 10 g，决明子 15 g，水煎，药液兑入眼镜王蛇胆粉 0.03 g 内服。

（5）发旺（痹病），骨节疼痛：每天饮用"三蛇酒"50~100 ml〔制法见本书第 587 页"三索锦蛇"附方(2)〕。

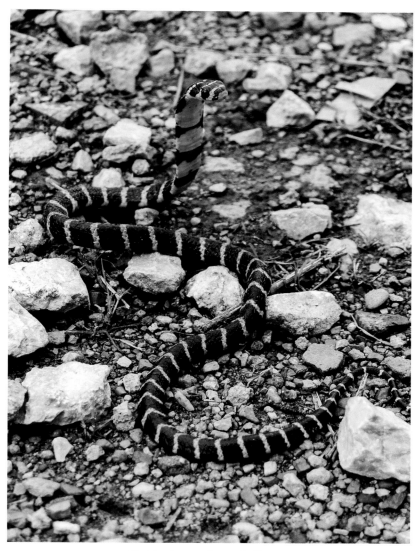

*Ophiophagus hannah* Cantor

# Danghhab
# 舟山眼镜蛇

【药材名】眼镜蛇。

【别　　名】中华眼镜蛇、五毒蛇、扁头风、吹风蛇、饭铲头、万蛇、饭匙头、吹风鳖。

【来　　源】眼镜蛇科动物舟山眼镜蛇 *Naja naja atra* Cantor。

【形态特征】成体长可达 2 m。无颊鳞，眶前鳞 1 片，眶后鳞 2 片，颞鳞 2+2（3）片；上唇鳞 7 片，下唇鳞 7~10 片；背鳞 21(21~29)-21(19)-15(13、14)行，平滑无棱；腹鳞 158~196 片；肛鳞完整或二分；尾下鳞 38~54 对。背面黑褐色，有或无白色细横纹，颈背部有双圈眼镜状斑纹或其他饰变。

【生境分布】生活在平原、丘陵和低山的耕作区、路边、池塘附近、农家住宅院内。广西各地均有出产，我国安徽、重庆、福建、广东、贵州、海南、湖北、湖南、江西、浙江、香港、澳门、台湾等省份也有出产。

【壮医药用】药用部位　除去内脏的全体、蛇胆、蛇蜕、蛇油、蛇毒。

性味　全体：甜、咸，温；有毒。

蛇胆：苦、微甜，寒。

蛇蜕：甜、咸，平。

功用　全体：祛风毒，强筋骨，通龙路火路。用于发旺（痹病），核尹（腰痛），麻邦（偏瘫），勒爷顽瓦（小儿麻痹后遗症），笨浮（水肿）。

蛇胆：通气道，清热毒，明目。用于埃病（咳嗽），喏唉百银（百日咳），小儿惊痫，目赤，仲嘿喯尹（痔疮），痤疮。

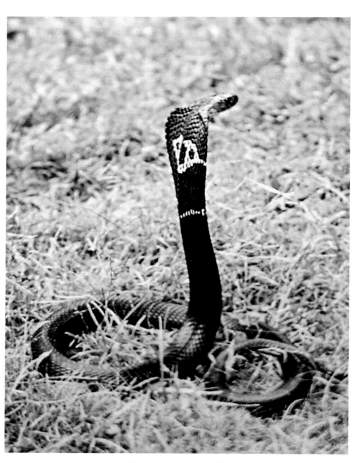

*Naja naja atra* Cantor

蛇蜕：祛风毒，定惊恐，退目翳，消肿痛。用于惊痫抽搐，角膜翳障，麦蛮（风疹），口疮（口腔溃疡），呗脓（痈肿），呗叮（疔），呗奴（瘰疬），渗裆相（烧烫伤）。

蛇油：润燥，护肤。用于皮肤瘙痒，渗裆相（烧烫伤）。

蛇毒：通龙路火路，止痛。蛇毒注射剂用于三叉神经痛，坐骨神经痛，关节痛，癌症肿痛。

注：血燥筋枯者及孕妇忌用蛇酒。

附方　（1）麻邦（偏瘫）：眼镜蛇 1 条（去内脏和头，水洗干净）加白酒 3000 ml 浸泡 100 天，每天取药酒 50~100 ml 饮用。

（2）皮肤瘙痒，渗裆相（烧烫伤）：眼镜蛇油适量，涂患处。

（3）目赤模糊：菊花、决明子各 10 g，枸杞子 15 g，水煎，药液兑入眼镜蛇胆粉 0.03 g 内服。

（4）麦蛮（风疹）：眼镜蛇蜕 3 g，蛇床子、地肤子、大黄各 10 g，共研末，取药粉适量擦患处。

（5）发旺（痹病），骨节疼痛：每天饮用"三蛇酒" 50~100 ml〔制法见本书第 587 页"三索锦蛇"附方(2)〕。

# Danghhab
# 孟加拉眼镜蛇

【**药 材 名**】眼镜蛇。

【**别　　名**】单眼镜蛇、扁头风、吹风蛇、饭铲头、吹风鳖。

【**来　　源**】眼镜蛇科动物孟加拉眼镜蛇 *Naja naja kaouthia* Lesson。

【**形态特征**】成体长可达 2 m。头呈椭圆形，颈能扩扁；体色暗褐色或灰褐色，腹面黄白色。无颊鳞；眶前鳞 1 片，眶后鳞 3（2）片；颞鳞 2+3 片；上唇鳞 7 片；背鳞平滑，斜行排列，背鳞 27-21-19 行；腹鳞 181~194 片；肛鳞完整；尾下鳞 46~52 对。颈背部有单圈眼镜状斑纹。

【**生境分布**】生活于平原、丘陵及山区的矮树林、灌木丛、竹林、农耕地、溪沟、杂草丛中。广西主要分布于南宁、上思、防城港、田林等地，我国四川等省也有分布。

【**壮医药用**】**药用部位**　除去内脏的全体、蛇胆、蛇蜕、蛇油、蛇毒。

性味　全体：甜，咸，温；有毒。蛇胆：苦，微甜，寒。蛇蜕：甜，咸，平。

功用　全体：祛风毒，强筋骨，通龙路火路。用于发旺（痹病），核尹（腰痛），麻邦（偏瘫），勒爷顽瓦（小儿麻痹后遗症），笨浮（水肿）。

蛇胆：通气道，清热毒，明目。用于埃病（咳嗽），嗨唢百银（百日咳），小儿惊痫，目赤，仲嘿唉尹（痔疮），痤疮。

蛇蜕：祛风毒，定惊恐，退目翳，消肿痛。用于惊痫抽搐，角膜翳障，麦蛮（风疹），口疮（口腔溃疡），呗脓（痈肿），呗叮（疔），呗奴（瘰疬），渗裆相（烧烫伤）。

蛇油：润燥，护肤。用于皮肤瘙痒，渗裆相（烧烫伤）。

蛇毒：通龙路火路，止痛。蛇毒注射剂用于三叉神经痛，坐骨神经痛，关节痛，癌症肿痛。

注：血燥筋枯者及孕妇忌用蛇酒。

**附方**　参考本书第 596 页"舟山眼镜蛇"附方。

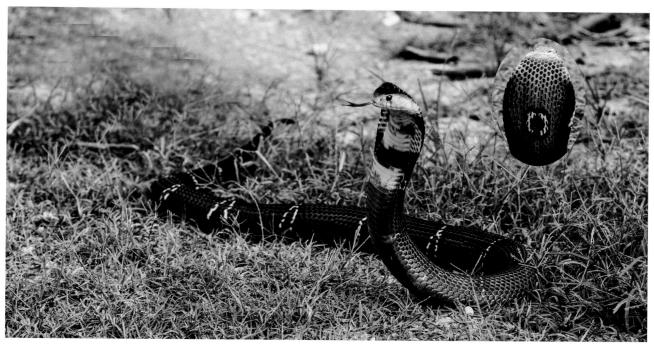

*Naja naja kaouthia* Lesson

# Ngwzhaijheu

# 青环海蛇

【药 材 名】海蛇。

【别　　名】斑海蛇、海青蛇。

【来　　源】海蛇科动物青环海蛇 *Hydrophis cyanocinctus* Daudin。

【形态特征】体形细长,体长可达 2 m。身体前部呈圆筒形,后端及尾部逐渐变侧扁。体鳞具棱,37~47 行,腹鳞 290~390 片,肛鳞二分,尾下鳞 37~46 片。体背部青灰色,腹部黄色或橄榄色,全体有 51~68 个青灰黑色的宽横纹环绕蛇体。

【生境分布】生活于近海中,特别喜欢近河口处。广西沿海各地均有出产,我国广东、台湾、福建、浙江、江苏、山东等省也有出产。

【壮医药用】药用部位　去除内脏的全体。

性味　咸,温。

功用　祛风毒,通龙路,壮筋骨。用于发旺(痹病),麻抹(肢体麻木),腰膝酸痛,产后虚弱,产后风。

附方　(1)发旺(痹病):海蛇 1 条,海龙、海马各 1 对,桃金娘果 50 g,虎杖、威灵仙各 15 g,飞龙掌血 10 g,加白酒 4000 ml 浸泡 100 天,每次饮用药酒 50 ml。

(2)产后风:海蛇 100 g,益母草、地龙各 30 g,水煎服。

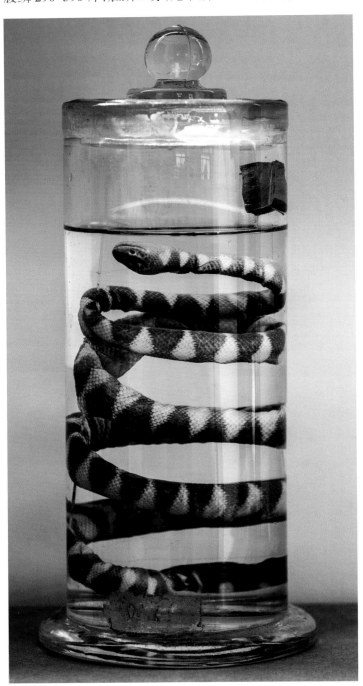

*Hydrophis cyanocinctus* Daudin

# Ngwzhajyamq
# 尖吻蝮

【药 材 名】五步蛇。

【别　　名】百步蛇、蕲蛇、大白花蛇、棋盘蛇、聋婆蛇、塞鼻蛇、盘蛇、饭匙倩。

【来　　源】蝰蛇科动物尖吻蝮 *Deinagkistrodon acutus* Günther。

【形态特征】体长 150~200 cm。躯体较粗，尾细；头大，呈三角形，有长管牙。吻端由鼻间鳞与吻鳞尖出形成一上翘的突起；鼻孔与眼之间有一椭圆形颊窝。上唇鳞 7 片，下唇鳞 11 片，眼下鳞 1 片，前颞鳞 2 片，后颞鳞 4 片或 5 片；体鳞有棱，在颈部 22 行或 21 行；肛前 17 行；腹鳞 157~171 片；尾下鳞 52~60 对，在前方的单列，尾后段为双列。体背面灰褐色，有近方形的灰白色斑块；体两侧有"∧"形暗褐色大斑纹，眼后到颈侧有黑色带状条纹；腹部黄白色，有明显的念珠状斑。

【生境分布】生活于山地、树木较多的落叶堆或岩隙间。广西主要出产于北部及梧州、宜州等地，我国安徽、重庆、江西、浙江、福建、湖南、湖北、贵州、广东、台湾等省市也有出产。

【壮医药用】药用部位　去除内脏的全体。

性味　甜、咸，温；有毒。

功用　祛风毒，除湿毒，舒筋通络。用于发旺(痹病)，麻邦(偏瘫)，呗脓(痈肿)，痂(癣)、皮肤瘙痒，狠风(小儿惊风)，破伤风。

附方　(1)发旺(痹病)：五步蛇 1 条，威灵仙、五加皮各 15 g，过江龙 30 g，虎杖 10 g，加白酒 4000 ml 浸泡 6 个月，每次饮用药酒 50 ml。

(2)麻邦(偏瘫)：五步蛇 15 g，地龙 25 g，大钻 10 g，飞龙掌血 30 g，黄芪 60 g，走马胎 20 g，水煎服。

(3)皮肤瘙痒：五步蛇干适量，研末，每次取药粉 3 g 以开水冲服。

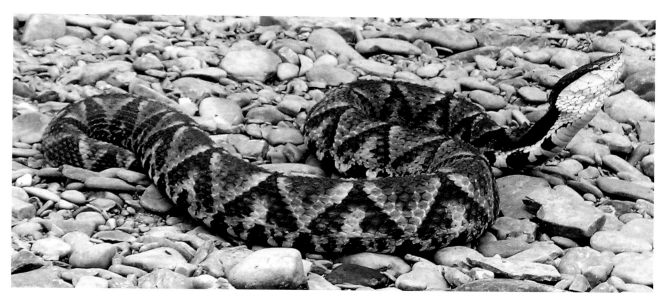

*Deinagkistrodon acutus* Günther

# Ngwzheubakhau
# 白唇竹叶青蛇

【药 材 名】竹叶青蛇。

【别　　名】青竹蛇、青竹彪、竹叶青。

【来　　源】蝰科动物白唇竹叶青蛇 *Tryptelytrops albolabris* Gray。

【形态特征】体长 60~75 cm，尾长 14~18 cm。头呈三角锥形，顶部青绿色，瞳孔垂直，呈红形态特征色。颈部明显，体背呈草绿色，有时具黑斑纹，且两黑斑纹之间有小白点，最外侧的背鳞中央为白色，自颈部以后有 1 条白色纵线，有的在白色纵线之下伴有 1 条红色纵线，尾部红色纹路不环绕整个尾部，有的有 2 条白线，再加红线，亦有少数个体为全绿色，腹面呈淡黄绿色，各腹鳞的后缘呈淡白色，尾端呈焦红色；鼻鳞与第 1 片上唇鳞完全愈合或仅有极短的鳞沟；鼻间鳞较大。

【生境分布】生活于低海拔平原、丘陵、山间盆地的草丛、灌木丛中及民居附近。广西各地均有出产，我国福建、江西、湖南、广东、海南、贵州、云南、香港、澳门等省区也有出产。

【壮医药用】药用部位　全体。

性味　甜、咸，温；有毒。

功用　祛风毒，止痛。用于发旺（痹病），麻邦（偏瘫），麻抹（肢体麻木），肩周炎，麻风，痂怀（牛皮癣），麦蛮（风疹），呗脓（痈肿）。

附方　（1）肩周炎：竹叶青蛇 1 条，虎杖、威灵仙各 15 g，加白酒 2500 ml 浸泡 100 天，每次饮用药酒 50 ml。

（2）麻邦（偏瘫）：竹叶青蛇 1 条，苏木 15 g，高良姜 30 g，水煎，药液加少量米酒调服。

（3）麦蛮（风疹）：竹叶青蛇 1 条，百合 100 g，金樱子 50 g，加白酒 4000 ml 浸泡 100 天，每次饮用药酒 50 ml。

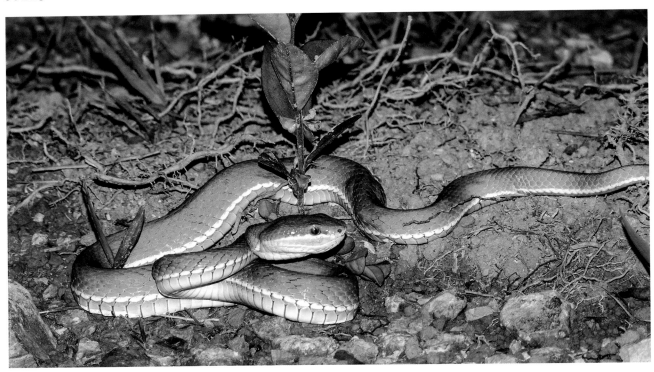

*Tryptelytrops albolabris* Gray

# Ngwzheu

# 竹叶青蛇

【**药材名**】竹叶青蛇。

【**别　　名**】青竹蛇、青竹彪、青竹丝、竹叶青、刁竹青、焦尾巴。

【**来　　源**】蝰科动物竹叶青蛇 *Trimeresurus stejnegeri* Schmidt。

【**形态特征**】雄性体长约 69 cm，雌性体长约 83 cm。头较大，呈三角形，颈细，头颈区分明显。体背呈草绿色，腹面色稍浅或呈草黄色。自颈部以后，体侧常有由背鳞缀成的左右各有 1 条白色纵线或为红白色纵线、黄色纵线。眼睛多数为黄色或红色，尾较短呈焦红色，具缠绕性。眼与鼻孔之间有颊窝。头背均为小鳞片，头顶具细鳞；左右鼻间鳞不相切，由细鳞分开；鼻鳞与第一上唇鳞被鳞沟完全分开；体鳞具棱，21~23（25）行；腹鳞 150~178 对；尾下鳞 54~80 对。

【**生境分布**】生活于山区树丛或竹林，常栖息于溪涧边灌木杂草或山区稻田田埂杂草、宅旁柴堆、瓜棚等处。广西各地均有出产，我国安徽、浙江、江西、福建、台湾、河南、湖北、湖南、广东、海南、甘肃、四川、贵州、云南、西藏等省区也有出产。

【**壮医药用**】**药用部位**　全体。

**性味**　甜、咸，温；有毒。

**功用**　祛风毒，止痛。用于发旺（痹病），麻邦（偏瘫），麻抹（肢体麻木），麻风，痂怀（牛皮癣），麦蛮（风疹），呗脓（痈肿）。

**附方**　参考本书第 600 页"白唇竹叶青蛇"附方。

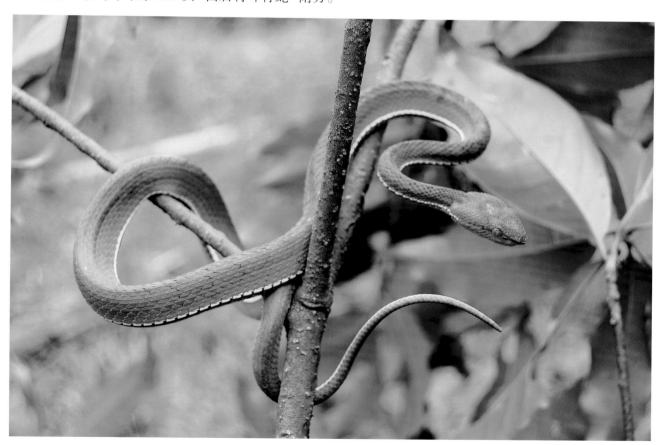

*Trimeresurus stejnegeri* Schmidt

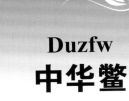

**Duzfw**

# 中华鳖

【药 材 名】鳖。

【别　　名】水鱼、甲鱼、脚鱼、团鱼、圆鱼。

【来　　源】鳖科动物中华鳖 *Trionyx sinensis* Wiegmann。

【形态特征】体圆而扁,背腹有甲。吻长,鼻孔在吻突端。眼小。颈长,头和颈可完全缩入甲内。背面皮肤有小疣排成纵行棱起。体边缘有柔软的裙边。前、后肢均为5指,其中3指有爪。指间、趾间均有发达的蹼。雄性体较扁,尾较长,尾端露出鳖甲的边缘,雌性则相反。体背面橄榄绿色,有黑斑,腹面肉黄色,有浅绿色斑。颈背面褐色,颈侧和颈腹面有黄色条纹。

【生境分布】生活于江湖、水库、池塘和水田中。广西各地近江河一带均有出产,我国湖北、湖南、河南、安徽、江苏、浙江、江西等省也有出产。

【壮医药用】药用部位　头、背甲(鳖甲)、肉、卵。

性味　鳖甲:咸,微寒。鳖肉:咸,平。

功用　鳖甲:补阴液,退虚热,健骨骼,消肿痛。用于肝硬化,虚热无力,头晕目眩,久病不愈,白血病,林得叮相(跌打损伤),呗奴(瘰疬),骨蒸劳热,诺嚎尹(牙痛),呗脓(痈肿)。

鳖肉:补阴液,补肾阴。用于虚热无力,笨浮(水肿),核尹(腰痛)。

注:幼鳖有毒,禁食用。

附方　(1)肝硬化:鳖甲40 g,制龟板、丹参、牡蛎各30 g,白花蛇舌草50 g,半边莲10 g,水煎服。

(2)慢性粒细胞性白血病:鳖甲适量,研末,每次取药粉10 g以温开水冲服。

(3)呗奴(瘰疬):制鳖甲、橘叶、郁金各10 g,肾茶15 g,水煎服。

(4)骨蒸劳热:制鳖甲、五指毛桃各30 g,水煎服。

(5)笨浮(水肿):鲜鳖肉、鲜番木瓜各150 g,鲜猪骨头250 g,水炖,调食盐适量,食肉喝汤。

(6)肾虚核尹(腰痛):鲜鳖肉250 g,山药25 g,桂圆15 g,水炖,调食盐适量,食肉喝汤。

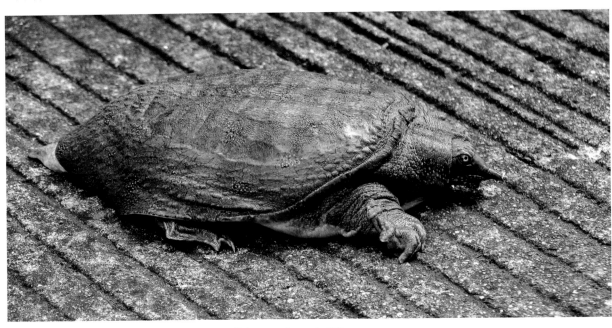

*Trionyx sinensis* Wiegmann

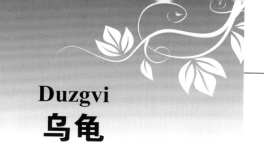

# Duzgvi

# 乌龟

【药 材 名】龟甲、龟肉、龟血。

【别 名】金头龟、金龟。

【来 源】淡水龟科动物乌龟 *Mauremys reevesii* Gray。

【形态特征】体呈扁圆形。背面隆起，背中间有脊棱，腹背均有硬壳，分背甲和腹甲，各由许多角板排列而成，脊鳞甲 5 枚，两侧各有肋鳞甲 4 枚，缘鳞甲每侧 11 枚，肛鳞甲 2 枚，腹面有 6 对鳞片。头形略方，光滑，吻端尖圆，颌无齿而形成角质喙；眼和鼻在头前端上方，颈能伸缩。四肢短，较扁平，指间、趾间具蹼，有爪。尾短而尖。背面鳞甲棕褐色，腹面褐色，头和颈草绿色。

【生境分布】栖息于川泽、河湖、池塘中。广西各地均有出产，我国河北、陕西、山东、江苏、安徽、浙江、江西、台湾、河南、湖北、湖南、广东、贵州、云南等省也有出产。

【壮医药用】药用部位 除去内脏的全体或腹甲、背甲、肉、血。

性味 龟甲：甜、微咸，平。龟肉：甜、咸，平。龟血：咸，寒。

功用 龟甲：滋阴降火，补心肾，壮筋骨。用于肾阴不足，肝硬化，低热，漏精（遗精），兵淋勒（崩漏），阴虚潮热，隆白呆（带下），核尹（腰痛），埃病（咳嗽），唉勒（咯血），仲嘿喯尹（痔疮），濑幽（遗尿），京瑟（闭经）。

龟肉：补阴养血，通气道。用于长期低热，埃病（咳嗽），唉勒（咯血），夜尿多，筋骨疼痛。

龟血：养血，通龙路。用于京瑟（闭经），林得叮相（跌打损伤），尊寸（脱肛）。

注：孕妇忌服龟血。

附方 （1）肝硬化：龟甲、丹参、鳖甲各 30 g，三棱、莪术各 15 g，白英、龙葵、夏枯草各 20 g，甘草 10 g，水煎服。

（2）阴虚潮热：龟甲、白茅根各 20 g，石斛、青蒿各 15 g，淡竹叶 10 g，葛根 30 g，水煎服。

（3）贫血：乌龟肉 200 g，熟地 15 g，麦冬 10 g，黄花倒水莲 30 g，水炖，食肉喝汤。

（4）濑幽（遗尿）：龟甲、桑螵蛸各 10 g，麻黄 3 g，水煎服。

（5）京瑟（闭经）：制龟甲、水蛭、牛膝各等份，共研末，每次取药粉 5 g 以温开水冲服。

（6）核尹（腰痛）：龟甲、枸杞子各 10 g，猪肾 1 对，杜仲 15 g，水炖，食肉喝汤。

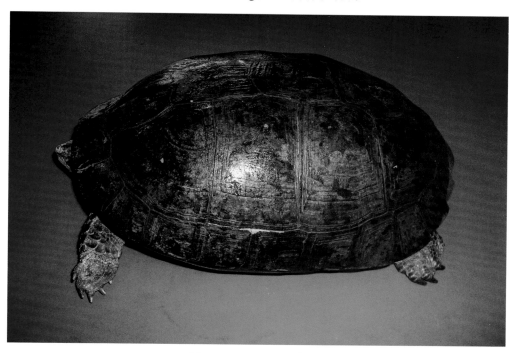

*Mauremys reevesii* Gray

# Bit

# 鸭

【药 材 名】鸭血、鸭内金、鸭肉、鸭胆。

【别　　名】家鸭。

【来　　源】鸭科动物鸭 *Anas platyrhynchos domestica* L.。

【形态特征】家禽。嘴长而扁平,颈长,体扁。翅小,覆翼羽大。尾短,公鸭尾有卷羽 4 枚。羽毛甚密,色有全白、栗壳、黑褐等不同。公鸭颈部多黑色而有金绿色光泽。脚矮,前 3 趾有蹼,后 1 趾略小。

【生境分布】饲养,善于游泳,步行笨拙。广西各地均有出产,我国其他省区也有出产。

【壮医药用】药用部位　血、砂胃内膜(内金)、肉、胆。

　性味　鸭血:咸,寒。鸭内金:甜,平。鸭肉:甜、微咸,平。鸭胆:苦,寒。

　功用　鸭血:补血,解毒。用于贫血,潮热,食欲不振,麻邦(偏瘫),药物中毒。

鸭内金:利谷道,化食积。用于东郎(食滞),反胃,鹿(呕吐),屙泻(泄泻),小便频多。

鸭肉:补阴液,利水道。用于体虚低热,虚劳笨浮(水肿)。

鸭胆:清热毒,止痛。用于仲嘿唊尹(痔疮)。

　附方　(1)虚劳:鸭 1 只,柠檬 1 个,生姜丝、大蒜、油、盐各适量,炒熟食用。

(2)食欲不振:鸭血 1 碗,黑豆、大米各 100 g,煮粥食用。

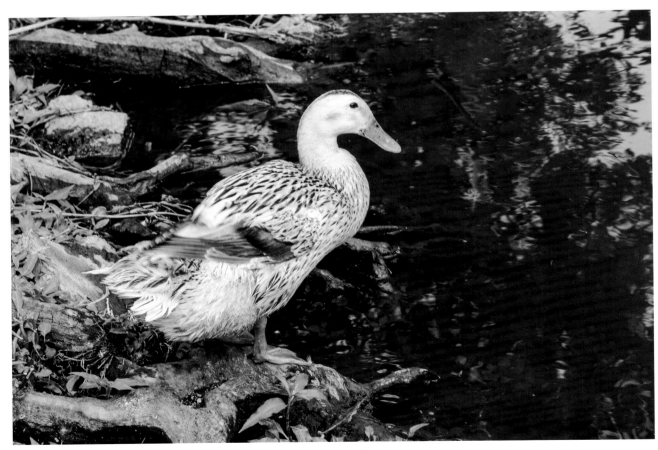

*Anas platyrhynchos domestica* L.

# Gaeq
# 家鸡

【药　材　名】鸡内金、凤凰衣、鸡蛋、鸡肝、鸡肉、鸡胆汁、鸡血。

【别　　　名】鸡。

【来　　　源】雉科动物家鸡 *Gallus gallus domesticus* Brisson。

【形态特征】喙短而坚，略呈圆锥状，上嘴稍弯曲。鼻孔裂状，被有鳞状瓣。眼有瞬膜。头上有肉冠，喉部两侧有肉垂，通常呈褐红色；肉冠以雄者的为高大，雌者的低小；肉垂亦以雄者的为大。翼短。羽色雌、雄不同，雄者有长而鲜丽的尾羽；雌者尾羽甚短。足健壮，跗、跖及趾均被有鳞板；具趾 4 个，前 3 趾，后 1 趾，后趾短小，位略高。

【生境分布】饲养。广西各地均有出产，我国其他省区也有出产。

【壮医药用】药用部位　砂囊的角质内壁（鸡内金）、雏鸡孵出后的卵壳内膜（凤凰衣）、蛋、肝脏、肉、胆汁、血。

性味　鸡内金、鸡蛋：甜，平。凤凰衣、鸡肉：甜，温。鸡肝：甜，微温。鸡胆汁：苦，寒。鸡血：咸，平。

功用　鸡内金：调谷道，化食积，止遗尿。用于胸腹胀满，东郎（食滞），反胃，鹿（呕吐），唉痞（痞积），濑幽（遗尿），漏精（遗精）。

凤凰衣：养阴清肺，止咳，祛翳障。用于久咳气喘，肺结核盗汗，呗脓（痈肿），唉痞（痞积），目生翳障。

鸡蛋：养血，补阴。用于兵淋勒（崩漏），渗裆相（烧烫伤），航靠谋（痄腮），皮肤溃疡，呗肿显（黄水疮），不孕症。

鸡肝：补肝血。用于夜盲症，视物模糊，唉痞（痞积）。

鸡肉：温脾胃，补气血，利水道。用于啊肉甜（消渴），笨浮（水肿），小便频多，食少，兵淋勒（崩漏），隆白呆（带下），久病体虚，委哟（阳痿）。

鸡胆汁：清热毒，止咳嗽。用于埃病（咳嗽），屙意咪（痢疾），仲嘿唉尹（痔疮）。

鸡血：祛风，解毒。用于口疮（口腔溃疡），呗脓（痈肿）。

附方　(1)唉痞（痞积）：鸡内金、金钱草、叶下珠、雷公根、雷丸各等份，共研末，每次取药粉 6 g 拌瘦猪肉末 50 g，蒸熟食用。

(2)不孕症：带壳鸡蛋 6 个，王不留行、麦冬、六月雪、算盘子根各 15 g，水煎，排卵期间每日食用鸡蛋 2 个。

(3)濑幽（遗尿）：鸡内金、益智仁、桑螵蛸各 10 g，麻黄 2 g，水煎服。

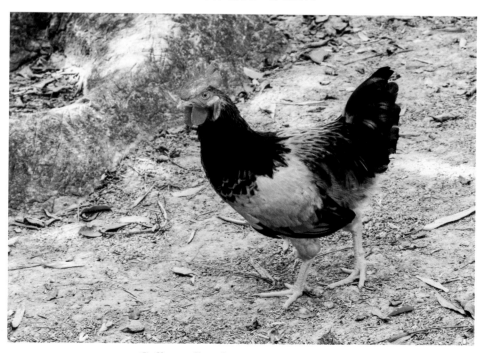

*Gallus gallus domesticus* **Brisson**

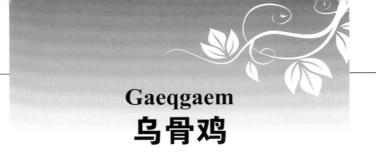

# Gaeqgaem
# 乌骨鸡

【药 材 名】乌骨鸡。

【别　　名】乌鸡、黑脚鸡、竹丝鸡、绒毛鸡。

【来　　源】雉科动物乌骨鸡 *Gallus gallus domesticus* Brisson。

【形态特征】体躯短矮。头小颈短；具肉冠，耳叶绿色，稍有紫蓝色。毛有白色、黑色和杂色 3 种，除两翅羽毛外，全身羽毛呈绒丝状。头顶上有一撮细毛突起，下颌上连两颊面生有较多的细短毛。翅较短，而主翼羽的羽毛呈分裂状，毛脚，5 爪。跖毛多而密，也有无毛者。皮、肉、骨均黑色。也有黑毛乌骨、肉白乌骨、斑毛乌骨等多种品系。

【生境分布】饲养，习惯在草地或竹荫下生活。广西各地均有出产，我国其他省区也有出产。

【壮医药用】**药用部位**　去除羽毛及内脏的全体。

**性味**　甜，平。

**功用**　补肝肾，益气血，退虚热。用于潮热，啊肉甜（消渴），约经乱（月经不调），兵淋勒（崩漏），产后核尹（产后腰痛），隆白呆（带下），腰腿酸痛，漏精（遗精），耳聋，嘘内（气虚），勒内（血虚）。

**附方**　（1）约经乱（月经不调）：乌骨鸡半只，陈皮 8 g，五指毛桃 25 g，高良姜 15 g，水煮，调食盐适量，食肉喝汤。

（2）产后核尹（产后腰痛）：乌骨鸡半只，三七 3 g，大枣、黄花倒水莲各 15 g，水煮，调食盐适量，食肉喝汤。

（3）嘘内（气虚），勒内（血虚）：乌骨鸡 250 g，梨寄生 15 g，水煮，调食盐适量，食肉喝汤。

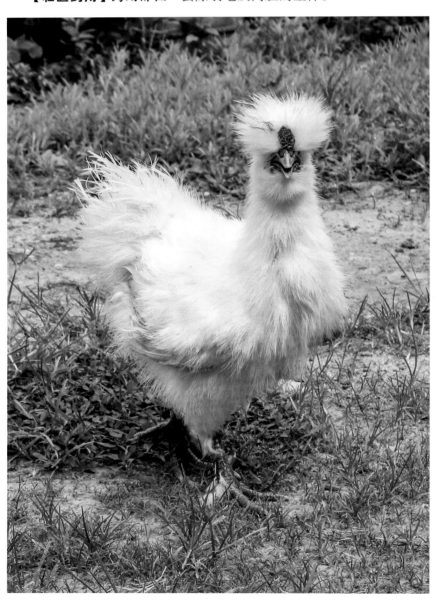

*Gallus gallus domesticus* Brisson

# Roeggaeqhop
# 环颈雉

【**药 材 名**】山鸡内金、山鸡肉。

【**别　　名**】野鸡、雉、雉鸡、石鸡。

【**来　　源**】雉科动物环颈雉 *Phasianus colchicus* L.。

【**形态特征**】大小如鸡，雌雄异形。雄鸟体较大，羽色美丽，头顶黄铜色，颈部紫绿色，有一白色颈环；尾羽黄褐色，长 40~50 cm，约占体长的一半；胸部紫栗色，腹部黑色。雌鸟体形较小，羽色平淡，大多为灰褐斑杂；颈灰绿色并具白环，尾短。

【**生境分布**】栖息于丘陵或蔓生草丛中，冬季到平原草地或山地活动，大多为人工养殖。广西各地均有出产，我国其他省区也有出产。

【**壮医药用**】**药用部位**　砂胃内膜（内金）、肉。

**性味**　山鸡内金：甜，平。山鸡肉：甜，温。

**功用**　山鸡内金：健脾胃，助消化。用于东郎（食滞），胴尹（胃痛），尿路结石。

山鸡肉：补气血，止腹泻。用于啊肉甜（消渴），小便频数，屙泻（泄泻）。

**附方**　（1）啊肉甜（消渴）：山鸡肉 200 g，山药 60 g，水炖，食肉喝汤。

（2）屙泻（泄泻）：山鸡肉 200 g，鬼针草 30 g，水炖，食肉喝汤。

（3）尿路结石：金钱草、海金沙各 15 g，白茅根 10 g，水煎，药液兑入山鸡内金粉 2 g 调匀服。

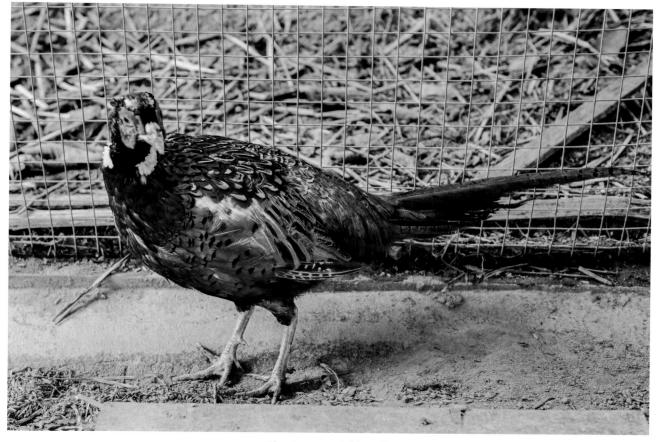

*Phasianus colchicus* L.

# Roegraeu
# 山斑鸠

【药 材 名】斑鸠。

【别　　名】花翼、鹁鸠、祝鸠、金背斑鸠。

【来　　源】鸠鸽科动物山斑鸠 *Streptopelia orientalis* Latham。

【形态特征】体长 24~29 cm，翼展为 47~55 cm。上体羽以褐色为主，头颈灰褐，呈葡萄酒色；额部和头顶灰色或蓝灰色，后颈基两侧各有一块具蓝灰色羽缘的黑羽，肩羽的羽缘红褐色；上背褐色，下背至腰部蓝灰色；尾端部蓝灰色，中央尾羽褐色；颏和喉粉红色；下体红褐色。脚和趾紫红色，爪红黑色。

【生境分布】栖息于山地、山麓或平原的林区。广西各地均有出产，我国大部分省区也有出产。

【壮医药用】药用部位　去除羽毛及内脏的全体。

性味　甜，平。

功用　补气血，补肾精。用于肾气虚，精少不育，久病不孕。

附方　（1）肾气虚，精少血虚：斑鸠 1 只，桑螵蛸 7 个，酒、生姜各少许，水炖，食肉喝汤。

（2）久病虚损：斑鸠 1 只，蛤蚧 1 个，山药 25 g，大枣 10 g，黄芪 15 g，水炖，食肉喝汤。

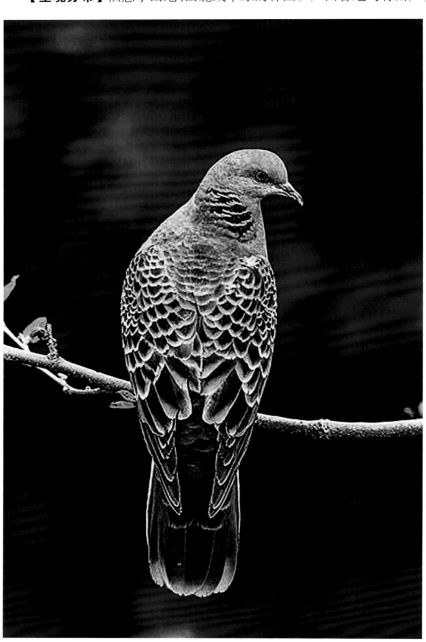

*Streptopelia orientalis* Latham

# Roeggut
# 褐翅鸦鹃

【药 材 名】红毛鸡。

【别　　名】落谷、毛鸡、大毛鸡。

【来　　源】杜鹃科动物褐翅鸦鹃 *Centropus sinensis* Stephens。

【形态特征】体长约 52 cm。头、颈、上背及胸部均呈金属紫蓝色，肩、翼和肩间部呈栗红色，初级飞羽和外侧次级飞羽的先端略呈褐色，全身余部纯黑，尾羽有金属绿色反光，嘴、脚、趾、爪均呈黑色。上嘴尖端向下弯曲，口裂及于眼下。虹膜赤红色。鼻孔近嘴缘。趾为对趾型，2 趾向前，2 趾向后，后爪较后趾为长，且形状几乎平直。

【生境分布】栖息于草地、矮树或灌木丛中，常在有荫蔽的地上疾走。广西主要出产于龙州、天等、大新、宁明、凭祥、崇左、蒙山、钦州、合浦、上思、柳州、苍梧、天峨等地，我国浙江、江西、福建、湖南、广东、云南、贵州等省也有出产。

【壮医药用】**药用部位**　去除羽毛及内脏后的全体。

**性味**　甜，温。

**功用**　调龙路火路，补血、祛风毒、除湿毒、通乳。用于京瑟（闭经），妇女产呱巧尹（产后头痛），产呱嘻内（产后缺乳），乳汁不通，发旺（痹病），手脚麻痹，林得叮相（跌打损伤）。

注：阳盛及血燥者忌用。

**附方**　（1）京瑟（闭经）：红毛鸡 2 只，威灵仙 15 g，飞龙掌血、五指毛桃各 30 g，加白酒 3000 ml 浸泡 100 天，每次取药酒 25 ml 饮用。

（2）妇女产呱巧尹（产后头痛）：红毛鸡 1 只，飞龙掌血、大钻各 15 g，三七 5 g，水炖，食肉喝汤。

（3）乳汁不通：红毛鸡 1 只，穿山甲鳞甲 1 片，王不留行 15 g，水炖，食肉喝汤。

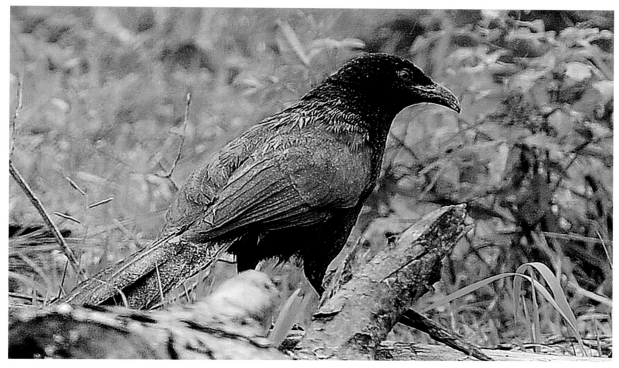

*Centropus sinensis* Stephens

# Roeglaej
# 麻雀

【药 材 名】麻雀、白丁香。

【别　　名】瓦雀、家雀、老家贼、只只、禾雀。

【来　　源】雀科动物麻雀 *Passer montanus* L.。

【形态特征】体型略小,体长约 14 cm。雌雄体形、体色相似。从额到后颈纯栗褐色,上背和两肩棕褐色,掺杂黑褐色的密轴纹,下背到尾上的复羽纯暗砂褐色,尾暗褐色,飞羽黑褐色,眼先、眼下缘、颏和喉的中部均呈黑色。头和颈的两侧白色。耳羽下部有一个黑色斑块。两翅短小。眼睛暗红褐色。嘴黑。脚肉褐色。

【生境分布】一般多活动于林缘疏林、灌木丛和草丛中。广西各地均有出产,我国中部、东部各省市也有出产。

【壮医药用】药用部位　粪便(白丁香),去除羽毛及内脏的全体。

性味　粪便:苦,温。全体:甜,温。

功用　粪便(白丁香):消积聚,明目。用于腹部积聚,目翳,呗叮(疔),狠尹(疮肿)。

全体:大补阳气,补肾暖腰。用于老人阳气虚弱,委哟(阳痿),核尹(腰痛),埃病(咳嗽),笨浮(水肿),腰腿无力,头晕目眩。

附方　(1)目翳:白丁香适量,研末,调人乳点眼。

(2)委哟(阳痿):麻雀 3 只,肉桂、石菖蒲、石斛各 6 g,黄花参 10 g,水炖,调白酒和食盐少许,食肉喝汤。

(3)腰腿乏力:麻雀 3 只,牛大力、百合各 30 g,杜仲 10 g,大米 100 g,煮粥食用。

(4)老人阳气虚弱:麻雀 3 只,牛大力、黄花倒水莲各 20 g,水炖,调油盐适量,食肉喝汤。

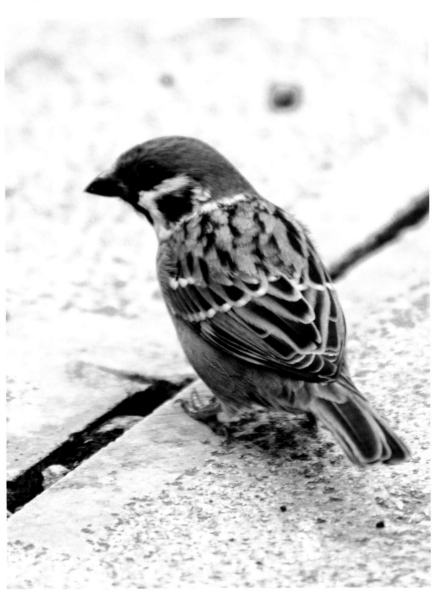

*Passer montanus* L.

# Duzlinh
# 中华穿山甲

【药材名】穿山甲。

【别　　名】鲮鲤、山甲、龙鲤、地鳞、钱鳞甲。

【来　　源】鲮鲤科动物中华穿山甲 *Manis pentadactyla* L.。

【形态特征】体狭长,成体长 50~100 cm,尾长 10~30 cm。除腹面外从头至尾披覆瓦状棕褐色或黑褐色角质鳞甲,片间有刚毛,腹侧、前肢近腹部内侧和后肢鳞片成盾状,中央有龙骨状突起。头呈圆锥形,眼小,舌长,无齿。四肢粗短,足具 5 趾,并有强爪;前足爪长,尤以中间第 3 爪特长,后足爪较短小。尾长而扁阔。颜脸、颔颊、耳眼、胸腹直至尾基及四肢内侧均无鳞,有长的白色和棕黄色稀疏的硬毛。

【生境分布】一般多栖息于山麓、丘陵、灌木丛或杂树林、小石混杂泥等较潮湿的地方。广西各地均有出产,我国安徽、浙江、福建、广东、台湾、云南、贵州、四川等省也有出产。

【壮医药用】药用部位　鳞甲(甲片)、肉、血。

性味　咸,微寒。

功用　通龙路,散症结,调月经,通乳,排脓毒。用于输卵管积水,京瑟(闭经),癥瘕,乳汁不下,呗脓(痈肿),呗奴(瘰疬),京尹(痛经),肉裂(尿血),濑幽(遗尿),兵嘿细勒(疝气),下腹疼痛,胆囊炎。

附方　(1)输卵管积水:穿山甲鳞甲 10 g,高良姜 30 g,磨盘草 100 g,水煎,取药液加米酒少许调服。

(2)乳汁不下:穿山甲鳞甲 3 g,王不留行 15 g,五指毛桃 50 g,猪脚 500 g,水炖,食肉喝汤。

(3)呗脓(痈肿):穿山甲鳞甲、象皮各 3 g,穿破石 30 g,陈皮、三七各 6 g,水煎服。

(4)京尹(痛经):穿山甲鳞甲 2 片,钟乳石 20 g,王不留行 10 g,猪脚 200 g,水炖,食肉喝汤。

(5)濑幽(遗尿):穿山甲肉 30 g,益智仁 10 g,杜仲 15 g,水炖,调食盐适量,食肉喝汤。

(6)胆囊炎:穿山甲鳞甲 5 g,水杨柳、溪黄草各 15 g,水煎服。

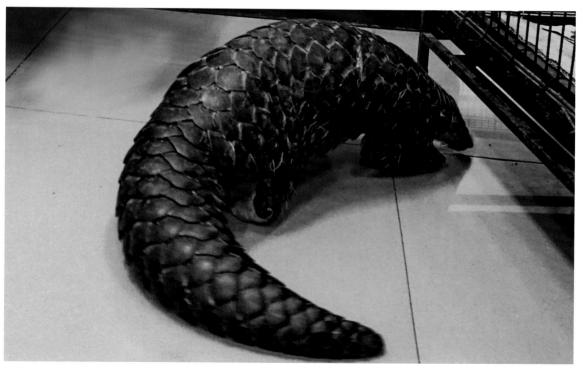

*Manis pentadactyla* L.

# Duzhaetmou

# 银星竹鼠

【药 材 名】竹鼠。

【别　　名】猪鼠。

【来　　源】鼹形鼠科动物银星竹鼠 *Rhizomys pruinosus* Blyth。

【形态特征】体长一般不超过 40 cm。吻钝,颈短,眼小,耳隐于毛内。四肢短而粗。尾几乎裸露无毛,仅基部有一些稀疏的短毛。背面毛灰褐色。吻部色稍淡,有黑褐色的长须。鼻部与眼周围灰褐色。额部、颊部、背部与体侧均呈灰褐色,并有一些长的带白尖的针毛。腹面灰褐色,无白色针毛。前、后足背毛均短,呈灰褐色,足掌裸露。幼体的毛色较深。

【生境分布】栖息于竹林、稀树草原、芒草和小竹丛生的地带。广西主要出产于金秀、靖西、上思、龙州等地,我国云南、广东、福建、贵州、湖南、江西、安徽、四川等省也有出产。

【壮医药用】皮毛、肉、油、乳牙。

性味　肉:甜,平。油:淡、甜,平。

功用　肉:补气,补阴,解毒。用于钵痨(肺结核),啊肉甜(消渴)。

油:清热毒,排脓,止痛。用于呗脓(痈肿),渗裆相(烧烫伤)。

附方　(1)渗裆相(烧烫伤):①以适量茶叶水洗伤口后,取竹鼠皮毛适量烧灰,撒于患处。②竹鼠油适量涂患处。

(2)啊肉甜(消渴):竹鼠 1 只,冬笋 100 g,玉竹 30 g,水炖,食肉喝汤。

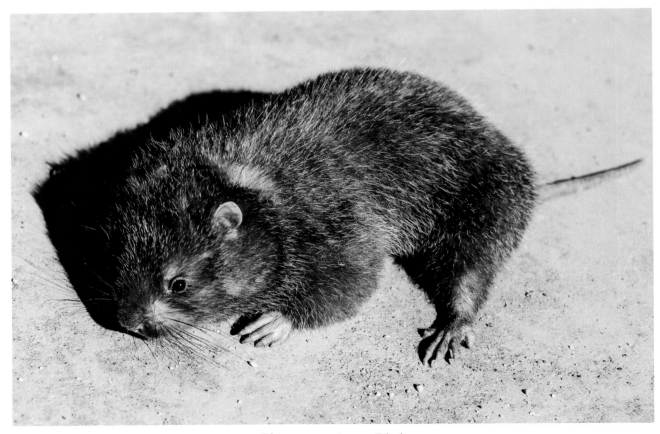

*Rhizomys pruinosus* Blyth

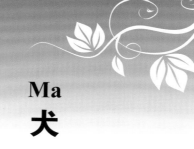

# Ma

# 犬

【药　材　名】狗鞭、狗肾、狗宝、狗骨、狗肉。

【别　　　名】狗、家狗。

【来　　　源】犬科动物犬 *Canis lupus familiaris* L.。

【形态特征】体形大小毛色因品种不同而异。颜面部向前突出成口吻,吻长尖,口裂深,齿常外露。齿锐利发达。鼻吻部较长,眼呈卵圆形,两耳或坚或垂。颈部较长,四肢矫健,前肢5趾,后肢4趾;具爪,但爪不能伸缩。母犬有乳头4对或5对,尾呈环形或镰刀形。

【生境分布】原为食肉性动物,现为杂食性动物,饲养。广西各地均有出产,我国其他省区也有出产。

【壮医药用】药用部位　公狗阴茎和睾丸(狗鞭)狗肾、狗结石(狗宝)、骨骼、肉。

性味　狗鞭、狗肾:咸,大热。狗宝:甜、咸,平。狗骨:咸,温。狗肉:甜、咸,温。

功用　狗鞭、狗肾:补肾精,壮肾阳。用于委哟(阳痿),漏精(遗精),腰膝酸软。

狗宝:调气机,解毒。用于抑郁症,反胃,噎膈,胸胁胀满,呗脓(痈肿)。

狗骨:祛风毒,除湿毒,强筋骨。用于发旺(痹病),腰腿无力,麻抹(肢体麻木),久泻不止,唉唠北(冻疮),子宫发育不良。

狗肉:补肾精,扶阳气。用于脾肾阳虚,腰膝酸软,畏寒,惹怒(耳聋),惹茸(耳鸣),委哟(阳痿),漏精(遗精),漱幽(遗尿),笨浮(水肿),肾虚核尹(腰痛),畏寒。

附方　(1)委哟(阳痿):狗鞭1条,蜈蚣2条,巴戟天50 g,肉苁蓉、仙茅、补骨脂各30 g,人参8 g,千斤拔20 g,加白酒2000 ml浸泡60天,每次取药酒50 ml饮用。

(2)腰膝酸软:狗鞭、狗肾、蛇鞭各1具,淫羊藿、菟丝子、杜仲各50 g,加白酒600 ml浸泡100天,取药酒每次25 ml服用。

(3)抑郁症:狗宝粉3 g,郁金15 g,石菖蒲6 g,水煎代茶饮。

(4)子宫发育不良:狗头骨适量,炒黄,粉碎,每次取药粉5 g以米酒适量送服。

(5)肾虚核尹(腰痛),畏寒:狗肉250 g,黑豆50 g,陈皮5 g,油、盐、姜、蒜各适量,水炖,食肉喝汤。

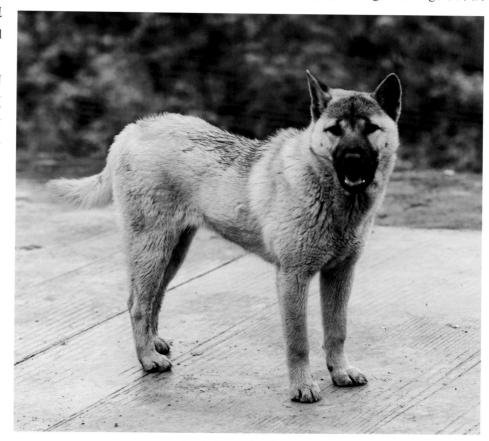

*Canis lupus familiaris* L.

# Yiengz
# 山羊

【药 材 名】山羊。

【别　　名】羊、家羊。

【来　　源】牛科动物山羊 *Capra hircus* L.。

【形态特征】体较窄长,四肢高,头长,颈短。额有角 1 对,角大,公羊角更大,角基略带三角锥形,角尖向后,表面有环纹,中空。耳大。上颌无门齿和犬齿;公羊下颌有须。毛粗直,有白、黑、灰和黑白相间等色。

【生境分布】生活于山区、平原、沿海、土山、石山等地,饲养。广西各地均有出产,我国其他省区也有出产。

【壮医药用】药用部位　血、角、肾、胆汁、肝、乳汁、肉。

性味　羊血:咸,平。羊角:咸,寒。羊肾:咸,温。羊胆汁:苦,寒。羊肝:甜、苦,凉。羊乳汁:甜,温。羊肉:甜,热。

功用　羊血:行血、止血、解毒。用于产后血瘀,腹部刺痛,屙意勒(便血),鹿勒(呕血)。

羊角:清热毒,定惊,明目。用于勒爷发得(小儿发热)惊痫,巧尹(头痛),鹿勒(呕血),产呱腊胴尹(产后腹痛),京尹(痛经)。

羊肾:补肾阳。用于委哟(阳痿),啊肉甜(消渴),小便频繁,核尹(腰痛)。

羊胆汁:清热毒,退目翳。用于夜盲,眼生翳障,货烟妈(咽痛),黄标(黄疸)。

羊肝:补肝血,清热毒,明目。用于肝虚视力减弱,目赤肿痛,肌肤萎黄。

羊乳汁:滋润补虚。用于虚劳羸弱,啊肉甜(消渴),口疮(口腔溃疡)。

羊肉:暖脾胃,补气血。用于产后或病后体虚,产呱嘻内(产后缺乳),兵淋勒(崩漏),虚寒腹痛,麻邦(偏瘫)。

附方　(1)麻邦(偏瘫):羊蹄 2 只,黄花倒水莲、千斤拔、穿破石各 30 g,水炖,食肉喝汤。

(2)小便频繁:羊肾 1 个,海螵蛸 5 个,猪骨头 250 g,水炖,食肉喝汤。

(3)肾虚委哟(阳痿):羊肾 1 个,鲜河虾 7 只,水炖,汤液兑入蜈蚣粉 1 g 调匀服。

(4)肾虚核尹(腰痛):羊肾 1 个,杜仲 50 g,猪骨头适量,水炖,食肉喝汤。

*Capra hircus* L.

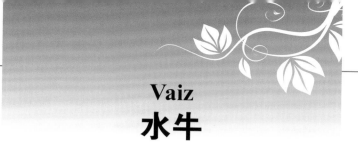

# Vaiz
# 水牛

【**药 材 名**】水牛角、水牛黄。

【**别　　名**】牛、河水牛。

【**来　　源**】牛科动物水牛 *Bubalus bubalis* Kerr。

【**形态特征**】体粗壮肥满。额方,鼻宽,嘴向前伸,角弧形对生,角面多带纹,中空。颈短,腰腹隆凸。四肢强健,有 4 趾,各有蹄,前 2 趾着地,后 2 趾不着地。皮厚无汗腺,毛粗而短,体前部较密,后背及胸腹各部较疏。体色大多灰黑色,偶有黄褐色或白色。

【**生境分布**】适宜生长于气候温暖、江河多、土地潮湿的地方,饲养。广西各地均有出产,我国淮河以南其他省区也有出产。

【**壮医药用**】角、胆囊或胆管、肝管中的结石(水牛黄)、肝脏。

**性味**　水牛角:苦、咸、寒。水牛黄:苦、甜、凉。

**功用**　水牛角:调龙路,清热毒,止血。用于巧尹(头痛),口疮(口腔溃疡),货烟妈(咽痛),鹿勒(呕血),楞阿勒(鼻出血),狠风(小儿惊风),夺扼(骨折)。

水牛黄:清热毒,定惊。用于贫痧(感冒),热病发狂,神志昏迷,惊痫抽搐,狠风(小儿惊风),货烟妈(咽痛),口舌生疮。

注:孕妇忌服水牛黄。

**附方**　(1)贫痧(感冒):扛板归、透骨草、三叉苦各 30 g,水煎,药液以水牛角刮痧。

(2)口疮(口腔溃疡),货烟妈(咽痛):水牛黄 0.3 g,含服。

(3)狠风(小儿惊风):水牛角、僵蚕、地龙各等份,烘干共研末,每次取药粉 1 g 以温开水送服。

(4)风热巧尹(头痛):水牛角、地龙、防风、丹皮各 10 g,水煎服。

(5)夺扼(骨折):悬钩子根 30 g,水煎,药液兑入水牛角粉末 5 g 调匀服。

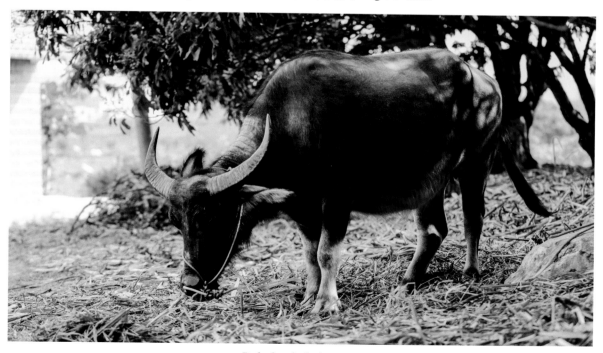

*Bubalus bubalis* Kerr

# Gyuhaijndip
# 生海盐

【药 材 名】生盐。

【别　　　名】盐、盐巴。

【来　　　源】由海水中直接获取未经过加工的原始盐。主要成分为氯化钠(NaCl)。

【性状特征】本品为不规则的颗粒状或块状,大小不等,通常呈淡白色或灰白色,半透明;体较重,质硬。气微,味咸。

【生境分布】广西沿海各地均有出产,我国辽宁、河北、山东、江苏、浙江、福建、广东、台湾等省也有出产。

【壮医药用】性味　咸,寒。

功用　泻火毒,利水道,凉血,软坚,杀虫止痒。用于货烟妈(咽痛),诺嚎尹(牙痛),肝病引起的笨浮(水肿),肝胆结石,腰椎间盘突出,呗脓(痈肿),毒虫蜇伤。

注:埃病(咳嗽)、口渴者慎服;笨浮(水肿)者忌服。

附方　(1)货烟妈(咽痛):①生盐 60 g,两面针 25 g,野菊花 60 g,水煎,取药液泡足。②生盐 6 g,加温开水 200 ml 搅溶,饮用。

(2)各种痛证:生盐 1500 g,桂枝、艾叶、吴茱萸、川椒各 30 g,共炒干,装布袋内焙热敷患处。

(3)呗脓(痈肿):生盐、鲜黄花败酱叶各适量,共捣烂敷患处。

(4)腰椎间盘突出:生盐、鲜野芭蕉根各适量,共捣烂,炒热敷患处。

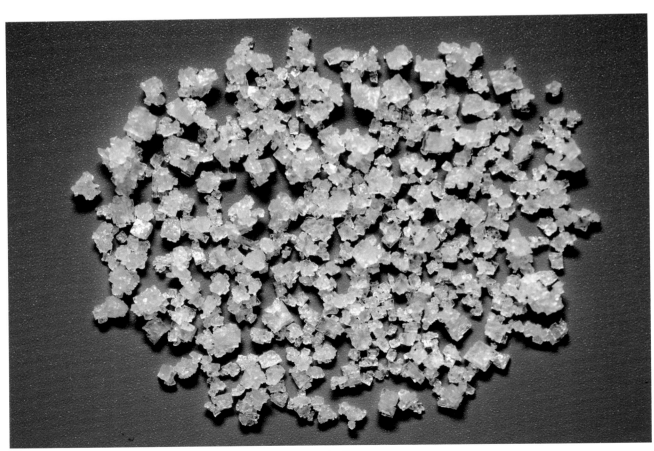

生海盐

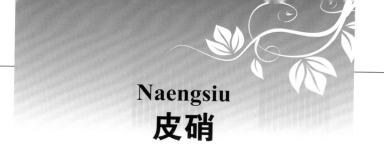

# Naengsiu
# 皮硝

【药　材　名】皮硝。

【别　　　名】朴硝。

【来　　　源】天然硫酸钠经加热水溶解后过滤,去除泥沙及不溶性杂质,将滤液放冷静置后析出的结晶。主要成分为含水硫酸钠($Na_2SO_4 \cdot 10H_2O$)。

【性状特征】棱柱状、长方柱形或不规则块状及粒状。无色透明或灰黄色至类白色半透明。质脆,易碎。气微,味咸或苦咸。

【生境分布】产于海边碱土地区、矿泉、盐场附近及潮湿的山洞中。广西主要分布于三江、天峨、金秀等地,我国青海、新疆、内蒙古、河北、天津、山东、河南、江苏、安徽、山西等省区也有分布。

【壮医药用】性味　咸,苦,寒。

功用　清热毒,通谷道水道,消肿痛。用于屙意囊(便秘),水蛊(肝硬化腹水),货烟妈(咽痛),呗嘻(乳痈),乳汁不下,仲嘿喺尹(痔疮),能啥能累(湿疹),胆囊炎,年闹诺(失眠)。

注:孕妇禁服;不宜与硫黄、三棱同用。

附方　(1)呗嘻(乳痈):皮硝100 g,以凉开水调匀敷患处。

(2)仲嘿喺尹(痔疮):黄柏、五倍子各20 g,蒲公英、大黄各30 g,水煎,药液兑入皮硝50 g洗患处。

(3)乳汁不下:用双层纱布缝合2个袋子,装入适量皮硝,缝闭袋口,放入文胸内佩戴1次或2次即可。

(4)年闹诺(失眠):皮硝、桃枝、野菊花各30 g,水煎,取药液泡足。

(5)屙意囊(便秘):虎杖、土牛膝各15 g,水煎,药液兑入皮硝5 g调匀服。

(6)胆囊炎:板蓝根、金银花、虎杖各10 g,水煎,药液兑入皮硝3 g调匀温服。

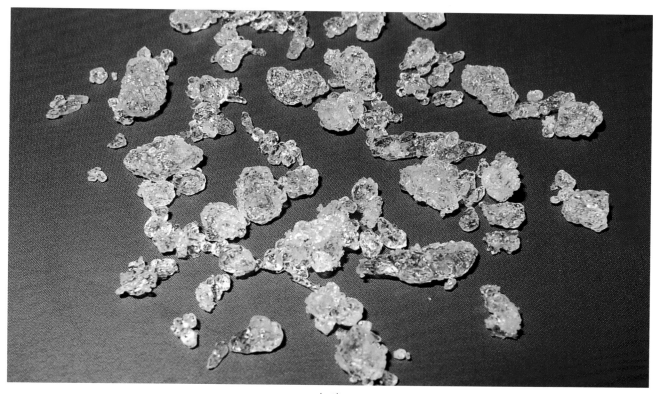

皮硝

# Linlouz
# 滑石

【**药 材 名**】滑石粉。

【**别    名**】画石。

【**来    源**】硅酸盐类矿物滑石族滑石。主要成分为含水硅酸镁〔$Mg_3(Si_4O_{10})(OH)_2$〕。

【**性状特征**】不规则块状,大小不一。全体白色、浅蓝灰色或黄白色,表面有蜡样光泽,半透明或微透明。质较软而坚实,细腻,手摸有滑润感,用指甲可刮下白粉,体重而易砸碎,置水中不崩散。气微,味淡。

【**生境分布**】产于变质的超基性和白云质石灰岩中。广西主要分布于龙胜、永福、陆川、环江、三江、融水等地,我国辽宁、山西、山东、江苏、江西等省也有分布。

【**壮医药用**】**性味**　甜、淡,寒。

**功用**　通水道,清热毒,解暑毒,除湿毒。用于小便赤黄,内热,肉扭(淋证),尿路结石,暑天烦渴,屙泻(泄泻),能啥能累(湿疹),痱子,尿道炎,膀胱炎。

**附方**　(1)小便赤黄,内热:滑石粉、生石膏各30 g,淡竹叶、白茅根各15 g,水煎服。

(2)尿路结石:滑石粉20 g,萹蓄、瞿麦各15 g,白茅根、穿破石各30 g,地龙10 g,水煎服。

(3)肉扭(淋证):滑石粉20 g,海金沙、冬葵子各30 g,水煎服。

(4)能啥能累(湿疹):滑石粉、蛋黄油各适量,调匀涂患处。

(5)尿道炎,膀胱炎:滑石粉(用纱布包煎)、白茅根、桃仁、土牛膝各10 g,水煎服。

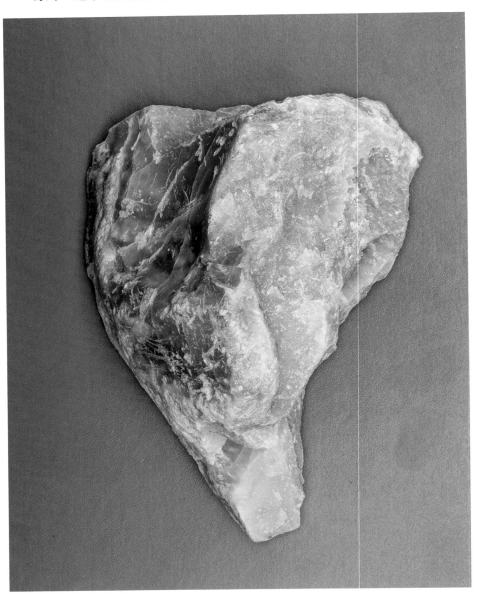

滑石

# Siggau
# 石膏

【**药 材 名**】石膏。

【**别　　名**】大石膏、白虎。

【**来　　源**】硫酸盐类矿物硬石膏族石膏。主要成分为含水硫酸钙（$CaSO_4 \cdot 2H_2O$）。

【**性状特征**】纤维状的集合体，呈长块状、板块状或不规则块状。白色、灰白色或淡黄色，有的半透明。体重，质软，纵断面具绢丝样光泽。气微，味淡。

【**生境分布**】产于海湾岩湖和内陆湖泊中形成的沉积岩中，常与石灰岩、黏土、岩盐共生。广西主要分布于宜州、灵山、横县、钦州、合浦、贵港等地，我国河南、湖北、山东等省也有分布。

【**壮医药用**】**性味**　甜、辣，大寒。

**功用**　生用清热毒，除烦渴。用于外感热病，高热烦渴，巧尹（头痛），京尹（痛经），甲状腺功能亢进，隆芡（痛风），胃热口臭，能啥能累（湿疹），疮疡溃烂，久不收口，口疮（口腔溃疡）。

**附方**　（1）隆芡（痛风）：生石膏 40 g，忍冬藤 50 g，虎杖、金钱草各 30 g，蚕沙 20 g，松节 15 g，水煎服。

（2）高热烦渴：生石膏 30 g，淡竹叶、玉竹、麦冬、山药各 20 g，水煎服。

（3）甲状腺功能亢进：生石膏 10 g，太子参、土人参各 12 g，血党 15 g，石斛 6 g，水煎服。

（4）京尹（痛经）：生石膏 10 g，全蝎 6 g，水煎，药液加蜂蜜适量调匀服。

（5）胃热口臭，口疮（口腔溃疡）：生石膏 30 g，栀子 10 g，翠云草 8 g，水煎服。

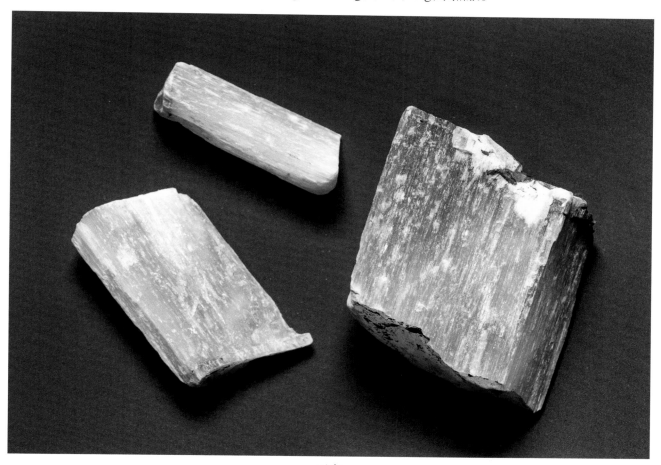

石膏

# Rinhaj
# 方解石

【药 材 名】寒水石。

【别　　名】凝水石。

【来　　源】碳酸盐类矿物方解石族方解石。主要成分为碳酸钙（$CaCO_3$）。

【性状特征】多呈规则的块状结晶，常呈斜方柱形，有棱角。无色或黄白色，透明、略透明或不透明，表面平滑，有玻璃样光泽。质硬而脆，易砸碎，碎块为方形或长方形。气微，味淡。

【生境分布】主要产于沉积岩和变质岩中，金属矿脉中也多有存在。广西各地均有分布，我国河北、河南、安徽、江苏、浙江、江西、广东、湖北等省也有分布。

【壮医药用】性味　苦、辣，寒。

　功用　清热毒，泻火毒，除烦渴。用于发得（发热）口渴，货烟妈（咽痛），口疮（口腔溃疡），诺嚎尹（牙痛），渗裆相（烧烫伤）。

　附方　（1）渗裆相（烧烫伤）：寒水石、黄连、黄柏、虎杖各适量，共研末，加香油少许调匀涂患处。

（2）诺嚎尹（牙痛）：寒水石 60 g，两面针 20 g，水煎漱口。

（3）原因不明发得（发热）：寒水石、黄芪各 30 g，当归 6 g，水煎服。

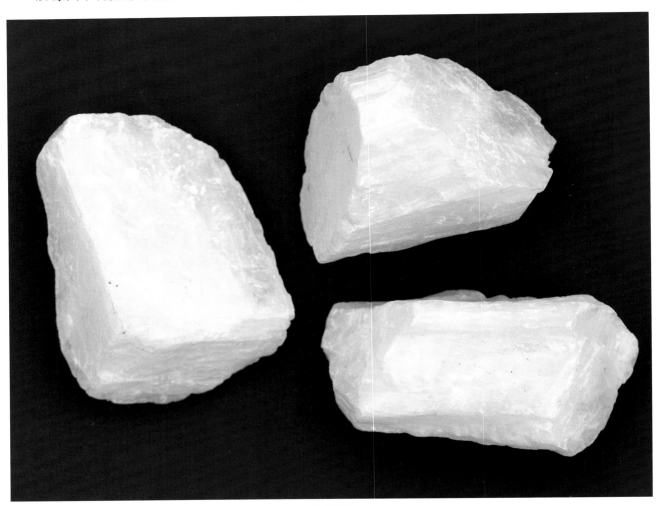

方解石

# Rinvueng
# 钟乳石

【**药 材 名**】钟乳石。

【**别 名**】石钟乳、钟乳、芦石。

【**来 源**】碳酸盐类矿物方解石族方解石的钟乳状集合体下端较细的圆柱形管状部分。主要成分为碳酸钙($CaCO_3$)。

【**性状特征**】钟乳状集合体,略呈圆锥形或圆柱形。表面白色、灰白色或棕黄色,粗糙,凹凸不平。体重,质硬,断面较平整,白色至浅灰白色,对光观察具闪星状的亮光,近中心常有一圆孔,圆孔周围有多数浅橙黄色同心环层。气微,味微咸。

【**生境分布**】产于山岩洞穴中。广西部分地区有分布,我国陕西、湖北、四川、贵州、云南等省也有分布。

【**壮医药用**】**性味** 甜,温。

**功用** 温肺、补阳、调气道、下乳汁。用于寒痰内蕴引起的埃病(咳嗽),腰膝冷痛,胴尹(胃痛)泛酸,委哟(阳痿),乳汁不通。

**附方** (1)委哟(阳痿):钟乳石、阳起石、菟丝子、千斤拔各20 g,淫羊藿、韭菜子各15 g,水煎服。

(2)妇女产后乳汁不通:钟乳石、王不留行各10 g,水煎,药液兑入穿山甲粉2 g调匀温服。

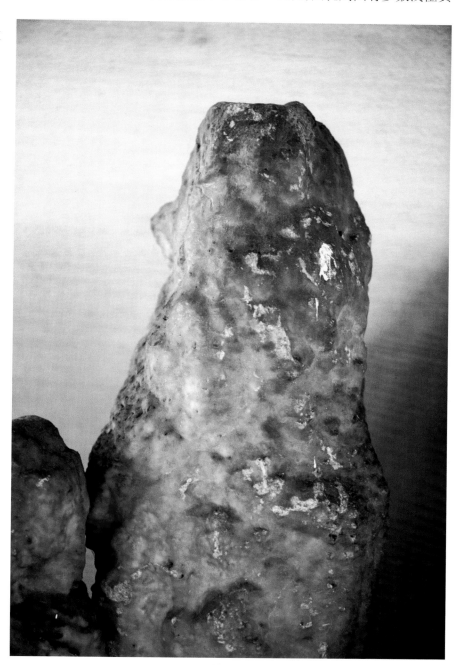

钟乳石

# Begfanz

# 白矾

【**药 材 名**】白矾。

【**别 名**】明矾、矾石。

【**来 源**】硫酸盐类矿物明矾石经加工提炼而成。主要成分为含水硫酸铝钾〔$KAl(SO_4)_2 \cdot 12H_2O$〕。

【**性状特征**】不规则块状或粒状,大小不一。无色或淡黄白色,透明或半透明。表面略平滑或凹凸不平,具细密的纵棱,有玻璃样光泽,质硬而脆。气微,味酸,微甘而极涩。

【**生境分布**】产于已变化的火山岩中。广西主要分布于南宁、桂林等地,我国山西、湖北、浙江、安徽等省也有分布。

【**壮医药用**】**性味** 酸、涩,寒。

**功用** 外用:除湿毒,杀虫,止痒。用于能啥能累(湿疹),疥癣,脚气,尊寸(脱肛),肛门瘙痒,仲嘿喯尹(痔疮),喯呗郎(带状疱疹),聤耳流脓,血压嗓(高血压)。

内服:止血,止泻,化痰毒。用于屙泻(泄泻),屙意勒(便血),兵淋勒(崩漏),癫痫。

**附方** (1)屙泻(泄泻):白矾10 g,凉开水冲服。

(2)肛门瘙痒:白矾、苦参、五倍子、土槿皮各30 g,水煎洗患处。

(3)喯呗郎(带状疱疹):白矾、雄黄、血竭各等份,共研末,每次取适量药粉以凉开水调匀(若皮肤化脓渗液,则用香油调匀)涂患处。

(4)血压嗓(高血压):鬼针草60 g,水煎,药液加入白矾60 g,调匀融化后温浸双足。

(5)脚气:白矾、椿树皮、旱莲树皮各15 g,水煎洗患处。

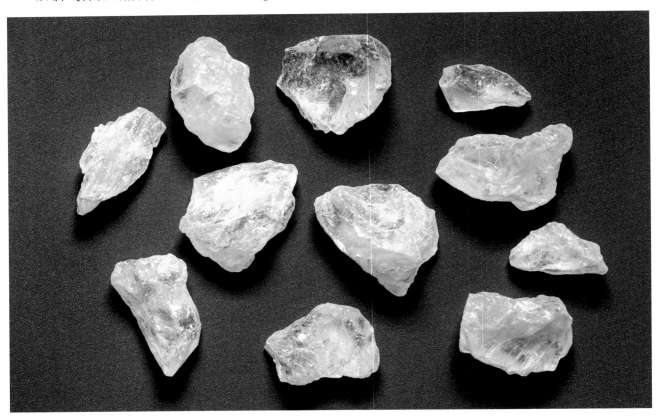

白矾

# Rinhoengz
# 赭石

【药 材 名】赭石。

【别 名】代赭石、钉头赭石、红石头。

【来 源】氧化类矿物刚玉族赤铁矿。主要成分为三氧化二铁($Fe_2O_3$)。

【性状特征】多呈不规则的扁平块状，有棱角。暗棕红色或灰黑色。条痕樱红色或棕红色。有的具金属光泽。一面多有圆形突起的"钉头"，另一面与突起相对应处有同样大小的凹窝。体重，质坚硬，断面显层叠状或颗粒状。气微，味淡。

【生境分布】产于许多种矿床和岩石中。广西主要分布于武宣、鹿寨、灵川、兴安、陆川、博白、桂平、合浦等地，我国河北、山西、山东、广东等省也有分布。

【壮医药用】性味 苦，寒。

功用 调龙路，止呕，止血。用于兰唪(眩晕)，惹茸(耳鸣)，鹿(呕吐)，呃逆，鹿勒(呕血)，腊胴尹(腹痛)，楞阿勒(鼻出血)，兵淋勒(崩漏)，外伤出血。

注：孕妇慎用。

附方 (1)兰唪(眩晕)，鹿(呕吐)：赭石50 g，仙鹤草、钩藤各30 g，半夏、石菖蒲、远志、陈皮各10 g，竹茹20 g，水煎服。

(2)惹茸(耳鸣)：赭石、珍珠母各15 g，磨盘草100 g，水煎服。

(3)腊胴尹(腹痛)：赭石、姜黄各15 g，决明子10 g，水煎服。

(4)呃逆：赭石、牛膝、粳米、旋覆花(包煎)各10 g，水煎服。

(5)外伤出血：赭石、大蓟、小蓟、三七各适量，共研末，敷患处。

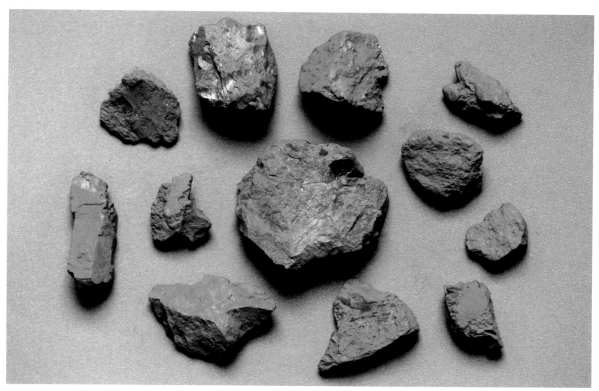

赭石

# Rinswz

# 磁石

【药 材 名】磁石。

【别　　名】吸铁石、磁铁石。

【来　　源】氧化物类矿物尖晶石族磁铁矿,主要成分为四氧化三铁($Fe_3O_4$)。

【性状特征】晶体为八面体、菱形十二面体等。集合体呈不规则块状,多具棱角;大小不一。灰黑色或棕褐色;条痕黑色。不透明,具半金属光泽。表面粗糙。体重,质坚硬,断面不平坦。具磁性。有土腥气,味淡。

【生境分布】产于岩浆岩和变质岩中,海滨沙中也常存在。广西主要分布于陆川、博白、钟山、平乐、平南等地,我国辽宁、河北、山东、江苏、福建、河南、湖北、广东、安徽、四川、云南等省也有分布。

【壮医药用】性味　咸,平。

功用　清热毒,定神志,通气道。用于兰喷(眩晕),惹茸(耳鸣),惹怒(耳聋),心头跳(心悸),小儿惊悸,年闹诺(失眠),墨病(气喘),不育症。

附方　(1)惹茸(耳鸣):磁石(先煎)、土人参各 30 g,磨盘草 100 g,水煎服。

(2)小儿惊悸:磁石 30 g,石菖蒲、香茅各 10 g,做香囊置小儿枕头边。

(3)不育症:磁石 20 g(先煎),蝉花 6 g,猪尾巴 250 g,水炖,食肉喝汤。

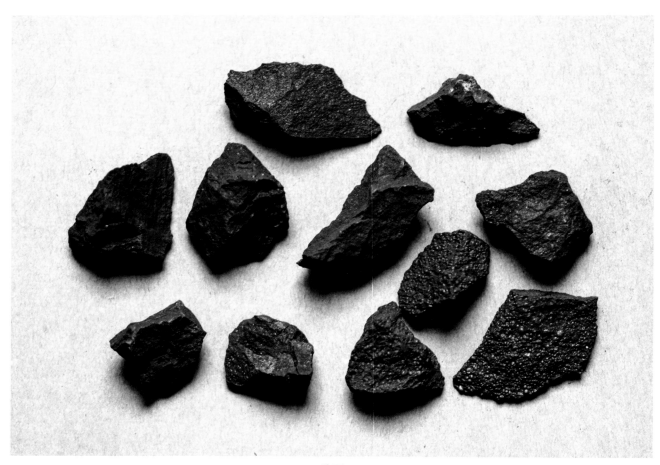

磁石

# Doengz

# 自然铜

【药 材 名】自然铜。

【别　　名】方块铜。

【来　　源】硫化物类矿物黄铁矿族黄铁矿。主要成分为二硫化铁（$FeS_2$）。

【性状特征】晶体多为立方体。集合体呈致密块状。表面亮淡黄色，有金属光泽；有的黄棕色或棕褐色，无金属光泽。具条纹，条痕绿黑色或棕红色。体重，质坚硬或稍脆，易砸碎，断面黄白色，有金属光泽；或断面棕褐色，可见银白色亮星。无嗅，无味。

【生境分布】产于金属矿脉、沉积岩与火成岩接触带中。广西主要分布于忻城、北流、陆川、环江等地，我国辽宁、河北、江苏、安徽、湖北、湖南、广东、四川、云南等省也有分布。

【壮医药用】性味　辣，平。

功用　调龙路火路，散瘀肿，接骨，止痛。用于林得叮相（跌打损伤），夺扼（骨折），血瘀疼痛，足癣。

附方　（1）林得叮相（跌打损伤）：自然铜0.3 g，重楼3 g，三七6 g，共研末，拌瘦猪肉末100 g，调食盐少许，蒸熟食用。

（2）夺扼（骨折）：自然铜3 g，鲜大驳骨、鲜小驳骨、鲜大罗伞、鲜小罗伞、鲜大钻、鲜小钻各15 g，小鸡仔1只（去毛及内脏），共捣烂敷患处。

（3）足癣：自然铜10 g，土茯苓30 g，水煎，药液调米醋50 ml泡足。

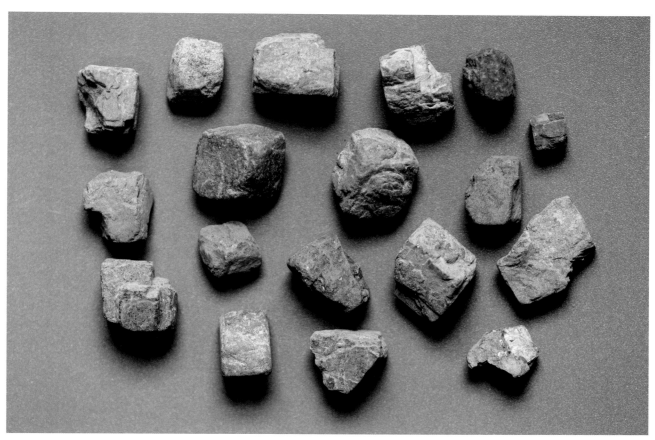

自然铜

# Rindaepyiengz
# 炉甘石

【药材名】炉甘石。

【别　　名】甘石、浮水甘石。

【来　　源】碳酸盐类矿物方解石族菱锌矿。主要成分为碳酸锌($ZnCO_3$)。

【性状特征】不规则块状，灰白色或淡红色。表面粉性，无光泽，凹凸不平，多孔，似蜂窝状。体轻而松，易碎，断面白色或淡红色，呈颗粒状，并有细小孔隙。气微，味微涩。

【生境分布】产于原生铅锌矿床氧化带或矿床氧化带中。广西主要分布于融安、大新、上林、柳城、北流等地，我国湖南、四川、云南等省也有分布。

【壮医药用】性味　甜，平。

功用　除湿毒，退目翳，止痒，敛疮。用于湿疮瘙痒，荨麻疹，喯呗郎（带状疱疹），黄蜂蜇伤，目赤肿痛，眼生翳膜，溃疡不敛。

附方　（1）湿疮瘙痒：炉甘石、黄连、黄柏各适量，共研末，以香油适量调匀涂患处。

（2）荨麻疹：炉甘石 30 g，陈茶 60 g，分别煎煮。先用陈茶煎液洗身，后用炉甘石煎液擦身。

（3）喯呗郎（带状疱疹）：炉甘石 10 g，樟脑、硫黄各 1 g，血竭 20 g，共研末，每次取药粉适量撒于患处。

（4）黄蜂蜇伤：炉甘石适量，以陈醋和水适量调匀洗患处。

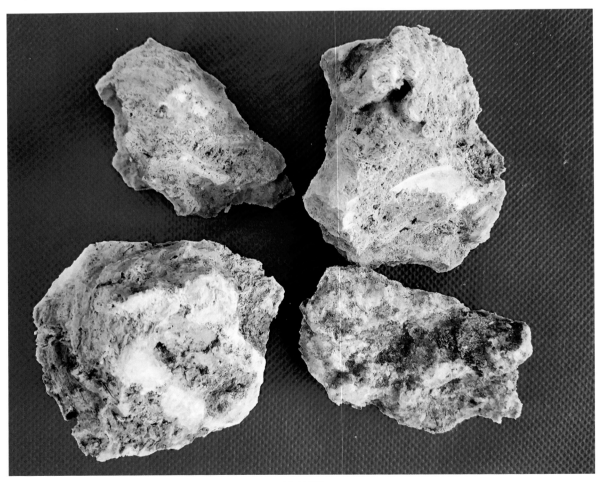

炉甘石

# Yungzvuengz
# 雄黄

【药 材 名】雄黄。

【别　　名】黄金石、石黄。

【来　　源】硫化物类矿物雄黄族雄黄。主要成分为二硫化二砷（$As_2S_2$）。

【性状特征】块状或粒状。深红色或橙红色，表面覆有橙黄色粉末，手触之易被染成橙黄色。条痕淡橘红色，晶面有金刚石样光泽。质脆，易碎，断面具树脂样光泽。

【生境分布】主要产于低温热液矿床中，常与雌黄、辉锑矿、辰砂共生。广西主要分布于河池、南丹、钟山、贵港、龙胜、北流、富川等地，我国陕西、甘肃、湖南、四川、贵州、云南等省也有分布。

【壮医药用】性味　辣，温；有毒。

功用　杀虫，除湿毒，祛瘴毒。用于诺嚎尹（牙痛），呗脓（痈肿），蛇虫咬伤，虫积腊胴尹（腹痛），惊痫，瘴病（疟疾），呗（无名肿毒），花斑癣。

注：本品有毒，内服慎用，不可久用；孕妇禁用。

附方　（1）花斑癣：雄黄、密陀僧各等量，共研末，取药粉适量撒在生姜片上擦患处。

（2）诺嚎尹（牙痛）：花椒3 g，两面针15 g，水煎，药液兑入雄黄粉0.1 g含漱。

（3）呗（无名肿毒）：雄黄、鲜金银花叶、猪胆汁各适量，共捣烂敷患处。

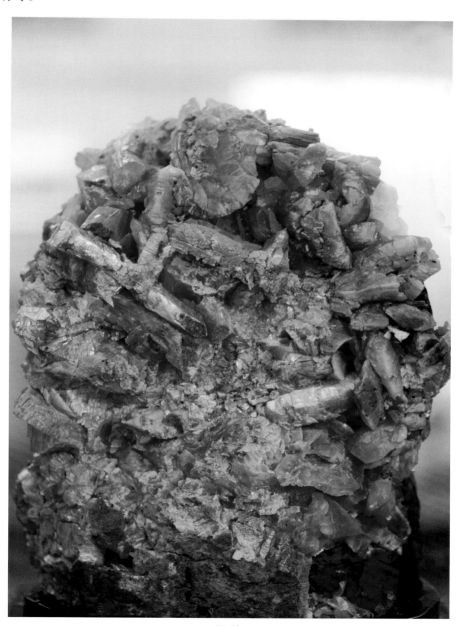

雄黄

# Sahoengz
# 朱砂

【药 材 名】朱砂。

【别 名】丹砂、辰砂、赤丹、汞沙。

【来 源】硫化物类矿物辰砂族辰砂。主要成分为硫化汞($HgS$)。

【性状特征】颗粒状或块片状。鲜红色或暗红色,条痕红色至褐红色,具光泽。质重而脆,片状者易破碎,粉末状者有闪烁的光泽。气微,味淡。

【生境分布】天然朱砂产于低温热液矿床,常充填或交代石灰岩、砂岩等。广西主要分布于南丹、河池、大新、平果、贺州等地,我国湖南、湖北、四川、贵州、云南等省也有分布。

【壮医药用】性味 甜,微寒;有毒。

功用 清心火,镇惊悸,安神志。用于心头跳(心悸)易惊,年闹诺(失眠),癫痫,狠风(小儿惊风),视物不清,口疮(口腔溃疡),呗脓(痈肿),优平(盗汗)。

注:本品有毒,不宜过量服用,也不宜少量久服;多入丸散服,不宜入煎剂;孕妇及肝肾功能不全者禁用。

附方 (1)年闹诺(失眠):桑椹、夜交藤各30 g,南五味子、合欢皮、酢浆草各10 g,百合、含羞草各20 g,灯心草3 g,水煎,药液兑入朱砂0.1 g调匀服。

(2)心头跳(心悸)易惊:桂枝、甘草、茯苓各10 g,水煎,药液兑入朱砂粉0.1 g调匀温服。

(3)口疮(口腔溃疡):朱砂、冰片各0.3 g,共研末,用创可贴贴于内关穴。

(4)优平(盗汗):朱砂1.5 g,五倍子15 g,金樱根10 g,共研末,每次取药粉适量加食醋调匀敷于脐部。

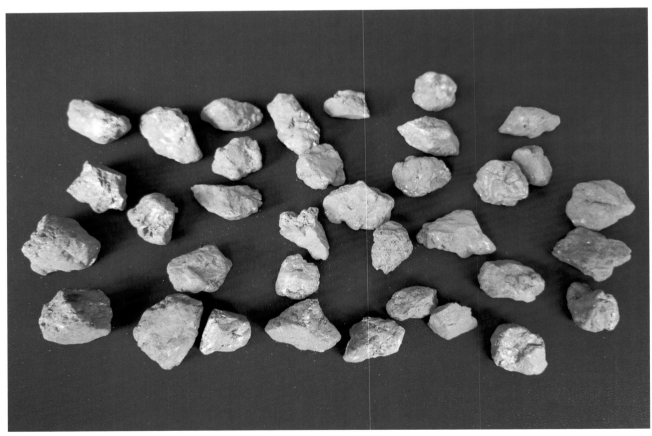

朱砂

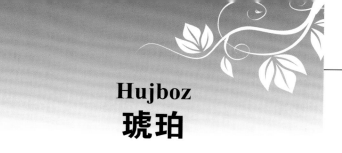

# Hujboz
# 琥珀

【药 材 名】琥珀。

【别 名】血琥珀、红琥珀。

【来 源】古代松科松属植物的树脂,埋于地层年久而成的化石样物质。

【性状特征】呈不规则的块状、颗粒状、或多角形,大小不一。血红色、黄棕色或暗棕色,近于透明。质松脆,断面平滑,具玻璃样光泽,捻之即成粉末。嚼之易碎无沙感,不溶于水。微有松香气。

【生境分布】产于黏土层及砂层内。广西主要分布于浦北、平南等地,我国河南、福建、湖南、贵州、云南等省也有分布。

【壮医药用】性味 甜,平。

功用 镇静,利水道,通龙路。用于肾结石,狠风(小儿惊风),癫痫,心头跳(心悸),年闹诺(失眠),肉扭(淋证),肉裂(尿血),京瑟(闭经),唉能白(白癜风)。

附方 (1)肾结石:琥珀6 g,研末备用;金钱草50 g,生地黄、土牛膝各20 g,白茅根、海金沙各30 g,水煎,药液兑入琥珀粉调匀服。

(2)年闹诺(失眠):琥珀10 g,夜交藤30 g,茯神50 g,含羞草、合欢皮各20 g,水煎服。

(3)狠风(小儿惊风):琥珀3 g,朱砂0.3 g,共研末备用;郁金15 g,水煎,药液兑入以上两味药粉调匀服。

(4)唉能白(白癜风):琥珀5 g,研末备用;紫草、黑蚂蚁各15 g,墨旱莲20 g,水煎,药液兑入琥珀粉调匀服。

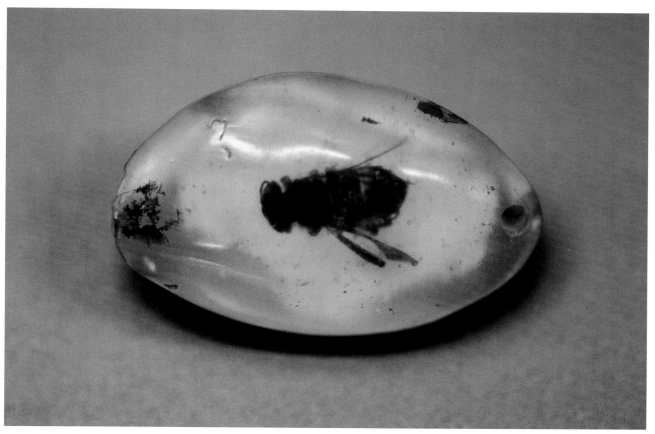

琥珀

# Rongzmoedhau
# 土垅大白蚁菌圃

【药 材 名】白蚁巢。

【别 名】白蚁窝。

【来 源】白蚁科动物土垅大白蚁 *Macrotermes annandalei* Silvestri 的菌圃。

【形态特征】表面呈蜂窝状，馒头形、扁圆形或不规则团块状，大小不等。土黄色至棕黄色，表面粗糙，颗粒状，密布类圆形孔，孔径 3~8 mm。质轻，稍硬，易折断，断面粉性，凹凸不平，呈半圆形槽状或类圆形孔状，土黄色或棕黄色。气微，味微酸涩。

【生境分布】土垅大白蚁常在桉、松、杉、枫香、木麻黄、板栗树等林下土壤中筑起似坟墓状隆起的小山包的巢，土垅大白蚁菌圃与鸡枞菌共生。广西主要出产于巴马、南宁、大新、扶绥、龙州、钦州、百色等地，我国云南等省也有分布。

【壮医药用】药用部位 菌圃。

性味 甜，微温。

功用 通气道，补肺肾，止咳喘。用于埃病（咳嗽），墨病（气喘），发旺（痹病）。

附方 （1）墨病（气喘）：白蚁巢 30 g，僵蚕、四方藤各 15 g，水煎服。

（2）发旺（痹病）：白蚁巢 30 g，土牛膝、车前草、扛板归各 15 g，水煎服。

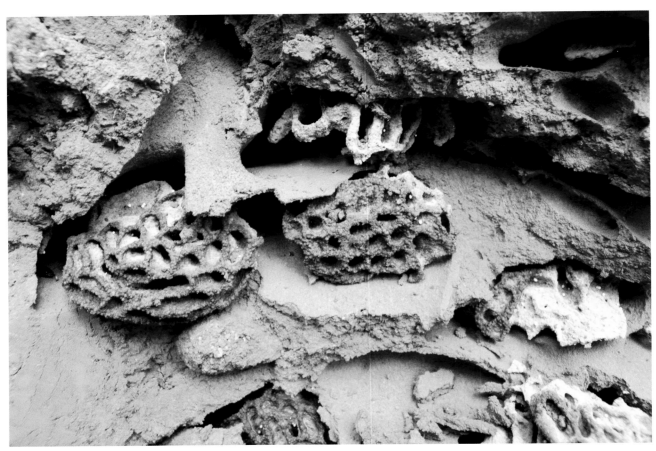

*Macrotermes annandalei* Silvestri

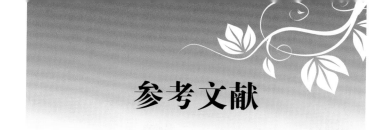

# 参考文献

［1］国家药典委员会．中华人民共和国药典(2015 年版)一部［S］．北京：中国医药科技出版社，2015.

［2］广西壮族自治区卫生厅．广西中药材标准 1990 年版［S］．南宁：广西科学技术出版社，1992.

［3］广西壮族自治区卫生厅．广西中药材标准 第二册［S］．1996.

［4］广西壮族自治区食品药品监督管理局．广西壮族自治区壮药质量标准·第一卷(2008 年版)［S］．南宁：广西科学技术出版社，2008.

［5］广西壮族自治区食品药品监督管理局．广西壮族自治区壮药质量标准·第二卷(2011 年版)［S］．南宁：广西科学技术出版社，2011.

［6］广西壮族自治区食品药品监督管理局．广西壮族自治区壮药质量标准·第三卷(2018 年版)［S］．南宁：广西科学技术出版社，2018.

［7］国家中医药管理局《中华本草》编委会．中华本草［M］．上海：上海科学技术出版社，1999.

［8］《全国中草药汇编》编写组．全国中草药汇编［M］．北京：人民卫生出版社，1976.

［9］广西壮族自治区中医药研究所．广西药用植物名录［M］．南宁：广西人民出版社，1984.

［10］广西壮族自治区革命委员会卫生局．广西本草选编［M］．南宁：广西人民出版社，1974.

［11］广西中药资源普查办公室编．广西中药资源名录［M］．南宁：广西民族出版社，1993.

［12］中国科学院中国植物志编辑委员会．中国植物志(2~80 卷)［M］．北京：科学出版社，1959~2004.

［13］中国科学院广西植物研究所．广西植物志(1~6 卷)［M］．南宁：广西科学技术出版社，1991~2017.

［14］覃海宁，刘演．广西植物名录［M］．北京：科学出版社，2010.

# 附录一　壮文名索引

# 附录二 中文名索引

## M

# Y

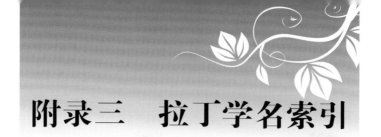

# 附录三 拉丁学名索引

## D

## E

## T

## U

## V

## W

## X

## Y

## Z

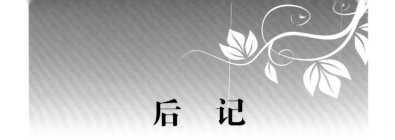

# 后　记

　　2015 年，我们经过多年的壮药资源调查和整理，编著出版了《壮药选编　上册》，共收录 500 种常用壮药资源品种，均为植物药，该书的出版得到广大读者的厚爱。在同仁的鼓励下，近几年全体编委会成员团结协作、再接再厉，继续深入壮族民间地区进行壮药资源的调查和整理。在此基础上，编著完成了《壮药选编　下册》，共收录 630 种常用壮药。其中，大部分是植物药，共 562 种；根据广西南临北部湾海洋、北接南岭山地、西延云贵高原，自然环境多样，出产的动物（包括海洋动物）品种繁多，药用动物资源丰富的特点，收录了 53 种常用动物药（包括海洋动物药）；我们还根据广西境内地貌成矿条件有利、矿产资源丰富的特点，收录了广西产的矿物药 14 种和其他类药 1 种。

　　参与编写的同志均为多年从事壮药研究的科技工作者、临床医师或药师，大家不辞劳苦、勤勤恳恳，努力工作在民族药发掘整理的第一线，积累了大量壮药第一手资料，为本书的编写提供了有力的学术支撑。该书的编写和出版得到了《广西壮族自治区壮药质量标准》（第二卷、第三卷）质量评价与标准研究项目（MZY2010074、MZY2013044、MZY2013057、MZY2015003、GXZC2014-G3-1577-YLZB-B-2）、第四次全国中药资源普查（广西）普查项目（合同编号：GXZYZYPC18-1-38）、广西植物功能物质研究与利用重点实验室开放基金课题（FPRU2016-6）、黄汉儒工作室、桂林三金药业股份有限公司、南宁生源中药饮片有限责任公司等项目和单位的资助。中国科学院广西植物研究所刘演研究员、广西大学动物科学技术学院周放教授对本书的编写给予了许多宝贵的技术指导；中国科学院广西植物研究所李光照研究员、林春蕊研究员，梧州市中医医疗集团余培南主任医师，四川省宜宾学院郭鹏教授，龙州县赵文庆同志提供了部分植物或动物照片；特别是中国民族医药学会、中国民族医药协会原副会长，广西民族医药协会名誉会长黄汉儒主任医师担任该书的学术顾问，在本书编辑整理过程中，一直给予我们学术上的指导。在此，对以上单位和专家学者一并致以衷心的感谢。

　　当前，我国的民族医药事业正处于蓬勃发展时期，壮药的研究和应用也得到了较大的发展。我们搜集整理了 1130 种常用壮药品种，撰写了《壮药选编》，分上、下册出版，为壮药的研究、开发、生产、临床应用和检验提供参考。在《壮药选编》的整理编辑过程中，本着科学求实的态度，我们力求做到物种来源准确，图片真实可靠，理论突出壮医特色，附方体现壮医用药经验和安全有效。我们企望该书能对广大读者有所借鉴和帮助。让我们不忘初心、牢记使命，共同努力，为促进壮医药事业的发展做出应有的贡献。

　　本书错漏之处，恳请广大读者批评指正。

编著者

2019 年 5 月 5 日